日本版 *Manual of Pediatric Anesthesia 7th ed.*

小児麻酔マニュアル

— 改訂7版 —

宮坂勝之
Jerrold Lerman
Charles J. Coté
David J. Steward

著

南山堂

First published in English under the title Manual of Pediatric Anesthesia 7th edition by Jerrold Lerman, Charles J. Coté and David J. Steward by Springer International Publishing Switzerland

Copyright © Springer International Publishing Switzerland 1979, 1985, 1990, 1995, 2001, 2010, 2016

This edition has been translated and published under licence from Springer International Publishing Switzerland

Springer International Publishing Switzerland takes no responsibility and shall not be made liable for the accuracy of the translation.

「日本版 小児麻酔マニュアル」改訂7版の序

　小児麻酔マニュアルの初版が，David J. Steward によりトロント小児病院麻酔科マニュアルとして出版されてから40年になる．以来7回の改訂が重ねられ，今では世界の小児麻酔臨床の標準とされている．第5版から Jerrold Lerman が主著者となり Charles J. Coté が執筆者に加わったが，初版から第7版まで一貫して David Steward が参画し，筆者 宮坂勝之も翻訳・解説を担ってきた．

　小児麻酔は，麻酔科学の歴史の中では主導的な役割を果たし進歩してきたが，いまだに臨床行為のすべての拠り所を，出版された論文や RCT に求めることはできない．特に臨床的な方法に関わる研究は，多国間の多施設共同研究であっても，医療制度や文化，社会の相違が数の中に埋没され，実際臨床に適合しない場合も多い．確かな考え方と実績を持った臨床経験の積み重ねの共有が重要な拠り所である．その点，本書の著者らは，初版以来お互いに時期を重ねて，多様性な社会の中で，患者中心の医療を掲げるトロント小児病院麻酔科で勤務し，それ以後も異なった文化や医療制度の中で「患者の安全最優先，麻酔の基本に忠実，医療資源の適正利用」の考えを共有して臨床に従事し，累積の経験年数は100年を超える．教科書ではない身軽さを最大限に生かし，理論だけに傾くことのない実際的な情報の提供とともに，小児麻酔のあるべき姿を発信する姿勢を貫いてきている．

　これまでは日本語翻訳版として，山下正夫 先生と共同の作業であった．その間に，出版業界をとりまく社会的な情勢の影響を受け，原著書も翻訳版の出版社も変遷を繰り返してきた．特にこの10年は，北米と日本とで，用いられる薬剤や医療機材がほぼ北米製であることは同じものの，使い方は日本特有の診療報酬制度や麻酔事故への行政や国民の反応などを反映して異なり，その結果，臨床形態での乖離が特に大きくなった．そこで，改訂7版の日本語化を契機に筆者も著者の一員として参画し，「日本版 小児麻酔マニュアル」として，より日本の臨床に焦点をあてた編集とした．明らかに日本ではまれな病態の記述，使えない薬剤や方法を割愛した．また従来の訳注や巻末資料の多くは本文中に取り込んだ．その結果，背景の理解を助ける説明が増え，ページ数も増えることになったが，机上参照と同時に携行も可能とする従来の伝統を保つことができた．

　日本版とする際の最大の課題は，4人の著者が共有する共通の譲れない価値観からみた，日本特有の医療の資源利用や麻酔の安全に対する医療者の感覚への対応であった．多様な考え方の存在を認める一方，上記した共通の価値観に基づき，現在の日本の一般的な麻酔科臨床に必ずしも合致しない考えや，今後普及してほしい注射時の疼痛緩和薬や服薬補助ゼリーの使用など，著者が実際に日本で行っている方法を記載することで実効性を示した．

　パルスオキシメータを筆頭に，モニター機器も麻酔機材も進歩し，麻酔は相当に安全になった．しかし，小児麻酔では，麻酔導入覚醒の不安定時に，生体モニター機器に頼れない事情に変わりはない．むしろ，電子麻酔記録の普及で，自動収集されたバイタル

サインをリアルタイムで確認する習慣が損なわれてきている成人麻酔研修者の増加で，小児麻酔で特に重要な五感を研ぎ澄ます基本が忘れられていることは安全面で後退である．加えて，手術室の外では依然として「片手間の鎮静・鎮痛による検査処置」が続いている．原発事故で安全神話の崩壊を目の当たりにした日本であるからこそ，二重，三重と安全機構が充実するほどに，基本的な注意が疎かになることへの警鐘を世界に鳴らしたい．

片耳胸壁聴診器の使用，経口挿管を経ての経鼻気管挿管，抜管直後からのカプノメータ使用，筋弛緩モニターを用いた経済的な筋弛緩薬と拮抗薬の使用など，安全や国民医療費に配慮した薬剤や機器の使用などから，そうした著者の思いが感じられるだろう．AIが組み込まれた自動操縦の欠陥を，五感による人的判断で修正できなかったことが，2019年初頭の最新鋭の航空機（B-737 MAX）連続墜落の要因だとされている．技術的な進歩にだけ目を奪われず，小児麻酔で重視されてきた，基本に忠実な患者安全を軸とした考え方が根付いてほしいとの思いを本書に込めたつもりである．

本書利用者が医学生や研修医，麻酔科医だけでなく，小児科医，産科医，周麻酔期看護師などにまで及んでいることを考えて章立てした．また，2015年から小児麻酔認定医制度がスタートしたが，日本の小児麻酔症例は分散され小児医療専門施設に集約されていないため，成人の麻酔の傍らで小児症例も扱うという麻酔科医の比率は高い．加えて，日本では麻酔科医の活動が手術室内のみにとどまるという際だった特徴もあり，本来麻酔科医が受け持つべき手術室外の鎮静下処置・検査や無痛分娩などの情報は限られている．幸い周麻酔期看護師の導入もあり，麻酔科医がこの領域に関わる気運は高まっている．本書では，そうした領域の医療を受け持とうと考えている方々の参考になる内容を含めることも目指した．目まぐるしい進化の渦中にあるだけに，しっかり基本を見失わない糧としてほしい．

最後に，日本版化に際しては，いずれも本シリーズに慣れ親しんだ麻酔科医であり，小児麻酔全般・筋弛緩薬，歯科麻酔・気道確保，産科麻酔・無痛分娩のそれぞれの領域の第一人者でもある鈴木康之，田村高子（国立成育医療研究センター），朝比奈輝哉（順天堂大学），田中 基（名古屋市立大学）の諸先生方に，実際的な助言をいただけたことに心より感謝したい．また，本書が時期を失せず出版できたのは，南山堂編集部の大城梨絵子氏の校正作業に加え，英語原著の旧版からの改訂事項，薬用量の変更を含め，膨大な確認作業でご協力いただいたからであることを申し添えたい．

2019年（令和元年）5月1日

聖路加国際大学 名誉教授

宮 坂 勝 之

第7版の序

（含 日本版発刊にあたっての追記）

これまでの第6版と同じく，第7版も簡潔ながら包括的な小児麻酔の小型本の形式を踏襲した．この最新版から Springer グループの書籍になったことはとても喜ばしい．当初から，この本はポケット版あるいは机上でいつでも参照できる参考書を目指してきたが，本版からは，よりポケットサイズの参考書として電子版*も出版することになった．（*日本版の電子版はありません）

この版からの特色は，日本版が出版されることである．これまでの日本語版で，訳注あるいは解説として日本と北米の臨床の違いを説明してきた部分を本文中に取り入れ，日本で使われない薬剤，日本ではみられない疾患類は割愛した．代わりに日本の小児麻酔特有の事項に関しての記載が加えられたが，患者安全と資源の適正利用に関する価値観に変わりはない．日本版の編集責任を，これまでの6版すべての日本語翻訳を行い，日本の小児麻酔事情をよく知った宮坂教授に委ねることに，第7版の共著者一同は同意している．日本の小児麻酔の患者に役立つ情報が伝わりやすくなることは喜ばしい．

このマニュアルでは，小児麻酔を施行する際の重要な考慮点，管理上の要点，そして実際の麻酔の流れを記載した．また各 Chapter には参考文献を示し，学生，研修医にとっては，最新の小児麻酔を学ぶ手近な参考書となるように考慮してある．

第7版の3人の著者は，あらゆる領域，あらゆるタイプの小児麻酔を経験しており，合わせると一世紀を超える経験を有する．加えて近年の小児麻酔は，手術室の外の，さまざまな医学的な問題を持った患児の診断や処置，小外科手術，そして病院内全体の疼痛管理にも関わってきている．

本書作成でも，私たちはさまざまな臨床の問題に対し，文献的な根拠とわれわれ自身の経験を重ね合わせて最適な戦略を提示した．書かれた内容は，議論の余地が残されている幾多の領域に関しても，3人の著者が合議で方向付けをした．その際，自分たちの手ではこれが最適であるという考えに基づいたやり方を示した．しかし，実際の臨床では，おかれた診療環境で，さまざまに異なった考えや方法があることも承知しており，読者もそれを考慮して本マニュアルを使用してほしい．

本書の初版は，1979年（日本版としたのは2019年）であるが，この間に多くの変化があった．その変化には，小児外科の発展に伴う変化もあるが，麻酔科領域での新たな薬剤や技術の発展に伴う変化，そして小児麻酔管理の新たなあり方も関わってきている．そしてこれらの変化のほとんどが，小児麻酔領域の臨床研究の増加と同期して起きていることはありがたいことである．今では，多くの場合で科学的な根拠に基づいた医療が行えるようになった．

ただ，未解決の問題もある．発達段階にある小児での全身麻酔の安全性に関する議論は，私たち麻酔科医に，乳幼児の麻酔の安全のためには常に新たな研究結果に耳を傾け，新たな概念を受け入れる準備が必要であることを示している．

将来を持った子どもたちの医療には大きな価値がある．生まれたばかりの新生児，自分では言葉で表現できない子どもたち，そして臨床で私たちが出会うすべての子どもたちに，麻酔を安全に行うことは大きな満足につながる．本書がその満足の一端につながることを願っている．

Buffalo, NY   **Jerrold Lerman**
Quincy, MA   **Charles J. Coté**
Blaine, WA   **David J. Steward**

目 次

略語一覧 ……………………………………………………………… xiii
本書を利用するにあたって …………………………………………… xvi

Prologue 小児麻酔の心構え ……………………………………… 1

Chapter 1 小児麻酔の基礎 …………………………………………… 9
1 ● 麻酔が心理面，情緒面へ与える影響 …………………………… 9
2 ● 手術に向けての患児の心の準備 ……………………………… 12
3 ● 術後管理 ………………………………………………………… 14

Chapter 2 小児麻酔に関連した解剖学，生理学 ……………… 15
1 ● 小児新生児医療での年齢区分など …………………………… 15
2 ● 中枢神経系 ……………………………………………………… 16
3 ● 頭蓋と頭蓋内圧 ………………………………………………… 17
4 ● 脳血流と脳室内出血 …………………………………………… 17
5 ● 脳脊髄液と水頭症 ……………………………………………… 18
6 ● 眼 ………………………………………………………………… 18
7 ● 呼吸器系 ………………………………………………………… 19
8 ● 心血管系 ………………………………………………………… 28
9 ● 代謝：水分電解質バランス …………………………………… 34
10 ● 体液の構成と調節 ……………………………………………… 37
11 ● 体温保持の生理学 ……………………………………………… 40

Chapter 3 小児麻酔の薬理学 ……………………………………… 43
1 ● 投与経路 ………………………………………………………… 43
2 ● 投与された薬剤の分布 ………………………………………… 46
3 ● 薬物代謝と除去 ………………………………………………… 46
4 ● 麻酔で使われる薬剤 …………………………………………… 46

vii

目 次

Chapter 4 小児麻酔での技術と手技 ······ 85

1 ● 手術に向けてのルーチン準備 ······ 85
2 ● 気道の管理 ······ 101
3 ● その他の管理 ······ 149
4 ● 外来麻酔，手術（日帰り手術）の麻酔 ······ 168

Chapter 5 区域麻酔法 ······ 173

1 ● 局所麻酔薬 ······ 175
2 ● 疼痛管理で用いる区域麻酔法 ······ 179
3 ● 乳児，小児での区域麻酔手技のアウトライン ······ 181

Chapter 6 麻酔管理に影響する医学的状況 ······ 201

1 ● 上気道感染症 ······ 201
2 ● 喘 息 ······ 205
3 ● 囊胞性線維症 ······ 207
4 ● ラテックスアレルギー ······ 208
5 ● ダウン症候群 ······ 210
6 ● 肥満児 ······ 211
7 ● 悪性高熱症 ······ 213
8 ● 筋ジストロフィー ······ 220
9 ● ミトコンドリア筋症 ······ 221
10 ● 脳性麻痺（痙攣を伴う・伴わない） ······ 222
11 ● 非定型的血漿コリンエステラーゼ ······ 224
12 ● 血液疾患 ······ 225
13 ● 糖尿病 ······ 232
14 ● 悪性疾患（がん） ······ 234
15 ● 移植を受けた患児 ······ 237

Chapter 7 術後管理と疼痛管理 ······ 245

1 ● 術後回復室（PACU） ······ 245
2 ● 疼痛管理 ······ 251
3 ● 手術後の痛み ······ 253

目 次

Chapter 8 脳外科および侵襲的神経放射線検査時の麻酔 261

1 ● 基本事項 261
2 ● 麻酔管理 264
3 ● 輸液と頭蓋内圧調節 266
4 ● 水頭症 270
5 ● 頭蓋骨癒合症 272
6 ● 脊髄形成異常症：脊髄髄膜瘤（二分脊椎），脳瘤（脳ヘルニア） 274
7 ● アーノルド・キアリ奇形 276
8 ● 脳腫瘍と血管性病変 277
9 ● 頭蓋咽頭腫 280
10 ● Galen 静脈瘤 280
11 ● 皮質脳波検査，てんかんの手術 282
12 ● 脊髄腫瘍と脊髄係留 283
13 ● 痙性に対する選択的脊髄神経後根切断術 284
14 ● 小児侵襲的神経放射線治療の麻酔 284

Chapter 9 眼科手術の麻酔 287

1 ● 基本事項 287
2 ● 斜視手術 289
3 ● 眼球内手術，緑内障および腫瘍の麻酔下診察，検査 291
4 ● 鼻涙管のブジー：霰粒腫切除 292
5 ● 穿孔性眼外傷 293
6 ● 未熟児網膜症に対するレーザー治療 294
7 ● 放射線療法の麻酔 295
8 ● 視覚誘発電位，網膜電図検査法の麻酔 295

Chapter 10 耳鼻咽喉科手術の麻酔 297

1 ● 基本事項 297
2 ● 後鼻孔閉鎖 297
3 ● 鼻咽頭腫瘍 299
4 ● 鼻の手術 299
5 ● 機能的内視鏡下副鼻腔手術（FESS） 300
6 ● 扁桃およびアデノイド摘出術（T & A） 301
7 ● 耳の手術 308
8 ● 内視鏡検査 312
9 ● 気道感染症 321
10 ● 声門下狭窄 327

ix

目 次

Chapter 11 歯科の麻酔 ... 333

1 ● 基本事項 ... 333
2 ● 全身麻酔管理 ... 337
3 ● 深い鎮静下での管理 ... 340
4 ● 先天性心疾患症例 ... 341

Chapter 12 形成外科手術の麻酔 ... 343

1 ● 基本事項 ... 343
2 ● 口唇裂・口蓋裂 ... 343
3 ● 下顎骨折 ... 349
4 ● 熱傷後の再建手術 ... 350
5 ● 広範頭蓋顔面再建手術 ... 352
6 ● 頸部腫瘤——囊胞性ヒグローマと頸部奇形腫 ... 355
7 ● EXIT 手術——ex utero intrapartum treatment ... 357

Chapter 13 一般および胸・腹部手術の麻酔 ... 359

1 ● 基本事項 ... 359
2 ● 乳児，小児に対する低侵襲／内視鏡下手術 ... 361
3 ● 新生児期に手術を必要とする先天性奇形症例 ... 366
4 ● その他の広範な胸・腹部病変と手術 ... 387
5 ● 一般に行われる小手術 ... 409

Chapter 14 心臓外科手術および循環器内科領域の麻酔 ... 417

1 ● 先天性心疾患の小児 ... 417
2 ● 麻酔管理上の基本事項 ... 419
3 ● 麻酔管理 ... 425
4 ● 心臓手術後管理の原則 ... 436
5 ● 各種心臓手術の麻酔 ... 438
6 ● 開心術の麻酔各論 ... 448
7 ● 心臓移植 ... 457
8 ● 心肺移植，肺移植 ... 458
9 ● 循環器内科処置 ... 460
10 ● 電気生理学的検査 ... 463
11 ● カルディオバージョン（Cardioversion） ... 464
12 ● 心臓 MRI 時の麻酔 ... 465
13 ● 先天性心疾患症例での非心臓手術の麻酔 ... 466

目次

Chapter 15 整形外科手術 ……………………………………………………… 473

1 ● 基本事項 ……………………………………………………………… 473
2 ● 種々の整形外科手術と麻酔上の注意点 ………………………… 475
3 ● 四肢骨折 ……………………………………………………………… 475
4 ● 後側弯症 ……………………………………………………………… 476

Chapter 16 泌尿器科検査および手術の麻酔 ………………………… 489

1 ● 基本事項 ……………………………………………………………… 489
2 ● 腎機能が正常な小児 ………………………………………………… 489
3 ● 腎機能低下または腎不全の小児 ………………………………… 490
4 ● 腎移植 ………………………………………………………………… 497

Chapter 17 外傷，火傷，熱傷患児の管理 ………………………………… 501

1 ● 広範外傷 ……………………………………………………………… 501
2 ● 軽度外傷 ……………………………………………………………… 522

Chapter 18 手術室を離れての麻酔 ……………………………………………… 525

1 ● 手術室を離れての麻酔 ……………………………………………… 525
2 ● 手術室を離れての麻酔（遠隔麻酔）実施上の決まり ………… 526
3 ● 検査などの麻酔 ……………………………………………………… 527
4 ● 放射線治療 …………………………………………………………… 536
5 ● 侵襲的小児科的検査・治療（腫瘍科）…………………………… 538
6 ● 日本の小児の鎮静下検査処置と小児麻酔科医 ………………… 540

Appendix A 特殊疾患・症候群の麻酔 ……………………………………… 543

Appendix B 心肺蘇生法，心肺停止防止(分娩時の新生児蘇生を含む) …… 633

1 ● 呼吸停止の判断 ……………………………………………………… 633
2 ● 心停止の予防 ………………………………………………………… 634
3 ● 心肺蘇生法（小児）………………………………………………… 638
4 ● 二次救命処置 ………………………………………………………… 640
5 ● 薬物治療 ……………………………………………………………… 640
6 ● 自動体外式除細動器（automated external defibrillator；AED）…… 642
7 ● 新生児蘇生 …………………………………………………………… 643

xi

目 次

Appendix C 麻酔関連薬剤通常使用量 ……………………………… 649

1 ● 術 前 ……………………………………………………………… 649
2 ● 術 中 ……………………………………………………………… 650
3 ● 術 後 ……………………………………………………………… 652
4 ● 乳児，小児の血管作動薬静脈内持続投与（希釈の仕方）…… 656
5 ● 出血を減少させる薬物 …………………………………………… 657

Appendix D 気管切開，CTT，RSI，経鼻挿管
産科麻酔，無痛分娩，胎児麻酔 ………………………… 659

1 ● 気管切開と麻酔 …………………………………………………… 659
2 ● 産科麻酔，無痛分娩，胎児麻酔 ………………………………… 666

Appendix E 小児麻酔での筋弛緩薬と
神経筋機能（筋弛緩）モニターの使い方 …………… 687

1 ● 基本事項 …………………………………………………………… 687
2 ● 実際の応用にあたって …………………………………………… 693

日本語索引 ……………………………………………………………… 701
外国語索引 ……………………………………………………………… 714

xii

● 略語一覧 ●

A-aDN$_2$	alveolar-arterial nitrogen difference	肺胞気-動脈血窒素分圧較差
A-aDO$_2$	alveolar-arterial oxygen tension gradient	肺胞気-動脈血酸素分圧較差
ACT	activated clotting time	活性凝固時間
BIS	the bispectral index	BIS値
BP	blood pressure	血圧
CBF	cerebral blood flow	脳血流
CDH	congenital diaphragmatic hernia	先天性横隔膜ヘルニア
CF	cystic fibrosis	囊胞性線維症
CHD	congenital heart disease	先天性心疾患
CHF	congestive heart failure	うっ血性心不全
CK	creatine kinase	クレアチンキナーゼ
CL	lung compliance	肺コンプライアンス
CMRO$_2$	cerebral metabolic rate for oxygen	脳酸素消費量
CNS	central nervous system	中枢神経系
CO	carbon monoxide	一酸化炭素
CoHb	carboxyhemoglobin	一酸化炭素ヘモグロビン
CP	cerebral palsy	脳性麻痺
CPAP	continuous positive airway pressure	持続陽圧呼吸
CPB	cardiopulmonary bypass	人工心肺
CPK	creatine phosphokinase	クレアチンホスホキナーゼ
CPP	cerebral perfusion pressure	脳灌流圧
CSEA	combined spinal epidural analgesia	脊髄くも膜下硬膜外併用麻酔
CSF	cerebrospinal fluid	脳脊髄液
CTG	cardiotocogram	胎児心拍数陣痛図
CTT	cricothyroidotomy	輪状甲状間膜切開
CVCI	cannot ventilate, cannot intubate	困難気道（CICV）
CVP	central venous pressure	中心静脈圧
DDAVP	1-deamino-8-D-arginine vasopressin	デスモプレシン
DIC	disseminated intravascular coagulopathy	播種性血管内凝固
EBV	estimated blood volume	推定循環血液量
ECF	extracellular fluid	細胞外液
ECG	electrocardiogram	心電図
ECMO	extracorporeal membrane oxygenation	体外式膜型人工肺
EEG	electroencephalography	脳波
EMG	electromyography	筋電図
ETT	endotracheal tube	気管チューブ
EUA	examination under anesthesia	麻酔下検査
FESS	functional endoscopic sinus surgery	機能的内視鏡下副鼻腔手術

● 略語一覧 ●

FFP	fresh frozen plasma	新鮮凍結血漿
F_IO_2	fraction of inspired oxygen	吸入酸素濃度
FRC	functional residual capacity	機能的残気量
GCS	glasgow coma scale	グラスゴー意識レベル評価尺度
GERD	gastroesophageal reflux disease	胃食道逆流症
GFR	glomerular filtration rate	糸球体濾過率
Hb	hemoglobin	ヘモグロビン
HbA	adult hemoglobin	成人ヘモグロビン
HbF	fetal hemoglobin	胎児ヘモグロビン
HbS	sickle cell hemoglobin	鎌状赤血球ヘモグロビン
Hct	hematocrit	ヘマトクリット
HES	hydroxyethyl starch	ヒドロキシエチルデンプン人工膠質液
HFO	high frequency oscillation	高頻度振動換気法
HME	heat moisture exchanger	人工鼻
ICF	intracellular fluid	細胞内液
ICP	intracranial pressure	頭蓋内圧
IJV	internal jugular vein	内頸静脈
IPPV	intermittent positive-pressure ventilation	間欠的陽圧換気
IVH	intraventricular hemorrhage	脳室内出血
LDR	labor, delivery, and recovery（room）	陣痛分娩室
LMA	laryngeal mask airway	ラリンジアルマスク
MABL	maximal allowable blood loss	最大許容出血量
MAC	minimum alveolar concentration	最小肺胞濃度
MEPs	motor evoked potential	運動誘発電位
MetHb	methemoglobin	メトヘモグロビン
MH	malignant hyperthermia or hyperpyrexia	悪性高熱症
NEC	necrotizing enterocolitis	新生児壊死性腸炎
NGT	nasogastric tube	経鼻的胃管
NICU	neonatal intensive care unit	新生児集中治療室
NO	nitric oxide	一酸化窒素
N_2O	nitrous oxide	亜酸化窒素
OCR	oculocardiac reflex	眼球心臓反射
OELM	optimal external laryngeal manipulation	適正喉頭外圧迫操作
OLV	one lung ventilation	選択的片肺換気
ORi™	oxygen reserve index	酸素化予備能指標
OSA	obstructive sleep apnea	閉塞性睡眠時無呼吸
$PaCO_2$	arterial carbondioxide	動脈血二酸化炭素分圧
PaO_2	arterial oxygen pressure	動脈血酸素分圧
PACU	postanesthesia care unit	術後回復室

●略語一覧●

PAH	pulmonary artery hypertension	肺高血圧症
PAN	perianesthesia nurse	周麻酔期看護師
PCA	patient-controlled analgesia	自己調節鎮痛法
PCEA	patient controlled epidural analgesia	自己調節硬膜外鎮痛
PDA	patent ductus arteriosus	動脈管開存症
PetCO₂	end-tidal carbon dioxide	呼気終末二酸化炭素分圧
PICU	pediatric ICU	小児集中治療部門
PIEB	programmed intermittent epidural bolus	自動化間欠的硬膜外ボーラス投与法
PONV	postoperative nausea and vomiting	術後嘔気・嘔吐
PRBC	packed red blood cells	赤血球濃厚液
PRIS	propofol infusion syndrome	プロポフォール注入症候群
PSi™	patient state index	患者状態指標
PVOD	pulmonary vascular obstructive disease	肺血管閉塞性疾患
PVR	pulmonary vascular resistance	肺血管抵抗
RDS	respiratory distress syndrome	新生児呼吸窮迫症候群
ROP	retinopathy of prematurity	未熟児網膜症
RSI	rapid sequence induction	迅速導入
SaO₂	arterial oxygen saturation	動脈血酸素飽和度
SBE	subacute bacterial endocarditis	亜急性細菌性内膜炎
SIADH	syndrome of inappropriate antidiuretic hormone secretion	抗利尿ホルモン不適合分泌症候群
SNP	sodium nitroprusside	ニトロプルシド
SpO₂	saturation pulse oximetry	経皮的酸素飽和度
SSEPs	somatosensory evoked potentials	体性感覚誘発電位
SVR	systemic vascular resistance	体血管抵抗
TCI	target controlled infusion	目標濃度調整式持続注入法
TEE	transesophageal echocardiography	経食道心エコー
TEF	tracheoesophageal fistula	気管食道瘻
TGA	transposition of the great arteries	大血管転位症
TIVA	total intravenous anesthesia	全静脈麻酔法
TLC	total lung capacity	総肺気量
TOF	train of four	四連刺激
URTI	upper respiratory tract infection	上気道感染症
V$_A$	alveolar ventilation	肺胞換気量
V$_D$	dead space volume	死腔量
V$_t$	tidal volume	1回換気量
VAE	venous air embolism	空気塞栓症
VATS	video-assisted thoracoscopic surgery	ビデオ補助下胸部手術

xv

●本書を利用するにあたって●

　本書に記載されている麻酔方法に関しては，著者の実際の方法を示しています．医薬品の適応・用法用量・禁忌事項などは，出版時点での最新の情報に基づき正確を期するよう最善の努力をしていますが，日々進歩する医学，医療の分野で，記載された内容がすべて正確かつ完全であると保証するものではありません．

　本書記載の麻酔方法・医薬品が，その後の研究などにより本書発刊後に変更された場合，その麻酔方法・医薬品による不測の事故に対して，著者ならびに出版社は，その責を負いかねます．

　小児麻酔での実際の臨床，医療機器の使用，薬用量，特に麻酔に関わる薬剤や機器類を初めて使用する場合は，まず医薬品添付文書で確認のうえ，常に最新の情報に当たり，読者ご自身の総合的な判断と責任のもと，細心の注意を払われるようお願いいたします．

PROLOGUE

小児麻酔の心構え
Mental Attitude of Pediatric Anesthesia

　小児といっても生まれる前の胎児から思春期まで幅広い範囲があり，麻酔といっても直接手術が関わらない術前から在宅医療までの総合診療のため一括りにできないが，多くの人がイメージする新生児から中学生くらいまでの子どもの手術の麻酔に限っても成人を扱う場合とは異なる状況が存在する．

　まず重要な認識は，小児麻酔では患者が無防備で不安定な時期（例えば麻酔導入時，麻酔からの覚醒，回復時）に，パルスオキシメータを含めた各種患者モニターが付けられないか，十分に機能しないことである．昨今では精神論のように思われがちだが，患者の傍らに常にいて，患者との物理的な接触を保ちながら五感を最大限に研ぎすます心構えは現代でも基本である．

　どのような状況（停電や災害時，患者搬送時など）でも機能する片耳胸壁聴診器の重要性はまったく色褪せていない．小児麻酔では，呼吸状態の評価は常に最優先事項であり，いつでも用手換気に切り替えられる体制をとるのも小児麻酔の基本である．非観血血圧（NIBP）があっても，用手的に血圧を評価できる技量と手段は持ち合わせるべきである．

　電子的な生体情報の自動収集記録（電子麻酔記録）は重要であるし，AIを活用した診断や治療補助機能の導入を考えればますます重要性は増す．しかし，そのデータなり判断なりを，麻酔科医がリアルタイムで確認，利用しなければ意味を持たない．つまり，麻酔記録はデータを残す意味だけでなく，データを使う「患者モニター」の一つなのである．電子入力で，手書き記録では得られない可能性を入手した反面で，看過されつつある得られたデータのリアルタイム認証，確認の習慣は復活させる必要がある．また，すべての電子的バイタルサイン情報で，必ず警報域を設定し，発せられた情報には速やかに対応し，放置しない．

　麻酔中，最も頻繁に行われる医行為は薬剤の静脈内投与であり，小児麻酔では，用手的な単回投与（ボーラス）あるいは輸液ポンプ類を用いた微量注入，微量持続投与が中心になる．0.1 mL単位あるいは0.1 mL/時刻みの速度調整が必要な投与も多く，その信頼性確保は重要である．現状は，目分量の誤差を患者と麻酔科医の感性が補完しているといっても過言ではない．目測では容易に誤差が大きくなるため，適宜希釈する場合もあるが，安易な希釈は水分過量投与につながる．希釈はベッドサイドで行われる場合が多いことから，注射器への明瞭なラベル貼付が必須である．用いられる単位（mg，mL，μg/kg/分，mg/kg/時など）を，記載，呼称する場合には，決して省略してはならない．

　輸液ポンプ類の使用に関しては，送液の仕組みを正しく理解する．デジタル表示値に依存せず，定期的に注射器内の物理的な残量変化を確認するなど，厳密ではなくとも二

1

重確認を行う．シリンジポンプの場合，用いるシリンジの構造上の特性上，注入の最初と最後の精度は一定ではなく，また使用状況によっては注入開始ボタンが押されてもすぐには注入が開始されない．小数点以下のデジタル表示で安心感を与えている輸液ポンプ類ではあるが，現在，微量投与量を正確に測定して注入している装置は存在しない．

近年，麻酔は相当に安全なものになり，上記した心構えのすべてに同意しなくてもおおむね安全に麻酔が遂行される時代である．それどころか，むしろ自動的に記録が残らない片耳胸壁聴診器は，無用の長物だとさえ考える麻酔科医もいるだろう．しかし，医の基本は患者との信頼関係であり，物理的につながっていることはその原点である．これは，本書の著者一同が長年の臨床経験から確信している心構えである．

対極にありそうな，操縦桿にまったく触らない，計器情報に基づく自動操縦が主流の旅客機の場合でさえ，操縦士には，常に機器類が正しく機能していることの確認と非常時の操縦士と機器の役割分担の明確化を求め，航空機の航行装備には，注意力が持続できない人間の弱点を補完する機能を求めている．また，操縦士には定時的な計器データの目視確認と管制官との交信を義務づけている．加えて，FAA（連邦航空局）は2013年，航空機事故の分析から，自動操縦への高度の依存が，操縦士の「五感による」飛行能力や不測の事態への対応力を衰えさせた可能性を問題視し，「できるだけ手動操縦を用いるように」との警告を発している．これは，旅客機よりはるかに予測できない事態が生じうる麻酔中の五感活用を促すものでもある．

成人であれば，麻酔開始時には必要と考えられる患者モニター類は，ほぼすべて装着済みであり，データは刻々と表示され，患者も自分の思いや症状を伝えてくれている．薬剤の多くは成人に使いやすい濃度や容量で整っている．静脈路の確保やさまざまな麻酔の処置にしても，多くの場合で画一的なアプローチが可能であり，気道確保後はさっさと人工呼吸器に載せて，あとは自動的なバイタルサイン計測と記録，薬物動態学シミュレーションデータに身を任せ，薬力学を考えながら，いわば流れるように麻酔管理を進められる．麻酔中，患者に触ることも，術野を見ることもほとんどなく，患者に背を向けてもっぱらモニター画面だけを見ていても，患者に迷惑をかけることにはならないと思われがちである．

小児麻酔では，こうした流れるような管理が進められないことが，経験を積んだ一般麻酔科医にも敬遠される要因のようである．まず，病名や手術自体も日頃聞き慣れないものが多い．年齢は？体重は？用いる機器機材のサイズは？からはじまり，患者モニター類がすべて装着されて安定したデータが揃って得られて記録されるまでの間には，幾多のドラマや立ち止まりが待っている．術野の観察，患者の皮膚色や胸の動きの観察，脈拍の触診，そして時には片耳胸壁聴診器からの心音が唯一の患者の生体信号である場合もある．

挿管固定した気管チューブの位置がずれたり，気がついたら低体温，低血圧になっていたり，輸液の速度が速すぎたり，そして，気管挿管にしても，容易に迷走神経刺激による徐脈が起こり，また低酸素防止のために1回のトライアルごとに，こまめに用手換気を挟む必要もあり，処置の流れが止まる場面に事欠かない．今の時代，成人麻酔ではほとんど行われなくなったものの，片耳胸壁聴診器による心音・呼吸音の連続聴取，アトロピン硫酸塩の前投与，体温，血圧，5分間隔の麻酔記録記入は，パルスオキシメー

Prologue ● 小児麻酔の心構え

表1 小児麻酔の基本

不安心と脆弱性に配慮し，目線を揃えて，丁寧に接する
麻酔は，原則立って行う（術野観察，緊張感の持続）
常に物理的接触を保つ（特に人工気道には手を添える）
片耳胸壁聴診器による心肺音の連続聴取（心拍数，呼吸数）
体温連続測定（麻酔開始時より）
血圧測定（用手的あるいは NIBP）
筋弛緩モニター（連続的に）筋弛緩薬は挿管のためではない
パルスオキシメータとカプノメータ（抜管直後も，搬送時も）
バイタルサイン，換気条件，輸液部位と速度確認，接続確認，尿量
モニターとしての麻酔記録（基本は5分ごとのデータ確認）
アトロピン（頻脈・高体温時は除く）前投与*

*成人では省かれる場合が多いが，口内分泌物増加による換気困難，喉頭痙攣発症防止と
気道処置に伴う迷走神経刺激反応防止への対応.

タ，カプノメータと並び小児麻酔では欠かせない基本である（**表1**）.

　患者から離れず，常にあらゆる事態に対処できる体制でいること，投与する薬剤名や量の単位を含めての声出し確認，あらゆる指示はクローズドループコミュニケーションで確認，5分・15分サイクルでの患者諸情報（ここでの患者情報とは，基本的なバイタルサインおよび輸液）の確認（**表2**），そしてチェックリストを用いた交代時の引き継ぎ事項の確認などは成人・小児を問わず共通ではあるが，小児麻酔では，麻酔科医であると同時に小児科医であることが求められる.

　残念なことに麻酔科医が関わる患者で，主科が小児科医療に詳しく，また小児の麻酔との関わりにも精通していることは日本ではまれである．主科的，あるいは小児内科的には問題のない疾病や病態であっても，麻酔科的には大きな問題がある場合は決して少なくない．専門性の強い疾病を持った領域で特にその傾向は強い.

　小児患者に直面する麻酔科医は，主治医や外科医が考えた手術や検査の麻酔を行う機会を前に，要望を鵜呑みにするのではなく，患者のために今がその手術をするのが適切な時期なのか，その手術でよいのかなどを，麻酔を行う視点で関連科と議論し判断する大きな責任がある．**麻酔の全責任は麻酔科医にある**ことを忘れてはいけない．麻酔を前提にしていない場合の専門家の意見は尊重するとしても，麻酔を前提にした場合のリスクは明確に伝え，納得したうえで麻酔を引き受けるべきである．麻酔科医には，曖昧な机上の議論ではなく，猶予なく判断し，結論を出して実際に行動に移す責任がある.

　患者が自分で意志を伝えられない小児医療の中でも，一時的とはいえ患者の生命維持機能を完全に麻酔科医の制御下に置く麻酔科医療では，結局は対象とする病気の治療ではなく，患者に最善の治療が行われるかを，患者の利益の代弁者として全力で考える心構えが求められる．終日手術室にいて手術申込みを待ち，手術直前から直後に限られた患者医療の切り取った一面に関わるのではなく，日々外科医，小児科医と共通の土俵で議論できる体制を作り上げるのも麻酔科医の重要な役割である.

3

Prologue ● 小児麻酔の心構え

表2 麻酔維持中の5分・15分サイクルでの確認の参考例

5分の確認サイクル

最初は片耳胸壁聴診器の聴覚と，視覚，触覚
1. 外科医や周囲の様子，術野の血の色，出血量の感触
2. 手足の皮膚感触，体温感覚，脈拍を触れるか
3. 心音の強さ（血圧低いか），心拍リズム（速いか遅いか）
4. 呼吸音，胸の動き，バッグの感触（気道内圧）
5. 人工気道の開放，固定確認，呼吸回路の緩み確認，カフ圧

次はモニター画面で，患者関連の数値
6. カプノメータ，基線，波形パターン，PetCO$_2$ 値
7. パルスオキシメータ，SpO$_2$ 値，ORi^{TM} 値，心拍数値
8. NIBP での血圧値，ECG 不整脈，ST 高
9. 体温値，TOF 値
10. BIS/PSI 値，麻酔薬濃度

輸液ライン，チューブ類，輸液ポンプ，機器類
11. ライン刺入部の目視，接続部のチェック，輸液バッグ類の残量
12. 点滴の落ち，輸液ポンプの動作
13. 尿流量，胃管
14. 酸素流量，笑気，空気流量，酸素ボンベ圧力（残量）
15. 気化器%，気化器残量

周辺確認，記録
16. シーツ下漏れ，保温マット動作
17. アンビューバッグ
18. 投与薬剤追加，アクションの必要性
19. モニターデータの視認とアクションを確認記録（このこと自体がモニター）
20. 15分サイクルの必要性判断

15分の確認サイクル

1. 手術時間，遮断時間，駆血時間，定時薬剤投与
2. 出血量，尿量
3. 瞳孔，結膜色
4. 血ガス，電解質，水分バランス
5. 上級医，外科医，周囲との意志疎通

・麻酔維持では，手術の進行に合わせ麻酔深度，筋弛緩深度の調節に応じた確認をする．患者，術者，術式，麻酔方法で優先項目は変わるが，共通基本的項目はある．電子麻酔記録で情報が取り込まれ，警報が設定され，AI 機能で診療補助情報が提供されても，麻酔科医がそれを認識し，行動をとらなければ無益である．小児麻酔では，電子的に情報が収集できない場合も多く，すべてで警報や注意喚起は設定できない．二重，三重のフェイルセイフ機構，チェック機構も破綻は免れない．

・安全は，麻酔科医の Vigilance 能力，緊張持続能力に依存する．このため，麻酔中は原則椅子には座らず，片耳胸壁聴診器を聞き，周囲にも注意を払いながら，常に患者と術野を視野に置く．電子麻酔記録を使っても，五感を最大限に生かす．上記は，「5分以内に異常を発見し，対応すれば深刻な問題への進行は防げる」を基にした個人的なルーチンである．個々の項目に時間をかけず，得られた感触と数値を5分ごとに記録し確認する．違和感があれば，その時点で数値を意識する．

・多くは一瞥で把握できるが，順序やかける時間は症例により異なり，また同時進行で行える項目もある．「系統的に細大漏らさず」行うのが重要で，「手前から向こう」，「上から下」，「左から右」，「時計回り」など，自分なりのルールで，5分を1サイクルとした記載を全麻酔期間中繰り返す．チェックリスト化せず頭に入れることで，流れが中断されても，頭の中ではルーチンが回り続ける習慣をつくる．どんな麻酔でも，麻酔担当者が気を抜ける時間はない．

小児麻酔科医とは

　小児麻酔は小児患者の急性期の総合医療である．小児麻酔科医は，小児の総合診療医であるうえに急性期医療を専門とする麻酔科医でもあるべきで，特に時間軸の取り扱いの面で一般小児（内）科医とは異なる感性が求められる．そして，一般麻酔科医とは異なり，直面する疾病の病態や手術だけでなく，成長発達段階で変化する小児患者のさまざまな特性，病態生理，臨床薬理，そして心理学にも精通する必要がある．母子手帳も活用する．成長発達過程では，胎内から子宮外生活への切り替わりがもたらす生理学的な影響だけでなく麻酔後長期間に及ぶ人生への影響にも気を配る必要がある．外科医から与えられた役割を手術室内で完結するだけではなく，弱い立場の小児患者の利益の代弁者であるとの心構えを持ちたい．

　目の前にいる患児には，本人が直接は語れないものの，両親や保護者を含めた物語があり，麻酔の後にも長く夢のある人生の物語が続く．そんな子ども達の命を託されているのだと考えると，身が引き締まる思いになるとともに，元気で退院していく姿を見るごとに大きなやりがいを感じる．

小児麻酔科医が受け持つ医療

　小児麻酔は，痛みや外科的侵襲を伴う手術麻酔だけでなく，単に長時間動けないという情緒的な苦痛だけの検査処置も含め，多角的な手段を用いて患者を安全に苦痛から守る役割を持つ．それゆえに，一時的に小児患者の生命維持機能を完全かつ安全に人工的な管理下に置く能力，そして高い危機管理能力が求められる．この能力は小児救急，小児集中治療領域だけでなく，小児医療のあらゆる場面で活用される．実際に，出生前医療から産科医療，手術麻酔から集中治療，そして慢性期医療，緩和医療，在宅医療までの幅広い活動範囲がある．現状は，麻酔科医不足を理由にまったく手つかずの施設も多いと思われる．

　社会の持続可能性を探る必要のある現在，もはやこれらすべてに麻酔科医が直接物理的に関与するのを理想とするのではなく，限られた医療資源の有効活用を考える必要がある．医師や看護師の教育や体制作りを麻酔科医が主導することで，その多くが解決できる．施設全体で，麻酔科医資源の有効活用を考える方向付けを発信し，行動に移すことである．そうした例として，もっぱら麻酔科医の診療業務補助を行う周麻酔期看護師の導入，麻酔科医のマンパワーと診療動線を考えた手術室の物理的な構築と運営，麻酔科医主導の鎮静鎮痛下処置ガイドラインの制定とその継続教育などがあげられる．

　日本の多くの医療施設の麻酔科医不足は，伝統的に外科医の利便性や手術室スタッフの都合だけを考慮してきた結果である．病院管理者が，より多くの患者に効率よく手術室を利用してもらうという視点を理解すれば，麻酔科医資源を最大限に発揮できる体制が構築できる．働き方改革が進むなか，タスクシフトという名のもとに，体制をそのままに個々の業務時間の増減だけが取り上げられている．しかし，非効率な体制や業務内容を改善して，本来すべき業務に集中できる体制の構築こそが重要である．麻酔科医が終日手術室にこもっていては，その声は管理者にも行政にも反映されない．

小児医療の特性

　表3に，小児患者の医療の特性をまとめた．高齢化社会に伴い，一般麻酔科医も扱う場合が増えている超高齢者麻酔とも多くの共通点を有する．ただ，小児麻酔では，患者は成長発達段階にあり，同じ患者であっても，解剖生理学的にも病態的にも毎回同じ患者として扱えない．また多くの患者で，生後はじめての麻酔であり，予期せぬ解剖生理学的異常が，はじめて表在化する可能性もある．

　まず，身体的に小さいことがもたらす特性は，患児の取り扱いや静脈路の確保の難しさ，投与薬剤量の少なさなどで明らかである．また，血液検査や呼吸機能検査などでの検体や信号の小ささとしても表れる．

　次に，予備力の少なさはわかりにくい．特に呼吸器系の予備力が少ないことは特記すべきで，あらゆるストレスでまず呼吸機能（換気と酸素化）に障害が生じることは，成人患者との際だった差異である．麻酔導入時に人工的にもたらされる無呼吸が酸素化（SpO_2）へ与える影響だけをみても，成人では得られるチアノーゼ発生までの数分間の余裕は，健康乳児であっても数十秒程度しか得られない．予備力の少なさゆえ，正確さばかりを追い求めて患児にストレスを加える患者モニターは避けるべきである．一方，変化の速さを迅速に捉えるためにも連続モニターが重要となる．

　小児期特有の病態にはさまざまな側面がある．多くの先天性の異常が小児期に症状を現し治療の対象になる一方，先天性心疾患のように今や成人化した患者のほうが多くなり，小児麻酔科医が関わる場合も増えている．かつて小児特有とされた麻疹では，ワクチン接種率の低下が，大学生など成人での集団発生をもたらし，感染性が強いことで知られている水痘は母体感染が胎児の水頭症を発生させるなどの問題が知られている．

　移行期循環の影響は出生直後から新生児早期特有の肺高血圧症，そして先天性横隔膜ヘルニアなどでの著しい低酸素血症を呈するさまざまな病態の背景になっており，治療も難渋する．発達過程，年齢により，麻酔，手術の際に両親や保護者から切り離される際の感じ方は異なる．そして言葉での意志疎通が難しい小児では，ほぼすべての情報は親，保護者を介してとなる．

表3　小児患者の特徴

身体的に小さい	介入の難しさ：モニター，検査，処置
予備力が少ない	特に呼吸器系の脆弱性 バイタルサインの変化が速い 非侵襲，連続モニターの重要性
小児期特有の病態	先天異常，奇形 特有の感染疾患 特有の病態生理学，移行期循環，未熟性 年齢に応じた心理学 意志疎通の困難性

周麻酔期看護師（Perianesthesia Nurse；PAN）

　周麻酔期看護師は，もっぱら麻酔科医の診療業務補助を行うために大学院教育と麻酔科専門医の下で臨床研修を受けた看護師であり，2010年に現在の聖路加国際大学で養成が開始された看護師の職種である．日本で看護師に法的に規定された業務の一つに，医師の診療補助業務がある．これまで生命維持に直結する行為の多い麻酔科医は，あらゆる医行為を麻酔科医だけで完結しようとするあまり，安全のための確認手順や，手術室外，さらには麻酔前後に連続する患者診療が手薄になっていたことは否めず，そうした状態を改善する目的で始められた看護の専門職である．日本周麻酔期看護医学会を母体としている．

　看護師のため，麻酔科医に代わって単独で麻酔を行うことはなく，侵襲的な医行為を行うこともないのは，米国の看護麻酔士（CRNA）とは際だった違いである．また，**一般医師の包括的（丸投げ）指示**で特定行為を行う特定行為研修者や診療看護師とは違い，常に麻酔科専門医の直接的な指示と責任の下での業務であることで，より高度な判断を伴う麻酔業務に関わるという特徴を持つ．大学院教育は，麻酔に関わる臨床薬理学，臨床生理学，病態生理学に加え，麻酔科医の思考過程の理解を重視，個々の手技習得に偏することなく，その適応，適用の考え方を重視した内容である．多くの業務にチェックリストを組み込み，麻酔科専門医の指示が忠実に守られる仕組みを取り入れている（**表4**）．また，当初より，卒後継続教育システムを取り入れ，基本の理解と進歩への対応を試みている．

　麻酔科診療に看護師特有の総体的（Holistic）視点をもたらすことは，日本独自のシステムである．術前麻酔科外来で，十分に時間をとって理学的スクリーニング，説明を行うことで麻酔の質の向上にも寄与している．現在担っている業務は，手術麻酔全般に関わるが，小児麻酔領域では，特に両親への麻酔の説明，鎮静下の検査や処置，無痛分娩などでさらなる関与が期待される．

　周麻酔期看護師の具体的な役割，業務目標を**表4**に示した．

小児麻酔の安全意識

■麻酔の安全，WHO手術安全チェックリスト

　小児麻酔科医は，もの言えぬ患者の唯一の代弁者である．主治医や管理者，場合により保護者の理解を超えてでも，患者の安全を主張し守る使命がある．

　患者や手術部位の取り違えが社会問題化する前の1970年代，国立小児病院麻酔科（当時）では片耳胸壁聴診器を中心とした基本患者モニターの使用と，リストバンドや手術部位マーキングは当然の安全対策であり，周囲にその理解を啓発し続けた．今や成人領域でも，WHO手術安全チェックリストによるタイムアウトは普及しつつある．しかし，カプノメータの抜け落ちを認識できるのは麻酔科医だけであろう．タイムアウトは形骸化，片手間仕事にさせず，術者を含め，当事者全員が手を止めて集中し，最後は些細な懸念事項でも口に出せる雰囲気で終わらせる．手術室の異質な環境で不安な患者を前に，常に患者から注意をそらさず，その心に寄り添うのも小児麻酔科医の役割である．

Prologue ● 小児麻酔の心構え

表4　周麻酔期看護師の具体的な役割，業務目標

周麻酔期看護師の果たす役割（聖路加国際大学教授会，2010年7月）

麻酔に関わる術前から術後までの医療の流れの中で，麻酔科医を中心とした麻酔医療チームの一員として機能し，術前，術後管理を含め，患者にとって最善の麻酔が施されるように，**看護師として**麻酔業務を補助する役割を果たす

PANの業務補助の原則（2016）

麻酔科専門医の指示に従う
1. 専門医が室内で直接管理する場合：PANは直接指示で業務補助を行う
2. 不安定な時期・主要局面：専門医は室内にとどまる
3. 安定な時期：専門医は離れてもよい
　　想定外，範囲外の事態はただちに専門医に報告する
　　交代時チェックリストの使用，基本モニター（日本麻酔科学会ガイドライン）遵守
　　専門医と原則15分ごとに情報共有を記載する（AC：Anesthesia Check）
4. 専門医は常に3分以内に来られる
5. PANは観血的医行為は行わない（末梢静脈穿刺は除く）
　　脊椎麻酔，硬膜外麻酔，神経ブロック，動脈・中心静脈穿刺は行わない
6. PANは重症例，複雑手技手術には関わらない
　　ASA-PS 3以上，分離肺換気，開心術，乳児症例
7. 手術室外麻酔業務：手術室内と同一原則

交代時チェックリスト（例：2016）

途中交代にはリスクを伴うが，新たな視点が加わる機会でもある
導入〜執刀，体位変換，覚醒〜抜管などが関わらない安定時期に限る

□ 患者概要：氏名，年齢，体重，術式，
　問題点（アレルギー，併発症）
□ 麻酔方法と選択理由
　Sevo. TIVA RemiF. Rocuro. 区域麻酔
□ 麻酔経過：心拍，血圧，体温
　SpO₂，PetCO₂，BIS，尿量
□ 手術状況：進行中の術操作，今後の見通し
□ 投薬状況：全投与ルート
　全輸液ポンプ設定確認，気化器残量
□ 出血状況：輸血状況，輸血ライン
　輸血保有状況，輸血Hb閾値
□ 輸液状況：今後の予定
　接続された輸液剤残量確認

□ 気道状況：チューブ等固定確認，分泌物
□ 換気状況：換気条件，圧，量
　酸素濃度，最新の血液ガス値
□ 術後予定：病棟・ICU，抜管の有無，鎮痛
□ 筋弛緩状況：TOF/PTC最終追加時刻/
　持続投与速度
□ 当面すぐに必要となりうる処置，投薬
　薬剤用意（筋弛緩薬，局所麻酔薬）
□ 気になっている点があれば
　点滴の落ち，薬剤の効き具合など
□ 行き先：帰室予定時間
　連絡電話番号（PHS）

交代から帰室したら，お礼の言葉を忘れない
　・不在の間に起きたイベントの報告受け　　・変更した諸設定の報告を受けた後，交代して
　・不在の間に行った処置の報告受け　　　　　くれた麻酔科医の行き先，連絡先を確認

8

CHAPTER

1 小児麻酔の基礎

Foundations of Pediatric Anesthesia

1 麻酔が心理面，情緒面へ与える影響

入院や検査や処置などは，小児患者の情緒面，心理面に大きな影響を及ぼす．患児によっては，その結果生じた行動障害が相当長期間続く．こうした影響の程度にはさまざまな要因の関与が知られているが，年齢が最も重要であるとされている．

6ヵ月未満の乳児は，両親から分離されても比較的容易に看護師を母の代わりとして受け入れる．もちろん，長時間の分離は親子の絆を損なう可能性はあるが，この時期は心理学的な観点からは，大きな手術にはよい年齢であるといえる．

少し年長の幼小児（6ヵ月〜5歳）の場合は，家族や家庭からの分離の影響は大きく，入院により大きな心の動揺がみられる．入院での手術よりも，日帰り手術ではこれら分離の影響は少ない．手術時に両親から離されるのは就学前の患児にとって，たとえ日帰り手術でもストレスである．これは考慮しなければならない．この年齢の小児に説明して納得させることは容易ではなく，入院による情緒面での影響が当然ながら最も大きい．

学童期の小児は，家族からの分離の影響は割合少なく，どちらかというと外科手術そのものや，その結果が残す傷跡などへの懸念が大きい．しばしば，手術に関してとんでもない思い違いをしていることがある．思春期患者では，麻酔によって意識を失うこと，自分自身の身体の自由が失われること，手術中の覚醒，そして手術を冷静に受け止められないのではないか，などに対する恐れが強い．そのため，手術中はずっと眠り続けていること，手術中にはまったく痛みを感じないこと，手術が終われば間違いなく目が覚めることなど，できるだけ多くの情報を提供する必要がある．

外科手術の種類や範囲は明らかに重要な要素である．大手術，顔面頭蓋手術，四肢切断術などが大きな影響を与えることは当然予想され，十分な精神的な援助が行われるべきである．生殖器系の手術も心理学的には重要な要素を持ちうることから，なるべく生後18ヵ月以前に施行されるのがよいと考えられる．

年齢以外にも小児の情緒的な反応に影響を及ぼす要素はある．例えば，長期入院は短期入院よりも影響は大きい．ただし，長期入院でも入院期間中両親が病院に"住み込み"してくれていれば影響は軽減される．ほぼすべての患者で，日帰り手術による情緒的影響は少ないが，繰り返しての入院や手術は大きな問題となり，特別な心理学的な配慮が求められる．以前の嫌な経験の記憶は長く心に残る．

入院や手術が近づいた小児患者の反応はさまざまである．情報を熱心に探し求め，積極的に準備プログラムに参加するような小児患者では，心理学的な準備の恩恵を受けて協力が得られる可能性が高い．一方，入院や手術に無関心を装う患児は，非協力的であ

Chapter 1 ● 小児麻酔の基礎

る．この後者のグループ（"黙っている子ども"）では，心理学的な準備が逆効果の場合がある．これらの患児では，不安軽減効果を有する前投薬がより効果的なことがある（下記参照）．

心理的準備

　術前の心理的準備は非常に重要であり，心理的準備が多くの患児で功を奏したことは明らかに証明されている．通常両親が心理的準備をするが，患児の年齢により準備が可能な程度は異なる．病院で何が起こるかをやさしくわかりやすく，かつ説得力がある言葉で説明する．年長児や思春期の患児は手術が予定されたら，可及的速やかに前もって準備する．年少児では，あまり早く支度をしない．あらかじめ準備する必要はないし，支度を早くからするとそれ自体が彼らにとっての悩みごとになってしまう．したがって，年少児は前の日あたりになってから準備するのがよい．

　病院内の案内ツアー，人形劇，スライドショーなどは，設営も簡単で，有益であり，こうした患児準備の効果も研究で証明されている．DVD は特に役に立ち，準備を助ける目的で両親に貸し出してもよい．海外では地域によって，毎週定期的に地域のテレビ局がプログラムを放送することも行われているが，日本ではそうした文化はできていない．こうした方法によって，入院や手術が予定された子どもだけでなく，地域の小児や保護者全体に麻酔や入院に対して準備がいきわたることになる．現状では，日頃無縁である麻酔に関しての情報は，手術が決まってから突然と大量の聞き慣れない言葉が降り注ぐというストレスもあり，今後のこうした取り組みの普及に期待したい．

両親の役割

　"患者の親を選ぶことはできない．だから患者を連れてきた親の協力を得てともに努力すべきである．患者の親は不安感を持っていて当然である"（Mellish, 1969）

　手術，麻酔を受ける患児の親は，周術期にますます積極的な役割を果たそうとしてきている．多くの親が麻酔導入時や回復室での患児への付き添いを希望するようになっているが，一方で親によっては不安感が強く，親の不安感が子どもをさらに動揺させる可能性もある．親への適切な準備で親の心配を軽減できれば，結果として子どもを助けることにつながる．

　小児に手術が必要となったときの両親の不安感にはさまざまな要因が関与する．小手術の患児の親でも，最初はとても不安である可能性が高い．しかし，十分な説明や，医師や看護師が意思疎通を図れば，この不安は解消される．特に，立ち会いを希望する両親には麻酔導入時の子どもの反応（目の吊り上がり，手足の動き，頸の脱力など）を説明しておく．これらの反応は正常であり，予想されている反応であることをあらかじめ両親によく理解してもらう．

同意を得るために

　全身麻酔の説明と同意（インフォームドコンセント）を得るとき，麻酔科医が難しい状況に置かれる場合が少なくない．小手術に際して，麻酔のあらゆる潜在的リスクを詳

細に説明すると，両親の不安がかえって増強される場合がある．事実，親に対しての説明では，画一的ではなく実際の症例に合わせた必要度や理解度での説明がよい結果をもたらすことが示されてきている．これは容易ではなく，親の反応を十分に察する努力が必要である．説明の範囲を両親が希望選択できるように対応すべきである．小手術予定の両親でも，ほとんどの場合，麻酔が死亡を含むリスクがあることを受け入れており，そのリスクについて話をしたいと希望している．もちろん，こうした話は幼い子どもの耳に届かない場所で行うべきである．

　一般に，麻酔科医は不安な両親と向き合う際には，いくつか基本的な原則に従って対応すべきである．親の不安を鎮めるのに最も役立つアプローチは，子どもに心から温かく，友情を持って接し，同情と理解を持った麻酔計画を示すことである．努めてゆっくり話し，十分に時間をとって，患児の麻酔に対する疑問や不安を両親が口に出せるように配慮すべきである．前投薬は使うのか，患児がどのように麻酔されモニターされるのか，またどのように術後鎮痛が行われるのかを両親は特に知りたい．動画での説明は有意義であろうが，必ず対面での説明を加えなければならない．麻酔のリスク，特にその患児に関係するリスク全般を説明して，両親にリスクに対する考え方を理解してもらう．術者の必要性を考慮しながら患児の安全を確保する麻酔を施行することを説明して，両親の不安を軽減する．「私がお子さんの近くを離れないで，付きっきりで最もよい麻酔をしますから，お任せください」は，すべての親に歓迎されるメッセージである．

麻酔導入時の両親，保護者の付き添い

　麻酔の導入に付き添う予定の両親の質問には特別な考慮を必要とする．近年，麻酔導入時に付き添いたいと希望する両親が増え，多くの施設がそれを一般的な医療として許容している．しかし，麻酔導入時の両親や保護者の付き添いを，親の権利だとか麻酔科医の義務だと考えるべきではない．あくまで子どもの利益を中心に考えるべきである．利点があるのは事実だが，想定外の事態に，患者に加えて付き添い者への対応を強いられることになれば，それは子どもの利益につながらないが，付き添い者には理解が難しいことである．また，すべてが小児患者に向けて整った施設と，そうではない場合の施設では対応が異なるのは当然である．

　麻酔導入時の両親の存在が，患児に情緒面でどのようなよい影響を及ぼすかの答えを出した明確な研究はないが，少なくとも両親の満足感は得られる可能性がある．障害を持った年長児の両親の場合，麻酔科医にとっても親の存在が大きな助けになることは確かである．麻酔導入時に付き添う両親の多くは，冷静で患児の役に立ち，付き添うこと自体が意義を持つと思われる．

　過度の不安がある両親には特別な配慮が必要である．過度な不安の原因は単一ではなく，手術に直接関係がないこともある．このような両親に細かい麻酔の説明をしても，彼らの不安を解消することにはつながらない．不安があるのに子どもへの付き添いを頑強に主張する親に限って問題があり，子どもをかえって不安にさせる場合がある．できれば，不安が強い親はカウンセリングのうえ，麻酔導入時に立ち会わないようにすべきである．前投薬で子どもをかなり深く鎮静すると約束することで，こうした親に納得してもらえる場合がある．新生児や，人見知りしていない発育段階の乳児や，迅速導入が

Chapter 1 ● 小児麻酔の基礎

必要な患児では，親の付き添いは何の役にも立たない．両親が年長児の麻酔導入時に付き添えるかどうかは，患児の利益と安全を最優先に考えて，麻酔科医が判断する．

麻酔科医の役割

　麻酔，特に麻酔導入時は，心理的な問題を引き起こす可能性を持った時期として認識されている．研究によると，この時期の子どもへ与える悪影響を軽減する技量は，麻酔科医の力量によるとされている．手術前や処置中では，子どもに対する"感情移入のアプローチ"が好ましい（例えば「ちょっと楽しくないかもしれない，怖いのもわかる，でもできるだけ，すぐ終わるように先生も頑張るから，泣きたかったら泣いてもかまわないよ」など）．一方，"命令的アプローチ"は一般的に好ましくない（例えば，「じっと我慢して．もうお兄ちゃんなんだから，勇気を出して」など）．

　抗不安作用を持つ鎮静薬を前投薬として経口投与すると，両親からの分離の不安を軽減させ，麻酔導入時の協力を増加させ，退院後の行動障害を軽減させる．

　外見上静かで非協力的な患児，なかでも反復して手術を受けているような患児は，通常の準備方法に応じない可能性を持つため注意を要する．こうした患児では，非協力的な姿勢をそのまま放任したうえで，適切な前投薬を投与するのが好ましい場合がある．

2 手術に向けての患児の心の準備

1. 患児には，両親が訪問しているときを見計らって一緒に会い，親が麻酔科医を受け入れる姿を印象付けるようにする．
2. 発達が遅れている患児でも，常に注意を向け続ける．患児とはアイコンタクトを維持するようにする．必要なら患児の横に座ったり，床に座ったりして目の高さを近づけコンタクトをとる．
3. 患児が理解できる簡単な言葉で話をする．
4. 外見上おとなしい患児には特別注意を払い，内心ではとても怒っている可能性があることを認識する．禁忌でなければ，適当な鎮静前投薬の使用を考えるべきである．
5. 正直にすべての処置について説明するが，あまりに詳しい説明や怖がらせるような説明は避ける．子どもによっては手術に関して尋ねる場合もあり，必要なら図などを使用して理解を助けるようにする．特に年長児の場合，処置や手術の範囲を甚だしく過大評価する傾向があり，切開創が実はとても小さいことなどを確認してあげる．年長児や思春期の患児では，かなりおびえていてたくさんの疑問や質問を持っている場合があり，丁寧に念を押した説明をする．手順の安全について再確認して，手術の間は目覚めないが，手術が終わったときには確実に目覚めるということを強調するのは重要である．年長児では，場合により前投薬が有用である（p.96）．
6. "眠らせてあげる"という言い方はしない．子どもによっては安楽死させられたペットのことを思い出し，二度と生き返らないと心配する可能性がある．また，手術が始まるときや手術中に"眠り"から目覚めるかもしれないと心配してしまうかもしれない．
7. 子どもに不快で難しい選択を与えてはいけない．例えば「注射がいい？　マスクが

いい？」などといった聞き方はしない．まず麻酔科医が何をするつもりなのかを子どもに言い，その後でどんな特別な要求も満たすようにしてあげる（例えば，"注射は嫌だ，マスクで眠りたい""マスクは嫌だ""マスクは自分で持ちたい"など）．マスク導入の場合，患児に好きなものの匂いを選んでもらう．「バナナの匂いがいい？　チョコレートの匂いがいい？」など．必ずしも厳密に同じ匂いのものがなくても，聞いてあげることで満足してくれる場合が多い．

8. 診察する際に，必要以上に無駄に衣服をはだけないようにする．子どもは衣服を脱がせられるときに嫌がって興奮することが多い．

9. 前投薬と同じくらい効果的な子どもの不安を紛らわす方法はたくさんあり，例えばiPadなどのタブレット型PC，ゲーム機，テレビ，DVD，マンガ，ヘッドマウントディスプレイ（ビデオメガネ），音楽，手品などがある．

10. 子どもには好きなおもちゃや，本人が安心するものを手術室に持ってきてもらう．おもちゃに子どもの名前のラベルを貼ったり，人形であれば，人形にも手術で用いるギプスや包帯をつけることを促してみたりする．可能なら，子どもを抱っこしたり車椅子で運ぶより，自分で歩かせて手術室まで連れてくる．子どもは結構独立心が強く，自分で歩かせたほうが安心である．もちろん，勝手に1人で歩かせるわけではなく，必ず誰かが手をつなぐこと．また，あらかじめ鎮静薬が投与された子どもは歩かせてはいけない．

11. 親が冷静で子どものためになると考えられる場合は，可能なら麻酔導入時に立ち会わせる．それが難しい場合は，子どもに前投薬（経口ジアゼパム，経口ミダゾラムの項，p.99参照）を投与することで，親子ともに落ち着くこともある．親は子どもが静かで幸せそうに手術室に入れば安心である．時には静脈確保を手術室に入ってからではなく，両親がいる場所で行うのも有効である．特に障害や発育遅延がある子どもの場合にそうするのがよい．そうして確保された静脈路は，子どもが手術室に入室したらただちに前投薬投与，あるいは麻酔導入に用いられる．
静脈穿刺には必ず局所麻酔薬を用いる．あらかじめ適用が可能なら，局所麻酔薬軟膏（EMLAクリーム：佐藤製薬，p.650参照）の塗布が理想的である．静脈穿刺を行う60分前に塗布し局所を密閉するか，EMLAパッチを使う．より確実な鎮痛は，極細針を用いた微量の局所麻酔薬の表皮内注射（26Gあるいは30G針，アドレナリン添加なしの1%キシロカイン0.1mL程度）による膨疹作成で得られるが，穿刺者には慣れが必要である．

12. 個々の子どもに最も適した麻酔導入法を選び，速やかに始める．手術台の上で子どもを不必要に待たせてはいけない．麻酔導入時に子どもが非協力的な場合は，片耳胸壁聴診器やパルスオキシメータを貼り付ける以上に時間をとる必要はない．

13. 患児には常にこれから起こることを説明し，話し続ける．8%のセボフルランを吸わせる前には「じゃあこれから魔法のガスを出すからね．口で息を吸ってフーフーするといいよ」などと説明する（鼻で吸うのではなく口であること）．

14. 麻酔導入時は，手術室内の皆が患児に集中し，麻酔科医以外の話し声が飛び交わないようにする．黙ってマスクを押し当てるようなことはせず，目の上を注射器や介助者の手が飛び交うことがないようにする．余計な雑音を出さないようにする．静

Chapter 1 ● 小児麻酔の基礎

かな音楽を流すのもよい．当然のことながら携帯電話の呼び出し音は切っておく．また看護師や外科医にも，麻酔導入時には大声での会話は慎むように徹底する．

15. 静脈穿刺時に泣いている子どもの場合，感情移入アプローチが必要で，「すぐ絆創膏を貼ってあげるからね」などでなだめられる場合もある．

16. 子どもに，目が覚めたらどうなっているかを説明する（子どもがどこにいて，どんな不快があるかなど）．眼帯，鼻腔栄養チューブ，カテーテルなど，目覚めたときに勝手が違うと思われることは丁寧に説明しておく．例えば尿道カテーテルは，あらかじめ知らされていない子どもには，"怖い巨大な虫"に見えるかもしれない．どんな痛みでもきちんと治療すると説明し，患児を安心させておく．

17. 家族・患児と，最もよい術後鎮痛の方法についてあらかじめ話し合っておく．

3 ● 術後管理

できれば患児が目を覚ますときに，両親が子どもの傍らにいるのが好ましく，またそれが実際的でもある．ただ，回復室の状況によってはそれができない場合があることや，途中で患児のもとを離れてもらう場合があることを伝えておくことは大切である．完全かつ安全な鎮痛が得られるように，あらゆる努力を惜しまない．成人患者で用いられる神経ブロック，麻薬持続投与，PCA，硬膜外麻薬投与，その他さまざまな疼痛緩和法を両親と話し合い，これらの方法を条件が許せば小児患者でも試みられるべきである．術後，帰宅後の痛みに関してどのような状態なのか，どのような対応法があるのかを家族と話しておくことも大切である．

集中治療室で小児患者が抱える問題は，疼痛，寝不足，退屈と，成人患者の場合とほぼ同じである．子どもではさらに，例えば家族からの分離という特別な問題がある．子どもの状態が上向くと同時に，両親による定期的な訪問，おもちゃ，遊びやゲーム，その他の気晴らし（例えばテレビやゲーム機）による疼痛緩和策をとる．そして ICU にいる患児の両親は，病状の経過について十分に情報を与えられると同時に，治療計画についても常に最新の情報が与えられるべきである．

参考文献

1) Banchs RJ, Lerman J: Preoperative anxiety management, emergence delirium, and postoperative behavior. Anesthesiol Clin, 32: 1-23, 2014.

2) For Parents: The Society for Pediatric Anesthesia has information for parents at its website: http://www.pedsanesthesia.org/frequently-asked-questions/

3) Fortier MA, Chorney JM, Rony RY, et al: Children's desire for perioperative information. Anesth Analg, 109: 1085-1090, 2009.

4) Fortier MA, Bunzli E, Walthall J, et al: Web-based tailored intervention for preparation of parents and children for outpatient surgery(WebTIPS): formative evaluation and randomized controlled trial. Anesth Analg, 120: 915-922, 2015.

5) Section on Anesthesiology and Pain Medicine: The pediatricians' role in the evaluation and preparation of pediatric patients undergoing anesthesia. Pediatrics, 134: 634-641, 2014.

CHAPTER 2 小児麻酔に関連した解剖学，生理学

Anatomy and Physiology

1 小児新生児医療での年齢区分など

小児麻酔では，薬剤の投与や機器の使用で，年齢や体重が使われることが多い．理論的な相関から身長や体表面積が用いられる場合もあるが，身長測定は簡便ではないこと，体表面積は実測値ではなく，身長と体重を使った換算表値であることを知っておく．

成長発達過程にある小児患者は，その目的により主に年齢を用いたさまざまな区分がある．薬剤の添付文書では，小児：15歳未満，幼児：7歳未満，乳児：1歳未満，新生児：出生後4週間未満とされ，15歳以上は成人，65歳以上は高齢者として取り扱われる．

実際の臨床では，特に教育や精神発達的な要素，そして社会的な利便性を考え，乳児（1歳未満），幼児（就学前），学童（小学校入学から12歳未満），思春期（中学，高校生12歳から18歳未満）とされる場合がある．未就学児とは，6歳児で小学校入学前までを指す．例えば成人用AEDパッドの使用を，AHAなどでは8歳からとしているが，日本では小学生からとしている．小学校低学年では身体能力差（早生まれ児）が大きく，行政的な区分けが適切でない場合も知られている．

就学前の幼児期は，さらに前期（1〜3歳）と後期（4〜6歳）に区分けされる．臨床的には保育園，幼稚園に通えるような幼児全体を年長（幼）児と呼ぶが，明確に年齢で区分けしているわけではない．保育園や幼稚園などでは，4月1日時点の年齢をもとに，年少（3歳），年中（4歳），年長（5歳）という区分がなされる．最近では満3歳の誕生月から入園できる年少の下や2歳からのプレ保育施設などもある．

新生児は生後28日未満，乳児は生後1歳未満と定義される．いわゆる「未熟児」は，低出生体重児と呼び，出生体重2,500g未満を指す（極低出生体重児は1,500g未満，超低出生体重児は1,000g未満）．37〜41週の出生を正期産，37週未満の出生を早期産，予定日を2週間以上過ぎた場合は過期産とされる．日本では出生数は年々低下し2016年には100万人を切り，2017年は94.6万人であったが，低出生体重児の出生数は逆に増えて10％を超えており，超低出生体重児をみても年間6,000人を超えている．

厚生省（当時）は，世界に先駆け1990年に子宮外生活が可能な生育限界を在胎22週に引き下げたが，いまだに24週，あるいは28週の国も存在する．WHOは1995年より，周産期を「妊娠22週から生後7日」として扱い，定義上妊娠22週以上が生存可能限界とした．実際現在の日本では，在胎23週であれば，出生体重は450〜550g，身長30cm程度で，生存率はおおむね50％程度であるが，生育限界と成育限界（出生後成長発達が見込まれる）は別であり，超低出生体重児増加問題と併せ，日本の新生児医療が直面している難しい問題である．

Chapter 2 ● 小児麻酔に関連した解剖学, 生理学

2 ● 中枢神経系

　新生児の中枢神経系（CNS）は，いくつかの点で年上の小児とは異なる．神経線維の髄鞘形成が不十分であり，大脳皮質の発達も不十分である．生後1年間に，大脳皮質の細胞要素は増加する．年長児ではみられない反射が誘発されることもある．新生児の脊髄反射はより広範囲で，閾値も低い．早期産児では，脳幹の誘発電位は遷延している．呼吸調節機構が成熟すると，時期を同じくして誘発電位も正常化する．

　さまざまな幼若動物の脳を使った実験的な麻酔薬曝露研究で，全身麻酔が発達途上の新生児や乳幼児の脳組織の発達に及ぼす影響が懸念されている．しかし，それらの研究結果がヒトに当てはまるという確証はなく，それを完全に証明することも容易ではない．子どもの脳の知的，情緒的発達には，文化，教育，人間関係，生活環境，麻酔が必要となった外科手術そのものの諸状況など，多様な要素が影響し，麻酔薬の影響だけを抽出することは不可能に近い．一見，同様の環境で育った一卵性双生児でさえ性格や能力が異なることでもわかる．一方で，麻酔を使用せずに苦痛下で処置や手術を行うことの害は明白である．

　明確な根拠はないものの，メディアやインターネット上で広がる一般の懸念を受け米国FDAは，2016年12月，「脳が発育途上の3歳頃までの乳幼児あるいは妊娠第3三半期の女性では，脳の発達への影響が懸念されるので，繰り返しあるいは長時間の麻酔薬，鎮静薬の使用には注意する」との警告を発した．不必要な手術，麻酔を避けることは年齢を問わず当然のことではある．しかし，必要な手術，処置では麻酔は必要である．

　麻酔が乳幼児の脳の発育に本当に影響を与えるか否かは不明だとしても，すべての小児で，必要な処置，手術に対し現状で考えられる最適な麻酔，鎮痛を提供すべきである．

痛みの感受性

　ほんの数年前までは，乳幼児の痛みを感じる能力はほとんど理解されていなかった．その結果，痛みを伴う処置の際や術後の痛みに対する鎮痛の必要性が無視されるという，不幸な傾向がみられた．今では，生まれたばかりの乳児（早期産児であっても）は，痛みの感受性が高く（むしろ痛みを感じやすく），痛みに対して頻拍，血圧上昇，そして成人の場合以上の神経内分泌性反応を伴う頭蓋内圧亢進などで反応することがわかっている．乳児はまた，痛みに対して多くの反応（泣くこと，しかめっ面，落ち着きのなさ，など）を示し，これらは痛みの評価指標の基盤になっている．乳児期に痛みを伴う処置（例えば，割礼）を受けた患児が，成長に伴い疼痛に過敏となることが示されている．これは，痛み刺激の中枢での処理の仕方が常に変化していることに起因する．術中，術後の疼痛管理が適切に行われれば，ストレス反応が緩和され，重症乳児での生存率が向上することも示唆されている．こうして疼痛感受性と不十分な疼痛管理の問題点が明白になるにつけ，すべての乳幼児，小児で，痛みを伴う処置や手術に際して成人と同様の配慮を持った適切な鎮痛，麻酔管理を行うべきであることが明らかとなった．

　乳児期を過ぎた幼小児での疼痛閾値（痛みを感じ始める刺激の強さ）は，より年長の小児や成人より低く，痛みを感じやすい状態にある．

16

3●頭蓋と頭蓋内圧

　開頭されていない状態の幼児の頭蓋骨の癒合は，成人ほど強くない．その結果，頭蓋内の血液，脳脊髄液（CSF）および脳組織量の増加の影響は，泉門の拡大や縫合線の解離などによってある程度は吸収されることが可能である．泉門の触診は，幼児で頭蓋内圧（ICP）を評価するのに用いられる．ICP は，年齢とともに上昇し，乳児では 0～6 mmHg であるが思春期では 13～15 mmHg となる．

4●脳血流と脳室内出血

　病的新生児では，脳血流（CBF）の自動調節（血圧が変化しても脳血流量を一定に保つ能力）が障害され脳血流量は血圧依存性である．CBF の自動調節能の下限閾値血圧（平均血圧）はわかっていないが，受胎後週数値の mmHg だとする意見がある．低血圧は脳虚血につながる可能性があり，どんな血圧変動も毛細血管循環の変動につながる．早期産児では，特に尾状核の上にある胚基質の部分では，脳の血管は非常に脆弱である．これらの血管の破裂は脳内出血につながる．そして出血は脳室まで及び，脳室内出血（IVH）となる．

　小さな早期産児は IVH にきわめて陥りやすく，通常生後数日のうちに起こり，この時期の死亡率，罹患率の主要な原因である．IVH の生存者の脳性麻痺，知能障害，水頭症，精神障害の頻度は高い．IVH 発生の要因としては，低酸素症，高二酸化炭素血症，高ナトリウム血症，動脈血圧あるいは静脈圧や脳血流の変動，低いヘマトクリット，過剰輸液，高張液（例えば重炭酸ナトリウム）の急速な投与などがあげられる．

　麻酔科医はこれらの要因を引き起こすことを避けなければならない．意識下気管挿管や気管内吸引などを含む気道操作は，咳嗽反射と同様に血圧や大泉門圧（脳圧）を上昇させることが示されている．意識下気管挿管と IVH との厳密な因果関係は証明されてはいないが，可能な限り"意識下"気管挿管は避け，できれば鎮静下で気管挿管を施行できることが望ましい．ただ，新生児や乳児では，潜在的な上部気道の先天異常の存在が十分に評価されていない場合がある．また，鎮静薬の投与が容易に気道閉塞をもたらし，困難なマスク換気を強いられる場合も多い．気道確保が困難とわかっているとき，困難が予想されているとき，またはフェイスマスクで気道確保の維持が困難だとわかっているときには，躊躇せず"意識下"気管挿管を選択する．意識下気管挿管を施行する場合は，口蓋咽喉頭部への局所麻酔薬（噴霧；体重に応じた量の局所麻酔薬を使用）により，ある程度ストレス反応を抑えることができる．

　さらなる血圧変動を防ぐために，手術や痛みを伴う処置で十分な麻酔と鎮静を施す．その非侵襲的指標として，今後刺激に対する瞳孔径の反応などが用いられる可能性がある．また，高張溶液（例えばブドウ糖，重炭酸ナトリウム）を希釈せずに急速に注射してはならない．とはいえ，過剰な希釈は投与量の増加をもたらすので注意する．投与速度を大幅に遅くすることでも対処できるが，その場合シリンジポンプなどの助けが必要である．シリンジポンプ使用時はシリンジ交換などの際に起きる不用意な急速注入には特に注意する．失血に対し正確に同量の輸血を行う．重篤な貧血や凝固障害はすぐに補

正する．脳室周囲白質軟化症（PVL）は早期産児での脳障害の主たる原因であり，IVH に引き続いて起こることがある．また，PVL は未熟性，低酸素症，虚血，炎症，慢性低血圧の直接的な結末の可能性もある．インドメタシン療法は，重篤な IVH の頻度を低くする可能性がある．

5 ● 脳脊髄液と水頭症

　脳および脊髄を囲む脳室内，くも膜下腔に存在する CSF は，側脳室の側脳角，第三脳室の後部，そして第四脳室の天井部分の脈絡膜叢によって作られる．髄膜，上衣血管，脳および脊髄の血管も少量の CSF 産生に寄与する．

　脈絡膜叢は薄い上皮で被覆された血管からなるカリフラワー状の構造で，CSF が持続的に滲出してくる．CSF 産生量は生まれた後の最初の 2 年間で 0.13 mL/分ほどまで増加する．CSF 産生は，成人では 1 日 750 mL で分布腔の約 5 倍量である．脈絡膜叢から分泌される 2，3 の物質を除いて，CSF の組成は間質液と同様である．

　CSF の流れは脈絡膜叢での拍動から始まる．側脳室から Monro 孔を経て第三脳室に入り，中脳水道を通って第四脳室に流れる．そして，おのおのの脳室からは，その脈絡膜叢からの分泌量が加わり，量を増やしながら流れていく．CSF は，2 つの側脳室からの Lushka 孔と，正中の Magendie 孔を経て大槽，そしてくも膜下腔のいたるところに流れる．CSF は，くも膜下腔から静脈洞に突出しているくも膜絨毛を通じて，静水圧濾過により血管内に再吸収される．水頭症は，頭蓋内での CSF の異常な貯留であり，閉塞性と非閉塞性の場合がある．

　閉塞性水頭症は，CSF が流れる経路に途絶がある場合である．交通性（すなわち慢性くも膜炎の後のように，くも膜下腔への CSF 経路が交通しているとき）の場合もあるが，非交通性（すなわち中脳水道狭窄や，アーノルド・キアリ奇形のように，くも膜下腔への CSF 経路の閉塞の結果）の場合もある．

　非閉塞性水頭症は脳実質の容量低下によりもたらされ，二次的脳室拡大を伴う脳萎縮の場合，脈絡膜叢乳頭腫による CSF 過剰産生，あるいは瘢痕化による再吸収低下などによる．

6 ● 眼

未熟児網膜症

　未熟児網膜症（ROP）は，網膜血管増殖と網膜剥離の病気であり，盲目の主要な原因である．極低出生体重児の生存率が向上し，ROP 発生は増加し，特に出生時体重 1,500 g 未満の患児でよくみられる．動脈血中の酸素分圧の上昇が ROP 発生の主な原因であると長年考えられてきている．吸入酸素濃度を低下させれば ROP 発生頻度は確かに下がるが，低下させすぎると死亡率や壊死性腸炎発生の増加につながる．ROP の進行は段階的であると考えられている．まず，未熟な状態での出生により網膜血管はそれまでの子宮内環境より高い酸素分圧に曝され，その結果局所の血管発達が抑制されて網

膜周辺の正常な血管新生が阻害される．次の段階として，網膜周辺組織の代謝は増加するものの，血流が少ない状況が生じる．低酸素性，虚血性組織障害が生じる．吸入酸素濃度が高いと，活性酸素の存在によりこの過程がさらに増強される．

ROP の原因は酸素だけでなく多くの因子が関わっている．危険因子としては，低酸素症，高二酸化炭素血症または低二酸化炭素血症，輸血，光への曝露，反復する無呼吸発作，敗血症，他の全身疾患などがあげられている．まれではあるが，ROP は酸素投与をまったく受けたことのない乳児にも発生しており，チアノーゼ性先天性心疾患の乳児にも発生している．さらに，酸素投与を厳密に調整した大規模な多施設での研究でも ROP の発生頻度を下げることはできていない．しかし，不必要な高酸素症を避けるために，すべての早期産児で吸入酸素濃度は慎重に調整すべきである．最近の心肺蘇生ガイドラインでも，場合により分娩室の蘇生で空気の使用も推奨されている．また，ROP の問題とは関係なく経皮的酸素飽和度（SpO_2）をモニターし 95％以上にならないようにすることで，高濃度酸素使用を避けることも推奨されている．

早期産児での安全な動脈血酸素分圧（PaO_2）レベルは，現在 50〜70 mmHg であると考えられている．この目的で経皮的酸素分圧（$tcPO_2$）測定法も用いられているが，組織灌流の影響を受けやすく，NICU ではパルスオキシメータにより SpO_2 を 90％前後と低めに保つ方法が一般的に用いられている．しかし，90％を下回る低 SpO_2 でのパルスオキシメータの精度（±2％）を考えると，麻酔中も低めに保つことでの患者安全には懸念があり，90％を下回らないようにすべきである．より良いモニター指標の開発が待望される．

右手または耳たぶ（管前性）の酸素飽和度をパルスオキシメータで連続測定して動脈血酸素飽和度（SaO_2）を 90〜95％に維持し，酸素化の大きな変動を避ける．動脈管が開存している間の新生児では，大動脈起始部（冠状動脈：心筋），頭部（頸動脈：脳），そして右上肢へ最も酸素化の高い血液が流れるが，左手および両下肢へは動脈管を介して酸素化の低い血液が混合されて流れる．右手や頭部の SaO_2 と左手あるいは両下肢の SaO_2 には，動脈管の開存の程度に応じた乖離がみられる．動脈管の開存の程度は，肺血管抵抗の変化に依存することになる．明らかに時には患児をより安全の方向に偏位させる（より高濃度酸素を投与する）必要はある．手術自体が広範であることと ROP の発症とは関係がないようである．

7 ● 呼吸器系

呼吸器系は，麻酔科医にとって特に関心の高い領域である．呼吸器系は，吸入麻酔薬の投与経路であり，その機能は麻酔中，麻酔後でかなり変化する．呼吸器系は出生直後から 12 歳頃まで，全身の発育発達につれて連続的に成熟を続ける．

解 剖

成人と比べ，新生児，乳児の呼吸器系の解剖には大きな違いがあり，麻酔科医にとってはとても重要である．
1. 頭が比較的大きく，首が短い．これらは，喉頭展開困難の原因となりうる．

2. 舌が比較的大きくて，麻酔中，麻酔後には容易に咽頭が閉塞される．このため，しばしばオーラルエアウェイ挿入や下顎前方突出操作が必要になる．大きな舌は喉頭展開の妨げともなる．この大きな舌の圧排には直型ブレードが有用で，乳幼児で好んで用いられる理由の一つである．

3. 鼻通路は狭く，分泌物や浮腫によって容易に閉塞される．鼻通路の閉塞は深刻な問題を引き起こす可能性がある．以前は，新生児はもっぱら鼻呼吸依存であるといわれてきたが，それが常にそうであるかに関しては疑問が持たれてきた．しかし，鼻通路が閉塞した場合，一部の新生児ではすぐに口呼吸に切り替わらないのは確かである．頭部が屈曲された場合に，上気道閉塞が起こりやすいとされている．そのため，麻酔科医は患者が麻酔薬の影響下にある限り，抜管後は頸部伸展を確保しなければならない．経鼻的胃管（nasogastric tube；NGT）の挿入も，気道抵抗を増やす．このため，鼻孔サイズが等しくない場合，影響を少なくするため NGT はより小さな鼻孔のほうに挿入すべきである．

4. 喉頭はより頭側（C3-C4），そして前方に位置しており，長軸は下方，前方に向かっている（前方とは患者の腹側）．乳児では喉頭の位置が高いので，気管挿管の際に頭部を挙上し“匂いを嗅ぐ”体位にしても，喉頭展開は成人とは異なり，容易にはならない．乳児では，頭部が挙上されれば，喉頭はさらに前方に動く傾向がある．

5. 気道の最も狭い部分は声帯の下で，ちょうど輪状軟骨の部分である．気道全周が硬い組織で取り巻かれているのは，気道全体で輪状軟骨部のみである．ここは，多列上皮化された線毛上皮であり，下の疎性組織とは弱く結合している．こうした組織では，些細な外傷であっても浮腫が生じ，ほんのわずかな円周状の浮腫も乳児の狭い気道内腔をいっそう狭くする．こうして内腔が狭くなることより，気流に対する抵抗は大幅に増加〔流れは乱流（Reynold's number ＞2,100），乱流では抵抗 R は気道の半径 r の 5 乗に比例する〕し，結果として喘鳴が引き起こされる．こうした部分に気管チューブを挿入するとチューブの内腔が空気の通過部分となり，チューブの厚みが内腔をさらに狭くしてしまう．結果として，気道抵抗は増加する．この影響は，乳幼児（＜3 歳）でより深刻である．このようなことから，過去には小児症例では壁の薄いカフなし気管チューブの使用が推奨されていた．今日では，カフなしでもカフ付きでも気管チューブの壁の厚さは同じである．選択肢として小児でのカフ付きチューブ使用は広がったが，カフ自体の必要性に加え，カフのサイズや位置の適正化は標準化されておらず，またカフの存在自体が気管チューブの移動に伴いもたらすさまざまな合併症の発生頻度や重症度はいまだ不明確である．価格が高いこともあり，カフ付きチューブのルーチン使用は推奨されない．使用に際しては成人以上に慎重に，連続したカフ圧およびカフ位置の確認が求められる．カフ付きチューブ使用による最大の利点は，カプノメータによる呼気ガスモニターの確実性である（**図 2-1**）．

6. 喉頭蓋は比較的長くて硬い．喉頭蓋はまた U 型であり，声門より上に 45°の角度で後方に突出している．このため，声門が見えるようにするために，しばしば喉頭鏡の先端で喉頭蓋を直接持ち上げる必要がある．そのため，乳幼児，小児での喉頭展開では直型ブレードの喉頭鏡の使用が勧められる．上手に用いれば曲型ブレード

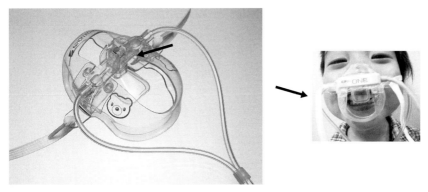

図 2-1　cap-ONE マスク
酸素投与をしながら口鼻呼吸の呼気中二酸化炭素濃度測定が可能．
矢印（➡）部にメインストリーム型のカプノメータセンサーを取り付ける．
特殊な整流板が呼気を妨げない波形描出を可能としている．
鼻カニューレにみられる，測定時間遅延やチューブ閉塞による測定中断が避けられる．

（マッキントッシュ型）でも同等の視野は得られ，小児用ビデオ喉頭鏡では曲型ブレードを採用している場合もあるが，口腔内操作が必要な場合にはスペースが限られる．またビデオ画面に集中するために，ブレード挿入時に口唇，歯牙，口腔内を観察せず損傷する"歩きスマホ"現象も知られている．

7. 気管は短く，新生児で約 5 cm であり，正確な気管チューブの位置確認と固定は必須である．気管軟骨はきわめて柔軟であり，マスクを保持する麻酔科医の指によって容易に圧迫，閉塞される．また，閉塞気道に対する患者の努力呼吸による強い陰圧で気管軟骨は虚脱してしまう．

8. 右の主気管支は左より太く，また分岐角度もより緩やかであることから，気管チューブが押し進められると右主気管支に嵌入しやすい．気管挿管後に右主気管支に気管チューブが入り込んでしまうのは，気管チューブを固定しているときや，手術のために体位を変換したときに起こることが最も多い．頭頸部を屈曲させると気管チューブ先端は前進し深くなる．したがって，体位変換の後には両肺音の再確認が必須である（Chapter 4，Chapter 8 参照）．気管チューブの些細な移動が換気に影響することは，細めの気管チューブのため必要換気圧の上昇に対応できず低換気になりやすいことと同じように，日頃小児麻酔に関わらない麻酔科医が見落としがちな重大な問題である．体位を変えたり手術台を動かしたりした場合は麻酔回路の外れや屈曲などが念頭にあると思うが，手術中の外科操作によっても容易にチューブの位置は変化する．口角や鼻孔部でいかに強固に固定しても，わずかな頸部の動きや，手術操作に伴う腹部内臓器，そして胸腔内臓器の動きが気管チューブの逸脱や片肺挿管をもたらす．これは，小児麻酔で，麻酔中片耳胸壁聴診器による連続モニターが欠かせない理由の一つでもある．

9. 肋骨の走行はほとんど水平なので，換気は主に横隔膜に依存している．腹部臓器が比較的大きく，特に腹部膨満のある患者では横隔膜の動きは制限される．

Chapter 2 ● 小児麻酔に関連した解剖学，生理学

表2-1 幼児，小児の気道サイズ

年 齢（歳）	気管の長さ （cm）	気管（前後径） （mm）	直 径（mm）	
			気管支（R）	気管支（L）
6ヵ月未満	5.9	5.0	4.5	3.5
6ヵ月～1	7.2	5.5	4.8	3.7
1～2	7.5	6.3	5.1	3.9
2～4	8.0	7.5	6.4	4.9
4～6	8.6	8.0	6.7	5.3
6～8	9.5	9.2	7.9	6.1
8～10	10.0	9.8	8.4	6.5
10～12	11.5	10.5	9.2	6.8
12～14	13.5	11.5	9.8	7.5
14～16	14.5	13.2	11.5	8.8

表2-1に幼児・小児の気道サイズを示した．

生理学

呼吸運動は子宮内で始まり，妊娠後期では特徴的に急速で，不規則で，かつ周期性である．通常，妊娠第3三半期では30％の時間，呼吸運動をしている．呼吸運動は，胎児の睡眠状態により変動し，また日内変動もみられる．胎児の呼吸運動が肺の発達に関与し，呼吸筋鍛錬の役割を持っている可能性が示唆されている．胎児の呼吸運動のモニターは，胎児の健康度の指標ともなる．低酸素血症は胎児の呼吸運動の低下をもたらし，高度の低酸素血症は喘ぎ呼吸をもたらす．胎児の肺は液体で満たされており，呼吸運動により動く．妊娠26～28週で，Ⅱ型肺胞細胞によるサーファクタント産生が確立される．サーファクタントは肺に分泌されて，羊水中で検出できる．羊水中のサーファクタントは，肺の成熟，ひいては新生児の予後予測の指標となる．

胎児が産道を通過する際に胸部が圧迫され，肺から押し出された液体が胎児の口，鼻から出される．分娩されると胸部の圧迫がとれ，肺に空気が吸い込まれる．規則的で継続する呼吸は末梢性（寒冷，触覚，気温など），あるいは生化学的（呼吸性，代謝性アシドーシス）刺激で開始すると考えられてきた．しかし，他の要因，例えばPaO_2の上昇や，中枢性生化学抑制物質の除去が重要な役割を持っている可能性がある．最初の数呼吸は高い経胸壁圧（50 cmH_2O 以上）に特徴づけられ，これにより新生児の肺に機能的残気量（FRC）が確立される．残りの肺内液体は，肺リンパ管，血管系により生後数日間で排除される．帝王切開によって娩出された場合には，この胸壁圧排による液体絞り出しがないため，肺内に残る液体量は多い可能性があり，これが一過性の多呼吸（新生児一過性呼吸窮迫症候群）をもたらす原因となる．

新生児の肺胞構造の安定は，十分量のサーファクタントの存在に依存しているが，そ

れが低出生体重児では欠乏している場合がある．サーファクタント欠乏は，肺胞の虚脱，不均等換気血流分布，ガス交換障害，肺コンプライアンス低下，呼吸仕事量増加，すなわち新生児呼吸窮迫症候群（RDS）をもたらす．当然だが，新生児では，他のどの年齢層よりも気胸の発生率が高い．なお，ARDSと呼ばれる病態があるが，サーファクタントの不足や欠乏ではなく，その機能不全が病態に関わっているとされる異なった病態である．

新生児の換気調節

　換気調節に関わる生化学的や神経学的反射は，健康な新生児では確立されているが，成人との違いも知られている．乳児の体重あたりの換気量は動脈血二酸化炭素分圧（$PaCO_2$）で換算しても大きく，より大きな代謝率であることが反映されている．高二酸化炭素血症に対する換気応答も，新生児ではそれ以上の月齢の乳児より鈍く，早期産児ではさらに低い．また呼吸仕事量の増加に持続的に対応できない．無呼吸発作を呈する乳児での，二酸化炭素に対する換気応答は鈍く，低酸素血症があると高二酸化炭素血症に対する換気応答は減少する．

　新生児は，動脈血酸素分圧（PaO_2）の変化に敏感である．100％酸素投与は換気を低下させ，化学受容体活性の存在を示す．新生児の低酸素に対する換気応答は，在胎週数，出生後日齢，体温，睡眠状態など，さまざまな要因により修飾される．早期産児であっても，生後1週間までの正期産児であっても，覚醒していて体温が正常であれば，通常低酸素に対し二相性の反応，すなわち一過性の過換気の後に呼吸抑制を示す．乳児が低体温の場合には，低酸素に対して最初の一過性の過換気なしに，一気に換気抑制がみられる．この換気抑制は，低酸素の大脳皮質と延髄を介した中枢性の影響だと考えられている．末梢化学受容体は新生児でも活動していることは知られているが，低酸素に対する反応に対しては十分な影響を維持できないと考えられる．乳児では，REM睡眠の間も低酸素に対する換気促進効果が抑制されている．つまり，乳児では低酸素により，二酸化炭素に対する換気応答が抑制される．そして低酸素がもたらす周期性の呼吸は，酸素投与により是正される．生後2～3週を経た乳児（正期産児）では，おそらく末梢化学受容体の成熟により，低酸素に対して過換気反応を示すようになる．

　肺や胸壁に由来する反射は，新生児の換気維持にはより重要な役割を持っていて，他の調節機能の不十分さを補う役割を持つと思われる．主には呼吸回数と1回換気量を決めるが，肺容量維持（呼気の終了を決める）も重要な役割である．ヘリング・ブロイエル反射（吸気で肺が膨らみ胸壁が伸展すると吸気が止まる）は，新生児では強いが，早期産児ではさらに強い．この反射はREM睡眠の間は消えるが，生後数週間で徐々に消えていく．Headの奇異反射（小さな肺膨張によってもたらされる大きな吸気）は，新生児で活発である．この反射は，新生児の肺気量を維持する役割を持ち，麻酔中も維持される．

　周期性の呼吸（頻呼吸と5～10秒の無呼吸が交互に）は，早期産児の多くや正期産児の一部にもみられる．この呼吸は，末梢化学受容体の活性度亢進にも関係している．早期産児では，こうした周期的な呼吸の間の$PaCO_2$は高いが，心拍数はあまり変化しない．一方，正期産児では，この周期性の呼吸の際，低二酸化炭素血症が生じる場合があ

Chapter 2 ● 小児麻酔に関連した解剖学，生理学

るが，深刻な生理学的な影響はもたらさず，通常，受胎後44〜46週までには消退する．周期性の呼吸がみられるのは正期産児の3％程度にすぎず，その大多数が換気調節機能異常の可能性の注意信号である．しかし，低出生体重児の一部はより深刻で，場合により生命危機をもたらす無呼吸発作を呈する．この場合，無呼吸時間は15秒を超え，徐脈（おそらく化学受容体反射を介して）やSpO_2の低下を伴う．また，15秒以下の短い無呼吸発作が，80回/分未満の徐脈を伴う場合がある．

　低出生体重児の無呼吸の病因は十分に理解されていない．低出生体重児の無呼吸は，呼吸制御システムが未熟なために，生理学的な反応が過度に現れている結果ではないかと示唆されている．しかし，無呼吸の病態生理学的メカニズムにはたくさんの要因が含まれている．無呼吸発作は，中枢性の原因（中枢性無呼吸）の場合は換気努力自体が欠如する．また，気道閉塞性（閉塞性無呼吸）の場合もあり，その場合には，換気努力はみられるがガス交換がない．気道閉塞は，通常，乳幼児の鼻咽頭または下咽頭で発生する．混合性無呼吸（中枢性と閉塞性の混合）はよくみられる無呼吸であり，一つのタイプが他のタイプに（例えば閉塞性無呼吸が中枢性無呼吸に）移行する場合もある．無呼吸はまた，呼吸筋の疲労による場合もある．多くの無呼吸の発作はREM睡眠の間に起こるが，この場合には呼吸筋の疲労は重要な役割を持っていると考えられる．

　新生児無呼吸は特異的で特定の原因が不明な場合もあるが，基礎疾患（敗血症，頭蓋内出血，貧血，動脈管開存症など）の反映の場合もある．低出生体重児では，無呼吸発作の検出を特に慎重に行う必要がある．無呼吸の発作治療は，まず機械的触覚刺激，次いでこれがうまくいかない場合にはマスクバッグによる蘇生である．無呼吸の発作の発生率は，アミノフィリンかカフェイン投与（中枢刺激），または持続的気道内陽圧呼吸（CPAP）による胸壁安定作用（肺と胸壁反射の反射活動性が増し，気道の安定性が高まる）により減少する．

　早期産児や受胎後60週までの早期産児出身者で，特に貧血のある乳児は，麻酔の時点で無呼吸発作が認められなくとも，麻酔後無呼吸発作のハイリスク児であり，無呼吸モニターを備えたICU，あるいは同様のレベルで患者監視ができる病棟での観察が必要となる．

呼吸筋

　新生児の呼吸筋は疲労しやすい．これは存在する筋線維のタイプによるとされる．低出生体重児では，横隔膜筋線維の10％未満がⅠ型（すなわち疲労耐性であり，低攣縮性，非高酸素利用効率性）である．正期産児では，横隔膜筋線維の25％がⅠ型であり，そしてこの割合は生後8ヵ月で55％（成人レベル）まで増加する．肋間筋の場合，Ⅰ型筋は低出生体重児20％，正期産児46％，8ヵ月児65％で，生後2ヵ月で最高値に達する．このように，低出生体重児は呼吸筋疲労（成熟することで次第に消える）の傾向が強い．換気はまた，睡眠状態の変化によっても影響される．低出生体重児は50〜60％をREM睡眠で費やすとされ，この間は肋間筋活動が抑制され，柔らかい胸壁のため吸気時に吸い込まれる奇異運動がみられる．肋間筋活動の不足は，横隔膜活動の増加によって補償される．しかし，肋骨，胸壁が奇異運動をすれば，こうした努力の多くは無駄になり，結果として横隔膜疲労に至る可能性も持つ．

7 ● 呼吸器系

換気力学

　出生により肺から水分が排除されると，肺の特異的コンプライアンス（FRC 値で標準化した値）はゆっくり増加する．生後 1 週目では肺の特異的コンプライアンスは高いが，肺の弾性は低い．乳児（特に低出生体重児）の胸壁コンプライアンスは非常に高いため，総呼吸器系コンプライアンスは肺コンプライアンス（CL）とほぼ同じである．胸壁が非常に柔軟なことは，FRC を維持し，そのうえ横隔膜の動きに対抗する力が比較的に弱いことを意味する．

　小さな乳幼児の FRC 維持には，呼吸数が比較的多いこと，呼気終了時点自体の設定，制御された呼気速度（喉頭の制動機能），そして換気筋の緊張度が関わっている．その場合，無呼吸や吸入麻酔薬により肋間筋機能が抑制されたときに FRC の大きな低下があるのは当然である．この FRC の大きな低下には，気道閉鎖と酸素化障害を伴う．REM 睡眠の間あるいは吸入麻酔薬のために肋間筋抑制が起きると，胸壁が柔軟となり奇異運動が生じる．この胸壁の奇異運動は，気道閉塞の併発でさらに増悪される．このため，乳児では一般に麻酔の間には調節呼吸を必要とし，肺気量を維持し，気道閉鎖を避けるためにも，呼吸数を増やし，呼気終末陽圧（PEEP）をかけることが有利であると考えられる．子どもの成長により，胸郭は強固となり安定し，横隔膜の動きに対抗でき，肋間筋の状態にもあまり依存しなくなる．

　最適な肺膨張を成し遂げるのに必要な経呼吸器系圧は，健康な乳児，小児と成人とでは驚くほど相似している（つまり大きな変化は胸郭にあることを意味している）．人工呼吸の際，15〜20 cmH$_2$O の吸気圧は正常である．（実際，乳幼児の換気では，用いる気管チューブのサイズによっては 20 cmH$_2$O 以上の換気圧が必要となる場合も少なくない）

　鼻気道の抵抗は，黒人乳児ではやや少ないものの，白人乳児では全気流抵抗の 50% 近くを占める．経鼻胃管の挿入は，気流抵抗を 50% も増加させる．左右の鼻通路のサイズは通常同一ではない．経鼻胃管を挿入する場合，小さいほうの鼻腔を用いるようにすることで，全鼻気道抵抗への影響が小さくなるようにする．現在では，新生児の末梢気道抵抗は低く，年齢とともに増加すると考えられている．

新生児の肺気量

　正期産児の総肺気量（TLC）は約 160 mL であり，FRC はおよそその半分である．1 回換気量（V$_t$）は約 16 mL（6〜7 mL/kg）であり，死腔量（V$_D$）は約 5 mL（V$_t$ の 30%）である．身体サイズで比較すると，これらの肺気量は成人の値と類似している．しかし，麻酔や人工呼吸回路の容量を考えた場合，それらのわずかな V$_D$ でも，乳児にはきわめて大きな影響を与えることに注意が必要である（すなわち 5 mL の装置 V$_D$ 付加は，総 V$_D$ の実質 100% 増加を意味する）．

　こうした静的肺気量とは対照的に，肺胞換気量（V$_A$）は，体重で比較すると新生児（100〜150 mL/kg/分）では成人（60 mL/kg/分）より多い．乳児のこの高い V$_A$ は，V$_A$：FRC 比率が 5：1 をもたらし，成人の 1.5：1 に比べ相当に高い．このことは，幼児では FRC がそれほど効果的な緩衝漕として機能しないことを意味する．すなわち，麻酔ガスなどの吸入気の濃度変化が容易に肺胞気中，動脈血中の濃度変化として現れる．

25

Chapter 2 ● 小児麻酔に関連した解剖学, 生理学

表2-2　正常乳幼児の動脈血酸素分圧

年　齢	空気呼吸下の 正常動脈血酸素分圧（mmHg）
0〜1 週	70
1〜10 ヵ月	85
4〜8 歳	90
12〜16 歳	96

　肺閉鎖量（CV）は，乳幼児，学童で青年期より高く FRC を上回り，通常の呼吸の間でも気道閉鎖を起こしている可能性がある．通常の換気の間の気道閉鎖は，幼小児期の正常 PaO_2 が低い理由を示していると考えられる（**表2-2**）．FRC の低下（通常，全身麻酔中からさらに術後の期間にまで続く）は，高い CV がもたらす影響をさらに増大させ，肺胞気-動脈血酸素分圧較差（A-aDO$_2$）を拡大させる．この FRC の低下は年少であればあるほど大きいため，吸入酸素濃度を増やす必要がある．周術期にみられる FRC の低下は，うつ伏せで腹部が吊り下がり圧排されない患者では少なく，CPAP の適用によって部分的に改善される場合がある．

　空気と接する肺胞の全表面積は乳児では小さく，2.8 m^2 である．肺胞面積を酸素代謝率との関連でみると，幼児は成人に比べ，割合的により少ない肺胞面積に依存していることがわかる．その結果，幼児はガス交換の予備力が少ない．このことは，横隔膜ヘルニアなどの先天異常が，肺低形成を伴った場合や，胎便性肺炎のように肺が損傷された場合に大きな意義を持つ．こうした場合，残存した健康な肺だけでは生命を十分に維持できない可能性がある．

呼吸仕事量

　呼吸筋は，気流抵抗や肺や胸壁がもたらす弾性抵抗に打ち勝つ力を発生させる．これらの2つの要素は，個々の症例で必要な V_A が，最小の呼吸筋エネルギー消費で得られる最適な V_t と呼吸回数の組み合わせを決める要素である．乳児の肺の時定数は比較的短いため，効率的な肺胞換気は比較的速い呼吸数で達成される．新生児では，37回/分の呼吸数が最も効率的であるとされ，これは健康な新生児で観察される呼吸数の範囲である．正期産児は成人と類似しており，換気のために酸素必要量の1％を消費し，呼吸の酸素消費経費は酸素 0.5 mL/換気 0.5 L である．低出生体重児でのそれは高く（0.9 mL/0.5 L），RDS や気管支肺異形成症（BPD）では相当に高く，効率が悪い．

新生児肺の換気血流比

　新生児肺では，肺胞換気（$\dot{V}$）と肺血流（$\dot{Q}$）はバランスがとれていない不均等状態で，これは，部分的に肺で空気がトラップされているためである．$\dot{V}/\dot{Q}$ 不均等は，肺胞気-動脈血窒素分圧較差（A-aDN$_2$）からも明らかで，出生直後は 25 mmHg と高いがその後1週間で 10 mmHg へと低下する．出生直後の新生児の空気呼吸下の正常 PaO_2 は 50 mmHg であるが，24 時間後には 70 mmHg に上昇する．この新生児での高

26

A-aDO$_2$ は，主には解剖学的な短絡の持続（p.32 参照）にもよるが，CV が比較的高いことにも起因している．

肺界面活性剤（サーファクタント）

肺胞表面のサーファクタントの存在は，肺胞を安定させ，呼気時の肺胞虚脱を防止する．肺胞内の空気液体境界での表面張力を下げることは，肺胞の再拡張に必要な力を低下させる．肺の主要なサーファクタントはレシチンであり，Ⅱ型肺胞上皮細胞で作られる．胎児の肺で作られるレシチンの量は肺が成熟するにつれて次第に増加し，妊娠 22 週から始まり，35〜36 週では急激に増加する．肺のレシチン産生の度合いは，羊水中のレシチン/スフィンゴミエリン（L/S）比を測定することによる評価で，この値は肺の成熟度，RDS 発症予測指標として用いられる．

L/S 比は，妊娠 32 週までは 1 未満，35 週では 2，そして正期では 4〜6 である．肺のレシチン産生が不十分な早期産児は RDS で苦しむことになる．サーファクタント生産の生化学経路は，低酸素症，酸素過剰症，アシドーシス，低体温により抑制される．このため病的新生児では，これらの異常の早期補正がきわめて重要である．吸入麻酔薬はサーファクタント産生にはほとんど影響を及ぼさない．出産前の母体へのステロイド投与は，未熟胎児の肺の生化学プロセスの成熟が早められることから予防的に行われる．また RDS に対する人工サーファクタント投与は，RDS の重症度軽減，気胸などの発生率低下，そして死亡率低下をもたらすことから標準的治療法となっているが，最適な投与方法についてはまだ議論がある．1960 年代には不治の難病とされた RDS の治療を飛躍的に向上させたステロイド予防投与，人工サーファクタント投与，そして高頻度振動換気法（HFO）の確立には，日本人の小児科医と小児麻酔科医たち（本山悦朗：ピッツバーグ大学，藤原哲郎：岩手医科大学，宮坂勝之：聖路加国際大学）の貢献がある．

肺の発育と発達

肺は生後 20 年間は発達を続ける．肺胞の数は最初の 6 年で急速に増加し，ほぼ成人のレベルに達するが，増加はその後思春期まで続く．幼小児は末梢気道サイズが細く，これは細気管支炎といった閉塞性肺疾患発症の素因になっていると考えられる．

小児患者での肺機能検査

6 歳以上の小児では，標準的な肺機能検査に協力が得られ，肺機能検査は術前患者評価としても有用であろう．しかし，小児の肺機能検査評価にあたっては，患児の協力の度合いを常に考慮に入れて評価すべきである．最大の呼気および吸気流量曲線は，気道閉塞の部位および性状（例えば胸腔内閉塞か胸腔外閉塞症かの鑑別）に役立つ．こうした検査は，縦隔腫瘍の術前患者評価などで有用であると考えられる．しかし，前縦隔腫瘍の気道評価では，鎮静や麻酔，そして体位により気道の状況が大きく変わるため，協力の得られない小児での肺機能検査は，検査自体の有用性とともに，肺機能検査に限らず不用意な鎮静時の安全の確保は重大な課題である．肺気量測定検査は，喘息のような可逆性気道閉塞の程度の評価に有用な情報を提供し，手術前患者評価，麻酔計画作成には有用である．肺気量測定検査はまた，脊柱側弯症のような患者の拘束性病態の程度を

Chapter 2 ● 小児麻酔に関連した解剖学，生理学

示し，患者の手術後の肺機能不全発生の予測に役立つ可能性がある．

近年，協力が得られない小児でも測定可能な Forced Oscillometry 法が見直されている．また，呼気時に気道に陰圧を適用し乳幼児で受動的に強制呼気流量曲線を得る優れた方法も山本らにより考案されているが，手技の複雑さもありあまり普及していない．

麻酔による変化

以下は，麻酔および麻酔後にみられる呼吸器系への大きな影響である．

1. 吸入麻酔薬は，自発呼吸の1回換気量（V_t）は減少させるが呼吸数は増やす．これは，吸入麻酔薬の中枢性化学受容体への作用と，呼吸筋への複合的な影響によるものと考えられてきた．肋間筋活動は，強力な吸入麻酔薬によって抑制される．したがって，横隔膜呼吸が唯一の呼吸維持メカニズムであり，気道閉塞が部分的であっても，胸壁は奇異に（吸気時に陥没）動く．外科的刺激は，抑制された換気を正常化させる傾向がある．小児での静脈内薬剤の呼吸への作用に関しては報告がない．

2. FRC は，筋弛緩薬の有無にかかわらず，一般に吸入麻酔薬使用時には減少する．FRC の減少は年少児ほど大きく，横隔膜の上昇と胸壁の柔軟性，不安定性による．FRC が低下すると，気道閉鎖が通常換気の間に起こることになり，酸素化が障害される．これが幼小児の麻酔時に5 cm の PEEP の適用が推奨されている理由である．

3. 死腔量：1回換気量比（$V_D : V_t$）は自発呼吸の間は一定に保たれるが，調節呼吸では増加する．調節呼吸の間，横隔膜の動きの変化の結果として，肺内での換気分布に大きな変化がみられる．この影響により，肺の換気と血流の比率が著しく不均衡となる．生理学的死腔（V_D）の小ささと呼吸回数の速さを考えると，装置の機械的死腔量の大きさは重大な意味を持つ．

4. コンプライアンスはほとんど変わらない．気道抵抗は強力な吸入麻酔薬の気管支拡張作用により一般に低下する．気管挿管は，特に3歳以下の患者で気流抵抗（p.20参照）を増加させる．

5. 吸入麻酔薬は，特に低酸素性肺血管収縮など，局所的な血流分布を調節する生理学的なメカニズムへ影響を与え，ガス交換能が障害される（低酸素性肺血管収縮）．

6. 小児では成人に比較して喉頭痙攣を生じやすい．特に上気道炎（URI）に罹患中あるいは最近回復したばかりの患者で，麻酔導入時や抜管時に喉頭痙攣をきたしやすい（p.102参照）．喉頭の閉鎖は，声帯および声門上の構造が接着することで発症する．なぜ小児で喉頭痙攣が多いのかはわかっていない．

8 ● 心血管系

胎児循環

胎児の心血管系（CVS）は低血管抵抗性である胎盤循環を支えており，両室合わせた心拍出量の36〜42％が胎盤を灌流しており，肺には5〜10％だけが灌流している．胎児の肺への血流は，血管抵抗が高いことで制限されており，結果として，血流は卵円孔

と動脈管を通して肺を迂回する形で流れる．胎盤から胎児へ帰ってくる血液のほとんどは，静脈管を通して肝臓を迂回する形で流れる．右心房（RA）への下大静脈からの血流パターンは，酸素化された胎盤血（PaO_2 28〜30 mmHg）のおよそ1/3が卵円孔を通して直接左心房（LA）に流れるようになっている．この血液（肺からの限られた静脈還流量と組み合わさり）は，左心室（LV）によって上行大動脈に注ぎ込み，さらに冠状血管，脳循環，前肢循環へと流れ込む．上大静脈を通して帰ってくる血液（PaO_2 12〜14 mmHg）は，RA を通って右心室（RV）に入り，そこからの大部分の駆出量は動脈管を通って下行大動脈に流れる．このように，心臓と身体の上半分に供給される血液（酸素飽和度65％，PaO_2 26〜28 mmHg）は，腹部臓器，下肢や胎盤に供給される血液（酸素飽和度55〜60％，PaO_2 20〜22 mmHg）より高い酸素含有量を持つ．子宮内では，左右両室が送り出す血液の66％を RV が駆出し，LV は残りの34％を駆出する．

出生時の変化

出生に伴い，通常肺換気は速やかに確立され，胎盤灌流が止まるに従い，肺への血流が急激に増加する．肺が膨張し空気で充満されると，血管に対する機械的な影響と，肺胞気で PaO_2 が上がり $PaCO_2$ が下がることによる肺血管弛緩作用により，肺血管抵抗（PVR）は著しく低下する．普通呼吸の開始により，PVR は2, 3分以内で胎内レベルから80％は低下する．PVR が低下すると，肺への血流，そして肺静脈を経て LA への血液流量は増加する．結果として RA 圧より LA 圧が高くなり，卵円孔上の心房中隔が閉じる．

同時に，胎盤への流れが停止（臍帯動脈の攣縮あるいは鉗子による閉鎖）して，大きな低抵抗性血管床は体循環から切り離される．これにより，体血管抵抗（SVR）は急激に増加し，下大静脈血流と RA 圧が低下する．SVR 増加と同時の PVR 低下は，大動脈圧を肺動脈圧より高くする．したがって，動脈管を通しての血流は反転し（すなわち左右シャントとなり），動脈管は酸素化された血液で充満される．こうした局所的な PaO_2 上昇（50〜60 mmHg 以上）は，動脈管の筋肉壁を収縮させる．動脈管が閉鎖する生化学的な一連の事象は完全には解明されていないが，プロスタグランジンが介在する反応が関与している．動脈管のシャントは出生後数時間続き，その間，血管性雑音が聴取される．通常，動脈管血流は生後15時間にはほぼ消失している．動脈管の永久的な組織学的閉鎖は通常生後5〜7日頃までには終了しているが，生後3週間以上経過する場合もある．

静脈管（臍帯静脈，門脈，下大静脈の間でつながる）も，生後数日間は開存したままである．静脈管は，肝臓循環を通過する短絡路であり，肝臓で代謝する薬物（例えば麻薬性鎮痛薬）の排除を遅延させる可能性がある．

移行期循環

新生児期早期では，条件により胎児の循環パターンへの復帰がありうる．低酸素症が起こった場合，PVR が増加し，動脈管が再開すると，かなりの割合の血液が肺循環（今は高抵抗性になっている）をバイパスする．そして，動脈血の酸素化のさらなる低下を引き起こす．組織での酸素化が損なわれればアシドーシスをきたし，それは PVR

Chapter 2 ● 小児麻酔に関連した解剖学，生理学

のさらなる増加を引き起こす．そして低酸素血症→アシドーシス→肺血流量障害→低酸
素血症の悪循環を成立させる．胎児循環パターンへの後戻りは，低酸素血または酸血症
を引き起こすどんな状態（例えば RDS や先天性横隔膜ヘルニア）にも併発する可能性
がある．

新生児の心血管系

　健康な新生児では，RV 壁は LV 壁より厚い．この右室優位は，生後数週間，＋180°
までの軸を示す心電図（ECG）として明らかである．出生後，LV が特に大きくなる．
そして生後 3〜6 ヵ月頃には，成人と同じ比率の心室サイズとなり，軸は＋90°となる．
生まれたばかりの新生児の心拍数は 100〜170回/分であり，規則的である．成長するに
つれ，心拍数は徐々に減少する（表2-3）．洞不整脈は，小児では普通にみられる．ほ
かのすべての不規則なリズムは，病的であると考える．

　正期産児の収縮期血圧は約 60 mmHg，拡張期血圧は約 35 mmHg である．これらの血
圧値には幅があり，臍帯結紮が遅れたり，臍帯がしごかれた場合には 10〜15 mmHg 高
めになることもある．しかし，いずれの場合でも 4 時間以内には正常レベルになる．低
出生体重児の血圧は低く，750 g の新生児の場合，正常で 45/25 mmHg といった低いレ
ベルである（表2-4）．

　新生児の心筋は，成人の心臓と比較し，収縮組織は少ないが，支持組織は多い．した
がって新生児の心室は，収縮期に強い力を発揮できない一方，拡張期のコンプライアン
スも低い．拡張期の心室のコンプライアンスが低いことは，1 回拍出量が制限されるこ

表 2-3　正常心拍数

年　齢	心拍数（回 / 分）	
	平　均	範　囲
新生児	120	100〜170
1〜11 ヵ月	120	80〜160
2 歳	110	80〜130
4 歳	100	80〜120
6 歳	100	75〜115
8 歳	90	70〜110
10 歳	90	70〜110
14 歳		
男児	80	60〜100
女児	85	65〜105
16 歳		
男児	75	55〜95
女児	80	60〜100

とを意味し，このため新生児の心拍出量は心拍数依存性であり，徐脈は間違いなく心拍出量の低下を意味する．新生児の心室が拡張しにくいことは，充満圧依存性であることも意味し，血液量減少があれば，続いて心拍出量低下がみられる．このように，心拍出量は心拍数および循環血液量依存性である．心室のコンプライアンスや収縮力の低下は，過剰な容積負荷により心不全をきたしやすいことも意味する．乳児では，一方の心室の障害は，早晩ほかの心室の障害の発生を意味する．

　新生児の心臓の収縮力低下は，筋原線維の未熟性と筋小胞体の未発達のためと考えられている．新生児心筋内の周期的なカルシウムの流れは，細胞膜（筋線維鞘）を介しての交換に依存し，イオン化カルシウムレベルに依存するが，筋小胞体の機能にはそれほど依存していないと仮定されている．乳児が成長すると，心筋筋小胞体は拡大し，次第に細胞内カルシウム調節に支配的な役割を引き受けるようになる．これは成人の心臓ではよくみられる．筋細胞内でのカルシウム調節の中での筋線維鞘の重要な役割は，新生児での吸入麻酔薬（カルシウムチャネル遮断作用）による心筋抑制への陥りやすさを説明している．また，この機序は新生児でみられるカルシウムチャネル拮抗薬，新鮮凍結血漿（FFP）や血小板輸血などの急速投与時にみられる重篤な心抑制作用にも関わっている可能性がある．

　新生児では自律神経の支配は不完全であり，交感神経系要素の相対的な不足状態である．これは，新生児心筋がストレスに反応して収縮を増す能力をさらに損なうものである．こうした新生児の心筋の性格の違いは，低出生体重児で特に顕著である．

　新生児では心内短絡が存在するため，心拍出量測定を正確に行えない．新生児の心拍

表2-4　血圧正常値*

年　齢	血　圧 (mmHg)		
	収縮期	拡張期	平　均
新生児			
早期産児 (750 g)	44	24	33
早期産児 (1,000 g)	49	26	34.5
正期産児	60	35	45
3〜10日	70〜75	57	
6ヵ月	95		
4歳	98		
6歳	110	60	
8歳	112	60	
12歳	115	65	
16歳	120	65	

*報告された正常値は常に測定方法を考えて評価すべきである．ここに示した値は目安である（「麻酔中の患者モニタリング」，p.138参照）．

Chapter 2 ● 小児麻酔に関連した解剖学, 生理学

出量は, 体重あたりでは成人の2〜3倍であり, 代謝率を考えると妥当である. 新生児の総体血管抵抗は低く, 血管が豊富な組織が多い (18%で成人の2倍くらい) ことを反映しており, 血圧が低いにもかかわらず心拍出量は多い.

肺循環

出生時に起きた肺循環の変化は, 生後3ヵ月にわたってのPVRの漸進性低下として続く. これには, 肺の細動脈の血管中膜筋層の肥厚が並行して退行することが関与している. 新生児期のPVRはまだ高く, そして筋性肺血管はきわめて反応的である. 低酸素症, アシドーシス, そしてストレス (例えば気管吸引など) のすべてが急激なPVRの上昇をもたらす可能性がある. PVRの上昇がそのような刺激によって持続すれば, 右側の心内の圧力は左側を上回り, 動脈管または卵円孔を通しての右左短絡が起こる. 急速に両室不全へと進行する右室不全が発生する.

症例によっては, 正常でみられる肺血管筋層の退行と肺血管抵抗低下がみられない場合もある. 例えば, 高地居住, チアノーゼ性心疾患 (ファロー四徴症), あるいは左右短絡〔心室中隔欠損症 (VSD) や動脈管開存 (PDA)〕などによる過剰な肺血流量増加がもたらす持続した低酸素血症は, 結果として小児期以降にまで高肺血管抵抗を持続させる場合がある.

この高肺血管抵抗は最初は可逆性であり, 肺血管拡張薬や基礎病態の修復 (根治手術) に反応する. しかし, このPVR増加は後に肺血管の構造上の変化をもたらし, 不可逆性の肺脈管閉塞性病変 (PVOD) につながる.

一酸化窒素 (NO) は, 肺血管の緊張度を調節するために血管内皮から持続的に発生する弛緩因子とされる. これが, 肺高血圧症治療にNO吸入療法の道を開いた.

血液量

出生直後の血液量は, 臍帯が結紮される前に胎盤からどれくらい血液が流れ込むかにより大きく変動する. 出生直後臍帯結紮が遅れるか臍帯をしごくことで, 血液量は20%以上も増える可能性があり, これは一過性の呼吸窮迫を引き起こす. 逆に, 早期産児であまり早期に結紮すると貧血が著しくなる. 分娩中の胎児仮死は血管収縮をもたらし, 胎盤循環への血液の移動 (胎児の血液量の低下) を引き起こす. したがって, 胎児仮死は, すでに重篤な新生児にさらに血液量の減少をもたらす. 帝王切開時には, 母体への外科処置を優先させるため分娩後ただちに (10秒以内) 結紮する場合がある. 早期の結紮では血液量が少なくなる可能性がある反面, 溶血性黄疸をきたしにくい利点もある. 一方, 経腟分娩では娩出後に臍帯拍動が止まるまで, あるいは1分程度は結紮をしないで待つ (遅延結紮) が一般的である. しかし, 麻酔科医が関わる分娩では, 出生児にさまざまな処置が必要なことが多く, 早期結紮になる場合が多い.

血液量低下への反応

新生児の外科手術でもしばしば相当量の失血を伴うことから, 血液量減少への対応と血液量の回復は, 麻酔科医にとっては非常に重要である. 交換輸血の際の脱血は, 収縮期血圧と並行した心拍出量の低下をもたらすことが示されている. 等量の輸血が, 血圧

や心拍出量を初期値に回復することが示されている.

このように，動脈圧の変化は血液量減少レベルと比例している．新生児の血管内血液量調節機能は相当に劣っている．これはおそらく容量血管の調節能が劣っているためであろう．幼児（特に低出生体重児）の圧反射は不活発であるので，これは血液量減少に対する反応をさらに脅かすことになる.

要約すると，幼児の収縮期動脈圧は，循環血液量と密接な関係がある．したがって，血圧は麻酔中の適切な輸血の優れた指標であり，これは広範囲な臨床経験によって十二分に確かめられている．循環血液量減少児では，十分な心拍出量が維持できない．このため早期の輸血輸液が欠かせない.

表2-5に小児の正常循環血液量のおよその値を示す．体重あたりの値は低出生体重児では特に高い.

低酸素症への反応

酸素代謝速度が速いため，新生児では低酸素血症が急速に起こるが，この場合，最初に観察される反応は徐脈（成人の場合の頻脈とは対照的）である．原因不明の徐脈がみられた場合，麻酔科医はただちに100％酸素で肺を換気すべきである．低酸素血症では，肺血管収縮が起こり，成人と比較してより強い肺動脈血圧上昇がみられる．同時に動脈管が再開する可能性もある．そして大きな右左短絡が発生し，SaO_2がさらに低下する．乳児の心拍出量の変化や体血管抵抗の変化は，より年長の子どもたちや成人の場合とは異なる．低酸素状態に曝された場合，成人の主要な反応は全身の血管拡張であり，同時に心拍出量が増え，結果として組織への酸素輸送を助ける．これに対し，胎児や新生児の一部は，低酸素血症に対しては全体的な血管収縮で反応する．胎児の場合，これは胎盤に（胎児自身ではなく）より多くの血液を向かわせることを意味する．しかし出生後は，この反応は心拍出量を減らし，酸素運搬は限られ，心臓がよりいっそう働かなければいけない．乳児で，低酸素に応じての初期の著しい徐脈は，心筋の低酸素とアシドーシスによるものであろう．低酸素に曝された新生児は，肺および全身の血管収縮，徐脈，そして心拍出量の低下という苦境に陥いる．この事態で，患者が心停止まで進行するのを防ぐには，迅速な介入が必要である.

酸素輸送

正期産の新生児の血液量は約80 mL/kgであり，低出生体重児ではそれより約20％多い（表2-5）．ヘマトクリット（Hct）は60％と高く，ヘモグロビン（Hb）は18～19 g/dLとなる．血液量，Hct，Hb値は個々の新生児で大きく異なり，それは臍帯結紮

表2-5　小児の正常循環血液量

年　齢	血液量（mL/kg）
新生児	80～85
6週～2歳	75
2歳～思春期	70

Chapter 2 ● 小児麻酔に関連した解剖学, 生理学

までの時間に依存する. 早期結紮 (30秒以内) では血液量が少ない可能性がある. これらの値は生後1週間では大きな変動はないが, その後Hbレベルは減少し始める. こうした変化は, 低出生体重児でより早く生じる. 正期産の新生児のHbは, ほとんど (70～90%) が胎児ヘモグロビン (HbF) である. HbFの酸素親和性は成人ヘモグロビン (HbA) より高いが, これは主にHbFと酸素の結合, 解離の際の2,3-DPGの効果の欠如による.

　HbFはHbAより多くの酸素と結合するが, 一方で組織で酸素を解離しにくい. HbFのP_{50} (50%酸素飽和となるPaO_2) は, HbAが26～27 mmHgであるのに対し, HbFでは約20 mmHgである. したがって, 出生直後の新生児では, 組織への十分な酸素輸送には, より高いHb濃度を必要とする. Hb値12 g/dL未満は貧血であり, 低酸素状態ではより高いHb値が必要である. しかし, 輸血には多くの危険が伴う. 現在では, 輸血による貧血の是正は, 重症の心肺疾患がある場合にはHct 40%以上, 中等度心肺疾患あるいは大手術の場合は30%, そして症候性 (無呼吸発作, 頻脈, 無気力, 成長遅延) の貧血では25%が目標値とされている.

　病的な早期産児の場合, HbAを含む赤血球輸血は, 組織への酸素運搬を改善する可能性がある. しかしこれは, 未熟児網膜症発生の危険性をはらむことも報告されている. 出生後数週間で, HctとHbレベルは漸減する. これは, 一部は血液量の漸増によるものであるが, 組織の酸素化の改善に起因する赤血球生成の抑制の結果でもある (p.161 表4-11 参照).

　乳児の生理的貧血は, 生後2～3ヵ月で最低点に達し, Hbレベルは9～11 g/dLとなる. この時点でHbFはほとんどHbAと入れ替えられている. その結果, 組織の酸素輸送は実際に改善される. 栄養が十分であれば, Hbレベルはその後12～13 g/dLまで数週間にわたって徐々に増加し, その値は乳幼児期の間維持される.

　低出生体重児での初期のHb低下はより速く, またより大きな低下がみられ, 特に出生時体重1,500 gの早期産児では, Hbレベルは7～8 g/dLに低下する. これは, 赤血球寿命が短いこと, 急成長とエリスロポエチン生産能が低いことによる. 低出生体重児の初期の"生理"貧血の後に引き続き, しばしば, 主に栄養不良状態による"後期"貧血がみられる. NICU入院児の場合は, 反復する採血のためにこの貧血がより増強される場合がある (無駄な採血を控えることも大切だが, パルスオキシメータの原理を使った非侵襲的ヘモグロビン測定も可能になっている). この状態の是正のための鉄剤投与は, 無効なばかりか付加問題 (例えば溶血, 感染) を引き起こしかねない. 低出生体重児の貧血は, 頻拍, 頻脈, 哺乳力低下, 活動性低下, 無呼吸などをもたらす. 重症な場合, うっ血性心不全を発生させる.

9 ● 代謝：水分電解質バランス

ブドウ糖代謝

　正期産の新生児では, グリコーゲンは主に肝臓と心臓に蓄えられている. 糖新生が確立されるまでの出生後数時間はこれらが利用される. SGA児 (small for gestational

9 ● 代謝：水分電解質バランス

表2-6　新生児で低血糖をもたらす要因

未熟性

周産期ストレス

敗血症

在胎週数に比較して体重が少ない（SGA）

多血症

低酸素症

インスリン過剰

糖尿病母体からの出生児

ベックウィズ・ウィーデマン症候群

age：在胎週数に比較して体重も身長も10パーセンタイル以下）や早期産児では十分なグリコーゲンの蓄えがなく，糖新生を確立することができない．このため，低血糖予防のための静脈内ブドウ糖投与がきわめて重要である．

　低血糖はストレス下の新生児には普通にみられることである（**表2-6**）．病的新生児では頻回の血糖値測定が必要で，45 mg/100 mL あるいは2.2 mmol/L 以下の場合，10%のブドウ糖5〜8 mg/kg/分（0.05〜0.08 mL/kg/分）の持続点滴によって補正する必要がある．低血糖の徴候（不穏，痙攣，無呼吸）がみられる場合には1〜2 mL/kg（0.1〜0.2 g/kg）の 10%のブドウ糖を緩徐に注射することでただちに補正する．徴候がある低血糖では，最高で50%の乳児に神経病学的損傷がみられる可能性を持つ．糖尿病の母親からの新生児やベックウィズ・ウィーデマン症候群患者では，こうした静脈内ブドウ糖投与が，高インスリン血症や重大なリバウンド低血糖症を起こす可能性があり注意が必要である．これらの症例では，前述のような緩徐なブドウ糖注射（5〜8 mg/kg/分）が推薦される．まれだが，術前経口摂取制限時間が長過ぎた場合などで，新生児以降の乳幼児，年長小児でも低血糖になる場合がある．このことから，最近では手術前の長時間の経口制限時間（p.91参照）を避ける（麻酔導入前2時間まで清澄水を許容するなど）．

　高血糖は乳幼児ではよくみられる医原性問題である．これはおそらく不十分なインスリン分泌と，肝臓でのブドウ糖産生の継続のためであろう．高血糖は深刻な問題を生じうる．高浸透圧による体液シフトは脳出血につながるかもしれないし，糖尿による利尿は水分，電解質欠乏をもたらす．高血糖（血糖値200 mg/dL 以上）は，脳が低酸素性阻血性事象に曝露された場合の，神経学的傷害の程度を増悪させる．ブドウ糖投与に際しては，高血糖を避けるために慎重に調節する必要がある．ブドウ糖含有維持輸液には持続注入ポンプを用い，他の体液喪失量補正用の細胞外液剤を側管注（piggy back）する方式を勧める．

カルシウム代謝

　カルシウムは胎児の必要に応じるために胎盤全体で活発に輸送される．このカルシウ

Chapter 2 ● 小児麻酔に関連した解剖学, 生理学

ム輸送は正期産に近づくにつれ増強され, 母親のカルシウムレベルの低下を引き起こす場合もある. 出生の時点で, 乳児は自身のカルシウム備蓄に依存することになる. しかし, 加えて新生児では, カルシウム代謝に重要な副甲状腺機能が完全には確立されておらず, またビタミンD量も不十分である. その結果, 低出生体重児, 特に出生時外傷, 仮死, 重症児, あるいは輸血 (特にFFPや血小板輸血) 症例では, 低カルシウム血症の発生が予想される. 代謝性アシドーシスの補正のための重炭酸ナトリウム投与も, イオン化カルシウムの低下をもたらす. 持続性の低カルシウム血症は副甲状腺機能不全の症候の可能性があり, 典型的にはDiGeorge症候群の場合がある (p.446, 562参照).

低カルシウム血症の徴候は, 筋攣縮, 筋緊張増加, 痙攣などである (明らかな低カルシウム血症の症状は低血糖と区別されにくい). Chvostek徴候がみられる場合もあるが, 低カルシウム血症の確証は検査結果 (総血清カルシウム<7 mg/dLまたは1.75 mmol/L), イオン化カルシウム<4 mg/dLまたは1.0 mmol/L, あるいはカルシウム投与への反応による. 低カルシウム血症に陥りやすい症例は, 塩化カルシウムの5 mg/kg/時の持続注入で治療する. 症候性の低カルシウム血症は, 連続心電モニター下に10%の塩化カルシウム (10~30 mg/kg), あるいは10%グルコン酸カルシウム (30~90 mg/kg) の緩徐な静注を必要とする. カルシウム含有液は, 血管外に漏れた場合には重篤な皮膚損傷をもたらす可能性があり, なるべく中心静脈ラインから投与する.

マグネシウム代謝

マグネシウムとカルシウム代謝は密接に関係があり, 一方のバランス失調は他方の失調をもたらす. マグネシウム濃度は副甲状腺ホルモン分泌に影響を及ぼし, カルシウムとマグネシウムの腎臓排泄は相互に関係している. 慢性低マグネシウム血症は, 一般に副甲状腺機能の影響による二次的な低カルシウム血症を伴う.

低マグネシウム血症は, 低出生体重児, SGA児, 母親が糖尿病の新生児, そして腸の病気の症例でよくみられ, また大量輸血でも合併する. 異常な筋肉活動, 振戦, 痙攣, 不整脈がみられる.

高マグネシウム血症は腎不全に合併する場合もあり, 新生児では母親への硫酸マグネシウム投与の結果の場合もある. 高マグネシウム血症により, CNSや呼吸調節システム抑制, 反射減弱, 低血圧などがもたらされる.

ビリルビン代謝

正期産児では, 生後1週目にみられる高非抱合ビリルビン血症 (生理的黄疸) は, ビリルビンの過負荷, ビリルビンの肝細胞摂取の限界, 水溶性グルクロニドへの不十分な肝の抱合による. 血清ビリルビンレベルが7 mg/dLまたは103 μmol/Lを上回ることはほとんどない. しかし, 低出生体重児では, 一般的により高いレベル (10~15 mg/dLまたは170~255 μmol/L) になる. 高ビリルビンは, ビリルビンの過負荷や肝での抱合経路の成熟の遅れのため, 長い期間持続する. また低出生体重児では, 正期産児の場合 (20 mg/dL) より低い血清ビリルビンレベル (6~9 mg/dL) で, 神経病学的損害を受ける可能性がある. この傾向は, 血液脳関門 (BBB) の不完全さの結果であり, 低酸

素症，アシドーシス，低体温，低血清アルブミン（そして，それゆえに減少した結合サイト）によって悪化させられる．したがって，低出生体重児は慎重に血清ビリルビンレベルがモニターされなければならず，それに応じた管理がなされるべきである．

治療は光線治療と，場合によって交換輸血である．一部の薬（例えばジアゼパム，スルホンアミド，フロセミド）は，タンパク質に結び付いたビリルビン（アルブミンの酸結合部位）を置き換える可能性を持つため神経病学的損害の危険が増す．麻酔薬（ベンゾジアゼピンを除いて）が，ビリルビンレベルを増やすとの報告はないが，低酸素症，アシドーシス，低体温，低アルブミン血症は，すべてその危険を増す可能性がある．

新生児黄疸とビリルビン値

出生後のヘモグロビンFがAに切り替わる過程での急速な赤血球の破壊（新生児黄疸，生理的溶血）に伴いヘモグロビンがビリルビンになるが，まだ肝臓機能が十分ではなくグルコン酸抱合を受けない．この非抱合型ビリルビンは間接型と呼ばれ，脂溶性が高いためBBBを通過し，特にBBBが未熟な脳細胞（基底核部）に沈着して核黄疸，そして脳性麻痺につながるとされる．

実際には非抱合ビリルビンのほとんどはアルブミンと結合しているためBBBを通過しないが，非抱合ビリルビンがあまりに高かったり，アルブミンと結合機能が障害（低アルブミン血症，低体温など）されると核黄疸につながり，BBBが未熟な時期の早期産児であれば危険性はいっそう高まる．

現在，間接ビリルビン値（非抱合型ビリルビン）と新生児の未熟度で危険度を判断し，光線療法や交換輸血の適応を決めている．しかし，アルブミン非結合（unbound）ビリルビン値（測定可能）で判断していない現在のアプローチは過剰治療の可能性もある．LED技術の進歩で光線療法は強力になり，また交換輸血は侵襲が大きい．超低出生体重児の生存率が90％にも届く現在，unbound bilirubin測定に光を当てるべきであろう．

新生児黄疸が間接ビリルビン（非抱合型）の増加であるのに対し，先天性胆道閉鎖や成人でみられる閉塞性の黄疸は，主に直接ビリルビン（抱合型）の増加であり，BBBは通過しないため核黄疸の発生に関わらない．なお，直接ビリルビン，間接ビリルビンの呼称は測定方法に由来し，厳密に抱合型ビリルビン，非抱合型ビリルビンと一致しない．

10 ● 体液の構成と調節

体内水分

新生児，乳児の体内水分量は，体重で比較すると成人より相当多い．また体液の分布も成人とは異なり，新生児から幼児では細胞外液（ECF）の割合が多い．低出生体重児ではECFは細胞内液（ICF）を上回る．しかし，年長児や成人では，ECFはICFの半分である（**表 2-7**）．新生児の血清電解質の正常値を**表 2-8**に示す．

Chapter 2 ● 小児麻酔に関連した解剖学, 生理学

表 2-7 細胞内外液分布 （%体重）

体　液	早期産児	正期産児	乳児 （7〜8 ヵ月）	成　人
細胞外液 （ECF）	50	35〜40	30	20
細胞内液 （ICF）	30	35〜40	35	45

表 2-8 正常血液生化学検査値

項　目	早期産児	正期産児	2 歳〜成人
血清 Cl （mEq/L）	100〜117	90〜114	98〜106
血清 K （mEq/L）	4.6〜6.7	4.3〜7.6	3.5〜5.6
血清 Na （mEq/L）	133〜146	136〜148	142
血糖 （mg/dL）	40〜60	40〜80	70〜110
総タンパク質 （g/dL）	3.9〜4.7	4.6〜7.7	5.5〜7.8
$PaCO_2$ （mmHg）	30〜35	33〜35	35〜40

新生児腎機能と水分平衡

　新生児の腎機能は，尿細管機能の未熟性と腎血管抵抗の高さに影響され，腎血流量と糸球体濾過率（GFR）の低下がある．GFR は出生後の腎血流量の増加に伴い，急速に増加する．低出生体重児では GFR はさらに低く，その生後数週間にみられる改善は成熟児よりいっそう遅い．新生児の GFR は容量負荷で増加するが限界がある．その結果，乳児では過度の水分負荷を取り扱うことができず，糸球体濾過に依存している過剰な電解質や他の物質を排泄できない．GFR は低酸素症，低体温，うっ血性心不全，機械的人工呼吸によってさらに減少し，成人の値に達するのは 1 歳頃である．尿細管機能が限られていることで，糸球体濾過による体液調整能力も障害される．したがって，ナトリウム喪失は新生児，特に低出生体重児では大きく，摂取量増加で対応されなければならない．このナトリウム喪失は，輸液投与量が多いことによる高 GFR によりさらに増加するため，新生児は低ナトリウム血症に陥りやすい．ブドウ糖再吸収も低出生体重児では制限されるため，糖尿が生じる場合がある．著しい高血糖では，結果として生じる浸透利尿により厳しい脱水をもたらす可能性がある．尿細管の酸排泄能力は低出生体重児で低下しており，腎のアシドーシス補正能力も弱い．H^+ を排泄する能力は，在胎週数とともに増加する．新生児は成人より低い重炭酸塩の腎排泄域値を持つため血清重炭酸レベルは低い．これが多くの新生児で pH が常に酸性に傾いている理由である．つまり，新生児の腎機能は未熟であり，喪失に見合った慎重な水分，電解質補充療法を必要とする．正期産児では，生後数週間で腎機能の急速な成熟とともに腎臓血管抵抗は低下する．低出生体重児では腎機能の成熟は遅れる．

　体液喪失量，そしてその補正量は，不感蒸泄，尿量，代謝率に相関する．乳幼児期の

10 ● 体液の構成と調節

表2-9 体重あたりの1日水分電解質糖質必要量

体 重	水 (mL/kg)	Na$^+$ (mEq/kg)	K$^+$ (mEq/kg)	糖 質 (g/kg)
新生児*				
1,000 g	≤ 200	3.0	2.0～2.5	≤ 10
1,000～1,499 g	≤ 180	2.5	2.0～2.5	
1,500～2,500 g	≤ 160	2.0	1.5～2.0	≤ 8
2,500 g	≤ 150	1.5～2.0	2.0	≤ 5
4～10 kg	100～120	2.0～2.5	2.0～2.5	5～6
10～20 kg	80～100	1.6～2.0	1.6～2.0	4～5
20～40 kg	60～80	1.2～1.6	1.2～1.6	3～4
成人（総量）	30～40	総量 50 mEq	総量 50 mEq	総量 100～150 g

*受胎後週数，光線療法，呼吸管理による不感蒸泄の減少などに合わせて調節する.

(The Hospital for Sick Children: Residents' Handbook of Pediatrics, 6th ed., 1979)

不感蒸泄は比較的多いが，それは肺胞換気量（V_A）が多いこと，低出生体重児での皮膚の薄さが大きく影響している．体液喪失は，ラジアントヒーターや光線療法の使用，処置回数の増加などによっても著しく増える．乳幼児では水の入れ替えが急速であり，尿の濃縮力も弱く水分保持能力も弱いため，水分摂取が制限されたり水分喪失があると急速に脱水に陥る.

維持輸液

　維持に必要な輸液量は，直接的には代謝率（酸素消費量）とエネルギー消費量と関連し，より正確には体表面積あたりの mL で表現されるが，実施には体重あたりで表現したほうが便利である．正期産児での生後数日間の水分必要量は低下している（40～60 mL/kg/24 時間）が，これは出生時に存在する余分な水分が排泄されるまでの間である．生後1週目では，必要な水分量は増加する．表2-9は，体重4～20 kg の比較的高い代謝活動期間の乳幼児，小児の輸液必要量を示したものである.

　新生児の術中の輸液管理では，体液欠乏量，いわゆるサードスペース移動量，維持水分量を考える必要がある．体液欠乏量・喪失量は通常，乳酸リンゲル液などの平衡電解質液で補充され，維持量は5％ブドウ糖とKが20 mEq/L を含む1/2～1/4 生理食塩水溶液で補充される．術前から10～20％と高い濃度のブドウ糖液が使用されている場合，手術中はそれと同等かやや少なめの速度での注入を維持する（急激に高濃度糖液の注入をやめると，予期せぬ低血糖状態になる可能性がある）．重症新生児では，血漿タンパク質の低下が生じやすいことから，早期に平衡電解質液から，膠質液あるいは血漿輸液に切り替える〔体液欠乏量には，手術に至る時点までの欠乏量と手術中に喪失する体液が含まれ，細胞外液製剤で補われる．現在サードスペースという特別な腔は存在しないとされているが，臨床的には麻酔薬による血管拡張や外科操作による組織浮腫なども含めた循環血液量の低

Chapter 2 ● 小児麻酔に関連した解剖学，生理学

下徴候を総合した概念ととらえられている．実際の体外への体液喪失ではないことから，それに見合う輸液を行うと過剰輸液となる．特に晶質液で補充を行うと，血管内滞在時間が短いためより大量の輸液が必要となる．膠質浸透圧維持を考慮し，細胞外液補充として人工膠質液（ヒドロキシエチルデンプン：HES）の使用が勧められる〕．新生児以後の周術期の輸液療法については Chapter 4 の「周術期輸液の考え方」（p.159）を参照．

11 ● 体温保持の生理学

　乳幼児は，体重に比較してかなり大きな体表面積と断熱作用を持つ皮下脂肪の不足のため，4つの経路で急速に熱を失う傾向がある．この際の熱喪失の機序は，重要度順に，放射（39％），対流（34％），蒸散（24％），伝導（3％）である．蒸散による熱喪失は気道系と皮膚を介したものであり，皮膚を介した熱喪失は，皮膚の透過性と関連し，早期産児ではより重要な要素である．熱喪失が起きた場合，身体の中心温維持のために熱産生が増加する．成人や年長児では，この熱産生量は主に無意識の筋肉運動（震え）に付随する酸素消費量の増加で行われるが，この双方とも筋弛緩薬の投与で防止できる．乳児では，熱産生は主には nonshivering（非振戦性）機序で行われる．この機序でも酸素消費量は増加するが，主には褐色脂肪組織を中心に行われる．褐色脂肪組織は正期産児では体重の2〜6％（低出生体重児ではより少ない）からなっており，肩甲骨の周り，縦隔，腎臓や副腎周囲に存在する“褐色脂肪”の細胞は多くのミトコンドリアと脂肪空胞を有し，豊かな血液および自律神経の供給がある．褐色脂肪の代謝活動増加は，交感神経端末で放出されるノルアドレナリンによって始められる．トリグリセリドの加水分解による脂肪酸やグリセロールへの代謝は酸素消費量と熱発生量の増加をもたらす．褐色脂肪量は出生直後の数週間低下し続ける．

　冷たい環境への曝露と中心温の低下は，通常無麻酔下の乳幼児，小児で温度調節のための血管収縮機序を起動させる．この血管収縮は，体表面からのさらなる熱喪失を防止させる．現在では，成熟児の体温調節機能は成熟していると考えられている．しかし，こうした熱産生機序が熱喪失を補償できないと，中心温低下が起こる．冷たい環境への曝露では，中心温維持のために褐色脂肪での代謝亢進が始められる．これにより，皮膚と環境の間の温度勾配が広がるにつれ酸素消費量が増加する．温度勾配が2℃以内であれば（中性温度環境），酸素消費量は最小である．冷たい環境への曝露は，糖代謝の促進と酸性代謝産物の増加をもたらす．

　このように，寒冷環境での生理的反応は，酸素，ブドウ糖消費を増やし，アシドーシスをもたらし，病的新生児の状態をさらに悪化させる．慢性低酸素血症（例えばチアノーゼ性心疾患）の乳児では，低い周囲温度に曝露されると，体温補償ができず急速に体温が低下する．体温代償機能を働かせなくてもいいように，重症新生児は中性温度環境，すなわち酸素消費量を最小にする周囲温度で保育する（**表2-10**）．

　麻酔中は，乳幼児の通常の寒冷に対する温度調節反応は失われており，寒冷環境でみられる酸素消費の増加はみられない．加えて，通常の温度調節機序の皮膚血管収縮も麻酔中は妨げられている．このため，麻酔された幼小児では熱喪失傾向が強まり，体温が低下する．中心から末梢への体熱の再分配もある．麻酔中は熱喪失を最小にし，寒冷に

40

11 ● 体温保持の生理学

表2-10　中性温度環境（℃）

年 齢	体 重			
	1,200 g	1,200〜1,500 g	1,500〜2,500 g	>2,500 g
0〜6 時間	34.0〜35.4	33.9〜34.4	32.8〜33.8	32.0〜33.8
6〜12 時間	34.0〜35.4	33.5〜34.4	32.2〜33.8	31.4〜33.8
12〜24 時間	34.0〜35.4	33.3〜34.3	31.8〜33.8	31.0〜33.7
24〜36 時間	34.0〜35.0	33.1〜34.2	31.6〜33.6	30.7〜33.5
36〜48 時間	34.0〜35.0	33.0〜34.1	31.4〜33.5	30.5〜33.3
48〜72 時間	34.0〜35.0	33.0〜34.0	31.2〜33.4	30.1〜33.2
72〜96 時間	34.0〜35.0	33.0〜34.0	31.1〜33.2	29.8〜32.8
4〜12 日	—	33.0〜34.0 *	31.0〜33.2	29.5〜31.4
2〜3 週	—	32.2〜34.0 *	30.5〜33.0	—
3〜4 週	—	31.6〜33.6 *	30.0〜32.7	—

*1,500 g

対するストレスを避ける処置（手術室温度を高めにする，皮膚消毒液や灌流液を温める，温水ブランケットや対流式温風保温システムなど）は重要である．空気の攪拌は最少にすべきで，麻酔科医以外の医療者も含め，不用意な処置や患児周りの動きも控える．

　放射による体表面からの熱喪失は，周囲の物体の温度（例えば保育器の壁，手術室の壁温）と関係し，室温（周囲の空気温）とは関係ない．このため，特に冬季は手術室温度を十分に前からあらかじめ温めて，壁温を十分に温めておかないと壁面に向かって放射熱が奪われる．

参考文献

1) Amin SB, Lamola AA: Newborn Jaundice Technologies: Unbound Bilirubin and Bilirubin Binding Capacity In Neonates. Semin Perinatol, 35: 134-140, 2011.
2) Ballabh P: Pathogenesis and prevention of intraventricular hemorrhage. Clin Perinatol, 41: 47-67, 2014.
3) Baumgart S: Iatrogenic hyperthermia and hypothermia in the neonate. Clin Perinatol, 35: 183-197, 2008.
4) Bickel S, Popler J, Lesnick B, et al: Impulse oscillometry: interpretation and practical applications. Chest, 146: 841-847, 2014.
5) Brew N, Walker D, Wong FY: Cerebral vascular regulation and brain injury in preterm infants. Am J Physiol Regul Integr Comp Physiol, 306: R773-786, 2014.
6) Cavallaro G, Filippi L, Bagnoli P, et al: The pathophysiology of retinopathy of prematurity: an update of previous and recent knowledge. Acta Ophthalmol, 92: 2-20, 2014.
7) Datye KA, Bremer AA: Endocrine disorders in the neonatal period. Pediatr Ann, 42: 67-73, 2013.
8) Gaultier C: Respiratory muscle function in infants. Eur Respir J, 8: 150-153, 1995.

Chapter 2 ● 小児麻酔に関連した解剖学，生理学

9) Ghai B, Makkar JK, Wig J: Postoperative pain assessment in preverbal children and children with cognitive impairment. Paediatr Anaesth, 18: 462-477, 2008.

10) Hsu SC, Levine MA: Perinatal calcium metabolism: physiology and pathophysiology. Semin Neonatol, 9: 23-36, 2004.

11) Koos BJ, Rajaee A: Fetal breathing movements and changes at birth. Adv Exp Med Biol, 814: 89-101, 2014.

12) Lyon AJ, Freer Y: Goals and options in keeping preterm babies warm. Arch Dis Child Fetal Neonatal Ed, 96: F71-74, 2011.

13) McCann ME, Soriano SG: Perioperative central nervous system injury in neonates. Br J Anaesth, 109 Suppl 1: i60-i67, 2012.

14) Miyasaka K: Specific Problems and management of extremely low birthweight infants In Bissonette B, Dalens B, eds, Chapter 47, pp.953-962, Pediatric Anesthesia: Principles and Practice Mc-Graw-Hill, 2002.

15) Neumann RP, von Ungem-Stemberg BS: The neonatal lung—physiology and ventilation. Paediatr Anaesth, 24: 10-21, 2014.

16) O'Brien F, Walker IA: Fluid homeostasis in the neonate. Paediatr Anaesth, 24: 49-59, 2014.

17) Passi Y, Sathyamoorthy M, Lerman J, et al: Comparison of the laryngoscopy views with the size 1 Miller and Macintosh laryngoscope blades lifting the epiglottis or the base of the tongue in infants and children ＜2 yr of age. Br J Anaesth, 113: 869-874, 2014.

18) Pohunek P: Development, structure and function of the upper airways. Paediatr Respir Rev, 5: 2-8, 2004.

19) Rozance PJ: Update on neonatal hypoglycemia. Curr Opin Endocrinol Diabetes Obes, 21: 45-50, 2014.

20) Schwartz HP, Haberman BE, Ruddy RM: Hyperbilirubinemia: current guidelines and emerging therapies. Pediatr Emerg Care, 27: 884-889, 2011.

21) Sweet DG, Halliday HL, Speer CP: Surfactant therapy for neonatal respiratory distress syndrome in 2013. J Matern Fetal Neonatal Med, 26 Suppl 2: 27-29, 2013.

22) Tander B, Baris S, Karakaya D, et al: Risk factors influencing inadvertent hypothermia in infants and neonates during anesthesia. Paediatr Anaesth, 15: 574-579, 2005.

23) Van der Linden P, Dumoulin M, Van Lerberghe C, et al: Efficacy and safety of 6% hydroxyethyl starch 130/0.4 (Voluven) for perioperative volume replacement in children undergoing cardiac surgery: a propensity-matched analysis. Crit Care, 19: 87, 2015.

24) Vento M: Oxygen supplementation in the neonatal period: changing the paradigm. Neonatology, 105: 323-331, 2014.

25) Vogt B, Falkenberg C, Weiler N, et al: Pulmonary function testing in children and infants. Physiol Meas, 35: R59-90, 2014.

26) Walker SM: Neonatal pain. Paediatr Anaesth, 24: 39-48, 2014.

27) Wolf AR, Humphry AT: Limitations and vulnerabilities of the neonatal cardiovascular system: considerations for anesthetic management. Paediatr Anaesth, 24: 5-9, 2014.

28) 厚生労働省：平成 30 年（2018）人口動態統計の年間推計．
〈https://www.mhlw.go.jp/toukei/saikin/hw/jinkou/suikei18/index.html〉

CHAPTER

3 小児麻酔の薬理学

Clinical Pharmacology

1 投与経路

▶**静注投与**：静注投与は，あらゆる状況下で標的臓器に薬剤を到達させる最も確実な経路であり，非経口的投与のすべての麻酔薬での第一選択経路である．投与前には，すべての薬剤の内容とその投与量を確実にチェックする（つまり，ラベルを読む）．麻酔中あまり使われない薬剤の場合（例えば抗菌薬），投与速度，希釈など，製薬会社の使用方法に従っているかを慎重に確認する（添付文書）．薬によっては（例えばバンコマイシン）急速投与は厳しい生理学的効果（例えば低血圧，心停止，レッドマン症候群）を引き起こす場合もある．新生児，乳児では，薬を希釈して（希釈は必ず二重に確認する）ツベルクリン用あるいはインスリン用注射器で正確に投与する．また，薬を投与するときには，注射器から気泡を完全に除去する．静脈内に薬剤投与をした後は，すべての薬剤で，延長チューブや注入ポートの死腔に薬剤が残らないように，確実にフラッシュする．延長チューブ内に残存した筋弛緩薬，静脈麻酔薬，麻薬が，気づかれずに投与されてしまい重篤な事故（呼吸停止・心停止）が起きている．

余分なフラッシュ量を少なくするためにも，短い延長チューブ，あるいは延長チューブが一体となったカテーテル（BD ネクシーバ™ など）の使用を考慮する．微量の薬剤を注射器で投与する場合，当然だがプランジャーの押し始めは患者に薬液は入らず，実際の注入はラインフラッシュ時になることもまれではない．

■ 注 意

【注射痛への配慮】

静注は小児麻酔ではきわめて重要な手技である．麻酔科医は常に，穿刺時の恐怖感や痛みを避ける配慮をすべきである．情緒面での配慮とともに，可能な限り EMLA パッチを使用する．難しい場合には，極細針による局所麻酔か N_2O あるいは吸入麻酔薬の使用を考慮する．そもそも患者の以後の経過を考えて，穿刺回数を少なくする配慮を忘れない．病棟などで自身が穿刺を行わない場合でも，疼痛への配慮がなされる指示を確認する．病院全体に，疼痛を避ける気風を作るのも麻酔科医の大切な役割である．

【アナフィラキシーショックを見逃さない】

抗菌薬，筋弛緩薬，スガマデクス，造影剤などで頻度は高いとされるが，すべての静脈注射で，いつでもアナフィラキシーショックの発現の可能性がある．大半で，投与開始後 5 分以内に症状が出始めている．防止はできないが，迅速な対応（酸素投与，アドレナリン，急速輸液など）は可能である．麻酔科医は，あらゆる静注開始後 5 分間は観

Chapter 3 ● 小児麻酔の薬理学

察を怠らない習慣を持つべきである．抗ヒスタミン薬やステロイド投与で時間を浪費しない．

▶**高カロリーラインからの静注**：感染発生や血栓形成の可能性があり，高カロリー輸液に用いられている中心静脈ラインからの薬剤投与はすべきではない．ただし，反復麻酔／鎮静，あるいは検査の目的で中心静脈ライン（末梢挿入型中心静脈カテーテル：PICC を含む）が挿入されていることがある．この場合は，適切な針やコネクターを使い，注意深い無菌法にてラインを利用する．手術後も長期間使用するラインであり，主治医，患者家族にあらかじめその使用を説明しておく．また，末梢静脈路を生理食塩水でロックしておいて間欠的に用いる方法もある．静注終了時にフラッシュした後に微塵も逆流させないこと．

▶**筋注投与**：特に小児では，筋注投与された薬剤は急速に吸収され，静注と変わらない場合もある．投与部位は可能ならば大腿の外側面が望ましい（下肢の筋と比べて上腕の三角筋からの吸収はより急速であるが，三角筋への投与は神経損傷の危険が伴う）．しかし，筋注投与はショックや循環血液量減少患者での確実性は低く，反復投与された場合には，循環が回復した後に蓄積された薬剤が一気に吸収される危険性を持つ．筋肉内注射は痛いため，意識がある小児ではなるべく避けるべきである．例外としては，アナフィラキシーショックが疑われる初期段階でのアドレナリン筋注（小児量 0.15 mg），前投薬としてのアトロピン筋注がある．

▶**皮下，皮内投与**：皮内注射は主に皮膚反応をみるために使われ，穿刺痛防止目的の局所麻酔薬の膨疹作成時以外，薬剤投与目的には使われない．皮下注射は，筋注より神経や血管損傷のリスクが少ない利点がある．しかし吸収が遅く，蘇生時や麻酔時のような，急速な効果を期待する場合には使うべきではない．また，発赤や硬結などの著名な局所反応が知られている．インスリンのように緩徐吸収を目的にする場合，あるいは局所反応は少ないが免疫原性の高い生ワクチン接種などで使われる．少なくとも皮下注射で局所を揉んで吸収を促進するようなことは避けるべきである．
日本では，1970 年代の，主には解熱薬の筋注が原因と思われる大腿四頭筋拘縮症の集団多発を受けて，小児での筋注が避けられる社会風潮が形成された．そのため，現在でも局所反応性の強いアジュバントを含む不活化ワクチンでさえも皮下注が推奨されている（世界的には筋注が使われている）．
麻酔科医としては，不要な筋注は避け，できるだけ静注投与を用いる．しかし，静脈路が確立されていない場合，急速な効果を期待する薬剤（アドレナリンなど）は筋注であり，皮下注ではない．

▶**舌内投与**：舌への注射は，静脈路確保が難しい緊急事態（例えばスキサメトニウム）の投与法として過去に行われた．その場合でも，舌下正中線上での穿刺は，血管穿刺，止血の難しい血腫形成の危険性が高く避ける．知っておくべき投与法ではあるが，実際の使用は推奨できない．

44

▶**気管内投与**：気管チューブを介して気管に注入された薬剤は迅速に吸収される．静脈内の経路が利用できない場合（すなわち心肺蘇生の間のアトロピンやアドレナリンなど）には有用かもしれないが，蘇生時の第一選択のルートとしては推奨されていない．このルートを使う場合は，より多くの量を投与しなければならない．気管粘膜表面に薬が到達するように薬を希釈するか，生理食塩水3～5 mL で気管気管支内へフラッシュしなければならない．気管に噴霧した局所麻酔薬は速やかに吸収されるので，総投与量が安全であるかを常にチェックする．

▶**直腸内投与**：坐薬や直腸内投与薬は，3歳以下の幼児ではよく受け入れられる．吸収の確実性は他の経路より劣る．これはおそらく下／中直腸静脈経由の場合，薬剤の肝臓の初回通過効果，投与量の不安定さ（漏れなど），そして直腸内容の pH の影響であろう．3歳より上の無麻酔の小児では，直腸投与が機嫌を損なう可能性がある．よく用いられたアセトアミノフェンも今は静注薬があり，最近ではあまり用いられない．

▶**経口投与**：注射よりは容易に受け入れられやすいことから，前投薬や術後鎮痛薬投与はこの経路で投与できる．そもそも経口薬として販売されていない注射薬を使う場合がある．ミダゾラムがその例であり，きわめて苦いが，吸収はされる．嘔吐や他の胃腸障害が存在する場合，経口投与は用いられない．
　課題は飲みやすさであり，小児に適したシロップや細粒製剤は限られる．小児は，特に苦味や異臭のある薬剤は好まず，錠剤やカプセル剤は6歳児でも半数が飲み込めない．病院薬剤科などで粉砕調剤する場合もあるが，本来の使い方ではない．オブラート代わりに，服薬ゼリー（らくらく®服薬ゼリー，p.92 参照）の使用が勧められる．

▶**口腔粘膜投与**：多くの薬剤は，口腔粘膜からはきわめてよく吸収される．口腔粘膜投与は小児では今後有望な薬剤投与経路である．

▶**鼻腔内投与**：薬によっては（例えばミダゾラム），この経路での吸収は速やかで効果的である．しかし，小児は点鼻投与を好まないため，あまり用いられてきていない．加えて，薬または薬の保存薬によっては（ミダゾラムなど），篩板を貫いて脳に達した場合，経鼻投与が神経毒性を持つ可能性が懸念されている．

▶**骨髄内投与**：蘇生時，静脈路が確保できない場合は，すべての年齢でこの経路が推奨される．この経路では，薬は速やかに吸収され，投与量は通常量でよい．小児の心肺蘇生で静脈路の確保が失敗したときのルートとして推奨されている．静注できるあらゆる薬剤の投与路として用いられる．きわめて有用な手技であり，すべての麻酔科医が手近で使用できるように骨髄針キットの存在を確認しておく．注意点は，穿刺部位の背側に手を入れない，針は押しながら回転させ捻らない，留置後針にはエクステンションチューブを付けて，針に直接外力が加わらないようにする．電池式の骨髄針穿刺ドリル（EZ-IO）使用が望ましい（Chapter 4 参照）．

Chapter 3 ● 小児麻酔の薬理学

2 ● 投与された薬剤の分布

　乳幼児では，体液区画の相対的な大きさは，成人の場合と異なる．細胞外液区画は大きいため，細胞外液腔に分布する親水性の薬（例えばスキサメトニウム）は，より多くの投与量が必要である．

　血清総タンパク質量および特異タンパク質（α_1酸性糖タンパク質／アルブミン）レベルが低いため，新生児ではタンパク結合が少ない．このため，投与された薬の多くが血漿でフリーであり，臨床効果を及ぼす．バルビツレートや局所麻酔薬のような薬の場合，より少ない投与量が求められる．

　身体の組成も，薬物分布に対する影響を持つ．新生児では，ほとんど脂肪や筋組織がない．このためこれらの組織に通常分布する薬は，血漿濃度がより高く，また効果時間も延長する．

3 ● 薬物代謝と除去

　新生児，乳児では，肝臓で代謝される薬（例えば麻薬）の半減期は，成人の場合より長い．肝血流量と肝細胞性の酵素の活動が，多くの薬剤の肝臓による薬剤代謝速度を決める．乳児の肝血流量は，成人とあまり変わらないが，腹腔内圧上昇やうっ血性心不全により減少していることがある．そして生後数日間は，静脈管が開存していて血流が肝臓をバイパスしていることもある．第1相：シトクロム酵素は生後数年で成熟するが一部は思春期に達するまで成人レベルにならない．第2相：乳児では，抱合による薬物代謝経路が未熟で，生後数ヵ月後までは完全には機能しない．このため，モルヒネのような薬剤の半減期はかなり長い．加えて，代替代謝経路が働くことによる代謝物質が蓄積する可能性があり，それらが薬理学的活性を示す場合もある（例：morphine-3-glucuronide，morphine-6-glucuronide）．

　より年長の乳幼児では，急速な薬剤排出を示す場合があるが，これは肝血流の増加と肝での代謝活動の活性化を反映したものである．

　腎経由で排泄される薬剤（ほとんどの抗菌薬など）の排泄（CL）は糸球体濾過率（GFR）または尿細管分泌能に依存するが，この両方とも生後数週間では減少している．このため，薬の投与間隔は長くしなければならない．GFRは成長につれて増加し，生後2歳頃に成人レベルに達する．

4 ● 麻酔で使われる薬剤

吸入麻酔薬

　肺胞での吸入麻酔薬濃度上昇速度は年齢が若くなるほど速い．肺胞濃度レベルは，乳児で最も早く吸入気レベルに達する．これは，乳児では機能的残気量と比較して肺胞換気量が多いこと，血中濃度で速やかに平衡に達する血管の豊富な組織の比率が高いこと，そして揮発性麻酔薬の血液/ガス分配係数が乳児では低いこと（セボフルランは例

外）による．したがって，吸入麻酔の導入は，乳幼児，小児では成人より急速である．

強力な吸入薬の急激な肺胞，血液，組織での濃度上昇は，特にこれらの薬剤が調節呼吸で投与された場合にみられる血圧低下の原因の一部を説明すると考えられる．換気が抑制されない限りは，吸入麻酔薬の排出は成人と比較して幼少児でより急速である．70%の亜酸化窒素の肺胞濃度は，中止後2分以内で速やかに10%以下に減少するが，成人では10分以上必要である．患者の吸入濃度の変化速度は，使用麻酔回路および投与流量で異なる．再呼吸のないジャクソンリース回路で6L/分以上の高流量では，半閉鎖循環式回路の場合より相当に速く，吸入麻酔薬濃度の調整が行える．

すべての吸入麻酔薬の最小肺胞濃度（MAC）は，低出生体重児，乳児で高く，乳児を最高値として年長児から成人にかけ低下する（表3-1）．しかし，この理由はわかっていない．MAC は気管挿管／抜管，LMA 挿入／抜去を含めた種々の麻酔手技でも決定されている（表3-2）．

すべての吸入麻酔薬は，二酸化炭素反応曲線で認められるように，同じ程度呼吸を抑制する．1回換気量（V_t）や分時換気量が低下して，$PaCO_2$ が上昇する．特にハロタン麻酔で顕著に認められるが，肋間筋の動きが抑制される．肋間筋の動きが悪くなると，換気が抑制されて通常とは逆に胸壁が動いたりする．この現象は少しでも気道閉塞が起こると顕著になる．

吸入麻酔薬はカルシウムチャネル遮断作用を有し，投与量に比例して心筋を抑制する．心筋抑制の強さは，ハロタン＞イソフルラン≧セボフルラン＝デスフルランである．ハロタンでは徐脈が頻発するが，セボフルランではほとんど認められない．徐脈はアトロピンで対処可能である．吸入麻酔薬が，特に年少乳児で，まれではあるが Q-Tc 間隔を延長することがある（ハロタン＞セボフルラン＞イソフルラン）．この Q-Tc 間隔延長作用は，ほとんどの場合何も問題がない．しかし最近の研究では，再分極の分散（最大 Q-Tc 間隔と最小 Q-T 間隔との差が＞100 msec）が torsades de pointe，心室細動の誘因となっていることが示唆されている．Q-T 延長症候群の患児では，重篤な不整脈を誘発させる可能性があり，Q-T 延長をきたす可能性があるとされる薬剤（ドロペリドールなど）では注意する．

吸入麻酔薬は低酸素性肺血管収縮を阻害するので，換気が少ない肺胞へ還流しないよう血流を再分布している正常の機構が働かない．これにより，シャントが増え，特に肺疾患の乳児（気管支肺形成異常など）では，臨床的に問題となるほどの動脈血酸素飽和度（SpO_2）の低下をきたしうる．

すべての吸入麻酔薬は，標準的な筋弛緩を得るのに必要な非脱分極性筋弛緩薬の量を低減させる．この筋弛緩増強作用を利用すると，非脱分極性筋弛緩薬総投与量が減らせ，筋弛緩作用の拮抗が容易となる．

すべての吸入麻酔薬は，悪性高熱症を誘発しうるので，悪性高熱症の既往がある患児では使用を避けるべきである．

■ 亜酸化窒素（N_2O）

小児麻酔では，N_2O は麻酔の導入を迅速化すること，麻酔維持での鎮痛・健忘を深める目的でよく用いられている．また，静脈導入の前の静脈路確保の際の鎮静・鎮痛手

Chapter 3 ● 小児麻酔の薬理学

表 3-1　吸入麻酔薬の最小肺胞濃度（MAC，%）

年 齢	ハロタン	イソフルラン	セボフルラン	デスフルラン
早期産新生児	データなし	1.3〜1.4	データなし	データなし
正期産新生児	0.87	1.6	3.3	9.1
乳 児	1.2	1.8	3.2	9.4
小 児	0.95	1.6	2.5[*]	8.5[*]

[*] 60%の亜酸化窒素は，MAC を〜25%低下させる．

表 3-2　小児の麻酔手技と最小肺胞濃度（MAC）

麻酔手技	吸入麻酔薬	MAC（%）
気管挿管	ハロタン	1.3
	エンフルラン	2.93
	セボフルラン	2.7
抜 管	イソフルラン	1.4
	セボフルラン	1.70，2.3
	デスフルラン	7.7
LMA 挿入	ハロタン	1.5
	セボフルラン	2.0
LMA 抜去	セボフルラン	1.84
	デスフルラン	3.39（仙骨麻酔併用）
		3.56（フェンタニル投与時）
気管挿管・皮膚切開比[*1]	ハロタン，エンフルラン，セボフルラン	1.33
覚 醒	セボフルラン	0.3
	年齢 2〜5 歳	0.66
	5〜12 歳	0.43
BIS$_{50}$[*2]	セボフルラン	2.83

[*1] 上の MAC の値から計算．
[*2] BIS が 50 を示す MAC のこと．BIS については p.141 を参照．
（Anderson BJ, Lerman J, Coté CJ: Chapter 6. In: A practice of Anesthesia for Infants and Children, Coté CJ, Lerman J, Anderson BJ eds., 5th ed, p.102, Saunders, 2013）

段としても用いられる．N_2O は無臭，不溶性（血液/ガス分配係数 0.47），成人で MAC は 104%である．高濃度では揮発性吸入麻酔薬の肺胞への取り込み速度を増強させる（second-gas 効果）．このため，吸入麻酔の導入は早められる．N_2O の強力な鎮痛，健忘作用は，麻酔維持にも有用である．N_2O の呼吸に対する影響は，ハロタンの等効果濃度の場合と同じようである．

N$_2$O は乳児の心拍出量，血圧をわずかながら抑制するが，肺血管疾患を持つ患児でも，肺動脈圧，肺血管抵抗にはほとんど影響を与えない．乳幼児，小児では，N$_2$O とハロタンまたはイソフルランの 1.5 MAC の場合と，等効果（1.5 MAC）の酸素とハロタンまたはイソフルランの場合の心血管系の影響は変わりがなく，同様のようである．N$_2$O は身体内でどんなガス含有空間にも速やかに広まる．このため肺嚢胞症，気胸，大葉性肺気腫，壊死性小腸大腸炎，腸閉塞，その他の患者での使用は禁忌である．N$_2$O（70 ％）は気胸の大きさを 12 分間で 2 倍にする．一方，ガスを含む腸管のサイズを 2 倍にするには 120 分間要する．この 10 倍の差異は，腸管が拡張すると腸管への血流量が減少するが，気胸が拡大しても胸壁や胸膜への血流量は変化しないことによる．

N$_2$O は，中耳腔にも拡散し，鼓室形成術の際，移植片を動かす可能性がある．正常な耳，鼓膜を有する患者の場合，麻酔後の N$_2$O の吸収により中耳腔の虚脱が起こり，耳痛を訴える場合がある．N$_2$O と手術後の嘔吐の関係は，小児患者での研究では関連づけられていない．しかし，術後に嘔気・嘔吐の頻度の高い手術では，小児患者でも N$_2$O は避けておいたほうが賢明であろう．

日本の医療用としての N$_2$O の使用は，2003 年の調査で全温室効果ガスの約 0.02 ％とされ決して多いわけではない．腹腔鏡視下手術への切り替わりや調節性のよい静脈麻酔薬の導入もあり成人一般麻酔領域での使用量は大幅に低下した．しかし，N$_2$O の持つ，強い鎮痛作用，健忘作用，影響の少ない呼吸循環抑制作用，そして導入覚醒の迅速性と使用の容易さは静脈麻酔では得られない大きな特色であり，麻酔薬，麻酔類の使用低減も得られる．小児麻酔での有用性は変わらない．数回の自発呼吸で意識混濁や循環抑制なく強力な鎮痛作用が得られる手軽さから N$_2$O は 100 年以上にわたり使用され，無痛分娩や歯科治療の領域では現在でも重用されている．問題は麻酔深度の調節を患者自身に委ねている現在の使い方にある．麻酔科医が患者に付き添い麻酔深度を安定させれば，強力で速やかな可逆性を持った N$_2$O の鎮痛作用が最大に生かされ，臨床適用が再認識されると考える．

■ セボフルラン

セボフルランは，1980 年代後半に日本の小児麻酔が開発に関わり世界に広めた吸入麻酔薬であり，現在では小児の吸入麻酔薬の第一選択薬の地位を確立している．セボフルラン（フッ化メチル・イソプロピルエーテル）は低い溶解度（血液／ガス分配係数 0.63）を持ち，匂いも悪くなく，気道にまったく刺激性はない．したがって，吸入麻酔導入には理想的な薬剤である．最高濃度の 8 ％で投与すると，麻酔が速やかに導入できる．セボフルランの場合，特別に臭い刺激を避ける場合以外は，緩徐に濃度を上げる必要はない．緩徐に導入すると，いたずらに興奮期を長引かせる結果になる．導入時 8 ％セボフルランに対する反応を最小にするために，マスクに香りを付け，最初 N$_2$O 70 ％，酸素 30 ％で導入を開始する．患児が話しかけに反応しなくなったら，N$_2$O の併用をやめる．協調的な年長児では，8 ％セボフルランと 66 ％ N$_2$O で，呼吸回路と大きな麻酔バッグを満たしておく，いわゆる"1 回呼吸導入法"（つまり，肺活量吸気）で，麻酔を速やかに導入できる．N$_2$O 混合ではなく 100 ％酸素混合気で行ってもよい．マスクを適度に密着（これが重要）させ，大きく息を吐いた状態から大きく口で吸気を行い，そこで息ど

めをさせる．意識を失い自然に呼吸が始まるので，2，3呼吸目くらいから呼吸を補助して麻酔深度を上げる．鼻からではなく口で吸わせるのがポイントとなる．

年齢のMACに及ぼす影響は，セボフルランでは他の麻酔薬と異なっている．セボフルランのMACは，新生児〜6ヵ月で3.2％，6ヵ月〜10歳で2.4％である．MACが大きいので，8％の気化器では，それほど過加圧法の効果は期待できない．小児では，セボフルランに60％N_2Oを併用してもセボフルランのMACは23％しか減少しない．麻酔深度が十分で患児が穿刺に反応しなくなるまでは，静脈穿刺を試みてはいけない．筋弛緩薬を用いなくても，短時間高濃度セボフルランで調節換気を行ったり，プロポフォールを追加でボーラス投与したりして麻酔を深くすれば，速やかに気管挿管に十分に適した状態を得ることができる．

8％セボフルラン麻酔では，約50％の分時換気量の低下を認めるが，これは呼吸数が代償的に増えるにもかかわらず1回換気量が減少するためである．ただ，外科的刺激が加わるとこれらは回復する．実際には，N_2Oを併用するとセボフルランのMACは低下するので，自発呼吸下の呼吸抑制の影響が少なくなる．

イソフルラン，デスフルランと比較して，セボフルランは心筋抑制作用が少なく，アドレナリン含有液が併用されても不整脈の発現は多くない．麻酔導入後に，心拍数の上昇はあるが，血圧はほとんど低下しない．乳児や，特にダウン症候群の患児で，導入中に徐脈を認めることがあるが，アトロピンの前処置で予防可能である．セボフルランでは，先天性心疾患児での血圧低下の程度は軽く，またチアノーゼ性心疾患児での酸素飽和度低下も軽い．

セボフルランの脳血流（CBF），脳の酸素消費量への影響はイソフルランと同様である．セボフルランはCBFを増加させるが，MAC 1.5くらいまでは脳循環自動調節能（血圧の変動に対し血流を一定に保つ）が保たれる．また，イソフルランと同様に，セボフルラン麻酔では，あらかじめの過換気で自動調節能が回復し，CBF増加が抑制される．セボフルランは他の揮発性吸入麻酔薬と同様に脳代謝率を下げる．これらの結果，セボフルランは適正なCBF／脳酸素消費量を保つ．セボフルランは，イソフルランと同様に，特にあらかじめ過換気を行っておけば，脳圧（ICP）への影響はほとんどない．

セボフルラン麻酔はイソフルランと同様に全静脈麻酔（TIVA）の場合とは異なり，非脱分極性筋弛緩薬の使用量を低減し，作用時間を延長させる．

痙攣様脳波や筋クローヌス痙動が報告されてはいるが，小児セボフルラン麻酔中では非常にまれである．高濃度のセボフルランと過換気との組み合わせで痙攣様脳波活動が増えるとされているが，明らかな痙攣はごくまれである．セボフルラン麻酔中の痙攣様脳波は"麻酔深度"モニター（BISモニターなど）で逆の値を示す可能性があり，吸入濃度が3％を超えるとあたかも麻酔が浅くなったような値を示す．高濃度のセボフルランを使っているときのBIS値は慎重に解釈する必要がある．

セボフルラン麻酔からの覚醒は円滑で急速であるが，幼小児，特に就学前児で覚醒時にせん妄をきたすことがある（p.249参照）．この一過性（最大でも15分未満）の現象は，不穏，あやしても反応しない，目を合わせない，合目的的運動の欠如，周囲との相互作用欠如が特徴的である．この回復期のせん妄の発生を避けるためには，覚醒時に，無用な刺激を加えない，十分な鎮痛（例えば区域ブロックあるいは鎮痛薬の全身投

与），プロポフォールの併用，α_2 作動薬（デクスメデトミジンなど）の投与，麻薬の投与などによりリスクは低下する．

セボフルランは生体内で CYP450 2E1 により代謝（5％）され，無機フッ素を放出し，その最大値レベルは，麻酔終了後2時間までにみられる．メトキシフルラン麻酔後の高濃度血漿無機フッ素は腎障害を引き起こすが，セボフルランでは腎障害が認められていない．腎臓の CYP450 2E1 がエーテル系麻酔薬に親和性を持つことからしばしば腎毒性が問題とされる．腎臓の CYP450 2E1 は腎臓で無機フッ素を放出して腎尿細管機能を障害する．しかし，CYP450 2E1 のセボフルランへの親和性は，メトキシフルランの 1/5 である．したがって，メトキシフルランと同じ濃度の血漿無機フッ素濃度でも，セボフルランでは腎障害は起こらない．

試験環境で，セボフルランはある種の二酸化炭素吸収剤の存在でも分解される（バラライム＞ソーダライム≫アムソルブプラス）．低新鮮ガス流量，乾燥した吸収剤の試験環境でセボフルランの分解は促進される．試験環境でセボフルランは5つの化合物に分解される．潜在的に腎毒性であるのはコンパウンド A で，それへの分解が最も多い．コンパウンド A の産生量は患児の体重に直接関連している．アムソルブプラスは水酸化カルシウムに塩化カルシウムなどの成分を配合した，リチウムベースの炭酸ガス吸収剤であるが，セボフルランは分解されない．

ヒトでセボフルランを非常に低い新鮮ガス流量で使用した場合の危険性に根拠はないが，国によっては，セボフルラン麻酔時の最小新鮮ガス流量と濃度−曝露時間が制限されているところもある．

200℃を超える熱と乾燥したバラライムが存在すると，セボフルランが分解して水素が産生されるため，乾燥したバラライムとセボフルランとの組み合わせで吸収装置の火災が起きている．このため，バラライムは市場から回収された．現在までのところ，セボフルランおよびその分解物が，ヒトで毒性を示すことは証明されていない．

■イソフルラン

イソフルランは多フッ化メチル・エチルエーテルである．ある種の乾燥した二酸化炭素吸収剤の存在でイソフルランは一酸化炭素に分解されることは知られているが，基本的にはイソフルランは安定した化合物であり，生体内代謝も 0.2％と少ない．肺からほとんど代謝されずに排出される．このため覚醒回復は完全である．

血液/ガス分配係数は 1.43 であり，肺胞濃度の上昇にはセボフルランよりも時間を要する．さらに，その刺激臭の気道刺激性（咳，喉頭痙攣，息こらえ，動脈の酸素飽和度低下）が強く，小児での吸入導入には適していない．しかし，静脈導入後にイソフルラン濃度を緩徐に上昇させれば，イソフルラン麻酔導入もうまくいく．長い手術では，セボフルランで麻酔を導入し，イソフルランで麻酔を維持することもできる．麻酔からの回復は，セボフルランよりも遅いが，覚醒時興奮はそれほど問題にならない．抜管・覚醒時の喉頭痙攣の発生率はハロタンと類似している（下記参照）．イソフルランは呼吸を抑制するが，その程度はセボフルランと同様である．

イソフルラン麻酔中，血圧は低下するが心拍数はそれほど変化しない．血圧低下は，心筋抑制と末梢血管拡張に起因する．輸液で血圧が回復することが多い．イソフルラン

Chapter 3 ● 小児麻酔の薬理学

の血管拡張作用は低血圧麻酔などでの血圧調節に有用である．イソフルランは新生児では圧受容体反射を抑制する．これは，循環血液量減少に対し血圧で補償する機能が障害されていることを示す．イソフルランはカテコールアミンやテオフィリンの心筋に対する感受性を増加させない．

イソフルランはセボフルランやハロタンよりも強力に非脱分極性神経筋遮断薬の作用を増強させる．このため，投与する筋弛緩薬を軽減できる．増強作用はイソフルラン投与中止で消失する．したがって，筋弛緩薬の効果の拮抗が容易になる．

■ ハロタン

ハロタンは吸入導入が容易で，小児ではほぼ理想的な麻酔薬であった．セボフルランと異なり，気化器の濃度設定に余裕があり，すぐに麻酔が浅くならないことから，自発呼吸下での喉頭鏡，気管支鏡検査など気道処置が容易である利点があったが，日本では2015年に販売が中止された．

■ デスフルラン

デスフルランは23℃の沸点と非常に低い溶解度（0.42）を有するフッ化エーテルである．組織への溶解度は最も低い．ある種の乾燥した二酸化炭素吸収剤の存在でデスフルランは一酸化炭素に分解されることは知られているが，非常に安定した化合物であり，生体内代謝率も0.02％未満ときわめて低い．デスフルランの1MACは小児で7〜9.5％であり，麻酔力は弱い．MACは年齢が若くなるほど大きくなり，6〜12ヵ月の乳児で最大となる．デスフルラン1MACでの心臓血管系への作用は他のエーテル吸入麻酔薬と同様であるが，徐脈はまれである．成人でデスフルラン単独麻酔の場合，吸入濃度を急速に上げると重度の中枢の交感神経刺激がみられ，血圧，心拍数の急上昇がみられる．

デスフルランは非常に異臭性が強く，気道刺激性が強い．息こらえと喉頭痙攣がきわめて一般的に頻発する．このためデスフルランの場合，小児では吸入導入には用いられない．他の麻酔薬で麻酔が導入され気管挿管されていれば，小児の麻酔維持にデスフルランは安全に使用できる．しかし，フェイスマスクやLMAで維持されているときの，デスフルランによる気道反応のデータは小児では限られている．このため抜管時にどのような影響があるか確かではなく，現状ではあまり勧められない．溶解度が低いので，デスフルラン麻酔からの覚醒は非常に急速である．覚醒してただちに疼痛を感じなくてすむように，覚醒前に鎮痛薬を投与しておく．特に術後疼痛が存在すると，不穏やせん妄として現れるかもしれない．覚醒が非常に速やかなので，ある種の患児（例：術後無呼吸の危険性がある小さい乳児）では有利かもしれないが，術後無呼吸の危険をゼロにはしない．

デスフルランはイソフルランやセボフルランよりも頭蓋内圧を上昇させる．しかし，これらの影響はデスフルラン使用前の過換気により軽減できる．

デスフルランはその低い沸点のため，電気加温式の気化器が必要であり，他の薬剤より使用が容易ではない．（MACが高いので）より高い麻酔濃度で維持することが要求され，低流量が用いられない限りは高価である．デスフルランは，体内代謝が少なく，長時間麻酔後でも覚醒が速やかな利点はあるが，小児麻酔での有用性は限定的である．

■まとめ

1. 揮発性吸入麻酔薬の MAC は年齢で変わる．早期産児で低く，新生児，乳児と高くなる．乳児で一番高い MAC は年齢の増加とともに低くなる．

2. 小児は年齢が若いほど肺胞への吸入麻酔薬の取り込みは速やかである．

3. 高濃度の吸入麻酔薬は，特に調節換気で用いると深刻な低血圧症を引き起こす可能性がある．過量の吸入麻酔薬投与は重篤な麻酔偶発症の主たる原因である．

4. 現時点では，乳児，小児の麻酔導入にはセボフルランが最も頻用されている．マスク導入に最適で気管支拡張作用があり，心血管系抑制作用の影響も少ない．喉頭，気道処置では最大供給濃度（8％）を用いても，単独では十分な深さが得られない場合が多い．

5. デスフルランは気道刺激性が強く，麻酔導入には適さない．電気加温式気化器が必要である．小児麻酔での有用性は限定的である．

6. 揮発性吸入麻酔薬は麻酔維持にも使うことができ，一定の筋弛緩作用もある．N_2O の併用，あるいは神経ブロックの併用で，より有効な鎮痛効果の増強が得られる．

7. 揮発性吸入麻酔薬の覚醒期せん妄は，就学前児によくみられるが，鎮痛薬，プロポフォール，α_2 作動薬の投与でその頻度を下げられる．

8. N_2O の速やかな効果発現と覚醒，強い鎮痛作用，健忘作用，呼吸循環抑制作用の影響の少なさは，小児麻酔では有用である．

その他のガス

■ 酸 素

酸素中毒はまれだが，小児では 2 つのグループで高濃度酸素に特に脆弱である．早期産児と，ブレオマイシンやその他の抗がん剤が投与されている患者である．

1. 早期産児は，主には 2 つの経路で活性酸素の影響を受ける．
   第一は，長年にわたって問題とされてきた高濃度酸素と未熟児網膜症（ROP）の関係である．この問題は単に過剰な酸素を吸わせたということ以上に複雑だが，早期産児への吸入酸素濃度を制限すれば ROP の重症化は軽減できる．死亡率に影響なく ROP を低減できる最適な吸入酸素濃度は SaO_2 で 90～95％ とされているが，議論は続いている．
   第二の問題は，出生時に過剰な酸素投与を行うと，フリーラジカルが増加し，周産期死亡率を増加させるというものである．これが根拠となり出生時の新生児蘇生は，管前性 $SaO_2>93$％ の場合には 100％酸素を使わないで空気（21％）で行うとされ，仮に空気による蘇生で低酸素症が続く場合には，目標 SaO_2 値に近づけるよう酸素を使用する方法が推奨されている．

2. ブレオマイシンなどの抗がん剤投与を受けている患児は，呼吸器系の酸素中毒になりやすいハイリスク児である．ブレオマイシンは，高濃度酸素の存在でフリーラジカル産生を増加させ，酸素中毒の閾値を高める．ブレオマイシン>400 mg 投与 4～10 週で酸素中毒になる．ブレオマイシン>400 mg，肺機能低下，放射線治療，尿毒症，高濃度酸素吸入，高齢，抗がん剤多剤投与などがリスク因子であるが，ブレオマイシン投与量制限と酸素濃度制限が酸素中毒発生規制要因である．

Chapter 3 ● 小児麻酔の薬理学

■一酸化窒素（NO）

NO は選択的肺血管拡張薬だが，一般的な手術室で容易に使用できる環境にない．主な役割は，胎児循環遺残症，先天性横隔膜ヘルニア，胎便吸引症候群などによる慢性肺高血圧症での肺血管拡張作用である．また，原発性肺高血圧症や先天性心疾患術後の肺高血圧症発作でも用いられる．なるべく患者の口元で投与して N_2O 発生を防ぎ，メトヘモグロビン血症発生をモニターする．専用の機器（アイノフロー）を用いる．

NO は申請から 10 年近くを要した 2008 年に，新生児の肺高血圧を伴う低酸素性呼吸不全に限定して日本で医薬品として認可された．その後 2014 年に成人も含めた心臓手術の周術期肺高血圧に対しての適応が認められ，その使用は「麻酔医又は集中治療医の処方に従うこと」とされている．このように時間がかかったのは酸素などの医療ガスの安全を規制する法律が日本にはないことと，その背景に日本の麻酔科医の医療ガスに対する関心の低さも関わっている．皮肉なことに，NO 吸入療法の特許は米国の麻酔科医（MGH の Zapol WM）であったが，日本では当局側もガス投与方法に関わる麻酔科医の関与もなかった．実際の NO ガスの吸入に関しては，患者安全のためにも取り扱いを業者に丸投げすることなく，医療ガス取り扱いに最も理解のある麻酔科医が積極的に関わってほしい．

■ヘリウム

著しく軽量（分子量 4）の希少ガスヘリウムは，麻酔の領域では 2 つの役割がある．狭小気道を通過するガスの密度を低下させる役割と，非酸化，不燃性ガスとしての役割である．上部気道でのガス流は，狭窄があると乱流（レイノルズ数 $>2,100$）である．この状況では，ガス流はガスの密度の平方根乗に反比例する．密度は分子量（MW）に比例するため，100％酸素（MW 32）をヘリウム（MW 4）で置き換えると流量は $\sqrt{8}$ 倍（2.65 倍）となる．実際 100％ヘリウムにはできないので，80：20 のヘリウム（MW 9.6）と置き換えると，ガス流は 1.83 倍となる．必要酸素濃度が上昇すればガス流増加効果は平方根乗で減少する．つまり，肺機能が低下した患者での気道狭窄では，ヘリウムはあまり有用ではない．ヘリウムは高価なうえに気道狭窄そのものを治療する役割はないため，効果が一時的で気道狭窄症状の反跳悪化がみられる場合があり，古くから利点は知られているがあまり普及していない．

■キセノン，水素，アルゴンなど

麻酔薬としてだけでなく，虚血，低酸素時の臓器保護作用への関心から，低体温療法などとの関わりで，近年基礎研究が進められている．まだ実用レベルではないが，小児麻酔での有用性に期待がかかる．今後臨床応用につながる際には，特に安全使用面で麻酔科医の関与が必須となる．

医療ガスと麻酔科医，医療ガス安全管理委員会

麻酔科領域では，酸素（O_2），空気，亜酸化窒素（N_2O）に限らず，ヘリウム（He）やアルゴン（Ar），窒素（N_2），一酸化炭素（CO），二酸化炭素（CO_2）のように長年呼吸機能検査などで診断用に使われてきたもの，また一酸化窒素（NO）に加え，He や

表3-3 医療ガスの色識別

ガスの種類	アウトレット・配管 (JIS規格)	ボンベ(シリンダー) (高圧ガス保安法)
酸素(O_2)	**緑**	**黒**
二酸化炭素(CO_2)	**橙**(だいだい)	**緑**
治療用空気	黄	灰
非治療用空気	うす黄	灰
窒素(N_2)	灰(ねずみ)	灰
一酸化窒素(NO)	—	灰
亜酸化窒素(N_2O)	青	灰
吸引	黒	
麻酔ガス排除用吸引	赤紫(マゼンタ)	
*ヘリウム(He)	—	灰
*水素(H_2)	—	赤

・使用時ガス名は医薬品ラベルで確認する. 色識別はあくまで便宜的.
・ボンベの色とアウトレットの色は異なった規則で定められていて整合性はない.
・ボンベの色は国際的に統一された基準はない.
・高圧ガス容器ボンベはドイツ語Bombe(爆弾)由来であり, 国際的に通用しない.
・米国では酸素ボンベは緑色であり, 航空機内の酸素は緑色の場合が多い.
*ヘリウムも水素も, 医薬品として認可されていない.

水素(H_2)など近年治療用としての適応が拡がる可能性を持つガスなど, 多種多様な医療ガスが使われてきている. 加えて眼科領域の6フッ化硫黄(SF_6)や8フッ化プロパン(C_3F_8), 各種検査機器の校正用ガス, ドリルや加圧バッグなどの動力駆動用, そして腹腔鏡手術時の気腹用CO_2など, 明らかに患者吸入を目的しないガスも手術室内に持ち込まれる可能性があり, それぞれの区別がつきにくいうえに, 医療用と工業用の区別もつきにくい状態である.

　どんなガスであろうと, 患者に吸入させる目的の場合に, ボンベや供給配管での誤接続を防ぐ手段の整備は必要であるが, 現状ではまったく不十分である. 医療ガスは, 医薬品としては薬機法(医薬品, 医療機器等の品質, 有効性及び安全性の確保等に関する法律), 高圧ガスとしては, 他の工業用ガスと同じ高圧ガス保安法に従う仕組みで, 医療ガスを一括して患者に安全に使用するという視点に乏しい. 現実には, 医薬品としての規制を受けない工業用ガスが使用される危険性は止められない.

　日本ではボンベの色を, O_2は黒色, CO_2は緑色, その他のガスはいくつかの例外を除き基本すべて灰色としている. 一方アウトレットは, O_2は緑色, 空気は黄色, N_2Oは青色, 吸引は黒色であり, ボンベの色との対応はまったくなく, 安全性からは混乱の元でもある(**表3-3**). この背景には, 医療使用よりはるかに前からの産業界や軍隊でのガスボンベ使用の歴史がある. 経済最優先の国策の中で, 医療界が患者安全の重要性を十分に社会に伝えられていない現状があるが, 当面は患者へのガス供給の最前線であ

Chapter 3 ● 小児麻酔の薬理学

る麻酔科医が盾となり患者の安全を守るしかない.

医療法施行規則では,「麻酔,集中治療等を担当する麻酔科医が常時勤務している病院で,麻酔科医を委員に含めた医療ガス安全管理委員会を設置し,医療安全管理の知識を有し,医療ガスに関する知識と技術を有する者を委員長とする」と規定し,麻酔科医がその責を担うことが想定され,年1回の開催を義務づけている.

例えば二酸化炭素ボンベは,手術室だけでなく,ICU や心カテ室,内視鏡検査室など院内で広範に異なった目的で使われることから,中央配管化を行う,搬送用酸素と間違えられやすい小型緑色二酸化炭素ボンベの利用を大幅に制限する,といった対策,あるいは搬送用酸素ボンベや減圧弁類をすべて軽量の非磁性体として,利便性を高めると同時に MRI 室での事故防止につなげるなど,この委員会を通じて,病院全体で医療ガス使用の安全性を高めることは可能である.

ガスである限り,患者投与の最終段階で,送ガス用のビニールチューブの使用はほぼ不可避であり,いわゆる「タケノコ」アダプターが介在すると,ほぼすべてのガスが誤接続される危険性がある.すべてのガスは,100%が投与されると無酸素状態を作り出す可能性が最も危険性である.したがって,医療ガスが使用される患者すべてで,パルスオキシメータとカプノメータの使用は「必須」とすべきである.

静脈麻酔薬

末梢静脈ルートが確保されて患児が手術室に到着したときは,このルートを利用して麻酔の導入ができる.麻酔中は手押しのボーラス注入が中心であり接続がゆるみやすい.病棟からのルートを使用する場合は必ず接続部を確認する.原則として,イントラリピッドや高カロリー輸液を輸注している中心静脈ラインや末梢ラインからは敗血症の危険を極力防ぐために注射をしない.静脈ラインが留置されていないとき,上手で,痛くない静脈穿刺と麻酔導入は,嫌がる吸入導入より心理的な問題は少ないと報告されている.その場合には,EMLA パッチの貼付(Appendix C,p.650 参照)や細い針(27G の翼状針など)の使用に加え,注意そらしなどの心理的な準備も十分に行う.

注射針や注射器は常に子どもの視野の外にあるべきで,"針"という言葉は特に避ける.音楽,絵,テレビ,あるいはシャボン玉は静脈穿刺の間の小児の気を散らすのを助ける.局所への EMLA クリーム使用は 60 分以上前に準備する.N_2O(50~70%の吸入濃度)を静脈カニューレ留置の間マスクにより投与し,鎮静・鎮痛することも可能である."血管が見えない"ときは,穿刺部位を温めたりニトログリセリンクリームを塗布すると,血管がよく見えてくることがある.超音波あるいは赤外光を使った血管可視化装置の使用もあるが,慣れが必要である.

■ミダゾラム

ミダゾラムは水溶性ベンゾジアゼピンで麻酔前投薬(0.25~0.75 mg/kg 経口あるいは 0.05~0.1 mg/kg 静注)として,全身麻酔の際の健忘補足に用いられてきた.幼少児での単回経口あるいは静注投与の生体利用率は35%で半減期は3時間である.換気および心臓血管系のホメオスタシスは維持される.また,ミダゾラムが小児 ICU での鎮静薬としても適していることが知られている.0.2 mg/kg のローディングの後,0.4~

56

2 μg/kg/分の割合での注入が必要である.

ミダゾラムは,投与に対する反応のばらつきが非常に大きく(入眠量に差がある),大用量が必要な場合もあり,麻酔導入薬としてはあまり適していない.ただ,新生児や小さな乳児の場合,プロポフォールがまれに著しい低血圧の発生をもたらすことや,プロポフォール注入症候群(propofol infusion syndrome;PRIS)への懸念から避けられる傾向があり,ミダゾラムが好んで用いられる(0.2 mg/kg).

ミダゾラムは欧米では経口前投薬として最も広く使われているが,日本では適切な小児用の製剤がなく,ジアゼパムが用いられる場合が多い.鼻腔や直腸内投与が行われる場合もある(p.98 **表4-5** 参照).新生児ではフェンタニルとミダゾラムを併用すると,重度の血圧低下が起こることがある.

ミダゾラムには抗痙攣作用があるものの,長い間適応外使用であった.2014年に痙攣重積状態で用いる製剤(ミダフレッサ®静注0.1%)が販売されたが,麻酔,鎮静目的での適応はない.成分は同じミダゾラムであるが,困ったことに製剤濃度が異なることから使用に際しては十分に注意する.

■ ジアゼパム

ベンゾジアゼピン系薬物の代表で,特にシロップ製剤が麻酔前投薬としての適応で1976年より使われ続けている.他に坐薬,錠剤と剤形が小児麻酔用に豊富であり,使いやすい.経口投与後約1時間で最大効果がみられ,多くの患児が麻酔導入を静かに受け入れる.以後6~8時間にわたって効果が持続する作用時間の長さが特徴であり,これは主たる肝臓での第Ⅰ相代謝産物であるデスメチルジアゼパム,オキサゼパムがともにジアゼパム活性を有するためでもある.静注薬もあり,抗痙攣薬としても重用されてきているが,血管痛や容易に白色懸濁をきたすことから,麻酔中は使われない.

麻酔前投薬として,ジアゼパムシロップの場合0.7 mg/kg(最大10 mg)と比較的多めを使うとよく,錠剤が飲める年齢であれば1錠(5 mg)が標準である.

■ プロポフォール

プロポフォール(2,6-ジイソプロピルフェノール)は非常に短時間作用の麻酔薬であり,快適な回復が期待できる.単一投与であればプロポフォール麻酔からの回復は,チオペンタールよりも速やかだが,1時間を超えても回復は続く.プロポフォールは麻酔導入薬として急速にチオペンタールに取って代わった.プロポフォールは疎水性のため大豆油中に懸濁した製品となっている.すべての製品は抗菌薬(EDTA,二亜硫酸ナトリウム,あるいはベンジルアルコール)を含むが,無菌的扱いに十分に注意し細菌の増殖の回避が重要である.ベンジルアルコールは小児喘息患者で気管支痙攣を惹起させる可能性があり,新生児では毒性が強い.二亜硫酸ナトリウムを含んだプロポフォールの使用後にアナフィラキシー様反応が報告されている.バイアルの未使用分,シリンジに詰めて12時間以上経過したプロポフォールは破棄する.小児での麻酔導入量は1~5 mg/kgである.年少児や前投薬投与のない患児では必要量は多めである(**表3-4**).睡眠量(2.5~3.5 mg/kg)での呼吸・循環系への作用はチオペンタールと類似している.短時間の無呼吸と軽度の血圧低下がみられる.3.5 mg/kg投与すると,通常LMA

Chapter 3 • 小児麻酔の薬理学

の挿入が可能である（チオペンタールでは不可能だった）．セボフルラン導入で筋弛緩薬を使わない場合，気管挿管を容易にするため3mg/kgまで投与しても，無呼吸の時間は遷延することなく，喉頭展開が容易になる．追加投与が必要な場合は多くないが，その場合は初回量の1/2以内とする．長時間麻酔作用が必要な場合には接続投与にするか，セボフルラン吸入維持に切り替える．

気道反射，口咽頭筋緊張は，プロポフォールで減弱する．これは，人工気道挿入（例えばLMA挿入，筋弛緩薬を投与しない気管挿管，困難気道など）の場合に有用な特長であり，回復時の良好な気道確保にもつながる．気管挿管時の血圧上昇反応も，プロポフォール／筋弛緩薬の後ではチオペンタール／筋弛緩薬の後より少ない．困難気道があるときは，セボフルランで麻酔を導入し，少量ずつのプロポフォール投与で気管挿管が容易になる．特に少量が導入に用いられた場合，無目的的，舞踏病的な四肢の運動がよくみられる．困難気道で最初からプロポフォールによる麻酔導入は避けるべきだが，セボフルランで導入し，十分な深さで換気維持が可能なことを確認してから少量（1mg/kg）のプロポフォールを緩徐に投与すれば，弱いながら自発呼吸を保ったまま気管挿管が可能となる場合が多い．

静注部位での疼痛はよくみられるが，自由滴下流の点滴とともに注入したり，太い前肘部の静脈に投与すると痛みはあまり強くない．懸濁滴外層の水溶性卵レシチンにプロポフォールがごく微量集積するため，痛みが生じると考えられている．70% N_2Oのマスク吸入やプロポフォール注入60秒前にリドカイン（0.5～1.0mg/kg）を投与する"ミニBierブロック"でプロポフォール投与時の疼痛が軽減あるいは消失する．

プロポフォールの持続注入は小児でのTIVAの維持に用いられる．これにより，麻酔からの迅速な回復が得られ，また気化器付きの麻酔器の準備も不要で，狭い特殊な場所での麻酔に有利である（ただし，救急蘇生機材の準備は必要）．小児患者で必要となるプロポフォールの注入速度は併用投与薬物によっても異なるが，成人で必要とされる量より多めの傾向がある．早期産児や新生児，1歳以下の乳児では，プロポフォールのクリアランスが大幅に低下しているので，反復投与量や多めの持続投与では蓄積の危険性がある．プロポフォール持続注入で麻酔維持を行う場合，投与速度は（一定の血中濃度を維持するために）予測される排出量にマッチする速度に調節するとともに，麻酔が浅めになる徴候を防ぐ必要がある．注入速度は手動，あるいはコンピュータ，TCI（target controlled infusion）でコントロールできる．いずれの場合も，投与速度は年齢に応

表3-4 年齢によるチオペンタール，プロポフォール有効投与量（ED_{50}）

年齢	チオペンタール	プロポフォール
新生児	3～4	−
乳児	6～7	3～5
小児	4～5	1～2.5

投与量（mg/kg）
注意：ここに示したのは，ED_{50}の値であり，確実に麻酔を導入するには，より多くの量を投与しなければならない．

じた薬力学的な要素により決定されるが，日本では小児用のプログラムが入ったTCI
ポンプは使用できない．

　小児でのパラメータは成人とはかなり異なるが，小児の臨床でも使える20分単位で
投与速度を下げる簡便な持続投与法がある（**表3-5**）．例えば必要に応じてローディン
グした後，16 mg/kg/時（260 µg/kg/分）で約20分間投与した後，12 mg/kg/時
（200 µg/kg/分）に投与速度を下げ，20分後に最終的に8 mg/kg/時（130 µg/kg/分）
で麻酔維持をする方法である．数値は目安であり，併用薬剤や患児の状態によって投与
速度は調整する．また，短時間あるいは小手術の場合，プロポフォールの間欠投与法も
有効かつ効率的である．プロポフォールは手術室の外の麻酔で，磁気共鳴画像検査
（MRI）や他の画像検査，放射線療法，さまざまな侵襲的処置（熱傷包帯交換，内視鏡
検査など）で用いられる．

　プロポフォールは強力な鎮吐作用を持つので，手術後嘔吐が続いている患児や嘔吐の
危険が高いときにも使われている．プロポフォールは（NICUでの気管挿管前など）新
生児で使用されることもあるが，まれに新生児でプロポフォール投与で著明な血圧低下
を認める場合がある．さらに，公にされた報告ではないが，低血圧後に心停止をきたし
た報告もある．したがって，新生児ではプロポフォールは慎重に使用しなければなら
ない．

　今では，小児集中治療室（PICU）での長期鎮静にプロポフォールは推奨されない．
長時間のプロポフォール注入後（時間あたり5 mg/kg以上を48時間）に，重篤な代謝
性アシドーシスとその他の代謝異常を伴い，突発的治療抵抗性徐脈から心停止に至るプ
ロポフォール注入症候群（PRIS）が報告されている．ただし，プロポフォールが数時
間だけの注入でも，また麻酔中にもPRISと診断された症例がある．予期せぬ不整脈と
代謝性アシドーシスの出現には注意を払う．PRISが発生している危険がある．この場
合は，プロポフォールの注入をやめる．PRISの発生メカニズムは明確にわかっていな
いが，プロポフォールによる心筋ミトコンドリアへの長鎖脂肪酸の積極的取り込みの阻
害や電子伝達複合体Ⅱ段階での呼吸チェーンの妨害が考えられている．PRISに対する

表3-5　小児でのプロポフォール静脈麻酔投与量

初回投与量	2.5〜5 mg/kg	
麻酔導入が吸入麻酔薬であった場合，初回（ローディング）投与量は不要		
注入開始速度 （最初の20分間）	12〜18 mg/kg/時	200〜300 µg/kg/分
次の20分間の投与速度 （開始時より20%下げる）	9.6〜14 mg/kg/時	160〜240 µg/kg/分
開始後40分以後の維持投与速度 （開始時の50%の速度）	6〜9 mg/kg/時 適宜調整	100〜150 µg/kg/分 適宜調整

・ここに示した速度は目安であり，麻酔深度が浅いと思われたら追加するなど，適宜調整する．
・麻薬類が使われた場合，全体として25%速度を減ずる．
・透視下カテーテル処置時や認知障害のある幼少児では，体動を完全に防止するのに400〜500 µg/kg/分
　に投与速度を速めなければならない場合がある．

Chapter 3 ● 小児麻酔の薬理学

治療法として，血液透析，血漿交換，交換輸血，ECMO（extracorporeal membrane oxygenation）などが試みられているが，症例がきわめてまれなこともあり，系統的な評価に至っていない．プロポフォールに関しては，特に脂肪酸代謝が関わるミトコンドリア病患者での使用には懸念が残る．併用する麻薬で麻酔効果を補いプロポフォールは必要最小量とする．

■ケタミン塩酸塩

ケタミンはフェンシクリジン系の薬であり，1964年以来，小児麻酔では鎮静と全身麻酔で広く使われてきたが，プロポフォールの導入でその活躍の場は限られている．2007年に麻薬ではないが麻薬指定され，生体利用率は20%で，その20〜50%はタンパク結合している．効果消失は，脳から末梢への再分配による．ケタミンの主たる代謝産物はCYP3A4による，ケタミンの1/3の効果を持つノルケタミンである．クリアランスは70 kgの標準体重で比較すると，年齢によって変わらない．

ケタミンを1〜2 mg/kg静注投与すると，1分以内に全身麻酔を導入できる．鎮静には，3〜10 mg/kg筋注投与で2〜5分後に効果が発現し，30〜60分間効果がある．経口で投与（5〜6 mg/kg）すれば，効果的な前投薬として使え，ミダゾラムと合わせて経口投与することもある（p.98 表4-5参照）．また，分泌物の過剰予防のために，ケタミンにアトロピン（0.02 mg/kg）を併用する．低用量ケタミンは，特に閉塞性睡眠時無呼吸（OSA）の患児の扁桃摘出後の鎮痛のために使われている（Chapter 10参照）．ケタミンは，中枢神経系の患者では避けられる傾向があるが，さまざまな議論があり明確な根拠はない．

ケタミンの中枢神経系（CNS）への効果は，強い鎮痛，意識喪失，健忘，身体強直をもたらす．他の麻酔薬と異なり，脳全体を抑制するのではなく，大脳皮質は抑制するが，辺縁系はむしろ興奮させるため，解離性麻酔薬とも呼ばれる．CBF，ICP，脳代謝率を増やし，通常気道はよく維持されるが，分泌物が増える（だから，アトロピン投与は必須である！）．しかし，気道閉塞または喉頭痙攣が起こる可能性はある．麻酔導入に用いた場合（特に静注の場合），一過性の無呼吸を伴う一定の呼吸抑制がみられる．また，喉頭の保護反射が弱められるので，胃内容が逆流し，誤嚥する可能性がある．ケタミンは心拍数と平均動脈圧を増やすが，摘出心臓での直接的な影響は抑制的である．健康者では心拍出量は増え，末梢血管抵抗はほとんど変わらない．これらの間接的な心血管の反応は，交感神経系を介するものである．

ケタミンは胃腸（GI）への作用はほとんどないが，唾液分泌過剰，嘔気・嘔吐が起こる可能性はある．使用による肝障害あるいは腎障害の報告はない．ケタミンは覚醒時に幻覚や悪夢などの覚醒現象を伴う．この現象は，十分なベンゾジアゼピンによる前治療や，患者を静かな環境で覚醒させることにより大幅に減少できる．ケタミンのICPとCBFへの作用から，大部分の施設では神経放射線検査あるいは類似の検査での使用をやめているが，心臓カテーテル法のために使用している施設はある．内臓痛に効果はないため，腹部外科手術には区域麻酔を併用しない限り不適当である．

ケタミンは熱傷小児のドレッシング交換や小さな皮膚移植手術で広く使われてきた．このような症例では，覚醒遅延（長時間持続投与されていたり，ベンゾジアゼピンが併

用されているとき）があっても，早期に経口摂取が開始できる利点がその欠点より上回る．また，乳児での体表の小処置にも適する．ケタミンは心内右→左短絡疾患小児，表皮水疱症またはスティーブンス・ジョンソン症候群，ショック患者の麻酔で有用であろう．さらに，（開発途上国の場合のように）施設が制限されるとき，あるいは広域災害時などでの麻酔に有用であろう．

■ チオペンタール

多くの施設で乳児，小児での静脈麻酔導入薬としての第一選択は，チオペンタールからプロポフォールに移行した．しかし，チオペンタールは小児で最も長い安全記録を持つ静脈麻酔薬であり，麻酔導入薬としてだけに用いるとした場合，粉末製剤のため保管や搬送の容易さと安価さも含めて，プロポフォールにはない利点を有している．

麻酔導入量は年齢により異なる（p.58 **表3-4**）．麻酔効果の発現は急速であるが，円滑であり，痛みを伴わない，普通短期間の無呼吸がみられる．健康小児では心血管系への影響は少ない．新生児は特にバルビツレートに敏感である．これは，新生児の血清でのタンパク結合の低下による．小児でのチオペンタールの禁忌は，成人の場合と同様である．気道に問題がある場合には静脈導入はすべきではないし，ポルフィリン血症ではバルビツレートは使用すべきではない．バルビツレートは循環血液量が減少した症例，心機能に予備能がない症例では十分に注意して使用する．

チオペンタールは，眼圧，脳脊髄（CSF）圧を減少させることから，特に脳神経外科，眼科症例での麻酔導入に有用である．動脈内に強アルカリ性（pH＝10.8）のチオペンタールが注入されると，動脈痙攣を起こすことがあるので，小児，乳児では肘前窩での注射は避ける．血管外に漏れないようにするが，チオペンタールは水に溶けるようにアルカリ性に保っておくため，酸性の薬物（筋弛緩薬のロクロニウムなど）が加えられたり，引き続いて投与されると沈殿物が生じる．沈殿物で細いカテーテルが詰まるのを防ぐため，チオペンタールを投与してから酸性の薬物を投与するときはただちに点滴回路をフラッシュしておく．

ベンゾジアゼピン拮抗薬

■ フルマゼニル（アネキセート®）

フルマゼニルは効果発現が速やかで，最大効果は5～10分で認められる．ベンゾジアゼピンの鎮静／呼吸抑制効果が拮抗されるまで，フルマゼニル2～20μg/kgの静注を繰り返す．拮抗されたら，再び抑制効果が発現しないようにフルマゼニル同量を筋肉内にも投与しておく．フルマゼニルが投与された患児は，最低でも2時間は観察しなければならない．

成人の内視鏡検査ではミダゾラムが頻用され，非麻酔科医の間ではフルマゼニルが安易に投与される傾向がある．鎮静導入薬ではなく一時的覚醒薬であり，覚醒したと思われがちで，どうしてもその後の観察が疎かになる．いったん覚醒しても再鎮静の可能性があり，そのときは医療者の目が行き届かない可能性があることを，麻酔科医は小児科医，一般医療者によく理解してもらう必要がある．舌，頭部が比較的に大きな乳幼児では再鎮静により容易に気道閉塞に陥りやすい．

Chapter 3 ● 小児麻酔の薬理学

ベンゾジアゼピン過量の最大の症状は呼吸抑制である．ベンゾジアゼピンは，十分な麻酔前評価のうえ，過剰投与をきたさないようにタイトレーションをしながら投与する．覚醒遅延は，追加投与が原因であることが多い．呼吸抑制が生じた場合の対応の中心は，補助換気であり，拮抗薬投与ではない．

α_2 受容体作動薬

このクラスの薬は，交感神経のシナプス前 α_2 受容体に作用し，また中枢神経系のシナプス後でノルアドレナリンおよびその他の神経伝達物質の放出を阻害し，意識レベルや痛みの認識に作用している．

■ デクスメデトミジン（プレセデックス®）

デクスメデトミジンはクロニジンの8倍以上 α_2 受容体に親和性があり，同様な生理学的効果が得られる．鎮痛，鎮静作用を併せ持つが，それぞれの作用はミダゾラムあるいはフェンタニルに比較すると弱いが，呼吸抑制を起こしにくいのは特長である．ただ，呼吸抑制がまったくないわけではない．ICU での人工呼吸患者の鎮静，手術室外で局所麻酔下の検査，処置などが施行できる利点がある．初回量投与後，持続静脈内投与されることが多い．小児の排泄半減期は約2時間である．

効果的な鎮静のいろいろな投与方法が提案されているが，全身麻酔時の使用，経口投与は日本の保険診療では認められていない．. MRI では，初回量 $1\,\mu g/kg$ をミダゾラム $0.1\,mg/kg$ と合わせて10分間かけて投与し，その後 $0.7\,\mu g/kg/$分で持続投与すると効果的である．この小児の投与方式では，プロポフォールと比べると若干回復が遷延している．気道管理が困難な患児で気道を確保するときの鎮静や，大量出血が予想される手術の低血圧麻酔の補助，心臓血管手術時の循環安定に寄与している．

経口前投薬としては，クロニジンよりも効果発現が速やかである．最近，デクスメデトミジンの鼻腔内投与が前投薬として用いられた．篩板を通過すると中枢神経へ速やかに到達する可能性がある（p.98 **表4-5** 参照）．

デクスメデトミジンの小児麻酔分野での応用はまだ拡大中であり，北米では麻酔の抜管時や ICU への患者移行を円滑にするための工夫も行われている．麻酔終了抜管の5分程前にデクスメデトミジン $0.3\sim0.5\,\mu g/kg$ 静注投与により，セボフルラン抜管後の興奮，振戦を低減させるという方法がある．北米で行われるが日本では保険適用はない．ボーラス投与時には一過性血圧上昇，徐脈などがみられるが特に対応を要しない場合が多いとされる．しかし，日本ではデクスメデトミジン適応は，① ICU での人工呼吸中および人工呼吸離脱後の鎮静，②局所麻酔下の非挿管での手術および処置時の鎮静，とされ，全身麻酔中あるいは前投薬としての使用は認められていない．

■ クロニジン（カタプレス®）

日本ではクロニジンは高血圧に対する錠剤のみであり，麻酔中に使われることはない．しかし，前項のデクスメデトミジンの使用は急速に増加しており，その理解のためにも欧米でのクロニジンの経験は重要であり，以下に記載する．

クロニジンは，北米の小児麻酔では中枢神経ブロックで局所麻酔薬の添加薬としてよ

く使われている．また，経口前投薬として投与され，セボフルラン後興奮やシバリング
を少なくし，また低血圧麻酔で使われる薬の作用を増強する（p.98 **表4-5** 参照）．小児で
は，クロニジンの分布容量（Vd）は 1 L/kg，半減期は 5.5 時間，クリアランスは
4.85 mL/kg である．成人より大幅に少ない Vd と大幅に大きなクリアランスのため
に，半減期は成人の半分である．

　硬膜外腔に投与する局所麻酔薬にクロニジン 2 μg/kg を添加すると，副作用がなくて
仙骨硬膜外麻酔の効果を約 3 時間延長すると報告されている．しかし，早期産児で硬膜
外腔クロニジン投与後に無呼吸の報告がある．

　経口前投薬としてクロニジン 4 μg/kg で，ミダゾラムと同様な鎮静を得ることができ
る．しかし完全に効果が得られるまでには，60〜90 分も要してしまう．徐脈予防のた
めにアトロピンも経口的に一緒に投与する．軽度の血圧低下を認めることもある．クロ
ニジンは，気管挿管に対する心血管系反応を抑え，吸入麻酔薬の MAC を減少させる．
鎮痛・鎮静作用は術後まで認められ，興奮を抑え，鎮痛薬の必要量を減少させる．日帰
り麻酔では，クロニジンの鎮静効果の残存が安全面で問題になりうる．日本で静脈薬は
使用できない．

神経静穏薬

■ ドロペリドール

　ドロペリドールは鎮静薬や催眠薬を強化する強力なトランキライザーである．少量を
投与すると強力な鎮吐作用を持つ．不適切に大量の薬が投与された成人患者で QT 間
隔の延長や torsades de pointes が認められたため，米国 FDA により"黒箱"警告の対
象となっていた．

　ドロペリドールは，小児患者で多少の QT 延長はもたらすかもしれないが，健康小
児で再分極を拡大する（心室細動のリスクを上げる），あるいは torsades de pointes を
生じさせるようなことはない．

　ドロペリドールとフェンタニルは患者安静と鎮痛を目的に，局所麻酔下で行われる処
置などで同時投与される場合がある．ドロペリドールは，多くの抑制薬の作用を強化す
るため，その作用が数時間も持続し，覚醒が遅れることがある．鎮吐作用を期待しての
少量（0.1 mg/kg）で麻酔の覚醒が遅延する可能性もあり，オンダンセトロンが使える
北米も含め世界的にあまり用いられなくなっている．

　注意：PONV とオンダンセトロン（5-HT$_3$ 受容体拮抗型制吐薬）
PONV 対策として世界的に標準治療であるオンダンセトロンだが，日本ではいまだに
麻酔時の PONV 防止は適応とされていない．高価な抗がん剤の薬価問題の中に埋もれ
ている構造的な理由が背景にある．今や PONV は患者にとって術後疼痛よりも大きな
問題であり，もの言えぬ患者の代弁者として麻酔科医は現状改善の声を上げるべきだと
考える．

麻薬類

　モルヒネ，メペリジン（ペチジン），フェンタニルは，小児のバランス麻酔で広く用
いられてきた．より新しい薬剤アルフェンタニル，スフェンタニル，レミフェンタニル

Chapter 3 ● 小児麻酔の薬理学

も小児では広く用いられているが，日本ではもっぱらレミフェンタニルがTIVAで用いられている．これらはローディングしてから持続投与がよいが，レミフェンタニル以外では間欠ボーラス投与も用いられる．日本では使用できないが，フェンタニルやスフェンタニルは，鎮痛作用に加えて，十分量を投与すると，手術ストレスに対する神経内分泌反射，肺血管反射を抑止する．メペリジンの小児麻酔での使用は，回復室でシバリングの治療としての1回投与に限られている．メペリジンの慢性的投与は禁忌である．これは，メペリジンの代謝産物のノルメペリジンが蓄積すると，特に腎機能が低下している小児で痙攣を引き起こす場合があるからである．

■ モルヒネ

モルヒネは優れた鎮痛鎮静作用を有し，手術後の全身鎮痛には優れた薬剤である．術中の小児の標準的な初回量は0.05〜0.1 mg/kg静注で，必要に応じて追加量を投与する．術後鎮痛目的のモルヒネ投与，モルヒネによるPCAの用量については**表7-4**（p.254），**表7-5**（p.256）を，硬膜外／仙骨，脊髄クモ膜下投与に関してはChapter 5を参照のこと．

新生児はモルヒネに対し，メペリジン（ペチジン）の場合より強い呼吸抑制作用を受けるとされてきた．この感受性の差には，血液脳関門の透過性の差を含むさまざまな理由が説明されてきた．しかし，最も重要な因子は新生児での薬剤に対する比較的遅く，かつ予測できないクリアランスにあり，結果的に持続注入でモルヒネが血中に蓄積する傾向がある．モルヒネ注入停止後の血中濃度の低下も，乳児では遅れる．実際，時には一過性の血中濃度増加が観察されるが，これは腸管肝の再循環のためと考えられる．慎重なモニターと適切な少量持続注入を行えば，モルヒネは新生児でも安全に用いられる．モルヒネ注入を中止した後も，患者を24時間モニターする．

■ コデイン（小児麻酔では使用すべきでない）

コデインは，日本でも小児での使用は禁止される方向であり，麻酔科医が使う場面はない．しかし，耳鼻科医，小児科医の間では長年使用されてきている．コデインの使用が禁止される背景は，遺伝学的に効かない（鎮痛効果が得られない）患者と効きすぎる（代謝され大量のモルヒネと同等の呼吸抑制を生じる）患者の存在が明らかになり，危険性が認識されたからである．

コデインは，天然のアヘンアルカロイドで，生アヘンに約0.5%含まれている．経口，経直腸，筋注で用いられるが，静注で用いてはならない．それはヒスタミン遊離による著しい低血圧がみられるからである．

コデインはプロドラッグであり，事実上メチル化モルヒネである．体内でCYP2D6経路でコデインのO-脱メチル化が起こり，投与されたコデインの5〜15%がモルヒネとして放出される．この放出されたモルヒネがコデインの鎮痛作用を担うことになる．この脱メチル化の代謝経路は，新生児や年少児では大人より不活発で，モルヒネになりにくいとされ，小児では比較的コデインに耐性があると説明されてきた．しかし，この代謝経路の活性はさまざまである．非常にまれだが，標準量のコデインを投与されてもほとんど鎮痛作用が発現しない患児が存在する（モルヒネへの変換が遅延または起こら

64

ない）．逆にオピオイド中毒に陥る患児も存在する（モルヒネへの変換が急速に起こる）．CYP2D6 はコデインをモルヒネに変換する酵素であり，この酵素に遺伝上多型性が同定されていて，コデインに対する反応の違いが説明できる．多型性の研究によると白人の 10%，香港中国人の 30% で CYP2D6 の異型が認められ，これによりコデインからモルヒネへの変換が十分ではない，つまりこの異型を持つヒトは標準量のコデインから鎮痛が得られない．逆に，エチオピア人の 29%，スウェーデン人とドイツ人の 1% にコデインを超急速に代謝する CYP2D6 の異型が認められている．この異型を持つヒトはモルヒネが過量に産生され，モルヒネ中毒（呼吸停止）に陥る可能性がある．加えて，超急速代謝型（急速にモルヒネが産生される）患者での反復投与や麻薬感受性の高い患者（夜間低酸素に陥るような OSA・肥満患者，Chapter 10 参照）では，急速に呼吸抑制が起き致死的な可能性がある．このため，コデインの使用は推奨しない．

　比較的に単一民族であった日本でも，2020 年の東京オリンピックを機にさまざまな人種，あるいは混血の子どもを取り扱う機会も増えている．鎌状赤血球症，嚢胞性線維症なども含めた人種特異性への配慮が必要な時代になったといえる．

■ オキシコドン

　オキシコドンは，強い鎮咳，鎮痛作用を持ったアルカロイドのテバイン由来の半合成麻薬であり，中等度から強度の痛みに対して処方される．経口製剤の鎮痛効果はコデインの 10 倍である．催吐性や便秘はあるがモルヒネより少ないとされる．小児では経口で 0.05〜0.25 mg/kg を 4〜6 時間ごとに投与する．乳幼児では，アセトアミノフェンとの併用で，アセトアミノフェン過量に注意する．経口徐放性製剤のオキシコドンもあるが，肝不全患者では減量する．錠剤を粉砕するような使用は危険である．オキシコドン依存症があり使用は限定的となる．

　オキシコドンの生体利用率は 40%，タンパク結合率は 50% である．20〜30 分で作用が発現し，4〜5 時間効果が持続する．半減期は，2 ヵ月以下の新生児，乳児で 4 時間，2 ヵ月から 8 歳児で 2 時間である．主代謝産物は CYP3A4 経路でノルオキシコドン，副代謝産物は CYP2D6 経路でオキシモルフォンである．腎障害では投与量を減量する．

■ ハイドロコドン

　ハイドロコドンは，コデイン由来の半合成 μ 受容体性麻薬で，鎮咳作用と中等度から強度の痛みに対しての鎮痛作用を持つ．血中では 20〜50% がタンパク結合し，作用発現は 20 分で作用は 4 時間持続する．効力はコデインを凌ぐが，経口での生体利用率を考えると 5 mg のハイドロコドンは 30 mg のコデインに相当する．アセトアミノフェンとの併用で，アセトアミノフェン過量に注意する．

　ハイドロコドンの肝臓での代謝は，CYP2D6 経路（ハイドロモルフォンへ）と CYP3A4経路（ノルハイドロコドン）がある．ハイドロモルフォンはハイドロコドンより強い作用を持ち，コデインの場合のように CYP2D6 経路の超高速代謝により過剰な麻薬効果をもたらす可能性がある．CYP3A4 阻害薬のクラリスロマイシンやバルプロ酸はハイドロコドンの排出を遅らせる可能性がある．加えて，ハイドロモルフォンもノルハイドロコドンも，排出はユリジン二リン酸グルクロノシルトランスフェラーゼに依存してお

Chapter 3 ● 小児麻酔の薬理学

り，この酵素の活性低下により作用遷延がある．

■フェンタニル

　フェンタニルは強力な鎮痛作用を持つが，短時間作用の合成麻薬である．乳児での代謝は年齢に依存している．新生児，特に早産児ではフェンタニルの代謝は年長児より緩徐である．腹腔内圧の上昇（例えば臍ヘルニア修復後，イレウス）では，肝血流量の低下によりフェンタニルのクリアランスは低下する．単独の麻酔薬としては，新生児や乳児で外科手術に対する心臓血管反応を防ぐためには 15〜50 μg/kg の投与が必要である．追加のフェンタニルは，60〜90 分間は必要ないだろう．手術後に気管チューブの抜去が予定されている場合，N_2O を用いたバランス麻酔では，2〜4 μg/kg/時の注入が用いられる．しかし，術後人工呼吸が用いられたり，厳密な患者モニターがされない場合は，これより大量のフェンタニルを小さな乳児に用いない．持続投与後のフェンタニルの長時間持続投与後の半減期は持続投与時間に応じて急速に長くなる．フェンタニル血中濃度の跳ね返り上昇が起こり，それにより換気が抑制される可能性がある．したがって，大量投与した場合，患児を慎重に観察する．より年長の乳児（生後 3 ヵ月以上）では，フェンタニルによる呼吸抑制に陥りやすくないが，これは，この時期の乳児ではフェンタニルの代謝がより速やかなためである．迷走神経遮断薬（例えばアトロピン）があらかじめ投与されていない限り，フェンタニル投与後に徐脈がみられることがある．特に年長児では急速に静注が行われた場合，胸壁（筋）強直が起こることがあるが，乳幼児ではまれである．

　長期間にわたってフェンタニルが大量投与された乳児では，薬剤に耐性ができ，場合により依存の徴候を示すこともある．この影響は数日間フェンタニル持続投与を受けている乳児でよくみられる．以後の外科手術に際し，外科刺激による反応を防ぐためには大量を必要とする．そうした場合，必要に応じて他の麻酔薬または鎮痛薬を使うことが適切かもしれない．乳児をオピオイド依存から脱却させるのにメタドンプログラムが必要になることもある．持続投与期間がわずか 7 日間でも，フェンタニル持続投与中止の結果，新生児禁断症候群が起こることがある．啼泣，多動，発熱，震え，哺乳不良，睡眠不足などが特徴で，重症では嘔吐や痙攣がみられる．これは麻薬の慎重な段階的減量投与により避けられるが，メタドンによる介入が必要になることもある．

■レミフェンタニル

　この超短時間作用性合成麻薬は，常に持続静脈内注射で管理すべき新しいタイプの麻薬の代表であり，全静脈麻酔（TIVA）に用いるのに非常に有用である．脂溶性の粉末として供給され，使用前に溶解する必要がある．速やかに溶解し，また溶解後も無色透明で溶解したことがわかりにくいため，速やかにシリンジに識別ラベルを貼付する必要がある．

　レミフェンタニルの薬物動態は独特である．その消失半減期は，注入の投与量や投与持続期間，肝機能や腎機能不全とは無関係に 3〜10 分である．持続投与時間依存性半減期は一定で約 4 分であり，作用消失は体内のどこにでもあるエステラーゼによるエステル結合の加水分解による．

負荷投与用量（ローディング）は 0.5〜2.0 μg/kg であり，維持量は 0.05〜2.0 μg/kg/分である．ローディングは胸壁強直をきたさないように緩徐に行う．鎮痛薬として，レミフェンタニルはフェンタニルとは等価，アルフェンタニルより 20〜30 倍強力である．強力な吸入麻酔薬が同時に投与されている場合，維持量は半分に減少できる．新生児や生後 4 ヵ月以下の乳児でも長時間持続投与後の半減期は成人と変わらず一定で，約 4 分である．これは，迅速に短期間の強力な鎮痛作用が必要な場合には好都合である．投与を中止すると，すぐに鎮痛効果が消失してしまうので，激しい急性術後痛を予防するために麻酔覚醒前に別な鎮痛薬（フェンタニルなど）を投与しておかなければならない．レミフェンタニルは常にシリンジポンプで注入し，できれば独立したルートが好ましい．成人では通常 50 μg/mL に希釈するが，新生児・乳児では 5 μg/mL に希釈して注入するのがよい．

レミフェンタニルの副作用は，徐脈，無呼吸，胸壁強直，嘔吐など，他の麻薬の場合と類似している．乳児・小児に投与するときは，徐脈防止のためアトロピンが必要となることがある．レミフェンタニル投与に対する急性耐性（鎮痛効果の低下）が知られているが，投与速度に依存していて高用量（>0.6 μg/kg/分）の場合に多く，少用量（0.3 μg/kg/分）では起こりにくい．

麻薬拮抗薬

麻薬は慎重に使用すれば，全身麻酔の補助的手段として投与された後に，麻薬拮抗薬が必要となることはほとんどない．オピオイドの効果を完全に拮抗してしまうと，患児は激烈な疼痛を経験することになりかねないことを忘れてはならない．加えて，一般に拮抗薬の作用時間は短く，再鎮静，呼吸抑制再発の可能性もある．医療者の目が十分に届かない状況で発生すると深刻な問題となる．

麻薬中毒者増加が社会問題である北米では，オピオイドの急性過剰摂取による呼吸抑制と精神症状，意識障害による致死的な事例への対応のため，救急隊員が緊急薬としてナロキソンを持参している．これに対し，手術室内で起きる医原性のオピオイド過剰への対応の原則は，まず呼吸補助であり，拮抗薬投与ではない．

■ ナロキソン（Narcan®）

ナロキソン（オキシモルフォン塩酸塩の N-アリル派生物）は麻薬を拮抗する．呼吸抑制はわずか 0.5〜1.0 μg/kg で拮抗されるが，より大きな投与量（最高 100 μg/kg）が必要な場合もある．少量繰り返し投与で，鎮痛効果を温存しながら呼吸抑制を拮抗する方法がよい．望ましい効能が達成されるまで，ナロキソンの効果を確認しながらゆっくり投与する．効果持続時間は約 45 分ほどである．無呼吸が発生している場合は総量を投与する．呼吸抑制を回復できた同じ量を筋注して，以後の呼吸抑制の再発を防止する．麻薬依存症患児へのナロキソンの投与は禁忌である．

ナロキソン（麻薬拮抗薬）もフルマゼニル（ベンゾジアゼピン拮抗薬）の場合と同様に，通常拮抗作用時間は投与された標的薬剤（麻薬）の残存効果時間より短い．このため症状の再現（多くの場合呼吸抑制）がありうる．拮抗作用発現は迅速であり，麻薬本来の鎮痛効果を急速に失い，患者が激痛に面する場合がある．

Chapter 3 ● 小児麻酔の薬理学

手術室内での麻薬による呼吸抑制への対応の基本は拮抗薬投与ではなく，呼吸補助をしつつ麻薬効果の低減を待つことである．

筋弛緩薬：神経筋接合部遮断薬

筋弛緩薬は，①気管挿管を容易にする，②手術や調節呼吸を容易かつ安全にする，③不必要に麻酔を深くしない，という目的を持ち小児麻酔では広く使われている．

乳児での筋弛緩薬の作用は，学童や成人とは異なり，使用に際しては特別な注意が必要である．成人に比べて，乳児期の神経筋接合部の伝達物質の備蓄は少ない．高頻度の刺激で作用漸減（fade）が起こる．このため，乳児（特に生後10日間程の新生児）は筋無力性の反応を示し，非脱分極性筋弛緩薬に敏感（少量の筋弛緩薬で効果がある）であるとされている．

しかし実際は，同程度の筋弛緩を得るのに，乳児も成人も体重あたりでは同程度の投与量が必要である．これは乳児では，一定の血漿濃度でより強い神経筋遮断作用が出現することと薬剤分布領域が広いことの組み合わせで説明される．乳児での非脱分極性筋弛緩薬の平均薬剤用量は，成人のそれと類似はしているが，必要量の変動が大きいことは重要である．これは乳児の骨格筋での接合部外受容体の多さによるものと考えられる．したがって，乳児，特に新生児では投薬のガイドとして慎重に分割投与（通常必要量の3分割量ずつ）をし，タイトレーションして反応をみながら，神経筋ブロック（筋弛緩）の程度をモニターすることが賢明である．筋弛緩モニターは，過量の筋弛緩薬投与防止だけでなく，適正な拮抗薬投与のためにも必須である．

麻酔中の筋弛緩薬の投与量や投与時期をあまり気にせず筋弛緩からの迅速な回復が可能なスガマデクスの導入は，日本の小児麻酔での筋弛緩薬の使い方に大きな変化を起こしており，必要量以上の薬剤投与が安易に行われる可能性がある．レスキュー薬としての存在価値は誰しもが認めるものの，スガマデクスはきわめて高価であり，正確には把握されていないがアナフィラキシー発生頻度が高いという問題点もある．

一方，適切に筋弛緩モニターを活用すれば，大半の症例で筋弛緩薬の投与量や追加のタイミングを慎重に図ることで，現時点ではネオスチグミンにより大幅に安価で安全な麻酔を提供できることも事実である．どのように進歩を取り入れるか，個々の麻酔科医の見識と技量が生かされる領域である．

筋弛緩薬とアセチルコリン（ACh）

■ 筋弛緩のメカニズム

神経筋接合部（シナプス）では，神経終末に達した活動電位が，アセチルコリン（ACh）を放出させ，筋肉側（運動終板）に多数存在するニコチン性アセチルコリン受容体と結合することでNaチャネルが開き脱分極，筋収縮が起きる．放出されたAChはアセチルコリンエステラーゼ（AChE）によりコリンと酢酸に分解される．AChEはアセチル化され失活するが，数ミリ秒後には脱アセチル化され再び活性を得る．これが繰り返され筋肉は収縮し続けることができる．

AChによって終板が脱分極をしない状態や，いったん脱分極を起こした終板が再分極しない状態では，神経に信号が走っても筋の収縮は起こらない．これらの機序を利用

するのが筋弛緩薬であり，前者を非脱分極性筋弛緩薬（ロクロニウムなど），後者を脱分極性筋弛緩薬（スキサメトニウム）と呼ぶ．

　筋弛緩状態からの回復は，①時間をかけて筋弛緩薬自体の代謝，排泄を待つ自然な方法（主にスキサメトニウムの場合）以外には，②筋弛緩薬の機能を大幅に凌駕するACh量として筋収縮能力を回復させる間接的な方法（ネオスチグミン＋アトロピン投与）と，③筋弛緩薬自体を包み込んで無効化する直接的な方法（スガマデクス投与）がある．いずれの方法も臨床的に有効であるが，筋弛緩モニターの使用は必須である．

1. ①の方法：もっぱらスキサメトニウムの場合であるが，非脱分極性筋弛緩薬でも，結果的あるいは目的を持って拮抗薬を投与しない場合はある．スキサメトニウムを分解する偽性コリンエステラーゼには，もっぱらAChを分解する真正のAChEには存在しない多数の遺伝子異型があり，その存在がスキサメトニウムの作用時間に影響する．スキサメトニウム自体にはさまざまな深刻な合併症があり，現在では超緊急事態の気管挿管以外での使用はないといえ，またそれさえも必要ないとする考えもある．

2. ②の方法：50年以上安全に使われてきた方法である．ネオスチグミンが代表格であるが，エドロホニウムにも同様の効果がある．どちらもアトロピンの併用は必須である．フィゾスチグミンも同様の働きはあるが，中枢神経系にも作用するので筋弛緩薬の拮抗には使われない．基本的に，筋弛緩薬を「解毒」するのではなく，競合的に作用を上回るだけであり，深い筋弛緩からの回復，筋弛緩からの完全な回復は難しい．また，完全に筋弛緩状態ではない患者に投与されると，奇異的に軽度筋弛緩状態になることも知られている．筋弛緩状態の回復の判断には神経筋モニターが必須だが，それでも100％の回復を評価できないという課題がある．

3. ③の方法：スガマデクスは，日本の成人での臨床導入が2010年（英国2008年，米国2015年）と比較的新しいが，急速に普及している．血中の筋弛緩薬を包接して不活化させるとともに，受容体からも急速に取り除くため，どのレベルの筋弛緩状態からも迅速かつ完全に回復させることができる．ネオスチグミンなどの抗コリンエステラーゼとは違い，心血管系への影響はないが，無視できない頻度のアナフィラキシーショックは臨床的な懸念である．実際に，小児の喘息患者も含めてアトロピンとネオスチグミン混注による気管支痙攣の発生の報告が皆無に近いのに対して，スガマデクスでの発生報告は明らかに多く，ロクロニウムでの発生頻度と変わらないという考察もある．ただ，新しい薬への関心の高さも影響しており，小児での正確な発生頻度を比較したデータはない．

スガマデクスによるアナフィラキシーショックは，麻酔導入時ではなく，抜管後，間もない投与薬剤の作用への関心が薄れている時期に発生する特徴がある．麻酔科医および蘇生機材が整備された手術室内での発生であり，幸いこれまで死亡例は報告されていないが，投与後慎重な観察が必要である．乳幼児の場合や持続投与などにより大用量のロクロニウムが深い筋弛緩状態にある症例で，スガマデクスが投与された場合には，筋弛緩状態の再発（再クラーレ化：recurarization）が報告されている．また，スガマデクス投与患者で，短時間後に再度筋弛緩が必要になりうる場合（例えば扁摘後の出血に対する再止血手術）の対応や小児での適切な使用法に

Chapter 3 ● 小児麻酔の薬理学

ついては，さらなる研究が必要である．

スガマデクスは，現在使用できる最も理想的な筋弛緩状態回復薬であり，今後の主役であることに疑いはないが，現状で日本での薬価がネオスチグミン使用の場合の約10倍と高価であることを考えると，一律に全切り替えを行うことには議論の余地が残る．特に使用頻度が世界の中でも突出して高い日本の麻酔科医は，その価値に見合った使用方法を示す必要がある（p.78参照）．

■ アセチルコリンエステラーゼ（AChE）

筋収縮に関わるAChEは真正コリンエステラーゼとも呼ばれ，神経，筋肉組織や赤血球に存在する．コリンと脂肪酸が結合したコリンエステルの中でも，主に脂肪酸が酢酸であるものを分解し，AChの神経伝達物質としての役割を消す．AChEは速やかに回生され，筋収縮が続くことになる．

一方，偽コリンエステラーゼ（非特異的コリンエステラーゼ）と呼ばれるブチリルコリンエステラーゼ（BuChE）は，肝臓や膵臓，血漿など体内に広く存在するが，作られるのは肝臓だけである．偽コリンエステラーゼは，AChを含むさまざまなコリンエステル類を分解する（このため，非特異的コリンエステラーゼと呼ばれるが，非特異的エステラーゼではないので，混同しないこと）．麻酔科医にとって身近な薬剤であるスキサメトニウムだけでなく，エステル型局所麻酔薬（プロカイン，テトラカイン）などの分解，作用消失に関わる．遺伝性，あるいは肝臓病や悪性疾患により偽コリンエステラーゼが存在しなかったり遺伝子異型があったりすると，これらの薬剤の作用遷延がみられることがある．スキサメトニウムの場合は，遷延性無呼吸となるが，局所麻酔薬の場合は，局所麻酔薬中毒に陥りやすい．血漿コリンエステラーゼとして血中濃度測定が可能である．

コリンエステラーゼは，アセチル化された場合の機能回復は速やかであるが，カルバミル化された場合の機能回復は遅い．ネオスチグミンは，AChEをカルバミル化して作用を阻害するため，長時間にわたりAChが分解されず濃度が上昇する．

紛らわしいが，真正コリンエステラーゼも偽性コリンエステラーゼ（非特異的コリンエステラーゼ）も，特異的エステラーゼである．一方，非特異的エステラーゼは，レミフェンタニルの分解に関わることで知られる．偽性コリンエステラーゼとは異なる物質である．

■ 筋弛緩モニター（Appendix Eも参照のこと）

筋弛緩の程度は，運動神経を電気刺激した際の筋肉の反応で評価する．非脱分極性筋弛緩薬が投与された神経筋接合部では，神経刺激に対するACh放出が不足し，筋肉収縮が減弱する現象（fade）がある．さまざまな頻度（周波数）の神経刺激を与えて，その反応から筋弛緩の程度を評価する．

反応を視覚的に（通常，拇指の動き）判断する神経刺激装置では，筋弛緩の残存効果を有効に評価できず，拇指に貼り付けた加速度センサーで動きを定量化するモニター（TOF Watchなど）がもっぱら用いられる．尺骨神経に最大上刺激（最大の反応を示す電流値のさらに20％を上乗せ）を与えての反応を数値的に示す装置で，自動校正機

構を備え，TOF（四連刺激）やPTC（テタヌス刺激後カウント）の結果が表示される．

TOFは0.5秒間隔で4回連続のトゥイッチ刺激を与え，4回のトゥイッチ高の比（TOFR），あるいは観察されるトゥイッチ回数（TOFC）で判断する．TOFでは最初のトゥイッチ（T1）が通常最も高く，以後T4に向かって減弱（あるいは無反応）するため，T4/T1比（0〜1.0以上），あるいは応答回数（0〜4）のTOFR値で表現する．安全な抜管の指標としてはT4/T1比が0.9より大きいことが目標である．それ以下であると誤嚥のリスクがあり，0.7以下では深刻な換気抑制リスク（筋弛緩残存）があるとされる．TOFCは，TOF刺激で4回の刺激の一部にしか反応しない筋弛緩状態で用いられる．麻酔維持は通常TOFCで0か1で行うとされるが，2であると横隔膜の動きは回復していてわずかながら体動がみられる場合がある．より深く確実な不動化（気管内吸引の刺激でも動かない）を求める際には，後述するPTC4以下にとどめる．

TOFの数値の評価は，反応に用いられる筋肉の応答性で異なる．観察の容易さから拇指内転筋の動きが用いられるが，麻酔科医の関心の的である，呼吸機能，上気道反射機能，体動抑制機能，腹部筋弛緩状態などの評価目的のすべてに合致するわけではない．筋弛緩薬が投与されて拇指（尺骨神経刺激）の動きは弱まっても，呼吸に関わる筋肉の多く（横隔膜など）は生命維持のために最後まで動き続ける．また回復する場合も，弱いながらも呼吸に関する筋肉から戻るからでもある．気管挿管の指標として用いるのか，抜管後の患者安定を確認するためなのか，目的を明確にして利用する．

麻酔中，TOFが0，あるいは1Hzの刺激（トゥイッチ）を10〜15回与えても反応がないような場合でも，体動があったり，逆に筋弛緩薬投与後に相当時間経過した後でも微動だにしない場合など，より詳しい筋弛緩の状況を知りたい場合がある．小児では，従来用手的に数秒テタヌス刺激を加えた後に1Hzの刺激で動きをみる方法が行われてきたが，それを定量化したのがPTCである．PTC（ポストテタニックカウント法）はTOFRやTOFCがまったくみられないほど筋弛緩が深い状態の際に用いる．1秒間に50回（50Hz）で5秒間のテタヌス刺激の後に3秒間あけて，1秒間に1回（1Hz）の刺激を与え続け（通常15回），得られた反応数を数える．0〜12の値を取り，数字が小さいほど筋弛緩の程度が深いことを示す．一度PTCを行うと，次にPTCが正しい反応を示すまでに6〜7分は間をあける必要がある．また，PTCの前には10〜15回のトゥイッチ刺激を行い反応がないことを確認してから行う．

特にロクロニウムとスガマデクスの登場で，より深い筋弛緩状態での麻酔の維持，そしてそれからの覚醒が日常的になり，視覚的，主観的な判断では適切な回復を判断しにくくなっている．小児では残存筋弛緩効果は気道閉塞に直結するだけに，ロクロニウムの連続注入の場合はもちろん，間欠投与であっても1回以上の追加投与を要する症例での筋弛緩モニター使用は必須である．

■ 小児での筋弛緩モニターの課題

筋弛緩薬の使用頻度が高い小児麻酔は筋弛緩モニター使用の必要性は高く，長年にわたり用いられてきているが，視覚的な方法が主であった．反応を視覚的によりわかりやすくするDBS（Double Burst Stimulation）も小児麻酔が中心に研究された方法である．しかし，小児では動きが小さいこともあり反応を客観化することは難しかった．

Chapter 3 ● 小児麻酔の薬理学

最大上刺激を用いること，TOF で反応がみられないレベルの評価は PTC を用いること，測定部位の体温低下に注意することなどは成人と同様である．また，麻酔の維持は TOFC 1〜2 以下を保つ，気道刺激などでの体動も防止したい場合には PTC 4 以下のレベルに保つ，などの一般的な事項も成人と変わりはない．

実際に麻酔中の体動をもたらす刺激は電気刺激ではない．そして外科刺激の強さは麻酔深度の影響を受け，また麻酔中の刺激電極やセンサーの擦れ，電池劣化などもありうるため，反応がないことをもって十分な筋弛緩があることとはできない．拇指の動きを加速度センサーで検知する TOF ウォッチの登場で，客観的な評価は格段に容易となったが，現状で加速度センサー自体が乳幼児には大きすぎるため，センサー取り付け（拇指頭に長軸方向）や電極貼付〔前腕手掌側で，尺骨神経走行に沿い，末梢側を陰極（黒）とする〕などに工夫と慣れが必要であり，小児で安定して筋弛緩の程度をモニターする環境は十分に整っていない．小児での本格的な普及には，新生児・乳児用に開発された製品が必要である．皺眉筋や咬筋の反応などを使う方法，筋電図を用いる方法など，現在主流の目視や加速度センサーを用いた指の動きに依存する方法以外にも期待したい．

脱分極性筋弛緩薬

■ スキサメトニウム（サクシニルコリン）

臨床で使われている脱分極性筋弛緩薬はスキサメトニウムしかない．効果発現も効果消失も他のどの筋弛緩薬よりも速やかであるが，さまざまな選択肢が増えた現在，臨床的な優位性があるとはいえない時代になってきている．

スキサメトニウムは偽性コリンエステラーゼ（前述参照）で分解される．偽性コリンエステラーゼには 5 大異型体および数種類の小異型体が知られているが，ほぼすべてで酵素活性が低く，作用時間を延長させる方向に働く．静注，筋注，または舌内注のどの経路でも投与可能だが，舌内または顎下注は，舌血腫形成の危険性があり緊急時であっても用いるべきではない．乳児では成人（1 mg/kg）より比較的多いスキサメトニウム（2 mg/kg）の投与を必要とする．この原因は，薬が相対的に大きな細胞外液区画に広く分布してしまうからである．6 ヵ月未満の乳児では血漿コリンエステラーゼ活性は低いが，作用時間が長くはならない．静注スキサメトニウム（2 mg/kg）は，20〜30 秒で作用が発現し，40 秒以内で最大効果が得られる．静脈内投与と比べると，筋注スキサメトニウム（4 mg/kg）は作用発現が多少遅いが，その遅れは実際上問題にならない．

乳児・小児ではスキサメトニウムの 1 回静脈投与で徐脈がよくみられる．この徐脈はアトロピン（0.02 mg/kg）静脈内投与で予防できる．筋注スキサメトニウム（4 mg/kg）では，アトロピン前投与なしでも心拍数の変化や不整脈は起こらない．2 回目の静脈内投与で著しい徐脈をきたすことがあり，アトロピン前投与は必須である．

スキサメトニウムと揮発性吸入麻酔薬に関しては，今では日本で使われないハロタンで，ミオグロビン血症やミオグロビン尿症の発生，あるいは悪性高熱症（MH）との関連などが報告されてきていた．現在主流である揮発性吸入麻酔薬であるセボフルランとの間では問題にされることは少ないが，MH の発生やデュシェンヌの筋ジストロフィーでの，重度のミオグロビン尿症や高カリウム血症の発生などは，頻度は少ないものの散

発的に問題症例の報告はあり，依然注意すべき問題である．

　小児では，特にハロタンがスキサメトニウムに先行して投与された場合，ミオグロビン血症やミオグロビン尿症が成人より頻繁に生じるが，筋攣縮や筋肉痛はまれである．しかし，術後歩き回ることができる小児症例では，手術後の筋肉痛を防ぐためにも，あらかじめ非脱分極性筋弛緩薬で前処理（挿管に必要な量の10％の量）をしておく．デュシェンヌの筋ジストロフィーを含むミオパチーでは，重篤な横紋筋融解，重度のミオグロビン尿症，そして心停止が起こる可能性がある．

　ハロタンで麻酔導入後，スキサメトニウムを静注した場合の咬筋強直は100症例に1症例ほどの頻度でみられると報告されている．また，咬筋強直を認めた患児での悪性高熱ハロタン-カフェイン収縮試験の陽性率は50％のため，MHの発生率は200症例に1症例になってしまう．これは，小児の疫学的な調査の結果で得られた値の15,000〜25,000症例に1症例とは大きく異なっているが，この大きな違いについての満足な説明はついていない．一方，チオペンタール（アトロピン併用）による麻酔導入後のスキサメトニウム（すなわちハロタンの同時投与なしで）に引き続く咬筋強直は非常にまれである．もしこの状況（チオペンタール＋スキサメトニウム）で咬筋強直が起これば，それはMH形質保有可能性者との強い注意信号だと考えるべきである．チオペンタール（または，プロポフォール）とスキサメトニウムとの組み合わせでは，通常は咬筋強直はみられず，速やかに気道を確保する最も有効な手段である．極端にまれではあるが，喉頭鏡のブレードが口腔内に挿入できないほど咬筋強直が強かったり，たとえ口腔内に挿入できても上顎から下顎を覗き込めなかったりする．この状態は，"鋼鉄の顎"として知られており，MHと強く関連している．そのようなことが認められた小児は，注意深く観察し，MHの検査をしなければならない（Chapter 6参照）．

　スキサメトニウムは胃食道バリア圧を低下させない．これは，横隔膜脚の一部の筋肉は骨格筋由来ではないことが関係している．スキサメトニウム投与後，眼球に沿って並んでいる平滑筋の張力増加，およびおそらく脈絡膜血管拡張のため眼内圧は一過性に上昇（5〜10 mmHg）する．スキサメトニウムは眼内圧を一過性に上昇させるといわれているが，チオペンタールを多く投与すると，この反応はある程度抑えられる．眼内圧を測定する場合（すなわち緑内障），あるいは強制的に眼筋を動かすテストを行う場合（斜視外科）には，スキサメトニウムの投与は避けたほうが無難である．眼球の開放損傷の患児にスキサメトニウムの投与を考えているときは，まず眼科医に相談するのが得策である．眼損傷患者で大きな裂傷（＞4 mm）がある場合に比べて，眼球の針孔程度の損傷では眼球内容は押し出されない．代わりの方法として，多量のロクロニウム（1.2 mg/kg）を投与すると，45秒後にはスキサメトニウムと同じような気管挿管に適した状態となる．

　受傷後24時間以上経過した熱傷，挫傷，主要な神経疾患（上位運動ニューロン病変，下位運動ニューロン病変），長期臥床者，腎機能不全では，スキサメトニウム投与後に小児の血清カリウム濃度は増加する．この血清カリウムの上昇で心室性頻脈が起こることがある．心室性頻脈が起きたら，ただちにカルシウムの静注や他のカリウムを低下させる治療法で対処し，心臓の調律および心拍出量を回復させる．

　ロクロニウムとスガマデクスの臨床導入以前からあった，スキサメトニウムの臨床的

Chapter 3 ● 小児麻酔の薬理学

有用性の議論については，今では明らかな困難気道症例を除いてスキサメトニウムの存在価値はないといえる．またその困難気道症例でも，筋弛緩薬の使用そのものを避けるべきだと考えられる．

迅速導入（RSI）時の無呼吸時間の短さは，低酸素症を防止する意味で重要である．健康乳幼児でまったく前酸素化（preoxygenation）を行わなかった場合，筋弛緩薬（パンクロニウム臭化物 0.2 mg/kg）投与後約 30 秒間の無呼吸で酸素飽和度が低下し始める場合があり，小児では特に重要であるが，この場合でも前酸素化とともに酸素投与を続ければ，乳児でも 60 秒間は高い酸素飽和度が持続された．小児でロクロニウムとスキサメトニウムの挿管開始可能までの時間（筋弛緩薬投与後気管挿管終了まで）の短さを厳密に比較した研究はないが，両者ともに 30 秒以内で，差は 10 秒以内と想定される．小児で喉頭展開から気管挿管後カプノメータで波形が確認されるまでの時間（挿管所要時間）は，初心者でもおおよそ 35 秒とされる．

ロクロニウムとスキサメトニウムでの，気管挿管の容易さと，投与後自発呼吸回復までに要する時間で明らかにスキサメトニウムは短く優位性はある．しかし，挿管操作中も酸素投与を続けることで，両者の低酸素のリスクは変わりがないと想定される．MHを含めさまざまな深刻な問題の可能性を含むスキサメトニウムには，ロクロニウムに比較して小児で臨床的な優位性があるとはいえない．

唯一の有用性は，スガマデクス大用量使用直後の再筋弛緩必要時であるが，これは慎重な麻酔計画で避けることが可能である．

非脱分極性筋弛緩薬

脱分極性筋弛緩薬のスキサメトニウムの臨床的有用性について疑問符がついた現在，積極的な筋弛緩回復（拮抗）策を有し調節性を持った非脱分極性筋弛緩薬の使用が主流である．筋弛緩効果からみると，効果発現の迅速性と効果消失の迅速性の両面でスキサメトニウムに及ばないかに思えるが，ロクロニウムに関しては，大用量使用とスガマデクスの使用で，その臨床的な有用性はスキサメトニウムと同等といえる．

以下に記載する 3 剤のうち，現在日本で使用できるのは 2 剤だけだが，いずれも筋弛緩薬としての作用以外に，アナフィラキシー発症という副作用がある．また，拮抗薬としてスガマデクスを用いた場合，アナフィラキシー発症が抜管から抜管直後という，患者は無防備で，麻酔科医の注意が希薄になりがちな時期での発症であることは重要な注意点である．

■ ロクロニウム

ステロイド核を持ったロクロニウムは，その効果発現の速さと，室温で安定した溶液として利用できる点でベクロニウムとは異なり，現在小児麻酔では広く用いられている．効果発現の速やかさは，ベクロニウムの 1/6 という効力の低さが関係している．効果発現は投与量依存性で，たくさん投与するほど速やかになる．ロクロニウムの ED_{50} は，乳児での静注で〜0.3 mg/kg，小児では〜0.45 mg/kg である．吸入麻酔薬，特にセボフルランは筋弛緩効果を延長させる．乳児での，挿管用量 0.6 mg/kg（ED_{50} の 2 倍）の作用持続時間は 42 分で，年長児の 27 分より 50％長い．体重あたりで比較すると，

年齢が下がるほど，回復までに要する時間は長くなる．

ロクロニウムは，効果発現が速いために充満胃症例での迅速麻酔導入に，そして代謝産物に筋弛緩作用がないことから蓄積が少なく，持続投与にも適している．持続投与の場合，成人では 0.42 mg/kg/時（7 µg/kg/分）が推奨されているが，小児の麻酔ではやや多めの 0.6 mg/kg/時（10 µg/kg/分）から場合により 1.0 mg/kg/時（16.6 µg/kg/分）が用いられる．筋弛緩モニターを使い，外科手術に応じて TOFC 1〜2，あるいは PTC 4〜5 を目安に投与速度を調整維持することで，初めの投与速度はあまり問題にならない．持続投与では ICU での長時間投与での効果減弱が知られているが，これは蓄積作用ではなく ACh レセプターのアップレギュレーションのためといわれている．手術室で使う範囲では問題にならない．

ロクロニウムの小児での通常初回使用量は 0.6 mg/kg とされる．併用麻酔薬剤の状況により 30〜45 分で追加投与（初回量の 1/2）が必要となる場合が多い．

手術時間が 1 時間を超える場合は初回量を 0.9 mg/kg とする．実際には，1.0 mg/kg をルーチンに使用する場合が多い．乳児では 0.6 mg/kg，新生児では 1/3 ずつ分割投与する．

迅速導入（RSI）が必要な場合は 1.2 mg/kg とする．作用持続時間は延長し，〜75 分である．ただ，この時間前にも拮抗は可能である．

輪状軟骨圧迫を維持しながら，100% 酸素で軽く陽圧換気を行う方法を用いる場合はロクロニウム 0.9 mg/kg，あるいは 0.6 mg/kg のどちらでもよいとされる．しかし本来，胃内容誤嚥を確実に防止するのが RSI の目的であり，あらかじめ軽度鎮静を加えることなども含め，少しでも誤嚥のリスクを上げる変法の選択は慎重に判断すべきである．

持続注入で用いる場合は麻酔導入，気管挿管が終わったタイミングで，7〜10 µg/kg/分（0.42〜0.6 mg/kg/時）で開始し，注入速度を 2〜3 µg/kg/分ずつ上下調整する．セボフルラン併用時は，筋弛緩効果が増強されるため，持続投与速度は少なめとする．

ロクロニウムはほとんど代謝されないが，肝臓で CPY3A4 により代謝され，胆道系から排泄される．腎不全では排泄時間は変わらないが，肝疾患では延長する可能性がある．

ロクロニウムは投与時に血管痛がある．キシロカインやレミフェンタニルの前投与で軽減できるが，それが行いにくい RSI の場合には，静脈カテーテルの入った手が大きく動く場合があり注意する．心血管作用やヒスタミン遊離作用はない．1.2 mg/kg 投与後の回復に要する時間は約 75 分である．一方，3 分間陽圧換気を行う余裕があれば，少量のロクロニウム（0.3 mg/kg）でも気管挿管に適した筋弛緩状態が得られ，15〜20 分で拮抗できる．躊躇せずオーラルエアウェイを使用し，胃内への空気送入を防ぐ．ロクロニウムをチオペンタールと一緒に投与すると，チオペンタールが沈殿して点滴路が詰まる場合があるので注意する．

■ ベクロニウム

ベクロニウム（溶解性粉末）はステロイド核を有する中期作用性の非脱分極性筋弛緩薬であり，心血管系への影響は少なく，アナフィラキシー発現もロクロニウムより少ないとされる．使用時溶解が必要であることと効果発現時間がロクロニウムよりも遅いこ

とを除けば，副作用は少なく使いやすい薬剤だといえる．

作用持続時間は小児で35〜45分であるが，乳児ではより長い（70分以上）．ベクロニウムの95％の有効量（ED$_{95}$）は，乳児で47 μg/kg，年長の2〜10歳で81 μg/kg，思春期で55 μg/kgである．心血管への作用やヒスタミン遊離作用のない特異性が明らかな薬剤である．肝疾患や腎機能障害を持つ症例で，ベクロニウムの作用持続期間は延長する．ベクロニウムには迷走神経遮断効果がないので，例えばフェンタニルのような迷走神経刺激性の薬剤が同時に投与されていると，徐脈が起こることがある．このため，アトロピンが必要となることもある．ベクロニウムは持続注入でも用いられる．注入速度は，乳児（1〜2 μg/kg/分）では年長児（2〜3 μg/kg/分）よりもかなり少なくてよい．

ベクロニウムはロクロニウムとは違い，代謝産物も筋弛緩効果を持ち排泄も遅いため長時間持続投与の蓄積効果には注意が必要である．

■ アトラクリウム，シスアトラクリウム（ベンジルイソキノリン系）：日本未発売

ベンジルイソキノリン系筋弛緩薬で，いずれも日本では発売されていない．心血管系への作用が少なく，代謝が安定していることもあり，北米では持続投与や，肝不全，腎不全患者，肝腎機能が未熟な新生児での第一選択薬として好まれている．ヒスタミン遊離作用がある．スガマデクスでは拮抗できない．スガマデクス投与直後に再度筋弛緩が必要な場合に使用できる利点がある．

■ パンクロニウム：日本では発売中止

パンクロニウムは2012年に発売中止となった，長時間作用性の非脱分極性筋弛緩薬である．ヒスタミン遊離作用はなく喘息患者で使え，また適度な迷走神経遮断作用があり，併用する麻薬や麻酔薬とのバランスで，比較的安定した循環動態が得られたことから長年中心的な役割を持ってきた．しかし，排泄が主として腎臓からであり腎障害患者では使いにくいことと，長時間作用性で蓄積性があり，調節性がよくないことから，ベクロニウム，ロクロニウムに取って代わられた．

神経筋遮断の拮抗作用：筋弛緩状態からの回復

患児が筋弛緩薬から完全に回復したことが筋弛緩モニターで証明されていない限り，常に非脱分極性筋弛緩薬を拮抗すべきである．特に乳幼児では，薬物代謝機能，神経筋組織ともに発達段階にあり，筋弛緩薬の排除が遅れ，感受性も高いため効果が遷延しやすい可能性がある．加えて舌と頭部の大きな乳幼児では，容易に気道閉塞状態に陥ることから，いったん回復した患児が再度筋弛緩状態に陥る再クラーレ化（recurarization）状態による呼吸抑制への警戒も必要である．

筋弛緩モニターの乳幼児での適用は，身体的な小ささ（細い腕，拇指）ゆえに容易ではなく，慣れが必要である．またモニター上での100％回復が，完全な回復を意味しないという限界があることを承知したうえでも，臨床的な指標による主観的な判断より勝ることから，使用は必須である．

低体温（＜35℃）患児では，非脱分極性筋弛緩薬の拮抗は完全でない可能性があり，しばしば正常体温に戻るまで調節呼吸を続けなければならないことがある．まれではあ

るが，乳児や小児で抗菌薬が非脱分極性筋弛緩薬の作用を増強すると，筋弛緩作用が拮抗できない状態になる．特にアミノグリコシド系薬剤（例えばネオマイシン，ゲンタマイシン，トブラマイシン）が投与されている場合には，この可能性を考慮しなければならない．筋弛緩薬の拮抗の適切性は，特に乳児では評価が難しい．TOF に対する反応は 4 回同じ収縮（つまり 100％以上）でなければならない．新生児や乳児では，自発的に肘や股関節部を屈曲することが可能ならば，筋緊張が戻っていると判断できる．吸気圧力 25 cmH$_2$O を作り出す能力（最大吸気圧：MIP）が簡便で有用な指針とされているが，肺気量の大きさの影響を受けるため，啼泣時肺活量（15 mL/kg 以上）がより有用である．筋弛緩の拮抗に少しでも疑問がある場合には，調節呼吸を続けながら筋弛緩からの回復状態を，時間をおいて反復評価する．筋弛緩モニターは必ず使う．

　新生児および 2 歳以下の乳児では，筋弛緩薬使用の全症例で筋弛緩の薬理的な拮抗が推奨されてきている．しかし，ロクロニウムと筋弛緩モニターの普及で，この考え方にも変化がみられてきている．つまり筋弛緩モニターで客観的に判断できるからである．ただし，直接呼吸筋力を評価しているわけではないことを念頭に置く．

　乳児・小児での非脱分極性筋弛緩薬の薬理学的拮抗の方法を以下に示す．コリンエステラーゼ拮抗薬（ネオスチグミン，エドロホニウム）を使う方法とシクロデキストリン誘導体（スガマデクス）を使う方法である．

コリンエステラーゼ拮抗薬

■ ネオスチグミン

浅い筋弛緩状態

　自発呼吸の動きが認められる場合，あるいは T2 が確認できる場合（まったく体動がみられないような深い筋弛緩では効果はない）．

　ネオスチグミン（0.1 mg/kg）をアトロピン（0.03 mg/kg）とあらかじめ混合して投与する（最大ネオスチグミン 2.5 mg，アトロピン 1.0 mg）．一時的に心拍数増加，その後心拍数の低下がみられる場合がある．

・先天性心疾患があっても問題となる不整脈はほとんどみられない．
・ムスカリン作用として徐脈，低血圧，気管支収縮，嘔気，嘔吐，腸蠕動亢進などがある．しかし，アトロピンの併用により，こうした副作用がみられることは少ない．懸念される気管支喘息発作がみられることもないが，気管支喘息や冠動脈疾患では，減量投与，緩徐投与，投与回避など，慎重に使用する．
・ベンジルイソキノリン系筋弛緩薬（日本では発売されていない）も含め，非脱分極性筋弛緩薬であれば，すべての拮抗に使える（脱分極性のスキサメトニウムでは使用禁忌である）．
・安価であるが，有効な利用には，麻酔中からのきめ細かな筋弛緩薬投与計画が必要である．

Chapter 3 ● 小児麻酔の薬理学

■ エドロホニウム

浅い筋弛緩状態

自発呼吸の動きが認められる場合，あるいは T2 が確認できる場合（まったく体動がみられないような深い筋弛緩では効果はないのはネオスチグミンと同じ）．

最初にアトロピン（0.02 mg/kg）静注し，心拍数増加確認後，エドロホニウム（1 mg/kg），あるいは，エドロホニウムを 1/3 ずつ，間をあけて分割投与する．心拍数をみながら必要な場合にアトロピンを投与する．

・エドロホニウムはネオスチグミンより急速に作用が開始するため，迷走神経刺激作用発現も早い．
・結果としてネオスチグミンの場合と効果は変わらないとされるが，効果時間はやや短いともいわれ，日本の小児麻酔ではほとんど使われない．

■ スガマデクス

ロクロニウム，ベクロニウムのみに有効な筋弛緩回復薬であり，非脱分極性筋弛緩薬であってもアトラクリウム，シスアトラクリウム（どちらも日本未発売）には使えない．

スガマデクスはブドウ糖が環状に 8 個連なったオリゴ糖である γ シクロデキストリン（cyclodextrin）誘導体である．シクロデキストリンは，その中心に比較的に小さな疎水性分子を包接（封じ込め）する性質を持ち，水に溶けやすい．多くの合成シクロデキストリンの中に，筋弛緩薬であるロクロニウム，ベクロニウムを，選択的かつ非可逆的に封じ込め，排泄させる合成化合物が見つかり，結合性と親和性を高める分子構造改良が加えられ，スガマデクスができ上がった．

投与されると，活性を持つ（タンパク質と結合していない）ロクロニウムを急速に包み込み，血中濃度を下げると同時に，神経筋接合部のロクロニウムを血中に誘導し包接することで，一気に体内（中枢コンパートメント，神経筋接合部）のロクロニウムの活性をそぐ．このため，どのような筋弛緩レベルからでも，迅速に，完全に回復させられる可能性を持つのが大きな特長である．

小児に関する使用法はまだ発展途上であるが，おおむね以下の使用方法が用いられる．
・日常的な麻酔で，2 mg/kg 以上の使用はすべきではないし，理論上も必要ない（ロクロニウム 0.6 mg/kg 投与では同モル数のスガマデクス 2.0 mg/kg が十分量である）．
・それ以上大量のスガマデクスを使用した場合，あるいは短時間（数分～数時間以内の再手術など）で再度の筋弛緩が必要になった場合，ロクロニウムの使用が困難（効果を発揮しない）になる場合がある．

この状況の対応は，日本ではスキサメトニウムが唯一の選択肢となるが，可及的にそうした事態は避けるべきである．それには，日頃から筋弛緩モニター活用した緻密なロクロニウム投与計画と，それに基づいた適切量のスガマデクス投与を行う必要がある．

浅い筋弛緩状態

自発呼吸の動きが認められる場合，あるいは T2 が確認できる場合：1 回 2 mg/kg をボーラス静注する．

深い筋弛緩状態

　自発呼吸が認められない場合，あるいは TOFC 1 か 0，PTC で 1〜2 回の単収縮の場合：1 回 4 mg/kg をボーラス静注する．PTC が 0 の時は PTC が回復するまで待つ．

困難気道症例などで，投与直後に緊急で自発呼吸を回復したい場合（緊急事態のみ）

　1 回 16 mg/kg をボーラス静注する．ロクロニウム投与 3 分後を目安にする．

　スガマデクス使用には以下の副作用と注意点がある．

　▶**アナフィラキシーショック**：スガマデクスでは一定の頻度（小児で信頼できる頻度は不明）で，アナフィラキシーショックの発生が知られている．十分に解明されていないが，ロクロニウムを取り込む前のスガマデクスの抗原性が高いとされ，不要に大量のスガマデクス投与は避けるのが，アナフィラキシー防止のためにも望ましい．

　大半の場合，初発徴候は投与後 5 分以内であり，迅速なアドレナリン投与と補液で対応可能である．気管挿管抜去直後の患者が不安定な時期と一致することは，さらなる患者安全上でのリスク要因である．アナフィラキシー発生の可能性を念頭に，十分な準備と体制のうえでの使用が求められる．

　▶**筋弛緩再発現：再クラーレ化（recurarization）**：スガマデクスでいったん回復した筋弛緩状態の予期せぬ再発が知られている．十数分〜数時間以上の間隔が報告されている．おそらくは，末梢コンパートメントに分布したロクロニウムの中枢コンパートメントへの再分布が関わっており，ロクロニウムの大量投与，長期間投与，腎機能障害，乳幼児，そして不適切（過少）なスガマデクス投与がハイリスクと考えられる．このような症例では，筋弛緩モニターと慎重な患者観察の継続が欠かせない．

　▶**反復再筋弛緩**：スガマデクスでいったん回復させた患者で，数分〜数時間後に再度筋弛緩薬投与が必要（緊急再挿管，止血再手術など）の場合，投与した筋弛緩薬が効果を発揮しない可能性がある．スガマデクスの血中半減期は約 100 分とされるので，通常量のスガマデクス投与後であれば 3 時間の間隔があれば影響を受ける可能性は少ない．

　大用量のスガマデクス（16 mg/kg）投与後で数分以内に再度筋弛緩が必要な場合は，日本ではスキサメトニウムが唯一の選択肢となるが，可及的にそうした事態を避けるべきである（筋弛緩モニターを使い，4 mg/kg 以上のスガマデクス使用を避ける，など）．

　▶**経口避妊薬作用減弱**：抗エストロゲン薬の一部を包接する作用が知られ，経口避妊薬を服用中の妊孕性世代患者には，周知する必要がある（服用当日を飲み忘れた場合と同様に扱う）．

　▶**心血管系の副作用**：スガマデクスには，不整脈，低血圧などの心血管系の副作用は知られていない．一時的な軽度抗凝固作用増強の報告はあるが，臨床上の問題はない．

Chapter 3 ● 小児麻酔の薬理学

▶**その他**：スガマデクス自体は安全な薬剤であり，ほぼ代謝されずに腎から排泄される．しかしその分子包接作用は非特異的な部分があり，現在までに知られていない物質を不活化している可能性は否定できない．

▶**医療経済上の問題**：2010年に日本での使用が始まったスガマデクスは，投与された筋弛緩薬の量や時間にあまり影響されずに確実に筋弛緩回復効果が得られる安心感から，余裕を持った筋弛緩薬投与が可能になり急速に普及した．基本的にレスキュー薬としての使用が多い中で，日本はルーチン薬としての使用が多く，世界で最も使用量が多い特別な状況である．確かに一番理に適った方法であり，最新のCochrane Review（2017）でも，成人症例ではあるが重大な偶発症に有意差を認めないものの臨床的な優位性を認めていることからも，今後の方向性を示しているといえる．残存筋弛緩効果の呼吸機能への影響を最も受けやすい小児麻酔でこそ，普及されるべき薬剤であるように思われる．

　しかし，そのCochrane Reviewでもその他の多くの論文でも，医療経済的視点がまったく欠落している．医療保険制度上，麻酔料がDPCの枠外である日本では，麻酔科医が使用する薬剤価格に無関心な傾向が強い．国をあげて後発薬品使用の推進など，医薬品費抑制が課題となっている昨今，スガマデクス使用が国民医療費を百億円規模で押し上げていることを考えると，現時点で薬価ベースで約1/10であるネオスチグミンの使用の一律中止が正当化されるかに関しては慎重な検討が必要である．

　確かに，より高額な抗がん剤や遺伝子治療薬に比較すれば微々たる問題であり，得られる患者安全上の利点，麻酔科医の精神的負担軽減が大きいことは，麻酔に従事する立場からは当然であるが，医療は手術室内だけでは完結しない．われわれ麻酔科医は，スガマデクスの利点を最大限に効率的に活用する使用方法を，社会に示す責任がある．

非ステロイド性抗炎症薬（NSAIDs）

■ アセトアミノフェン（アセリオ）

　アセトアミノフェン（パラセタモール）は解熱鎮痛薬である．NSAIDsに分類されるものの，シクロオキシゲナーゼ（COX）活性阻害作用が弱いことから消炎作用はない．したがって血小板機能障害（出血傾向）や腎障害性，また胎児・新生児の動脈管収縮作用もない．軽度〜中等度の痛みの緩和に役立つ鎮痛薬であるが，静脈投与が可能であり，より強い疼痛に対する麻薬使用軽減薬としての有効性から，小児麻酔でも術後痛の緩和に向けて利用される．

　乳児も含めあらゆる年代の小児での薬物代謝はよい．ただ，2歳未満の幼児ではクリアランスが低く，それ以上の小児，成人より体重あたり30〜50％少ない投与量が設定されている．過量では肝不全が起こることがあり，衰弱した重症患児で特に危険である．

　2歳以上の小児での静脈内投与量は15 mg/kg（2歳未満では7.5 mg/kg）で，15分かけて静注し，投与間隔は4〜6時間以上，1日投与総量は60 mg/kg（2歳未満では15 mg/kg）である．小児では1日あたりの投与最大量は3,000 mgとする．

　上記は疼痛に対しての用量である．一般に成人での発熱症例では通常1回300〜500 mg，4〜6時間間隔で1日投与最大量は1,500 mgとされるが，短期間投与が前提の

80

疼痛量は限界値が高く設定されている．成人（体重50 kg以上）での疼痛量の1日投与限度は4,000 mgとされ，小児での限界量は体重50 kg換算では成人と同等量である．

アセトアミノフェンは，そのままあるいは主には肝臓でのグルクロン酸抱合された後に尿中に排泄される．しかし一部は肝臓のシトクロムP450で代謝され毒性の高い物質に変換され，通常はグルタチオン抱合され尿中に排泄される．アセトアミノフェン大量摂取などでグルタチオンが払底すると肝細胞障害，肝不全に進展する．グルタチオンは直接肝細胞内に入らないので，前駆体であるアセチルシステインを投与すると解毒効果がある．本来静脈内投与すべきであるが，アナフィラキシー発生頻度が高い（3～6％）うえに，日本では静脈用製剤はない．

アセトアミノフェンは長年にわたって欧米では安全に使用されてきた薬剤である．日本では主には経口あるいは坐薬での投与であり，投与量の厳密さでは課題があった．2013年静脈投与が可能になり，確実な血中濃度と効果が期待できることになったが，これに伴い注意しなければならないのは，過量（計算間違え，投与限度量無視，情報不足）によるアセトアミノフェン中毒（致死的肝不全）である．

■ イブプロフェン

イブプロフェンはプロピオン系のNSAIDsの一種で，長年にわたり用いられている消炎鎮痛薬である．イブプロフェン（経口投与で4～10 mg/kg，6時間ごと，1日最大量40 mg/kg）は，手術後のモルヒネ必要量を減らし，小児の疼痛を緩和する．イブプロフェンとアセトアミノフェンを交互に投与すると，幼少児の扁桃摘出術後の麻薬に代わる鎮痛薬として有用であるとされる．

■ フルルビプロフェン（ロピオン®）

フルルビプロフェンは，血小板機能抑制作用は比較的に弱いとされ，小児麻酔領域では，静注薬が術後鎮痛緩の目的で用いられる．用量は1 mg/kgであり，緩徐に投与する．ニューキノロン系の抗菌薬投与患者，腎不全患者では使用しない．

■ ジクロフェナク（ボルタレン®）

ジクロフェナクはNSAIDsで，小児では主に坐剤（12.5 mg，25 mg，50 mg）として用いられる．経口投与と比較すると，直腸内投与のほうが吸収および生体内利用率がよい．小児での直腸内投与量は，1 mg/kg，8時間ごとである．アセトアミノフェンと同様な鎮痛が得られる．

■ トラマドール（トラマール®）

トラマドールは弱 μ 受容体作動薬であり，ノルアドレナリンとセロトニンの再取り込み阻害作用を持つ．用量は0.5～1.0 mg/kgで，最大50 mgを3～4時間ごと投与である．半減期は6～7時間で他の多くの鎮痛薬より長く，さらに活性を持った代謝産物の10時間という半減期と併せて作用時間は複雑である．CYP2D6で代謝され O-メチル化代謝物になるが，これがトラマドールより200倍も μ 受容体親和性が高い．CYP2D6の個体発生，多型性と腎の成熟が年少児の鎮痛作用に影響を与えている可能性がある．

Chapter 3 ● 小児麻酔の薬理学

　トラマドールは麻薬より鎮静や呼吸抑制は少なく，モルヒネの 1/10 の鎮痛効力で依存症も少ないとされ，がん患者で用いられている．しかし日本では，呼吸抑制のため 12 歳以下の小児での使用が制限されており，小児麻酔では使用されない．また，トラマドールは痙攣閾値を下げる可能性があり，痙攣疾患でも使われない．

参考文献

1) Allegaert K, Van der Marel CD, Debeer A, et al: Pharmacokinetics of single dose intravenous propacetamol in neonates: effect of gestational age. Arch Dis Child Fetal Neonatal Ed, 89: F25-28, 2004.

2) Allegaert K, de Hoon J, Verbesselt R, et al: Maturational pharmacokinetics of single intravenous bolus of propofol. Paediatr Anaesth, 17: 1028-1034, 2007.

3) Allegaert K, Rochette A, Veyckemans F: Developmental pharmacology of tramadol during infancy: ontogeny, pharmacogenetics and elimination clearance. Paediatr Anaesth, 21: 266-273, 2011.

4) Anand KJ, Anderson BJ, Holford NH, et al: Morphine pharmacokinetics and pharmacodynamics in preterm and term neonates: secondary results from the NEOPAIN trial. Br J Anaesth, 101: 680-689, 2008.

5) Anderson BJ, Coté CJ, Lerman J: Pharmacokinetics and pharmacology of drugs used in children. In: Coté CJ, Lerman J, Anderson BJ, eds., A practice of anesthesia for infants and children, 5th ed, pp.77-149, Elsevier, 2013.

6) Bedwell JR, Pierce M, Levy M, et al: Ibuprofen with acetaminophen for postoperative pain control following tonsillectomy does not increase emergency department utilization. Otolaryngol Head Neck Surg, 151: 963-966, 2014.

7) Brett C, Robinowitz D: Physiology and development of the term and preterm neonate. In: Lerman J, ed., Neonatal anesthesia, Springer Science + Business Media, 2015.

8) St Charles CS, Matt BH, Hamilton MM, et al: A comparison of ibuprofen versus acetaminophen with codeine in the young tonsillectomy patient. Otolaryngol Head Neck Surg, 117: 76-82, 1997.

9) Cohen L, Athaide V, Wickham ME, et al: The effect of ketamine on intracranial and cerebral perfusion pressure and health outcomes: a systematic review. Ann Emerg Med, 65: 43-51. e2, 2015.

10) Coté CJ, Posner KL, Domino KB: Death or neurologic injury after tonsillectomy in children with a focus on obstructive sleep apnea: Houston, we have a problem! Anesth Analg, 118: 1276-1283, 2014.

11) Crews KR, Gaedigk A, Dunnenberger HM, et al: Clinical pharmacogenetics implementation consortium guidelines for cytochrome P450 2D6 genotype and codeine therapy: 2014 update. Clin Pharmacol Ther, 95: 376-382, 2014.

12) Cuzzolin L: Drug metabolizing enzymes in the perinatal and neonatal period: differences in the expression and activity. Curr Drug Metab, 14: 167-173, 2013.

13) Glass HC, Costarino AT, Stayer SA, et al: Outcomes for extremely premature infants. Anesth Analg, 120: 1337-1351, 2015.

14) Hannam JA, Anderson BJ, Mahadevan M, et al: Postoperative analgesia using diclofenac and acetaminophen in children. Paediatr Anaesth, 24: 953-961, 2014.

15) Hauber JA, Davis PJ, Bendel LP, et al: Dexmedetomidine as a Rapid Bolus for Treatment and Prophylactic Prevention of Emergence Agitation in Anesthetized Children. Anesth Analg, 121: 1308-1315, 2015.

16) Kam PC, Cardone D: Propofol infusion syndrome. Anaesthesia, 62: 690-701, 2007.

17) Kelly LE, Rieder M, van den Anker J, et al: More codeine fatalities after tonsillectomy in North American children. Pediatrics, 129: e1343-1347, 2012.

18) Krekels EH, Tibboel D, de Wildt SN, et al: Evidence-based morphine dosing for postoperative neo-

nates and infants. Clin Pharmacokinet, 53: 553-563, 2014.

19) Mahmoud M, Mason KP: Dexmedetomidine: review, update, and future considerations of paediatric perioperative and periprocedural applications and limitations. Br J Anaesth, 115: 171-182, 2015.

20) Mason KP, Lerman J: Review article: Dexmedetomidine in children: current knowledge and future applications. Anesth Analg, 113: 1129-1142, 2011.

21) Meretoja OA: Neuromuscular block and current treatment strategies for its reversal in children. Paediatr Anaesth, 20: 591-604, 2010.

22) Michaliczyk K, Sullivan JE, Berkenbosch JW: Pretreatment with midazolam blunts the rise in intracranial pressure associated with ketamine sedation for lumbar puncture in children. Pediatr Crit Care Med, 14: e149-155, 2013.

23) Niezgoda J, Morgan PG: Anesthetic considerations in patients with mitochondrial defects. Paediatr Anaesth, 23: 785-793, 2013.

24) Saettele AK, Sharma A, Murray DJ: Case scenario: hypotonia in infancy: anesthetic dilemma. Anesthesiology, 119: 443-446, 2013.

25) Standing JF, Tibboel D, Korpela R, et al: Diclofenac pharmacokinetic meta-analysis and dose recommendations for surgical pain in children aged 1-12 years. Paediatr Anaesth, 21: 316-324, 2011.

26) Takazawa T, Miyasaka K, Sawa T, et al: Current Status of Sugammadex Usage and the Occurrence of Sugammadex-Induced Anaphylaxis in Japan. APSF Newsletter, 33: 1-12, 2018. https://www.apsf.org/newsletter/june-2018/

27) Wang C, Allegaert K, Tibboel D, et al: Population pharmacokinetics of paracetamol across the human age-range from(pre)term neonates, infants, children to adults. J Clin Pharmacol, 54: 619-629, 2014.

28) Wiegerinck RF, Cojoc A, Zeidenweber CM, et al: Force frequency relationship of the human ventricle increases during early postnatal development. Pediatr Res, 65: 414-419, 2009.

29) Williams DG, Hatch DJ, Howard RF: Codeine phosphate in paediatric medicine. Br J Anaesth, 86: 413-421, 2001.

CHAPTER
4 小児麻酔での技術と手技
Techniques and Procedures

1 ● 手術に向けてのルーチン準備

術前評価

　診察時の情報の大半が両親や保護者から提供されることは小児患者の特徴である．そして提供される情報が親にとって保護的，利己的になりがちなことも避けられない．主治医の話に基づいて親が描いた筋書きどおりに事を進められそうもない場合は，決して麻酔科医の独断的な判断ではなく，患児へのリスクに鑑みた判断であることが親に伝わる説明を行う．

　多くの場合，麻酔科医は処置，手術の直前に初めて顔を合わせることから，十分な信頼関係が築けていない．しかし，主役は患児である．麻酔科医は，あらかじめ患児の病態や背景の十分な理解のうえで，主治医と意志疎通が必要である．麻酔のリスクは主治医にとってもわかりにくいため，親が十分に理解できていないことは十分にありえる．小児麻酔科医には，手術が予定されているから麻酔をするのではなく，予定された手術を今この患児に行うのが適切であるかの判断も含めた小児急性期総合診療医としての見識が求められる．

　日本が世界に誇る母子手帳は，周産期から現在に至る間の成長発育歴や予防接種歴に加え，患児の健康に関する重要な情報源である．麻酔科医は手際よく参照すべきであり，また両親と一緒に確認することで，患児の健康についての新たな気づきの機会となる．

　術前診察では，患児と目線を合わせる高さで丁寧に診察評価する．診察時の麻酔科医の服装や装飾類は，衛生面の配慮もあるが，自分の好みの押しつけではなく，病児あるいは病児を持った親が親近感とともに命に関わる事柄を話すのに相応しいと感じる範囲であるかを常に考える．また目の前で行う必要はないが，入室あるいは診察の前後には手指衛生を行う．良好なコミュニケーションのためにマスクはできるだけしない．マスクが本当に必要な場合があるとしたら，その理由をしっかり患者家族に伝える．そして，その場合は始めからしっかり装着し，鼻を出したり顎下に下げたりせず，手で頻回にマスクに触らない．聴診器を首に巻いたまま診察するのも清潔ではない．

　患児の多くは手術が関わる問題を除いては健康であるが，なかには麻酔科医にとっては問題となる病気を持った患児もいる．カルテおよび両親からの情報で，患児の病歴を完全に把握する．特に以前の手術歴，とりわけ麻酔の詳細な情報は重要だが，小児科や主治医科のカルテには麻酔科医に必要な情報がない場合が多い．診療が細分化され，本来は好ましくないが，手術担当医でさえ患児の全体像を十分に把握していないことがあり，特に手術に直接関係しない患児の問題を把握していないことも多い．手術を依頼し

Chapter 4 ● 小児麻酔での技術と手技

た主治医，専門医が麻酔についての認識が十分でないこともあり，麻酔科医にとって全体像の把握は日々困難な仕事になりつつある．患児の両親も同じ質問を繰り返されては迷惑であり，あらかじめカルテを参照しておくことは重要である．

臓器系全体を評価し，麻酔に関わる問題点を洗い出す（**表 4-1**）．病歴で問題点を見つけたら，その患児の現在の状態との正確な関わりを見極める．このためには，小児科医，外科医，放射線科医や他の診療科の医師の立ち会い診察を必要とする場合もある．麻酔科医として特に重要な既往歴には，正確な生後日数，出生時の在胎週数，低出生体重児であれば新生児期の問題（無呼吸発作があったか），長期間呼吸管理されたか（気管支肺異形成症や気道過敏症の可能性），気管挿管されたか（声門下狭窄の可能性），そして鎌状赤血球症（黒人種との混血でも），麻酔特有の病態（悪性高熱症，偽コリンエステラーゼ欠損症：遷延性無呼吸），神経筋肉疾患の家族歴（筋ジストロフィー）などの疾病がある．

表 4-1　麻酔に関連した病歴

臓器系	病歴	麻酔科医の懸念
中枢神経系	痙攣	発作薬物投与（痙攣の最近の制御）の適切性．フェニトインは非脱分極性弛緩薬とフェンタニル必要量を増す，歯肉内増殖症や出血を生じ，肝の機能不全を引き起こすかもしれない．ケタミンは相対的禁忌とされる
	水頭症	頭蓋内圧亢進の可能性，反復麻酔，繰り返しシャント手術，感染を防ぐ必要，予防的抗菌薬投与
	頭部外傷	頭蓋内圧亢進の存在
	脳腫瘍	頭蓋内圧亢進の可能性，嘔吐物，電解質状態の変化，化学療法薬の薬物相互作用
	脳性麻痺	栄養状態，慢性感染の存在，慢性誤嚥の存在，体位どりが困難，知能は正常の可能性，慎重な情緒面の評価
	ダウン症候群	麻酔導入の協力に問題（両親の応援を得たほうがよい），気道（巨舌症，声門下狭窄），心疾患，関節可動性，環軸不安定性
	神経筋疾患	体位どり困難，繰り返しの手術，丁寧な情緒面での配慮，気管切開管理の可能性
	髄膜脊髄瘤	関連する水頭症，ラテックスアレルギーの既往，腎感染，腎機能障害
心臓血管系	心雑音	無害性雑音と有意な病変，予防的抗菌薬の必要性，奇異性塞栓症の危険性
	チアノーゼ	血液濃縮，水分制限を避ける，粘稠性亢進，二次性凝固障害，凝固機能検査，低酸素に対する換気反応鈍化，前投薬注意，静脈路からの空気塞栓注意，うっ血性の心不全，ジゴキシン投与の既往，利尿薬投与の既往，電解質異常
	呼吸困難，頻呼吸	心臓手術の既往，心インターベンションの必要性

（次ページへ続く）

1 • 手術に向けてのルーチン準備

表 4-1　麻酔に関連した病歴（続き）

臓器系	病歴	麻酔科医の懸念
	発汗, 頻脈	伝導系障害, 不整脈の既往, ペースメーカー植え込み
	高血圧症	腎疾患, 大動脈縮窄症, 内分泌疾患
呼吸器系	低出生体重児	周術期無呼吸の危険性, 挿管の既往があれば, 声門下狭窄のリスク
	呼吸窮迫症候群	受胎後週数で呈示, 生下時在胎週数, 貧血, 無呼吸の既往, 慢性肺疾患の残存, ガス交換障害, 長期人工呼吸管理の既往, 声門下狭窄の残存, 気管支肺異形成症の可能性, 利尿薬, 酸素投与の必要性
	最近の上気道感染	急性感染の症候, 発熱, 下気道感染, 感染をきたしやすい気道過敏性, 喉頭痙攣, 気管支痙攣, 酸素飽和度低下の可能性
	細気管支炎	気道過敏性, 気管支痙攣の徴候
	クループ	声門下狭窄の可能性, 気管挿管を避ける？　LMA の使用
	上気道炎	致死的ではない麻酔関連偶発症を増加させ, 準備が必要 年に 5〜8 回罹患するので, 手術適応との相対的判断が必要 明らかな上気道急性期症状（活動的咳嗽, 急性局所充血, 37.5℃以上の発熱） 過去 2 週間に URI（基礎呼吸器疾患を考慮）
	喘息	気道過敏性, 現症, テオフィリン投与（血中濃度）, β刺激薬治療, ステロイド治療の既往, 最適な術前状態にする治療方針を決める, できれば気管挿管を避ける
	嚢胞性線維症	現在の肺機能, 急性感染症があるか, 状態は改善できるか, 区域麻酔は使えるか, 投薬状況・栄養状態・情緒状態はどうか, 導入前の高張食塩水吸入, 迅速な PACU への移動と喀痰排除の開始
消化器系	胃食道逆流	誤嚥性肺炎の徴候, 気道過敏性と気管支痙攣, 最近の経口摂取, 逆流の危険性, 抗酸剤, H_2 受容体拮抗薬投与の必要性, 困難気道の可能性
	嘔吐	水分栄養状態, 電解質, 尿量, 差し迫ったフルストマックの危険
	下痢	栄養状態, 電解質状態, 低血糖の危険性, 循環血液量低下のリスク
	肝疾患	薬物代謝, 筋弛緩薬必要量の低下
泌尿器系 生殖器系	腎不全	貧血, 凝固障害, 電解質異常・特に高カリウム血症, 循環血液量, 酸-塩基平衡, 高血圧, 心嚢液貯留, 心不全の前兆, 最終血液透析日？　感染の既往？
	膀胱外科	免疫不全？　情緒的な問題？
	膀胱外反	ラテックスアレルギーの疑いがあるか

（次ページへ続く）

Chapter 4 ● 小児麻酔での技術と手技

表 4-1　麻酔に関連した病歴（続き）

臓器系	病　歴	麻酔科医の懸念
内分泌系	糖尿病	現症と治療，周術期管理，外科医および内分泌科医との治療計画立案，インスリン投与計画，合併病態
	甲状腺疾患	現症と薬物投与，甲状腺機能正常，肥大した甲状腺の気道への影響
	下垂体疾患	頭蓋内圧，副腎機能不全，甲状腺機能，尿崩症
	副腎疾患	コルチコステロイド療法の必要，水分電解質状態
造血系	貧　血	原因は何か，可能な薬物療法は，手術の緊急性は，貧血は，麻酔法の選択に影響を及ぼすか，輸血は必要か
	青痣または出血	凝固障害はあるか，さらに検査は必要か，術前に治療は必要か，血液製剤の指示，打ち身は通常の場所か，虐待の可能性は？
	鎌状赤血球症	患者か遺伝子保有者か，他のヘモグロビン異常はないか（電気泳動試験は），術前準備が必要か
筋肉系	筋ジストロフィー	筋弛緩薬は少量使うか，できれば使わないでおく 横紋筋融解をもたらす可能性のある吸入麻酔薬は使わない 呼吸機能は？　心機能は？　術後は ICU が必要か？
免疫，アレルギー系	ラテックスアレルギー	バナナ，なす，パッションフルーツ，他の果物や野菜，ラテックスとの交差感作の可能性（p.208 参照）
	予防接種	予防接種自体が麻酔に与える影響はほぼない まれに生ずる接種の副反応と麻酔の反応の混同誤解を防ぐのが目的 日本は予防接種の副反応に過敏な親が多いことを勘案し， 　生ワクチン　　　　接種後 2 週間は避ける 　不活化ワクチン　　接種後 2 日間は避ける 輸血症例では術後生ワクチン接種を長期間避けるべきとされる 少なくとも予防接種を理由に麻酔を避けるべきではない 家族への説明が必要

　定期的な投薬を受けている小児は少ないが，なかには「風邪薬」として麻酔上問題となりうる薬剤を，そうとは意識せず服用中の患児もいるので注意する．必ずいつも飲んでいる薬剤と薬剤アレルギーについて聞いておく．例えば抗てんかん薬のように毎日服薬させている薬剤がある場合，親には必ず手術当日の朝も少量の水（あるいは服薬ゼリー）で飲ませるように指示する．服薬中の薬剤，栄養補給剤，サプリメント，薬剤アレルギーを記録する．また，「アレルギー」とされる薬剤などの問題を詳しく聞き出しておく．多くのアレルギーは単なる敏感症の場合が多い．表 4-2 に小児で投与される薬剤と，麻酔との関連をまとめた〔**注意**：漢方薬やサプリメントの中にも麻酔上問題となる薬が含まれている（**表 4-3**）〕．

1 ● 手術に向けてのルーチン準備

表 4-2　麻酔時に併用されている薬剤：麻酔との関連

薬　剤	麻酔上の問題
鎮痛薬（抗炎症）	
アセチルサリチル酸〔ASA（アスピリン）〕	血小板機能低下による出血，10日以内に投与されていたら出血時間をチェック
非ステロイド性の抗炎症薬（NSAIDs：イブプロフェン）	血小板凝集に影響を及ぼす，出血時間を延長させない．降圧薬の効果は減少させる可能性
抗菌薬	"mycin"の多くは神経筋遮断を強化させる可能性，筋弛緩作用は慎重にモニター
アミノグリコシド	スキサメトニウムと非脱分極性弛緩薬の作用強化，腎毒性
クリンダマイシン	急速静注で心抑制，非脱分極性弛緩薬の作用強化
エリスロマイシン	ミダゾラムの作用延長，テオフィリンクリアランス低下，ワルファリン抗凝固効果を強化
ゲンタマイシン	スキサメトニウムの効果延長，非脱分極性弛緩薬の作用延長
バンコマイシン	非脱分極性弛緩薬の作用延長，急速な投与（1時間以内）は著しい循環虚脱を伴うレッドマン症候群の可能性
抗がん薬	すべての抗がん薬は，血液障害，凝固障害，食欲不振，嘔気，口内炎を引き起こし，易感染性を増す可能性
ドキソルビシン（アドリアマイシン），ダウノルビシン（Cerubidine）	心臓毒性，不整脈の可能性，ハロタンによる強い循環抑制（特に蓄積投与量が $250\,mg/m^2$ または $150\,mg/m^2$ と照射が加わったとき）
ブレオマイシン	肺線維症は過剰酸素投与により悪化するため酸素投与は慎重に
ブスルファン	血漿コリンエステラーゼ作用を阻害，スキサメトニウム作用延長の可能性
環状リン酸アミド	血漿コリンエステラーゼを妨げる，スキサメトニウムの効果遷延
抗痙攣薬	
フェニトイン	血液疾患，低血圧，徐脈，不整脈を引き起こす可能性
メフェニトイン	非脱分極性弛緩薬必要量を増す，末梢神経疾患の可能性
バルプロ酸	筋緊張低下，肝細胞毒
抗高血圧症薬	特に患者が脱水状態であれば，強力な麻酔薬で著しい低血圧の可能性
カプトリル	K排泄の少ない利尿薬（スピロノラクトン）で高カリウム血症，インドメタシンは降圧効果を低下させる
クロニジン	急に投与を終了すると急激な高血圧の可能性，β遮断薬との相互作用で徐脈，低血圧

（次ページへ続く）

Chapter 4 ● 小児麻酔での技術と手技

表 4-2 麻酔時に併用されている薬剤：麻酔との関連（続き）

薬 剤	麻酔上の問題
抗高血圧症薬	
ヒドララジン（アプレソリン）	SLE 様の症状を引き起こす可能性，アトロピンによる頻拍減少
ラベタロール	シメチジンで効果増強の可能性
プラゾシン（ミニプレス®）	ケタミンの作用強化の可能性，利尿薬で降圧効果が増強
抗ウイルス薬	
アシクロビル	腎毒性，骨髄抑制
β 刺激薬 （アルブテロール，Alupent）	頻拍，高血圧，不整脈の可能性，アルブテロールは三環系抗うつ薬または MAO 阻害薬の効果増強，β 遮断薬で拮抗
β 遮断薬	気管支痙攣，アルブテロールの拮抗効果，ハロタンに起因する心機能抑制を強化，抗コリンエステラーゼ薬（例えばネオスチグミン）で徐脈，低血糖
カルシウムチャネル拮抗薬	非脱分極性弛緩薬の作用増強，β 遮断薬との併用で著しい徐脈または心臓ブロック
ベラパミル（ニフェジピン）	β 遮断薬との併用で著しい心機能抑制
ステロイド製剤	ステロイド長期投与は，床下部下垂体系の分泌機能を抑制，周術期に虚脱を起こす可能性，手術前にステロイド追加投与が必要
ジゴキシン	ブピバカイン毒性を強化する可能性（過換気などで低カリウム血症がもたらされれば），不整脈発生の可能性
利尿薬	すべてで電解質異常をきたす可能性
アセタゾラミド （ダイアモックス®）	高塩素血症性の代謝性アシドーシス
フロセミド	クラーレの作用延長，低カリウム血症があると弛緩薬の拮抗抑制，低クロール性の代謝性アルカローシスの可能性
眼の局所薬 （血漿コリンエステラーゼ阻害）	
エコチオパート （抗コリンエステラーゼ薬）	スキサメトニウムによる遅延性無呼吸
フェニレフリン	頻呼吸，高血圧症
チモロール（β 遮断薬）	喘息を悪化させる可能性
テオフィリン	吸入麻酔との併用で，重篤な不整脈の可能性 血中濃度の測定

90

1 ● 手術に向けてのルーチン準備

表 4-3　薬草製剤と麻酔科的問題点

薬草製剤名	使用目的	麻酔科的問題点
エキナセア (北アメリカ原産の ハーブ)	上気道感染症 予防	ミダゾラムの鎮静効果増強 フェノバルビタール，フェニトイン，リファンピシンの代謝 遅延 肝毒性薬の毒性増強 長期使用で免疫抑制
セイヨウオトギリ ソウ (St. John's wort)	不安，うつ， 睡眠障害など	GABA 神経伝達物質への影響で心血管虚脱，覚醒遅延 抗うつ薬と重篤な薬物相互作用 CYP3A4 系の酵素誘導が起こり，(ミダゾラムを含む) 多く の薬剤の必要量が増える
イチョウ	記憶力・集中 力改善	抗血小板作用により手術出血増加 NSAIDs との併用は推奨しない 抗痙攣薬の効果低下
ニンニク	心臓の健康	外科的出血増加 アセチルサリチル酸，ワルファリン，ヘパリンの作用増強
朝鮮人参	健康増進	糖尿病患者で低血糖の可能性 抗血小板作用により手術出血増加 血圧上昇，頭痛，嘔吐
アロエ	皮膚疾患	アレルギー性皮膚反応．腸管便秘出血，経口摂取で腎障害

　麻酔科医は手術前の診察を通して，患児と両親との信頼を得るよう努める．患児との意志の疎通を確立する際には，相手から質問が出るような会話を心がける．終日忙しく走り回っている麻酔科医は，つい一方的にこちらからの質問だけになりがちである．相手に質問する機会や時間を与えるのは重要な意志疎通手段であり，忘れないようにしたい．術前の患児の医学的な評価に関しては，小児科医の視点ではなく麻酔科医の視点での評価が特に重要である．麻酔のリスクを考えられるのは麻酔科医だけであり，患児のために手術のリスクとのバランスも考える必要がある．麻酔科医は短時間で必要な事項を把握しなければならない．麻酔科医にとってほとんどが初診患児であり，全体像の把握のためには患児のカルテが重要である．カルテが電子化され，検査や X 線写真などの把握は容易になり，確かに読みやすさは向上した．しかし，記載情報は増えたものの，単純なコピー・アンド・ペーストが増えただけで，麻酔科にとって重要な記載内容が増えたわけではない．特に多くの診療科が関わる患児の既往歴などでは，全体像の把握はむしろ困難になってしまった．主治医は患児の状態を把握しているのだろうが，情報が分散しており，それをまとめて記載する習慣が確立されておらず，過去の麻酔などの重要な事象を一覧して閲覧できる仕組みも十分にでき上がっていない．迅速に要点把握が必要な急性期医療での電子カルテの文化がまだ育っていない．

術前経口摂取指示

　全身麻酔導入に際しての患児の嘔吐は，窒息，喉頭痙攣，誤嚥性肺炎の原因となり，

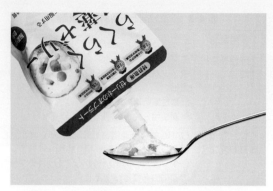

図 4-1 小児用服薬ゼリー（らくらく®服薬ゼリー）
水では飲み込みにくい，錠剤やカプセル，苦い粉薬などを飲み込みやすくするために開発された製剤である．多剤や大カプセルにも対応しており，長期的服薬中の多くの慢性難病児が使用している．
成分の90％は水で，残りの10％が特殊加工された寒天由来の植物性ゼリーであり，動物性のゼラチンの菓子類とは異なる．
わずかに含まれる固形成分（繊維質）も胃で細砕され，30分以内に排出される．
個人差はあるが，水より30～40％少ない水分量での服薬が可能とされ，水分制限児でも用いられる．

致命的な問題であることから，長年にわたり麻酔導入前に胃内を空虚にしておく目的で，一定期間経口禁止指示（NPO）が出されてきた．「前日の夕食以後，あるいは深夜以降絶食」はよくみられた指示であった．現在は，経口禁止指示ではなく経口制限指示あるいは経口摂取指示として，麻酔導入の2時間前までは清澄水を積極的に与える方向である．

　乳幼児，小児では，術前に必要以上に長時間絶食にしてはいけない．乳幼児，小児の体液代謝の回転は速やかであり，水分制限は急速に脱水や循環血液量減少を招く．乳児で，術前の絶食時間と麻酔導入時の血圧低下とは直接関連していることが示されている．加えて，特に乳児では，過度の絶食は低血糖症や代謝性アシドーシスを引き起こす可能性がある．健康な小児では全身麻酔導入の2時間前まで，量に制限なく清澄水を与えてよい．日頃から服薬ゼリー（らくらく®服薬ゼリー）を用いている場合には，麻酔前投薬でも服薬ゼリーを用いてよい（図4-1）．こうした方法をとった場合，胃内容の量や酸度のどちらも上昇せず，実際，麻酔導入の2時間前に投与された清澄水が（おそらく胃内容排出を刺激することによって），むしろ胃内容量を減らすかもしれないとも報告されている．加えて，飢餓感や口渇感，不安感を減らし，より幸せでいられる．肥満児であっても，経口制限に関しては正常児と同様でよいとされている．表4-4 に術前経口摂取制限時間を示した．

　午後に手術予定の小児では，朝早く軽い朝食（バターやジャムがついていないトーストと紅茶など．牛乳は駄目）を与えてもよい．こうした規則にはもちろん特例（糖尿病患児など）がある．緊急手術や消化管の手術の場合，嘔吐物誤嚥の可能性が高い患児は

1 ● 手術に向けてのルーチン準備

表4-4 予定手術での術前経口摂取制限時間

	麻酔導入前の摂取制限時間	コメント
小児用服薬ゼリー*	2時間前の投薬までよい	通常服薬時の量であれば，水と変わらない（「らくらく®服薬ゼリーシリーズ」の場合）
清澄水	2時間前までは積極的に飲んでよい	水，白湯，糖水，お茶 果肉を含まないジュース類 スポーツドリンク類（OS-1など） 清涼炭酸飲料
母乳	4時間前までは，欲するだけ飲ませてよい	
人工乳，牛乳	6時間前までよい	牛乳は180 mL程度まで，紅茶も可 軽食（バターをつけないトースト），ビスケット数枚，油性のクラッカーは不可
固形食，普通食	8時間前までよい	内容，量は普段どおりでよい

・このガイドラインは，健康小児の意識低下時の胃内容逆流防止を目的に考えられたものである．
・通常胃内容が完全に空虚になることはないが，固形成分は完全に排出される．
・食道手術後や嚥下障害児では，食道内の食物残渣残存がありうる．
・乳製品，脂肪製品，繊維成分は胃排出時間は延長させるが，個人差は大きい．
*「らくらく®服薬ゼリーシリーズ」（龍角散）は，胃排出が迅速な寒天ベースであり，清澄水と同様としてよい．他の多くのゼリー類は動物由来のゼラチン類であり，固形物と同様に扱う必要があるかもしれない．
・チューインガムは，導入直前までに吐き出させる．もし飲みこんでしまった場合，8時間は麻酔導入を遅らせる．
・痛みやストレスは，胃排出時間を延長させ，特に固形物はいつまでも残留する．
・「経口禁止」や「絶食」ではなく，2時間前までは「飲んでください」という意図が大切である．

特別に扱う必要がある．これらの患児では，経口摂取はやめ，必要に応じて輸液を行い，迅速麻酔導入を行う．先天性心疾患児の多血症のように，経口摂取制限自体がリスクをもたらす場合には，経口制限開始の時点で静脈内輸液を開始しておく．健康な小児の場合，麻酔開始の2時間前までの清澄水の経口摂取は問題ないが，胃消化管に問題のある症例や，不安や強いストレスがかかっている症例では慎重な判断が求められる．外傷症例の場合，何時間前に経口摂取をしたかの問診が胃内容量推測の最もよい情報である．絶食時間は，手術や検査開始時間ではなく麻酔あるいは鎮静開始時間である点に留意する．超音波画像で胃内容量を確認する方法もあるが，一般的ではない．

麻酔への同意の取得

すべての麻酔に先立って，麻酔の目的と起こりうる合併症の説明を行い，家族が納得したことを示す同意書を得ておく．基本的に，手術への同意とは別に取得する．同意書の取得に際しての患児家族との意志疎通の機会は，患者家族が麻酔のリスクを知り，懸念なく麻酔を受けさせるうえでもとても重要である．

家族には，麻酔中は麻酔科医が常に患児の傍らにいて集中して見守り，呼吸，心拍，血圧，体温，麻酔薬濃度，血液中の酸素濃度，そして呼気の炭酸ガス濃度をチェックし

93

続けることを伝える．必要に応じて，麻酔の深さ（BIS/SedLine）や筋肉の柔らかさ（TOF），その他もチェックすることを説明するが，細かな内容より，額や胸にいくつか電極が貼られ，麻酔の後もその痕がしばらくは残るが必ず消えること，麻酔中患児は温かく保たれ快適であることも話し，患児が安全で安心して麻酔を受けられることを示す．

　一般的にみられる合併症として咽頭不快感，術後痛，嘔気・嘔吐の可能性とそれらを少なくする対策をとっていることを説明しておく．また行われる手術に特有のリスク（例えば頸部の手術であれば，嗄声や気胸の発生など）があれば，それについても説明する．術後の痛みへの対策とそれに関わる保護者の役割は特に丁寧に説明する．日帰り手術の場合には，帰宅後の痛みに対する対応を説明し，かつ書面でも提供しておく．

　最後に，患児は健康そうであり，また麻酔に関しての家族的な問題もなさそうで，これまで話した以上に深刻な問題が発生する可能性は非常に少ないと思われるものの，その可能性は常にあると家族に警告したうえで，まれにそうしたことが起きてもただちに“できる限りの”手を尽くすこと，常にその準備はできていること，そして進捗を報告することも付け加える．

　以前は，麻酔のリスクを両親や保護者に口頭で説明すれば同意が得られたものとしていたが，最近は多くの施設で主治医科とは別に書面で同意書を取る場合が多い．その場合には，一般的な常識として麻酔の前に知っておきたいと思われる問題に加え，きわめてまれとはいえ心停止の可能性も列記しておく．

　ごく最近であるが，マスコミやインターネットの情報から，親や保護者が，新生児や乳幼児の麻酔の安全性，とりわけ麻酔が脳の発育に及ぼす影響に懸念を示す場合が出てきている．これは米国FDAが発した，3歳未満の乳幼児での3時間以上の麻酔や繰り返しの麻酔や鎮静，あるいは妊娠初期妊婦での長時間の麻酔は胎児や乳幼児の脳の発育などに影響する可能性があるので注意すべきという警告〔FDA Drug Safety Communication（/Drugs/DrugSafety/ucm554634.htm）〕が影響している．同じ警告では，短時間や単回の麻酔や鎮静では問題はないともしているが，この部分はあまり注目されていない．リスクを認識したうえで，必要な麻酔は行うべきという警告である．

　乳幼児の場合，手術するかしないかは，手術をしないことのリスクと，麻酔を使ってでも手術をすることの利点のバランスである．この時期に行う手術の大多数は必要な手術であり，手術をしないことで生じる合併症のリスクのほうが高い．麻酔に関していえば，現在使われているほとんどの麻酔薬（Chapter 8参照）は，新生児動物（ネズミやサル）の脳の細胞やネットワークを傷害し，動物の成人期に至るまで続く記憶や学習障害を引き起こす．しかしこれは動物実験の結果であり，そのまま人間に当てはまるかはわからない．ここ10年来，人間の全身麻酔でも同様なことを示すかの検証研究が多数行われているが，これまで全身麻酔が乳幼児の脳に悪影響を及ぼすという結果は得られていない．

　そこで両親や保護者には，現時点で全身麻酔が幼若乳幼児の脳を障害すると結論づける十分な科学的根拠はなく，人間の脳に関しては理論的な懸念の段階であることを明確に伝える．もし本当であったら数十年は前から気づかれていたであろう．麻酔科医としては，手術中に痛みを我慢させるより，脳も含めた全身へ十分な酸素を送り込むために，血圧や血液中の酸素を十分に保つほうが，科学的に証明されていない懸念に過剰に

反応するよりも重要だと考えている．そして，麻酔科医は現在もこの問題に答えを出すべく研究を進めていて，さまざまな議論はあるが，今お子さんを前にして言えることは，ここまでであることなどを伝える．

乳児特有の出血に対する予防法

新生児の手術の際には，ビタミンK欠乏に由来する出血（VKDB）を防ぐために，ビタミンK_1投与を確認する．VKDBは，第II因子，第VII因子，第IX因子，第X因子の低下による二次的な病態である．日本ではビタミンKは経口投与が中心であり，投与されていても，確実に吸収されていない場合がありうる．乳児期の手術に際しては，ビタミンKの予防的投与に関しては単に投与歴だけでなく，具体的に確認する必要がある．手術前では，投与後数時間で効果を発揮することから水溶性ビタミンK_1（1 mg筋注または静注）をなるべく早く投与する．ビタミンKの投与を受けず母乳のみで育てられた乳児では，後期発症ビタミンK欠乏出血が起こることもありうるので，病歴のチェックが必要である．

基本的な術前血液検査

小児麻酔のほとんどの症例は健康な日常生活を送っているため，麻酔に先立ってのルーチンの血液検査は不必要である．しかし，地域（国）によっては規則上必要とされている場合があり，また行われる手術や患者の病状，背景によっては（頻回な風邪薬服用の扁桃摘出術や日頃血が止まりにくいと訴える男の子など）必要な場合があるのはもちろんである．この場合でも重要なのは，検査より問診と診察による患児評価である．日本では，入院治療症例の割合が高く，また小児患者を自ら麻酔科医の目で診察せず，術前評価が小児科医まかせになっている傾向が強いため，すでに血液検査が指示されている場合が少なくない．必要検体量が微量化しながらも，病院での検査体制自体が24時間対応になっていないことからくる社会的な問題であるともいえる．しかしその場合でも，麻酔のために新たな採血検査が必要とされていれば，必要性を再考すべきである．患者の不要な苦痛排除もあるが，限られた医療資源を適正に配分するとの考えからも，「必要な検査は行うが，不必要な検査は省く」姿勢が求められる．"その検査の結果，麻酔方法が変わるのか？"の視点が重要である．

ヘモグロビン（Hb）測定は，小手術であれば，診察でわからない軽度の貧血は麻酔の危険性を増すことはなく，麻酔法自体を変えないため不要である．しかし，すべての新生児，乳児で，特に生後6ヵ月未満児や早期産児の場合には，重大な貧血の存在を除外するためにHb検査を行う．生理学的にも貧血は乳児期で一般的であるうえに，麻酔の合併症の危険性を増すからである．年長児で全身性疾患を有している場合，貧血の既往がある場合，手術中にかなりの出血が予想される症例では，もちろん術前にHb検査は必要である．その場合，手術中，輸血をするかしないかの一般的トリガー値（8 g/dL）は参考にはなるが，絶対的なものではない．低めの値の場合は，Hb値そのものより，なぜ低めであるかという患者背景の探索が大切である．

血液検査ではないが，小児麻酔のルーチン検査としての尿検査は，検体採取に関わる煩雑さと検査の精度もあり有用ではない．また病歴だけではあてにならないことから，

月経が始まった女児すべてで，尿（または血液）の妊娠検査を義務づける施設もある．実際に麻酔方法の選択にも影響するが，施設のおかれた地域差も個人差も大きいことから，施設としての判断に委ねるのがよい．

術前検査としては，健康な患児の胸部 X 線写真のルーチン撮影も議論がある．かつての肺結核や肺炎検出の意味合いではなく，気道解剖異常などの先天性の奇形や心疾患の検出の役割が主となっていることを考えるとその意義は少ない．確かに麻酔科受診を契機に初めて撮影した胸部 X 線写真で思わぬ病変が発見される場合はあり，見つかった疾患が気管狭窄，縦隔腫瘍，先天性代謝疾患など麻酔科的に重大な病変であることは否定できないが，本来麻酔を前提にして初めて見つけるべきものではない．

放射能アレルギーがあるとされる日本ではあるが，医療用 X 線検査へのハードルは低い．開腹術後全例で腹部 X 線写真を撮り，ガーゼや機器類の遺残を確認する習慣も根強い．成長発達期にある小児患者では，このためだけに被曝量も麻酔時間も長くなっていることにも今後は配慮すべきである．

麻酔前投薬

術後早期回復を目指す ERAS（enhanced recovery after surgery）の考えの広がりを受けて，成人麻酔の領域ではすべての全身麻酔で一律に前投薬を中止した施設もある．激痛のある薬剤の一律筋注（ヒドロキシジンなど）の敬遠は歓迎だが，唾液量の多さや呼吸性の心拍数変動が，大きさからも推察される小児，特に乳幼児での迷走神経優位さは，喉頭操作の徐脈や喉頭痙攣発生に直結しており成人と同列には論じられない．また小児では，直接本人の訴えを聞く場合は少ないものの術中覚醒の可能性が高いとされ，その影響は長期に及ぶことも知られており，患児への心理的な配慮は特に重要である．

麻酔前投薬は，麻酔の導入を滑らかにするために用いる薬剤であり，①術前の不安軽減や両親・保護者からの分離を容易にする目的と，②麻酔導入に伴う過剰な自律神経（特に迷走神経）反射の抑制目的，③使用麻酔薬の効果を最適にする目的，の 3 つの要素で考える．

麻酔に際しての不安感軽減では，薬剤だけでなく，手術前からの患者との信頼関係の樹立，説明（手術室ツアーや DVD），不快な処置（長時間絶食，浣腸，静脈穿刺など）の除外といった心の準備，そしてデストラクション（注意そらし）などの心理的な対応も有効である．例えば小児麻酔では，患者の不快感軽減のために麻酔導入の 2 時間前まで，そして覚醒抜管後 30 分の積極的な清澄水投与は，本マニュアルの初版（1981年）より推奨されている．薬剤を用いる場合は，注射ではなく鎮静薬の経口投与にとどめ，呼吸抑制をきたす深鎮静は避ける．手術時間に合わせて自宅で鎮静薬を飲ませて来院させる方法は安全の面から避けるべきである（Chapter 1 参照）．

短時間作用性で調節性に優れ，また副作用の少ない薬剤の選択肢が増えたため，術中用いる麻酔薬濃度の上げすぎを防ぐ，あるいは術後の嘔気・嘔吐を減らすために前投薬投与をする必要は少なくなった．またそうした薬剤の多くは，麻酔導入後投与でも十分な効果を発揮することから，多くは前投薬としては用いられなくなった．しかしそうした中でも，例外は経口ジアゼパムと筋注アトロピンであり，後述する．

痛みから患者を守る役割であるはずの麻酔科医が，日本では注射痛に関して無神経で

ある状態が続いている．注射痛緩和に関しては，患者に恐怖感を与えない，注射の回数を減らす，できるだけ細い針を使う，痛点の多い場所の穿刺を避けるなどの配慮は常に可能であるが，まず注射痛がもたらす問題を無視しない姿勢が必要である．対応としては，先述した事項に加えて，穿刺予定部位への局所麻酔薬の適用がある．極細短針を用いた局所麻酔薬の皮内注射は有用であるが，技術的な難しさから一部の麻酔科医の使用に限られてきた．

北米の臨床に遅れること30年，日本でも適用が容易な静脈穿刺痛対策（EMLAパッチ）が可能となった．小児期の注射痛経験は先端恐怖症の発生や成人期の医療回避行動につながるともされる．痛みの専門家である麻酔科医は，率先して「注射の痛みくらいは我慢」を死語とすべきである．穿刺60分前に貼付する必要があり麻酔前からの準備が必要である．

■ 皮膚局所麻酔薬：EMLAクリーム

全身麻酔導入前に静脈穿刺を行う場合には，穿刺の前に十分な余裕（60分）をもって穿刺予定部位にEMLAクリームを塗布，あるいはEMLAパッチを貼付すべきである．診療報酬も認められていて，新生児も含めあらゆる穿刺で有効であり，すべての苦痛を伴う穿刺で用いるべきである．時に一時的な皮膚の発赤や蒼白化がみられることもあるが，重篤な副作用（メトヘモグロビン血症）はまれである．塗布後密封した状態で十分な時間を待つことが肝要であり，その目的ではパッチ製剤がより簡便であるが，適切に用いれば効果は変わらない．有効な局所鎮痛のためには貼付後1時間は待つ必要があり，その意味で前投薬に準じてここで述べた．EMLAについてはAppendix C（p.650）を参照のこと．

■ 迷走神経性遮断薬

小児でも迷走神経性遮断薬（アトロピン，スコポラミン，グリコピロレート）の術前ルーチン投与は行わない施設は多い．これには近年麻酔で用いる薬剤の多くが口腔内や気道分泌物を増加させず，徐脈をもたらすことも少ないことが背景にある．加えて，有効な経口製剤がなく筋注などで用いなければならず，また生じる口渇感や頻脈などによる不快感のために患児が不穏になる場合が知られているためである．しかし小児の場合，特に乳幼児の口腔内分泌物の多さは吸入麻酔導入や喉頭鏡の反復操作が必要な困難気道症や気管支鏡検査などで問題となり，挿管中ではなく麻酔導入時の問題である．アトロピン（0.02 mg/kgを30分前に筋注）はきわめて有用である．この場合，麻酔導入後の投与では効果が少ない．同様の問題は口腔内分泌物が多い脳性麻痺児でも生じ，北米ではグリコピロレートの経口前投薬投与が一般的であるが，日本では使用できない．

乳幼児の迷走神経反射では深刻な徐脈が起こり，重篤な低血圧や致死的な不整脈に至る可能性がある．気管挿管や吸引など気道への直接介入，眼球の操作，腹膜の牽引，コリン作動性薬物（スキサメトニウム）の投与結果として起こる可能性があり，あらゆる症例（頻脈や不整脈がある場合は除く）で，アトロピンをあらかじめ投与しておくのが好ましく，少なくとも必要なときにすぐに使えるように（この場合は静注が望ましい）しておくべきである．

乳幼児ではアトロピン（0.02 mg/kg，最大 0.5 mg）を 30 分前に筋注する．すでに静脈が確保できている場合には麻酔開始前 0.01 mg/kg を静注する．筋注の痛みも口渇感もなく，速やかに麻酔導入の徐脈防止効果は得られるが，口腔内分泌物を減らす効果は弱い．特に啼泣している患児にケタミン筋注で麻酔を導入する際など，徐脈の心配はないが，口腔内分泌物の多さには注意が必要である．小児では成人に比較して必要量は多い．また，かつていわれた投与必要最小量（0.15 mg）もない．注射が困難な場合，導入時に最大の効果を確実に得るために，筋注量と同量のアトロピンを 90 分前に経口投与可能ともされるが吸収と効果は不確実である．

麻酔導入時に徐脈が起きたら，ただちに 100％酸素で換気し，徐脈を引き起こしている刺激を中止させ，速やかにアトロピンを静注する．すでに徐脈に陥っている患児にアトロピンを静注しても，心拍数が上がってくるには時間を要する．これは徐脈により心拍出量が低下しているためである．しかし迷走神経刺激によることが明らかでない小児の徐脈では，アドレナリンが第一選択である．

乳児・小児の術中の最も一般的な徐脈の原因は低酸素血症である．術中の突然の徐脈には，即座の手術中断，100％酸素での換気，そしてアドレナリン投与を行う．アトロピンに反応しない症候性徐脈には，ただちに胸骨圧迫とアドレナリン投与で対応する．

アトロピンは小児に使いやすい抗コリン作用薬である．スコポラミンまたはグリコピロレートと比較して，より効果的に心臓迷走神経反射を遮断するが，気道分泌乾燥効果は弱い．実際問題として，気道分泌増加は現在の強力な吸入麻酔薬では深刻な問題ではないが，麻酔導入時の喉頭痙攣やフェンタニルによる徐脈は問題となる．

小児では，アトロピンの使用の禁忌はきわめて少ない．乳児・小児は，徐脈に比べて，頻脈にははるかによく耐えられる．頻脈に耐えられない心疾患患児（大動脈弁狭窄症，心筋症など）では特別な配慮が必要である．徐脈が発生したら，期待する効果が得られるまで少量のアトロピンを，量を増やしながら繰り返し投与する．ダウン症はアトロピンに敏感であるといわれてきたが，今では必要時には常用量を投与すべきとされている．

■ 鎮静薬とトランキライザー

小児の術前の鎮静薬投与に関しては膨大な文献と多様な意見がある（**表 4-5**）．鎮静

表 4-5　前投薬と投与経路

	ミダゾラム (mg/kg)	ケタミン (mg/kg)	クロニジン (μg/kg)	デクスメデトミジン (μg/kg)
静　注	0.05〜0.15	1〜2		
筋　注	0.1〜0.2	3〜10		
経　口	0.25〜0.75	5〜6	4	2.6
経　鼻	0.1〜0.2	2〜4	4	1
直腸内	0.75〜1.0	6〜10		

投薬に関しての解説は Chapter 3 を参照．

薬，麻薬または催眠薬投与は，麻酔導入時の円滑な協調を必ずしも保証しないうえに，術中覚醒，術後の呼吸抑制，覚醒遅延，妄想，嘔吐などとの関連が問題となる．

▶ジアゼパム：麻酔の経口前投薬として最も長く使われてきている．特に小児で多いとされる術中覚醒を防止する効果があると考えられ，投与麻酔薬量を適量に保つためにも前投薬投与が好ましい．乳幼児用にシロップ製剤もあり，安価で飲みやすい．静注，筋注での使用は好ましくなく，どうしても静脈内投与が必要な場合にはミダゾラムが選択されることになる．経口前投薬としてのジアゼパムの投与量は，小児では比較的多く 0.5〜0.7 mg/kg とされるが，最大でも 10 mg にとどめ，麻酔開始の 60〜90 分前に与える．投与後は，一人で走り回らせない程度の安静を保つ．効果が長く続く場合があり，日帰り手術症例での使用は勧めない．

▶ミダゾラム：小児での麻酔前投薬として最も好まれている水溶性のベンゾジアゼピンであるが，注射薬しかなく，それの経口投与では強い苦味が問題となる．一方，ジアゼパムより作用発現が速やかで作用時間は短く，静脈内投与が容易であることは利点である．この薬剤は，経口，経鼻，経直腸（注腸），経静脈（静注）で投与可能であるが，健康な乳幼児，6 歳までの小児では経口投与が好まれるが，経口投与の苦味に対して十分な対応ができていない．乳幼児，6 歳までの小児では，0.5〜0.75 mg/kg の投与で，95％以上の患児で 10〜15 分以内に鎮静，静穏状態が生じ，それ以後は効果が減衰していく．年長児（6 歳以上）は体重あたりでは 6 歳までの小児よりも必要量は少なく，経口投与量は 0.3〜0.4 mg/kg，最大量 20 mg である．乳児では，ミダゾラムを医用滴下容器で舌下に滴下投与すれば，口腔内粘膜から急速に吸収されるが，一般的ではない．

経口ミダゾラムは抗不安作用と約半数で前行性健忘（薬剤が投与されてから後の一時期の事象を忘れる）をもたらすが，胃内容量や酸性度には影響はない．しかし，両親からの分離や麻酔導入時の聞き分けが改善される．1 時間の手術であれば，回復の遅れはないが，短い手術では回復が遅れることもありうる．逆説的興奮（鎮静目的での投与が，逆に興奮や攻撃的な行動を引き起こす）によると考えられているが，ミダゾラムが投与された患児の一部で，短時間麻酔後の回復期に落ち着きが少ない傾向がみられることがある．

ミダゾラムの前投薬投与はセボフルランの覚醒時興奮を低減させない．ミダゾラムは退院後にみられる異常行動の発生は低減させるが，退院後にみられる数日間の悪夢の発生を増やすことが知られている．

小児にミダゾラムの苦さはつらい．剤形や飲ませ方に大きな進歩がないのはもどかしいが，小児の薬剤の大半が同じ問題を抱えている．経口前投薬を飲めない患児では，鼻腔内ミダゾラム（0.2 mg/kg）投与は効果的ではあるが，鼻腔に投与すること自体が，患児の心を動揺させ泣いてしまうので，推奨できない．ミダゾラム（0.3〜1 mg/kg）の直腸内投与は乳児では役立つが，鎮静効果発現時間が予測できない欠点がある．静脈路が入っている場合には，手術室に入る直前にミダゾラム 0.05〜0.1 mg/kg を静注しても有効である．しかし留意しなければならないのは，ジアゼパムと比較して，中枢神経

Chapter 4 ● 小児麻酔での技術と手技

に対する最大効果の出現の遅さである（ミダゾラム 約5分，ジアゼパム 約1.5分）．

▶ **ロラゼパム**：日本ではあまり使われないが12歳以上の思春期患児では非常に役立つ．1〜2mgの投与量で，良好な不安解消作用をもたらすと同時にかなりの健忘をもたらす．しかし，12歳以下ではデータが十分でなく，使用は勧められない．

▶ **ケタミン**：ケタミンは最高6mg/kgまでの量で経口投与が可能であるが，ケタミン投与に伴う過剰な分泌物を防ぐためには経口アトロピンの投与が欠かせない．経口ミダゾラム（0.3〜0.5mg/kg）と経口ケタミン（3〜5mg/kg）の組み合わせは，聞き分けのない患児で非常に効果的な鎮静が得られる．この併用を用いる場合，薬が効いてくるに従い，厳密な患児モニターが必要である．この組み合わせは，気道確保の困難が予想されるような，深い鎮静状態になると危険だと思われる症例で使用してはいけない．6mg/kgの経口ケタミンが投与され，1時間未満の手術で，覚醒時に著しい錯乱状態に陥った12歳児の症例報告もみられる．

▶ **クロニジン**：日本では使われないが，クロニジン4µg/kgを経口前投薬として投与することも可能である．しかし，効果発現時間は90分も要してしまう（経口ミダゾラムなら10〜15分）．クロニジンは麻酔必要量を減少させ，セボフルラン麻酔の覚醒時興奮を予防し，鎮痛を増強する．気管挿管に対する心血管系反応を抑え，低血圧麻酔を容易にする．日帰り麻酔では，クロニジンの鎮静効果の残存が安全面で問題になりうる．

▶ **デクスメデトミジン**：家族から分離される60分前にデクスメデトミジン（0.1µg/kg）を鼻腔内投与しておくと有効であるとの報告がある．痛みや不快感は報告されていない．しかし，鼻腔内投与でデクスメデトミジンが神経損傷を引き起こすか否かは不明なため，神経毒性に関する研究は進んでいない．鼻腔内投与は未承認投与ルートであり注意が必要である．デクスメデトミジンは，呼吸抑制が少ない安全な鎮静鎮痛薬というイメージがあり，麻酔前投薬としての使用を考えがちだが，麻酔前投薬としての適応は認められていない．呼吸抑制も，循環系への重篤な副作用もあり，継続的な患者モニター下でのみ使用することが，赤枠警告されている．

現在の適応は，ICUで人工呼吸中および離脱後の鎮静と非挿管で局所麻酔下に行う処置や手術時の鎮静に限られていて，いずれの場合も継続的な監視体制の確保と，全身麻酔に移行するような深い鎮静（意識下気管支ファイバースコープなど）では使用しないよう注意がなされている．

■ **麻薬類**

疼痛があるときを除いて，麻薬類が健康な小児に前投薬として投与されることはない．麻薬類は伝統的に筋肉内に注射されるので，小児患児には不快である．麻薬類使用後には，眩暈，嘔気，嘔吐が多い．麻薬類は単独使用ではほぼ問題を起こさないが，他の薬剤と併用されると呼吸抑制が出る場合があり，パルスオキシメータあるいはカプノメータの使用が必要となる．

特別な配慮

1. 頭蓋内圧亢進の可能性がある脳神経外科患児には，鎮静作用のある前投薬を投与してはならない．

2. 気道管理困難が疑われる患児や OSA の患児では，鎮静は注意を要する．これらの患児は，鎮静されると呼吸が抑制されたり気道閉塞が起こったりする．

3. 頻脈があったり発熱している患児へのアトロピン筋注は避ける．発汗が抑制され，発熱を悪化させてしまう危険がある．必要な場合，アトロピンは麻酔導入直前に静注で投与する．

4. 手術直前に眼科医の診察を要する一部の斜視の患児の場合，アトロピンで前投薬すべきではない（眼科医が麻酔の影響がない普段の眼位を知りたいため）．眼球心臓反射作用抑制のため，麻酔導入時にアトロピン（0.02 mg/kg 静注）を投与する．〔斜視の手術では，眼処置開始前までにアトロピン投与は欠かせない．通常前投薬とは別に，静注でのアトロピン（この場合は，0.01 mg/kg 静注）を追加し，徐脈を防ぐ〕．

2 ● 気道の管理

マスク麻酔

1. マスク麻酔の場合，オーラルエアウェイと手元にすぐ使用できる気管挿管用の機器を準備しておく．

   a. あらかじめスリップジョイントが付けられた適切なサイズのチューブ（**表 4-6**）．カフ付きチューブが必要な場合，内径が通常より 0.5 mm 細い気管チューブ．

   b. 機能していることを確認した喉頭鏡ハンドル 2 本，各種ブレード．喉頭鏡は 2 セット準備しておく．ビデオ喉頭鏡と従来型喉頭鏡と 1 本ずつでもよい．

   c. アトロピンの注射器，筋弛緩薬（ロクロニウム）の注射器，静脈導入薬（プロポフォール，ミダゾラム，チオペンタール，ケタミン）の注射器，これらにはラベルを貼っておく（基本的にスキサメトニウムは使わない）．

2. マスクは顔によく適合し，できれば死腔が最小であるものを選択する．レンデル・ベーカー・マスクは乳幼児では死腔量が少なく理想的であるが，クッション型マスクのほうが使用は容易かも知れない．患児の顔色が見える透明なものが好ましい．

3. 乳児では舌が比較的大きく，年長児ではアデノイド肥大があり，上気道閉塞が起こりやすい．その場合，適切なサイズのオーラルまたはネーザルエアウェイを挿入する．軽く PEEP をかける用手換気も有用である．代わりの方法として，下顎枝の先端（耳介の後ろ）を前頭髪線に向かって力がかかるように指で圧迫して顎関節を亜脱臼させる．この手技により関節が動き下顎は前に押し出される．結果として，舌が持ち上がり，口腔内組織が咽頭後壁から離れるので，気道が開通する．

4. 乳児の喉頭軟骨や気管輪は柔らかい．このため，マスク麻酔の際には麻酔科医が手指で気道（気管）を圧迫する可能性がある．連続的に片耳胸壁聴診器で呼吸音，呼

Chapter 4 ● 小児麻酔での技術と手技

表 4-6 日本人小児用気管チューブサイズ，固定位置

年 齢（歳）		気管チューブの選択	気管チューブの固定位置	
		サイズ（内径，mm）	経口挿管（cm）	経鼻挿管（cm）
早期産児	1,500 g 未満	2.5	6〜9	8〜10
	1,500 g 以上	3.0	6〜10	8〜12
0〜6 ヵ月		3.0	10	12
6 ヵ月〜1 歳		3.5	11	13
1 歳		4.0	12	15
2 歳		4.5	13	16
3 歳		4.5	13	16
4 歳		5.0	14	17
5 歳		5.0	15	18
6 歳		5.5	16	19
7 歳		5.5	16	19
		6.0	17	20
8 歳以上		6.5	18	21
		7.5	21〜	24〜

p.107 も参照のこと．
チューブサイズ計算式　年齢（歳）÷4＋4＝チューブ内径（mm）がよく使われる．
表および計算式で得られる数字はあくまで目安であり，参考値である．
挿管に際しては，常に目安の前後3サイズを準備し，最も適したサイズを用いる．
カフ付きチューブの場合は通常サイズと1サイズ下の2本の準備でよいとの考えもある．
門歯部，あるいは鼻孔部で固定されても，頸部の動きで，チューブ先端と気管分岐部の距離は変わる．
頸部前屈（深く，片肺換気方向），と後屈（浅く，抜去方向）での先端移動距離は約2椎体になる．
腹部膨満で，チューブ先端と気管分岐部の距離は短縮する．
注：小児用カフ付きチューブは，外径，カフ位置が定型化されていないため，この表は適用できない．

気終末二酸化炭素分圧（$PetCO_2$），麻酔バッグの動きを目視や手の感触でモニターする．マスク麻酔時のカプノメータ波形は，サンプルあるいは測定部位の関係とマスクと顔との間のリークの関係で波形や $PetCO_2$ の値は，そのままでは当てにならないが，用手換気補助であれば，リークにも対応でき十分に適正な換気補助の目安にできる．小児では極端な頸部伸展や，無意識なマスク保持で指が気道を圧迫している場合がある．マスク保持，繊細な用手換気は小児麻酔ではきわめて重要な技術である．小児のマスク換気では，胃内送気のリスクが高く人工呼吸器は使用しない．また，マスク保持をヘッドストラップまかせにしない．

喉頭痙攣

喉頭痙攣は，麻酔導入時に最も多く発生するが，麻酔からの覚醒時にも起こる．また，麻酔維持中の発生はまれであるが，麻酔が浅くなったときには軽度の刺激により発

生することがある．乳児（年長児と比較すると），早期産児，最近の上気道感染の既往
がある患児，反応性気道疾患がある患児，また気道手術後，さらに日頃受動喫煙に曝さ
れている患児でより多く発生する．セボフルランでは少ないが，デスフルラン，イソフ
ルランで多い．プロポフォール使用ではまれである．

　麻酔導入時にみられる喉頭痙攣の場合，数 cmH_2O の持続陽圧をかけたまま気道確保
し，100%酸素でマスク保持をすることで，喉頭痙攣はやがて解除され，挿管を必要と
しない場合が多い．無理に換気しようと間欠的な陽圧をかけることはせず，麻酔バッグ
にそっと指をあて持続的に陽圧維持することがポイントである．間欠的な陽圧はかえっ
て喉頭を刺激し，また胃内に空気を送り込むことになる．これに対し抜管後の喉頭痙攣
は，咽頭の血液または分泌物が原因であり，気管挿管が必要となる場合も多い．

　喉頭痙攣では，吸気喘音を伴う高いピッチの音が特徴である．しかし，声門が閉まっ
てしまうと喘音は聞こえなくなる．胸壁奇異性運動を伴った胸骨上および鎖骨上の陥没
が起こり，横隔膜の動きは激しくなり，全身的にも強直する．痙攣が長引くとヘモグロ
ビンの酸素飽和度が急速に低下し，徐脈から心停止に陥る．喉頭痙攣が疑われたら，た
だちに誘因となるもの（分泌物，血液，その他の異物）を除去する．まず，PEEP
（10～15 cmH_2O）をかけながらマスクで100%酸素を投与する（**図4-2**）．焦って陽圧換
気を使用せず，マスクをしっかり保持し，持続陽圧をかけながら気道確保をして自発吸
気が起こるのを待ち，それに合わせて酸素を送る．

　喉頭痙攣が持続する場合，指1本で耳介の後ろ下顎枝上端（つまり，関節突起部）を
一過性に圧迫して下顎を偏位させる（前述参照）．下顎が亜脱臼していても，母指でマ
スクを顔に密着させておく．オーラルエアウェイはこの場合，慎重に扱わなければなら
ない．つまり，エアウェイが短ければ舌を，長ければ喉頭蓋を，声門裂に押し込む危険
がある．下顎枝を圧迫するさらなる利点としては呼吸努力増強効果がある．しかし，こ
れらの手技が効果なく，酸素飽和度と心拍数が減少し，急速に徐脈，低酸素状態が進行
する場合，アトロピンの静注（0.02 mg/kg），さらには場合によりプロポフォール
（1～2 mg/kg）の静注を行い気管挿管に移行し100%酸素で換気する．一般的に筋弛緩
薬は不要である．ロクロニウム（1 mg/kg），あるいはスキサメトニウム（1～2 mg/kg
静注，4～5 mg/kg 筋注）が用いられる場合もあるが，スキサメトニウムの著しい低酸
素（そしてアシドーシス）状態での使用は心停止を惹起する可能性があり避けたい．用
いる場合は，アトロピンの前投与が欠かせない．

気道閉塞解除後肺水腫

　気道閉塞解除後肺水腫は，急性気道閉塞（著しい喉頭痙攣）解除後や慢性気道閉塞解
除（扁桃摘出）後に起こりうる合併症である．閉じている声門に対して胸腔内圧が極端
に陰圧となり，閉塞が突然解除されると急激に肺血量が増加し，低圧非心原性肺水腫が
発生する．気管チューブ内にピンク色の泡だらけの痰が出現したり，酸素化が改善しな
いときにはこの合併症を疑う．陽圧呼吸を続け，フロセミド（ラシックス®）を必要に
応じて投与して治療する．この場合の肺水腫は，挿管し，少なくとも24時間の確実な
持続陽圧換気が有効である．不用意に気道陽圧が失われないように，頻回の気管内吸引
は避け，吸引カテーテル挿入はあくまで気管チューブの閉塞防止のためだと割り切る．

Chapter 4 ● 小児麻酔での技術と手技

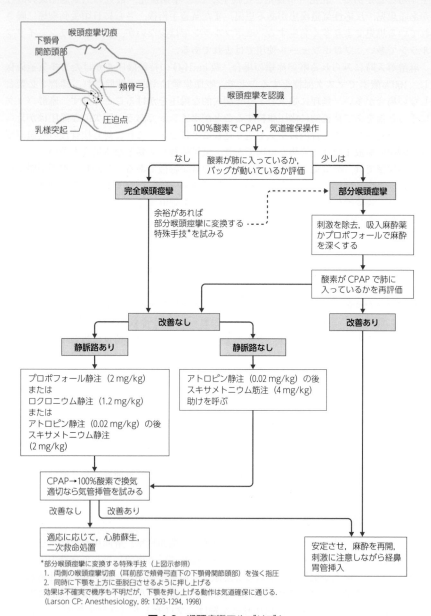

図 4-2 喉頭痙攣アルゴリズム

(Hampson-Evans D, Morgan P, Farrar M: Pediatric laryngospasm. Pediatr Anesth, 18: 303-307, 2008 を大幅に改変)

そのためには，毎回長さを確認した吸引カテーテルを回路を外したらただちに挿入し，気管チューブ閉塞がないことを確認する数秒間にとどめ，ほぼ吸引圧をかけない．挿入する吸引カテーテルの長さは，気管チューブ先端から数 cm 出ているだけで十分である．挿入時には陰圧をかけず，所定の長さの挿入が確認できたら，ただちに陰圧をかけながら引き抜き，すぐに陽圧換気に戻す．

抜管後喘鳴

　抜管後喘鳴や声門下浮腫は，乱暴な気管挿管手技，あまりに太い気管チューブの使用，気管挿管中の咳込み，体位交換，長期気管挿管，頭頸部手術，クループの既往がある患児に生じやすい．加湿酸素，ステロイド，アドレナリン吸入などで治療する．通常アドレナリン吸入（0.5 mL を生理食塩水 3 mL で希釈して 10 分間）で効果があるが，その効果は一時的であったり，反跳性浮腫が起きたりもする．長時間にわたり観察すること，また一晩入院させることも必要となる．通常，抜管後 2 時間の時点で明らかな症状がなければ安全である．ただ，口腔内や頸部手術などの術後の場合は，手術による浮腫や出血の影響があり，2 時間の観察では不十分である．特に酸素投与が行われる場合，パルスオキシメータだけのモニターでは不十分で，カプノメータを含めた呼吸状態の観察を続ける．基本的には，太すぎる気管チューブの使用を避けることがポイントである．挿管して，加圧してエアリーク音があるチューブを使用すれば問題は少ない．小児麻酔があまり頻繁に行われない施設では，不用意に太めのチューブにならないように注意する．内径 0.5 mm の違いも影響する．カフ付きチューブを用いた場合には，麻酔中のチューブの移動防止，適切なカフ圧の維持，抜管時のカフの完全な虚脱を心がける．

喉頭鏡の使用

1. 手術台の高さが適切で，頭部が麻酔科医に近く正しく位置され，保持されていることを確認する．
    a. 乳児や幼児（6 歳未満）では，頭はベッド面の高さに保ち，頭の下に低いドーナツ枕を入れる．挿管に際しての枕は肩の下ではなく頭の下に移動させる．この年齢では，喉頭の位置は頸のレベルで高く，相対的に大きな頭があるので自然と頸が前方に押されているため，さらに頸椎を前に押し出す利点はない．環軸関節で頸を伸展すると，口腔，咽頭，気管の軸が声門を見るための最良の配置となる．
    右手の付け根を額に付け，頸を後屈させるように額を手前に引くとともに，指先で下顎を軽く押し下げ口を開き，喉頭鏡のブレードを，唇を傷つけないように確認しながら口内に入れる．特にビデオ喉頭鏡（McGRATH など）では，画面を注視するあまり，口唇，歯牙，口腔内損傷への注意が散漫になるので注意する（「歩きスマホ」状態）．伝統的に開口目的で用いられてきている指交差法は，不要に口内に指を入れ不潔なうえに，また頸を前屈方向にして喉頭展開を難しくするので好ましくない．気管挿管では，口腔内，唾液に触れる喉頭鏡を操作することから，処置後手指衛生が必要である．麻酔導入時の時間節約のために，二重に手袋を使用し，上手袋だけ廃棄する方法もある．

声門を見えやすくするため，喉頭鏡を持たない右手で，患者の頸の前面で甲状軟骨部位を，患者背側方向，かつ頭側に押してもよい〔OELM（適正喉頭外圧迫操作）〕．

b. より年長な小児や思春期の患児では，成人と同様に，頭の下に枕の代わりに折り畳んだシーツやブランケットを入れて，わずかに頸椎を屈曲させると喉頭展開および挿管が容易になる．

c. 不安定な頸椎に関わる病態（ダウン症候群，マルファン症候群など）に注意する．そのような患児では，覚醒時の頸の動きの範囲を観察し，術前の神経症状（幅広歩行，尿失禁，便失禁）の存在に気をつける．頸椎のＸ線写真が頸椎不安定性を否定するに役立つとの証拠はなく，術前撮影の必要はない．しかしこうした症例では頸の過屈曲を避け，気管挿管時には頸の動きを最小限にするように細心の注意を払う．

2. 歯の状態を綿密に診察する．小児では，抜けやすい緩い乳歯が存在することが多い．喉頭鏡を用いている間，常に歯は直視下にあるので，口唇を親指で引き上げ，挿管の間，歯へ圧力をかけないようにする．非常に緩く，抜けかけの歯が存在する場合，あらかじめ手術前に両親に，患児が眠ったら抜歯しておいたほうが安全だと伝えておくほうがよい．その場合，歯は捨てないで，手術後に両親に戻してあげる．歯の妖精神話を信じている子どももいるし，成長の印だと喜ぶ親もいる．一方最近では，乳歯が抜けて生え替わることさえ知らない親もいる．以前にもまして，あらかじめ歯が抜ける可能性を話しておく必要がある．プラスチックの歯牙保護具（マウスガード）で上顎歯を保護することもできる．これは特にマッキントッシュ型の（弯曲した）ブレードを年長児や思春期患児に使うときに重宝する．

ビデオ喉頭鏡の普及で喉頭の視認は飛躍的に容易になった．しかし見えてもなかなか挿管できない状況の存在，口腔内操作が難しい場合，そして「歩きスマホ」状態がもたらす口唇，歯牙，口腔内粘膜損傷の可能性は常に念頭に置いておく．

3. 乳幼児では，喉頭蓋を喉頭鏡の直型ブレードで直接持ち上げないと喉頭展開が容易ではない場合があり，これが小児麻酔専門医がこの年齢層で直型ブレードの使用を推奨する理由である．乳児では，喉頭鏡のブレードが喉頭蓋から滑り落ちないようにするのが課題である．この場合，いったん喉頭鏡のブレードを，舌全体を左側に寄せながら下咽頭部まで押し込んだ後にゆっくり引き上げて，声門の視野が開けたところで喉頭蓋を保持する方法がよい．この直型の喉頭鏡の先を下咽頭（食道入部）までまず挿入し，徐々に引き抜く方法は，理論的に喉頭損傷をきたす可能性があるため推奨しない（PALS：小児二次救命処置など），との主張がある．しかし，確実性を重視した場合そのリスクは小さい．小児での直型ブレードとしては，ウイスヒップル型で，ファイバー光源を喉頭鏡の先端に近く位置させたNCH改良型（MPI社製）がブレードの形状と光源位置の工夫から有用である．もう一つの方法としては，直型ブレードを曲型ブレードと同じように操作し，舌の表面に沿って進めていく．ブレードの先端が咽頭蓋谷に達したら，舌底を持ち上げ，他の喉頭組織に損傷を与えないようにする．

4. 喉頭鏡（特に乳児や気道確保困難症例）の操作の間，酸素を吹送する方法は，喉頭

鏡を試みる間の酸素化を改善する．特別に挿管中の酸素投与を可能にしたブレード，あるいは吸引用カテーテルをテープでブレードに取り付け，酸素 2 L/分程度を流す方法，あるいは助手が酸素を口腔部に吹き付けるなどの方法で，視野を妨げないようにしながら酸素を投与し続ける努力が大切である．

5. 小児にも用いられるビデオ喉頭鏡が各種上市されていることは喜ばしい．特に経験者が画像を共有でき助言を与えられ，記録も残せる利点は大きい．しかし一方，喉頭展開，声門の視認は格段に容易になったが，気管チューブの挿入操作自体は容易でない場合がある．そして特筆すべきは，「歩きスマホ」状態がもたらす，予期せぬ口唇，歯牙，口腔内損傷の可能性である．

気管挿管

1. 適切な気管チューブサイズは，抵抗なく声門，声門下に挿入できる最も太いサイズである．気管チューブ周囲からの 20 cmH$_2$O 程度の加圧でのリークの存在は，いくつかの因子（頭部位置，筋弛緩の程度）に依存する．20～30 cmH$_2$O の最高加圧圧が得られるようにしてリークを確認する．リークがあまりに多ければ，内径が 0.5 mm 程度太いチューブと入れ替えることも検討するが，多くの場合手術の施行に影響しないため変更する必要はない．一方，30 cmH$_2$O に加圧しても，リークがなければより細いチューブへの入れ替えを考慮する．ただし，リーク音は，舌や首の位置でも聞こえなくなる場合があるため，リーク音が聞こえない場合の原因が常にチューブの太さにあるというわけではない．このようなことから，臨床家の多くはリーク音の存在よりも，輪状軟骨部をいかに容易に通過したかをより確かな指標としている．実際，手術室や PICU の小児のカフ付きチューブの使用は増加しているが，カフを虚脱させた場合にはリーク音が聞こえなければならない（下記参照）．カフ付きチューブ使用頻度が高まっている理由には，カプノメータが安定して測定できる，人工呼吸器で安定した換気が可能である，細すぎるチューブを挿管した場合にもカフ調節だけですみ，チューブ入れ替えの必要がないことなどがあげられる．しかし，腹圧の上昇や気道抵抗増加で著しく高い換気圧が必要になる可能性がある場合を除いて高価なカフ付きチューブをルーチンに使用する利点はない．

2. 透明なポリ塩化ビニール（PVC Z79 認可）製チューブが好まれる．

3. 換気困難やきわめて高い気道内圧が予想される患児や，胃内容逆流が起こりやすい患児での大手術では，カフ付きチューブが好まれる場合もある．乳幼児でも，適正サイズのカフ付きチューブの使用は手術後の罹患率を増やさない．カフ付きチューブを使用すると，サイズが多少細くてもカフで対応できるのでチューブの入れ替えの必要が減り，麻酔ガスのリークが減るため手術室の汚染が減り，誤嚥の危険性を減らせる可能性がある．加えて，換気を確実にするために声門下部での適合を密にする必要がない．このため，声門下狭窄が起こりやすい症例（ダウン症候群など）では，むしろ通常より相当細いサイズのチューブを用い，カフで気道気密を保つ方法が好ましいかもしれない．こうした目的で，最近では，カフなしチューブの壁厚と同じくらい薄い壁の細いカフ付き気管チューブが小児で利用できる．カフ付きのチューブが乳幼児で使われたときには，適正な換気を保つのにカフは必ずしも膨ら

ませなくてもよいことがある．しかし，声門よりも遠位にカフを置かなければならないので，乳児ではチューブ先端位置が気管分岐部に近くなり，気管支内挿管（片肺挿管）の危険が増す．MicroCuff チューブは，カフのコンプライアンスが高く，より適切な形状をしたカフをチューブ先端のより近くに付けることで，これらの問題を克服しようとしているが，マーフィ孔がないので右上葉の換気が妨げられる場合があり注意する．

これまで述べてきたように，小児でのカフ付きチューブに理論的な利点はあるが，ルーチン使用とする根拠は弱く，またきわめて高価である．利点の多くはチューブが確実に声門下の適切な位置に固定されていて，あまり動かない麻酔中などの短時間使用の場合にのみ当てはまる議論であり，定期的なカフ圧モニターも必要で，ルーチンに全例で用いる必要性は感じない．確かにカプノメータの測定の信頼性が高まることは大きいが，この短所には，短時間手術では，呼吸音や胸の動きをモニターしながら，数呼吸 PEEP を外すことで容易に対応できる．小児で用いた場合の，比較的高いカフ圧がもたらす影響，潜在的な気管の問題から喉頭損傷の頻度が高い問題，そして体動が多い小児 ICU 患児での長期挿管時のカフ部移動があるなどの理論的な短所も考えるべきである．よく問題とされる気管内への分泌物の流入も，カフ付きであれば確実に防止できるというわけではなく，また実際には，極端にチューブが細すぎない限り連続流を使って確実に持続陽圧を維持するようにすれば問題ない．今後の技術進歩により製品としてこうした欠点を乗り越えた気管チューブ（例えばニチノールなどの極細記憶形状合金などを用い，カフ付きでの外径が現在の内腔サイズの外径より小さく，しかも安価）が出現する可能性は十分にあり，そのときにはカフ付きチューブのルーチン使用も考慮される．

4. 気管チューブのコネクター（スリップジョイント）の内径は，少なくともチューブ内径と等しい内径を持たなければならず，また確実に挿入され外れにくくなければならない．特に細いチューブのコネクターはいったん外して，アルコール綿で湿らせて肩の部分までしっかりと再挿入する．製品としてパッケージで供給される気管チューブとスリップジョイントは，ガス滅菌の目的のためしっかり接続されていない．このため，使用前には"確実"に押し込んで，使用中に簡単に抜けないように注意する．その際，スリップジョイントの先を水やアルコール綿などであらかじめ湿らせておき，一気に押し込むのがコツである．この際，スリップジョイント先端を押しつぶしてしまわないようにも留意する．また，特に細いチューブの場合，この目的でゼリー製剤を用いると，乾燥してバリが形成され内腔が閉塞する場合があるので避ける．

5. 気管チューブが正しく気管に挿入されているかは，ただちに加圧して胸の対称的な動きの観察，気管チューブ内面の湿気の確認，カプノグラフ波形の確認，そして胸部聴診で確認する．従来，挿管後のチューブ位置確認は，胸部の対称性の動きの確認と両肺野の聴診による空気の入りの確認であった．しかし，このいずれの方法も確実性ではカプノメータに劣る．カプノメータでの確認の際，1〜2 呼吸の波形の存在だけでは，胃や食道内の二酸化炭素を測定しているだけで，食道挿管を見抜けない場合があり，5〜6 呼吸以上での二酸化炭素の排出を確認する．呼吸音は両側の

腋窩線上で，まず右下側胸部から聴診して確認する．（まず気管チューブが気管に挿入されていることを迅速に判断し，次に片肺挿管でないことを判断する．片肺挿管であっても，右下肺野は換気されている可能性が高いためである）

乳幼児，小児の気管は短い．新生児での長さは5cmしかない．したがって，チューブ先端は気管支挿管や偶発抜管（事故抜管）を防ぐために，気管中部に正確に位置させる必要がある．声帯を通過するチューブの長さを慎重に見極めるとともに，前歯列でのチューブの長さマークを確認する．仮に喉頭鏡をかけた状態で声門を通過する長さを確認しても，喉頭鏡のブレード先端が声門を押し下げている状態では，実際より気管チューブが浅めだとの判断になりかねないので注意する．前歯列や歯槽突起部で気管チューブの適正挿入深度を判定するやさしい方法がある．新生児で10cm，1歳児で11cm，2歳児で12cmである（つまり，年齢と深さの1桁の数字とが一致している）．3歳からは，12cmに年齢を加える．**表4-6**（p.102）に日本人に合わせたサイズを示す．折れ曲がることが少ない位置，つまりできるだけ口の中央（正中）でチューブをテープでしっかりと固定する．

乳幼児で顔を横向き（通常右向き）で保持する場合は，顔の上面（右向きであれば左口角）で固定すると，唾液でテープが緩むことがない．カフ付きチューブを使用するときは，カフは声帯を越えたすぐのところに位置するように気管チューブを固定し，両肺の換気を確認してチューブを注意深く固定する．前述のように，カフ付きチューブを用いると片肺挿管になる危険度は高い．

6. 麻酔回路の蛇管やその他による圧迫が患児の顔や頭部に問題を起こさないように，適当なパッド（例えばレストン）を置く．麻酔用具の顔への圧迫により麻酔後に顔面神経麻痺が起こったとの報告がある．

7. 麻酔回路や気管チューブは慎重に配置固定し，不自然な力によりチューブが折れ曲がったり抜けたりしないように注意する．小児の気管チューブは非常に簡単に折れ曲がってしまうので，これはいまだに麻酔中に起きる大きな問題の原因となっている．歯の生えた幼小児では，オーラルエアウェイをバイトブロックとして使う．オーラルエアウェイはバイトブロックの役割も果たすため，バイトブロックを別途用意する意味はない．

8. 頸の伸展は気管チューブ先端を浅く（抜ける方向）し，屈曲は深くする．頸の完全屈曲と伸展の動きの間では，乳児でも1〜3cmの気管チューブ先端の移動をきたす．気管チューブ固定は慎重に行うとともに，頸の位置による先端の移動には十分に注意する．患児の体位を動かした後は，肺野全体の換気が行われているかを必ずチェックする．

9. 一部の新生児，乳児（DiGeorge症候群など）では先天的に気管が短いことがあり，この場合，片肺挿管の危険性が高い．腹部膨満のある患児も，肺全体が押し上げられ気管も押し上げられてしまい片肺挿管になりやすい．

経鼻気管挿管

経鼻的に気管挿管が予定されたら，前述のように準備する．あらかじめ経口気管挿管を行い，酸素化と換気が確保されてから丁寧に行うのが原則である．

経鼻気管挿管では，鼻出血はまれではない．鼻腔前庭粘膜だけでなく，アデノイドや扁桃肥大の多い学童から思春期の患者では特に注意が必要である．鼻出血を防ぐいくつかの方策が考えられている．気管チューブの先端を温めると，先端は柔らかくはなるが，それで鼻出血が少なくなることはない．あらかじめ血管収縮薬（オキシメタゾリンなど）を鼻腔に塗布する方法と，ゼリーで滑りをよくした太めの（しかし気管チューブ内は通過する）吸引カテーテルをガイドとして用いる方法がある．

後者の方法は，あらかじめ気管チューブを通した吸引カテーテルの先端によく潤滑剤を付け，そのカテーテルを鼻孔から口腔咽頭へ進める（左鼻孔から挿入すると，気管チューブ先端のベベルが左を向いているので，気管チューブ先端が直接声門裂に進みやすいが，鼻孔挿入は右がやりやすい場合も多い）．カテーテルは鼻尖を手前に引き上げながら，真っすぐか，やや下向きに進め，決して上向き（頭側）に進めない．

カテーテル先端が開口した下咽頭で見える場所に届いたら，喉頭鏡下でマギル鉗子を使ってカテーテルを引き出し，次いでカテーテルを口外で手前上方に引き上げながら気管チューブを一緒に鼻腔内を進める（鼻腔後壁を擦過しないように）．次に，マギル鉗子で気管チューブを気管内へ進める．そのままだと，気管チューブは気管前壁に当たり進まない場合があり，その際は頭を少し前屈させるとよい．

■ 新生児の意識下気管挿管の留意点

かつては新生児の意識下挿管は一般的な医療であった．しかし，今や気管挿管前にまず麻酔を導入するのが一般的である．麻酔下で気管挿管を施行したほうが成功率も高く，患児の酸素飽和度が下がる率も低い．循環動態が不安定な新生児，小顎症や気道管理が困難な患児，極低出生体重児では，意識下での気管挿管施行を考慮する．意識下で気管チューブを挿入する前に，酸素とアトロピンをあらかじめ投与し，必要に応じて気管チューブにスタイレットを入れておく．助手に乳児の上肢を完全に外転させ，頭に手を添えて固定してもらう．一方の手に喉頭鏡を持ち，他方の手に気管チューブを持つ．そして，フェイスマスクを外して助手に手短に口腔内の唾液を吸引してもらった後，ただちにチューブを気管に挿入する．この際，挿管視野の邪魔にならないように，助手に乳児の口腔方向に酸素を吹き込み続けてもらうとよい．

意識下気管挿管では，血圧と頭蓋内圧（ICP）の上昇を認めるが，その程度は啼泣時や咳嗽時と同程度である．早期産児での意識下挿管では，脳室内出血（IVH）の危険性が増すという懸念があったが，証明はされていない．意識下気管挿管がどうしても必要と考えられる場合，口腔内，口蓋部などに局所麻酔薬（希釈して，最大投与量をあらかじめ計算しておく）を適用（吹きつけ）し，患児のもがきや苦しみの軽減を図る．場合により少量のフェンタニル（0.5～1 µg/kg）とミダゾラム（0.05～0.1 mg/kg）を投与するのも処置を容易にするが，必ず必要というわけではなく，呼吸停止が生ずるリスクもある．気道確保の目的で，気管挿管の代わりにLMAの使用も考慮する（下記参照）．

新生児の意識下気管挿管の是非には議論がある．麻酔下に挿管するのが患児にとっても，麻酔科医にとっても好ましいことは確かであり，経験を積んだ麻酔科医にとっての第一選択である．しかし，気管挿管の成功に確信が持てない場合は，最も安全な選択肢であることも確かである．問題は，外科疾患を有する多くの新生児が気道奇形も有し，

挿管そのものや，場合によってはマスク換気自体も困難あるいは不可能な可能性を持つことであり，特に新生児の気道管理に不慣れな麻酔科医にとっては，ストレスである．患児の安全を優先させることもやむを得ない状況はあり，意識下気管挿管の必要性は否めない．この場合，前述したように，あらかじめアトロピン 0.01 mg/kg とリドカイン 1.5 mg/kg 静注をしておく．鎮静・鎮痛薬の前投与は行わず，挿管が確認されてからとする．

■経鼻的気管チューブ挿入法 nasotracheal intubation

▶目 的
　小児麻酔では，経鼻気管挿管はさまざまな場面で用いられる．絶対的な適応は少ない一方，相対的な適応が幅広いのは小児麻酔での特徴である．主には，下記の目的を持って用いられる．
・外科手術を容易に：頸部，口腔，顔面領域が術野の場合；耳鼻科，口腔外科，脳外科，内視鏡検査・処置など
・麻酔管理を容易に：固定が確実で安定，挿入が容易な場合；乳幼児，長期気道確保，腹臥位，頻回体位変換，困難気道，EXIT
・患者・介護者の耐容性，利便性：自然に近い口腔機能，外科的切開が不要；長期気道確保

▶禁忌，問題点など
・物理的に経鼻気管挿管が不可能な場合はある．鼻孔狭窄，後鼻孔狭窄・閉鎖，鼻甲介肥厚，口，鼻腔付近の良性・悪性腫瘍など．
・禁忌としては，顔面・頭蓋底骨折患者，鼻腔・副鼻腔の急性炎症患者，そして著しい血液凝固障害があげられ，頭蓋内への気管チューブの迷入，髄膜炎発生や，抗凝固薬投与による大量鼻出血といった深刻な合併症が知られる．
・麻酔時の問題点としては，挿管時の鼻粘膜損傷，鼻出血に加え，手技的に複雑で人手と熟練を要すること，時に低酸素状態をきたす可能性などがあげられる．
・長期留置時の問題として，固定による外鼻孔，鼻中隔の変形，中耳炎，副鼻腔炎，あるいは菌血症の発生原因となることなどがあげられる．
・多くは相対的な問題であり，経鼻挿管によって得られる利益と問題点のバランスを評価して決める．乳幼児患者では，身体的な小ささのため麻酔中のわずかな気管チューブの動きが事故抜管や片肺換気につながりやすい．また唾液分泌が多く固定が緩くなりがちであり，安定した人工気道維持のためにも経鼻挿管が使われる場合は多い．

▶方 法
　以前は盲目的経鼻挿管法も行われたが，今では，①通常の直達喉頭鏡を用いる方法，②細径気管支ファイバースコープを用いる方法，あるいは③これらを組み合わせた方法が用いられる．
　熟練した麻酔科医が，経口挿管を経ずに直接経鼻挿管を行うほうが短時間で患者への負担も少ないと考え，また経口挿管チューブですでに口の中が手狭で手技がやりにく

Chapter 4 ● 小児麻酔での技術と手技

い，と考えるのは当然である．しかし，経鼻挿管は手順が多いので，患児にすでにチア
ノーゼがあったり，肺自体に疾患があったり，経験が少ない麻酔科医が施行すると，挿
管できなかったり，酸素飽和度が低下しやすいことも事実である．介助者の経験度も影
響する．その点で，経口挿管を経て経鼻挿管を行えば，確実に気管チューブの入れ替え
が行え，安全性が確保される．

1) 通常の喉頭鏡を用いる方法

　前述のように，経口挿管を経ずに，一期的に経鼻挿管を行う方法と，経口挿管を経
て，二期的に経鼻挿管を行う方法がある．一期的方法が一般的であるが，小児（特に呼
吸器系に病変を持った）では，確実に患児の換気環境を維持しながら施行でき，より安
全であることから，手技がやや複雑で介助者の協力も必要となるが，二期的方法を推奨
する．以下にその手順を示す．

1. 経口挿管されたチューブが気管内に位置していることを確認後，通常右口角部で仮
   止めした気管チューブを助手に保持してもらい，用手換気を続けてもらいながら，
   経鼻挿管の準備に入る．
2. 経鼻的に気管挿管する．
   A) アデノイドが大きくなる年長児では：
      a. 出血を少なくするためにあらかじめ血管収縮薬を点鼻する．経鼻挿管による出
         血の頻度や出血量を少なくするために，あらかじめ経鼻挿管用チューブ内に，
         先端が滑らかだがこしがある，太めで十分長い吸引カテーテル（以下，誘導カ
         テーテル）などを通し，先端に潤滑剤を塗布し滑りをよくしておく．
      b. 誘導カテーテルを，鼻孔から先端が鼻咽頭後壁に達する前まで進める．喉頭鏡
         を軽く挿入（この段階では喉頭展開はせず，口内後咽頭部の誘導カテーテル先
         端部を探すだけ）し，その光でマギル鉗子を用いて誘導カテーテル先端を口外
         に引き出し，いったん喉頭鏡も引き抜く．
      c. 誘導カテーテルの口外部を保持して天井方向に緊張を保ちながら（気管チュー
         ブ先端が咽頭後壁のアデノイドなどを損傷して出血させないように），上に被せ
         た気管チューブを一緒に引き抜くようにして，気管チューブ先端を後咽頭部ま
         で誘導する．
   B) 乳幼児では：
      a. あらかじめ鼻腔内に潤滑剤を注入し，同じく潤滑剤を塗布した気管チューブを
         直接挿入する．
      b. この際，気管チューブは決して頭側に向けず，鼻尖を少し頭側に引き上げなが
         ら，チューブは下方（足側）に向けて丁寧に押し込み，先端が鼻咽頭後壁に達
         する前まで進める（通常抵抗感の変化で察知できる）．
3. ここで改めて喉頭鏡を挿入し，まず気管チューブ先端をマギル鉗子で把持する．介
   助者に誘導カテーテルを引き抜き，口腔内吸引をしてもらった後に，改めて喉頭展
   開をする．経鼻用気管チューブの先端を，気管挿管に備えて適度の長さに把持した
   うえで，切り口を現在入っている経口気管チューブの後ろ，あるいは横に接して，
   入れ替えられる方向に向ける．

112

2 ● 気道の管理

4. 挿管者は直視下で，経口気管チューブを保持する助手に指示をして，ゆっくり引き抜いてもらうと同時に，経鼻気管チューブを挿入する．これにより，患児は一呼吸も失することなく，確実に経鼻挿管に移行できる．

5. まれに，気管チューブの先端が声門を通過しても，それより先に送り込めない場合がある．その際は，経鼻チューブを外鼻孔部で保持したまま，喉頭鏡を外し，頭部を少し前屈させるとよい．それでも送り込めない場合は，その状態でチューブを回転させる．経口チューブと同じサイズ，あるいはそれ以下である限り必ず挿入できるはずであるが，上記が成功しない場合でも，経鼻チューブを完全に抜去せず，外鼻孔部で保持してもらいつつ，再度喉頭展開を行うとよい．

6. ただちに呼吸回路を接続し，気管内に留置されていることを確認する．

　　留意点：
　　a. 注意点は，経口チューブをいったん抜去してから経鼻チューブを挿入するのではなく，経鼻チューブの先端を気管の入口に押し当てた状態で助手に経口チューブを「ゆっくり引き抜いてもらうと同時に，入れ替わりで経鼻気管チューブを挿入する」ことである．
　　b. ビデオ喉頭鏡で，あるいは曲型喉頭鏡ブレードでは，ここに記したような口腔内操作が難しい場合があり，従来型の直型喉頭鏡の使用が勧められる．
　　c. 介助者が手順（口腔内吸引，換気，チューブ保持）を熟知していることが重要である．

2) 細径気管支ファイバースコープを用いる方法

1. あらかじめ，細径気管支ファイバースコープを，適切な気管チューブ内に通過させた後，経鼻的に挿入した気管支ファイバースコープを気管内に挿入し，引き続き気管チューブを気管内に挿入する．

2. 麻酔科医は，自身が気管支ファイバースコープを操作するにせよ，ファイバー操作者が別に入るにせよ，この間の患者酸素化を確保する手段（単純に高流量の酸素の吹き流しから，気管支挿入ポートがついたマスク利用までさまざまな選択肢がある）を講ずる．

3. 通常，咽頭後壁に沿わせて正しく食道方向に向けると自然に声門が視野に入るが，細径気管支ファイバースコープの場合，ファイバーの直進性，操作性が悪く，また分泌物などの視野遮蔽も起こりやすい．特に麻酔下では舌根沈下が著しく，声門部同定に時間がかかる場合があり，酸素化予備能のモニター（ORi^{TM} など）が欠かせない．

4. 乳幼児では，ファイバーの操作だけで声門部を同定できない場合が多く，下顎挙上，あるいは頭部後屈などの，ファイバー操作支援がしばしば有効である．

5. 声門が同定されたら，気管支ファイバースコープを進め，次いであらかじめ被せてあった気管チューブを挿入する．

113

Chapter 4 ● 小児麻酔での技術と手技

3）細径気管支ファイバースコープと通常喉頭鏡との併用

特に新生児，乳児，困難気道時，とりわけ EXIT 時（ex utero intrapartum treatment：帝王切開時，母児ともに吸入麻酔下で，胎児・胎盤循環を維持しながら胎児の一部を子宮外に露出し気道確保を行う方法で，巨大頸部腫瘍，奇形腫など致死的な気道病変のため出生後の挿管が不可能と考えられる場合に行う）など，十分な喉頭展開ができないか，喉頭展開ができても気管挿管自体が困難な症例で行われる．気管支ファイバースコープによる挿管を，通常喉頭鏡とマギル鉗子を操作する麻酔科医が補助する．

こうした症例では，耳鼻科医による硬性気管支鏡挿入も選択肢となる症例が含まれる．

1. 2 人の麻酔科医および介助者が必要である．
2. 挿入予定の鼻腔内に潤滑剤を注入後，同じく潤滑剤を塗布した適切なサイズの気管チューブを，鼻腔内で咽頭後壁付近まで進め，気管チューブ内を吸引する．
3. 細径気管支ファイバースコープを，経鼻気管チューブ内に入れ，気管支ファイバースコープの先端を，気管チューブ先端とほぼ並ぶように位置させる．
4. 喉頭鏡を用いて口内を展開し，口腔内吸引を行い，次に気管チューブの先端をマギル鉗子で把持する（挿管に向けた方向，先端からの位置で，ファイバースコープを壊さないように，適度に強く把持する．ファイバー光が口内を明るく照らす．
5. ファイバー操作者は，操作ダイヤルを操作せず，喉頭鏡保持者が気管チューブを気管内に誘導する．喉頭展開が十分に行えない場合には，マギル鉗子で声門部と思われる方向に気管チューブ先端を向け，ファイバー操作者と共働して声門部を探し，経鼻的に挿入した気管チューブを挿入する．
6. 麻酔科医は，自身が気管支ファイバースコープを操作するにせよ，ファイバー操作者が別に入るにせよ，この間の患者酸素化を確保する手段を講ずる（EXIT の場合は不要）．
7. 挿管後，ファイバースコープで位置確認，換気を開始する．

迅速導入（rapid sequence induction；RSI）

嘔吐や食道逆流の危険があるときに，用手換気を経ずに，急速にかつ安全に気管チューブで気道を確保する静脈麻酔導入法である．下記のような注意深い準備が欠かせない．

1. 用具：麻酔器，年齢に応じたサイズの喉頭鏡と気管チューブ，すぐに使える吸引装置 2 系統
2. 体重に応じた量の薬
3. 熟練麻酔科医と熟練助手

すべての標準モニター，必要な気道確保用具，その予備を準備する．気道確保には，機能が確認された 2 セットの喉頭鏡およびブレード，2 セットの吸引装置，年齢相当のカフ付き気管チューブ（半サイズ太いものと細いものも準備），気管チューブスタイレットを準備する．100％酸素を手技開始前から吸入させる．静脈麻酔導入薬は患児の体重と全身状態（**注意**：脱水の程度，敗血症など）により投与量を決めておく〔プロポフォール 3～4 mg/kg，ケタミン 1～2 mg/kg，アトロピン 0.02 mg/kg，筋弛緩薬（ロ

クロニウム 1.2 mg/kg またはスキサメトニウム 2 mg/kg)〕．導入前の酸素投与中は患児の頭を気道閉塞をきたさない位置で維持し，麻酔が導入されたら助手が輪状軟骨を圧迫する．（迅速導入を始める前に，助手が効果的な輪状軟骨圧迫の施行の仕方を知っていることを確かめておく）．筋弛緩薬の効果が出現したら，遅れることなく気管チューブを気管に挿入し，カフを膨らませる．輪状軟骨を圧迫しながら用手的に100%酸素で肺を換気する急速導入の変法もある（下記参照）．

輪状軟骨圧迫法

　輪状軟骨圧迫法（Sellick 法）では，麻酔が導入されたらただちに母指と中指で輪状軟骨上から圧迫し，気管チューブの位置が気管にあると確認されるまで圧迫を続ける．麻酔導入中に胃内容物が逆流しないようにする迅速導入の補助手段として輪状軟骨圧迫法は頻用されるようになった．この方法は広く推奨されている．しかし，輪状軟骨を圧迫して食道の内腔を閉塞できるのか，また胃内容物の逆流を予防できるのかの明確な証拠はない．MRI を使った研究では，50%の患者で食道内腔は輪状軟骨の外側にあり，輪状軟骨を圧迫すると90%の患者で食道内腔は輪状軟骨の外側に移動していた．さらに，食道内腔を閉塞する圧を研究した報告では，ほとんどの場合，輪状軟骨圧迫法で食道内腔を閉塞するだけの十分な圧がかかっていなかった．また，小児の研究では，輪状軟骨圧迫法が適用となる患児の半分でしか施行されていない．成人では，30〜40 Newton（3〜4 kg の力）を食道に加えなければならないとされているが，小児でのデータはない．乳幼児では 0.5〜1 kg の輪状軟骨圧迫で気道が虚脱閉塞し，食道閉塞には至らないことが知られている．また，上部食道括約筋を閉塞させると下食道括約筋が弛緩することも知られている．乳幼児のフルストマックでマスク換気が必要なときは，輪状軟骨を圧迫しながら低圧で換気を行い，胃の膨満を予防する．輪状軟骨圧迫法の禁忌も認識しておく必要がある（**表4-7**）．輪状軟骨に過剰の圧をかけたり，かける方向が正しくないと，喉頭展開で喉頭がよく見えなくなることもあり，輪状軟骨圧迫の大きな問題である．そのときには，OELM（適正喉頭外圧迫操作）も必要となるが，あらかじめ

表4-7　輪状軟骨圧迫の禁忌

禁　忌	起こりうる合併症
強い嘔吐	食道破裂
気道の問題	輪状軟骨骨折⇒状況の悪化 気道内の先の尖った異物による気道穿孔
食道の問題	Zenker 憩室からの逆流 先の尖った異物による食道，喉頭，大動脈，脊椎管穿孔
脊椎，脊髄の問題	頸椎が不安定なときは，脊髄を損傷する危険性 先の尖った異物による脊髄穿孔の危険
教　育	知識不足，手技がうまくできない，輪状軟骨圧迫ができない

(Thiagarajah S, Lear E, Keh M: Anesthetic implications of Zenker's diverticulum. Anesth Analg, 70: 109-111, 1990 より改変)

Chapter 4 ● 小児麻酔での技術と手技

圧迫を依頼する助手には正しく（正中線上でまっすぐ背中方向に），適切な圧での圧迫を指示しておく．

ラリンジアルマスク（LMA）

LMA は最も歴史のある声門上器具（SGA）である．現在さまざまな種類が販売されていて，マスク部分の形状，カフ容量の可変性，チューブ部の形状などに特色があるが，基本的に喉頭の入口を解剖学的に取り囲むよう作られた楕円形のマスクである点で共通している．ここでは LMA を SGA の代表として説明する．

LMA は，当初成人の自発呼吸マスク麻酔のときに，麻酔科医の片手をマスク保持から解放する目的で導入された．その後小児サイズの LMA も作られたが，単なる縮小版で当初は小児の解剖に合わせたものではなかった．現在の使用サイズは体重に合わせたものである（**表 4-8**）．

LMA は正しく挿入されれば，マスク先端は食道の上括約筋，両側は梨状窩，上方は舌底部に接し，咽喉頭部を囲むようにカバーする．明らかによい（空気の流れ）気道が確保されていても，実はカフと喉頭蓋，声門開口部との解剖学的な関係はまちまちである．LMA の挿入は，大きなサイズが使える年長児で容易である．LMA は正しく位置されていれば，気管チューブの場合より気道抵抗は相当に少なく，実際陽圧呼吸をかける場合には注意すべきことである．気管チューブの場合とは異なり，頭頸部の位置の動

表 4-8 LMA の種類，カフ容量，通過しうる気管チューブ（ETT），気管支鏡（FOB）

マスクサイズ	体重(kg)	最大カフ容量(mL)	Classic LMAを通過する最大径の ETT(ID, mm)	Unique LMA[*1]を通過する最大径の ETT(ID, mm)	Proseal LMA[*2]を通過する最大径の ETT(ID, mm)	ETT 内腔を通過する最大径の FOB(mm)
1	<6.5	4	3.5	3.5	N/A	2.7
1.5	5～10	7	4.0	4.0	4.0，メーカーによって	3.5
2	10～20	10	4.5	4.5	3.5	4.0
2.5	20～30	14	5.0	5.0	4.0	5.0
3	30～50	20	6.0 カフ付き	5.0 カフ付き	4.5	5.0
4	50～70	30	6.0 カフ付き	5.5 カフ付き	5.0 カフ付き	
5	70～100	40	7.0 カフ付き	6.0 カフ付き	6.0 カフ付き	

[*1] これらのサイズは，メーカーの推奨とは異なるが，気管チューブを LMA 内を容易に通過させるには，より適したサイズである．場合によっては，上記のチューブは細すぎることがある，また場合によっては，カフなしチューブではなくカフ付きチューブの選択が適当なこともある．

[*2] Olympus Surgical Inc., Orangeburg, NY
ファイバースコープ：
Olympus LF-P：（外径 2.2 mm）内径 3.0 mm 以上の ETT を通過．26Fr ダブルルーメンチューブを通過する（吸引チャンネルはない）．
Olympus LF-2：内径 5.0 mm 以上の ETT を通過（1.5 mm 吸引チャンネル）．

きで気道確保状態が変化するため，安定した気道確保のためには，マスク換気の場合と同様な頭頸部の位置を保つ必要がある．

　小児であれば，最高気道圧を 15 cmH$_2$O 以下に保つと，胃を膨満させることなく調節呼吸も可能であり，LMA ProSeal を用いればより密封性がよく，また胃内のガス排除もできることから 25 cmH$_2$O 程度までの加圧調節呼吸が可能とされる．しかし小児では食道が短く陽圧換気によって胃内に空気が送気されやすいため，誤嚥の可能性が高いことに変わりない．LMA は嘔吐や胃内容物逆流があった際には気道を保護しないこともあり，基本的に小児では LMA での調節呼吸や人工呼吸器の使用はすべきではない．

　LMA の挿入は全身麻酔導入後に行う．吸入麻酔薬，またはプロポフォール（小児 3〜4 mg/kg）静注で十分な深度に麻酔を導入して LMA を挿入する．挿入前にカフを点検する．

a) カフを完全に虚脱させ，マスクに十分に潤滑剤を塗布した後，開口部を前方に向け，口蓋に沿わせて咽頭まで，抵抗が感じられるまで盲目的に挿入する．LMA が後咽頭壁に“張り付いて”しまったときは，指を口腔内に入れて LMA 先端を引き上げて，挿入を続ける．挿入は，ゆっくり行う．カフを膨らませると，LMA は少し口から持ち上がってくる．漏れなく換気できるかを点検する．一般的には，最高吸入圧 15 cmH$_2$O 以上で漏れが明らかになる．

b) 第2の方法は，カフを少し膨らませた状態で LMA を反対向き（開口部を後ろに向け）に挿入し，咽頭部に入ったところで 180° 回転させる方法である．カフを少し膨らませた状態で，反転させずそのまま挿入する方法もある．

c) 第3の方法は，カフを少し膨らませた状態で LMA を縦向きで挿入し，その後 90° 回転させる．

d) ProSeal LMA の場合，備わった胃管用のチャネルにカテーテルを挿入し胃内に入れた後に，カテーテルに沿わせて LMA を挿入する．高い成功率で LMA を適正な位置に留置できる．

　いずれの方法にせよ，チューブが正しく挿入されれば，チューブの背面にある黒い線が上顎の門歯に正しく接するはずである．麻酔が浅すぎるときに LMA を挿入しようとすると咳や喉頭痙攣を誘発することがある．この合併症は，成人よりも乳幼児で頻発する傾向がある．

　小児では約 25% で LMA 挿入時に何らかの困難が認められる．サイズ 1 とかサイズ 1.5 の LMA を使う小さな患児では困難はより頻繁に認められる．ごく少人数ではあるが，LMA が正しい位置に挿入できない場合もある（Goldenhar 症候群のように，口腔内構造の左右対称性が大きく損なわれている場合など）．

　LMA は正しい位置に挿入されていれば，気管チューブより少ない呼吸抵抗で気道確保ができる．機材が声門を通過しないので声門の機械的損傷も起こさない．麻酔科医がマスクを保持することから解放されることが成人麻酔では利点にあげられるが，小児麻酔では気管チューブの場合でも同様に，常にチューブやマスクには手をかけているべきである．LMA は画像診断，放射線療法の間，その他の短時間処置など，自発呼吸によるマスク換気が好まれる場面で使用が有用である．特にカプノメータ波形が正確に得られることの利点は大きい．LMA が咽頭口蓋扁桃摘出術の麻酔に用いられたこともあっ

Chapter 4 ● 小児麻酔での技術と手技

たが，今では使われない．患者安全第一に掲げる小児麻酔科医としては当然である．

LMAの特別な使用用途として困難気道症がある．気管支ファイバースコープなどを用いる気管挿管の前段階として用いられる．LMAで気道確保した後，気管支ファイバースコープの上に気管チューブをあらかじめ被せておいて挿管する方法である．また主に成人用ではあるが，ファストトラックと呼ばれ，最初から喉頭鏡を用いないで挿管するLMAも市販されている．LMAは意識下にも挿入でき（例えばピエール・ロバン症候群），これによりあらかじめ麻酔を十分深めてから気管挿管を行う．この場合はあらかじめ口腔内に局所麻酔薬を噴霧，あるいは塗布しておく．気管挿管を試みている間に換気困難に陥ったときなど，LMAは有用である．LMAは気管狭窄症の乳児で有利ではないかとも示唆されている．細い気道に気管チューブを挿入すると，さらに気道の内径が細くなってしまう．気管チューブ自体の通過が，すでに十分に細い気管径をさらに細くして換気困難にするためと，細い狭窄部を痛めないためなどが理由とされる．しかし，気管チューブとは異なり，LMAの気道確保は確実ではなく，誤嚥も防止しないことを忘れてはならない．ProSeal LMAはさらに気密性に富んでいる．平均25 cmH$_2$Oの最高吸入圧まで漏れがない．また，ProSeal LMAは胃内空気を排出させる機構も併せ持っている．フルストマックの気道困難症の患児の管理には，このタイプのLMAがより適しているといえる．

手術終了後のLMAは，気道保護反射が完全に回復するまでそのままにしておく方法，あるいは患児が深い麻酔の状態で抜去するか，どちらかの方法を選択する．プロポフォール麻酔の場合は，患児が嫌がってLMAを吐き出すまでそのままにするが，セボフルラン吸入麻酔の場合は，喉頭痙攣の可能性を避けるために，麻酔を浅くすることなく，あらかじめ身体の清拭など刺激の加わる処置を済ませ，十分に口腔内を吸引した後に，酸素濃度を高くしたまま深麻酔下で抜去する方法がよい．抜去後はオーラルエアウェイを挿入し，静かに覚醒を待つ．抜去時には，100%酸素として脱亜酸化窒素を十分に済ませ，口腔内，鼻腔内を吸引し，LMA周辺に蓄積した分泌物を除去した後にカフを虚脱する．次に口を十分に開け，LMAのチューブ部を持ち，やや下方（足の方向）に向かって静かに抜去する．これは特に抜けやすい乳歯がある学童症例では大切な配慮である．こうした麻酔状態でのLMAの抜去は，気道合併症や酸素飽和度の低下は少ないものの，患児が安全な気道を維持できるまでは，フェイスマスクによる酸素投与，オーラルエアウェイ適用，そして呼吸の観察が欠かせない．

理由は明らかではないが，LMAか気管チューブかに関係なく，手術後の咽頭痛の発生率は同じである．したがって，咽頭痛軽減の目的でのLMA使用は正当化されない．さらに問題は，咽頭痛の強い患児は声にして訴えることもしないだろうし，麻酔科医やケアにあたる看護師も，命に関わるような重要な合併症とは考えないことから，これまでは軽視されてきたことである．末梢神経ブロックの使用が増え，全身の鎮痛薬投与が重視されない傾向もあり，小児麻酔科医としては研究が必要な領域である．

LMAの適応は，基本的に従来からマスク麻酔の適用となっていた症例であり，気管挿管麻酔を代替する方法ではない．小児でのLMA使用の利点としては，気管挿管に伴う頻脈や血圧上昇などの心・血管反応の軽減，喉頭浮腫，喉頭損傷などの偶発症の軽減があげられる．また，困難気道症例での気道確保手段や挿管補助手段，開放気道での麻

酔深度維持（喉頭鏡検査時など）手段ともなる．ただし，困難気道症での挿管補助，自発呼吸下での喉頭ファイバー検査などの新しい適用も見出されてきている．

【LMA 使用が好ましい症例】
- 鼠径ヘルニア
- 各種眼科検査
- 耳鼻科検査，喉頭鏡検査，鼓膜切開
- 整形股関節造影検査麻酔
- CT，MRI などの放射線検査
- 喉頭鏡検査時の麻酔
- 困難気道症やマスクでの換気維持が困難な症例での補助手段
- 挿管による心拍，血圧上昇を予防したい症例

　一方，食道が短い小児では，容易に胃内容の逆流や胃内への空気送入が生じ，換気が阻害されるため，成人より LMA 麻酔が適切でない症例は多い．フルストマック症例，口腔内処置症例，開腹症例，筋弛緩下調節呼吸症例，腹臥位症例，側臥位症例，腹部がまったく観察できない症例，長時間症例は適用から除外される．

【LMA 使用が好ましくない症例】
- 喉頭，気管狭窄症例（胃内空気送入の可能性）
- 著しい扁桃肥大症例（咽頭損傷，出血をきたした）
- 口腔内手術症例（手術操作に干渉する可能性）
- 長時間調節換気症例（換気不安定，胃内空気送入の可能性）
- 腹臥位麻酔症例（緊急時対応困難）
- 開腹術症例（胃内容物逆流予防不可能）

■LMA 麻酔の実際
1. LMA サイズ選択の目安

サイズ	体 重	年齢層	注入空気量
1	5 kg 以下	乳 児	3 mL
2	5〜30 kg	小児全般	10 mL
2.5	10〜30 kg	小児全般	15 mL
3	25 kg	学童〜成年女性	25 mL
4	45 kg	成年男性	35 mL

2. LMA 挿入の準備

　　LMA のカフ部分を，平らな面に置いた清潔なガーゼの上に水平に押し付け，丁寧に脱気する．上手に換気すると，カフは皺なく脱気され，先端部分も内側に巻き込まれない．

Chapter 4 ● 小児麻酔での技術と手技

3. セボフルラン麻酔の導入

通常 T ピースを用い，酸素 3 L，亜酸化窒素 6 L の大流量で吸入麻酔導入を開始する．気化器の性質上，流量が増加すると供給麻酔ガス濃度が若干低下するため，マスクフィットのよい症例では総流量 6 L 以下と少なめにしたほうが有利な場合もある．

この際，無理矢理マスクを顔に押さえ付けず，視野の外から手でマスクを作り，話しかけながらそっと吸入を開始する．患児には口から息を吸うように教えるとよい．健康小児症例では吸入濃度を 2 % 単位で急速に上昇させてもまず問題ない．

通常，導入開始から約 60 秒，設定濃度が 6～8 % になった時点で入眠し始めているので，マスクを密着させ軽く補助換気を開始する．さらに 30～60 秒経過したところで静脈確保を行い，その後 LMA を挿入する．LMA 挿入に先立ち，100 % 酸素とし 5～8 % セボフルランで 10 回ほど過換気を行っておく．（処置の間はガス流を止める）

4. LMA の挿入

頭の下に枕を入れ，左手の付け根で患児の額を手前に引き，頭部を後屈させるとともに大きく開口させる．次にカフを虚脱させ，先端にリドカインを少量塗布した LMA のチューブ部を右手で保持し，硬口蓋に沿わせるように挿入する．咽頭後壁でいったん抵抗を感じるが，さらに押し進めると喉頭部への嵌入感がある．ここで LMA から手を離し，カフを所定量の空気で膨張させる．

5. 小児での挿入の深さの目安（cm）

マスク付着部からの長さで，背面の黒線が門歯に当たる部位の目安．

10 ＋ 年齢 × 0.3 cm

6. LMA のカフの空気量

カフへの空気注入量は，初めから所定量を入れる．カフ圧を測定すべきであり，圧力計が組み込まれた製品もある．60 cmH_2O を超える高いカフ圧では抜去後の咽頭痛を増す可能性がある．また，カフを膨らませたまま挿入した場合は，位置させた後にカフ圧の調整が必要である．リークが目立つときには，カフの空気量を増やすのではなく，サイズを上げたほうが得策である．カフが過膨張すると軟部組織との整合性がかえって悪化しリークが増える場合がある．また，長時間の亜酸化窒素使用でカフがさらに過膨張する可能性があり，その結果として咽頭部の圧迫，頸部静脈うっ滞，場合によっては気道閉塞などを生じる可能性がある．長時間使用の場合には，ときどきカフ圧や頸部の過膨張をチェックする．

7. LMA によるセボフルラン麻酔維持

LMA での麻酔は基本的に自発呼吸を残し，自発呼吸 3 回に 1 回の割合で（ちょうど IMV のように）軽く用手加圧を行う方法がよい．自発呼吸の大きさや速さは麻酔深度の指標としても用いられる．投与セボフルラン濃度は，当然，年齢や前投薬，外科侵襲の程度に左右されるが，77 % 亜酸化窒素と併用した場合，通常 2.5～3 % 程度が麻酔維持の設定濃度の目安となる．

8. 術中のカフの虚脱

術中カフを虚脱させる必要がある場合，その前にあらかじめ口腔内吸引をする．

また，カフ虚脱中の陽圧換気は避ける．調節呼吸が必要となるような長時間手術ではLMAの使用を控え，気管挿管で行うが，LMAが唯一の気道確保方法である場合には，チューブ部の屈曲，胃内への空気の吹送，そしてカフの過膨張の問題を常に念頭に置く．

9. LMAの抜去

　　LMA抜去は，喉頭痙攣を避けるためにも深麻酔下で行うのが原則である．抜去後はオーラルエアウェイを挿入し，静かに覚醒を待つ．このためにもセボフルランやプロポフォールなどの覚醒の速やかな麻酔薬との併用が好ましい．抜去時には，100％酸素として脱亜酸化窒素を十分に済ませ，鼻腔内，口腔内を吸引し，LMA周辺に蓄積した分泌物を除去した後にカフを虚脱する．次に口を十分に開け，LMAのチューブ部を持ち，やや下方（足の方向）に向かって静かに抜去する．これは特に抜けやすい乳歯がある学童症例で，不要な抜歯を防ぐのには大切な配慮である．

困難気道症（挿管困難症）

■気道の手術前評価

　麻酔科医が麻酔前に，麻酔導入時の気管挿管，気道確保の困難さ，容易さを評価することはきわめて重要である．

　普通ではない風貌の患児，合併奇形を持った症候群などの存在に注意する．小児では，常に気道異常，奇形の可能性を念頭に置く．特に新生児外科手術の場合，それまでに気道が評価されたことがまったくない可能性があり，何が潜んでいるかわからない．このため新生児の麻酔では，十分に準備したうえでの意識下挿管が用いられる場合が少なくない．疑いがある場合は，常に困難気道があるとの前提に立つ．病歴をチェックし，慎重に理学的所見をとる．どんなに前の麻酔記録であっても必ず調べる．しかし，以前の麻酔が順調だったからといって気を抜いてはいけない．麻酔記録やカルテに麻酔に関するすべてのことが書かれているとは限らない．もし，すべて書かれていたとしても，成長につれて挿管の難易性に変化がある可能性がある．場合によっては，口蓋裂やピエールロバン症候群のように，成長して挿管がより簡単になることもある．一方，トリーチャ・コリンズ症候群，ゴールデンハー症候群やクリッペル・フェール症候群，ハンター症候群のように，挿管がより難しくなる場合もある．新生児期の意識下挿管で挿管に問題がなかった症例が，その後の乳児期での麻酔下の挿管では困難であることはよく経験する．短期間（同一日あるいは数日後）の反復麻酔で，前回問題なく用いられたサイズのチューブが入らない場合も知られている．

　患児診察により，挿管の困難さの手掛かりが得られる場合がある．

1. 口の開き具合をチェックする．
2. 首の伸展具合をチェックする．
3. 下顎骨や上顎の形，大きさをチェックする（側面からの観察も）．
4. 口，舌と口蓋とを調べる．
5. 外耳に奇形があると，下顎形成不全を伴っていることがしばしばある．
6. 下顎枝と甲状軟骨との距離を評価する．

Chapter 4 ● 小児麻酔での技術と手技

開口制限や頸部伸展制限，大きな舌，“短い”下顎骨枝などは，すべて喉頭展開，困難気道を予測させる．口蓋垂や口峡が直視できないことは，困難気道を予測させる因子ではある．しかし Mallampati スコアは小児での困難気道予測指標としては信頼性は低い．喉頭展開の成功は，口腔咽頭の軟部組織をいかに下顎腔に押し込めるかにかかっている．この空間（下顎骨が短い，浅い）を狭くする奇形や，ここを占拠する口咽頭組織（大きな舌）は喉頭展開を難しくする．

■ 困難気道症の患児管理

最初にあらゆる可能性の準備をしておく．必要となるかもしれないすべての機材がすぐに利用できるようにする．“小児困難気道症”に対するあらゆる必需品を備えた特別な“困難気道用カート”を中央に準備しておく．このカートは車輪付きで，必要な場所に迅速に移動できるようにしておく．

耳鼻科医などの専門家の援助があることは常に有利である．他部門の医師であっても，そして最初はその人々の存在が単に精神的な応援だけであっても，特殊な気道確保技術を持った専門家を呼び集めることに躊躇しない．これはお互いさまである．麻酔科医は他のどの領域の医師よりも気管挿管の機会が多く，気道確保の専門家である．しかし，その麻酔科医の中にも特定の技術（LMA，逆行性挿管，ファイバー挿管など）に手慣れた医師がいる場合，耳鼻科医の気管切開（施設によっては小児外科医の場合もある），救急医の輪状甲状間膜切開，ICU 医の気管支ファイバースコープ，ECMO 準備などは大いに助けになる．応援医師たちが，患者背景を理解せず勝手に介入するリスクはあるが，麻酔科医が指揮をとることで，利点が勝る．

困難気道症の場合，あらかじめの抗コリン作動性薬投与が口腔および咽頭の分泌物減少，喉頭痙攣の予防に有利であり，この場合は**筋注で**アトロピン（0.02 mg/kg，30 分前）投与を行う．覚醒下挿管は，その患者としては生命を維持できている「覚醒」状態に大きな意味があり，原則として鎮静薬は投与すべきでない．少量のトランキライザーは必要に応じて投与してもよいが，相当に慎重に考え，十分な注意，準備と患児モニターのうえでのみ行う．術前経口摂取を止められない緊急症例では，H_2 受容体拮抗薬やメトクロプラミドの静注を行う．

こうした状況で推薦される手順をアルゴリズムにまとめた（**図 4-3**）．

意識下挿管か麻酔下挿管かの選択は単純である．小児患児（成人とは違い）は常に全身麻酔を必要とする．小児患児は，たとえ気道に局所麻酔薬を使用していたとしても容易に情緒的に動揺し，意識下（あるいは鎮静下）挿管の間の協力は得られない．乳幼児の場合，意識下挿管では患児の負担が大きく，麻酔下挿管のほうが簡単で迅速である．例外として，一部の乳児（例えばピエールロバン症候群）では，全身麻酔下では気道確保や気管挿管が困難である．その場合，口内の表面麻酔を行った後に，潤滑剤を塗布した LMA の意識下での挿入が用いられる．これをそのまま麻酔導入に用いることも可能であり，またこの方法はファイバー気管挿管の補助にも用いられる（p.116 **表 4-8** 参照）．

■ 小児困難気道症の標準的管理法

小児での伝統的な困難気道症の管理法は，揮発性麻酔薬（主にセボフルラン）による

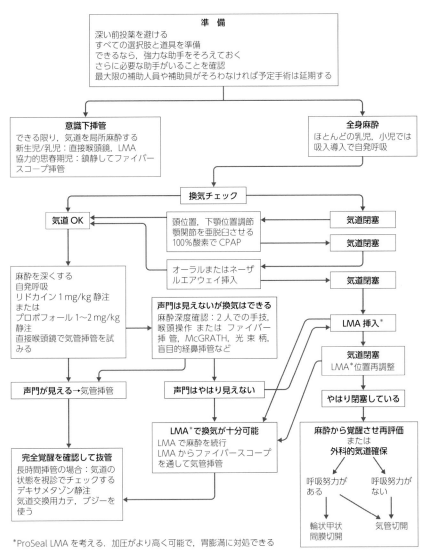

図 4-3 困難気道アルゴリズム

吸入麻酔導入，深麻酔の維持，自発呼吸を残す直接喉頭鏡であった．この方法は複雑な機器を必要とせず，気道の状態や直接喉頭鏡による困難気道の状況をただちに直接的に判断できることが利点である．こうした気道状況，および用いた喉頭鏡ブレードのことを麻酔記録に残しておく．この方法はいまだに標準的な方法として勧められるが，特にセボフルラン使用の場合は，本当に喉頭鏡に十分な深い麻酔のレベルに到達していることの判断は難しい．一部の患児ではLMAの早期の挿入によって，より効果的に，気管

Chapter 4 ● 小児麻酔での技術と手技

挿管を避けて困難気道症が管理できる可能性がある（「小児困難気道症での他の選択肢」，p.125 を参照）．

　小児では，困難気道症例での麻酔導入は吸入導入でなければならない．静脈麻酔薬，筋弛緩薬の使用は一般に禁忌であり，成人の場合とは異なる．吸入導入では，麻酔導入過程でマスク換気が難しくなれば，いつでも撤退が可能である．確かに，静脈導入，そして場合により筋弛緩薬を投与してマスク換気が容易になる症例はあるが，そうならなかった場合の深刻な予後を考えると，小児麻酔では「まあ大丈夫」は許されない．ある程度経験を積み自信を持った麻酔科医が陥りやすいピットフォールである．

黄金律：困難気道での麻酔導入は吸入麻酔

　ハロタンが使えた時代は，セボフルランよりも，時間をかけて喉頭展開を試みることができたが今は使えない．セボフルランでは5％以上の吸入濃度が必要となり，麻酔が浅くなるまでの時間も短い．少量のフェンタニルやプロポフォールを併用する考えもあるが，それによる呼吸停止はリスクである．可能であれば，あらかじめ局所麻酔薬吸入を考慮してもよい．この場合，あらかじめアトロピン筋注をしてから行う．この目的では静注より筋注が有効である．口腔内の唾液が多いと，局所麻酔薬を飲み込んでしまい，効果が弱まる．セボフルラン吸入で麻酔が導入されると，舌や咽頭の筋が弛緩する．この際に気道閉塞が起こることがあり，速やかな気道確保処置が必要となる場合がある．

1. 頭の位置を調節し，舌を咽頭後壁から持ち上げて気道を開放できるように，下顎を挙上する．両手を用い，両側の下顎枝の最も頭側の先端にそれぞれの指をかけ，頭蓋底で，耳珠の下で前方が下顎枝，後方が乳様突起の三角形に楔状に押し込む．そしてこの2本の指で下顎骨を前方，頭側に引き上げる．この手技は，下顎骨を前方に亜脱臼させ，顎関節を回転させて開口させる．両方の親指は，顔の上でマスクを保持する．この方法を実施すれば，オーラルエアウェイを必要としない場合も多い．
2. 必要に応じて，オーラルエアウェイを挿入する．しかし，このとき麻酔があまりに浅いと，これが咳や喉頭痙攣の誘因になることに注意する．患児のサイズに合ったオーラルエアウェイを用いる．オーラルエアウェイを顔の外側に当て比較する．先端がちょうど下顎角にくる程度が適切である．

　気道が確保されたら，酸素と8％セボフルランで麻酔を深くする．喉頭展開，気管挿管を試みる前に，リドカイン（1.5 mg/kg），プロポフォール（1～3 mg/kg）を緩徐に静注し，挿管操作中の息こらえや咳き込みを防止する．喉頭展開の間，カテーテルあるいは特殊な喉頭鏡のブレードを使って咽頭に酸素を吹送できる．声門が十分に直視できれば挿管できる．もし声門が十分に直視できなければ，他の操作が必要である．

　　a. 喉頭鏡を挿入した状態で，頸部輪状軟骨部を後方，頭側に圧排して喉頭を視野に入れることが可能である．顎が著しく後退している患児では，喉頭を右に圧排して声門が見えるようにする．
　　b. 場合によっては，"2人法"アプローチが好ましい．1人が片手で喉頭鏡をかけ，もう一方の手で上記に示した方法で喉頭を視野に入れる．ここで喉頭鏡保持者が頭を左に傾けることにより，もう1人が喉頭を直視でき，チューブを挿

入できる.

c. 臼歯後部, 傍臼歯到達法. 頭部を左に回転させ, 喉頭を右のほうに押しながら, 小さな外科用牽引器で口角を引っ張っておき, 口の右端で小臼歯または一番奥の臼歯の裏側に直型ブレードの喉頭鏡を入れる方法は, 厳しい下顎後退症患児でも声門の可視化を可能とするだろう. 喉頭蓋が見えたら, スタイレットを使って気管チューブを進める.

d. さらにもう一つの方法は, 麻酔を導入し, マスク換気ができることがわかったら筋弛緩薬を投与する方法である. この方法では, 完全な筋弛緩下で無呼吸の間に喉頭展開を行える. これにより挿管はわずかながら容易になるものの, 挿管を試みられる時間は短くなる. 乳幼児は, 年長児や成人より速やかに酸素飽和度が低下するからである（**注意**：筋弛緩薬投与により無呼吸状態の患児が"換気も挿管もできない"状況に陥ることもありうる）.

　直接喉頭鏡で声門が直視できないことがわかった場合, 再度マスクにより麻酔を深くして, 他の方法を試みる（p.123 **図 4-3** 参照）. 直接喉頭鏡による喉頭展開をあまり執拗に続けることは, 組織を損傷したり出血をきたし, 別の人が他の方法を試みる妨げにもなるので, 避けるべきである.

■ 小児困難気道症での他の選択肢

　▶**マルチビュースコープ　MVS**（MPI）：2006 年に, 日本で最初に小児麻酔用として開発されたビデオ喉頭鏡であり, 通常の喉頭鏡の使い勝手に最も近い. ハンドルの頭部にビデオ画面が取り付けられているため, 以後に開発されたさまざまなビデオ喉頭鏡の画面が, 挿管者に視線を左右に大きく動かす必要があるのに対し, 上下のわずかな移動だけですむ特徴があり, 「歩きスマホ」状態になりにくいと考えられている. 低出生体重児から使用できる. 経鼻挿管など, 口内処置が行いやすい. スタイレット挿管, 極細ファイバー挿管（$\varphi 2.1\,mm \times 360\,mm$）にも対応しており, 開口障害患者, ダブルルーメンチューブの位置確認などに使える. 先発であり, ファイバーを介した画像で後発製品より画像解像度は低いため改良が望まれるが, 外部出力も可能で, 気管挿管目的では十分な機能を有する. ブレード, スタイレットともに滅菌再使用が可能である.

　▶**マックグラース　McGRATH MAC**（Medtronics）：前述の MVS と同様のコンセプトで比較的最近開発され, 成人での使用は広がっている. 小児用のブレードは 2014 年に導入され, 低出生体重児, 新生児を除いて大方の乳幼児以上で使用可能である. 大型の画面が, 軽量で独特なデザインのハンドルの上部右横に取り付けられている. このため挿管時にチューブを持つ右手が画面を遮蔽する問題が指摘されるが, 慣れれば使いやすい. ブレードは弯曲の強いマッキントッシュタイプのみで, 単回使用のディスポーザブルである. ブレード挿入, 展開に際しては, 口唇, 歯牙, 口内粘膜などを傷つけないように, 直接視野で確認する必要がある. ビデオ画面に集中するあまり, 「歩きスマホ」状態で, 周囲が視野に入らないからである. 喉頭鏡先端のカメラで声門が視認できることと, 気管挿管できることは別である. ただ, MVS 同様, 挿管成功率は高い.

▶**エアウェイスコープ　AWS**（Pentax；日本光電）：日本で開発されたこの喉頭鏡では，柔軟なファイバースコープに付けた小型ビデオカメラと光源を，イントロックと呼ばれるプラスチック製の気管チューブガイド付きの喉頭鏡ブレードに挿入し，声門を視認でき照準が合わせられたら，気管チューブを声門から気管に押し込む方法で挿管する．慣れが必要であるが，大きな開口や頸部の動きをすることなく挿管でき，従来の喉頭鏡とは一線を画している．ただ，マギル鉗子を用いた口内処置，経鼻挿管には向かない．ブレードは弯曲しているが，直型ブレードと同様に先端を喉頭蓋にかけて用いる．さまざまなイントロックがあり，小児用（M-ITL-PL），乳幼児用（M-ITL-PL）も発売されている．

▶**エアトラック　Airtraq**（Airtraq；泉工医科）：エアウェイスコープと同様のコンセプトの製品で，トラックに沿わせて挿管する．ブレードの弯曲は独特で90°近い．新生児から使え，画面も含め全体がディスポーザブルという特徴がある．

▶**グライドスコープ　GlideScope**（Verathon）：この喉頭鏡では，小型ビデオカメラがついており，声門を視認する画面は喉頭鏡ハンドルとは別の位置にあり慣れが必要である．AVL Preterm/Small Child は低出生体重児乳児用，GVL は年長児用である．GlideScope は，スタイレット付きの気管チューブの使用，マギル鉗子による口内操作が行える利点がある．日本ではあまり使われていない．

▶**ラリンジアルマスク**（LMA）：開口および咽頭部が LMA 挿入に十分な大きさがあれば，LMA 使用で困難気道への選択肢が大きく広がる．喉頭鏡による直視下気管挿管が不可能な場合，時を移さずに LMA を挿入する．LMA はいつ挿入しても上気道確保の役割を果たすが，麻酔の深度が不十分の場合には喉頭痙攣を起こすことがある．いったん LMA が留置されれば，酸素化および換気の維持が可能で，そのまま麻酔を続けられ，気管支ファイバースコープの挿入経路として，あるいは気管チューブ，気道カテーテル，挿管用光束柄，その他の用具の通路として，気管挿管を完遂するために用いられる（p.116 **表4-8** 参照）．

▶**気管支ファイバースコープ**：一部の患児では（口が非常に小さい，瘢痕拘縮による開口制限など）LMA 挿入が不可能であり，口や鼻を通しての気管支ファイバースコープが必要な場合がある．最も細い気管支ファイバースコープには吸引チャネルはない（p.116 **表4-8** 参照）．分泌物がしばしば視野を覆い隠すことから，吸引チャネルは非常に望ましい機能であり，そこを使って酸素を投与することも可能である．その場合は，別の吸引装置で気道分泌の吸引をする．挿管を目的にした場合，とにかく最低 $\varphi2.5\,mm$ の気管チューブには通したい．この場合，現状では吸引機能は諦めるしかない．実際には太めの吸引カテーテルを的確に操作する人を別途準備し手助けしてもらう．
　経鼻的に気管支ファイバースコープを挿入する場合，麻酔は，すでに述べたように自発呼吸を残しながらセボフルランで慎重に導入する．あらかじめ気管支ファイバースコープを適切な太さの気管チューブ（コネクターは外しておく）の内腔に通しておく．

患児が十分に麻酔されたら，左鼻孔から気管支ファイバースコープを挿入し，声門そして気管へ気管支鏡先端を進める．気管支ファイバースコープを支えにして，チューブを気管へ滑り込ませる．もし，気管チューブが声門を通過しないようであれば，気管チューブを90°回転させチューブ先端が正中にくるようにする．麻酔科医が気管支ファイバースコープを用いた挿管に困難気道症でも対応できるほど熟練するためには，普段から通常の患児での経験が必須である（困難気道症のときに初めて慣れない手技を試みてもなかなかうまくいかない）．小さなサイズの内視鏡が利用できない場合には，例えば太い光気管支ファイバースコープで声門を見ながら，直視下にスタイレットを気管に挿入し，その上から気管チューブを挿入する方法も小児では推奨されている．

▶気管支ファイバースコープと通常の喉頭鏡を併用した究極の気管挿管法：ファイバー挿管の場合，通常麻酔科医1人がファイバースコープの操作のみで声門部を探索する．しかし，口腔内の風景が大きく異なっている場合（巨大頸部腫瘍などで大きく偏位している場合など）や，他の口腔内構造物が邪魔をして気管支ファイバースコープで喉頭展開や気管挿管がきわめて難しい症例では，麻酔科医2人と助手により，気管支ファイバースコープと通常の喉頭鏡を併用する方法が，最も確実かつ究極の気管挿管法であるといえる．

　まず一方の鼻から気管チューブ先端を口腔内まで入れる．次にもう1人の麻酔科医が通常の直型喉頭鏡で喉頭展開をする．この時点で声門が直視できればよいが，できなくても気管支ファイバースコープの術者のオリエンテーションに役立つ．先端を口蓋垂の後ろあたりに位置させた気管チューブ内にファイバースコープを挿入し，ファイバーの先端をチューブの先端あたりに位置させる．通常の直型喉頭鏡で喉頭展開をしているもう1人の麻酔科医が，マギル鉗子で気管チューブを把持（注意してファイバーを傷めないようにする）して声門の方向に誘導し，ファイバー挿管を助ける．最も確実な方法である．この場合，太い口腔内吸引チューブを持った助手が，適切に麻酔科医の視野を妨げないで口腔内吸引をするのがポイントである．助手はまた，挿管手技の間，酸素を口腔内に吹き付ける役割も持つ．この方法は経口挿管でも行えるが，経鼻挿管がより確実である．この併用法にはさまざまな応用法がありうる．

▶ブラード喉頭鏡　Bullard Laryngoscope：ブラード喉頭鏡はブレード先端がほぼ90°に弯曲しており非常に理にかなった硬性ファイバー喉頭鏡で，声門部が視認できないことはまずありえず，基本的に開口がほとんど得られない患児でも喉頭視認が可能である．しかし気管チューブ挿入はきわめて難しく慣れも必要であり，ほとんど用いられなくなった．

▶光束柄スタイレット挿管法：大きく2つの方法がある．一つは，前述したMVS喉頭鏡を用い，十分に口腔内吸引をした後に，先端付近が90°近い弯曲を付けられたスタイレットの先端の画像を，ハンドル上部のビデオ画像を見ながら進めて声門を視認し，あらかじめスタイレットに被せた気管チューブを挿管する方法である．内径φ2.0 mmの気管チューブを被せられるスタイレットもあり，低出生体重児でも使用できる．小児

Chapter 4 ● 小児麻酔での技術と手技

では，ハンドルの動かし方とスタイレット先端の動きに慣れが必要だが，スタイレットを舌の弯曲に沿わせるように挿入すれば，最小の開口，頸部移動で歯牙損傷のおそれなく挿管が可能である．日本で使用できる MVS では次の盲目的な，顎の前面が明るくなることを利用する方法との併用も可能であり，低出生体重児新生児以上でも使用できることから，あえて次に述べる盲目的な方法を選択する理由はない．

もう一つの盲目的とされる方法は，可撓性で光るスタイレットを気管に盲目的に通過させる方法であり，こちらも練習を積めば速やかな気道確保を可能にする．声門を直接視認するのではなく，スタイレット先端の灯りの位置を頼りに，光が気管内に入ると，頸の前部が明るく透過されることを利用する間接的な確認方法である．あらかじめ気道の走行に沿うようにスタイレットを曲げておき，その上に気管チューブを被せておき，光が気管内に入ると頸の前部が明るく透過され，それを目処に気管チューブを進める．この方法も熟練を必要とするが，難しい患児の多くで成功する可能性を持っている．

いずれの方法も，全身麻酔下，適切な鎮静下，あるいは局所麻酔下のいずれでも用いられ，LMA を用いて酸素投与しながら使用する方法も報告されている．スタイレットそのものが細いこともあり，粘膜損傷や気管損傷などをきたす可能性はあり，無理な力でスタイレットを押し込まないように注意する．また，いずれの方法も，部屋のライトを少し暗くすればより容易にみられるが，麻酔中の患児など，患児観察が重要な患児で部屋の照明を安易に暗くしてはならない．

超音波検査や内視鏡検査などで，術者の都合で当然のように部屋全体を暗くすることがあるが，患児の安全から考えると本末転倒である．まずは画面に余分な光が入らないようにする．どうしても暗くする必要があるのなら，患児観察が妨げられないように配慮する．絶対に部屋を暗くしてはならないのではなく，麻酔科医は常に患者の利益を中心に置いて考えるべきである．

▶盲目的経鼻挿管：これは相当に熟練を要する方法である．これだけ多彩な代替方法が出てきた現在，ほとんどその技術を身につけている人がいない手技だといえる．盲目的経鼻挿管は，すべての試みが失敗し，代替機器が使えない場合で，声門が直視できない場合にはいまだに必要な手法である（後述，注意参照）．以下は，実施の際のいくつかのヒントである．

1. 鼻の解剖を理解しておくことが必須である．鼻中隔は角度がついている．外鼻孔が前に開いているときは，鼻中隔は後ろに狭くなっている．気管チューブが鼻を通過するときには側壁から出ている鼻口介を損傷（出血する）したり，ずらしてしまったりすることがある．血管収縮薬（オキシメタゾリンなど）を鼻孔に滴下したり，また（前述したように）赤ゴムカテーテル内に気管チューブを接続して外鼻孔からチューブを進めていくときに鼻口介および鼻咽頭粘膜への損傷を最小限にする．大部分のチューブの先端の切り口が左を向いていることから先進部は右にある．この先進部は正中に沿って声門へと向かうので，左側の外鼻孔を使った場合の成功率が高い（右の外鼻孔での使用を前提として，右面に切り口を持ったチューブもある）．

2. 適当なチューブ（経口挿管の場合より 0.5 mm サイズ細い ID）を選択し，潤滑剤を付ける．

2 ● 気道の管理

3. 吸入導入（酸素とセボフルラン，酸素とハロタンなど）を使う．挿管を試みる前に，1回換気量を増やすために5%のCO_2を加えてもよい．静脈導入薬や筋弛緩薬は使ってはいけない．

4. 患児の麻酔深度が十分に深くなったら，匂い嗅ぎ体位のように頭部を少し伸展させる．

5. 外鼻孔を通してチューブを挿入し（前述のごとく）進める．ここでチューブは5つの方向のうちの1つに入る：

   a. 喉頭——望ましい場所

   b. 喉頭の右側——わずかにチューブを引き抜く．チューブを左に回し，患児の頭部を右に向ける．

   c. 喉頭の左側——わずかにチューブを引き抜く．チューブを右に回し，患児の頭部を左に向ける．

   d. 食道：わずかにチューブを引き抜き，頭部を最大に後屈させ，再度チューブを挿入する．

   e. 喉頭蓋の前——わずかにチューブを引き抜く．頭部を屈曲させる．

6. 不成功の場合，反対側の外鼻孔を用いて繰り返す．

7. この他に以下の手技が役に立つ．

   a. カプノメータを接続し波高が最大になる所を探したり，チューブの端に耳を当てながら呼吸ガス流が最大になる音を聞き，喉頭に向かって進める．

   b. もう一つチューブを他の外鼻孔から入れ，食道への進入を防いでおく．

   c. 頸部を指で押し，声門がチューブ先端に向くようにする．

   d. あらかじめ曲げたスタイレットをチューブに入れておき，声門に向かわせる．スタイレットはチューブ先端で90°に曲げておく．

   e. 最初の挿管のために，細いチューブを用いる．細いチューブが入ったら，この中に気道交換カテーテルを入れ，今度はそれをガイドに太いチューブに入れ替える．

8. 声門入口で，チューブ先端が声帯前交連にはまり進まなくなることがある．チューブを進ませるには3つの方法がある：

   a. チューブを時計回りに90°回転させる（先端切り口が上を向く）．

   b. マギル鉗子でチューブ先端から2〜4 cmの所をつかんで，チューブを数cm抜く．そこで，先端を下に向けて進める．

   c. 喉頭展開しマギル鉗子を操作しているときに，患児の頭部を持ち上げ頸を屈曲させる．

注意：盲目気管挿管の技術はかなりの熟練を要する．麻酔科医に十分な経験がなく，また手近にそのような技術を持つ応援者がいない場合にあえて用いることはなく，状況によっては挿管を諦め，患児を麻酔から覚醒させる決断も必要である．鼻からチューブを押し込むと，頸が正中を向いていても当然挿入チューブは挿入鼻孔側にずれるため，頸部をやや反対側に向ける必要がある．左右以外に前後の位置関係もあり，立体的かつ解剖学的構造を頭に描きながらの挿管が必要で，実際麻酔科医は挿管前の十分なイメー

129

Chapter 4 ● 小児麻酔での技術と手技

ジトレーニングが大切である．空気通過音以外にカプノグラフの波形を見ながらの方法もある．光束柄スタイレットと合わせての使用もよい．かつて盲目的経鼻挿管が適応となった症例の多くは，LMA を介しての気管チューブ挿入，あるいはこれを発展させた方法である LMA のファーストトラック法で対応できる．

ファーストトラックもそうであるが，ガイドワイヤーや気道交換カテーテルなどをあらかじめ声門を通してから気管チューブを挿入する場合，(a) 声門部の通過と，(b) その先さらにチューブを進める場合の 2 回の関門がある．特に通常のマギルタイプの切り口のあるチューブでは押し進めが問題になる．(a) に際してはチューブを回転させることで，(b) に関しては頸を屈曲させることで対応できる．決して盲目的にそのまま無理にチューブを押し込もうとしないこと．気管チューブまたは気道交換カテーテルを介して呼気終末二酸化炭素分圧をモニターし，気管に入っていることを確認する．

▶逆行性挿管：この方法は，経皮的に気管に刺入された針の中を通したガイドワイヤーを，声帯を逆行して通して咽頭まで持ってこられるかにかかっている．この方法は非常に危険な方法で成功率も低い．特に，乳幼児では，気管がつぶれやすく，また内腔も細いので，気管や気管付近の組織を損傷する危険が大きい．そうして咽頭までもたらされたガイドワイヤーは，口の中から引き上げられ，それに沿わせて気管チューブを挿入する．乳幼児では気管が柔らかく成功率はきわめて低い．この方法の応用として，ガイドワイヤーを気管支ファイバースコープの吸引チャネル内に逆行性に通す方法がある．続いてガイドワイヤーに導かせて気管支ファイバースコープを気管に挿入，次いで気管チューブを挿入する．

▶気管挿管がうまくいかなかった場合：以下を考える．
1. 麻酔を覚醒させて，別の日に麻酔を予定するか？
2. マスクで安全に麻酔できるか？
3. LMA で安全に麻酔できるか？
4. 外科的な気道確保が必要か？

多くの困難気道ガイドラインが，外科的な気道確保という記述で完結しているため，以後は外科医の責任であるかの印象を与える．しかし，麻酔科医が気道確保のリーダーであることに変わりはなく，以後の筋道を明確に理解しておくべきである．おおよそ以下の順番に選択肢となる．

1) 耳鼻科医による硬性気管支鏡（日本ではあまり整備されていないため施設が限られる）
2) 気道直接穿刺手技：輪状甲状間膜穿刺あるいは逆行性挿管（乳幼児での成功率は低く，基本的に小児では選択肢ではない）
3) 麻酔科医あるいは外科医（耳鼻科医を含む）による救命的な輪状甲状間膜切開（高圧酸素送気が可能なコネクター類，ジェット換気装置などの用意）
4) 気管切開（基本的には気道確保後の選択的手技）

5）体外循環：ECMO など（実施可能施設は限られる）

　この中で，3）輪状甲状間膜切開は緊急処置であり，必要時には麻酔科医も施行できなければならない．日頃から手技に伴う機材（チューブ類と留置後の送気，換気手段）の準備と手はずを確認しておく．皮膚は縦切開，間膜は横切開である．できれば超音波（エコー）で気道の同定を行う．

■ 気管切開か，輪状甲状間膜切開か？

　よく混同されるが，両者には明確な適応の違いがある．

　▶輪状甲状間膜切開：甲状軟骨と輪状軟骨の間の組織を横切開する手技である．出血を最少にするため，皮膚は縦切開する（気管切開では通常横切開）．細いチューブしか挿入できず，酸素の送入は可能だが用手陽圧換気はほぼ不可能である．成人では正しく正中位を保ち頸部を伸展させれば，甲状軟骨（喉頭隆起）を目印として，触知同定が容易である．そして皮下に脂肪や血管が少なく，甲状腺からも離れていて，緊急時にも大出血をきたすことなく切開できる可能性があり，救急時は第一選択のため，すべての麻酔科医が習得すべき技術である．

　乳幼児の甲状軟骨，気管は柔軟で触知が容易ではないうえに，甲状腺との距離も短かい．このため，乳幼児の救急時の輪状甲状間膜穿刺は実用的ではない．エコーを用いれば気管内腔の描出はできないものの同定は行え，切開できる可能性はある．ただし，乳幼児の気道での有用性は実証されていない．

　輪状甲状間膜切開は，基本的に自発呼吸努力がまったくない患者（筋弛緩薬投与された直後など）では有効ではない．留置できるチューブ類の太さが限られ，用手換気が不可能だからである．高圧（$3\,kgf/cm^2$）での酸素送気は可能だが，排気（呼気）はできないし，細径のチューブと専用の接続コネクターが必要である．送気時の気道内圧のモニターができず，危険な過剰圧発生，気胸，心タンポナーデなどの可能性がある．呼気が可能な場合は，上部気道が開放されていることを意味し，その場合はジェットベンチレーションが可能となる．輪状甲状間膜切開を成功させるためには，手術室にジェットベンチレーションを可能とする機材が備えられているべきだが，多くの施設でその準備がない．医療安全上の小口径接続の非嵌合性化の流れで，手近のチューブやコネクター類の即席応用も困難である．

　▶気管切開：輪状軟骨より下で，第2から第4気管軟骨に縦切開を入れる手技であり，チューブが挿入されれば陽圧換気も，長期留置も可能な気道確保法である．皮膚切開（通常，皮膚は横切開）部位には，厚い皮下脂肪組織，甲状腺，何本もの血管に加え，呼吸により肺も近くまで押し寄せてくるために，出血や気胸といった重篤な合併症も多く，基本的に救急処置ではなく，気管挿管で気道が確保されたうえで行われる選択的手技である．しかし，輪状甲状間膜切開とは違い，挿入するチューブが細すぎたり，声門に近すぎることもなく，長期管理には適している．

　通常，小児の気管切開は，気管挿管下に選択的に行うべきものであるが，この項の目

Chapter 4 ● 小児麻酔での技術と手技

的である緊急事態では，そうはいっていられない．麻酔科医としては，下顎を保持する指で正中部と正中線を示しながら，気管を正中位に保つと同時に頸部と皮膚を伸展させて気管を皮膚直下に浅くして外科医が同定しやすいようにする．また，可能なら極細ファイバースコープで気管を内部から照射するなど，気管同定に協力する．最初は，気管切開チューブではなく，通常の気管チューブを切開口から挿入してもよい．気管分岐部までは短いので，挿入長と保持に注意する．

気管チューブの抜去

1. 小児は抜管に際し，麻酔が浅い状態で抜管されると，喉頭痙攣を起こしやすい．したがって，
   a. 抜管の前には，酸素で換気でき，必要に応じて再挿管できる準備を確認する．
   b. 完全に覚醒した状態（または適応があれば深麻酔の状態）で抜管する．
   c. （脳外科手術や眼内手術を受けた患児など）麻酔から覚醒するとき，挿管された状態での咳嗽や怒責は避けなければならない．これを達成するためには，あらかじめ慎重に胃内容物，咽頭分泌物を吸引しておき，意識的に深い麻酔の状態で抜管する．抜管前に，リドカイン 1～2 mg/kg を緩徐に静注しておくと咳嗽や息こらえの危険を軽減する．抜管後，フェイスマスクを保持して気道を維持し，患児が覚醒するまで酸素を投与しておく．研究によると，まだ患児の麻酔レベルが深いうちに抜管し，患児が完全に覚醒するまでマスクで酸素を投与したほうが，酸素飽和度はよく保つことができる．
   d. 抜管に際して，十分に"覚醒しているか"どうかを判断するとき，眼や口が自発的に開くまで待ち，四肢すべてが動いていること，そして咳をした後に規則的な自発呼吸が再開することを確認する（咳き込み様の呼吸がみられる場合でも，吸気の時間が呼気より十分に長いこと）．
   e. 完全に覚醒する前にあまり患児を刺激して，挿管されたまま咳やバッキングをさせないようにする．覚醒して抜管するまで，刺激しないのがよい．
   f. 抜管が無事完了するまで，すべてのモニターは装着したままにしておく（抜管時に警報がうるさいからとモニターを外すようなことはしてはならない．モニターを外す場合でも，抜管して少し観察し，安定した自発呼吸を確認してからとする）．
2. 抜管時に重篤な喉頭痙攣があると，喉頭痙攣が解除された後に肺水腫がみられる場合もある．肺水腫が発生したら，陽圧呼吸，利尿薬（フロセミドなど）で対応する．再度気管挿管し，ICU で 24 時間程度の PEEP をかけた陽圧呼吸管理が原則となる．
3. 以下の患児は，抜管の前に完全に覚醒していなければならない．
   a. 挿管が難しかった患児すべて．
   b. 緊急手術症例：これらの患児は，麻酔覚醒の過程で，胃内容を嘔吐し誤嚥する可能性がある．
   c. すべての乳児．
4. 外科医が舌圧排板が付いた開口器を挿入した場合（例えば口蓋裂修復術のため），手術後の舌腫脹の危険がある．抜管の前には常に口内を診察する．

2 ● 気道の管理

困難気道症の場合の抜管

抜管は十分な準備のうえでの予定処置として行い，いつでも再挿管ができる人員と機材を準備して行う．患児によっては気道交換用カテーテル（gum elastic bougie；GEBなど）を使用する．フォガティカテーテルなどを抜管後気管内に留置しておく方法も有用である．あらかじめ気管チューブ内に挿入したガイドワイヤーが入った状態のカテーテルに沿わせて抜去し，カテーテルと抜去チューブはそのままに，必要時迅速に再挿管ができる状態にしておく．この際，カテーテルが深すぎると気管分岐部を刺激し咳嗽を誘発し続けるので，カテーテルの位置と移動には十分に注意する．

困難気道症の患児での抜管や LMA 除去は，患児が完全覚醒し，気道や口腔内の腫脹による閉塞の危険性がなくなってから行う．抜管前のステロイド（デキサメタゾン）投与が喘鳴防止のために用いられ，抜管後は加湿酸素を投与する．

気道浮腫は通常抜管後 2〜3 時間は進行する．その時期までにアドレナリンの吸入などで対処した症例では，その効果が切れた後さらに悪化する可能性がある．抜管困難症例では，少なくとも抜管後 3 時間は厳密に監視し，経口摂取を開始しない．抜管に先立ち，用手加圧によるエアリーク音を確認することは原則である．

注意：用手加圧によるエアリーク音の確認は，声門下部の浮腫などの影響の除外判断にはきわめて有効であるが，頸部全体や口腔内の腫脹や出血など，声門上から口腔内の問題による気道閉塞の発生除外を保証するものではない．逆にリーク音が検出できなくとも，声門下浮腫とは関係ない理由の場合もあり，口腔内吸引や下顎挙上などの操作でリーク音が聞かれるようになることもある．特に口，頸部手術後の患児では，気管チューブが，気管だけでなく，声門上の気道確保の役割を担っていたことを考慮に入れて判断すべきである．

注意：抜管後の気道閉塞には，声門下や気管の浮腫だけでなく，声門上，口腔内，そして頸部全体の腫脹や可動性，嚥下機能が関わる．一般に，挿管下で唾液の飲み込みが良好であれば問題は少ない．

抜管直後は，気道が確保されていないうえに気道の状態も変化しやすく最も無防備なときであるが，呼吸のモニターが疎かになりがちである．抜管直後から，呼吸モニターとしてカプノメータを使用する．この時期は特に，酸素投与もできる cap-ONE マスク（日本光電）は有用である．日本麻酔科学会のガイドラインでも，麻酔中のカプノメータの使用を推奨しているが，抜管直後にカプノメータを使用しない麻酔科医は多い．この時期酸素投与をしていれば，パルスオキシメータでは呼吸抑制の発見が遅れるため，カプノメータは重要である．

黄金律：疑わしいときは，抜管せず気管挿管されたままにしておくこと！

小児麻酔で用いられる麻酔回路

理想的な小児麻酔回路とは，軽量で，呼吸抵抗が少なく，死腔も少なく，コンプライアンス（伸縮性）も低く，自発呼吸，補助呼吸，調節呼吸すべてに対応できるものである．そして，加湿も余剰ガス排除も容易なものである．こうした必要条件は T ピース

133

Chapter 4 ● 小児麻酔での技術と手技

回路がほぼすべて満たしている．しかし，最近では小児用に改良された循環式麻酔回路システム（サークルシステム）が，広く用いられてきている．

最大の理由は，市場性から，麻酔器自体が成人用サークルシステムに合わせて開発されており，組み込まれた多くの附属機構や安全機構（酸素濃度，余剰ガス対策，人工呼吸など）が，そのままではTピース回路で適用できないことにある．高価な吸入麻酔薬の登場による使用ガス量制限，電子的な情報収集の容易さが強調される一方，サークルシステムの課題である，構造の複雑さ，炭酸ガス吸収装置の機能の維持と保守管理費用，高価な初期投資などの課題は残ったままである．

両者の機能的な違いは，吸入麻酔ガス投与濃度変化への応答速度の圧倒的な差にもある．サークルシステムで総流量を下げて使用する低流量麻酔が頻用されると，この差の問題はより顕著になる．患者安全の観点からも，必要限度ぎりぎりまで総流量を下げる閉鎖回路での麻酔法は好ましくない．麻酔中は，より注意力を集中すべき事項がたくさんある．

■ Tピース回路，およびその仲間

1937年にAyreによって最初に記載されたTピース回路は，ジャクソン・リース（英国リバプール小児病院の小児麻酔科医）によって人工呼吸ができるように改良された．複雑な弁機構がなく，柔らかい麻酔バッグを用い，患者の呼吸や肺，気道の状態の変化を容易に感じとり，また吸入麻酔ガス濃度の変化を瞬時に反映できるなどの利点から，小児麻酔では長年にわたり用いられてきている．

Tピース回路では，新鮮ガスの連続流が呼気肢側の呼気ガスを洗い流す．したがってTピース回路の性能は，新鮮ガス流と患児換気量に依存している．カプノグラフが普及する前は，再呼吸を防ぎ，一定の呼気終末二酸化炭素分圧（PetCO$_2$）を得るのに必要な新鮮ガス流量を計算する式から選択するのが一般的であった．しかし，これらの計算式はあまり当てにならないことがわかった．

実際，カプノグラフを用いて許容範囲内のPetCO$_2$を確認すれば，調節呼吸では再呼吸があっても，相当な低流量に設定できる．投与新鮮ガス流量を減少させ，回路内での再呼吸を許す方法は，環境的に，経済的に，そして生理学的にも合理的である．しかし，カプノグラフが利用できない場合は，呼気ガスの再呼吸による危険を防ぐ意味で，計算式上での最小新鮮ガス流量を流すべきである（マスクの自発呼吸麻酔で8L/分，気管挿管麻酔で6L/分）．

Tピース回路には弁機構がないので，故障することはなく，呼吸抵抗も非常に低い．しかし，呼気肢の折れ曲がりや閉塞は回路内の高圧をもたらし，呼吸器系の圧力損傷の原因ともなる．小型軽量で使いやすく，死腔量が少ないことから，乳児，小児のICU間の移送，特に自発呼吸時には好ましい回路である．同軸回路システム（ベイン回路などの二重腔回路）は，Tピース回路の改良型であり，本質的にTピース回路と同じ特性を持ち，必要な新鮮ガス流も同じである．

Tピース回路は乳児専用のように思われるが，同機能のベイン回路は成人症例でも用いられ，小児や学童，そして成人の使用もまったく問題ない．調節呼吸時には，患児の分時換気量の流量以下にできないことを除いて，次に述べられている循環回路に比較

して利点が多い．二酸化炭素吸収剤を使わないことで，麻酔薬とソーダライムなどの反応を気にすることもなく，また回路自体が相当に簡略化され故障や思わぬリークを避けられる．吸入麻酔の濃度変化追随も速やかである．ただ，通常の麻酔器，麻酔ワークステーションに備わっているさまざまな安全機構が利用できないことは短所であり，別途組み入れる必要がある．

同軸（Coaxial lumen）あるいは対軸（Twin lumen：2本が並列あるいは1本の内腔が隔壁で分けられている）回路は，1本にまとめられている利点が好まれ，次のサークルシステムでも用いられるが，この場合は2本の回路としての機能である．

同軸回路の内管や対軸回路での隔壁の欠陥や破損による漏れは，外見上容易に判断できず，通常の漏れ試験でも発見できないので注意が必要である．リークや目視だけでなく，特性を理解した始業点検が必要である．カプノメータ使用中でも基線の変化は発見されにくい．どんな場合でも $PetCO_2$ は有効である．

■ 循環式麻酔回路（サークルシステム）

成人の半閉鎖循環式麻酔回路も，細い蛇管を使用することで，小児での使用が可能である．一定の吸入気ガス加湿も得られるが，回路の呼吸抵抗が高く，また弁機能不全の可能性が存在することから，特に自発呼吸下の乳児や小児ではTピース回路が好ましいとの考え方が残ってはいる．しかし，現時点で実際的に考えると，これらは実際の臨床小児麻酔の現場ではそれほど問題にならない．Tピース回路とは異なり，サークルシステムは吸気呼気の混合が少ないため呼気終末二酸化炭素モニタリングが容易である．Tピース回路の場合，特に調節呼吸時で吸気時の最初に一瞬二酸化炭素濃度上昇がみられる場合があるが，呼気終末時の値に関しては正確な値が得られる．これに対し，半閉鎖式回路の場合に，もし吸入気の二酸化炭素濃度が検知されたら，それは通常弁の故障かソーダライムの疲弊を意味する．

半閉鎖循環式麻酔回路を用いる場合，回路接続部や弁などの位置および機能が完全なことを常に確認する必要がある．最近では，日本の小児医療専門施設でも人工鼻あるいは加温加湿器の併用のもとにサークルシステムを主体として使っている施設が多い．閉鎖または半閉鎖循環式麻酔回路の利点は，麻酔の維持期に入って流量を大幅に下げられることにもあるが，麻酔器に備わった各種安全機構がそのまま生かされる利点が大きい．

半閉鎖循環式麻酔回路で，流量を大幅に下げた場合には，回路の緩み，リークとともにソーダライムの消耗にも常に気を使う必要がある．

麻酔ガスの加湿

麻酔中，吸入気ガスの加湿は，従来は以下の目的で勧められてきた．
1. 乾燥ガスによる気道損傷を防ぐため．特に，**気管チューブを閉塞させないため**．
2. 気道を経た熱損失を最小にして，平熱を維持するため．

乾燥ガス吸入は気管・気管支の粘膜線毛の活動を妨げ，濃厚な分泌の蓄積をきたす．乾燥ガスに曝露された気管上皮から脱落した細胞の変性変化も報告されている．しかし，麻酔中に加湿を行わないことで手術後の肺合併症の罹患率が増加するか否かに関しては，結論づけられていない．一方，乾燥ガスが気管チューブ閉塞をきたすことは明ら

Chapter 4 ● 小児麻酔での技術と手技

かである.

　人工気道である気管チューブの閉塞と，天然の気道である気管粘膜部の閉塞は同一には論じられない．気管粘膜は生体組織であり，粘膜下からの水分供給があるのに対し，気管チューブ内の水分供給は吸入気と患児呼気の外部からのみである．したがって，吸気の相対湿度の低下は容易にチューブ内にある分泌物の乾燥，そして閉塞をきたすが，これが天然気道での気道粘膜上での乾燥の問題と混同される．低流量で循環式麻酔回路を使うことで，加湿器の必要性は少なくなる．しかし非常に長時間の手術やICUでは，乾燥した分泌物でチューブが詰まらないようにガスの加湿が必要である．

　麻酔ガスの加湿はかなり熱損失を減らす．これは，新生児，乳児を管理する際には特に大切である．しかし，加温加湿器を循環式麻酔回路に組み込むのはそれほど容易ではなく，また水が溜まって二酸化炭素モニターのチューブが詰まることもある．ただしこれは，メインストリーム型のカプノメータを使えば問題とならない．今では他に効果的に体温を維持する方法があるので，加湿器は小児麻酔ではあまり使用されなくなった．年長児では，加温加湿器の代わりの手段として，呼吸回路と気管チューブの結合部での人工鼻（HME）の使用がある．HMEは気道を通して通常失われる水のおよそ50%を節減し，対応する熱損失を防ぐ．HMEは，より少ない1回換気量，高い呼吸数で効率的であり，実際に多くの小児症例で有用である．HMEは，正常に働いているときはほとんど呼吸抵抗がないが，分泌物で詰まると気道抵抗が上がる．したがって，HMEを使うときは，換気を慎重にモニターする．サークルシステムでガス流量を少なくすれば加湿には役立つ．

麻酔中の調節呼吸

　麻酔中の換気は用手換気，または機械的人工換気によって調節できる．

■ 用手換気

　用手換気は必要に応じていつでも用いられ，特に麻酔導入の間，そして換気の適切性が少しでも疑われる場合にはいつでも使用すべきである．用手換気は麻酔科医が連続的にコンプライアンスをモニターでき，状況の変化にも速やかに対応できるとされてきた．しかし，これは経験豊富な小児麻酔科医には当てはまるかもしれないが，用手換気中に，麻酔バッグの感触だけから完全な気道閉塞でさえ見つけられるかわからない個々の麻酔科医の技量には疑問が呈されている．もちろん，突然の患児のバイタルサインの悪化や換気の適切性に疑いがある場合には，当然用手換気に変えるべきである．そして用手換気下で，換気の適切性を，肺を聴診し，胸の動きも観察し，気道内圧計を見て，$PetCO_2$の波形を画面で確認する．

　ジャクソン・リース回路で用手換気を行うことは，麻酔中の調節換気の基本であることに変わりはない．麻酔科医は，繊細な用手換気のためには，手で麻酔バッグを"握る"のではなく，"挟む"ように換気をし，指先に神経を集中させ，気道系への（および気道からの）感触を感じながら同時に"常に胸の動きを観察する"，そして"胸壁聴診器で呼吸音の強さを評価する"基本を身につける．次いでカプノメータ表示の確認は重要であるが，生理学的な要因以外にさまざまな機械的な要因によって値は影響を受け

やすいことを理解しておく．気道内圧計の動きや指示値の確認も大切ではあるが，こちらはあくまで回路内圧であり，患児の肺にかかる圧力ではない．

最近では，麻酔中に容易に使用できる経皮二酸化炭素分圧測定装置（Sentec，Tosca）も発売されてきており，カプノメータが不利な非挿管時の換気モニターが容易になっている．一方，小児でのマスク換気や非挿管の鎮静時にも容易に使用できるカプノメータ（cap-ONE：日本光電）も使えるようになった．日本麻酔科学会のガイドラインでも麻酔中のカプノメータ使用が推奨されているが，抜管直後の呼吸モニタはほとんど行われていない．こうした呼吸モニターの普及が望まれる．

新生児では，小さな1回換気量で頻回の換気が好ましい．このパターンの換気により，呼気が吐き出し終わる前に吸気が始まることで，肺容量が保たれる機能的残気量（FRC）が維持される．新生児の調節呼吸では，容易に過換気となってしまうので，$PetCO_2$ の連続モニターをすべきである．これにより過換気が避けられる．麻酔中の乳幼児でのカプノメータは，気管チューブが気管に挿入されていることの証としては有用であるが，カフなしのチューブを使用する場合に動脈血二酸化炭素濃度との相関はリークの程度により著しく異なり，また死腔量，気道内圧，PEEP などの影響も受けやすい．将来は，麻酔中に容易に使用できる経皮二酸化炭素分圧電極の使用も考えられるが，現時点では，一時的に PEEP を外して十分な呼気時間をとることである程度推測することはできる．もちろん，カフ付きチューブを使用する選択肢もある．

■ 機械的人工換気

麻酔中，麻酔科医は換気以外に多くの行動をとるため，人工呼吸器の使用は安定した換気の維持と，麻酔科医の手を自由にする意味からも広く用いられている．注意したいのは，麻酔導入直後で手術が開始されるまでの呼吸である．この時期は，投与した薬剤の効果が刻々と変化し，麻酔深度が安定しないなかで，体位どりやさまざまな処置，記録などもあり，麻酔科医が手を解放したい気持ちはわかるが，用手換気を行うこと自体が重要なモニターだと考え，「挿管即人工呼吸器装着」は避けたい．成人麻酔では，麻酔導入時のマスク換気時から従圧設定で人工呼吸器装着をする施設もあると聞くが，小児麻酔では，そこまで信頼性を持って患者の肺や呼吸努力をモニターでき，追随換気ができるとは考えられない．換気が安定するまでは，用手換気を続けるべきだと考える．麻酔中の呼吸は，患者のガス交換に影響を与えない範囲で，外科手術を容易にする役割もあり，漫然と機械的に画一的な換気をすればよいのではない．術野の観察に基づき，必要に応じて用手換気，あるいは人工呼吸器で換気パターンの調整を行う．

乳幼児では，麻酔回路の容積変化が人工呼吸による患児への1回換気量を上回ることを忘れないようにする．このため，小児では人工呼吸器が表示する1回換気量の値は意味を持たない．換気の適切性は，胸部を聴診し，胸の動きを観察し，$PetCO_2$ あるいは動脈血分析で判断する．$PetCO_2$ はカプノメータで測定できるが，さまざまな機械的な要因でその値は影響される．最近では麻酔中での $tcPCO_2$ の利用が容易になり，カプノメータの多くの欠点を補うことから，その普及も期待される．

循環式麻酔回路による調節呼吸では，新鮮ガス流量を少なくすることができ，また二酸化炭素モニターで換気が適正かモニターできる．臨床の麻酔では，以下のような機械

Chapter 4 ● 小児麻酔での技術と手技

的人工呼吸が応用されている.

1. 従量式人工換気：設定された1回換気量を供給して，換気する（ただし，圧リリーフ弁圧，通常40 mmHg以内）．したがって，この換気方式では，手術中に胸や腹のコンプライアンスが変化しても，供給される1回換気量はほとんど影響を受けない．ただし1回換気量は，多少低下することはある．それは，コンプライアンスが低下すると，麻酔回路の中で圧縮されるガスの量が増えるからである.

2. 従圧式人工換気：設定された圧（通常20〜40 mmHg）に達するまでの量を供給する．この設定では，希望していた1回換気量に達していなくても，設定圧に達した時点で，呼気に切り替わる．したがって，この換気方式では，手術中に胸や腹のコンプライアンスが変化すると，供給される1回換気量は1回ごとに変化する．正確にカプノグラムで評価しない限り，換気量は推定できない．カフなし気管チューブの場合はもっぱらこの方式が用いられる.

3. 圧補助換気：最新の人工呼吸器ではいろいろなモードで換気ができる．現時点では，小児麻酔でのこれらの換気方法の評価は出ていないが，中枢的に呼吸抑制状態の麻酔中では，多くの自発呼吸補助機能の有用性は少ないと考えられる．最近では，患者の換気力学状態の変化に合わせて一定の換気を保つ機能が組み込まれた人工呼吸器もあるが，測定されるパラメータの信頼性が乏しいうえに，患者の呼吸努力感，困難感までを汲み取る人工呼吸器はない.

麻酔中の患者モニタリング

■ ルーチン・モニター

麻酔中のモニタリングとして，必ず以下を用いる.

1. パルスオキシメータ：麻酔導入の前から患児が回復室を退室するまで，常に装着されていなければならない．搬送中にも有用な情報が得られる．光源とセンサーは身体の測定部位（耳朶，指，足指，手掌，足背部分など）で，光源光のみが透過しセンサーに到達するように取り付ける必要がある．外界光は，目に見えない他の医療機器が発せられる赤外光を含めて遮断する必要がある．パルスオキシメータの多くは透過光をセンサーで感受する方式であるが，反射光を分析する方式のものも一部ある．通常，光源と受光センサーが同一軸上で正しく相対するようにする．受光部が他の外界光を受け入れにくいように，受光センサー部は爪側より指腹側，あるいは手掌部など柔らかい部分に取り付けるのが好ましい．麻酔中はあまり問題にならないが，意識のある患児は意図せずに人差し指を使う（顔を掻くなど）ことが多いため，人差し指にはセンサーを取り付けない施設もある．指先より耳朶または頬部にセンサーを取り付けたほうが，酸素飽和度低下の検出がやや早めとなる．動脈管が開存している可能性のある乳児では，センサーを管前部位（頭，右手）に付ける．管後部位に付けた2台目のパルスオキシメータセンサーはシャントの発見に役立つ．センサーは外界光や圧力により測定が妨げられないように保護する．経皮酸素電極とは違い，強く圧迫固定してはならない．パルスオキシメータは低酸素血症の早期発見警報としては最も好ましいモニターである．拍動流を見つけて測定するため，脈の検出ができないことは循環障害の早期サインでもある．パルスオキシ

138

メータが測定不能の場合，まず装置ではなく，患児をチェックする（粘膜や爪の色，心拍数，心音，血圧）．そして必要ならば，装置をチェックする！

パルスオキシメータは幅広いヘマトクリット値範囲で正確であるが，著しい貧血や血液濃縮では正確さが損なわれる可能性がある．先天性チアノーゼ性心疾患児で，著しく酸素飽和度が低い領域（70％以下）では，値が過大評価される可能性がある．乳児でのヘモグロビン F，ヘモグロビン SS，高ビリルビン血症の存在はパルスオキシメータ測定に影響を与えないが解釈には影響する．早期産児，新生児期は輸血などさまざまな理由で成人型ヘモグロビンとヘモグロビン F の比率が変わり，全体としての酸素解離曲線が変わるからである．

（青や緑の）マニキュアや爪の病気は，モニターの性能に影響を及ぼす可能性がある．しかし，色素沈着した皮膚（有色人種など）や強い黄疸でも測定は正しく行われる．メトヘモグロビン（MetHb）や一酸化炭素ヘモグロビン（COHb）の存在は測定値の正確さに影響を及ぼす．MetHb の影響は直線的でなく，酸素飽和度の過小あるいは過大評価を引き起こす．COHb は常に飽和度値の過大評価を引き起こす．皮膚色からでは低酸素飽和度が推測できないだけに問題であるが，幸い麻酔中に COHb が上昇することはない．これに対し，MetHb の上昇は新生児だけでなく，局所麻酔薬（プリロカインなど）使用，NO 吸入など，さまざまな局面で知られていて，重症乳児では臨床的な問題になることも知られている．パルスオキシメータの原理で測定できる装置もあるが，全麻酔症例で必要なモニターという位置づけにはならない．

早期産児での動脈血酸素飽和度 90～95％は，PaO_2 が 30～67 mmHg であることを示し，これは受胎後 29 週未満の早期産児で安全な範囲である．しかし，酸素飽和度曲線の急峻な傾きのため，パルスオキシメータの信頼度は，低酸素血症発見には敏感であるが，高酸素血症防止の目的では精度と分解能はあまり高くない．必要な場合，動脈血採血を行って酸素飽和度レベルを確認し，それに基づいて F_1O_2 を変えることで適切な酸素飽和度を維持できる．

パルスオキシメータは計測器ではなく，患者モニター機器であることをよく認識する必要がある．正確度は一般に SpO_2 で±2％とされるが，SpO_2 80％以下の精度は保証されていない．SpO_2 85％以下では著しく低く，95％以上では著しく高い可能性がある，といった程度の情報だと考えて使う．また，あくまで酸素化のモニターであり，換気のモニターとしてはカプノメータの使用が必須であることの認識も重要である．

近年，同様の原理を用いた非侵襲的な**酸素化予備能指標**（Oxygen Reserve Index[TM]；ORi[TM]）が用いられている．0～1.0 までの指数で，これまで情報がなかった SpO_2 が 98～100％以上，あるいは PaO_2 が 80 mmHg 以上の領域の酸素化予備能を表すとされ，PaO_2 との直接の相関はないが，おおよそ PaO_2 200 mmHg ほどの範囲までの情報を反映すると考えられている．気管挿管時，SpO_2 が低下し始めるまでの予測警報としての役割は大きく，安全な気管内吸引などにも有用である．そして，今後は ICU などでの過剰な酸素投与防止の役割が大きくなると考えられる．ただ，残念ながら ROP 防止に重要だとされる PaO_2 が 70 mmHg 以下，あるいは

SpO$_2$ 95％以下での新たな情報は提供しない.

パルスオキシメータ使用に伴う合併症はほとんどない. しかし異なるメーカーのセンサーが用いられての熱傷発生は知られている. コスト削減の流れから, 異企業による互換センサー導入の圧力もあるが, 患者安全に関わる情報には十分に注意する. モニターを止めたり, 連続測定を止めたりしないようにする. 熱傷といわれる皮膚損傷の圧倒的大多数は, センサーを強く長時間押しつけていたことによる圧迫がもたらす血流障害が原因である. また, パルスオキシメータが MRI 環境で誤った使われ方をされると, 熱傷が発生する可能性がある (Chapter 18 参照).

2. 聴診器 (片耳胸壁あるいは食道):麻酔中を通じて聴診器で心拍および呼吸音のモニターをする. さまざまなモニター機器が登場した現代でも, 片耳胸壁聴診器は全身麻酔中の基本かつ必須のモニターである. 非侵襲連続モニターであるうえに, 電源不要でいつでもどこでも使用できる. 画面表示やデジタル数値表示されない (実はこれが長所であるのだが) ことから, 残念なことに最近は聴診器でモニターをしない傾向があるが, すべての麻酔科医が, 停電や電子機器類の故障があっても影響のないこの基本的モニターの使用を必須と捉えるべきである. 患者モニター類が働かなくなったときは, まず患児をチェックする. その際にも唯一の拠り所である.

3. 適当な幅の血圧 (BP) カフ:カフ幅は上腕の長さの 2/3 が適当である. カフ幅があまりに狭いと BP 値は誤って高い値になる. 一方, あまりに幅が広いと低めの値が得られる. 正期産新生児には幅 4 cm のカフが推奨されている. 自動血圧計 (NIBP) も使用できるが, 阻血による皮膚, 神経損傷の可能性もあり, 測定頻度は 5 分間隔より短くすべきではない. NIBP は, 血圧測定操作から解放される利点がある反面, 表示された測定値がいつまでも独り歩きをする問題がある. 現状では, 確実に測定された値であるか否かを確認する手段がない何分も前の値が表示され続けており, その間の変化を反映していない可能性もあり, 実際に心停止の発見が遅れた可能性が指摘されている.

4. 心電図 (ECG):心電図は基本モニターである. しかし, 小児症例での情報価値は限られている. 小児麻酔中に起こる不整脈は通常良性であるし, 心電図上に徐脈が現れたときには, すでに患児は重篤な状態に陥ってしまっている. 心電図は心臓の電気的な動きを示すもので, 心拍出量とは直接関係ない. II 誘導の R 波を強調した心拍数モニターとしての心電図と, ST 部分の波形解析を目的とした解析目的の心電図とは波形も大いに異なる.

5. サーミスタ・プローブ (腋窩, 食道, 直腸):"体温の管理"参照.

6. 呼気終末二酸化炭素分圧 (カプノメータ):カプノメータにより, 肺の換気と血流の適切さを非観血的に知ることができる. 気管挿管が確実になされたか否かの最も信頼できる指標であり, 気管挿管患児では必ず使用すべきである. カプノメータには 2 種類の方式がある. 回路内で患児の口元にセンサーのあるインライン方式 (メインストリーム方式) と, 口元の回路からのサンプリングによって測定するサイドストリーム方式 (サンプリング方式) があり, 現在は後者が一般的であるが, 応答の速さと安定性からはメインストリーム方式が好ましい. 残念なことに, どちらの方法も乳幼児では換気量の少なさのために, 適用が簡単ではない. 部分的再呼吸回

路（例えばジャクソン・リース回路と人工呼吸器の併用）が使われるとき，特に小さな患児（体重 12 kg 以下）では，気管チューブ内からサンプルされないと，有効な数値は得られない．循環麻酔回路が使われるときは，乳児の場合でも気管のコネクター部でのサンプリングで十分である．気管チューブの周囲からの空気の漏れの存在は，特に PEEP が用いられている場合，カプノメータでの測定に大いに影響を与え，時に $PetCO_2$ 波形が完全に消える場合もある．

カプノメータ $PetCO_2$ は，先天性心疾患で右→左短絡，混合のある患児では，$PaCO_2$ を正確には反映しない（患児の酸素飽和度が低いほど $PaCO_2$ とカプノメータで測定した $PetCO_2$ との勾配は大きい）．非チアノーゼ心疾患の左→右短絡の患児では，$PetCO_2$ の値はあまり影響を受けない．

肺動脈血流量の低下を瞬時に反映して $PetCO_2$ は低下する．このことは，ファロー四徴症児でのチアノーゼ発作の早期診断に有用である．また，$PetCO_2$ の低下は肺塞栓症，空気塞栓症，低心拍出量の診断の一助となる．CPR 中は $PetCO_2$ が 10～15 mmHg あれば，胸骨圧迫は十分であるとされる．

7. 神経刺激装置（筋弛緩モニター）：非脱分極性弛緩薬の投与時は必ず使用する．麻酔中も継続的な使用，特に拮抗薬投与時の筋弛緩効果評価は重要である（p.687 参照）．

8. 麻酔深度モニター：BIS® と SedLine® (PSi^{TM})．

適正な麻酔深度を保つことで，患者への侵害侵襲の影響を最少にでき，必要以上の薬剤投与が避けられ，最小限の麻酔ストレスと早期回復をもたらす．麻酔科医は，外科刺激に対する体動や循環系の反応（心拍数，血圧）からの推測や，脳組織へ移行する血中濃度（吸入麻酔薬は呼気終末濃度，静脈麻酔薬は TCI など投与量からの推定）の推測値を用い，経験値で判断しているが，より客観的なモニターの使用が望ましい．現在用いられている装置は，脳波を用いた麻酔深度評価法を，近年の IT 技術で周波数とパワー分析で発展させた脳波解析法である．しかし，鎮痛効果は反映されず，また麻酔中の記憶，覚醒を防止する目的では，補助的な役割を持つのみである．最近，かつて用いられた瞳孔径と刺激との関係（Guedel）を客観化した装置の導入も試みられており，鎮静だけでなく，麻酔下の鎮痛効果の評価にも使える可能性があるのは画期的である．

小児でも用いられる装置は BIS（日本メドトロニック）と SedLine の PSi（マシモジャパン）であるが，どちらも深昏睡から完全覚醒の間を，BIS 値あるいは PSi 値という 100 点満点の尺度で表現する．TIVA でもセボフルランでも実用的な値が得られ，BIS 値では 40～60，PSi 値では 25～50 という異なる麻酔深度値の範囲が推奨されているが，これは両者は解析方法が異なるからである．後発の SedLine (PSi) の小児用センサーでは，形状が小型で貼付時の痛みがない工夫（強く押しつける必要がない）だけでなく，左右両側の脳波を使い小児（1～18 歳）専用の解析アルゴリズムを持つことも大きな特徴であり，筋電図など干渉雑音も少ない．また，SedLine には視覚的，総合的に鎮静度評価を助ける DSA (density spectral array) および SEF (spectral edge frequency) 表示機能があり，より発展性のある応用が期待できる．

BIS も PSi も，添付文書に麻酔深度という言葉はなく，「一般状態指数」の表示，

Chapter 4 ● 小児麻酔での技術と手技

「催眠レベルの指標の一つ」,「脳波を解析処理する装置」などの曖昧な説明のみであるが,脳波の数学的,理論的な分析に加え,詳細不詳の係数を介在させることで催眠レベルをよく推定できている.前頭葉の脳波を用いており,外科刺激による疼痛の脳波への影響,麻酔薬がもたらす情緒や鎮静レベルの変化と関連するものの,辺縁系や海馬などが関与する記憶や健忘,あるいは鎮痛作用,筋弛緩作用,呼吸循環抑制作用などは反映されず,またどんな麻酔薬でも当てはまるというのではない.個々の麻酔薬が,特徴ある周波帯特性を持つことに加え,小児の脳波は幼若年齢ほど高周波成分が多い.こうした要因の差異を同一アルゴリズムに反映させるのには限界がある.生波形を活用するなりして,数値の一人歩きを避けた,小児での「麻酔深度モニター」の適切な使い方は,これからの課題である.

9. 必要に応じ,動脈ラインを留置し,直接血圧の測定や間欠的な血液ガス分析を行う.通常,橈骨または大腿動脈にカテーテルを挿入する(下記参照).腋窩動脈はほとんど使われない.橈骨動脈にカニュレーションするときは,尺骨動脈からの側副血行路の存在を確認する(アレン試験 Allen's test).側副血行路がないので上腕動脈を使ってはいけない.浅側頭動脈のカニュレーションも可能ではあるが,逆行性頭蓋内塞栓症を引き起こす危険がある.ダウン症児では,手首に1本の(正中)動脈しかないことがある.その場合は,その動脈へのカニュレーションは避ける(ダウン症児では,動脈カニュレーションを試みる前に,必ず手首の血管を確認すること).

10. 尿量:大手術のすべて,循環血液量減少性ショックの患児,腎機能低下患児で一定時間ごとに継続して記録する.利尿薬や腎機能の影響は受けるものの,尿量は次のCVPとも併せて,小児では重要な循環血液量,心拍出量の指標である.1 mL/kg/時が目標値とされるが,それ以上多ければ多いほどよいというのではない.尿量を保つメカニズムが大切で,利尿薬で尿量を増やすことが腎臓自体に負担をかける場合もある.

11. 中心静脈圧(CVP):内または外頸静脈(下記参照)を通して中心静脈に挿入されるカテーテルから記録される.外頸静脈はCVPモニタリングの目的ではあまり信頼性がない経路であるが,輸液や薬剤注入には役立つ.CVPが循環血液量評価に役立たないとの考えもある.CVPだけに頼るのは問題であるが,患者モニター手段が限られる小児では重要な指標である.大量出血や,心機能に問題が生じる可能性のある患児では,CVPを必ずモニターする.

カニューレ類挿入法(末梢静脈カニューレについては p.151 に記載)

現在ではほぼすべてのカニューレ類の挿入はセルジンガー変法である.ランドマーク,あるいはエコー下で脈管穿刺,ガイドワイヤー挿入,ガイドワイヤーをガイドにダイレーター挿入,その後ガイドワイヤーをガイドに目的のカニューレ留置,そして確認(エコー,採血,圧測定)という手順となる.この中で,正確な報告はないが,小児では血管穿刺で血管後壁を貫く可能性,ダイレーターが血管損傷を起こす可能性,ガイドワイヤーが血管穿通を起こす可能性が高いことは,成人とは異なるといえる.特にガイドワイヤーの場合,先端が血管外に迷出しても確認が難しい.また,エコー装置の場

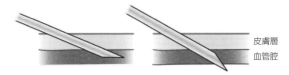

図 4-4 細い静脈や動脈のカニュレーションのコツ

"EMLA"を1時間前に貼付する．"皮膚プリック（あるいは極小切開）"を加え，血管穿通抵抗を感じやすくする．フラッシュチャンバーに血液逆流がみられたら"内針を抜かず，まずカテーテルを少し押し入れる"か，"針の切り口を下向きに回転させる"と，上図左のように針先全体が内腔におさまり，針先だけが，血管後壁を貫くことを防止できる．
あるいは"極細ガイドワイヤー"を挿入し，それに沿ってカテーテルを押し込む．
(1) Filston HC, Johnson DG: Percutaneous venous cannulations in infants and children: a method for catheter insertion without cut-down. Pediatric, 48: 896-901, 1971/2) Steward DJ: Venous cannulation in small infants: A simple method to improve success. Anesthesiology, 90: 930-931, 1999)

合，画像や装置の機動性はだいぶ改良されたものの，いまだに針先の正確な描出は難しく，またエコー下での診断ではなく，処置を前提に開発されたプローブはない．こうした問題点を理解してエコーしたセルジンガー変法を用いる．

■ 橈骨動脈カニューレ挿入

通常，（特に右利きの患児では）左の橈骨動脈を穿刺に用いる．これは，通常利き腕ではないことと，解剖学的にフラッシュなどに伴い頭蓋内に血栓を飛ばす可能性が左側で，より少ないことによる（右橈骨動脈→右上腕動脈→右鎖骨下動脈→右総頚動脈と逆流し頭蓋内へ）．EMLAあるいは局所麻酔薬注射で刺入部の疼痛緩和を行う．できるだけエコー装置の使用も考慮する．

1. 動脈拍動を触診する．難しい場合，エコーを用いる．乳幼児では明るい冷光（ファイバー光源）を手首に当て光を通過させると，動脈が暗い像として見える．
2. クロルヘキシジンで皮膚を消毒のうえ無菌操作を行う．
3. カニューレ穿刺前に18G針先端で，動脈の上の皮膚に小さな切開を作る．これにより皮膚穿刺に際しての，カニューレの先端の損傷を防ぐ．静脈穿刺の場合もそうであるが，穿刺前に皮膚を小切開しておくと，血管内刺入の抵抗変化を感じやすく，また挿入されたカテーテルによる血管損傷を防ぐ．
4. 動脈穿刺を行う．血液がカテーテルのフラッシュチャンバーに逆流したら，ただちに針の切り口が下向きになるように針を回転させる．針の切り口を下向きに回転させると，安全に進めやすい．
5. カニューレをゆっくり動脈内で押し進める（**図 4-4**）．
カニューレハブを押し込む場合に，ハブの外側だけの接触にとどめること．
6. カニューレが押し進められない場合，血液がフリーに逆流するところまでカテーテルを引き抜き，そこで慎重にガイドワイヤー*を挿入し，次にカニューレをガイド

---

* 0.018（0.46 mm）dia. × 25 cm spring guide wire, AW-04018, Arrow International Inc., Reading, Pa.

Chapter 4 ● 小児麻酔での技術と手技

ワイヤーをガイドにして押し込む.

7. もしまったく動脈に当たっていなかったら針を抜去し，再び動脈を触知し，皮膚穿刺と動脈拍動部の関係を再確認する．そして，もう一度やってみる！

8. 皮膚穿刺部位への抗菌薬のスプレーまたは消毒薬を適用し，観察の妨げにならない方法で固定する（例えばテガダームなど）．刺入部への抗菌薬塗布は必要ない．固定は，刺入部の観察ができると同時に，カテーテルの折れ曲がりや引き抜けが起きないような配慮が重要である.

9. 絆創膏で慎重にカニューレを確保する．すべての接続はルアロックとし，思わぬ接続の外れや緩みを防ぐ．すべての接続部には，常に締める方向のひねり力がかかるように考える．接続部を不透明なテープで被覆しない.

10. 赤いラベルを挿入部，各接続部に貼り，動脈ラインであることを明確にして，静脈ラインと誤って薬が注入されないように予防する.

■ 大腿動脈カニューレ挿入

一部の患児で，橈骨動脈にカニューレを留置できないか，あるいはその使用が適当でない（例えば大動脈弓で手術後）場合がある．そのような場合，大腿動脈を使うことも可能である.

1. 骨盤部位を挙上するために，患児の腰の下に低いパッドを置く.

2. 鼠径靱帯の下で大腿動脈を触診する.

3. ポビドンヨードで皮膚を消毒し，注意深く無菌操作を行う.

4. 適切な太さの薄壁針を使い Seldinger 法で，鼠径靱帯の下で動脈穿刺をする．鼠径靱帯より上での穿刺は，後腹膜出血の可能性を大きくするので避ける.

5. 大腿骨頭部穿刺にならないように注意する．乳児，幼小児では無菌性壊死の原因となりうる.

6. 動脈を穿刺したら，ガイドワイヤーを用い，適切な太さのカテーテルを留置する．カテーテルを留置したら，確実に固定する．刺入部を透明なプラスチックテープでカバーする.

【動脈ラインでの注意事項】

1. 無菌的にカニューレを挿入する.

2. 予期せぬ接続外れや出血防止のため，すべての接続部はルアロックとする．採血に用いない場合はキャップを付ける．三方活栓類が覆い布の下に隠れてしまったり，直接手が届かない部位にある場合には，麻酔中誤って切り替えレバーが動かないようにあらかじめテープでとめておく．接続部固定のためではないことに注意する.

3. 橈骨ラインの事故抜去を防ぐため，柔らかいパッドの付いたシーネ（固定具）で前腕と手首を固定する．筋弛緩された患児でシーネを用いる場合には，皮膚圧迫壊死の発生に注意する.

4. 加圧バッグを用いた持続注入装置を用いるが，偶発性の輸液過負荷に注意する．ヘパリン（1,000 単位/500 mL）濃度の生理食塩水または 2 倍希釈の生理食塩水を使用する．ブドウ糖液は感染のリスクが高く，用いてはいけない.

持続注入には，輸液バッグを直接加圧し，下流に取り付けられた抵抗器（イントラフローなど）で流量を調整する方法が用いられる．偶発性の輸液過剰を防止する目的では，加圧される輸液バッグの容量を 50〜100 mL に限る必要がある．平均動脈圧と加圧バッグの圧差が注入流量を決める．注入量が見えることから，シリンジポンプを用いての持続注入を用いる施設もあるが，大きな抵抗器を介しての微量注入であることと，注入開始から実際に注入が行われるまでには相当な時間がかかることを理解して使用する必要がある．ブドウ糖含有液は採血検体の血糖値検査にも影響する．

5. 塞栓に注意する．血栓をフラッシュで頭蓋内に飛ばさないように注意する．このリスクを防ぐためにも，右側橈骨動脈の使用は避けたほうがよい．

   a. 採血の際，逆流させた血液を再度動脈ラインから患児に注入しない．静脈路から血液を戻す．再注入は採血性貧血を予防するためであるが，ラインのシステムや採血方法に工夫し，採血時の脱血を最少にし，あとのフラッシュを最小限にする工夫を行う．

   b. 閉塞カニューレ開通のための，高圧フラッシュは危険である．

   c. 動脈血採血後はごく少量の液でフラッシュする．乳幼児では，採血後の橈骨動脈フラッシュは 0.5〜1.0 mL の少量であっても，高圧急速フラッシュにより逆行性に頭蓋内循環にまで影響が及ぶ．

   d. 乳幼児だけでなく採血時のフラッシュ量の削減はきわめて重要である．特に不用意なヘパリン溶液注入は，ヘパリン原性血小板減少症（HIT）の増悪因子である．フラッシュ後カテーテル内に血流を逆流させないことが一番肝要であり，逆流さえ防げればフラッシュにヘパリン溶液を使う必要はなく，カテーテル容量を超える量も必要ないともいえる．

6. 必要がなくなったら，可及的速やかに動脈ラインを抜去する．合併症（特に動脈血栓症や菌血症）は，血管のカニューレ挿入の留置期間に比例して増加する．

■ 内頸静脈（IJV）カニューレ挿入

超音波（エコー）装置の使用は，明らかにランドマーク法（解剖学的な目印を使って盲目的に穿刺）より成功率を改善し，合併症を低下させる．ただし，エコーは位置決めだけでなく，穿刺時にリアルタイムで用い，血管内に針ないしカテーテルが留置されていることを確かめる使い方をすべきである．一方で，さまざまな理由は考えられるが，エコー使用例で重篤な合併症が少なくないのも事実である．直視下で穿刺が可能で，IJV 穿刺が身近になったことで，より挑戦的になっていることも関わっている．血管が見えていることと，正しく刺入できることは別である．虚脱しやすい小児の IJV 穿刺では，細い針を用い丁寧な処置が必要である．

1. 体位：頭をやや左に向け，20°のトレンデレンブルグ位とし，肩の下に巻いたタオルを入れて頸を伸ばし気味にする．右内頸静脈穿刺が第一選択である．トレンデレンブルグは，頭を低くして静脈うっ血，静脈怒張を促すためであり，肩の下のタオルは，皮膚と血管をある程度固定するためである．

2. 小児用のホッケースティックタイプのエコーの利用が好ましい．皮膚消毒に先立ち

Chapter 4 ● 小児麻酔での技術と手技

エコープローブで内頸静脈を輪状軟骨のレベルで固定し，印を付ける．内頸静脈の頸動脈に対する位置関係などを理解しておく．

3. 皮膚消毒，十分に広いドレープで覆う．ガウンを着て滅菌手袋を正しくはめる（CVP カテーテル挿入時に，ガウンを着ることと滅菌手袋をはめることにより感染率の減少が証明されている）．

4. 薄壁針を使い Seldinger 法で，描出された針先の位置を確認し，静脈に刺入されるまで，45°の角度で，エコー下でリアルタイムに皮膚から針を刺入する．血管壁穿刺時に静脈が大きく虚脱し，ハート型になる場合もみられる．細い針のほうが血管を虚脱させにくい．静脈血の逆流がみられる．

5. 針をしっかり保持し，ガイドワイヤーを通す．このとき正確に静脈に入っていれば，挿入に抵抗はほとんどない．心室性期外収縮が認められたら，ガイドワイヤーが右心室に入ったことを意味するので，ワイヤーを数 cm 引き抜く．穿刺針を抜き，皮膚にメスで小切開を加える．ダイレーターを使い，カニューレ挿入を完了する．

エコーが利用できない場合，カニューレ挿入は解剖学的な目印（ランドマーク）で実行することになる．安全を考えた試験穿刺併用法を用いる．ランドマーク法の最大の弱点は，盲目的な方法であり，目標物が存在しなくてもわからないことである．成人では血栓閉塞はよくみられるが，小児でも内頸静脈欠損症が数％の頻度でみられるという報告がある．試験穿刺で血管に当たらない場合には，深追いしないこと．

上記 1. の体位であるが，顔はほぼ正中を向いた状態で，

1. 細径針（27 G，20 mm）をツベルクリン注射器を用いて試験穿刺する．
胸鎖乳突筋の作る三角形の頂点から，胸骨切痕と鎖骨頭の中間よりやや外側，乳頭に向かって針を進める．

2. 針が静脈に当たり逆流がみられるまで，少しずつ内側にずらして30°弱の角度で試験穿刺を注意深く繰り返す．逆流がみられたらそこで，左手で注射器を保持する．

3. 22 G あるいは 24 G のプラスティック製留置針に注射器を付け，試験穿刺注射器の方向に合わせ，45°弱の角度で，試験穿刺針の先端に向けて穿刺する．血液逆流がみられたら留置針を押し込む．

4. 試験穿刺針を抜き，次いで留置針の内筒針を抜き，ガイドワイヤーを挿入する．

5. ガイドワイヤーを残して留置針を抜き，メスで皮下組織まで小切開を加える．ガイドワイヤーを通じてダイレーターを挿入する．ダイレーターを抜いて，今度はカテーテルをガイドワイヤーに通して静脈内に適正に位置するまで挿入し，ガイドワイヤーを抜く．カテーテルの各ルーメンからの血液の逆流を確信して，ヘパリン生理食塩水でフラッシュする．この過程すべてで，頸動脈拍動を避けていなければならない．

6. カテーテルを皮膚に縫合固定する．抗菌薬軟膏を付け，清潔ドレッシングで覆う．

注意：チアノーゼ性心疾患の場合，逆流する血液はいずれにしても黒く，色で動静脈の判断ができにくいため，ダイレーターを使う前に，針またはカニューレに圧トランスデューサを取り付け，静脈であることを確認する．

146

理想的に SVC-RA 接合部にカテーテルの先端を位置させるためには，皮膚穿刺部から胸骨柄の上端から 2 cm くらいの下までの長さを挿入する．

ガイドワイヤー先端を，カテーテルからちょっと突き出るあたりに置いたものを，カテーテルを正確に位置させる内部 EKG 電極として使える場合がある．脚（L）リードを清潔アリゲータークランプを使ってガイドワイヤーに接続する．第 2 誘導をモニターし，カテーテルが正しく位置されれば，二相性の P 波がみられる．

術後もカテーテルを使用する場合，必ず胸部 X 線写真で，カテーテルの先端の位置をチェックする．右房内にあまり長く入っていると，心臓の穿孔を起こす可能性がある．

内頸静脈穿刺が行えず，外頸静脈がよく見える場合には CVP モニタリングに役立つ経路の選択肢となる．

■ 外頸静脈カニューレ挿入

1. 患児を 20° ヘッドダウンとし，肩の下に枕を入れる．
2. 外頸静脈を見つけ，消毒し，覆い布で覆う．
3. 静脈穿刺し，22 G の静脈留置カテーテルを挿入する（皮膚をしっかり手前に牽引し静脈を固定する，鎖骨の近くで外頸静脈上を軽く鉗子で圧迫する，刺入された静脈留置カテーテルをあまり深く押し込みすぎない，がコツ）．
4. カテーテル内にガイドワイヤー（J ワイヤー）を通し，必要に応じて回転させながら先に進める．3 mm の半径の J ワイヤーが最も鎖骨下静脈から心臓に向かって通りやすい．カテーテルは，静脈損傷の可能性を避けるように穏やかに操作する．ワイヤーを心臓に向けるために患児の腕を外転するとよい場合がある（外頸静脈カニュレーションでは，J ワイヤーをいかに上手に進めるかが重要で，その前提として最初に挿入した静脈留置カテーテルをあまり深く入れすぎないようにすることが大切である．なお，ガイドワイヤーをあまり深く入れすぎると，心室内に入り不整脈が生じる）．
5. ガイドワイヤーが進められたら，ダイレーターを押し入れる．この場合，ダイレーターは外頸静脈内に 1〜2 cm 以上先に進めてはいけない．鎖骨下静脈の接合部で，静脈破損を生じさせる可能性がある．
6. ガイドワイヤーの上に被せた軟らかい中心静脈のカテーテルを，上大静脈（SVC）と右心房（RA）の接合部にまで進める．この距離は，皮膚穿刺から胸骨体柄接合部までの距離で推測される．
7. 長い CVP ラインの位置は，X 線で確かめる．ラインがあまりに長いと，合併症（穿孔を含む）が起こることがある．

外頸静脈のカニュレーションは，血管が蛇行しており，良好な部位に位置させるのは難しい．カテーテル先端が内頸静脈を逆行して頭蓋方向に進んでしまう場合や，鎖骨下静脈方向に進んでしまう場合などがある．カテーテルを左側から挿入した場合，鎖骨下静脈を通って，先端が上大静脈の壁に真っすぐ突き当たる方向で留置されていると，穿孔を起こしやすい．上大静脈から十分な距離があるか，カテーテルが接合部を過ぎて，確実に下方に向かっていることを留置中もときどき確認する必要がある．

Chapter 4 ● 小児麻酔での技術と手技

■ 他の重要な患者モニタリング

▶**血糖**：新生児（特に早期産児，在胎齢の割に小さい乳児）は，きわめて低血糖に陥りやすいことから，頻回の血糖レベルのチェックが必要である．これは，手術室では安価な携帯型血糖計で可能であり，得られる結果は，重要な異常を見つけるのに十分正確である．低血糖症（生後 24 時間以内は 30 mg/dL 以下，それ以降は 45 mg/dL 以下）は，ブドウ糖（6～8 mg/kg/分）の注入によって補正する．しかし，ブドウ糖の過剰投与は避ける．高血糖，糖尿，そして脱水および電解質喪失を起こす可能性があり，もし低酸素血症が起きた場合には，脳損傷発生のリスクを上げるからである．

▶**輸液投与**：静脈内輸液投与は，過負荷を避けるために非常に慎重にモニターしながら行う．小児，特に早期産児，新生児では，常にシリンジポンプまたは正確な輸液ポンプを使う．水分投与量の計算には，薬として与えた水分量も含めるべきである．低容量の遠隔注入ポートの使用や，注入ポートキャップの使用で，フラッシュされる輸液量を最少に保つことができる．小用量の薬剤投与では，小さいサイズ（ツベルクリン）の注射器を用い，なるべく希釈せずに正確な投与量を与えるようにする（麻酔中の高濃度薬では，希釈をしないことに無理がある場合も多い．注意すべきは，フラッシュに用いられる輸液量で，これはよく計算からも除外されるが，実際に相当な量になる場合が知られている）．少ない投薬量の薬を投与した後は，薬が血流に達するように点滴路をフラッシュする．

▶**麻酔記録**：麻酔記録は単なる記録ではなく，重要な患者モニターである．十分な情報が記入されていれば，麻酔科医が患児の容態の進行の重要な傾向を見つけ出せる手がかりになる．手書きの麻酔記録では，麻酔科医がバイタルサインを確認しながら記録することで，必然的に記録すること自体がモニターとしての機能を果たしていた．

電子化が進み，自動麻酔記録が取り入れられても，少なくとも 5 分ごとに麻酔科医が記録されたデータを確認すること自体が重要なことを忘れてはならない．

その点，現在の電子自動麻酔記録は，取り込まれたデータを麻酔科医がリアルタイムで確認したことを確認記録するという，手書きの記録は記入したことが確認したことと解釈できる．モニターとしてきわめて基本的な機能を果たせていない，というより失わせてしまった．麻酔中は，主要なバイタルサインデータは，少なくとも 5 分単位で確認されるべきである．実は，確認したことを記録に残す仕組みはすでに開発され（Mighty Comp，日本フィリップス），電子記録システムに組み込まれている．一部の小児 ICU では使われているが，麻酔科医の認識不足のため，麻酔科への普及はみられていない．これは日本だけではなく世界的な風潮である．麻酔の安全を考えると，これは明らかに紙カルテ時代より後退である．AI 導入による診断治療支援ソフトの開発以前に，麻酔科医が取り戻すべき基本である．

電子麻酔記録（ORSYS など）では，手書きの記録では賄えなかった多くのデータが電子的に残され，取り込まれた記録の完全性は高まる反面，直接電子的にオンラインで取り込めない状態では，データはまったく記録されない．実際小児麻酔では，麻酔開始時，覚醒時，あるいは急変時など，患児が不安定で多くの処置が行われている肝心の状態で，オンライン入力がなされない場合がある．こうしたオンライン入力を容易にする

開発が小児麻酔では特に求められる．情報機器の進歩により，音声や画像を含めあらゆる状況を電子的に取り込める時代は近い．電子化は，患者同定，薬剤の計算，認証確認なども含め麻酔の安全性の向上に大いに貢献するが，最終的な患児とのインターフェースである麻酔科医の行為（例えば注射）は電子的確認だけではなく，麻酔科医本人の確認，認証が求められることはなくならない．

3 ● その他の管理

体温の管理

■ 体温モニタリング

全身麻酔のすべての患児で，温度センサーによる体温の連続モニターは不可欠である．手術室入室から麻酔導入後 30 分くらいまでの体温低下が最も著しく，また重要であり，「麻酔が落ち着いたら体温計測」では間に合わない．今後は麻酔前から，季節や建物の構造など，手術室への患者入室経路までも考えた体温管理が重要になる．

実際多くの小児病院手術室では，壁面温度への放射冷却効果を考え，あらかじめ室温を上げておくなどの対応をとっている．長年使われている直腸温や食道温は，麻酔が導入された後でないと測定できない短所があり，非接触，あるいは皮膚貼付の体温計があれば好ましい．通常の皮膚温センサーでは正確な中心温の推定はできないが，熱流補償機能を持った深部体温計（スポットオンなど）を，血管が収縮しにくく血流が多い部分前額部に貼付することや鼓膜温計では室温に影響されない中心温のモニターが可能である．麻酔導入前からの測定が重要で，必要により麻酔導入後手術部位などに合わせた温度計を別途使ってもよい．

年長児での小手術の場合，体温は通常腋窩で記録する．プローブの先端が上腕動脈の近くに位置し，患児の腕をしっかり内転させれば，正確な中心温（核心温：core temperature）を得ることが可能である．しっかり腕を脇に挟み，外気が腋窩に入らないように密着させる．測定側に輸液などが流れていると，その影響を受けることに注意する．

乳幼児の大手術の場合は，体温は食道または直腸でモニターする．食道温は気管に送り込まれる麻酔ガス流の影響を受けるため，食道の下 1/3 の部位で記録する．温度センサー付き食道聴診器を使うときは，心音が最も聞こえる場所に位置させる．温度センサーは左心房の後の最適な位置に置かれる．食道温の場合，加温加湿器を使用していれば，通常は麻酔ガスの大きな問題はないが，患児を低体温にしている場合には，吸入ガス温の影響を受けるので注意する．

鼓膜（TM）温度計（実際には，外耳道腔温）も，中心温モニターに用いられてきた．実際鼓膜温は，下部食道温とよく一致する．しかし，鼓膜を傷つけないように注意する必要がある．誤解されることが多いが，鼓膜に直接プローブを当てるわけではなく，厳密に鼓膜に向ける必要もない．

食道には，TEE（経食道エコー）や胃管挿入などと，前額部同様に多様なモニター類がひしめき，食道温は測定しにくい状況がある．麻酔中の安全で簡便な方法として，直腸温はあらゆる手術でよく用いられる．ただ，直腸温は，全身の循環動態の影響に加

Chapter 4 ● 小児麻酔での技術と手技

え，腹部に炎症がある場合，外気に曝される開腹手術中などは中心温を反映しない.

■ 新生児の体温保持

体温保持の目的は，寒冷ストレスを防ぎ，低体温を避けることである．低体温は麻酔薬や弛緩薬からの回復に影響を及ぼし，血液凝固を阻害し，呼吸を抑制し，不整脈をもたらし，術後の酸素消費を増やす可能性を持っている.

体温は以下のように失われていく：放射（39%）＞対流（34%）＞蒸泄（24%）＞伝導（3%）．したがって，放射により失われる熱を少なくするために，手術室を暖め，患児を包む．室温が温かくても壁面が温まっていなければ熱喪失は続く．また，対流と伝導により失われる熱を防ぐために，閉鎖空間で強制温風式加温装置を使う．HME あるいは加温加湿器の使用は蒸泄による熱喪失を減少させる.

▶術前：手術室の環境温度を 24℃以上，新生児では通常 28℃に設定するが，冬季の臨時手術などでは一時的に 30℃以上にする場合もある．強制温風式ブランケットやマットレスを用意する．麻酔導入の準備が完全にできるまで，保温した輸送用保育器内で患児を待機させる．大切なことは患児の保温であり，部屋の温度ではない.

▶術中：新生児入室前から，手術室を暖め，強制温風式ブランケットを手術台に置き，43℃で温めておいてブランケットの下に置けば，麻酔導入時に赤外線ランプあるいはラジアントヒーターはなくともよい．しかし，皮膚消毒の直前から覆い布がかけられるまでの間は，温風式ブランケットは切っておく．もしこの間の体温低下が危惧される状況であれば，ラジアントヒーターを使う．乳児の頭には帽子（整形外科用足袋でもよい）を被せる．輸注量が多いと予想されるときは静脈注射用の溶液は温めておく．Ayre T ピース呼吸回路を使うときは加温加湿麻酔ガス（36℃以上）を準備する．皮膚消毒液も 40℃に温めたものを準備し，皮膚が乾燥する際に熱を奪われないように，余分な消毒液は拭って乾かしておく．プラスチックのドレープで患児の周りに "温かいテント" を造る.

インファントウォーマーの下で手術をする場合や，手術用オーバーヘッドウォーマーを準備できる施設もある．そのいずれも，手術中には手術灯の妨げになることから使えない場合もある．手術中，頭にキャップを被せるのはとても大切な保温手段である．いずれにしても，装置の使用よりは，小まめに冷たい外気に触れさせない麻酔科医の配慮と，術中は外科医に無駄に腸管を露出させないようにする必要がある．手術室のドア開放や，患者周囲を人が忙しく動き回って乱流ができると体温喪失の原因になるので，静かに処置を行う.

▶術後：麻酔の終わり，抜管や他の処置の間，温風ブランケットを使う．温められた保育器に患児を戻し，すぐに術後回復室（PACU），ICU または新生児集中治療室（NICU）に患児を戻す．手術待機中にも搬送用保育器の電源が入っていることを確認する.

3 ● その他の管理

■外科手術中の高体温

前述のすべての熱喪失防止手段を実施すると，患児が高体温になることがある．その場合，強制温風式加温装置の設定を室温に設定し，体温が低下し始めたら止める．特に乳幼児の術中高体温では，まず冷やすのではなく，加温ブランケットを切り，帽子を外すことくらいで大方は対応できる．麻酔回路に加温加湿器を用いている場合は，設定温度（通常37℃に設定）を下げることは勧めない．外科手術中の高体温の他の原因としては，感染した臓器の処置または輸血副作用反応の結果などによる発熱性反応の可能性もある．本当にまれではあるが，悪性高熱症（p.213参照），コカイン中毒，甲状腺クリーゼに起因していることもありうる．

静脈輸液管理

1. 20 kg 未満の症例では，輸液バッグと輸液セットの間に，必ず容量のわかる定量筒を介させ，偶発の輸液過負荷を防ぐと同時に，投与輸液量の計算を正確にする．大容量の輸液バッグ（500 mL など）を直接患者に接続することは避ける．避けられない場合には，安全のため，あらかじめ内容量を50〜100 mL に減じることを考える．
2. 必ず輸液ポンプを使う．正確な速度の注入，注入量の把握，そして閉塞警報などが得られる．ただし，シリンジポンプでは閉塞警報は役に立たない．
3. 静脈留置プラスチックカニューレを経皮的に挿入するのが最適である．麻酔前にカニューレ針を患児に静脈留置するのであれば，局所麻酔クリーム（EMLA クリーム，あるいは EMLA パッチ）を穿刺予定部位に60〜90分前に適用する．輸血が必要な可能性があれば，22 G 以上のサイズのカニューレを使う．静脈カニューレ留置は厳しい滅菌操作で行う．適切な皮膚消毒を行い，穿刺部位は滅菌ドレープで覆う．カニューレのサイズと挿入日付を記す．
4. 腹部大手術では，静脈ラインは必ず上肢に取る．静脈ラインは上肢に取るのが原則だが，出血が予想される開胸手術では，下肢にも確保する．
5. 手術が始まる前に，ラインがよく機能していることを確認する．静脈路の機能確認することなしに，絶対に手術を始めてはいけない．病棟から入ってきた静脈ラインは，すべての接続，刺入部位，流入状況を確認する．麻酔中は注射器での薬剤のボーラス投与，輸液・輸血のパンピングなど，高圧で注入する場合が多く，中途半端な接続は術中に外れる場合がある．刺入部位が観察できない，あるいは麻酔科医の手が直接届かない，観察が行えない静脈ラインは，麻酔科医にとって不安なだけでなく，結局は患児にとって好ましくなく，妥協すべきではない．
6. マルチルーメンの中心静脈ラインが入っているときは，その使用は注意を要する．輸血しようとしても，個々の間腔が細く，抵抗が強すぎ輸血には使えない可能性がある．また，中心静脈ラインからの急速な輸血は，輸血が冷たかったり，カリウム濃度の関係で重篤な不整脈を起こすことがある．

■静脈穿刺と静脈カニューレの挿入

痛くないように静脈穿刺を実行し，上手に小さな静脈にカテーテルを留置する能力は，小児麻酔科医にとって不可欠である．そうした処置がうまくいくようにするヒント

151

Chapter 4 ● 小児麻酔での技術と手技

を以下に示す.

注意：静脈穿刺は，おそらく最も頻回に行われる医療行為である．日常的に，激痛や持続する痛みへの対応に追われる麻酔科医は，穿刺に伴う疼痛や恐怖が患者に与える影響を軽視しがちである．それが周囲の介護者に影響するだけでなく，小児期の恐怖体験が人口の1割を超えるとされる先端恐怖症や受診回避行動の助長につながる可能性を忘れてはいけない．

患者は，一瞬の痛みであっても，関連する機材を見たり，言葉を聞いたりするだけでも大きく反応する．疼痛緩和の専門家たる麻酔科医は，軽微な痛みと決めつけず，手技面だけでなく，穿刺回数を減らす努力，情緒的，そして薬剤的な疼痛緩和策を厭うべきではない．

静脈注射のために：

1. あらかじめ穿刺前局所麻酔クリーム（EMLAクリーム，あるいはEMLAパッチ）を適用する．密封の維持と60分以上の適用が肝要である．鎮静目的で50～75%の亜酸化窒素を静脈穿刺の間に与える方法もよい．手術室の麻酔科医は容易に用いられる方法である．子どもの気を散らすことができ，やさしく抑制ができる熟練したアシスタントがいることを確認する．

2. 幼小児ではゴムの駆血帯を使ってはいけない．助手にそっと上腕をつかんでもらい，静脈還流量を妨げて，静脈が怒張されるようにしてもらう．静脈怒張が明らかでない限り，静脈穿刺を試みてはいけない．静脈怒張には，助手に手を患児の身体レベル以下で保持してもらい，腕を絞るようにつかんでもらうとよい．

3. 肘窩や解剖学的嗅ぎタバコ入れ（親指を強く延ばしたときに，手背側で長短母指伸筋腱間にできる窪み），頭皮の静脈には，たとえ静脈ラインがその位置に確保されていても，動脈内注射の可能性があり，薬剤を注射してはいけない．偶発性の動脈内注射は，他のどの部位よりも肘窩で起こりやすい．動脈内に注射をしてしまうと，動脈攣縮など重篤な合併症が起こる．この部位では，動静脈がお互いにより近くを走っていて，動脈誤穿刺の危険が高い．また，動脈を誤穿刺しても留置針が細いので誤りが見過ごされやすい．小児では，注射の間に患児が動く確率も高く，動脈誤穿刺の危険性は高い．

4. 通常は，手背，あるいは足背の静脈が静脈穿刺には最も適当である．

5. なるべく細い針と，小さな注射器を用いる．注射器や針が子どもの視野に入らないように気をつける．麻酔導入前，患児の顔の上を針や注射器が飛び交うのは避ける．そっと患児より低いところで手渡すなどの工夫をする．

6. 針と注射器をしっかり持ち，静脈穿刺の準備ができるまで，偶然に針が皮膚に触れないように気をつける．

7. 準備ができたら，1回の速やかな動きで確実に皮膚と静脈を穿刺する．その後，注射が完了するまで針を確実に保持する．

■静脈にカニューレ針を留置する

これは麻酔導入の後（通常は吸入麻酔）に施行される場合もあるが，そうでない場合はあらかじめEMLAクリームを適用しておく（p.650参照）．

3 ● その他の管理

1. 適切な静脈を選ぶ．手背，足首の内側面（伏在静脈），足の外側面，頭皮静脈（乳児では），手首の外側面（より年長児で）が好まれる．適切な部位について考える際，次のことを忘れない．例えば腹部外傷または腹部腫瘍患児では，上肢に静脈ラインを取る．松葉杖を使う可能性のある患児の場合，手背に静脈ラインがあるのは好ましくない．利き腕は避ける．術後すぐに歩行できる場合，下肢は避ける．

2. 減菌処置を心がけ，適切な消毒薬で皮膚を消毒する．

3. 穿刺に用いる静脈が十分に怒張していることを確認し，18 G 針で，それの上に小切開を作る．小皮膚切開を置くことで，針刺入に伴う以後の抵抗変化は，血管刺入の抵抗変化のみになり，静脈壁を貫通したことがわかりやすく成功率が上がる．皮膚とカテーテルが摺り合わさる抵抗も少なく，カニューレ自身が損傷される可能性も少なくなる．

4. カニューレ針の斜角（ベベル）の方向に注意する．まず静脈の穿刺がなされた後，静脈内にカニューレを進める前に，針を回転させてベベルを下向きにする．こうすると，針の先端が反対側の血管壁には当たりにくく，血管を貫通することなくカニューレが進められる（p.143 **図 4-4** 参照）．血液の逆流が認められたらすぐに内筒針を抜去せず，回転させた後カニューレ針全体を 1 mm ほど静脈腔内へゆっくりと進めてからカニューレのハブの部分を持ってカニューレを静脈内へ押し進める．

5. カニューレが留置されたら，その上をドレープで覆う．カニューレをテープ固定し，シーネで手（関節部を含め）を固定する．

6. 非常に細い静脈にカニューレを挿入する場合，極細のガイドワイヤーを用いるのが有効な場合がある．その場合を示す．
   a. 22 G の留置針を，浅い角度で静脈穿刺する．
   b. 血液の逆流が内針のハブ部のフラッシュバックチャンバーにみられたら，そこでカニューレはしっかり保持して，内針を緩やかに抜去する．通常はここでカニューレ内に血液が逆流してくるが，あまり明らかでない場合もある．またガイドワイヤーを用いないで留置する場合は，ここで内針を抜かず，カテーテル全体をゆっくり押し込むので，少し手順が異なる．
   c. 0.018 インチ（φ0.46 mm）のガイドワイヤー*をカニューレを通して静脈内へ挿入する．ほとんどの場合，このガイドワイヤーは容易に挿入できる．非常に細い静脈の場合でも，ガイドワイヤーが四肢のそうした細い静脈の中を延々と通り抜けていくさまが観察される．カニューレはこのガイドワイヤーに沿って確実に押し進められ，先端は静脈の中で浮遊し，きわめて信頼性の高い静脈路として機能する．

【静脈ライン確保場所】

穿刺が容易であるか，合併症の少ない場所か，麻酔中に確実に使用できる場所かを考慮する．通常は手背あるいは足背を選ぶが，必ず 1 本は麻酔中確実に穿刺部位にアクセスできる部位に留置する．麻酔では気道と静脈路へのアクセス確保は大原則である．ロボット支援手術など大がかりな手術用機材が患者を取り囲むときには，特に注意する．

---

* Arrow RA-04018, Arrow International Inc., Reading Pa.

153

Chapter 4 ● 小児麻酔での技術と手技

手首に近い前腕橈側部位（手首側 1/3 ほど）は，血管がよく見える場合も多いが，神経損傷の可能性が高く避ける．患者の利き腕，麻痺がある場合には麻痺側，血圧計のカフを巻いた側，そしてシャントがある場合にはシャント側を避ける．

【末梢脈管ラインへの超音波（エコー）の使用】

中心静脈ラインでは一般的になったが，末梢ラインにもその使用は広がってきている．血管の直視や触診が不可能であっても，管腔まで描出できる可能性を持つが，現状で小児の微細血管穿刺用（処置用）に特化して開発されていない．

血管確保では，脈管同定と針の留置の容易性が必要である．エコーの分解能（2点間を識別できる距離）には音速の壁があり，理論的にも水中の音速（約 1,500 m/秒）を振動周波数（1〜20 MHz）で除して得られる 0.4〜0.1 mm が限界であり，直径 1 mm の血管描出は容易ではなく，穿刺針とその先端の描出はさらに複雑である．既存の技術の中で画像処理技術やプローブの小型軽量化は試みられており，また穿刺針とプローブ相互を動かしながら針先端を探る DNTP（Dynamic Needle Tip Positioning Technique）も用いられているが，無菌的な処置には熟練を要する．エコー装置には飛躍的な技術革進を期待したい．

■ 骨髄針：骨髄内への注入

静脈穿刺が不可能にもかかわらず，緊急の輸液，薬物療法が必要なとき，骨髄内注射の経路が使用される．輸血を含め，静注で投与できるどんな薬も，輸液剤もこの経路で投与できる．持続注入に用いることもできる．"ショック"や"心停止"では，骨髄内投与からの体内への吸収のほうが末梢の静注からの吸収より速やかな可能性がある．

通常の穿刺挿入部位は大腿骨の遠位正中（膝蓋骨より上 1 cm），または脛骨近位（脛骨粗面内側で結節の下 1 cm）である．仮に偶発的な骨端線部への注射があっても，通常問題は起きない．PALS では，針が骨端線に向かわないように，結節の下 2 cm，内側 2 cm で，針をやや下方に向けてとしている．骨髄針，太い脊椎針，または骨髄内注射専用針を急速な抵抗消失感があるところまでしっかり押し進めると，針は自立して立つ．この点で骨髄の吸引ができ，ほんのわずかの抵抗で注入が可能であり，刺入部周囲が膨隆することなく輸液が行える．この経路による初期の輸液蘇生の後には，末梢の静脈に静脈ラインが取りやすくなることが多い．

骨髄針の使用で問題となるのは，刺入部での針外周からの漏れと，丈の長い針の突出で固定が不安定なことである．漏れは，刺入時無意識に針全体を揺らせて（こじらせて）しまうことが原因である．専用の電池式ドリル（EZ-IO）** を用いると，丈の短い専用針が使用でき，このどちらの問題にも対応できる．手術室に常備したい装置である．

■ 手術前の輸液

通常は手術 2 時間前まで経口的に水分を摂取しているので，脱水はない．特に小児では長年にわたり，術前に経口摂取を制限するというよりは，2 時間前までは積極的に水

** Arrow EZ-IO Intraosseus Vascular Access System, Teleflex.

分摂取を勧めるという意識が根づいてきている．しかし，いまだに「水分制限」の意識が強い施設もあり，また原疾患のため水分が欠乏している場合もあるので，その場合は麻酔前に補正しておかなければならない．術前の脱水の程度は，軽度，中等度，重症と，欠乏量の大きさによって分類できる．

軽度脱水：50 mL/kg（5％の体重減少）

（粘膜正常，流涙，大泉門平坦，正常皮膚緊張，増加気味の心拍数）

中等度脱水：100 mL/kg（10％の体重減少）

（粘膜乾燥，乾燥気味流涙，大泉門軽度陥凹，皮膚緊張軽増，頻脈，乏尿）

重症脱水：150 mL/kg（15％の体重減少）

（乾燥粘膜，乾燥流涙，大泉門陥凹，眼窩陥凹，頻脈，低血圧，無尿）

水・電解質の補正は3段階で行う．

▶**第1段階**：ショックが明らかか，あるいは切迫している場合（重症の脱水症と循環血液量減少）の処置：平衡電解質液（乳酸リンゲル液，酢酸リンゲル液，生理食塩水）あるいは電解質加人工膠質液（ボルベン®〜20 mL/kg）で輸液を開始し，循環指標を見ながら人工膠質液あるいは生理食塩水追加投与で調整する．貧血があれば赤血球濃厚液（10 mL/kg 単位）の輸血ができる手配をする．血液凝固障害が疑われれば，FFP 投与を考慮する．

▶**第2段階**：細胞外の水と Na^+ の補充：推定体液欠乏量の半分は，初期の6〜8時間で，0.3 N 食塩水として補充する．脱水が厳しい場合，1 N 食塩水（20 mL/kg）を投与する．この輸液の適切さは，臨床徴候（心拍数，動脈圧，静脈圧，尿量）で評価できる．Na^+ 欠乏量の計算には，次の計算式が有用である．

Na^+ 欠乏量(mEq) ＝［正常 Na^+ (mEq) － 測定 Na^+ (mEq)］× 0.6 × 体重(kg)

（ここで 0.6 ＝ 拡散定数）

重篤な代謝性アシドーシスがあれば同時に治療する．ただし代謝性アシドーシスの主原因は，重炭酸不足ではなく循環不全である．循環の改善とともに代謝性アシドーシスも改善する場合が多い．通常 pH が7.2を切るような場合，1 mEq/kg の重炭酸を投与してみて，血液ガスの反応をみる方法が簡便である．（場合により半量を緩徐に投与する）

▶**第3段階**：K^+ の補充：尿がよく出るようになったことを確認後，以下の基準に従い K^+ の補充を始める．

1. K^+ の補充の最大量は 3 mEq/kg/24 時間とする．
2. 急速補充でも 0.5 mEq/kg/時 を超えないこと（輸液ポンプ使用）．
3. 重篤な K^+ 欠乏の完全な補正には4〜5日を要する．

これらの数字は目安であり，患児の代謝の状態，臨床状態，腎外の喪失（例えば胃吸引）などで調整を要する．

注意：新生児が高湿度環境で保育されたり，加湿ガスで換気されると不感水分喪失

Chapter 4 ● 小児麻酔での技術と手技

（不感蒸泄）は 30～35％減少する．不感水分喪失は，啼泣，発汗，過換気，ラジアント
ヒーターの使用，光線療法ライト（ビリブランケットなど）の使用によっても増加す
る．1℃の発熱は，水分喪失を 12％増やす．

■ 周術期の輸液管理

　必要な輸液量の計算と輸液剤の内容の決定には，以下を考慮する．
1. 手術前の経口摂取制限までに存在する水分欠乏量
2. 手術前の経口摂取制限中に生じる水分欠乏量〔水分不足分の推定には時間ごとの必
　要量を計算するのに，4：2：1 のルールを使う（下記参照）．1 時間あたりの不足量
　と経口摂取止め時間との積が経口摂取止め中に生じる水分欠乏量である．総水分欠
　乏量の半分を最初の 1 時間で，残りを次の 2 時間で投与する．〕
3. 手術中の維持液必要量
4. 外科侵襲に応じた推定細胞外液損失量
5. 失血量の補充
6. 体温変化による増減

　欧米では，小児での短時間の外科的手技（10 分未満）の場合，手術前の欠乏量が少
なく，絶食の期間も短く，出血量も少なく，組織侵襲も少なければ（例えば鼓膜切開術
など），周術期に静脈路確保は不要との考えもある．麻酔時間も短く，経口摂取も手術
後速やかに回復される症例の場合である．ただその場合でも，緊急事態に備えて，点滴
は準備して使えるようにしておき，緊急事態に迅速に対応できる小児麻酔科医が別途立
ち合うことが条件となる．日本では，よほど小児症例に手慣れた施設だとしても上記を
満たすことはなく，患者安全のためにも全身麻酔時には全例で静脈路を確保すべきであ
る．実際，ある高度専門病院の心臓カテーテル検査で，静脈路確保も片耳胸壁聴診器装
着もないまま吸入麻酔導入が行われ心停止に陥った乳児の裁判で，病院の「注意義務違
反」の判決が下されている（2018 年 6 月）．麻酔担当は循環器小児科医だとされている．

　長時間の大手術の場合，あるいは経口摂取再開が遅れることが予想される場合は以下
を考慮する．
1. 静脈路を確保すべきである．
2. 経口摂取が確立するまで，周術期，術後を通じて平衡電解質液類の輸液を続ける．
　平衡電解質液類は，いずれも細胞外液組成に近似し，生理食塩水よりもクロール値
　が低い電解質液であり，乳酸，酢酸，あるいは重炭酸が緩衝剤として配合された輸
　液剤である．乳酸代謝が肝臓依存であり大量使用で乳酸アシドーシスの懸念がある
　のに対し，酢酸は代謝が肝臓に依存しないという特色，重炭酸は生体が元来有する
　緩衝剤と同じであるという特色を持つが，臨床的な差異は示されていない．
3. 通常の小手術では酢酸リンゲル液を用いる．早期産児，長時間経口摂取を制限され
　ていた場合，そして重症児では，通常，1％ブドウ糖含有の酢酸リンゲル液（フィ
　ジオ 140）の輸液で血糖値が正常に保たれる．これに対して，5％ブドウ糖含有の
　乳酸あるいは酢酸リンゲル液では，長時間手術で高血糖症，高浸透利尿を引き起こ
　す可能性がある．

3 ● その他の管理

表 4-9　電解質組成

溶液	濃度 (mEq/L)					HCO₃⁻ (mEq/L)				
	Na⁺	K⁺	Mg²⁺	Ca²⁺	Cl⁻	酢酸塩	重炭酸	グルコン酸	クエン酸	乳酸塩
生理食塩水 (0.9%)	154	—	—	—	154	—	—	—	—	—
5%ブドウ糖・0.3N 食塩水	51	—	—	—	51	—	—	—	—	—
5%ブドウ糖・0.2N 食塩水	34	—	—	—	34	—	—	—	—	—
1%ブドウ糖フィジオ 140	140	4	2	3	115	25	—	3	6	—
ビカーボン	135	4	1	3	113	—	25	—	5	—
6% (HES) ボルベン®	154	—	—	—	154	—	—	—	—	—
乳酸リンゲル	130	4	—	3	109	—	—	—	—	28

硫酸マグネシウム（2 mL のアンプル，50% w/v）：4.0 mEq Mg²⁺/mL
炭酸水素ナトリウム（50 mL のアンプル，7.5% w/v）：0.9 mEq HCO₃⁻/mL
グルコン酸カルシウム（10 mL のアンプル，10% w/v）：0.447 mEq Ca²⁺/mL
塩化カルシウム（10 mL のアンプル，10% w/v）：1.36 mEq Ca²⁺/mL

4. 広範囲な手術に際して，特に乳児では，ブドウ糖輸液を他の輸液剤と切り離すとよい．5～10％の輸液剤を用いて，ブドウ糖 4～6 mg/kg/分で分離して設定できる（輸液ポンプを使う）．血糖値はときどきチェックする．残りの体液喪失を補う等張輸液はブドウ糖を含まないものとする．年長児では，長時間手術でもブドウ糖を含まない乳酸あるいは酢酸リンゲル液で大丈夫である．

5. 1 時間ごとの輸液速度は，1 日の水分必要量に基づく（4：2：1 ルール，下記参照）．不感性の液体喪失に影響を及ぼしている因子が存在する場合（体温上昇など），あるいは腎臓以外の体液損失（消化管からの排出など）がある場合は，輸液速度を調整する．

6. 手術前の絶食を補うのに十分な輸液を行う．手術の間の総投与量は，総時間（絶食時間＋手術時間）と，1 時間ごとの維持量を掛けることによって計算される．
　　体重を基準にした時間あたり維持量の 4：2：1 ルール：体重の最初の 10 kg までは 4 mL/kg，次の 10 kg は 2 mL/kg，20 kg を超える分は 1 mL/kg．
　　したがって，体重 25 kg では，40 mL/時＋20 mL/時＋5 mL/時で 65 mL/時となる．

7. 著しい組織損傷を引き起こしている外科的手技や血液喪失がある症例では，血液内あるいは損傷組織への滲出による細胞外液成分の喪失補充のために，付加の輸液が必要となる．この目的のための輸液には，乳酸リンゲル液など，細胞外液と組成の似た多電解質輸液製剤（平衡電解質液）を用いる（**表 4-9**）．体表手術や四肢の手術ではサードスペースへの喪失（実際には，体液は細胞内と細胞外スペースだけ

で，謎の第三のスペースというものはないとされる）がほとんどないので，5 mL/kg/時でよいが，侵襲が中程度の手術（脊椎外科など）では 10 mL/kg/時，組織への大きな液体喪失がある手術（腹部外科など）では 15 mL/kg/時の補充輸液が必要である．開胸手術ではあまり大量の組織への喪失はなく，輸液量は少なくてよい．これは，いわゆるサードスペースロスへの体液移動と呼ばれる有効循環血液量液喪失のことである．

手術時間が長引けば，あるいは外科医が激しく操作すれば，消化管がむくんでくるなど，麻酔科医は実態を目にすることは可能であるが，こうした明らかに目に見えにくい出血や体液喪失は，外科医や家族には理解できないことが多く，麻酔科医を悩ます種でもある．付加輸液量は，乳幼児でも 30 mL/kg を超えることもまれではないが，余分な水分は後に組織浮腫として残り，縫合不全や肺合併症，そして心負担の原因ともなる．初期段階での HES（ボルベン®）の使用，そして適量の昇圧剤の使用で不可輸液量を比較的に少なく保つ努力を行う．

出血量を平衡電解質液（乳酸リンゲル液など）で補う場合は，一般に出血 1 mL に対し平衡電解質液 3 mL を投与するが，HES の場合は 1.5 mL の投与でよい．通常 50 mL/kg の HES あるいは 75 mL/kg の平衡電解質液が投与されたら，血液凝固系のテストをすべきである．HES を 50 mL/kg 投与したら，膠質液（または血液製剤）に替えるべきである．連続した循環系の指標と尿量のモニタリングで補充輸液が適切かを判断する．尿量が 0.5〜1 mL/kg/時より少ないときは，輸液速度を上げる必要があるが，尿量をそれ以上大幅に増やす必要はない．

8. 小児症例では術後の低ナトリウム血症の危険性に注意する．これは，通常，術中・手術後の低張液使用と関係し，また時には抗利尿ホルモンの不適切分泌とも関係する．小児では，低ナトリウム血症の及ぼす脳障害への影響は成人より非常に大きい．術中・術後の輸液蘇生には低張輸液剤を使ってはいけない．

体重を基準にした時間あたり術後維持輸液（平衡電解質液）の 2：1：0.5 ルール；最初の 10 kg までは 2 mL/kg，次の 10 kg は 1 mL/kg，20 kg を超える分は 0.5 mL/kg．大手術では術中・術後に血清電解質をモニターする．

9. 周術期の輸液療法は，適正な水分不足量の補充，適正な血管内容量の維持，適正な維持水分量の投与という基本的な考えは変わらないものの，従来の必要上限量の投与から，必要下限量の投与により，術後の浮腫，過剰体液増加を避ける制限輸液の流れがある．

血圧が低ければ，昇圧薬を用いてでも過剰輸液を避け，尿量も目標最低量が得られればそれ以上増やさない．血管内容量の維持では，晶質浸透圧と膠質浸透圧を区別して，長時間容量維持に適した人工膠質液の使用の理解が進んだ．一方，グリコカリックス（Glycocalyx）機能を含めた血管内外の体液移動の複雑さの理解が必要となった．

陽圧はいつでもかけられるが，陰圧は真空以下にはできないように，輸液の不足は，過剰より対処が容易であることが基本としてあるが，「適正」が最適であることに変わりはない．課題は，「適正」を判断する指標である．

3 ● その他の管理

表 4-10　1 日あたりの維持輸液量の目安

体重範囲 / 患者種類	最初の 10 kg	11〜20 kg	21 kg〜
	1 kg あたり	10 kg を超えた1 kg あたり	20 kg を超えた1 kg あたり
ストレスのない絶飲食患者	100 mL/kg	1,000＋50 mL/kg	1,500＋20 mL/kg
ストレスのある外科術後，外傷患者など	50 mL/kg	500＋30 mL/kg	800＋20 mL/kg
人工呼吸下重症患者加温加湿器使用	35 mL/kg	350＋20 mL/kg	550＋12.5 mL/kg

■ 周術期輸液の考え方

手術麻酔の比較的限られた時間内での体液管理では，細胞外液（とりわけ血管内の循環血液）への体液の出入り（in and out），すなわち循環血液量（Na 量）の変動が中心の課題であり，血圧や心拍出量などの循環の指標が有用である．また，膠質浸透圧も，循環血液量の維持と回復期の体液貯留防止には重要な役割を持っているが，十分に評価されていない．

しかし，患者には術後に続く長い回復時間があり，その際に問題となるのは，細胞内液と外液（主に間質液）との体液の移動（shift）であり，浸透圧（Na 濃度）の変動が重要な指標となる．ただ，この Na の量と Na 濃度には直接的な関係がないことが，輸液管理を複雑にしている．

ADH は，この両方の調節に関わるが，一般に循環血液量の変動に比して浸透圧変化への反応がより敏感である．また ADH は手術や疼痛，感染など，さまざまなストレスで分泌が亢進（体液貯留方向）することが知られている．このため，従来の Holliday-Sager による健康小児の熱量必要量や電解質尿中排泄量から算出された維持水分量は多すぎ，電解質濃度は少なすぎることが知られ，その使用が医原性の低ナトリウム血症発症の要因であることが，繰り返し示されてきている．

維持輸液剤とされる 1/3 あるいは 1/2 生理食塩水輸液剤は使用せず，等張液である生理食塩水や平衡電解質液を維持輸液に使う．維持輸液量は従来の計算量の 1/2，あるいは ICU などで，鎮静下で加温加湿器が組み込まれた人工呼吸管理が行われている場合，気道からの蒸散水分喪失量はなくなるため，水分必要量はさらに減量する方法がとられる．

術後輸液は下記のような計算式だけで行うのではなく，体温や循環指標など患者の状態を指標に調節すべきものであるが，基本的な目安を**表 4-10** に示す．

■ 輸液に用いる機材

輸液に用いる針やカテーテル類，注射器間の接続コネクション（ルアー接続）は，長い間さまざまな細経チューブ類（硬膜外麻酔，神経ブロック，呼吸回路へのカプノメー

159

タの接続，栄養チューブ類など）の接続に便利に使われてきたが，誤接続事故の多発を受けて，世界的に目的別非互換化が加速され，利便性という面からはさまざまな制約が生じる．例えば2020年からは，硬麻針や脊麻針に静注用注射器は接続できず，IVPCAとPCEAで異なる輸液セットを用いることが決まっている（Chapter 5 参照）．

麻酔中は，少量の薬液をボーラス注射する機会が多いことから，回路内圧が上がり外れやすい．より迅速で確実な薬剤投与のため，なるべく患者に近い部位での静注が必要である．そして，思わぬ誤注入を避けるため，薬剤静注後は，チューブ内に薬剤がまったく残らないように確実にフラッシュする．フラッシュ液は，患者にとっては不要かつ負担につながる輸液であり，小児麻酔では無視できない．延長チューブはできるだけ短く，細くする必要があり，長い延長チューブを介して漫然と麻酔科医の手元に三方活栓を並べる方法は，小児麻酔では行わない．

多数の薬剤の微量持続投与のため，シリンジポンプが頻用される．特に小児麻酔ではその機能の限界を知っておくべきである．

さまざまなスマート機能が搭載されつつあるシリンジポンプであるが，その多くは，院内の薬剤（とりわけ注射薬剤）管理体制，医療情報整備が伴わないと機能しない．そうした機能や仕組みの開発者（プログラマー），管理者（薬剤師）が，患者との接点に疎い現状があり，麻酔科医からの積極的な情報発信が必要である．

一方，シリンジポンプの基本性能の改良は，まったく放置されている．臨床家が患者の犠牲のうえに，何とか使いこなしているという現実が開発者に届いていない．0.1 mL単位の薬剤投与の誤差が50%の誤差にもつながっていることにわれわれも注意を払うべきである．

▶シリンジポンプの課題点

- デジタル設定数値どおりに患者に注入していない．
 （スイッチを入れたり条件を変更した場合，その設定値に達する，あるいは停止するまでの時間は，時に数十分にも達する）
- 注射器交換の際の流量変動，あるいは持続注入中の流動変動（脈流）が無視できない．循環動態の変動，血糖値の変動，カテーテル閉塞の原因にもなる．
- 送液量を実測している製品，送液中の状態をモニターしている製品はなく，あくまで推測値であり，状況変化を知らせる機能もない．
- 現状で注入圧はきわめて高いが，患者を守る視点での，回路閉塞や皮下漏れを防ぐ機能，検出警報は備わっていない．
- 装着したシリンジの内容，注入履歴などが確認記録できない（一部プレフィルドシリンジでは行われているが，現場で調剤した場合には対応できない）．

輸 血

■手術前の患児評価

ある程度の貧血があっても小手術は通常問題なく施行されているが，選択的な大手術の場合は，術後の回復を考慮するとHbレベルが正常であることが望ましい（**表4-11**）．手術時のHbについては，まず酸素運搬能力から考えると理解しやすい．肺の

機能がほぼ正常な場合，Hb 値の 10％低下は 10％の酸素供給量の低下であり，生体は 10％心拍出量を増やすことで対応する．例えば，輸血のトリガー値を 7g/dL に設定するということは，多くの場合，心拍出量を 50％増やすことは問題ないだろうと考えていることと同義である．これを心拍数で対応する場合，正常の 2 倍の心拍数が必要だということになる．実際，健康な生体には，酸素運搬に関してその他にもさまざまな代償機能があり，心拍数を 2 倍にしなくても生命維持が可能である．しかし，病的な患者でそうした代償機能がどの程度機能するかを知る術は限られている．加えて，Hb が下がった要因（血小板や血漿タンパク質の減少，溶血など）自体がもたらす病態や，Hb 以外が失われたこと以外にもたらされた要因（凝固異常，出血傾向など）も考える必要がある．一方，輸血を行うとして，血液自身の酸素運搬能以外に，輸血自体がもたらすさまざまなマイナス要因（AIDS や TRALI/TACO などの重篤な感染症や免疫反応，輸血組成がもたらす問題，輸血に伴う体温低下，循環負荷，そして施設で利用できる輸血製剤）などのリスクを考慮に入れたうえで，適切な術前 Hb 値の判断を行うことになる（Chapter 17 参照）．貧血がある患児では，貧血の原因がわかり，治療されるまで選択的手術は延期する可能性もある．一方，手術の必要性が緊急な場合，貧血に応じた麻酔法を選択しなければならない場合もある（Chapter 6 参照）．Hb 値が非常に低い（5〜7 g/dL など）にもかかわらず出血があり手術を延期できない場合，術前に赤血球濃厚液を投与する必要がある．赤血球濃厚液 4 mL/kg（全血 6 mL/kg）を投与すると，およそ Hb レベルを 1 g/dL 上げることができる．ほとんど出血が予想されない場合は，赤血球濃厚液の準備を確認だけして手術する．

■ 輸血に用いる主な製剤

日本と北米とは 1 単位（one unit）の容量が異なり，日本は全血 200 mL，北米では 400 mL 相当由来の製剤を 1 単位としている．これは，1986 年まで日本の献血の 1 回採血は 200 mL であったためである．論文を読む際の注意事項である．日本で赤血球濃厚液（PRBC）は 140 mL，新鮮凍結血漿（FFP）は 80 mL，血小板は 20 mL を 1 単位と

表4-11　正常 Hb レベル

年 齢	正常 Hb レベル（g/dL）
生後 0 日	20（18〜22）
第 2 週	17
3 ヵ月	10〜11
2 歳	11
3〜5 歳	12.5〜13.0
5〜10 歳	13.0〜13.5
10＋歳	14.5

Hb 濃度は胎児ヘモグロビンが置き換わり，生後数ヵ月間に 10〜11 g/dL まで徐々に落ちる．その後，徐々に増加して 14 歳頃に最高値になる．

呼び，全血 200 mL の血液に含まれる量の成分がそれぞれに含まれていると考え補充の目安とする．

赤血球濃厚液（PRBC）：赤血球だけが分離され保存液（MAP）を添加して 140 mL にした製品であり Hb 量は濃縮され約 20 g/100 mL となる．

新鮮凍結血漿（FFP）：保存液でやや希釈され 120 mL であるが，Na 含量は相当高いので注意する．抗凝固成分は濃縮されているわけではなく，循環負荷になりやすい点にも注意する．日本では，クリオプレシピテートやフィブリノゲン濃縮製剤の利用は整備されていないため，容易ではない．

濃厚血小板浮遊液：20 mL に 1 単位（200 mL の全血由来で，0.2×10^{11}）の血小板が含まれている．小児では，不足量を計算するよりは，投与閾値（通常 5 万 /mm^3）を決め，5〜10 mL/kg（5 万〜10 万 /mm^3 の増加を見込める）の投与か，実務的には 5 単位（100 mL）あるいは 10 単位（200 mL）単位を，循環系の負担を考えながらの速度で投与して反応をみる方法がとられる．

それぞれの製剤で，保存状態，解凍方法，使用期限など使用方法が異なり，白血球除去がなされ，照射も行われている場合が多い．

輸血が必要となる症例での，あらかじめの交差試験や type and screen の必要性については，麻酔科医は，主治医だけでなく施設の血液センターの責任者との意志疎通が必要である．血液型適合輸血が前提であるが，緊急時には万能供血（O 型赤血球，AB 型血漿）の使用も考える．

実際の血液製剤を使う判断は，麻酔科医が行う場合が圧倒的に多い．多くの血液センター責任者は，血液内科医など，実際に急性期の輸血を行う人ではなく，また小児医療への理解もさまざまである．一方，麻酔科医も，貴重な血液資源の有効利用の視点を常に頭に置いた対応を考えるべきである．

血液準備量には一律のガイドラインを作りにくい．患児の年齢や状態，行う手術に加え，術者の技量，施設やチームの経験度も大きく関係する．加えて予期しない要素も無視できない．また，各施設での血液の供給システムによっても大いに異なる．一般に外科医は，自分が出血させた症例を忘れがちである．病院管理者は"無駄な"血液準備を削減することしか考えない．多数決で決める問題ではなく，患児の安全を守る麻酔科医が輸血に関しては最も責任が重い．

■ 周術期管理

麻酔を始めるにあたり，麻酔チャートに推定循環血液量（EBV），手術前の Hb レベルと最大許容出血量（MABL）とを記載する．

$$\text{MALB} = （開始時 \text{Hct} 値 - 目標 \text{Hct} 値）\times \text{EBV} \div 開始時 \text{Hct} 値$$

■ 出血の評価

麻酔中の間断ない出血量の正確な推定は，麻酔科医の重要な役目である．

1. 心血管系（CVS）の指標をモニターする．乳児では，収縮期血圧が循環血液量低下の最もよい指標である．

3 • その他の管理

2. 手術部位からの出血量測定
    a. 乾燥する前にすべてのガーゼの重量を測定する．これは，最も簡単かつ正確である（1 g＝1 mL 血液とし，既知の乾燥重量を減ずる）．
    b. 吸引瓶内出血（目盛り付き瓶使用）〔洗浄などで用いられる生理食塩水の混合などに注意〕
    c. 覆い布上の出血を推定する．
3. 絶えず出血量の合計を記載する．
4. 出血が体腔（例えば腹腔，胸腔で，特体位によっては直視できない部位），外科用ドレープ上，床に溜まっている可能性を忘れない．
〔動脈ラインや静脈ライン外れによる思わぬ出血にも注意する．生理食塩水に浸したガーゼの場合も，測定出血量計算には注意する．いずれにしても，出血量は測定された数値（看護師から報告された数値）そのままではなく，必ず麻酔科医の推定値を記載し，それに基づいて治療を行う．〕

■ 輸 血

輸血するか否かの決定は，手術前の Hb レベル，測定外科出血量，そして患児の心血管系の反応に基づいて行う．（「手術前の患児評価」，p.160 参照）大体の目安として，基本的に健康な小児では推定循環血液量（EBV）の 15％の出血が輸血開始の基準である．輸血の必要性は経時的ヘマトクリット（Hct）値測定でより正確に判断できる．乳児あるいは心肺疾患の場合，Hct は 30～40％か，それ以上に維持されなければならない．その他の健康な患児では 20～25％以上を目安とする．

患児のリストバンドなどの標識と，おのおのの血液製剤の適合を行い，血液バッグを上下繰り返し反転させ，よく混合する．ただし，あまり激しく振り混ぜると溶血する．輸血に際しては 37℃に温める．血球損傷を生じる可能性があり，38℃以上にはしない．赤血球濃厚液（PRBC）の場合，通常，投与前に生理食塩水で希釈する．乳幼児で大量の輸血が必要な場合，希釈性凝固障害を避けるために，PRBC を新鮮凍結血漿（FFP）で希釈することが好ましい．小児では，大量輸血によるカルシウム投与はほとんど必要ないが，乳児で十分量の輸血にもかかわらず低血圧が続く場合，カルシウム投与を考慮する．このことは，FFP 投与の後に問題となりやすい．それは，他の血液製剤よりも単位量あたりのクエン酸の含有量が大きいからである．FFP の投与速度が 1 mL/kg/分以上であれば，低イオン化カルシウム血症の可能性が高く，輸血中にカルシウムを投与すべきである（塩化カルシウム 5 mg/kg，またはグルコン酸カルシウム 15 mg/kg を必要に応じて繰り返し投与する）．重篤なショックで急速な大量の輸血が必要な場合，血液ガス検査で適応があれば，重炭酸水の投与を考慮する．イオン化カルシウムの測定により盲目的なカルシウム投与は避けられる．輸血ラインでのカルシウム投与や，乳酸リンゲル液と血液製剤の混合は血液凝固の可能性があり注意する．輸血とともに投与されるクエン酸は，やがては代謝されて重炭酸イオンとなるため，重炭酸水の投与も慎重にしないと，輸血後代謝性アルカローシスにつながる．血液の pH が 7.20 を切って，なおかつ血圧が低いなど循環系の症状が強ければ，重炭酸水投与を考慮してもよい．また，冷たい血液製剤を乳児の右房へ直接注入してはいけない．致死的不整脈

163

Chapter 4 ● 小児麻酔での技術と手技

が起こりうる.

■ 大量輸血

大量輸血(すなわち EBV の 100%以上の血液投与が必要になりそう)が明らかな場合,大量輸血プロトコル(Chapter 17 参照)に従い,凝固系指標のモニターを開始する.血小板数,プロトロンビン時間,部分トロンボプラスチン時間は,線溶系機能試験 FDP とともに,少なくとも循環血液量の 50%を超える輸血ごとに繰り返し検査すべきである.大量輸血の可能性があるならば,手術前の血小板数検査が有用である.手術前の低血小板数は早期の血小板投与の必要性を意味する.血小板数が 50,000/mm^3 以下では,臨床的に出血が増えることから補正すべきである.実際には,大量出血の際に血小板数がモニターされている場合,血小板数が 100,000/mm^3 を下回るようなら,血小板を注文する.血小板濃厚液 5〜10 mL/kg 投与につき,血小板数は 50,000〜10,000/mm^3 の増加を見込める.血小板は室温(冷蔵できない)に保存し,また定期的に振盪しておかなければならない.明らかな他の凝固因子欠損は,適切な療法(例えば,FFP 10〜15 mL/kg 投与で凝固因子が 15〜20%上昇)によって対処する.EBV 分の出血に対し輸血が行われた後は,出血量の 1/3 に相当する FFP 投与が必要である.しかし出血量が EBV を超えない限り FFP 投与は必要ない.

乳児では,すべての処置にもかかわらず出血が持続する場合,北米ではクリオプレシピテート投与が必要だとされるが,日本では難しい(1〜2 単位/kg の投与で,フィブリノーゲンは 60〜100 mg/dL 上昇する).FFP,クリオプレシピテート,血小板溶液は,単位容量あたりでは,全血の場合より相当多量のクエン酸塩を含んでいることを忘れてはいけない.このため,これらの製剤が急速に投与されて低血圧が生じた場合には,カルシウム投与が必要となる.

■ 輸血に代わるもの

輸血を介しての感染の危険性が問題となり,他の選択肢の研究が促された.その多くが小児でも用いられている.

1. **手術前からの自己血輸血準備**:手術前に 4〜5 日間隔で適切な量の採血を行える.これを赤血球生成手段(経口鉄剤やビタミン C 6〜8 週間前投与,エリスロポエチン 3〜4 週間前投与など)と一緒に組み合わせれば,非常に小さな小児でも手術中の輸血に必要な量が集められる可能性がある.この手技は,年長児や十代の患児で施行しやすい.

2. **出血量節減の方策**:適切な手術体位,血管収縮薬の浸潤,低血圧麻酔,非常に緻密な外科手技を通じて出血量を減らす.
外科医は,出血量軽減の目的で血管収縮薬の浸潤や低血圧麻酔などを麻酔科医に安易に要望する傾向があるのに対し,麻酔科医が外科医の手術に注文を付けることは少ない.むやみに切開線や手術部位を大きくしないことや,よく解剖を把握し,基本的な外科手技の練習をしてもらう,手術を手際よく行い時間を短くする,出血したら止血,そして圧迫止血はむやみに圧迫を取り外さずに十分に時間をかける,といった基本的なことは外科医に指摘できるように,麻酔科医も日頃から外科手技を

164

よく観察し，勉強しておくべきであり，結局は患者の役に立つ．手術部位がうっ滞するような体位は避ける．静脈性出血や血管を切断する出血に低血圧麻酔は効果は少ない．アドレナリンを浸したガーゼによる圧迫は，極細血管レベルの出血には有効だが，目に見えて吹き出すような出血には無効であるどころか，粘膜からの吸収は著しく，吸収されたアドレナリンの昇圧作用のために出血が増える可能性さえある．吸収されるアドレナリンの濃度がコントロールできないのも麻酔科医にとっては大問題である．いかに適用部位が小さいといっても，思わぬ全身作用の可能性が否定できないことから原液アドレナリンに浸したガーゼは使ってはいけない．10万倍（原液を100倍希釈）以下の濃い濃度で使うべきではない．

注意：アドレナリン，ボスミン，「倍液」の混乱

アドレナリンの原液（1 mg/mL＝0.1％溶液）は慣例で1,000倍液と呼ばれる．原末（原液ではない）を1,000倍に希釈した，または1 gのアドレナリンを1,000 gの水で希釈した（1,000倍希釈）という意味であり，0.1％溶液である．

臨床では原液を希釈して使う場合が多い．原液1 mLに99 mLの生理食塩水を混合して100 mL（原液を100倍に希釈）したものは，アドレナリン0.001％溶液であり，199 mLの生理食塩水を混合すると0.0005％溶液である．しかし，小数点以下の0が多いことによる混乱を防ぐために，逆にアドレナリン1 gがどれだけの水で希釈されているかを表現したのが「倍希釈液＝倍液」という呼称である．

10万倍液とは10万倍希釈液のことであり，1 gのアドレナリンが10万gの水で薄められていること，すなわち0.001％溶液であり，20万倍液とは20万倍希釈液のことで，1 gのアドレナリンが20万gの水で薄められていること，すなわち0.0005％溶液である．

アドレナリンには，アドレナリン含有のキシロカイン製剤があり，「E」表示とともにキシロカインは％濃度表示され，アドレナリンは（1：100,000あるいは1：80,000）と，希釈度で表記されている．アドレナリンの希釈度をもっと高めたい場合があるが，その場合にはキシロカイン濃度も連動して変化するため複雑である．

アドレナリンの原液（1 mg/mL）自体がすでに1,000**倍希釈液**であることを理解しないとわかりにくい．さらにそれが1,000**倍液**と呼ばれることが臨床現場では混在し，誤解が生じることがある．また，**倍液**は倍濃縮した（濃い）液とも受け取られかねない．異なる医療施設で働くことも多い麻酔科医は特に注意が必要である．

アドレナリンは生理食塩水に希釈されて吸入に用いられることがあるが，その場合は「原液0.2〜0.5 mLを5 mLの生理食塩水で希釈する」と表現され，実際の問題は少ないと思われる．

外用ボスミンとして，原液と同濃度（0.1％）溶液を希釈なし，あるいは希釈して止血目的で使用される場合がある．相当吸収のよい場所に広範に用いられる場合があり，吸収量も不定なため，思わぬ不整脈や血圧上昇，さらには心停止の原因ともなる．麻酔科医は，外用でも静注と変わらない場合があると考えるべきである．

アドレナリンは，現場ではボスミンとも呼ばれ，またかつてはエピネフリンとも呼ばれた．そして同一濃度溶液で，静注液（劇薬指定）と外用液がある．倍液と倍

希釈液の混乱も含め紛らわしく，またさまざまな施設や診療科で，慣例で雑多な呼称が入り乱れ，現実に深刻な医療事故も報告されているが，規制当局にも学会にも改善の動きはみられない．同様の問題は，カルシウム拮抗薬が，本来カルシウム**チャネル**拮抗薬であることなどの放置にも表れている．

アドレナリンを Epi（エピ）と省略することは避けるべきである．Epi は，硬膜外麻酔（epidural）やてんかん（epilepsy），あるいはエピペン®（EpiPen）でも用いられる場合があり，誤解がもたらす問題が深刻な場合がある．

麻酔科医は，①できるだけアドレナリンの％濃度あるいは mg/mL で呼称すること，②「倍液」を呼称せず，明確に「倍希釈液」と呼称すること，③希釈の過程を確認すること，をクローズドループコミュニケーションで確認し，安全を自衛する必要がある．麻酔科医が率先して呼称を正さなければ，この危険な医療環境は変わらない可能性が高い．

3. **急性術中正循環血液量性血液希釈**：麻酔導入後，手術開始前に採血し，その3倍量の酢酸リンゲル液あるいは HES（ボルベン®）で補充する．この方法の場合，まったく健康な小児であれば Hct 値20％まで許容できるとされる．外科手術進行に応じて，採血した血液を輸血するが，最初に収集した血液は最後に輸血する．この方法で収集できる血液量は EBV に基づき次の計算式で計算できる．

EBV（推定循環血液量）＝ 児の体重（kg）× 70 mL/kg（または p.33 **表2-5**）

採血量 ＝ EBV ×［（最初の Hct 値 － 最終 Hct 値）÷ 平均 Hct 値］

4. **術野血液回収装置"セルセーバー"を用いる**：手術中の外科出血自己血回収輸血法の適応は限られるが，整形外科症例では役立つ可能性がある．外科出血が吸引器で回収され，洗浄され，再度輸血される．残念なことに，凝固因子は洗浄過程で捨てられてしまう．こうした洗浄血液の広範囲な自己血輸血法では，これらの因子の希釈による凝固障害が発生する可能性がある．

早期産児のための特別な配慮

1. **感染**：免疫系は未熟である．早期産児は特に感染に陥りやすいため，すべての観血的手技は無菌的に行う．

2. **脳室内出血（IVH）**：早期産児は IVH をきたしやすい．血圧変動を避け，十分な麻酔深度を保ち，過剰輸血を避け，高張溶液（ブドウ糖，重炭酸水など）は緩徐に静注，貧血と凝固障害を治療する．

3. **無呼吸発作**：早期産児では頻発することから，常にモニターする必要がある．特に麻酔中だけでなく麻酔後には綿密にモニターされなければならない．周術期の無呼吸のリスク因子には以下があげられる：

   a. 低受胎後年齢：受胎後60週未満の早期産乳児は，正期産児と比べて無呼吸発作の頻度が高い．受胎後34週未満の早期産乳児は，無呼吸発作のリスクがより高い．

   b. 貧血（Hct 値＜30％）は無呼吸の危険性を増す．

   c. 無呼吸発作の既往と無呼吸モニターの使用歴があればリスクが高い．

d. 慢性肺疾患があると無呼吸の危険性は高い.

　　e. 他の疾患を合併しているとき.

　　f. 親が喫煙者.

非常に小さな乳児では, 術後 72 時間にまで及んで無呼吸の危険性が存在する.

以下は, 一般的なやり方である.

　　a. 受胎後 60 週以下の早期産児は, 全身麻酔, 区域麻酔にかかわらず, すべての麻酔症例を入院させモニターし, 日帰り手術は行わない（p.23 参照）.

　　b. 成熟した新生児でも, 生後 30 日未満は麻酔後入院とする. それ以後の乳児でも周術期に何らかの呼吸障害がある場合, 麻酔後は入院観察とし, 日帰り麻酔はしない. ただし, 入院することが綿密な呼吸の観察が確保されるとはならないので注意する. 一般に受胎後 60 週以下の乳児では, たとえ NICU が整っていても, あえて選択的な手術, 麻酔は行うべきではない.

注意：脊髄くも膜下麻酔で行えば術後の無呼吸発作の頻度は減るかもしれないが, それでもまだ起こる可能性はあり, 入院観察は必要である. カフェイン投与（麻酔導入後 10 mg/kg 緩徐静注）は無呼吸発作を防ぐ可能性はある. しかし, この場合でも術後の呼吸モニターは必要である. あえて脊髄くも膜下麻酔を選んだりカフェインを投与するなどのリスクを冒してまで, この時期に必要な手術だとは考えない.

4. **温度調節**：早期産児は正期産児よりさらに熱喪失には弱い. 体表面積の体重に対する割合はさらに高く, 断熱の役目をする皮下組織もない, また褐色脂肪貯蔵も不足している. これらの患児は, あまり熱を産生できないので, 麻酔管理中の体温管理には特に注意する.

5. **酸素化**：早期産児網膜症の予防のためには, 酸素過剰を避ける細心の注意を払う. 吸入酸素濃度は, 麻酔の安全を確保できる最少の濃度とする. パルスオキシメータで 90〜95 ％を保つようにする（パルスオキシメータが使えるようになり, この管理は大幅に楽になった. 経皮酸素電極では, 応答速度が遅いうえに, 酸素分圧と生命の維持により重要な酸素飽和度との関係は複雑であり, 正しく測定されても最少の酸素分圧を決めることは理論的に難しい. 酸素飽和度は 100 ％が正常だとの先入観を取り除いておく必要がある）.

　　a. 手術前に投与されている FiO_2 で, 確実な酸素化が得られているかを確認する. 非開胸手術の場合, 調節呼吸下で同じ FiO_2 を続け酸素飽和度をチェックする.

　　b. 亜酸化窒素が禁忌の場合, 空気を混合して FiO_2 を調整する.

　　c. 開胸手術では, FiO_2 を上げなければいけない場合が多い. しかし, 酸素飽和度をモニターし, 低酸素血症を避ける範囲で, 最小の酸素濃度として, 過剰酸素状態を避ける. この目的では ORi^{TM} の使用が勧められる.

6. **低血糖症と高血糖症**：早期産児はきわめて容易に低血糖症に陥る. 血糖値は頻回にチェックし, 低血糖症（40 mg/dL 以下）はブドウ糖投与で補正する. 輸液ポンプを用いる. 早期産児はまた, 高血糖症にも陥りやすい. 通常は医原性であるが, 未熟なインスリン反応の結果であったり, 解糖作用の持続による場合もありうる. 高血糖症は, 糖尿, 浸透圧利尿をもたらし, 脱水に至る. 頻繁な血糖測定を行い, 過剰なブドウ糖静注にならないようにする.

Chapter 4 ● 小児麻酔での技術と手技

7. **輸液**：輸液管理を綿密に行い過負荷を避ける．投薬で与えられる液体量も計算に加える．ツベルクリン注射器を用いて正確に投与する．シリンジポンプ，輸液ポンプの使用は必須である．

8. **ベンジルアルコール**：いくつかの薬剤のマルチドーズバイアルに防腐剤として含まれ，早期産児で核黄疸，脳室内出血，死亡との関連が指摘されている．この物質を高濃度に含んでいる薬剤の使用は避けるべきである．

9. **血液凝固**：ビタミンKが投与されているかをチェックする．早期産児はショックと敗血症との関連で凝固障害を生じるリスクが高い．血小板減少もよくみられる．重病の早期産児では必ず血液凝固検査を行う．血小板やFFP投与，または交換輸血が必要になる可能性がある．

4 ● 外来麻酔，手術（日帰り手術）の麻酔

■ 日帰り麻酔の長所

1. 子どもの情緒的（心因性）問題を最小にできる．
2. 院内感染の危険性をより少なくできる．
3. 医療費を削減でき，入院ベッドを他の患児に使える．

■ 症例の選択

1. 外来麻酔を受ける子どもは健康であるか，慢性疾患があっても，よくコントロールされていなければならない．
2. 両親が信頼でき，手術前後の世話に関して，指示に従う気が十分にあること．
3. 手術は輸血不要な小手術で患児の状態にあまり影響せず，術後も特別な処置や疼痛管理を必要としない．
4. 早期産児で，受胎後年齢が60週以下である場合は入院させ，術後12時間は無呼吸がなかったことを確認する＊．

■ 手術前の準備

　手術前の準備は，入院患児手術と同じである．両親には，書面で手術前の絶食と来院方法を指示する．あらかじめ健康質問表を両親に渡しておき，来院時の既往歴聴取を容易にする．

　手術当日，所定の外来手術部署に患児を連れてきてもらう．両親または法律上の保護者の手術同意を確実に得ておく．麻酔科医は病歴をとり，患児を診察し，血液およびその他の検査の結果に目を通し，手術前の患児評価を行う．詳細な診察は数日前に麻酔科外来クリニックで行ってもよいが，前日，当日の患児の様子を両親または保護者から直接聞くことは大切である．

＊米国ではこれが推奨されているやり方である．最近のメタ分析の結果で，受胎後年齢が46週以上の非常に健康な児は術後は6時間無呼吸がないことを確認して退院させる方法が示唆されている．しかし，この方式が前向き研究で確認されるまでは12時間のモニターを推奨する．

4 ● 外来麻酔, 手術(日帰り手術)の麻酔

■ 日帰り麻酔の方法とコツ

麻酔からの回復が遷延しないように,日帰り麻酔患児には通常前投薬のルーチン投与は行わない.適切に準備がなされ両親と一緒に来院する小児は,手術前に特に情緒的・心因的に不安定というわけではなく,特別な前投薬は必要でない場合が多い.患児が特別に不安になっている場合には,すでに述べた前投薬を投与する場合もある(p.96 参照).

麻酔からの覚醒が早い単純な全身麻酔を行う.可能ならば,軽い麻酔と局所麻酔,神経ブロックを組み合わせる.手術前に神経ブロックが効けば,手術中,手術後の麻酔薬,麻薬の必要量を軽減させられる.また,先制鎮痛効果による術後の痛み全体の軽減やPONV(術後嘔気・嘔吐)が軽減される.外科医による局所麻酔薬浸潤麻酔や末梢神経ブロックも,麻薬使用量を軽減させられる.覚醒後の行動に影響するような薬剤は使わない.麻薬性鎮痛薬は種類を問わず,1回でも投与するとPONVの発生率を高める.

欧米では,通常より手厚いPONV予防策をする場合があり,デキサメタゾン0.1 mg/kg 静注に加えてオンダンセトロン 0.1 mg/kg(最大 4 mg)静注が用いられるが,日本ではオンダンセトロンは適応ではない.場合により極少量の麻薬の使用を行う施設もあるが,日帰り手術ではそれは例外とすべきであり,仮に行った場合には慎重な覚醒後,帰宅中,後の患者観察を指示する.

揮発性の吸入麻酔薬(セボフルラン)が,短時間の小児外科手術やその他の処置に広く用いられている.小児では短時間の吸入麻酔により,比較的急速かつ完全な回復が望める.

プロポフォールが導入されてから,急速な回復と最小の罹患率が得られる持続注入法による全静脈麻酔法(TIVA)という選択肢が増えた.プロポフォール持続静注は,区域麻酔との併用,あるいは手術によっては短時間作用の麻薬(レミフェンタニル)と必要に応じた弛緩薬(ロクロニウム)との組み合わせで有効に使用できる.小児での比較的短い処置,手術の際のTIVAの投与量は下記のとおりである.

プロポフォール:麻酔導入のための 2.5〜3.5 mg/kg ボーラス,以後持続静注
　　250 μg/kg/分で最初の 10 分間(15 mg/kg/時)
　　200 μg/kg/分で次の 10 分間(12 mg/kg/時)
　　150 μg/kg/分で以後の時間(9 mg/kg/時)

これに,レミフェンタニル:0.5〜2 μg/kg の導入量,以後持続注入で 0.1〜2 μg/kg/分での持続注入を組み合わせる.

軽度から中等度の痛みには,(外科医と相談し,止血が確認された後)アセトアミノフェン 10 mg/kg 静注を投与する.

主にLMAを用いるが,気管挿管の適応であれば挿管する.気管挿管に伴う合併症は,丁寧な喉頭鏡の使用と,声門,声門下を抵抗なく通過するサイズの気管チューブの使用で防止できる.20〜30 cmH$_2$O の用手加圧で,チューブ周囲から少量の空気漏れ音(リーク音)があることを確認する.歯科,口腔外科手術には経鼻気管チューブが使われる(前述参照).処置の終わりには,常に喉頭鏡を用いよく口腔内を吸引し,出血がなく口咽頭部に用いられたパック類が取り除かれていることを確認する.

斜視手術にプロポフォール,酸素/空気を使用した場合,揮発性吸入麻酔薬を用いた場合より嘔気・嘔吐の発生が少ないことが知られている.斜視手術に吸入麻酔薬を使っ

169

Chapter 4 ● 小児麻酔での技術と手技

た場合の制吐薬としては，わが国ではデキサメタゾン（0.1 mg/kg，最大量8 mg）静注
だが，欧米ではオンダンセトロン（0.05 mg/kg，最大量4 mg）の追加も用いられる．

年長児での一定の処置は区域麻酔下で行える場合もあり，可能であれば外来手術には
好ましい．例えば，四肢の浅在性の手術には静脈内局所ブロック（Bier ブロック）は
有用である．

■ 小児日帰り麻酔の術後処置

手術後すぐに鎮痛薬を必要とする小児は少なく，特に局所ブロックが併用された場合
は少ない〔ヘルニア，その他（p.182 および 410 参照）〕．しかし，自宅に戻ってからブ
ロックの効果が切れてきて起こりうる"鎮痛の窓"に気をつけなければならない．鎮痛
薬は後で出てくる痛みを予測して処方する．痛みが出た必要時の処方でなく一定時間の
投与を指示する．十分に時間経過を加味した鎮痛計画を立てて，両親に投薬量や方法を
確実に指導し，かつ書面による指示も持たせる．痛みの程度によっては，終日アセトア
ミノフェンとイブプロフェンを交互に3時間ごと処方することで麻薬使用を不要にでき
る．コデインは，結局はモルヒネに変換され効果を発揮し，その程度や速度が予測でき
ないため，使用すべきではない．特に OSA 児や肥満児では，CYP450 2D6 アイソザイ
ムの存在により急速にコデインがモルヒネに変換され，呼吸抑制を生じさせる場合があ
る．逆に人種によっては最大10％が体内でモルヒネに変換できず，鎮痛薬として効果
がない（Chapter 2 参照）．日帰り手術患者にあまり強い鎮痛薬は必要なく，処方すべき
ではない．欧米ではオキシコドンやトラマドールなどを安全に使っている施設もある
が，コデイン同様結局はモルヒネとして作用する薬剤であり，日本での使用は控えるべ
きだろう．

日帰り手術の場合，帰宅前の患児の多くは十分な経口摂取ができているが，飲めるよ
うになる前に無理に"飲ませる"ことは賢明でない．無理矢理に飲ませると，手術後の
嘔吐の発生率を増やす．特に扁桃摘出術やアデノイド切除術の患児の場合には，アイス
キャンディ類が役に立つ．この場合，アイスクリームは脂肪が含まれるので好ましくな
い（Chapter 10 参照）．

麻酔科医またはその代理が退院許可を判断する．ほとんどの場合，標準的な退院基準
を利用する．乳児の場合，完全に覚醒していれば帰宅を許可してもよい．小児の場合に
は，自立歩行が可能かをテストし，自立歩行退院が原則である．めまいや吐き気がある
場合には，もう少し長く病院にとどまらせる．麻酔科医が退院は困難と考えたら，入院
させたほうがよい．

小児は大人に伴われて退院すべきだが，運転しながら，気分がすぐれない子どもの面
倒をみるのは，患児にとっても交通安全上も好ましくない．付き添いの大人が車を運転
すべきではない．日本の社会はこの面では無防備であり，退院許可にあたって麻酔科医
は責任を持った判断をすべきである．帰宅後24時間は自転車に乗ったり，危険な活動
をしてはいけないと両親にも警告しておく．基本的な情報や術後の注意事項をまとめた
パンフレットを手渡しておく．術後疼痛の管理に関して両親に十分説明しておく．ます
ます日帰りで複雑な手術が施行されるようになってきているので，効果的な術後鎮痛の
必要性はさらに増している．痛みが激しくなる前に鎮痛薬を患児に飲ませなければなら

ないことをよく両親に説明しておく．患児の痛みを評価するVASスケールや他の方法の使い方を両親に理解してもらい，スケールを記録する用紙も手渡す．術後に問題があったら遠慮なく病院に問い合わせるように促しておく．手術当日の夜には，両親に電話を入れて経過を確認すべきである．

■ 小児日帰り手術後の合併症

十分な配慮と体制を前提とした小児の日帰り手術の合併症はまれである．予定日帰り手術で入院になるのは1%以下である．最も一般的な理由は，PONVか外科手術の合併症である．嘔気や嘔吐は，一定の外科手術（斜視や扁桃摘出術など）では予測できる事態である．こうした症例では，麻酔の工夫（プロポフォール使用，胃内空気挿入をきたさないやさしいマスク換気など）や，オンダンセトロンの使えない日本での選択肢は限られるが，効果的な制吐薬の先制投与を考慮する．

自宅で起こりうる合併症として，嘔気，咳，眠気，咽頭痛，嗄声，食欲低下などがあるが多くはない．あらかじめ両親によく説明しておけば，いずれも家庭で十分に対応できる範囲である．日頃から車酔いしやすい患児，思春期の女児の場合，嘔気・嘔吐の遷延がみられる傾向が強いが，それでも翌朝までには解消している．適応を守って行えば，帰宅してから問題になり再度来院することはまったくといってよいほどない．来院できるまでの距離は車で1時間としている場合が多いが，現実的には2時間近くまでを認めている施設も少なくない．もちろん病院の近くの親戚や宿泊施設に滞在する方もいる．それでも，子どもにとって入院しないことの利点は大きい．

参考文献

1) Armstrong J, John J, Karsli C: A comparison between the GlideScope Video Laryngoscope and direct laryngoscope in paediatric patients with difficult airways-a pilot study. Anaesthesia, 65: 353-357, 2010.

2) Asahina T, Miyasaka K, Inada E: A claim of delayed rigid incisor damage 2 months after "atraumatic" intuibation using a videolaryngoscope. Annual meeting of American society of anesthesiologists, Boston, U.S.A. October, 2017.

3) August DA, Everett LL: Pediatric ambulatory anesthesia. Anesthesiol Clin, 32: 411-429, 2014.

4) Barcelona SL, Thompson AA, Cote CJ: Intraoperative pediatric blood transfusion therapy: a review of common issues. Part I: hematologic and physiologic differences from adults; metabolic and infectious risks. Paediatr Anaesth, 15: 716-726, 2005.

5) Barcelona SL, Thompson AA, Cote CJ: Intraoperative pediatric blood transfusion therapy: a review of common issues. Part II: transfusion therapy, special considerations, and reduction of allogenic blood transfusions. Paediatr Anaesth, 15: 814-830, 2005.

6) Bicalho GP, Braz LG, de Jesus LS, et al: The humidity in a Drager Primus anesthesia workstation using low or high fresh gas flow and with or without a heat and moisture exchanger in pediatric patients. Anesth Analg, 119: 926-931, 2014.

7) Cote CJ, Zaslavsky A, Downes JJ, et al: Postoperative apnea in former preterm infants after inguinal herniorrhaphy: a combined analysis. Anesthesiology, 82: 809-822, 1995.

8) Feldman JM: Optimal ventilation of the anesthetized pediatric patient. Anesth Analg, 120: 165-175, 2015.

Chapter 4 ● 小児麻酔での技術と手技

9) Garcia-Fernandez J, Tusman G, Suarez-Sipmann F, et al: Programming pressure support ventilation in pediatric patients in ambulatory surgery with a laryngeal mask airway. Anesth Analg, 105: 1585-1591, 2007.

10) Goh G, Tan C, Weinberg L: Dynamic ultrasound-guided, short axis, out-of-plane radial artery cannulation: the 'follow the tip' technique. Anaesth Intensive Care, 41: 431-432, 2013.

11) Gueli SL, Lerman J: Controversies in pediatric anesthesia: sevoflurane and fluid management. Curr Opin Anaesthesiol, 26: 310-317, 2013.

12) Hata T, Todd MM: Cervical spine considerations when anesthetizing patients with Down syndrome. Anesthesiology, 102: 680-685, 2005.

13) Holliday MA, Friedman AL, Segar WE, et al: Acute hospital-induced hyponatremia in children: a physiologic approach. J Pediatr, 145: 584-587, 2004.

14) Kondo Y, Suzuki Y, Miyasaka K: Use of laryngeal mask airway (LMA) in routine paediatric anaesthesia. Paediatr Anaesth, 3: 318-319, 1993.

15) Lerman J: Pharmacology of inhalational anaesthetics in infants and children. Paediatr Anaesth, 2: 191-203, 1992.

16) Mani V, Morton NS: Overview of total intravenous anesthesia in children. Paediatr Anaesth, 20: 211-222, 2010.

17) Miyasaka K, Suzuki Y, Kondo Y, et al: The use of laryngeal mask airway in paediatric anaesthesia. J Anaesth, 5: 160-165, 1991.

18) Neumann RP, von Ungern-Sternberg BS: The neonatal lung-physiology and ventilation. Paediatr Anaesth, 24: 10-21, 2014.

19) Robinowitz D, Brett C: Neonatal physiology. In: Lerman J, ed., Neonatal anesthesia, Springer, 2015.

20) Sabourdin N, Diarra C, Wolk R, et al: Pupillary Pain Index Changes After a Standardized Bolus of Alfentanil Under Sevoflurane Anesthesia: First Evaluation of a New Pupillometric Index to Assess the Level of Analgesia During General Anesthesia. Anesth Analg, 128: 467-474, 2019.

21) Saugstad OD, Aune D: Optimal oxygenation of extremely low birth weight infants: a meta-analysis and systematic review of the oxygen saturation target studies. Neonatology, 105: 55-63, 2014.

22) Sohn L, Nour R, Jagannathan N: Update on Airway devices. Curr Anesthesiol Rep, 5: 147-155, 2015.

23) Sumpelmann R, Becke K, Crean P, et al: European consensus statement for intraoperative fluid therapy in children. Eur J Anaesthesiol, 28: 637-639, 2011.

24) Volgyesi GA: A brain function monitor for use during anaesthesia. Preliminary report. Can Anaesth Soc J, 25: 427-430, 1978.

25) White MC, Cook TM, Stoddart PA: A critique of elective pediatric supraglottic airway devices. Paediatr Anaesth, 19 Suppl1: 55-65, 2009.

26) 田口佑子，宮坂勝之，片山正夫：全身麻酔後の咽頭喉頭痛と咽頭喉頭痛が与える療養生活上の支障に関する実態調査．日本臨床麻酔学会第 37 回大会，東京，2017.

27) 日本 VAD コンソーシアム 編：輸液カテーテル管理の実践基準，南山堂，2016.

28) 宮坂勝之：小児麻酔でのセボフルランの使用，丸石製薬，1992（ビデオ）.

CHAPTER 5 区域麻酔法

Regional Analgesia Techniques

区域麻酔とは

麻酔は，鎮静（無意識，健忘），鎮痛（無痛），不動（侵害刺激への反応消失，筋弛緩）の三要素が可逆的に得られる状態である．区域麻酔は，意識変容を伴わず身体の一部分に限定した鎮痛を得る方法であり，硬膜外麻酔，脊椎麻酔，神経ブロックなどの総称である．

意識変容を伴う全身麻酔と対比して，局所麻酔，あるいは局部麻酔とも呼ばれる．ただ，局所浸潤麻酔は，狭義の局所麻酔として区域麻酔には含めず，脊髄幹麻酔，末梢伝達神経ブロックを指す場合がほとんどである．日本麻酔科学会は，麻酔を「全身麻酔」と，意識変容を伴わない広義の「局所麻酔」との2つに分類し，後者は「局部麻酔」とも呼称する．この広義の「局所麻酔」は，実際には「区域麻酔」（脊髄神経幹，神経叢，末梢神経束の神経ブロック）と狭義の「局所麻酔」（局所浸潤麻酔）に分けられる．

小児患者の不安は，必要部位の鎮痛だけでは取り除くことはできない．また，長時間姿勢を保つことが難しく，区域麻酔に伴う諸処置にも協力は得られない．このため全身麻酔，あるいは鎮静が併用される場合がほとんどである．区域麻酔施行自体が大きな侵襲源であることを考えると，小児患者でなくとも理に適ったアプローチである．いったん区域麻酔が確立されれば，術中，術後を通じて得られる鎮痛作用は強力であり，患者にとって十分に利益があることは示されてきている．

全身麻酔下での区域麻酔の実施は，患者の安全と情緒面で大きな利点がある．しかし，放散痛の発生や麻酔領域の確認などによる区域麻酔の適正な施行の確認に，患者自身の訴えを利用できない．小児患者では，成人の場合のようにこれを短所と捉えるのではなく，それを確実に織り込んだ麻酔法を考えるべきである．すなわち，中途半端な鎮静や鎮痛，片手間の鎮静や麻酔下での穿刺をすべきではない．全身麻酔を避ける目的で，十分な患者モニターもなく不安定な深鎮静をしたのでは本末転倒である．

全身麻酔下でも，綿密な術前評価と，エコー下穿刺，電気刺激をフルに活用した慎重な手技で区域麻酔の精度と安全性を高めることは十分に可能である．ただ，小児の区域麻酔は，決して成人の場合の延長ではなく，実施にはよりいっそうの慎重さが求められ，実施の時間もコストも余分にかかる．合併症が生じた場合，重篤であり時に永続性であることは，成人以上に深刻である．麻酔中の患者管理では，鎮痛以外に注意を払うべきことは多い．区域麻酔の技術だけを深追いすべきではない．小児麻酔の中では，患者の麻酔管理全体の中での選択肢の一つと捉えるバランス感覚が大切である．

Chapter 5 ● 区域麻酔法

【深鎮静について】

「鎮静」は，不安なく微睡み静穏で，刺激には反応する患者の状態である．刺激にも反応せず，呼吸循環機能が抑制され補助が必要な状態になると「麻酔」と呼ばれ区別される．完全な覚醒から浅鎮静，中等度鎮静，深鎮静，麻酔と連続した幅を持つことになるが，それぞれの境目は明確ではない．深鎮静状態はいつでも麻酔に移行することを意味する．鎮静は，痛みを感じない「鎮痛」とは区別される．

疼痛あるいは不快感を伴う処置は，痛みも不快感もなく，呼吸も抑制されず，刺激をすれば応答もしてくれる「中等度鎮静」が理想とされる．しかし，用いる薬剤はすべて呼吸抑制作用を有し，安定して中等度鎮静を保つことは難しい．専従で患者の安全を見守り，即時対応可能な医療者が必要である．特に小児では，痛みとは無関係に不安になることから，外界刺激には無関心となる麻酔の状態に保つ必要性が高い．区域麻酔施行時はまさにこの状況である．

生体防御機能が保たれた自然睡眠と人工的に導入した麻酔は，実際にも脳波的にも大きく異なることは，あまり理解されていない．麻酔科医は，安易に「眠らせる」という表現をせず，患者家族に不安を与えないように配慮しつつ，医療者にもその違いを周知する努力が求められる．

区域麻酔に用いる針，注射器の新たな規格

区域麻酔や神経ブロックに用いる針，注射器，カテーテルなどの小口径のチューブ類や器材には，2020年春より新規の国際規格（ISO 80369）が導入される予定である．脊髄腔などへの誤投薬，誤注入を防止するために針や注射器の相互非嵌合性が高められる．これまでの静脈注射（以下，静注）用の器材（ルアー接続）は，硬膜外麻酔や神経ブロックなどには用いられなくなり，安全性は向上するが利便性は低下する．真の誤投与防止のためには，新しい規格だけで使える区域麻酔専用の局所麻酔薬製剤も必要であるが，現在そこまでは規格でカバーされていない．

麻酔科医は，接続部の変更だけで針先や注射器は変わらず，使い勝手も変わらないと安心しがちだが，従来と変わらない小児用製品が円滑に利用できるかの保証はない．また，従来の静注用器材は現場に残り続けることもあり，影響は主に使用する麻酔科医だけでなく，関連診療職種や購入，補充に関わる事務方も含めて広く医療界に及ぶ．この新規格が「神経麻酔」に関わる規格の変更と翻訳されたのもわかりにくい．「神経麻酔」は，区域麻酔を意味しているように思えるが，現在明確な定義がない．このISO規格本来の目的は，麻酔用だけではなく「背髄幹への適用」製品に関わる規格であり，診断や治療用の脊椎穿刺針も関係する．一方，硬膜外穿刺などで必須である，皮下浸潤麻酔の器材については曖昧である．穿刺トレーの上に，類似の針や注射器が多数並ぶ可能性がある．麻酔科医だけが注意すれば十分とはならない．

新規格が導入される以上，患者の安全と麻酔科医の安全（医療事故）をどう守るかであるが，脊麻，硬麻，神経ブロック，そして浸潤麻酔用器材，さらには髄液採取，排液，造影剤や抗がん剤髄注などをすべて小児「神経麻酔」対応の製品に一斉に切り換えるのが最善に思えるが，これは施設の臨床判断に委ねられている．患者安全のために，多部門にわたる問題を俯瞰し，率先して院内手順を整える役割は，麻酔科医が担うべき

1 ● 局所麻酔薬

である．これまで，この ISO 規格作成や規制当局への麻酔科医，日本麻酔科学会の関与は限定的であった．そのため，病院間での整合性までの対応は現在考えられていない．麻酔科医は，小児患者全体の安全のためにも，新規格の目的を理解し，変換コネクタ導入といったその場しのぎの対応にならないように，積極的に関与したい．

1 ● 局所麻酔薬

局所麻酔薬は，小児麻酔では特に術後疼痛管理で幅広く使用されている（**表 5-1**）．

臨床薬理

局所麻酔薬にはアミノエステル化合物（プロカイン，クロロプロカイン，テトラカイン），またはアミノアミド化合物（リドカイン，ブピバカイン，ロピバカイン）があり，それらがナトリウムチャネルを阻害して神経伝播を遮断する．

乳児と年長児や成人とでは，薬物動態は大きく異なる．

1. 局所麻酔薬の吸収は速やかである．硬膜外腔には脂肪組織が少なく，局所組織血流量が大きいため，吸収は速やかである．気道に噴霧された局所麻酔薬は静注と変わらないきわめて速やかな速度で吸収される．局所麻酔薬の pK は＞7.4 であり，生理的 pH で水溶性 4 級アミンとして存在する．
2. 分布容量は大きい．したがって，乳児の硬膜外腔にブピバカインを体重あたり同量投与しても，小児や成人に投与したときよりも，血漿濃度は低い．同時に，分布容量が大きいので血中半減期も長くなる．
3. 新生児では小児よりも血清アルブミン，α_1 酸性糖タンパク質濃度が低いため，局

表 5-1 局所麻酔薬の最大許容量[*1]

薬 剤	最大投与量（mg/kg）
ブピバカイン[*2]（アドレナリン添加±）	2.5
ロピバカイン[*2]，レボブピバカイン[*2]	3.0
リドカイン[*2]	
アドレナリン添加なし	4.0
アドレナリン添加	7
メピバカイン[*2]，プリロカイン（プロピトカイン）[*2]	
アドレナリン添加なし	5
アドレナリン添加	7
プロカイン	10
2-クロロプロカイン	10〜20（p.177 参照）

[*1] 最大投与量は，投与部位により異なる．
[*2] アミド型局所麻酔薬の持続投与量は，6 ヵ月未満の乳児では，30％減量する．

（Aarons CE, Fernandez MD, Willsey M, et al: Bier block regional anesthesia and casting for forearm fractures: safety in the pediatric emergency department setting. J Pediatr Orthop, 34: 45-49, 2014）

175

Chapter 5 ● 区域麻酔法

所麻酔薬のタンパク結合容量が少ない．このため，小児に比較し新生児では局所麻
酔薬のフリーの分画が多い．ビリルビンはアルブミンの酸性側に結合するので，ア
ルブミンの塩基性側に結合するブピバカインやロピバカインとは競合しない．

4. 生後間もない新生児では，局所麻酔薬の代謝速度は遅い．

    a. 血漿コリンエステラーゼ活性は新生児で低く，エステル結合型の局所麻酔薬の
代謝が遷延する可能性がある．

    b. アミド結合局所麻酔薬の肝臓での抱合過程（シトクロム P450 3A4, 1A2）が
未熟である．新生児ではブピバカインあるいはロピバカインの代謝が遅く，ク
リアランスは 1 ヵ月で成人の速度の 1/3 程度であるが，9 ヵ月では成人の速度
に達する．このことは，新生児ではブピバカインの長時間持続投与が臨床的に
問題になる可能性がある（そのため，新生児ではブピバカインあるいはロピバ
カインの硬膜外腔持続投与は 0.2 mg/kg/時以下で 48 時間以内に制限される）．
乳児後期や小児では肝臓が相対的に大きく，シトクロム系の成熟もあり，薬物
を速やかに代謝する．

5. プリロカインの代謝でメトヘモグロビン血症が起こりうるため，メトヘモグロビン
還元酵素レベルが低下している乳児では問題となりうる．両手手背を同時に覆う程
度では新生児でも問題にならないが，乳児の皮膚が EMLA クリーム（プリロカイ
ンとリドカインの合剤）で極端に広く覆われると，メトヘモグロビン血症に要注意
である．EMLA クリームは，吸収のよい粘膜への使用や，皮膚処置の目的での幅
広い面積（片側上肢全面など）への塗布は避けるべきである．

局所麻酔薬

それぞれの局所麻酔薬の特徴は**表 5-2** のとおりである．

■ リドカイン

リドカインは歴史のあるアミド型局所麻酔薬で，特に局所浸潤麻酔と経静脈区域麻酔
に広く使用されている．アドレナリン無添加では 4.0 mg/kg，アドレナリン添加で
7 mg/kg 以下に総量を制限する．アドレナリンを添加するとブロックの効果が長くな
り，血漿濃度の最高値が約 40％減少する．速効性があり，比較的に短時間作用性で，
また濃度により筋弛緩効果，鎮痛効果を使い分けられるなど利点は多く，実際に根強い
支持がある．しかし理由は解明されていないが，脊髄くも膜下麻酔での一過性神経障害
（TNS）の発生が知られ，脊髄くも膜下や硬膜外麻酔などの脊髄幹麻酔（neuraxial
block）での使用は敬遠される傾向がある．

表 5-2　局所麻酔薬の特徴

薬 品	作用発現	作用時間	最大使用量	中毒量	使用量
リドカイン*	速効性	45～60 分	4.0 mg/kg	7 μg/mL	1.0%（0.4 mL/kg）
ブピバカイン	遅効性	120～180 分	2.5 mg/kg	2 μg/mL	0.25%（1 mL/kg）

*リドカイン（アドレナリン添加）の場合：最大使用量 7.0 mg/kg

一般にアミド型局所麻酔薬はアナフィラキシーショックは起こしにくいとされ，局所麻酔時の「リドカインショック」の多くは，皮膚の紅潮や蕁麻疹などの皮膚症状を欠く場合が多く，血管内注入による中毒症状，注射の激痛に起因するものなど，必ずしもアレルギー反応によらないものが主体ではないかと推測されている.

■ ブピバカイン

ブピバカインはラセミック混合物である．levo 体は臨床的に活性体であり，dextro体はより毒性が強い．ブピバカインは末梢神経ブロック，硬膜外麻酔に広く使用されてきた．過量投与や血管内誤投与で重篤な心筋抑制（心筋抑制から回復させるのに時間を要したり，困難であったりする）が起こることが欠点である（p.178 参照）．小さな乳児ではブピバカインの代謝速度が遅いために，特に持続注入を行う場合には注入量に留意が必要である（「臨床薬理」，p.175 参照）．リドカインと比べると，アドレナリンを添加しても作用延長や血漿濃度最高値を低く保つ効果は少ない．しかし，乳児，幼小児では年長児よりもアドレナリン添加でブピバカインの作用時間は延長される.

■ レボブピバカイン

レボブピバカインはブピバカインの levo 鏡像異性体である．心毒性はブピバカインよりも低く，痙攣もより起こしにくいとされ，長時間の持続注入により適していると考えられている．基本的に心毒性以外の性質はブピバカインとほぼ同じと考えてよいと思われる．海外では新生児の仙骨麻酔などにも用いられている．ブピバカインに対して明らかに毒性が少ない利点は示されているが，臨床的に明確に比較できる情報は限られている．ブピバカインよりも心毒性は少ないとはいえ，レボブピバカインもロピバカインも重篤な心合併症の発症は知られており，可能性は皆無ではない.

■ ロピバカイン

ロピバカインも levo 鏡像異性体であるが，心毒性はブピバカインよりも低く，知覚ブロックの発現はより速やかで，効果，作用時間は同程度である．運動ブロックが軽度である．ブピバカインと比較して，ロピバカインは仙骨硬膜外腔からの吸収は緩徐であり，腸骨鼠径神経ブロック後の血漿濃度は低い．血管収縮と虚血が報告されているので，ロピバカインを陰茎ブロックや指ブロックに使用すべきではない.

アドレナリンを添加しても硬膜外麻酔や末梢神経ブロックの効果は延長されない.

ブピバカインに対する優位性は示されているが，レボブピバカインと臨床的な有用性に差があるかの検討はなされていない.

■ クロロプロカイン（日本未発売，北米での導入は 2013 年）

このエステル型局所麻酔薬は，きわめて速効性であり，短時間作用性（血漿半減期が成人で 20 秒，新生児で 40 秒，作用時間は 30〜45 分）で，中毒を起こしにくいという，他の局所麻酔薬とは際だった特徴を有する．これだけ半減期が短いと中毒のリスクは低い．代謝は血漿コリンエステラーゼによる．リピッドレスキューは無効であり，不要でもある．区域麻酔での最大初回量として 14〜20 mg/kg が提唱されているが，新生

Chapter 5 ● 区域麻酔法

児, 乳児でこれを超える注入量を使う専門家もいる. 例えば, 乳児の仙骨／硬膜外麻酔で, 3％溶液 2 mL/kg の初回投与に引き続き 2 mL/kg/時の持続注入が, 上下腹部手術に推奨されている. 特に新生児・乳児には, 中毒リスクの少なさから 3-クロロプロカインが適している.

速効性のためリドカインを使用しにくい脊髄幹区域麻酔でのテストドーズ用としてや, エステル型のため悪性高熱症疑いの場合にも使用できる可能性がある.

毒 性

局所麻酔薬の過量を防ぐために, 最大許容量が示されている (p.175 **表 5-1** 参照).

注意：中毒の可能性には, 総使用量と注射部位からの吸収量が関わる. 局所麻酔部位での麻酔薬の吸収のしやすさは, "ICE Blocks" と覚えればよい. Intercostal（肋間神経）, Caudal（仙骨）, Epidural（硬膜外）, peripheral nerve Blocks（末梢神経ブロック）の順である. 通常量であっても, 局所麻酔薬は右左短絡を持つ先天性心疾患児（CHD）では, 通常量の局所麻酔薬でも中毒をきたすことがありうる. 肺循環系内での第一次通過吸収がバイパスされてしまうからである. その場合は, 注入量を少なくとも半減させる.

成人に比較して, 新生児ではより低い局所麻酔薬血中濃度で中枢神経系中毒症状（不穏, 痙攣）を呈することがある. 小児の区域麻酔は, 通常全身麻酔下で施行されるので, 神経系の症状の発現が抑えられがちである. 一方, 全身麻酔薬によっては局所麻酔薬の心毒性を助長することがある. 痙攣が起きたら, 100％酸素を投与して, 気道を確保し, ただちに抗痙攣薬を静注する. ベンゾジアゼピン（例：ミダゾラム 0.05〜0.2 mg/kg）, チオペンタール（2〜3 mg/kg）, またはプロポフォール（1〜2 mg/kg）を必要に応じて反復投与する.

注意[*]：ブピバカインが急速に血管内（静脈内, 骨髄内）に注入されると, 心室性頻脈が持続し, 低心拍出量状態に陥ってしまうことがある. ロピバカインやレボブピバカインではブピバカインよりもその頻度は低い. 心停止, 無脈性心活動（PEA）が発生したら, PALS の手順に従った対応をする. 治療は難渋が予想される. 人工心肺（PTCA）使用による蘇生も考える. 局所麻酔薬のこれらの心臓に対する悪影響に拮抗する薬物はない. しかし, 動物実験あるいは経験症例から, この急性心機能不全に対しイントラリピッド大量投与（20％溶液 1.5 mL/kg 初回投与に引き続き 1 mL/kg を 3〜5分間隔で 3 回投与後, 0.25〜0.5 mL/kg/分）を, 循環機能が立て直されてから少なくとも 10 分間続けるのが一番効果的だとされ, リピッドレスキューと呼ばれる. この機序は, 脂肪が心筋から局所麻酔薬を溶出させるためだと考えられている（**注意**：イントラリピッドの代用としてプロポフォールを使ってはいけない. 米国局所麻酔学会は, バソプレシン, カルシウムチャネル拮抗薬, β遮断薬, 追加の局所麻酔薬の使用を避けること, そして心停止や PEA を除いてアドレナリン注入量を 1 μg/kg 以下に制限すること

---

[*] https://www.asra.com/content/documents/checklist-for-local-anesthetic-toxicity-treatment-1-18-12.pdf

を推奨している).

添加薬

■ アドレナリン

局所麻酔薬にアドレナリンを添加すると, 作用時間が延長され, 血管内への吸収が減少し中毒のリスクが下がる. また, アドレナリンは血管内投与時のマーカーとして働く. 頻脈発生よりも高い T 波と ST 部上昇がより確実な徴候である. プロポフォールとレミフェンタニル麻酔下の幼児では, テストドーズによる EKG 変化, 頻脈は, 評価が困難なので, 警告徴候としては当てにならない. むしろ血圧上昇のほうが血管内投与の指標としては敏感である. 揮発性吸入麻酔薬はアドレナリンとの薬物相互作用により不整脈を引き起こすとされるが, 浸潤麻酔でもアドレナリン 10 μg/kg までは小児では安全とみなされている.

注意:現在こうした微量薬剤添加(アドレナリン, フェンタニル, モルヒネなど)はベッドサイドで麻酔科医によって行われる場合がほとんどである. 0.1 mL 以下の単位での調剤が多い小児麻酔では, 電子記録で記載される精度と現実の差異がもたらす責任をすべて麻酔科医が負っている限界を認識すべきである. 無菌性, 正確性, 安全性のどれをとっても好ましい医療ではない. すべてがプレフィルド製剤で提供されることはできないにせよ, 手術室薬剤師, 周麻酔期看護師などの協力が得られる時代に近づける必要がある.

■ クロニジン(日本には注射薬はない)

仙骨麻酔や, 硬膜外麻酔に投与する局所麻酔薬にクロニジン(1~2 μg/mL)を添加することもできる. これで, 作用効果時間が約 3 時間延長される. しかし, 硬膜外腔からの局所麻酔薬の除去速度に及ぼす効果は一定ではない.

硬膜外腔にクロニジンが投与された早期産児で無呼吸が報告されている. 一方, 100倍のクロニジンを投与された乳児 3 人では, 術後に鎮静が遷延したのみで, 呼吸困難や無呼吸は認められていない. クロニジンには, (通常 2 μg/kg 以上で)術後の鎮静作用も認められるので, 日帰り麻酔では適さない.

クロニジンは経口降圧薬として長い歴史を持つが, 静脈投与製剤はなく麻酔での使用はできない. デクスメデトミジンは同類の α_2 作動薬ではあるが, 局所麻酔への添加剤としての使用の適応はない.

2 ● 疼痛管理で用いる区域麻酔法

小児の手術では, 全身麻酔や鎮静を併用しない区域麻酔法は限られた適応しかない. 幼小児では, 鎮痛は得られても覚醒状態では協力が得られず手術にも耐えられない, あるいは耐えさせるべきではないので, 大量の鎮静薬を使用しがちである. そうした状況では, あえて区域麻酔に固執することなく, 全身麻酔を選択すべきである. しかし現在の小児麻酔では, 術後疼痛管理での区域麻酔法は不可欠な手技である(以降の解説参照).

特定の年長児群では, 区域麻酔法により術中の効果的な除痛が得られる場合がある.

Chapter 5 ● 区域麻酔法

神経ブロックが慢性痛や診断のために適応となることはまれである.

1. 肺疾患があるなしにかかわらず乳児，特に早期産児で，鼠径ヘルニア修復術，環状切開，下腹部手術で脊髄くも膜下麻酔／硬膜外麻酔法の単独あるいは併用が役立つ．これにより，術後無呼吸の頻度を，ゼロにはできないにしろ，減らすことができる．

2. 嚢胞性線維症などのような重症慢性肺疾患の年長児群では，硬膜外麻酔法が全身麻酔の代わりとして適しているかもしれない．硬膜外麻酔は，術後鎮痛に継続して使える．

3. 5歳以上の年長児では，患児の協力が得られる場合，区域麻酔下で上肢骨折整復が可能なことがある．

4. 年長児で患児の協力が得られる場合，四肢遠位部表面的手術や骨折整復術が経静脈区域麻酔（Bierブロック）で施行可能である．ただし，駆血した肢にギプスを巻くときは最大級の注意が必要である．

5. *全身的リスクが高い患児が小手術（例：心筋症の患児が筋生検を受けたり，縦隔腫瘤がある患児のリンパ節生検）を受けるときには，区域麻酔または浸潤麻酔でできないかを考慮する（p.175 **表5-1**参照）．ただし，容易に気道閉塞や循環抑制を起こすので，安易に"軽い鎮静"を併用すべきではない．

6. *頸部リンパ節生検など気道付近の小手術を浸潤あるいは区域麻酔で行う場合，不用意な鎮静や麻酔導入で気道開放が維持されない緊急事態の発生が知られている．全身麻酔に準じた（あるいはそれ以上の）術前評価と準備が必要である．生検手術自体の回避，あるいは緊急の腫瘍縮小手段（ステロイドや抗がん剤投与など）も考慮する．特に生検は臨時手術で行われたり，主科が外科でない場合も多く，孫請け仕事状態で，手術を前提とした患者評価や準備が不十分になりがちである．麻酔科医は，関係診療科の思惑に惑わされず，患者の麻酔の安全に集中する必要がある．仮に局所麻酔で行われることになっても，患者を放任せず，責任を持って関わり安易な鎮静が行われないようにする．

7. 頻度は多くないが，慢性痛治療や診断の目的で区域麻酔法が適応となることもある．

区域麻酔法の原則を下記にまとめる．

1. 患者ごとに局所麻酔薬の体重あたりの許容量を計算し，これを超えない．

2. ブロックを確実にするため，局所麻酔薬を許容量の範囲内で最大限に使用する．

3. 無菌操作は確実に行う．血管内注入に気をつける．頻回に吸引して針先が血管内に入っていないことを確認する．

4. 時間に余裕を持つ．ブロックの効果が確実になるまで，外科医を患者に近づけない．

5. 乳幼児での局所麻酔薬の使用についての特別配慮事項（前の項参照）を忘れない．

6. 常に，区域麻酔の合併症に対処できる態勢を整えておく．全身麻酔を導入する薬剤・器具，気道確保，人工換気の用具は常に手元に準備し，動作を確認しておく．

---

*局所浸潤麻酔下の小手術の場合，麻酔科医がその患者にそれまで関与していないことも少なくない．突然の対応依頼にはそれなりの理由があり，麻酔科医の視点での改めての患者評価は欠かせない．

180

ブロックの前に静脈路を確保しておく．局所麻酔薬血管内投与に対処するために20％イントラリピッドを手の届くところに置いておく（「毒性」，p.178参照）．

7. 準備を怠らない：区域麻酔法が不十分であれば，手術を終わらせるのに全身麻酔が必要な場合があるのでその準備をしておく．特に，開口制限や脆弱歯牙の存在など，気道確保に関わる情報を忘れない．

8. 可能ならば，最初に針を刺す予定部位にEMLAクリームを塗布しておく（p.650参照）．穿刺予定の60分前には貼付しておく必要がある．

9. 小児は穿刺時の放散痛を好まない．放散痛に依存しない区域麻酔法が好ましい．

10. 可能な限り超音波ガイドによる手技で局所麻酔薬注入をすべきである．また神経の直接穿刺を避けるためにも，電気刺激併用が望ましい．

11. 年齢に応じた鎮静薬（経口ミダゾラムなど），鎮痛薬（アセトアミノフェンなど），気を紛らわせる方策（DVD，タブレット型PCとイヤフォンなど）などを利用して区域麻酔を補うようにする．鎮痛薬としてフェンタニル静注を用いることもあるが，その場合は麻酔に準じた患者モニター下で行う．

12. 小児患者では，全身麻酔下で仙骨／腰部硬膜外穿刺を施行して硬膜外カテーテルを挿入する方法を標準とすべきとの根拠が示されている．小児患者は意識下では，硬膜外カテーテルを挿入しようとしても，じっとしていない．全身麻酔下で硬膜外カテーテルを挿入するほうが，暴れて動いている患児に挿入するより安全である．

13. 乳児や小児においても，一般的に脊髄幹のブロック（脊髄幹区域麻酔）よりも末梢神経ブロックがより安全とされ，できる限り末梢神経ブロックを選択すべきである．

14. 側副血行路が十分でない部位（指趾，陰茎）でのブロックには局所麻酔薬にアドレナリンを添加しない．

15. 早期産出生した乳児で脊髄くも膜下麻酔や硬膜外麻酔を施行する際に，鎮静薬を投与しない．投与すると無呼吸の危険性が著しく高くなる．

3 ● 乳児，小児での区域麻酔手技のアウトライン

詳細な解剖学的考察や，区域神経ブロックの手技については，標準的教科書を参照すること（例えば，A Practice of Anesthesia for Infants and Children 6th Edition, edited by Coté CJ, Lerman J, Anderson BJ, Elsevier, 2018）．

注意：

1) すべての区域麻酔，神経ブロック針，カテーテル，注射器類は専用規格（神経麻酔用）の製品を使用し，従来の静注用の機材とは相互嵌合性がないようにする．

2) 局所麻酔薬を注射器に吸引する際の針（採液針），PCEA用のチューブや注射器，そして抵抗消失法に用いる注射器も同じである．

3) 末梢神経ブロックに用いる針も同様である．

4) 浸潤麻酔に用いる針も同様とする．規格上曖昧であるが，局所麻酔薬を使う以上誤投与防止には必要である．

5) 診断用，あるいは排液用の腰椎穿刺も神経麻酔用規格の製品を用いる．規格上曖昧であるが，脊髄幹麻酔と類似のトレーを用いる以上，誤投与防止に必要である．

Chapter 5 ● 区域麻酔法

6）新しい神経麻酔用機材と従来の静注用機材の非嵌合性を回避する目的の変換コネクタは導入しない.

　JIS 規格はあくまで製品規格であり使用目的規格ではないため 4）～6）のような事項は，患者と麻酔科医を守るためにも院内で統一して定める必要がある. また今回の規格は，現状では神経麻酔用注射器に局所麻酔薬以外の薬剤が誤って充填される可能性が排除できない大きな欠陥がある. 今後，新たなプレフィルド注射器が導入されるとしても，麻酔科医が細心の注意を払うべき状況は変わらない.

乳児，小児での（全身麻酔，鎮静を併用しない）脊髄くも膜下麻酔

　呼吸器疾患の既往のある小さな乳児（生後 6 ヵ月頃まで）の，主として下腹部手術に脊髄くも膜下麻酔が適応とされている. しかし，上腹部手術でも脊髄くも膜下麻酔が使われた報告はある. 脊髄くも膜下麻酔であれば，気管挿管，人工換気が避けられるので，気道をさらに損傷したり，再び人工換気に依存する危険は避けられる. 乳児や 6 歳以下の小児では，脊髄くも膜下麻酔後血圧はほとんど変動しない. 早期産出生乳児の術後無呼吸の頻度は，脊髄くも膜下麻酔後では少ないとされている. しかし，補助鎮静で無呼吸の危険性が増す. ちなみに，脊髄くも膜下麻酔後でも術後無呼吸の報告はある.

■ 特別配慮事項

1. 乳児（1 歳未満）では脊髄下端は L3 まで達している（年長児や成人では下端は L1～2 である）. したがって，新生児，小さな乳児では L4～5（あるいは L5～S1）で穿刺する.
2. 新生児では，硬膜腔は S3～4 まで延びている.
3. 乳児では成人に比べて体重あたりの脊髄液の量が相当多い（乳児 4 mL/kg，成人 2 mL/kg）.
4. 新生児，小さな乳児では Jacobi 線は L5 腰椎上と，成人（L4）より低い（乳児での腰椎穿刺は成人より低い位置で行う）.

■ 禁 忌

1. 敗血症，腰椎穿刺部位の感染.
2. 血液凝固障害.
3. 両親の了承が得られないとき.

■ 麻酔管理

▶ 術 前

1. 経口摂取禁の期間は，全身麻酔と同様にする.
2. 小さな乳児（生後 6 ヵ月頃まで）では，前投薬は不要である.

▶ 術 中

1. 成熟児，早期産児とも乳児の特別配慮事項を参照. 麻酔器，気管チューブなどを準備する.

2. おしゃぶり（脱脂綿に砂糖水を染み込ませたもの）がしばしば有効である（北米ではブランデー数滴を加えるが，新生児では，ブドウ糖自体に鎮痛作用がある可能性が示唆されている）．ケタミンやミダゾラムを脊髄くも膜下麻酔の補助に使うと，全身麻酔と同頻度で無呼吸が起こる．
3. EMLAクリームを使い確実な静脈路を下肢に確保する．
4. 手指衛生をし，術衣を着て，手袋をはめる．
5. 介助者は，優しくかつ確実に，側臥位または坐位に患児を保持する．気道閉塞を助長することがあるので，患児の頸を前屈させないようにする．
6. 穿刺部位を消毒して，覆い布をかける．1％リドカインでL4〜5部位の皮膚を浸潤する（EMLAクリームを塗布しておいてもよい）．
7. 新生児用脊髄くも膜下麻酔針（長さ25mmあるいは50mmで，太さ22G，25G，27Gなど）を準備し，あらかじめツベルクリン注射器で穿刺針の死腔を測る．
8. 1mL注射器に0.75％高比重ブピバカイン（8.25％ブドウ糖に溶解）を0.1mL/kg（0.75mg/kg）準備，あるいは脊麻用0.5％高比重ブピバカイン0.2mL/kg（0.1mg/kg）を準備する（体重5kgまで）．
9. L4〜5から針の切り口を側方に向けて穿刺し，脳脊髄液流出が得られるまで進める．
10. 局所麻酔薬液をゆっくりと注入する．急速に注入すると高位や全脊髄くも膜下麻酔が起こりうる．
11. 水平な仰臥位に戻す．下肢にパルスオキシメータ，血圧計カフを装着する．すぐに下肢の運動麻痺が認められ動かなくなる．不用意に下肢を挙上させてはいけない（例えば，電気メスの対極板を貼ったりするために）．脊髄くも膜下麻酔が効きすぎる危険がある．
12. 麻酔の効果時間は，おおよそ1時間半である．
13. **注意**：乳児の全脊髄くも膜下麻酔では，血圧低下や変動はほとんど認められず，突然無呼吸として発症する．回復まで調節人工換気を続ける．

▶術 後
1. 下肢の運動機能が回復するまで，患児を水平位で保つ．
2. 早期産出生乳児では無呼吸の監視を慎重に行う．脊髄くも膜下麻酔後では，全身麻酔後よりも無呼吸は少ないが，それでも無呼吸は起きている．

仙骨麻酔

　仙骨麻酔は，下腹部，下肢，会陰部手術の術後鎮痛に効果的で，乳児，小児で最も有用なブロックである．脊髄くも膜下麻酔の代わりとして，仙骨麻酔が乳児の下腹部の手術で使われている．幼小児では，局所麻酔薬は抵抗なく硬膜外腔で広がる．6歳未満では，硬膜外麻酔は，血圧，心拍出量にほとんど影響がない．仙骨裂孔から硬膜外カテーテルを挿入する方法で，より長い手術の麻酔ができる．硬膜外カテーテルは，仙骨裂孔よりT6のような頭側まで安全に挿入できる．カテーテルの留置期間が3日以内であれば局所感染は問題とならない．

　仙骨硬膜外腔にモルヒネを投与すると胸部・腹部手術で鎮痛が得られ，鎮痛薬の全身

投与必要量が減る．しかし，仙骨硬膜外腔にオピオイドを投与すると，嘔気・嘔吐，まれには呼吸抑制などの合併症が起こることが知られている．したがって，日帰り手術の乳児では，仙骨硬膜外腔にモルヒネを投与してはいけない．

■手 技

術後鎮痛の目的では，全身麻酔導入後で執刀前にブロックする．術中にブロックの効果が現れ，先取り鎮痛の可能性も期待できる．また，全身麻酔薬の注入量も減らすことができ，覚醒がより速やかである．

体位は，膝と股関節をよく屈曲させた側臥位とする．目印を確認する（図5-1）．尾骨の先端が正中にあり，左右の仙骨角の間に仙骨裂孔がある．左右の上後腸骨棘を結んだ線を底辺とする逆二等辺三角形の頂点に仙骨裂孔が位置している．手袋とマスクをして，穿刺部を消毒し，開窓ドレープで覆う．仙骨裂孔上の皮膚に18Ｇ針で小切開を加える．ここから，22Ｇ（2歳未満）または20Ｇ（2歳以上）の静脈カニューレ針で皮膚に45°で頭側に向かって穿刺する．針の切り口は患児の腹側に向くように保持する．仙尾靱帯を針が突き抜けるときに，特有な穿通感がある．ここで，針の角度を少し下げながら進める（図5-2）．ここで，静脈カニューレ針を仙骨硬膜外腔に残して内筒の針を抜く．硬膜外腔に留置したカニューレから血液や脳脊髄液が自然に流出しないかを観察する．ここで血液や脳脊髄液の逆流がなければ，心電図を見ながら局所麻酔薬を少量ずつ分割注入する（注入時に抵抗があってはならない，もし抵抗があるときはカニューレが折れ曲がっているか，正しい位置にない）．吸入麻酔下では，STの上昇やTの先鋭化は，局所麻酔薬の血管内投与の注入の初期サインと考えられ，TIVAの際は血圧上昇

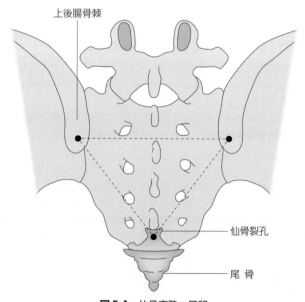

図5-1　仙骨麻酔：目印

が最も信頼性の高い変化である．注入は仙骨上に指を置き，誤って皮下注入になっていないことを確認しながら行う．穿刺針そのものではなくカテーテルを押しながら進めるほうが，血管内あるいは骨髄内注入を起こしにくい．鈍針を用いるのもよい．超音波を使うと成功率が高くなり，また薬液の広がりも観察できるのでよいとの報告もある．

■ 注入量

　日帰り患児の仙骨麻酔1回注入法では，アドレナリン添加0.125～0.175％ブピバカインを使用すれば，0.25％ブピバカインと同様の鎮痛が得られ，しかも運動麻痺は軽度である．0.25％ブピバカイン7 mLに添加薬の入っていない生理食塩水3 mLを加えると，0.175％ブピバカイン10 mLができる．また，0.25％ブピバカインに等量の添加薬の入っていない生理食塩水を加えると0.125％のブピバカインができる．0.5％ブピバカインに等量の生理食塩水を混ぜれば0.25％ブピバカインができる．

　0.2％ロピバカインは，鎮痛と持続時間に関してはブピバカインと同様であるが，心毒性はブピバカインよりも軽度とされている．0.2％ロピバカインの仙骨硬膜外注入量は，会陰部手術（尿道下裂手術など）では0.5 mL/kg，下腹部手術（停留精巣手術など）では1.0 mL/kgである．

　防腐剤の入っていない，クロニジン，ミダゾラム，ケタミンが，北米では作用延長に用いられるが，日本では現在のところ，硬膜外腔投与用に認可された製剤は販売されていない．

▶仙骨硬膜外腔モルヒネ投与：手術開始前に，モルヒネ30 μg/kgを0.5 mL/kgの添加薬が入っていない生理食塩水に希釈して仙骨硬膜外腔に1回投与しておくと12時間

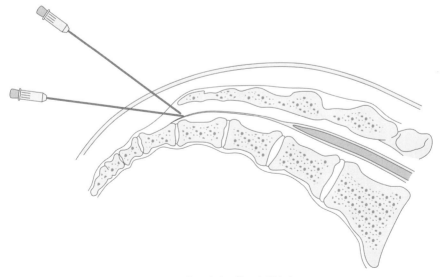

図5-2　仙骨麻酔：針の穿刺方向

Chapter 5 ● 区域麻酔法

までの鎮痛効果があり，その他の鎮痛薬の必要度が減少する．仙骨硬膜外腔モルヒネ投与では，最大鎮痛効果（および効果時間）は 30 μg/kg で得られ，それ以上の量を投与しても合併症の頻度が高まるだけとの根拠が報告されている．仙骨硬膜外腔モルヒネ投与後は，相当時間が経過してから呼吸抑制が発生することがあるので，非挿管で使用できるカプノメータ（cap-ONE マスク*など）を使用し，継続して監視する．

■ 乳児の下腹部手術で全身麻酔を併用しない仙骨麻酔 1 回注入法

仙骨麻酔で，0.375% ブピバカインを 0.75 mL/kg または 0.25% ブピバカイン 1.0 mL/kg を注入すると，無痛および筋弛緩が 90 分まで持続し，下腹部の手術が可能となり，脊髄くも膜下麻酔の代わりとして使える．下肢が動かないようにすると 3.125 mg/kg とブピバカインの量は多くなるが，小さな乳児では，薬剤の体内分布容積が大きいので許容範囲内と考えられている．また，実際に行ってみて問題はない．0.2% ロピバカイン同量も，同じ効果と作用時間を示す．手術中，砂糖をまぶしたおしゃぶりを吸わせておくと，患児はじっとしていることがある．仙骨麻酔を受けた早期産出生乳児に鎮静薬を投与すると，術後無呼吸の頻度は全身麻酔時と同程度に増してしまう．

■ 持続仙骨麻酔

新生児，小さな乳児や 5 歳までの小児では持続仙骨麻酔法で術中や術後に長時間にわたって鎮痛が得られる．注意深く消毒して，18 G の静脈カニューレで仙骨硬膜外腔を穿刺する．20 G 硬膜外カテーテルをこの静脈カニューレの中を通して，希望の高さまで挿入する．乳児ではほとんどの場合，胸部領域まで硬膜外カテーテルを進められる．カテーテルを進めて抵抗があり，カテーテルを回転させたり，患児を少し前屈や後屈させても改善しなければ，それ以上カテーテルを進めない．特に 20 G より細いカテーテルを使用しているときは進めてはいけない．カテーテルを腰部や胸部領域まで常に進められるとは限らない．しかし，神経刺激装置を接続して金属ワイヤースタイレットが入ったカテーテルを刺激する（刺激の強さは 0.6 mA 以下）と，カテーテルが進むにつれて筋収縮部位が上昇していくのが観察できる．カテーテルを留置したら，安息香チンキを穿刺部位周囲の皮膚に塗布し，透明閉鎖ドレッシングで穿刺部を覆い，定期的に観察する．もう 1 枚保護ドレープを安息香チンキを用いて貼り，カテーテル挿入部位を肛門領域から隔離する．造影剤を用いてカテーテルの位置を確認する麻酔科医もいる．

便によるカテーテル汚染の危険は少ないが，カテーテルを皮下トンネル内を通して感染リスクを回避する方法も試みられている．この場合，カテーテル挿入部位の数 cm 頭外側から Tuohy 針をカテーテル挿入部位まで皮下を通して進める．Tuohy 針先端でカテーテルを損傷しないように注意する．Tuohy 針の中をカテーテルを逆行性に通す．カテーテルが抜けないように Tuohy 針を抜くと，カテーテルが皮下トンネルを経由して穿刺部位から離れたところで皮膚から出てくる．これで，カテーテルをより安定して固定できる．

仙骨／腰部硬膜外腔への局所麻酔薬の持続投与は十分な監視が必要である．仙骨ブ

---

*日本光電．p.21 図 2-1 参照．

3 ● 乳児，小児での区域麻酔手技のアウトライン

ロックを受けた乳児・小児の扱いに慣れた，訓練された病棟看護師が必須である．この
ような看護師がいない場合は，患児を ICU またはそれに準じた場所で監視すべきであ
る．フェンタニルを仙骨／腰部硬膜外腔持続注入に添加すると周術期無呼吸の頻度，注
入量によっては尿貯留，瘙痒感，嘔吐のリスクが増える．モルヒネを添加すると，フェ
ンタニルよりさらに頭側に広がり，特に全身的多臓器併発症や，呼吸器疾患，そして神
経系障害を有する乳児では，無呼吸のリスクがわずかながら増加する．モルヒネを添加
するときは監視を強化する．

　新生児や 1 歳未満の乳児では，ブピバカインやロピバカインの代謝が相当に遅いの
で，持続投与速度は相当遅くして中毒を避ける（最大速度は 0.2 mg/kg/時）〔p.258 **表
7-6** 参照〕．この年齢層で，持続投与を 48 時間以上続けるときは，十分に注意を払う．

　施設によっては，持続硬膜外投与にリドカインを使っている．この場合，リドカイン
血中濃度は通常の検査室で測定できるので，血中濃度をモニターして血中濃度が高くな
りすぎるのを避けられる利点がある．

腰部胸部硬膜外麻酔

　腰部硬膜外麻酔は小児で術後鎮痛の目的で広く使われてきた．適応によっては，年長
児で硬膜外麻酔が手術時にも使われている．手技は成人とほとんど同じである．硬膜外
腔確認の抵抗消失法では生理食塩水を使うことが推奨されている．空気を血管内に注入
し，空気塞栓の危険があるため，小児では抵抗消失法で空気を用いてはいけない．

　小児胸部硬膜外麻酔も成人と同様な手技で施行できる．正中到達法が好まれている．
穿刺部位の棘突起の角度を考慮して穿刺角度を決める（胸部硬膜外腔穿刺前に側面胸部
X 線写真をチェックしておくとよい）．一般的に 13～19 歳で胸部硬膜外カテーテルを
挿入するときは，放散痛が確認できるように全身麻酔下ではなく鎮静下で施行する．

■ 特別配慮事項

　体重が 10 kg 以上では，皮膚から硬膜外腔までの距離（mm）は，おおよそ小児の体
重（kg）と一致している（つまり，20 kg の小児でおおよそ 20 mm）．

　5 歳以下の患児では，通常 19 G（5 cm）の Tuohy 針，21 G の硬膜外カテーテルが使
われている．これより大きな患児では，18 G の Tuohy 針，20 G の硬膜外カテーテルが
使われる．超音波の使用で成功率が上がり，穿刺回数，硬膜穿刺の減少が期待できる．

　硬膜外ブロックでは，小児では循環動態にほとんど変化がない．

■ 初回注入量

　腰部硬膜外麻酔では，20 万倍希釈アドレナリン添加 0.125 ％ブピバカインまたは
0.2 ％ロピバカイン 1.0 mL/kg を基本量として，0.2 mL/kg 単位で追加して，最高
20 mL までで必要なレベルまで麻酔域を得る．胸部硬膜外麻酔では，0.125 ％ブピバカ
インまたは 0.2 ％ロピバカインを用い，初回量を 0.05 mL/kg×ブロックしたい皮膚分節
数とするとよいようである．

187

Chapter 5 ● 区域麻酔法

■ 持続注入硬膜外麻酔

通常は，0.05～0.125％ブピバカインまたは0.2％ロピバカインを使用するが，ブピバカインにフェンタニル（0～3 μg/mL）モルヒネ（5～10 μg/mL）を添加して使ってもよい（p.258 **表7-6**参照）．最大注入速度は，新生児から6ヵ月までの乳児で0.2 mL/kg/時を超えてはいけない．生後6ヵ月を超えた小児では0.4 mg/kg/時まで，最長でも48時間までとする．

持続投与時，特に48時間以上持続しているときには局所麻酔薬の中毒作用に気をつける．局所麻酔薬中毒の初期症状の耳鳴，めまい，視覚効果などを，小児患者では訴えないことがあるので注意する．しびれ感や下肢の筋力低下はしばしば認められるが，これで患児は驚いたり嫌がったりすることがある．十分に説明して安心させる．これらの副作用を軽減するために局所麻酔薬の濃度を下げることも考慮する．乳幼児では，持続投与よりも間欠的に追加量を投与するほうが安全とする考えもある．

自己調節硬膜外鎮痛（PCEA）は5歳程度でも効果的であり，0.1％ブピバカイン（フェンタニル添加5 μg/mL）や0.2％ロピバカインを用いている．PCEAの最も効果的な注入量はいまだ定まっていない（参考文献参照）．残念ながら，硬膜外オピオイド後の尿貯留，瘙痒感，嘔吐は成人よりも小児で頻度が高いようである．嘔吐はオンダンセトロンの経時的投与で軽減できるとされるが，日本では適応外である．瘙痒感はナロキソン（0.25～1.0 μg/kg/時）の持続投与が有効である．尿閉は尿道カテーテル留置での対応となるが，投与局所麻酔薬の濃度を下げたり，前述のナロキソン持続投与が効果を示す場合がある．

注意：呼吸抑制の可能性は常にあり，大体は呼吸数低下による．呼吸モニターの警報設定を厳密にすることや，緊急時のナロキソン投与指示などが推奨される．乳幼児の呼吸抑制の観察に慣れた看護体制が必須である．聴診での確認が最も信頼できるが，聴診自体が呼吸刺激になることを考慮する必要がある．通常のインピーダンス呼吸モニターは体動などの影響を受け信頼性が低い．カプノメータ（cap-ONEマスクなど）の使用が有用である．

■ 年長児での，持続注入腰部硬膜外麻酔

▶ 適応など

1. 積極的な適応は中学生以上である．
2. 小学生以下では全身麻酔下でのカテーテル挿入が原則であり，適切な鎮静あるいは全身麻酔が必要である．
3. 開胸術，開腹術，年長で長時間の整形手術（骨切り術）など．
4. 術後鎮痛が主な目的であり，穿刺が比較的に容易な腰部穿刺とする．
5. 数日間のカテーテル留置，尿道カテーテル留置の可能性などを説明しておく．
6. 穿刺予定部位にEMLAパッチを貼付（1～2時間前）しておく．
7. 10歳以下は19Gあるいは20Gで全長が5 cm以下の小児用の短い針を使用する．それ以上の年齢では18Gで成人用穿刺針を使用する．

3 ● 乳児，小児での区域麻酔手技のアウトライン

▶手技と注意点

1. 患者を側臥位とする．通常は左側臥位とする．モニター類を装着する．
2. 最初から極端な海老形の姿勢をとる必要はない（穿刺までに患者も介助者も疲れるし，循環系への負担も大きい）．
3. フルガウンテクニックで準備する．
4. 硬膜外セットを施行者の近くの右側に置き，内容と個々の動作を慎重に点検する．
5. 適切な皮膚消毒薬で穿刺部位を丁寧に消毒し，適切な時間を待つ．
6. 開窓ドレープを貼り付ける．
7. 25 G の針が付いた 5 mL 注射器で穿刺予定部位に局所麻酔薬で膨疹を作る．
8. 膨疹の中心を 19 G か 21 G 針付き局所麻酔薬入り注射器で皮膚を穿刺する．
9. 局所麻酔薬または生理食塩水（全身麻酔下）を少量注入しながら針を軽く（約 1～2 cm）押し進める（注入しにくくなった所が棘間靱帯だが，抵抗変化は微妙なので深追いしない）．
10. ここで体位を正確にとる．特に背面が床面に垂直になるようにするのがポイントである．
11. 硬膜外針を穿刺孔から棘間靱帯内まで進める．切り口は水平を保つ（特に針が床面に対し水平であることに留意する）．
12. 抵抗減弱確認用（空気ではなく生理食塩水）10 mL 注射器を付け，小刻みに確認しながら押し進める．

    深さ（mm）= 10 + 体重 × 0.5 が年少児での目安（これは浅めの値）
    〔あるいは，（10 + 体重）× 0.8〕

13. 抵抗消失法が原則：小児では硬膜外腔は思いのほか浅く抵抗の変化は少ない．
14. 硬膜外腔に入ったら，針切り口を上方に 90° 回転させる．
15. 生理食塩水 2～3 mL を注入し，抵抗のない注入を確認する．不必要に大量の生理食塩水を注入しない．
16. カテーテル先端には絶対に触れないようにしながら，カテーテルを挿入する．
17. 針の先端から 3 cm 程度カテーテルを挿入後，押し進めるようにしながら針を引き抜く．
18. 吸引テスト後にテストドーズ注入を行う．
19. 誤ってくも膜下穿刺になった場合，原則として，硬膜外穿刺を諦める．もし，再度穿刺を行う場合には 2 椎体上を狙うのが原則である．

肋間神経ブロック

肋間神経ブロックは，開胸手術の術後除痛や上腹部手術の一部で利用できる．

■特別配慮事項

1. 肋間は血管に富んでいるので，局所麻酔薬の全身への吸収は特に速やかである．したがって，局所麻酔薬中毒も起こりやすい．ブピバカインあるいはロピバカインは総量 2 mg/kg を超えないよう厳重に注意する．吸収を少なくして中毒を防止するために，肋間神経ブロックではアドレナリン（20 万倍希釈）の添加が勧められる．

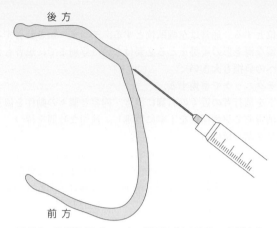

図 5-3 肋間神経ブロック：肋骨に対する針の穿刺方向

2. 神経と胸膜は近いので，特に幼小児では，気胸の危険性が高い．
3. 肋間神経は背部では硬膜と鞘を共有しているので，起始付近で局所麻酔薬を注入すると全脊髄くも膜下麻酔を起こす可能性がある．

■ 手 技

　乳児と幼小児では，肋間腔内の神経は針の角度を後内側にしてブロックするとより正確にブロックできる．この角度では，針は肋骨に直角でなく，ほとんど平行になる（図5-3）．肋骨下縁を触れて，皮膚を頭側に引き上げる．この皮膚の位置で，針を肋骨に当たるまで進める．皮膚を離すと針は肋骨縁に移動する．注入量（一肋骨あたり1〜5 mLの，20万倍希釈アドレナリン添加0.25%ブピバカインあるいは0.2%ロピバカイン，総量2 mg/kgを超えない）を決め，頻回に血液が混じらないか吸引しつつ，針を1〜3 mmだけ進めて投与する．

腸骨鼠径・腸骨下腹神経ブロック

　このブロックでは鼠径部の皮膚の麻酔が得られ，鼠径ヘルニア手術の術後鎮痛に有用である．できれば，このブロックは麻酔導入直後で執刀前に行う．手術後に外科医が行う方法もある．これらの神経は，上前腸骨棘の少し内側で内腹斜筋の下にあり，この付近の腹壁を局所麻酔薬で扇状に浸潤するとブロックできる（図5-4）．超音波ガイド下にブロックを施行すると，局所麻酔薬の量を減少させ，また腹腔内穿刺の頻度を減少させる可能性がある．0.25〜0.5%のブピバカインまたは0.2%ロピバカイン（20万倍希釈のアドレナリンを添加してもよい）を2 mg/kgまで使う．0.5%液ではより完全なブロックができるが，この濃度ではしばしば一過性に大腿神経の運動ブロックが起き，下肢に力が入らなくなる場合がある．

3 • 乳児,小児での区域麻酔手技のアウトライン

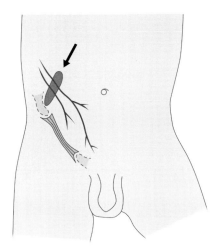

図 5-4 腸骨鼠径・腸骨下腹神経ブロック：局所麻酔薬で浸潤する部位

陰茎ブロック

　一対の陰茎背神経は恥骨の下を正中線の脇で通過して，陰茎の背側面および包皮を支配している．陰茎背神経ブロックは環状切除後の鎮痛には効果があるが，尿道下裂の手術後の鎮痛には適していない．血管収縮で壊死に陥る危険があり，アドレナリンを添加した局所麻酔薬は使わない．適切に陰茎ブロックを行えば，合併症はほとんどない．

■注入量

　アドレナリンを添加していない 0.5％ブピバカイン 2 mg/kg までで，量としては乳児では 1 mL，年長児では 6 mL までとする．

■手　技

　消毒後，陰茎根部で恥骨の下を 11 時および 1 時の部位から穿刺する（**図 5-5**）．バック（Buck's）筋膜の通過感を確認して，神経の付近に左右に同量の局所麻酔薬を注入する．乳児では，陰茎の背側表面正中から針を進めて両側の神経を同時にブロックできる．針刺入が 1 ヵ所であり，こちらのほうが行いやすい．また別な方法として，陰茎根部で輪状に皮膚を浸潤する方法がある（**図 5-6**）．

頭部，頸部，上肢のブロック

■眼窩上神経ブロック，滑車上神経ブロック

　眼窩上神経および滑車上神経は，小児では容易にブロックできる．眼窩上神経は眼窩上切痕から出ている．小児では，眼窩縁を内側から外側に向かって触ると容易に眼窩上切痕を触知できる．滑車上神経は，眼窩上切痕の数 mm 内側で眼窩縁より出ている．

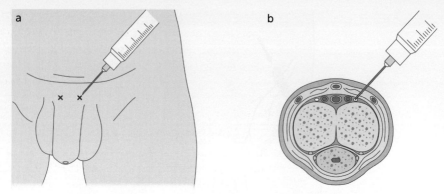

図 5-5　陰茎ブロック：(a) 穿刺部位，(b) 陰茎根部での神経の位置

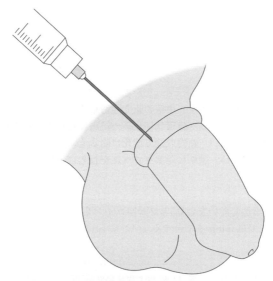

図 5-6　陰茎の輪状ブロック

　手技：27 G 針で針先を上記した部位に進めて，アドレナリン添加 0.25％ブピバカイン，または 0.2％ロピバカイン 1 mL を投与する．このブロックで同側の前頭部皮膚が麻酔されるので，この領域の表面手術（例：前頭脳室腹腔シャント）で利用できる．

■ 眼窩下神経ブロック
　眼窩下神経ブロックは手技が容易で，乳児・小児口唇裂手術後や耳鼻科内視鏡下洞手術の術後鎮痛に効果がある．おおむね眼瞼裂中央と口角とを結んだ線の中点に眼窩下神経がある．

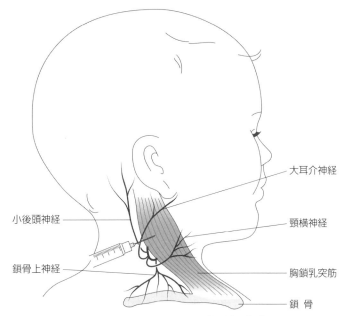

図 5-7 胸鎖乳突筋後面に沿った浅頸神経叢ブロック

年長児では，眼窩下孔は，眼窩上切痕と瞳孔との線上で，眼窩下縁 1～1.5 cm 下方に触れる．この点で，針を穿刺して 1～1.5 mL の局所麻酔薬を注入する．しかし，血腫形成をきたしにくいように，口内から皮下に針を進める方法が好まれる．

手技：皮膚の穿刺を避けるために，眼窩下孔の位置を推定したら上唇を持ち上げ，25 G あるいは 27 G 針を，頬溝で頬粘膜を介して穿刺し，眼窩下孔方面に，骨に当たるまでゆっくり進める．上唇を持ち上げ，眼窩下孔を指で触れながら，眼窩に針先が侵入しないように進められる．吸引試験をしながら，針をほんの少しだけ引き抜く．アドレナリン添加 0.25％ブピバカイン，または 0.2％ロピバカインを 1 mL 注入する．

■ 大後頭神経ブロック

大後頭神経は頭蓋から上項線の高さで内側後頭動脈に沿って出てくるので，20 万倍希釈アドレナリン添加ブピバカイン，または 0.2％ロピバカイン 1～3 mL でブロックできる．このブロックで後頭部の表面手術（例：後頭脳室腹腔シャント）の無痛領域が得られる．

■ 浅頸神経叢ブロック

浅頸神経叢由来の諸神経は胸鎖乳突筋後面で容易にブロックできる．大耳介神経や小後頭神経のブロックは，耳の後ろを切開する乳様突起手術や鼓室形成術を受ける小児で有用である（**図 5-7**）．

Chapter 5 ● 区域麻酔法

■ 腕神経叢ブロック

腕神経叢ブロックでは種々の到達法が可能であるが，腋窩到達法，外側鎖骨下到達法，および鎖骨上到達法が小児では最も頻用されている．

▶**腋窩到達法**：簡単で，重篤な合併症（気胸など）がないのでよい方法である．上腕が外転できれば簡単にブロックでき，頭の下に手を持ってくると，さらに簡単にブロックできる．前腕骨折，前腕形成外科手術，透析シャント作製などにこのブロックが適している．しかし，この手技では上腕や，多くの場合，筋皮神経支配領域がブロックされない．

手技：穿刺部を消毒し，浸潤麻酔をする．鈍針を皮膚に 45° の角度で頭側に向かって，腋窩動脈に沿って，動脈に平行に進める（**図 5-8**）．針先が神経血管鞘に入ると，かすかな穿通感がある．針が動脈拍動とともに揺れる．尺骨神経，橈骨神経，または正中神経で，神経刺激装置の出力 0.2 mA で，運動反応が認められるようにする．針が動かないように軽く保持して，神経刺激ブロック針のプラスチック延長チューブを注射器に接続する．吸引テストをして，注意しながら局所麻酔薬を注入する．注入中にも吸引テストを繰り返す．注入中腋窩動脈上の遠位部分を圧迫し続けると，局所麻酔薬が腕神経叢のほうに広がり，ブロックがよく効くとされる．

注入量：どの局所麻酔薬でも 0.2〜0.3 mL/kg を使用する（p.175 **表 5-1** を参照し，最大注入量を確認する）．年長児で最大注入量を 20 mL とした場合，通常よい効果が得られている．

▶**外側鎖骨下到達法**：腋窩到達法と比べて，筋皮神経領域をより確実にブロックできる利点がある．しかし，潜在的合併症として気胸がある．気胸のリスクを避けるために

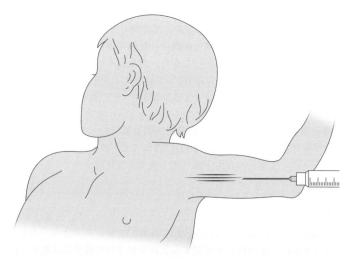

図 5-8 腕神経叢ブロック，腋窩到達法：動脈に対する針の方向

ブロックは超音波ガイド下で施行する.

手技：鎖骨の下で，肩甲骨の烏口突起付近でブロックする．烏口突起は小児では容易に触れる．針は，烏口突起のやや尾側，かつやや内側で穿刺して，背側に垂直に進める．超音波ガイド下で施行すると成功率が高く，使用する局所麻酔薬量を低減でき，3本の神経を個別にブロックできるため，持続腕神経叢ブロックが適応のときはカテーテル挿入も容易である．全身麻酔下の小児で，超音波装置が利用できないときは，神経刺激装置を用いて腕神経叢の神経束の傍に針先を進める．0.5 mA の刺激で手関節部や前腕が伸展（つまり，後神経束刺激）すれば成功率は高い．

注入量：局所麻酔薬 0.2〜0.3 mL/kg を投与する（p.175 **表5-1** を参照し，最大注入量を確認する）．

▶**鎖骨上到達法**：上腕および前腕の手術を受ける患児でこのブロックが適応となる．超音波ガイド下で施行すれば合併症は少ないが，神経刺激のみであれば椎骨動脈内注入や気胸の危険がある．

手技：超音波ガイド下で施行するのが望ましい．神経刺激装置を使用するときは，鎖骨の上で針先が鈍な刺激針（1 mA）を用いて神経叢を同定する．皮膚を穿刺したあと，上肢のどの筋肉の運動反応が認められても針先はよい位置にあり，局所麻酔薬を注入できる．

注入量：局所麻酔薬 0.15〜0.2 mL/kg を投与する（p.175 **表5-1** を参照し，最大注入量を確認する）．

下肢のブロック

■ 大腿神経ブロック

大腿骨幹骨骨折手術，（外側大腿皮神経ブロックと併用して）ミオパチーが疑われる患児の筋生検で有用である．

大腿骨骨折では持続的に大腿神経をブロックすると長時間除痛が得られ，大腿筋攣縮を抑えることができる．

手技：鼠径靱帯のすぐ下で大腿動脈を触れる．皮膚浸潤麻酔後，動脈のすぐ外側を皮膚に 45°の角度で，21 G，2.5 cm の鈍針で，ゆっくり穿刺する（**図 5-9**）．大腿神経鞘内に到達する前に，大腿筋膜および腸骨筋膜を針が通過するので，そこでそれぞれの二段の抵抗を感じる．針を保持し，吸引テストをして，局所麻酔薬を注入する．注入中にも吸引テストを繰り返す．

注入量：20 万倍希釈アドレナリン添加の局所麻酔薬 0.2〜0.3 mL/kg（1％リドカイン，0.5％ブピバカイン，0.2％ロピバカインなど）を投与する．

■ 持続大腿神経ブロック

無菌操作，皮膚浸潤麻酔後，Tuohy 針を上記のように進める．筋膜を通過する二度の抵抗を感じる．針先の孔は頭側を向けておく，通常の硬膜外カテーテルを腸骨筋膜下に 5〜10 cm ほど進める．針先が正しい位置にあれば，カテーテルはほとんど抵抗なく入る．硬膜外カテーテルを留置するときと同様に，カテーテルを残したまま針を抜去す

Chapter 5 ● 区域麻酔法

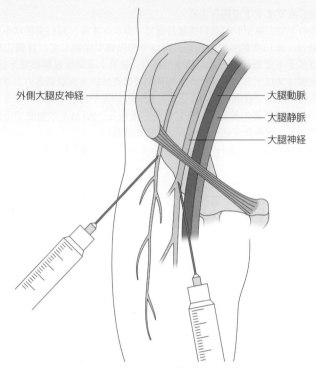

図 5-9　大腿神経ブロックおよび外側大腿皮神経ブロック

る．いったん針から挿入したカテーテルを，針を通して引き抜こうとしない．針先でカテーテルが切断されて，カテーテルが患児の体内に残ることがある．超音波ガイドの使用で成功率が高まる．

　注入量：長時間作用性の 0.5% ブピバカイン間欠投与（0.3 mL/kg を必要に応じて 8〜12 時間ごと），あるいは 0.2% ロピバカインを持続注入（0.1 mL/kg/時）する．

■ 外側大腿皮神経ブロック

　外側大腿皮神経をブロックすると，大腿の外側の知覚がブロックされる．

　手技：上前腸骨棘の内側，下側で鼠径靱帯のすぐ上で穿刺し，上外側に進めて腸骨に針を当てる（図 5-9）．針をゆっくり引き抜きながら，局所麻酔薬を注入する．

　注入量：20 万倍希釈アドレナリン添加 1% リドカイン，または 0.5% ブピバカイン，0.2% ロピバカインを扇状に 2〜5 mL 浸潤させる．

■ 坐骨神経ブロック

　小児の坐骨神経は，前方到達法，外側到達法，または後方到達法でブロックできる．外側到達法が，最もやさしく，かつ最も成功率が高いとされている．

手技：麻酔導入後，患児の体位を半腹臥位とする．ブロックする側を上にする．仙尾靱帯と大腿骨大転子とを結んだ線の中点で，針を皮膚に直角に穿刺する．針先が（坐骨結節の外側で）坐骨神経付近に到達するまで，針を皮膚に対して垂直に進める．超音波や針を介しての神経刺激（0.5 mA）で位置を確認する（神経刺激で位置を確認する場合は，絶縁刺激針*を使う）．

　局所麻酔薬持続投与のためにカテーテルを留置するときは，針を臀溝直下で穿刺して，頭側に少し角度をつけて同じところに針先を進める．こうすると，カテーテルが保護され固定しやすい．

　注入量：1回注入法では，アドレナリン添加1％リドカインまたは0.5％ブピバカインを 0.2〜0.3 mL/kg 投与する．持続投与では，局所麻酔薬を 0.1 mL/kg/時で投与する．

■ 膝窩での坐骨神経ブロック

　坐骨神経を膝窩でブロックできる．ここでのブロックにより，足の手術で鎮痛が得られる．膝窩より少し近位で，坐骨神経は脛骨神経と総腓骨神経に分岐する．脛骨神経はふくらはぎ後面および足底部を支配する．腓骨神経は，下腿前面の知覚を支配している．ブロックを成功させるためには，分岐部よりも近位でブロックする．8歳以下の患児では分岐部は膝背面溝より 3〜7 cm 頭側にある．年長児ではそれよりもやや高く，3.5〜8 cm である．穿刺部位の膝背面溝からのおおよその距離は，体重 10 kg あたり 1 cm である．針は頭側に向けて皮膚に45°の角度で穿刺する．血管構造を避けて，正中より若干外側で穿刺する．体位は，側臥位，仰臥位，または腹臥位でブロックできる．ブロックを成功させるため，電気神経刺激（0.2〜0.5 mA）または可能ならば超音波装置で坐骨神経本幹を同定する．仙骨ブロックや硬膜外ブロックに代わって，持続膝窩ブロックは下肢の手術で頻用されるようになった．1回注入では，5〜10 mL の局所麻酔薬を投与する．20 G のカテーテルを膝窩内 2〜3 cm に挿入して，局所麻酔薬を 0.1 mL/kg/時で持続投与する．

■ 足関節部ブロック

　坐骨神経の枝は足根関節部で少量の局所麻酔薬で容易にブロックできる．足関節部ブロックは内反足手術の術後鎮痛としてとても有効である．ブロックする必要がある神経は，前脛骨動脈の傍を走る深腓骨神経，伏在静脈の傍を走る伏在神経，後脛骨動脈の傍を走る後脛骨神経，アキレス腱のすぐ外側を走る腓腹神経である．脛骨前面外側の皮膚浸潤麻酔で足背を支配している浅腓骨神経のどの枝もブロックできる．

■ 経静脈区域麻酔（IVRA：Bier ブロック）

　年長児の四肢の病変切除（ガングリオンなど）で，Bier ブロック（経静脈区域麻酔）が利用できる．

　手技：手背または足背に細い（22 G）静脈カニューレを留置する．確実に機能する二重の空気駆血帯を用いる（予期せぬ脱気が生じると大量局所麻酔薬注射状態になり危険

---

*Stimuplex®，ビー・ブラウンエースクラップ社．

Chapter 5 ● 区域麻酔法

である）. 成功の鍵は，局所麻酔薬注入前にいかに四肢を十分に駆血できるかにある.
エスマルヒ止血帯，空気副木をできるだけ利用する. 可能ならば腕，あるいは下肢を挙
上し，脱血を促す. 二重駆血帯の身体の中枢側に近い近位カフを膨らませ，局所麻酔薬
を，この場合静脈内に注入する. カフ圧は，上腕の場合は～200 mmHg，下腿の場合で
は～300 mmHgとする. カフ圧は収縮期血圧の変動を考えても，最大血圧を50 mmHg
程度超えたレベルで十分だが，下肢用の駆血帯は相対的に幅が狭いため高い圧が必要で
ある. 静脈内投与の局所麻酔薬量は，0.25～0.5%リドカイン5 mg/kgまでとする. こ
の麻酔法の効果は，濃度より十分量の使用が重要である. ブピバカインやロピバカイン
は決して経静脈区域麻酔に使用してはいけない.

　十分な無痛が得られたら（注入後5分は待つべき），遠位カフを膨らませて，遠位カ
フの作動を確認した後に近位カフの空気を抜く（患者がカフ部の不快感を訴え始めたら
遠位カフを膨らませ，近位カフを減圧する方法もとられる）. **注意**：たとえ手術が早く
終わっても，遠位カフは30分間は膨らませておく.

　駆血してある四肢に，ギプスをほどよく巻くのは難しいと考え，かつては骨折整復に
経静脈区域麻酔は適していないとされていた. しかし今では，特に小児の前腕骨折，ギ
プス巻きでは好んで用いられている. グラスファイバーギプスが巻き終わるまではカフ
を緩めない. 実際ギプスが問題になることはほとんどない.

　Bierブロックは，小児でも特に手首や上肢の手術で長い歴史と安全歴がある. 小児
ではダブルターニケットは用いないが，ターニケット痛はあまり問題にならない. 痛み
はないが，独特の違和感を持つ場合があり，緊急症例以外では，軽度の鎮静や吸入麻酔
を併用する場合が多い. 注入局所麻酔液にロクロニウム0.05 mg/kg（初回量の1/10程
度）を混ぜて局所の筋弛緩を得る方法が用いられることもある. 一方，カフを前腕に巻
くことで（シングルカフ），ターニケット痛を緩和し，かつ2%リドカイン投与量を
3 mg/kgとした濃いめの溶液を使うことで，術野への水分流出を少なくして手術をし
やすくするなどの工夫も行われている. かつては，前腕にカフを巻いたのでは注入薬液
の全身流出が防げないとされたが，注入総量が減らせることもあり，実際に全身への流
出は問題ないとされている. 小児患者では確認されていない.

参考文献

1) Aarons L, Sadler B, Pitsiu M, et al: Population pharmacokinetic analysis of ropivacaine and its me-
tabolite 2′,6′-pipecoloxylidide from pooled data in neonates, infants, and children. Br J Anaesth, 107:
409-424, 2011.

2) Ansermino M, Basu R, Vandebeek C, et al: Nonopioid additives to local anaesthetics for caudal block-
ade in children: a systematic review. Paediatr Anaesth, 13: 561-573, 2003.

3) Berde C: Local anesthetics in infants and children: an update. Paediatr Anaesth, 14: 387-393, 2004.

4) Bernière J, Schrayer S, Piana F, et al: A new formula of age-related anatomical landmarks for block-
ade of the sciatic nerve in the popliteal fossa in children using the posterior approach. Paediatr
Anaesth, 18: 602-605, 2008.

5) Birmingham PK, Wheeler M, Suresh S, et al: Patient-controlled epidural analgesia in children: can
they do it? Anesth Analg, 96: 686-691, 2003.

3 ● 乳児，小児での区域麻酔手技のアウトライン

6) Bosenberg A, Flick RP: Regional anesthesia in neonates and infants. Clin Perinatol, 40: 525-538, 2013.

7) Bosenberg AT, Bland BAR, Schulte-Steinberg O, et al: Thoracic epidural anesthesia via caudal route in infants. Anesthesiology, 69: 265-269, 1988.

8) Calder A, Bell GT, Andersson M, et al: Pharmacokinetic profiles of epidural bupivacaine and ropivacaine following single-shot and continuous epidural use in young infants. Paediatr Anaesth, 22: 430-437, 2012.

9) Chiao FB, Chen J, Lesser JB, et al: Single-cuff forearm tourniquet in intravenous regional anaesthesia results in less pain and fewer sedation requirements than upper arm tourniquet. Br J Anaesth, 111: 271-275, 2013.

10) de José María B, Banús E, Navarro-Egea M, et al: Tips and tricks to facilitate ultrasound-guided placement of peripheral nerve catheters in children. Paediatr Anaesth, 21: 974-979, 2011.

11) Dillane D, Finucane BT: Local anesthetic systemic toxicity. Can J Anaesth, 57: 368-380, 2010.

12) Dillow JM, Rosett RL, Petersen TR, et al: Ultrasound-guided parasacral approach to the sciatic nerve block in children. Paediatr Anaesth, 23: 1042-1047, 2013.

13) Ecoffey C: Safety in pediatric regional anesthesia. Paediatr Anaesth, 22: 25-30, 2012.

14) Faraoni D, Gilbeau A, Lingier P, et al: Does ultrasound guidance improve the efficacy of dorsal penile nerve block in children? Paediatr Anaesth, 20: 931-936, 2010.

15) Flack S, Anderson C: Ultrasound guided lower extremity blocks. Paediatr Anaesth, 22: 72-80, 2012.

16) Jöhr M: Regional anaesthesia in neonates, infants and children: an educational review. Eur J Anaesthesiol, 32: 289-297, 2015.

17) Marhofer P, Keplinger M, Klug W, et al: Awake caudals and epidurals should be used more frequently in neonates and infants. Paediatr Anaesth, 25: 93-99, 2015.

18) Mauch J, Jurado OM, Spielmann N, et al: Resuscitation strategies from bupivacaine-induced cardiac arrest. Paediatr Anaesth, 22: 124-129, 2012.

19) Miller BR: Combined ultrasound-guided femoral and lateral femoral cutaneous nerve blocks in pediatric patients requiring surgical repair of femur fractures. Paediatr Anaesth, 21: 1163-1164, 2011.

20) Polaner DM, Zuk J, Luong K, et al: Positive intravascular test dose criteria in children during total intravenous anesthesia with propofol and remifentanil are different than during inhaled anesthesia. Anesth Analg, 110: 41-45, 2010.

21) Polaner DM, Taenzer AH, Walker BJ, et al: Pediatric Regional Anesthesia Network(PRAN): a multi-institutional study of the use and incidence of complications of pediatric regional anesthesia. Anesth Analg, 115: 1353-1364, 2012.

22) Schnabl SM, Herrmann N, Wilder D, et al: Clinical results for use of local anesthesia with epinephrine in penile nerve block. J Dtsch Dermatol Ges, 12: 332-339, 2014.

23) Schwemmer U, Markus CK, Greim CA, et al: Sonographic imaging of the sciatic nerve and its division in the popliteal fossa in children. Paediatr Anaesth, 14: 1005-1008, 2004.

24) Shaikh F, Brzezinski J, Alexander S, et al: Ultrasound imaging for lumbar punctures and epidural catheterisations: systematic review and meta-analysis. BMJ, 346: f1720, 2013.

25) Suresh S, Voronov P: Head and neck blocks in infants, children, and adolescents. Paediatr Anaesth, 22: 81-87, 2012.

26) Suresh S, Sarwark JP, Bhalla T, et al: Performing US-guided nerve blocks in the postanesthesia care unit(PACU)for upper extremity fractures: is this feasible in children? Paediatr Anaesth, 19: 1238-1240, 2009.

27) Suresh S, Birmingham PK, Kozlowski RJ: Pediatric pain management. Anesthesiol Clin, 30: 101-117, 2012.

28) Suresh S, Long J, Birmingham PK, et al: Are caudal blocks for pain control safe in children? An analysis of 18,650 caudal blocks from the Pediatric Regional Anesthesia Network(PRAN)database.

Chapter 5 ● 区域麻酔法

Anesth Analg, 120: 151-156, 2015.

29) Taenzer AH, Walker BJ, Bosensberg AT, et al: Asleep versus awake: does it matter? Pediatric regional block complications by patient state: a report by the pediatric regional anesthesia network. Reg Anesth Pain Med, 39: 279-283, 2014.

30) Tsui B, Suresh S: Ultrasound imaging for regional anesthesia in infants, children, and adolescents: a review of current literature and its application in the practice of extremity and trunk blocks. Anesthesiology, 112: 473-492, 2010.

31) Tsui BC, Wagner A, Cave D, et al: Thoracic and lumbar epidural analgesia via the caudal approach using electrical stimulation guidance in pediatric patients: a review of 289 patients. Anesthesiology, 100: 683-689, 2004.

32) Walker SM, Yaksh TL: Neuraxial analgesia in neonates and infants: a review of clinical and preclinical strategies for the development of safety and efficacy data. Anesth Analg, 115: 638-662, 2012.

33) Weintraud M, Lundblad M, Kettner SC, et al: Ultrasound versus landmark-based technique for ilioinguinal-iliohypogastric nerve blockade in children: the implications on plasma levels of ropivacaine. Anesth Analg, 108: 1488-1492, 2009.

34) Williams RK, Adams DC, Aladjem EV, et al: The safety and efficacy of spinal anesthesia for surgery in infants: the Vermont Infant Spinal Registry. Anesth Analg, 102: 67-71, 2006.

35) 「神経麻酔分野の小口径コネクタ製品の切替えについて」(平成29年12月27日付け 医政総発1227第1号など 厚生労働省医政局総務課長など連名通知)〈https://www.pmda.go.jp/files/000221984.pdf〉

36) 日本麻酔科学会：局所麻酔薬中毒への対応プラクティカルガイド，2017年6月制定.

37) 宮坂勝之：麻酔科医の皆さん，準備はできていますか？ LiSA，26：11-13，2019.

CHAPTER 6 麻酔管理に影響する医学的状況

Medical Conditions Influencing Anesthetic Management

1 上気道感染症

　全身麻酔の術前評価時の小児患児の多くは，鼻汁，あるいは他の上気道感染症（URTI）の状態であるか，それからの回復の状態にある．URTI徴候を持つ患児の一律無差別の麻酔キャンセルは，患児やその家族に感情的かつ経済的な問題を引き起こす可能性があり，各患児の事情を考慮し，個別に慎重に判断する必要がある．一部の患児は，アレルギーまたは慢性鼻感染症などで常に鼻汁があるため，急性URTIの小児とは区別する．

　これまでの研究で，他に問題のない軽いURTI患児が，全身麻酔下に小手術が行われても，あまり深刻な問題は発生しないことが示されている．そうした患児では，手術中の酸素飽和度の低下，気管支痙攣，喉頭痙攣の頻度は高いものの，容易に対応できる軽度な範囲である（「喉頭痙攣」，p.102参照）．これらの研究結果の解釈は注意が必要である．統計的に健康小児のURTIは深刻な問題を起こしてきてはいないが，患者への麻酔にとって最善の状態ではないことに変わりはない．結果として生死を脅かすような深刻な合併症ではないにしても，与える影響には幅があり，また常に適切な対応がとられる保証はない．特に1歳未満の乳児では，推定安全は避けるべきである．麻酔科医，チームの熟練度と施設の背景の考慮が重要となる．URTI後の気道の過敏性は6～8週間続くとされているので，手術を2週間延期しても，これらの合併症の頻度は減らない．ただ，直近（2週以内）のURTI既往のある患児では，大手術（心臓手術など）を受けた場合の肺合併症の頻度は高い．慢性的に鼻汁がある患児は，フェニレフリン点鼻血管収縮薬（0.25%）またはオキシメタゾリン（α_1作動薬）点鼻血管収縮薬を各鼻孔に1～2滴たらすと，麻酔中の分泌物を抑えられる．つまり，麻酔中の鼻汁分泌物を抑えられ，鼻気道の空気の通りを保ち，鼻汁が喉頭痙攣の刺激になる可能性を減らす．点鼻前に鼻をかませたり，吸引しておくとより効果的である．点鼻は嫌がられる場合も多く，ルーチン処置とすべきではない．

　1歳未満の乳児，早期産児，間接喫煙に曝されている患児，そして反応性気道疾患を持った患児がURTIを合併していると，麻酔中あるいはその後には，特に気道に関連してより重篤な合併症を呈する危険性がある．このグループの患者には，早期産児出身児に限らず，新生児期や乳児期に細気管支炎や肺炎で人工呼吸管理を受け，その後もたびたびの入院治療の既往を持つような幼小児が含まれ，特に注意が必要である．取りわけそうした治療が他施設で行われた場合には，長期間患児のフォローをしている診療科に直接問い合わせる必要があるが，新生児科，小児科，呼吸器科など，手術担当科との連携が十分でない場合もあり，慎重な病歴聴取がなされないと見過ごされる．また親や

保護者も，時期を逸せず手術を受けたい一心で病状を過少申告する場合もある．
　気道過敏性で気管支痙攣（つまり，喘息）がある患児がURTIに罹患しているときは，通常量の気管支拡張薬を術前に投与しておくことは効果がある．術前の気管支拡張薬と肺活量レベルの咳をさせることで，気管支痙攣が解消し，気道に詰まった粘液が除去できる可能性がある．ラリンジアルマスク（LMA）を用いれば，気管支痙攣の可能性が下がり，気管挿管を避けられるかもしれない．しかし，最近の研究によると，直近URTIに罹患した小児では，LMAではむしろ喉頭痙攣の頻度が増え，フェイスマスク使用のほうがより好ましいとされている．加えて，もしフェイスマスクあるいはLMAで麻酔中に重篤な喘息発作が起きた場合，換気は気管挿管された場合よりも相当に困難になる可能性がある．一概に喘息ではラリンジアルマスクが好ましいとはいえない．
　小児のURTIにはさまざまな様相があり，小児麻酔の中でも最も頻回で重要な臨床判断の場面である．見かけが同じ軽いURTIであっても，他に問題がない小児とそうでない場合では，麻酔管理へ与える影響には大きな開きがある．慎重な病歴聴取と患者診察が最も重要であり，麻酔科医としての評価を，共感と誠意を持って外科医や患者家族に伝え，共通の理解に立つ努力を惜しまない．

　URTI患児では以下の流れを参考にする（**図6-1**）．
1. 選択的手術：
    a. 慎重に患児を評価する．URTIの病歴とともに他の併発疾患の病歴も十分に把握する．身体理学的診察も丁寧に行い，特に全身性疾患，化膿性鼻分泌物，下気道病変の所見の存在を見定める．

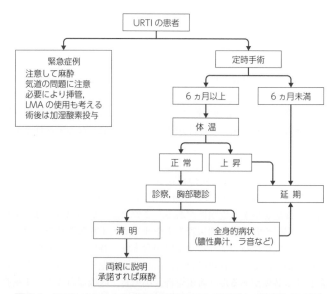

図6-1　URTIのある小手術予定患児のアルゴリズム（発熱＞38.5℃）

b. 発熱や他に合併症のない軽度URTI患児での小手術では，周術期合併症の頻度は高くないとの研究があり，麻酔を引き受ける．ただし例外があり，この状態でも1歳未満の乳児の手術はできるだけ延期する．こうした軽度URTI患児の定時麻酔を引き受けるかどうかには，両親，外科医と相談のうえで決定する．できるだけ気管挿管を避けてフェイスマスクやLMAで麻酔を維持する．セボフルランで麻酔する．

c. 定期手術予定の患児が下記の1つにでも当てはまるようであれば，手術は4週間以降に延期する．
1) 38.5℃を超える発熱
2) 行動／食事／活動性の変化がみられる
3) 化膿性鼻分泌物
4) 咳努力で消失しない喘鳴など，下気道関与の可能性

d. 直近の喘息発作やURTIの既往のある患児は特に注意：緊急手術でない限り少なくとも4週間は延期する．

2. 緊急手術：緊急手術が必要な患児はURTIがあるからといって手術を延期するわけにはいかない．ただし，緊急手術が本当に必要か否かの判断について，外科医の判断を鵜呑みにしろということではない．フルストマックの存在と計画されている手術の種類に対応できるように麻酔計画を立てるが，URTIが存在していても麻酔計画に特別な修正をしてはいけない．軽度URTIの小児では，セボフルランはよい選択である．気道の問題，喉頭痙攣は常に予測される問題であり，適切な処置ができるように準備を忘れない．気管挿管の代わりにLMAを用いれば，気道合併症の頻度が少なくなる可能性がある．フルストマックなど気管挿管の絶対的適応例でもLMAを使え，ということではない．患児は術後に慎重な観察が必要である．気道関連の合併症が起こる可能性が高い．

3. その他の参考事項：
a. 発疹や下痢など：活動性の感染症は，患児の体力消耗と他の患者への感染性の両面から，症状がおさまっていても一定期間（通常は2週間程度）見合わせる．延期期間は原疾患との兼ね合わせで決める．
b. 予防接種：ワクチン接種が麻酔に及ぼす影響も，麻酔がワクチンの定着に及ぼす影響もきわめて軽微であることが示されており，接種後時間を開けるのは，主にワクチンの副反応と麻酔の副反応との区別を明確にするためである．このため，医学的には麻酔のためにワクチン接種が遅れないようにするのが原則である．
・不活化ワクチン・トキソイド（インフルエンザ，Hib，肺炎球菌，DTP-IPV，日本脳炎，肝炎，子宮頸癌ワクチンなど）
　接種後2日間の麻酔は避ける．
・生ワクチン（BCG，麻疹・風疹，水痘，耳下腺炎，ロタウイルスワクチンなど）
　接種後2週間の麻酔は避ける．

Chapter 6 ● 麻酔管理に影響する医学的状況

注意：予防接種ワクチンに対する日本社会の特異性

　頻度は少ないとはいえワクチンの副作用は不可避であるが，その副反応が特に注目され，効果は評価されないという意味で，予防接種に対する日本社会の反応は国際的にきわめて異質である．かつての四頭筋拘縮症（1970年代）や薬害AIDS（1980年）問題，直近ではタミフル®（2007年）やHPV（2013年）問題などで行政が訴えられたり糾弾され，ワクチン行政が消極的であることが背景にあるが，われわれ医療者がそうした中で医療を行っていることをしっかり認識すべきである．風疹流行のため日本への渡航が制限されたり，日本が海外への麻疹の輸出国であったり，予防接種に関しては後進国のような状態なのは知られていない．母子手帳という，世界に誇れる予防接種歴確認の仕組みを持ちながら残念なことである．

　実際，免疫定着率のよい筋注投与が用いられず皮下注が主体である，接種時の痛みの軽減対策がない，多種混合ワクチンあるいは同時接種により接種回数を減らすことに抵抗がある，任意接種とは基本接種しないと解釈されていることなどにもそれが表れている．そうした中で，麻酔科医は，日本のワクチン接種には科学的な根拠が受け入れられない歴史的な背景を十分知って家族に接し，予防接種が滞らないように，そして予防接種で手術が遅れて患者に不都合が出ないように努める必要がある．

c. 喘息発作：気道過敏性が亢進している時期には麻酔中に発作を起こしやすいことがわかっているため，発作の時期や程度により判断する．小発作後2週間，大発作後4週間あける．喘息児の中には，発作に季節性を持っている場合もあり，明らかな好発時期を避けるようにする．

d. 繰り返し麻酔：麻酔と麻酔の間は10日間程度あけるのが一般的である．理由は麻酔からの回復ではなく，行われた手術侵襲からの外科的回復である．麻酔に用いる薬剤自体の代謝や排泄は速やかであり，それが大幅に遅れる病態（重い肝障害，腎障害）がない限り前回麻酔の影響は少ない．麻酔（手術）が繰り返される情緒的ストレスの影響は考慮する．
米国FDAは，曖昧ではあるが，麻酔薬の脳発達に及ぼす懸念から，3歳未満児の反復麻酔（手術）を避けるよう勧告している．一般的な麻酔のリスクを考えても，この時期を避けられる手術は避けるべきであり，ましてや繰り返しは避けたい．ただ，この勧告は外科医と家族と手術適応を相談する前にあらかじめ両者には周知されておくべきであり，麻酔科医が手術直前に伝えていたのでは，患者家族にとっても不本意である．日頃から施設の方針として共有しておく．しかし，手術・麻酔が不可避な場合は丁寧な説明のうえ，最善を尽くす以外に選択肢はない．

e. 繰り返しの気管挿管：成人ではまれだが，小児では，気管挿管麻酔が行われて抜管された後に数分〜数十分の再挿管で，喉頭浮腫のため同一サイズの気管チューブが挿入できない場合がある．このため抜管後48時間以内の再挿管では，前回使用の気管チューブより細経サイズの使用が勧められる．

f. 受胎後週数45週以前の早期産児出身児，乳児期細気管支炎児，先天性心疾患

204

児，神経筋内分泌疾患児，川崎病罹患後児，小児がん患者など希少疾患の場合，主治専門医も十分に麻酔との関連を考慮に入れた評価ができていない可能性がある．

2 ● 喘 息

日本の小児人口の6〜7%が喘息とされる．喘息の背景の95%にアレルギーが関わるとされるが，現在アトピー性皮膚炎や食物アレルギーなど，アレルギー疾患を持つ小児は35%を超えるとされ，この40年間で約4倍と急速に増加してきている．アレルギー疾患ではなくとも，アレルギー体質者（ダニやスギなどのアレルゲンに陽性反応を示す）は90%を超えるとされ，50年前の10倍の増加である．誰がアレルギー疾患になってもおかしくない．大気汚染や環境汚染が問題視される一方，清潔すぎる生活環境も要因だと考えられている．

小児の三大アレルギー疾患の一つである喘息は，多様な咳，喘鳴，息切れなどで特徴づけられ，発作性であり季節性もある．徴候は，気管支収縮，粘膜浮腫，小気道の中の粘稠分泌物の結果である．小児期を通じて重症発作の可能性があり，時に致命的である．急性増悪はURTI，アレルゲン，刺激物，運動，寒冷刺激，感情的なストレスなどが誘因となる．通常の処置は気管支拡張と気道粘膜クリアランス改善を目的にβ刺激薬の吸入である．より重症では，炎症側面を治療する目的でステロイドを吸入させる．テオフィリンは時に夜間の気管支痙攣を防ぐのに用いられる．重症喘息発作では，全身的なコルチコステロイド投与を必要とする．喘息の小児に選択的手術が行われる場合，その子どもにとって現状が最適かどうかの判断が最も重要である．一般的に，成長し年齢が高くなると改善する．症状を改善するのに必要な治療により喘息の重症度が決まる．軽度の喘息はβ刺激薬の吸入によりコントロールされるが，重症になると副腎皮質ステロイドの吸入も必要となる．まれに，経口ステロイドが処方されているが，これは最近の増悪を意味している．

喘息患児が予定手術を受けるときには，患児の現在の状態が最善の状態か否かを判断することが最も重要である．重要な考慮点は，以下のとおりである．

1. 手術は最後の急性発作が改善してから，少なくとも1ヵ月後まで延期する．この期間は気道反応性が高まっている可能性があり，粘膜浮腫の残存や分泌物の貯留で肺機能が弱まっている可能性がある．
2. 進行中のウイルス性上気道感染症の所見があれば，予定手術は延期する．URTIがあると，徴候の悪化が予測される．
3. どれくらいの頻度で発作があるか，過去にICU入室や人工呼吸管理をされたことがあったかを調べる．こうした既往があれば，発作が重症化する可能性がある．
4. どんな薬剤が投与され，どんな症状をコントロールしているか，ステロイド全身投与の既往があったか，そうであればどのくらい投与されたか，処方されている喘息薬を今日はすべて飲めているかを確認する．
5. 胸部理学所見は，気管支痙攣を発見して，他の些細な肺病態を見逃さないためにも重要である．喘鳴が存在すれば，患児に深く咳をさせる．これでも喘鳴が続いてい

れば，気管支拡張薬を試しに吸入させてみる．これで症状が改善しなければ，選択的手術は延期すべきである．

6. 最近の肺機能テスト（簡単な強制呼気流量検査：FVC）などがあればその結果と，その際の気管支拡張薬への反応にも注意する．新たにFVCを行う必要はない．

7. 症状のある患児では，胸部X線写真を指示する．

麻酔管理

■ 術前

1. 手術までは，通常どおりの服薬を続ける．経口薬は一口の水（あるいは服薬ゼリー）と一緒に通常のタイミング，あるいは麻酔導入の30分前までに飲む．吸入薬は手術室への移動の直前まで可能である．

2. 成人用量のプレドニゾロンに換算して5 mg/日以上のステロイドが投与されている場合，最近3ヵ月以内の経口ステロイド療法の既往，大量の吸入ステロイドを必要とした場合は，適切なストレス用量のステロイドカバー（ヒドロコルチゾン1〜1.5 mg/kg静注）を麻酔導入時に投与する．ステロイドの単回投与は害がなく，周術期の副腎クリーゼを惹起しない．

3. 適切な鎮静を行う．経口ミダゾラムが好まれる．アトロピンを筋注あるいは麻酔導入時に静注で投与する．分泌物を減少させ，若干の気管支拡張作用もある．

■ 周術期

1. 静脈導入：プロポフォールはよい選択である．ケタミンが使われる場合もある．ケタミンは気管支拡張薬でもあり，気管支痙攣発生を防止する可能性がある．ケタミンを使用するときは，分泌物を抑制するために必ずアトロピンを併用する．チオペンタールはヒスタミンを放出し，気管支収縮を引き起こす可能性があるので避ける．

2. セボフルランによる吸入麻酔導入が好まれる．気管挿管する場合には，特に十分な深さになってから行うように注意する．

3. ヒスタミンを遊離させたり，気管支痙攣を引き起こしうる薬剤を避ける（モルヒネなど）．デスフルランは喘息患児で気道抵抗を増すので避ける．亜酸化窒素，セボフルラン，フェンタニル，ロクロニウム，ベクロニウムは選択肢となる薬剤と考えられる．

4. 気管挿管が必要であれば，深麻酔下で喉頭操作は丁寧に，優しく行うが，セボフルランの中断を最短にするようにその他の操作は迅速に行う．麻酔が浅いと気管支痙攣を引き起こす可能性がある．挿管前3〜4分のリドカイン（1.5 mg/kg静注）投与が，気管支痙攣防止に有用である．セボフルラン導入の場合，プロポフォール（1 mg/kg）追加投与もよい．小手術，処置では，できれば気管挿管を避ける．LMAは非常に有用な選択肢である．

5. 麻酔ガスは加温加湿する．循環回路を使用しているときは，それほど重要ではないが，新鮮ガス流量が多い場合には必要となる．

6. 手術中の喘鳴は，麻酔を深めることや気管チューブ内にエアゾール気管支拡張薬（サルブタモールなど）で対応できる場合がある．非喘息性喘鳴（気管チューブ部

分的閉塞，気管支内挿管，気胸など）の原因を見落とさないように注意する．

サルブタモールは，簡便法として麻酔中でも使用できる．60 mL のディスポーザブルの注射器のプランジャーを抜いて，その中にインヘラーの噴霧部を先に押し込み，再度プランジャーを取り付ける（インヘラーを押すため）．注射器をカプノメータサンプル部位に取り付けて，プランジャーを押すと注入される．この方法では，噴霧された量の 3〜8 % が患者に吸入され，残りは気管チューブの内壁面にとどまってしまう．効率よく投与するためには，噴霧孔に細いチューブを取り付け先端を気管チューブ内で先端 1/3 ほどまで進めればよい．こうした簡便な方法は，誤投薬防止用の非互換接続化が進めば使用できなくなる．その場合は，もちろん，専用のスペーサーを用いる．

7. 手術終了後，必要であればアトロピンとネオスチグミンにより弛緩薬を拮抗する．ネオスチグミンは気管支平滑筋のトーンを増やすかもしれないが，この作用はアトロピンによって打ち消されるのでほとんど問題になることはない．

筋弛緩モニターで確認のうえ，リバースを避けて深い麻酔下で抜管する方法もよく行われる．覚醒状態での気管チューブの刺激を避けられるので気管支痙攣の発生を防止できると考えられるが，実際は抜管後覚醒の過程で発作を起こす場合もあり，覚醒までしっかり患者の観察が必要である．覚醒下抜管の場合，あらかじめ静脈内リドカインを投与しておくと，喉頭痙攣，気管支痙攣の防止策となる．

ネオスチグミンの代わりにスガマデクス使用を勧める考えもあるが，スガマデクス自身は重篤なアナフィラキシーショックを抜管と前後して生じさせることが知られているため，喘息患者での臨床的な有用性は実証されていない．

■手術後

1. 必ず加湿酸素を投与する．
2. 区域麻酔を術後疼痛に用いられれば理想的である．大手術の場合，持続的な区域麻酔を用いることができる．そうでない場合は，静脈内フェンタニルを用いた PCA（自己調節鎮痛法）を用いる（Chapter 7 参照）．
3. 手術後喘鳴がある場合，エアゾール気管支拡張薬の付加的投与あるいは他の投与薬物の適切な調整が必要になる．

3 ● 囊胞性線維症

囊胞性線維症（cystic fibrosis；CF）は白人種では多い（2,000〜3,000 人に 1 人発症）が，東洋人種にはきわめてまれ（10 万〜30 万人に 1 人発症）な遺伝性の病気である．肺移植を取り扱う施設などを除いて日本で日常臨床で遭遇することはないと思われるが，明確な診断がついていない症例はあるだろうし，社会の国際化に伴い鎌状赤血球症と並んで，今後日本の社会でも認知しておくべき疾患だと考えられる．

CF は遺伝性の病気で，第 9 染色体の遺伝子障害である．塩素，ナトリウムの輸送が異常で，分泌物中の電解質濃度が高く，分泌物は粘稠である．多くの臓器に影響を及ぼし，新生児では胎便性イレウスを引き起こす．小児期は，膵臓不全による栄養吸収不全

Chapter 6 ● 麻酔管理に影響する医学的状況

が顕性となる．10代になると，吸収不全よりも異常に粘稠な分泌物による肺の問題が表面化する．また10代後半では糖尿病の発症も多い．20代，30代には分泌物貯留，慢性感染症により呼吸不全が発症する．外見上相当よく見えても，ほとんどで換気血流比（$\dot{V}/\dot{Q}$）異常がある．今では，集中治療により，これらの子どもたちも成人に達しているが，不可逆的な深刻な病態であることに変わりはなく，精神的な抑うつ症状に悩むことも知られている．

　最も一般的な手術は鼻ポリープ切除（多くの場合，反復性），機能的内視鏡下副鼻腔手術（FESS），前額洞洗浄，気管支分泌物の吸引や無気肺治療のための気管支鏡である．進行した病気の小児は肺移植を受ける場合がある．興味深いことに，移植された肺は健全で，CFの影響を受けないようである．

　麻酔上さまざまな問題があるが，ここでは割愛する．

4 ● ラテックスアレルギー

　ラテックスアレルギーは，術中に重篤かつ致命的な免疫グロブリンE（IgE）起因性のアナフィラキシーショックを呈する．蕁麻疹，気管支痙攣，循環虚脱が起こる場合がある．ラテックスへの度重なる曝露（神経因性膀胱のための頻繁な尿道カテーテル留置，度重なる手術の既往など）や，ゴム風船，歯科ダムに対する反応が誘因である．二分脊椎患児の発症リスクが高いことはよく知られているが，ラテックス手袋で腸管操作を行う開腹手術が繰り返される小児外科症例でも問題となる．

　アレルギーになる危険性として，手術回数（6回以上）やアトピーの存在が知られている．このため，年長児ほどラテックスアレルギーのリスクは高い．ラテックスアレルギーの反応性は，バナナ，アボカド，キウイフルーツ，栗などと交差発症する．ラテックスの皮膚プリックテストや radioallergosorbent test（RAST）でアレルギーが確かめられるが，こうしたテストの使用には反対意見もある．プリックテスト自体がアナフィラキシーショックを惹起する可能性があるからである．問診を重視するのが実際的であり，手術室を基本的にラテックスフリーの環境とすることが優先課題であり，そのほうがよほど効率のよい対策である．

　完全ラテックスフリー化への第一歩として，厚生労働省は2018年末をもってパウダー付き手袋の供給停止を勧告している．ラテックス手袋についたパウダー（コーンスターチ）が飛散，溶出してアレルギーを誘発する可能性，術後癒着や肉芽発生のリスクを高めるからである．パウダーは患者だけでなく，手術室の医療従事者の感作にも関わることから朗報である．今や麻酔関連機器に関しては非天然ラテックス化は，その意図さえあれば完全に行える．

　血管内バルーンカテーテルのように，ラテックスフリー製品がない領域もあるが，手術室内すべてをラテックスフリーにすることはそう難しくなく，経済的にも正当化される．またラテックスフリーの製品使用を促進することで，新たなラテックスアレルギー患児の発生を減少させる効果も忘れてはならない．一番の問題は，使い勝手に関わる外科医用の手袋だが，患児のことを第一に考えてもらう．実際，他に選択肢のないラテックスアレルギー皮膚炎の外科医は，ラテックスフリーの手袋を十分に使いこなせている．

208

4 • ラテックスアレルギー

手術中にアナフィラキシー性反応の徴候が起こり，薬剤に関連が見出せない場合，ラテックスアレルギーを考慮する．最初の徴候は，通常麻酔導入後30〜200分後で，多くの場合外科医が腸間膜や組織の広い範囲を操作しているときに起こる．徴候としては，気道内圧上昇，気管支痙攣，酸素飽和の低下，紅斑・蕁麻疹出現，低血圧（ショック）と頻脈がある．手の形をした蕁麻疹が現れた症例が報告されていて，これはラテックス手袋が皮膚と接触したためと考えられている．

この状態では迅速な対応が必要で，100%酸素による人工呼吸に加え，温輸液剤による循環血液量の増大，アドレナリン 1〜5µg/kg 静注ボーラスに続き，持続投与で 0.1〜0.3µg/kg/分が必要となる．麻酔中は静脈ラインが確保されていない状況は考えにくいが，その場合はアドレナリン 10µg/kg の筋注を行う．皮下注ではないことに注意する．その後のアドレナリンの持続投与は必ずしも必要ではない．また，続いて，抗ヒスタミン薬（ジフェンヒドラミン 1mg/kg），ヒスタミン H$_2$ 受容体拮抗薬（シメチジン 5〜10mg/kg），コルチコステロイド（ヒドロコルチゾン 2mg/kg）などの投与も行われるが，アドレナリン投与が最優先処置である．この時点での抗ヒスタミン薬投与の有効性は示されていない．麻酔中で静脈路が確保されている場合でありアドレナリン静注投与は問題ないが，アナフィラキシーショックの多くが発生している手術室外ではアドレナリン筋注（小児 0.15mg，成人 0.3mg）が推奨されている．

緊急事態の中で，アドレナリン（α，β作用）とノルアドレナリン（主にαのみ），蘇生時（静注）とアナフィラキシー時（通常筋注）の投与量の違い，同じボスミン® という呼称での，ボスミン®注（注射用 0.1%アドレナリンアンプル）とボスミン® 外用液（非注射用 0.1%アドレナリン瓶），プレフィルド注射器とエピペン®（自己注射用），そして µg，mg，mL，%液，倍希釈液と，アドレナリン製剤使用には混乱する要因がたくさんあり，クローズドループコミュニケーションは特に重要である．

ハイリスク患児は慎重にチェックする．ラテックスアレルギーの可能性の高い患児は，できればあらかじめ皮膚テストする．皮膚テスト陽性あるいはラテックスアレルギー発作の既往がある場合，手術前から対応しておく．術前準備としてコルチコステロイド（プレドニゾン 1mg/kg）と H$_1$ 受容体，H$_2$ 受容体拮抗薬（ジフェンヒドラミン 1mg/kg，シメチジン 5〜10mg/kg）が提案されているが，こうした準備を術前から行っても完全には防げないこともわかっている．したがって，患児は，慎重なモニターのうえで麻酔する．外科チーム全員がラテックスフリーの手袋をはめ，すべての外科および麻酔機材をラテックスフリーとすることが最も重要である（表6-1）．

患児と直接接触する可能性のあるすべての器材（注射器，マスクなど）からラテックス素材を除去することが，実際的で重要である．患児から遠い器材（ベンチレータのベローズなど）をラテックスフリーに替える必要はない．すべてのラテックスフリー機器

表6-1 ラテックス含有の可能性のある医療器材

輸液バッグ，麻酔回路・麻酔バッグ，エアウェイ・バイトブロック，プラスチック注射器，注射薬バイアル，点滴セット・注射ポート，カテーテル類，粘着テープ，駆血帯，フェイスマスク，気管チューブ，呼吸器ベローズ，血圧計カフ，手袋

Chapter 6 ● 麻酔管理に影響する医学的状況

は，保管されている状態で明確にラテックスフリーとわかる表示をつける．一方，ラテックス含有機材は明確にそのように警告表示をつける．ラテックスアレルギーリスクが高い場合，初めから完全ラテックスフリー環境で麻酔を行う．

要約すると，

1. すべての両親および年長児から以下の病歴を聴取する：風船を膨らませた後の唇の腫脹，歯科ゴムダムの後の舌の腫脹，バナナ，アボカド，キウイフルーツ，栗アレルギー．
2. ハイリスクとみなされる患児は，皮膚テストを行う．
3. ラテックス含有に関して，すべての医療器材に明確に表示をつける．
4. ラテックスアレルギーの既往患児，ハイリスク患児はすべてラテックスフリー環境で麻酔を行う．
5. 麻酔の交代要員も含め，ラテックスフリーの手術室へ出入りする医療者が誤ってラテックス製品を持ち込まないよう周到な表示と周知を行う．複数の入り口のある手術室では，滅菌物が持ち込まれる入り口も含め，すべてに注意表示をする．手術の途中から参入する外科医，研修医，CEや業者など，開始時のタイムアウトに立ち会わないメンバーが知らずに問題を起こす場合がある．

5 ● ダウン症候群

ダウン症候群（トリソミー21；T21）は，よくみられる先天性の障害で，その頻度は出生 1,000 に対し 1.5 である．常に精神発達遅滞を伴うが，その程度は患児によりさまざまである．ダウン症患児の多くは注意力があり，協力的である．保護環境で比較的自立して生活できる．

合併状況

1. 先天性心疾患は 40～50％程度の患児に合併し，特に多い合併は房室中隔欠損症（AVSD），心室中隔欠損（VSD），動脈管開存症（PDA），ファロー四徴症である．先天性心疾患や慢性気道閉塞で肺高血圧症がみられる．
2. 呼吸器感染症はよくみられる．これには遺伝的な要因や免疫不全，あるいは社会的な要因，施設的な要因が関わっている．慢性副鼻腔炎や耳感染も多い．
3. 全身的な筋緊張低下，関節弛緩が認められる．環軸関節の不安定性は 15％の患児にみられ，頸髄損傷をもたらす可能性がある．頸部は屈曲に対し不安定であり，通常気をつける過度の伸展を避けることとは少し異なる．ただ，頸椎損傷患児のように神経質になることはなく，通常の麻酔と同様に丁寧に取り扱う限り問題ない．体位をとるとき，挿管するとき，そして特に耳の手術時に注意を払い，過剰な頸の回転を避ける．
4. 先天性声門下狭窄も頻回にみられる．太すぎない気管チューブの選択，そして気道の加圧で十分なリークがあることを確認する．
5. アデノイド口蓋扁桃肥大があり，閉塞性睡眠時無呼吸（OSA）もよくみられる（p.302 参照）．

6. 年長児になると甲状腺機能の低下もよくみられる（ダウン症15〜20%）．糖尿病も認められる．
7. 赤血球増加症は新生児期でよくみられ，心不全解除のために瀉血が必要な場合もある．ダウン症の患児の0.7%で白血病が発生する．
8. ダウン症の新生児では十二指腸閉鎖症がよくみられる．また，臍帯ヘルニア，腎奇形，停留精巣，尿道下裂も多い．
9. 橈骨動脈異常（単一正中動脈など）が多く，動脈ライン挿入が困難であったり，不可能であったりする．ダウン症に限ってはアレンのテストが必須である．

特別な麻酔上の問題

1. 気道：大きな舌と小さな鼻咽頭は，特にマスク麻酔の際や麻酔からの回復期の気道閉塞の素地である．オーラルエアウェイを準備しておく．先天的な声門下狭窄は，術後喘鳴の原因となる．
2. 肺：術前治療が必要な急性感染症があるか．OSA を示唆する既往があるか．
3. 合併する心臓病の問題と感染性心内膜炎予防目的の抗菌薬は必要か（p.466 参照）．
4. 環軸関節の不安定性は，挿管時脊髄損傷の可能性を持つ．頸髄圧迫を疑わせる徴候や症状（疼痛，歩行障害，手機能障害，眩暈，尿失禁，便失禁）がないか術前に聴取する．丁寧に頸を調べ，中枢神経系の検査も施行する．徴候や症状がなければ，ルーチン頸部 X 線写真は必要ではない．どのような過度の頸運動（特に屈曲）も避ける．頭の位置決めは慎重に行う．特に頸部を動かす可能性のある耳鼻科手術で，麻酔後に生じた神経症状を不用意に麻酔科医の責任にされないためにも，環軸関節亜脱臼の可能性をあらかじめ家族，外科医に十分に伝えておく．
5. 麻酔導入時の精神発達遅滞の子どもたちへの対応は困難であり，両親の立ち合いが大いに役立つことがある．

  注意：従来，ダウン症の小児でアトロピンに対する感受性が特に強いことが報告されていたが，これは正しくなく，通常使用量で問題はない．

6 ● 肥満児

　小児肥満児の著しい増加は，近年の深刻な社会現象である．就学時では5%が過体重とされ，11歳児ではおよそ12%が肥満児であり，小児麻酔の臨床もさまざまな影響をもたらしている．学童期の肥満の40%，思春期の肥満の70%は成人期の肥満に移行するとされ，国民全体の健康に関わる大きな課題である．小児での肥満の診断は，成長発達を考えに入れる必要があり，国際的に，性，身長，体重からなる標準成長曲線をもとに定義される．

　　過体重：BMI＞85 パーセンタイル
　　肥　満：BMI＞95 パーセンタイル
　　超肥満：BMI＞99 パーセンタイル

　小児肥満の原因の95%は，食物摂取過多か運動不足による「単純性肥満」とされ，遺伝やホルモン異常，病気の影響による症候性肥満は5%にすぎない．つまり原因は成

Chapter 6 ● 麻酔管理に影響する医学的状況

人の生活習慣病と変わらない．そして小児期の肥満児の親の認識は，98 パーセンタイル以上で「過体重」，99.7 パーセンタイル以上でやっと「肥満」だと認めるとされ，親の認識不足は子どもの肥満の大きな原因とされている．麻酔科医も，親の認識を知ったうえでの対応が必要である．

日常臨床的には，通常より簡便な「肥満度」で表現する．

肥満度 ＝（実測体重 − 標準体重）/ 標準体重 × 100%
　　　　幼児：15%以上　　肥満傾向児
　　　　学童：20%以上　　肥満児，50%以上　　高度肥満児

小児期に肥満が続くこと自体は，成人ほど深刻ではないが，さまざまな臓器に負の影響を与える．呼吸器系では拘束性肺障害，喘息，OSA の頻度を上げる．心血管系では，高血圧症，脂質異常症，左心肥大を生じさせる．肥満はインスリン抵抗，2 型糖尿病をもたらす．そして，胃食道逆流症，NASH，偽脳腫瘍などとも関係する．肥満患者では，整形外科手術や一般外科手術が多いが，最近では減量目的の胃袖状切除術の頻度も増えており，以前の胃バイパス手術にとって代わっている．

術前に，肥満に関わる身体的かつ情緒的問題を把握し，適切な対応が必要である．特に，肥満児，高度肥満児での対応は，担当外科医あるいは内分泌科医まかせにできない．幸い，肥満自体は，誤嚥性肺炎のリスクを増加させないので，通常の術前経口摂取プロトコルに従ってよい．しかし，肥満はマスク換気を困難にするため，オーラルエアウェイの使用は必須である．また，肥満児は困難気道症例として扱うべきで，それは頸部周辺の脂肪蓄積と，上背部の脂肪蓄積が喉頭展開を難しくするからでもある．このため，肥満児では状態を 25〜30° 挙上させ（あらかじめベッドを低くしてから上体挙上させ，頭部が処置を行いやすい体位にする），また頭部下の枕の高さを普段以上（2 倍）にして頭を持ち上げ，胸骨切痕が耳珠よりも高い（横から見て頰骨柄の前面より耳孔が高い）位置になるようにすると，喉頭展開が容易になる．

ビデオ喉頭鏡の普及で，肥満児での喉頭展開の容易さは大幅に改善されたが，気管チューブの挿入には苦労する場合が多い．上記のような体位どりはその助けにもなる．肥満児では，短時間の無呼吸で酸素飽和度が低下する．上体挙上にすることで機能的残気量（FRC）が保たれ，挿管操作中の酸素飽和度の低下防止に役立つが，挿管操作中も鼻口腔に酸素を吹き付け続けるのも有用である．

薬物の吸収，分布，代謝，排泄などの薬物動態は，薬物の親水性か親油性かが関わっている．肥満児の薬物分布を考えるとき，親油性の薬物が分布する脂肪量（Fat Mass；FM）と除脂肪量（Fat Free Mass；FFM）の 2 成分に分けると理解しやすい．

FM（脂肪体重）＝ 総体重（TBW）− 除脂肪体重（LBM）

LBM は，理想体重（IBW）＋ FM を担う筋肉量など，あるいは，

LBW ＝ IBW ＋ 0.3（TBW − IBW）〔係数 0.3 の代わりに 0.4 が用いられる場合もある〕

〔似た用語が多く混乱するが，LM（Lean Mass）は筋肉の重さ，LBM（Lean Body Mass）は筋肉＋骨や組織や体液などを含めた重さ〕

IBW は性別，年齢，身長から導き出される理想体重で，いくつかの計算式が知られる．

8 歳未満：IBW（kg）＝ 2 × 年齢（歳）＋ 9
8～12 歳：IBW（kg）＝ 3 × 年齢（歳）

肥満児での麻酔薬使用量を，この IBW で決めても，なかなか予測どおりの結果にならない．肥満児は，心拍出量は IBW でみると，心拍出量，細胞外液量，LBW，FM ともに増加している．肥満児で，どの基準（TBW，LBW，IBW）を使えば最も予測できる反応につながるかは，用いる薬剤によって異なる．

LBW を使うのがよい薬剤例：プロポフォール導入量，チオペンタール（mg/kg）
IBW を使うのがよい薬剤例：非脱分極性筋弛緩薬，モルヒネ
TBW を使うのがよい薬剤例：プロポフォール維持量，スキサメトニウム

肥満児での揮発性吸入麻酔薬の取り込み（そして洗い出し）は，麻酔薬の溶解係数によって変わる．取り込みに関しては，FFM（脂肪分が少ない身体成分）が多い分，溶解度の高い薬剤ほど，取り込みを遅らせる．洗い出し速度に関しては，200 分以下の中等度の長さの手術の後では，増加した筋肉量のため低下するが，200 分を超える手術の場合，FM のために溶解度の高い薬剤のほうが低い薬剤よりも洗い出しは遅くなる．このため，特に長時間手術では，溶解度の低い薬剤のほうが肥満児では好まれる．

肥満児では，気道閉塞や酸素飽和度低下などの呼吸の問題，PACU 滞在時間，予定外入院の頻度は高い．また，肥満児では，救急蘇生の予後も悪い．

7 ● 悪性高熱症

潜在的に致命的な吸入麻酔薬およびスキサメトニウムに対する異常反応である悪性高熱症（MH）は，横紋筋の薬理遺伝的な病気である．セボフルラン，デスフルランを含むすべての強力な揮発性吸入麻酔薬（亜酸化窒素は含まれない）は MH を誘発する．$PetCO_2$，心拍数，呼吸数の急速な増加，全身性筋硬直の急激な発現が特徴的である．引き続いて，体温が上昇する．治療しなければ，深刻な生化学的変化がのちに起こる．

MH はまれな状態であり，発症は全身麻酔の 1/100,000 未満だとされるが，小児での頻度は，1：15,000 と高い．小児や若い成人での発症が多く，生後 2 ヵ月の乳児での発生も報告されている．MH の存在の認識と，カプノメータの普及で，早期診断と治療が開始され，特定の療法（ダントロレン静注）施行の可能性などにより，かつて 70％以上の致死率が，今や 5％未満まで減少したと報告されている．

MH の病態が，骨格筋でのカルシウム・ホメオスタシスの変化と関係していることは明らかである．悪性高熱症を呈しやすい（MH-susceptible；MHS）患児の骨格筋は高いカルシウムイオン濃度を示す．そして MHS 豚の研究では，誘発麻酔薬曝露で筋肉細胞内のカルシウムレベルの著しい増加が示されている．このカルシウム濃度増加は，細胞内の “カルシウム誘発性カルシウム放出” のメカニズムの潜在的欠陥と関連し，さらに筋小胞体でのカルシウム放出チャネルの欠陥との関連が知られている．この細胞内の病的プロセスが，筋肉の継続的攣縮とそれに伴う熱発生をもたらす．急性症候のさらな

Chapter 6 ● 麻酔管理に影響する医学的状況

る徴候は，骨格筋内での代謝亢進に伴う酸素消費と二酸化炭素生産の著しい増加に伴う
ものである．急性状態が持続した場合，細胞内のエネルギー基質は枯渇し，細胞内外の
化学的な組成の調整機能を含む細胞機能不全を生じる．障害を受けた細胞から放出され
る物質（カリウム，クレアチンキナーゼ，ミオグロビンなど）は，凝固障害や腎不全を
含む深刻かつ危機的な状況を生じさせる．

悪性高熱症発症の感受性

単純かつ信頼できる MHS 患児の術前スクリーニングテストはまだない．クレアチン
ホスホキナーゼ（CPK）は通常高いが，このテストは非特異的である．多くの MHS 患
児は，局所性あるいは全身性筋疾患に罹患しているが，筋肉疾患の大多数の患児は
MHS ではない．さらに，家族の麻酔歴での MH 発症は最も信頼できる手掛かりだが，
その既往家族歴がないからといって，MH 発症の危機性は排除されない．以前に麻酔で
問題がなくても，次の麻酔で MH 危機が起こらないとの保証はできない．

現在，MHS 患児の唯一の確定診断の可能性は，生検で得られる新鮮筋組織生検の試
験管内の研究だけである．生検標本のカフェイン，ハロタン誘発の攣縮試験が現在の大
標準である．都合の悪いことに，今に至るまで，比較的大きな生検標本が必要であり，
この試験は通常 10 歳以下の小児には推奨されない．

MH 感受性の非侵襲的テストに関しては悲観的である．磁気共鳴画像法（MRI）が
MHS の骨格筋エネルギー基質異常を探すのに用いられたが，特定の信頼できる標識は
確認されなかった．遺伝子診断に関しては前進があった．第 19 染色体上で，横紋筋の
カルシウムチャネルに関わるリアノジン 1 遺伝子の異常と MH との関連が示された．
このテストが陽性であれば，筋生検の必要はない．そして，この遺伝子検査は，家系発
端者（proband）の探索にも使える．しかし，陰性であれば筋生検は必要である．この
検査の感受性は 30% であり，70% の患者では陽性にならないということである．今の
ところ確実な MHS の非侵襲的診断法はない．

臨床症状

非特異的な早期徴候は以下のとおりである．

1. MH 発症の重要な事象は，同時発生的な $PetCO_2$ の上昇，非筋弛緩患者での頻呼
   吸，そして著しい頻脈である．また，発汗，酸素飽和度低下，チアノーゼ，ソーダ
   ライムの過熱がみられる．MH は揮発性吸入麻酔薬とスキサメトニウムの併用で最
   も多くみられるが，それぞれ単独でも発症はある．
2. 骨格の筋肉の過緊張，特に大きな筋群における過緊張がみられる場合がある．
   a. スキサメトニウムの投与直後に起こる場合がある．
      i．筋弛緩薬が全量投与されたにもかかわらず，数分間口が硬く閉じられ，「鋼
         鉄の顎」状態で咬筋が硬直し，まったく開けられなくなる．手術を中止
         し，再評価の適応である．
      ii．上肢や大腿部などの大きな筋肉が硬直化したら強い疑いを持つ．
   b. 強力な吸入麻酔薬を開始した後数時間経過した麻酔中に遅れて起こることもある．
3. 15 分間に 0.5℃ 以上の体温急上昇が診断基準だが，急激な体温上昇（1℃ 以上）は

後期の徴候である．急激な発熱反応が生じる前に発症を検知し対応すれば，予後は
ずっとよい．

高炭酸ガス血症，頻脈発生直後の静脈血液ガスでは，通常 $PvCO_2$ が 80 mmHg を超
える純粋な呼吸性アシドーシス（PvO_2 は 40 mmHg 以下）を示す．治療開始が遅れた
ら，きわめて重い代謝性アシドーシス（BE -25 mEq/L 以下）と重い呼吸性アシドー
シス（$PvCO_2$ 80 mmHg 以上）へと進行する．静脈血の酸素飽和度低下は，代謝過亢
進の目印となる．この場合の静脈血とは，駆血帯を使用しない中心静脈ラインなどから
の採血で，動脈ラインが入っていない患者で，迅速に血液ガス検査が行える．早期診断
と早期治療開始は，高カリウム血症，全身筋硬直，心室性不整脈，チアノーゼ，体温上
昇といった MH の極期の症状への進行を防止する．

■ 治療的方針（日本麻酔科学会のガイドラインと細部で異なる点はあるが大筋は変わらない）

1. すべての吸入麻酔薬を止め，TIVA に切り替える．同時に外科医に診断の疑いを知
   らせ，応急に手術を終了させる．**応援を要請する！**
2. ただちに高流量の 100% 酸素で過換気する．麻酔器の回路を完全に交換し，用手過
   換気を続ける．T ピース回路への交換の場合は 10～15 L を超える高流量にする．
   必要なら新しいサークルシステムに交換すべきだが，呼吸回路とバッグの交換だけ
   では不十分で，麻酔器ごとの交換が必要である．麻酔回路に挿入できる，麻酔ガス
   を吸収する活性炭入りのフィルター（Vapor-Clean）もあるが，日本では発売され
   ていない．
3. ただちに以下の薬を投与する．
   a. ダントロレン：初回量の 2.5 mg/kg を急速持続静注で投与する．そして，反応
      がみられなければ 2.5 mg/kg 静注を 5 分ごと，最大 10 mg/kg まで追加投与す
      る．最大量に意味はなく，$PetCO_2$ が低下，心拍数が低下し規則的になり始め，
      筋緊張が低下し始め，熱が下がり始めるまで，必要に応じて静注を繰り返す．
      小康が得られたら，そこでダントロレンを控え，心拍数，筋緊張，体温を観察
      する．
      頻脈，頻呼吸，筋緊張，体温上昇など再び悪化し始めた場合，臨床状態の改善
      が明瞭になるまで，ダントロレン静注を繰り返す．静注してすぐに反応がみら
      れないようでも，追加投与の害はないようである．ダントロレン静注は，症状
      が疑われたら，可及的早期に開始するほうが予後はよいとされている．
      注意：ダントロレンは，（温かい）蒸留水で溶解する．生理食塩水を使っては
      いけない．また小児であっても溶解に大量のバイアルが必要で，人手が必要と
      なる．用手急速注入に，大型（60 mL）の注射器の使用では力が必要で適さな
      い場合がある．注入は単独ラインで行う．他の輸液剤と混ざると結晶が析出
      し，効果がなくなる．
      1 バイアル 20 mg（マンニトールを含む）の粉末を 60 mL の溶解液（注射用蒸
      留水）に溶かすため，10 kg の患児でも 750 mL（バイアル約 13 本）の溶解作
      業が必要となる．しかも溶解されにくく，澄明になるまで強い振盪が必要で時
      間がかかる．温めれば時間は短縮するが，澄明化までに室温では通常 1～2 分は

要する．生理食塩水では沈殿して澄明化しないし，5%ブドウ糖でも混濁する場合があり蒸留水溶解が必須である．色は橙色で正常である．

〔米国では，50 mg/5 mL の溶液が発売（Ryanodex®）されている．例えば新生児では1回 0.8 mL で十分であり，ツベルクリン用注射器が必要である．〕

b. ダントロレンは筋弛緩薬であり，大量に使用した際には，呼吸抑制に対し人工呼吸管理が必要になる可能性を考慮しておく．

c. ただちに重炭酸ナトリウム（7.0 または 8.4%溶液）を 1〜2 mL/kg 静注する．血液ガス分析を参考に代謝性アシドーシスを補正目的で繰り返し投与する．肺胞換気が最大限になされているときは，重炭酸ナトリウムを投与すると一過性に呼吸性アシドーシスをきたしうる．また，投与は pH 値を参考にし（BE 値をもとにした計算値は用いない），1回に 1〜2 mL/kg 以上の投与は避ける．

d. マンニトール 0.5 g/kg：若干のマンニトールがダントロレン混合液中に存在する（ダントロレン 1 mg あたり 150 mg）．しかし，これでは尿量維持には十分でない可能性があり，尿量 1 mL/kg/時は維持するために追加が必要となる．膀胱が膨満しないように導尿カテーテルを挿入しておく．

e. **カルシウムチャネル拮抗薬を使わない！** MH 治療で，カルシウムチャネル拮抗薬は有害無効である．ダントロレンと干渉して心筋抑制を生じさせ，高カリウム血症や突然死の誘因となる．

f. 不整脈に対しては，通常の抗不整脈薬を使う（**カルシウムチャネル拮抗薬は禁忌**）．

g. 高カリウム血症には通常の対応を行う（補液，重炭酸ナトリウム溶液，カルシウム製剤，インスリンなど）．

4. ダントロレンがなければ，積極的な冷却を始める．対症療法的には微温湯で体を冷やす（すぐに氷液浸冷却では皮膚血管が収縮してしまい熱が下がらない）．乳幼児には頭部冷却から始めると震えを生じさせにくく効果的である．胃内に冷水，冷水による洗腸も必要な場合がある．冷蔵された生理食塩水を 10 mL/kg/時で必要に応じて静注する．扇風機を用いる方法もあるが，鎮静下でない患児の急速全身冷却はシバリング発生があり難しい．

5. 密接に患児をモニターし続ける．

a. 片耳胸壁聴診器，カプノメータ，パルスオキシメータ，ECG．

b. ダントロレン初回投与の効果がなければ，動脈ラインを挿入し，圧測定および採血を行う．

c. 循環血液量評価，静脈血酸素モニター用採血のために，CVP ラインを挿入する．

d. 導尿カテーテルを挿入し，尿量をモニターする．

e. 多チャンネル温度計を付ける（直腸，食道，皮膚，筋肉）．強力な治療の結果，低体温になることにも留意する．

6. 頻繁な動脈血採血を行う．

a. 血液ガスおよび酸塩基平衡（10 分ごとに，安定するまで繰り返す）

b. 血清電解質（Na, K, Cl, Ca, Pi）

c. CPK〔MH 反応を認識したら，ただちに採血する（正常値）〕，12〜18 時間後に

最高値に達する．CPK＞10,000 単位は横紋筋融解の前ぶれであり，腎障害防止策を開始する．

    d. 血液凝固検査

7. 生化学的指標を参考に，電解質異常も補正する．
8. 時間尿量を測り，1 mL/kg/時以上を得る（必要であれば利尿薬を使い横紋筋融解による腎不全を予防する；尿のアルカリ化）．
9. 重篤な場合凝固障害が出る可能性は高く，因子欠乏が明確であれば補充する．
10. 治療を複雑にする可能性のある薬剤投与を避ける：カルシウム，アドレナリン作動薬は，投与禁忌と考えられていた．しかし実際には，これらの薬剤を投与しても問題ないことが示されている．とはいえ，これらの薬剤は絶対的に適応がない限り投与は避けたほうがよい．カルシウムチャネル拮抗薬はダントロレンと干渉し，重篤な心筋抑制を呈するうえに，MH での治療的な役割もないため，投与は禁忌である．
11. 患児は ICU に収容しモニターし，手術室内と同じように積極的に治療を続ける．MH は最初の 24〜48 時間での再燃が知られている．発症の後遺症に対し積極的な治療が必要な場合もある．反応の重症度に応じて，気管挿管し過換気が必要となることもある．例えば，

    a. MH 反応があった症例では最大 25％で MH 反応の再燃が認められる．再燃の治療でダントロレン静注を繰り返す必要がありうる．ダントロレン 1 mg/kg を 4〜6 時間ごと，あるいは 0.25 mg/kg/時を発症後 24 時間継続投与するなどが推奨されている．

    b. 低酸素血症により脳浮腫がある可能性．

    c. 輸液過剰，心筋抑制のために肺水腫の可能性．

    d. 凝固障害と腎不全は，継続的な治療を要する．

悪性高熱症発症の可能性の高い症例での麻酔

  手術室や回復室で MH 患児に関わる可能性のあるスタッフは，全員が薬剤や器材の常備されている場所を知っていて，仮に発症した場合にどう対処するかが記載されたマニュアルを熟知していること．施設の事情に合わせたフローチャートを用意し，定期的に発生時のシミュレーションを行うとよい．特にダントロレンの溶解は，他の多くの薬剤と異なり，注射用水以外は使用すべきではなく，溶解にも時間がかかるため，手順と注意点が共有されていないと現場が混乱する．

  MH のリスクがあらかじめ知られている場合も多い（家族で麻酔時に問題があった例があるが，筋生検は行われていない，など）．そうした場合，最初から MH 誘因を持たない麻酔法を選択する．

発症に危険度が高い症例

1. MH を発症したが死亡に至らなかった患児
2. 筋生検で明確な診断がついている患児
3. MH の感受性が高い患児（すなわち明確な筋生検による診断がある，または MH を発症し生き残った患児）の近親者（血縁の親子兄弟）

Chapter 6 ● 麻酔管理に影響する医学的状況

4. 筋肉異常や高い血清 CPK レベルで MH が疑われる可能性がある患児

5. セントラルコア病の患児（ミオパチーの一種でリアノジン受容体遺伝子の変異．顕微鏡下の筋繊維に中心の細胞核構造がみられないことからの名称）

6. スキサメトニウムで咬筋硬直がみられた場合

これらの患児の管理では，疑わしい証拠（例えば家族に麻酔上の問題はあったが筋生検が陽性でない）であっても，MH の可能性ありとして対応する．誘因となる麻酔薬類（スキサメトニウム，揮発性吸入麻酔薬）を避け，麻酔ガスフリーの麻酔器を使用する．

術前検査

術前検査は家族あるいは個人の MH 既往歴が陽性の場合，行う．

1. 特に筋肉疾患，心疾患，薬剤副作用，麻酔関連反応に関して，家族歴および患児の麻酔歴，既往歴を慎重に聴取する．通り一遍の手術歴では不十分である．麻酔と関連した死亡例は特に注意するが，家族が必ずしも麻酔と結びつけていない場合もあり注意する．ミトコンドリア病や筋ジストロフィーと MH の関係は明確にはされていないが，スキサメトニウムはこれらの疾患で横紋筋融解をもたらす．

2. 血清 CPK の高値は，潜在する筋肉疾患を疑わせるが，MH の診断価値はない．

3. 病歴が強い MH の可能性を示し，患児が 12 歳以上の場合，十分に手慣れた施設で筋生検を手配する必要がある．より非侵襲のテストができるようになるまでは，年少児の場合は筋生検なしでも，MH の可能性が高いとして対応する．MH の家族歴が証明されれば，患児には MH 警告リストバンドをつける．

術前準備

1. 不安が強い場合には，手術前夜にミダゾラムを経口投与する．

2. 静脈穿刺可能部位数ヵ所に EMLA パッチ（あるいはクリーム）を貼っておく．

3. MH 患児でのルーチンのダントロレン前処理は不要である．しかし，ダントロレンは麻酔導入前に手術室にあって，必要時にすぐに投与できる体制を整えておく．

4. 診断的筋生検が施行される場合，ダントロレンを投与してはいけない．試験結果に影響を及ぼす可能性がある．

5. 必要なすべての薬剤や医療器材が準備されていることを確認する．

   a. すべての静脈内麻酔導入薬，非脱分極性筋弛緩薬，麻薬，亜酸化窒素，ケタミン，アトロピン，抗コリンエステラーゼ薬は，安全である．

   b. MH が発症した場合の緊急対応薬剤：ダントロレン，冷蔵乳酸リンゲル，生理食塩水，8.4％の重曹水，温められた 20％マンニトールおよび 50％ブドウ糖溶液，プロカインアミド，ヒドロコルチゾン，フロセミド，KCl 溶液，レギュラーインスリン，ヘパリン．

   c. 器材：麻酔ガスの痕跡もない，ガスフリーの麻酔器（一度も吸入麻酔ガスが使われなく，気化器も備えていない麻酔器か，サークルシステムを用いないでディスポーザブルの T-ピース回路を使うのが一番確実）を使う準備をする．サークルシステムの場合，ディスポーザブルのプラスチック麻酔回路，ディスポーザブルの麻酔バッグ，新しい炭酸ガス吸収装置に取り替え，酸素/空気ガス

を10 L/分で20〜40分間人工呼吸器でテスト肺（ディスポーザブルの麻酔バッグ）を過換気させておくと吸入麻酔ガス濃度5 ppm未満にできる．特定の活性炭入りの回路フィルター（Dynasthetics）を吸気呼気回路に組み込むとよく，洗い出しが終わって実際に患児に用いる前に改めて新しいフィルターに変えると，より確実であることが知られているが，日本では販売されていない．多重チャンネル温度計，低体温用ブランケットも有用である．

d. 万が一誤って投与しないように，MHを誘発する可能性のある吸入麻酔薬の気化器や，スキサメトニウムを手術室から除去しておくか，テープを貼り使用できない状態にしておく．

e. 麻酔の交代要員や看護師たちにもMH可能性患者であることが周知されるようにする．滅菌物が持ち込まれる入り口も含め，すべてに注意表示をする．

■ 麻酔導入

1. MH惹起の可能性のない薬剤だけを使用して麻酔を導入，維持する：プロポフォール，チオペンタール，亜酸化窒素，麻薬，ベンゾジアゼピン，非脱分極性筋弛緩薬，局所麻酔薬．

2. 大手術では，動脈およびCVPラインを挿入する．手術で必要なら尿道カテーテルを留置する．

3. カプノメータ，心拍数，自発呼吸下であれば呼吸数をモニターし，MH発症の早期徴候がないか綿密に看視*する．

■ 手術後（麻酔中問題がなかった場合）

1. モニター，静脈路を維持したまま，患児を回復室へ搬送する．

2. すべての回復室スタッフが遅発性MH反応の可能性を知っていて，どうすべきかわかっていることを確認する．

3. 最初は5分間隔でバイタルサインを記録する．

4. バイタルサインの安定が4時間確認され，すべての検査結果が満足できるものでない限り，病棟に帰したり，帰宅させたりしない．

5. 患児が入院した場合，病棟に帰った後は，バイタルサインは1時間ごとに4時間記録し，その後1日は4時間間隔で記録する．看護師には，頻脈発現や呼吸数増加の重要性を知っておいてもらい，発生時迅速に連絡してもらう．

6. 患児に疼痛とは関係ない頻脈や頻呼吸がみられたら，ただちにダントロレン（2.5 mg/kg）を静注する．いったん落ち着いたらICUに移して，さらに観察と治療を続ける．

---

*「看視」は，医師や看護師が患者の状態を注意して見守ることを意味し，麻酔科医が麻酔中患者から眼や耳を離さず見守るのは，まさに看視である．「監視」は，本来監督する意味も含め，犯罪防止目的の見守りを表す用語であり医療にはそぐわない言葉であるが，患者のバイタルサインを電子的に連続モニターする機器を監視装置と呼ぶなど，すでに広く定着しており，厳密な区別はされていない．

Chapter 6 ● 麻酔管理に影響する医学的状況

咬筋攣縮

咬筋攣縮は，スキサメトニウムが投与されたときにときどきみられる事象であり，1%ほどの小児で 10〜15 秒の一時的に咬筋の緊張が増加することが知られている．これは，おそらく正常の反応だと考えられる．ただ，神経刺激で完全に筋弛緩された状態にもかかわらず咬筋が硬直し，まったく開口できない状態であれば，MH と関連している可能性が高い．

テタニー様の咬筋攣縮や顎強直が起きた以外に症状がない場合，MH の誘因となる麻酔薬を止め，TIVA への切り替えを勧める．CPK を経時的に調べ，MH に関わるバイタルサイン変化（頻脈，頻呼吸）をモニターする．単独の顎強直テタニーは非常にまれであり，MH の早期徴候と捉えるべきである．CPK が 10,000 単位であれば横紋筋融解の存在が疑われ，入院して適切な腎障害防止策を講ずる（上記参照）．

8 ● 筋ジストロフィー

病態生理

デュシェンヌ（Duchenne）型筋ジストロフィー（DMD）は，主に男児にみられる伴性劣勢遺伝疾患で，筋細胞骨格・膜のジストロフィンが欠損状態（正常の 3% 未満）で，細胞膜が脆弱で不安定なため，吸入麻酔薬やスキサメトニウムなどのストレスに対し弱く，横紋筋融解や高カリウム血症，心停止などを起こすことで知られる（Appendix A 参照）．骨格筋の脆弱性は 2〜6 歳頃に顕著になり 10 歳頃まで進行する．以後，骨格筋の脆弱化は止まるが，心筋の脆弱化が目立つことになる．下腿（ふくらはぎ）の偽性肥大は，筋肉の肥大ではなく，筋肉への脂肪浸潤のためである．お尻を高くして床に手をついた後に膝に手をあてて立ち上がるガワーズ（Gowers）症候が特徴的である．吸入麻酔薬やスキサメトニウムによる急性筋細胞崩壊は，細胞内の K，ミオグロビン，CPK（>10,000 単位）の放出をもたらす．そして横紋筋融解は，突然の心停止，ミオグロビン尿症，腎不全をもたらす．10 歳以後の患児では心臓徴候（EKG で伝導障害），超音波では 18 歳で 100% の患児が心筋症所見を呈する．DMD に現在治療法はない（Appendix A 参照）．

ベッカー（Becker）型は DMD の軽症タイプである．同じく男児が主だが発症は 10 代後半と遅発性で，ジストロフィン欠損も DMD よりも軽度である．筋力低下の進行も遅く，16 歳未満児で心筋障害はまれである．

エメリ・ドレフュス（Emery-Dreifuss）型は，筋タンパクのエメリン，ラミン（Lamin A/C）の欠損，異常が原因である．筋力に関しては 10 歳頃までに顕著となり，以後の進行も緩やかである．心臓伝導障害が主な徴候で失神は多いが，心筋症を呈することは少ない．

これら筋ジストロフィーは筋疾患だが，MH 発症とは関連がない．ただ，横紋筋融解を防止するため，吸入麻酔薬は避けて TIVA を選択する．また，麻酔管理については，Appendix A のデュシェンヌ型筋ジストロフィーの項を参照のこと．

220

9 ● ミトコンドリア筋症

ミトコンドリ筋症（MM）は，細胞内でのエネルギー発生（ATP産生）の呼吸鎖（respiratory chain：RC）の場であるミトコンドリアの機能をそぐ，さまざまな先天異常の病態の総称である．RCは5つの酵素（シトクロム酸化酵素）から構成されており，二ゲノムコントロール下にある〔①核ゲノムコントロール（成人の欠損症の大半）は，タンパク形成の85%に関わりメンデルの法則に従う，②ミトコンドリアゲノムコントロール（小児の欠損症）は，タンパク形成の15%に関わりメンデルの法則に従う母性遺伝に従う〕．それぞれの細胞には数万のミトコンドリアがあり，約100の遺伝子がエネルギー発生に関わる．MMの変形（phenotype）の臨床像は，全身の臓器の細胞での変異/正常遺伝子比に依存する．乳児では，徴候は非特異的で，哺乳困難，筋緊張低下，眼外・骨格筋異常，そして乳酸値などの検査値異常などを示す．また，脳，心臓，眼，内分泌系，神経，その他の臓器にも関わることがある．小児期に始まり多臓器に関わる5つのMMを示す（**表6-2**）．

治療

すべての麻酔薬は，ミトコンドリア機能を，さまざまな程度に抑制する．しかし，**プロポフォール注入症候群（PRIS）とミトコンドリア筋症（MM）の周術期合併症との関連はない**．長時間の絶食は避ける．術前の血糖値，乳酸値，電解質値を測定し，安定化させる．MELAS（**表6-2参照**）は，90%以上で乳酸アシドーシスと関わっており，乳酸リンゲルではなく，酢酸・重炭酸リンゲルや，5%糖液，生理食塩水を用いる．MMに対して，すべての麻酔薬は問題なく使われているが，特にデクスメデトミジン，麻薬，ミダゾラム，亜酸化窒素では合併症は報告されていない．筋弛緩薬に対する

表6-2　ミトコンドリア筋症

ミトコンドリア病態[*]	発症年齢	臨床徴候
Leigh脳症	周産期 乳児早期	非特異的脳症症状，筋力低下，嚥下困難，中枢性呼吸不全・低換気
Pearson症候群	乳児 幼児早期	膵外分泌（消化酵素）不全，1型糖尿病，鉄芽球性貧血，汎血球減少性腎症，肝障害，致死的
MERRF （赤色ぼろ線維を伴うミオクローヌスてんかん症候群）	小児期 思春期	低身長，筋症，乳酸アシドーシス（KSS類似） 中枢性，末梢性神経障害 ミオクローヌスてんかん，小脳症状
カーンズ・セイヤー症候群	5〜15歳	低身長，筋症，糖尿病，網膜色素変性症，眼筋麻痺，刺激伝導障害，心筋症；鉄芽球性貧血，Fanconi病
MELAS （ミトコンドリア脳筋症）	5〜15歳 成人期	低身長，乳酸アシドーシス，1型糖尿病，けいれん，脳卒中様症状，進行性知能障害 心蔵病（伝導障害，心筋症），難聴

[*] Leigh脳症を除いて，すべて組織学的に赤色ぼろ線維を伴う．
MELASはミトコンドリア病の中では最も多い．

Chapter 6 ● 麻酔管理に影響する医学的状況

反応は一様ではなく，予測できない．MM に対する理想的な麻酔法は確立されていないが，今のところ禁忌となる麻酔薬はない．

10 ● 脳性麻痺（痙攣を伴う・伴わない）

　脳性麻痺（cerebral palsy；CP）の小児は麻酔を受ける機会が多く，また極低出生体重児の生存率が上昇しているので CP 児は増えると予想される．CP とは人生の初期（出生前も含めて）に起きた非進行性神経損傷に起因する種々の臨床状態を称する包括的な用語である．臨床像は，知能正常で局所に軽度筋力低下を伴うものから，重篤精神遅滞で強い痙性四肢麻痺を伴うものまで幅が広い．

　日頃 CP 患者と接する機会がない麻酔科医は，患児の表情や動作だけから誤った判断をして年齢不相応に赤ちゃん言葉で話したりしないように注意する．同じ配慮は，聴覚に問題ない気管切開患者や耳の遠い高齢者でも必要で，不必要に大声で話したり，幼児語を使ったりしない．

　CP でよく行われる手術には，側弯症，回転骨切り術，バクロフェン髄注ポンプ植え込みなどがある．難治性の痙攣では，脳外科手術が必要となる．消化管内視鏡検査や MRI 検査もよく行われる．よく病歴を聴取し，重症度，病型，そして痙攣の頻度や病型（強直間代性痙攣なのか欠神発作なのか）などを把握して術後の観察点を見極めることは，きわめて重要である．ケトン食を摂取中なのかを確認する．ケトン食は，食事中の糖質を抜き，脂肪中心（タンパク質は必ずしも制限しない）としてケトン体をエネルギー源とすることでてんかん発作を半減できることから，てんかん食とも呼ばれ標準的な治療法になっている．主治医，小児神経科医と連携し，術後抗痙攣薬摂取ができない場合の対応を決めておく．

麻酔上の問題点

1. 患児との意思疎通は困難な場合や，不可能な場合がある．そのため，痛みの評価，麻酔科医との信頼関係の確立，手技の説明などが十分にできない．この状況では，両親や世話をしている人の協力に依存せざるを得ない．
2. これらの患児の多くは今までに何回も手術を受けているので，病院環境に非常に敏感である．患児にとって，さらにストレスとならないように計画する．
3. 栄養状態は不良なことが多い．このため，麻酔や手術からの回復に影響が出ることがある．広範な手術を予定しているときは，術前の経静脈的高カロリー輸液も考慮すべきである．胃瘻からの栄養補給で創治癒が改善したり，術後感染が減少したりする．
4. 胃食道逆流症（GERD）が多く，分泌物が多いことと合わせて，慢性肺誤嚥，反復性肺炎を起こしやすい．GERD の治療に投与されている薬物は，手術当日朝にも服用あるいは投与する．
5. 痙直，拘縮があるので静脈路確保や手術体位をとるのに非常に苦労する．効果的に当て物をしたり，柔らかい空気マットレスなどを使い，皮膚損傷や神経損傷が起こらないように細心の注意を払う．

10 ● 脳性麻痺（痙攣を伴う・伴わない）

6. バクロフェン（後角の GABAβ 受容体作動薬）は，CP 患児で疼痛や拘縮の治療に使われる．バクロフェンは腸管からはほとんど吸収されないので，ポンプで脊髄くも膜下腔内に持続投与される．バクロフェンの過剰投与では，眠気，呼吸抑制，昏睡が起こる．また，バクロフェンは麻酔からの覚醒遅延の原因でもある．

7. 多くの場合，抗痙攣薬が投与されている．抗痙攣薬は周術期も継続投与するので，麻酔薬の作用に影響を及ぼす可能性がある．大手術の術後には，抗痙攣薬の血中濃度を測定し，濃度を速やかに回復させることが大切である．術後経口摂取ができない場合は，痙攣予防でホスフェニトイン（フェニトインの不整脈性などの副作用を除かれた製剤）を静注することもできる．

   従来の抗痙攣薬（カルバマゼピン，フェニトイン，バルプロ酸など）では，血小板減少，骨髄機能抑制が知られている．ケトン食の患児では，ブドウ糖含有液，乳酸リンゲル液の使用を控え，生理食塩水主体の輸液とする．長時間手術では，定期的な血糖値チェックを行う．

8. CP 児では，長期間の導尿カテーテル留置などのため，ラテックスアレルギーが多い．病歴を慎重に評価して，ラテックスアレルギーがあれば，適切な予防策をとる（前述参照）．

麻酔管理

1. 術前に患児を慎重に評価して，随伴疾患，術前に治療する急性疾患の有無を検討する．特に，誤嚥，無気肺，肺炎を慎重に評価する．

2. 両親や世話をしている人から，これまでの麻酔歴，麻酔に対する反応を聴取する．昏迷状態や気道確保が困難と疑われる患児を除いて，鎮静前投薬の投与を考慮するが，場合によっては，投与量を少なくする．過剰唾液分泌は麻酔上問題であり，抗コリン作動薬（アトロピン）を，できれば筋注で前投薬投与する．

3. 静脈麻酔導入を予定しているときは，適当な静脈穿刺部位を探して，あらかじめ局所麻酔薬（EMLA クリーム）を塗っておく．血管が収縮しているときは，局所を温めると血管が拡張して，穿刺しやすくなる．

4. プロポフォールは，気道および気管支の反応性を低下させるので，導入薬としては有利である．あるいは，セボフルランを麻酔導入に使う．特に静脈路確保，挿管，マスク換気困難が予想される症例では選択肢となる．この場合，口腔内唾液量低減のための，麻酔前 30 分のアトロピン（0.02 mg/kg）筋注は有用である．

5. 迅速導入が必要かを評価する．口内唾液量が多い場合，挿管直前に，助手に一瞬口腔内吸引をしてもらうとよい．気道分泌が多い場合には，気管チューブ挿入後気道を吸引する．肺疾患がわかっている場合には，喀痰は培養に出す．

6. CP でない患児と比べて，吸入麻酔薬の MAC は CP 児で 20％低い（やや低めの濃度でもよい可能性がある）．

7. CP 児の非脱分極性筋弛緩薬に対する抵抗性も，感受性亢進も観察されている．これは，抗痙攣薬との薬物相互作用または神経筋アセチルコリン受容体の変化によると考えられている．筋弛緩モニターを使い，確実な回復を確認する．

8. CP 児は低体温に陥りやすい．術中の体温モニターと体温維持策だけでなく，手術

室入室前から低体温防止対策を行う.
9. 鏡視下手術が術後痛や合併症防止の点から好ましい.
10. 広範手術（脊椎矯正手術など）の出血量は，正常児よりも多い可能性がある．これには，血管運動調節の変化，血小板，凝固因子欠乏が関係している．必要に応じて，十分量の血液，凝固因子を確保しておく．

術後管理

1. 術後疼痛管理には，末梢神経ブロックや脊髄幹ブロックでのカテーテル留置が理想的である．
2. 両親または世話をしている人に術後回復エリアに一緒にいてもらい，患児の不快感を評価する補助をしてもらう．
3. CP児の脊椎大手術の術後管理は難局が予想され，PICUの準備が必須である．
4. 抗痙攣薬は慎重に継続しておく．治療の指針として大手術後には抗痙攣薬の血中濃度を測定しておく．ある程度の期間，経口摂取ができない患児では，ホスフェニトインを投与することもできる．
5. ギプスを巻いている患児が硬膜外鎮痛を受けているときは，特に慎重に観察しなければならない．骨切り術の後には筋区画症候群が起こることがあるが，発見は容易ではない．整形外科医とのしっかりとした協調が必須である．

11 ● 非定型的血漿コリンエステラーゼ

遺伝的な異常なコリンエステラーゼは，筋弛緩薬（スキサメトニウムなど）の投与後，遷延性無呼吸を呈する．第3染色体上に発見されている5つの偽性コリンエステラーゼの対立遺伝子がほとんどの表現型を占めている．その5つは，定型的（E^u），非定型的（E^a），フッ素抵抗性（E^f），沈黙遺伝子（E^s），およびC^5変種（Cynthiana）である．最近は，さらにH，J，K変種が加わっている．

同型接合体では非定型的異形体，フッ素抵抗性異形体，沈黙遺伝子異形体はスキサメトニウムからの回復を遷延する．C^5変種（Cynthiana）はスキサメトニウムを迅速に分解する．非定型的同型接合体（頻度1：2,500人の小児）では，筋力回復は5〜6時間遷延する．非定型的異型接合体の場合（頻度1：30人の小児），回復の遅れは15〜25分ほどで気づかれない可能性がある．

遷延性無呼吸の管理

スキサメトニウムの投与後，筋活動が回復しない場合：
1. 調節換気を行いながら鎮静／麻酔を続ける．
2. 神経刺激装置を使用し，筋弛緩の状態を確認する．
3. 調節換気を中止する前に，完全に回復していることを確認する．最高3〜6時間かかる可能性がある．
4. 予期しない発症の場合，待機している家族に，時間はかかるが必ず回復することを早めに伝えて不安にならないよう配慮する．

12 ● 血液疾患

注意：前述のステップに従えば，スキサメトニウムによる遷延性無呼吸は深刻な問題ではない．何か薬剤を投与したり，新鮮血を投与したりして，筋弛緩状況を変えようとしない．薬剤を投与すると別な合併症を引き起こすことがある．換気を続け，とにかく辛抱強く待つ！

コリンエステラーゼ活性検査の採血を行う．

1. コリンエステラーゼ活性（正常範囲は検査機関で異なるが60〜200単位である）
2. ジブカイン数（DN：正常範囲75〜85）
3. フッ化物数（FN：正常範囲55〜65）

非定型タイプの酵素を持つ患児は，典型的にDN（15〜25）やFN（20〜25）は低い．異型接合体の患児の場合，中間の値（DN：50〜70，FN：40〜50）をとる．これらの検査の結果が得られるには数日間かかるため，即時の患児管理には意味を持たない．

他に考慮すること

診断が確かめられた場合，患児家族の血液も検査し，今後の麻酔のためにも彼らの状態も知らせてあげる必要がある．同型接合体タイプのコリンエステラーゼ所有の家族が発見された場合，警告カードの携帯，あるいはMedical Alertの腕輪を着けることを勧める．

12 ● 血液疾患

貧 血

手術が必要な小児が貧血の場合がある．通常，生まれたときのヘモグロビン（Hb）は18〜20 g/dLであるが，生後3ヵ月までにおおよそ10〜11 g/dLの最低値に落ち，その後6歳までに徐々に12〜14 g/dLまで上がる（p.161 **表4-11**参照）．これは新生児生理的貧血と呼ばれる．

しかし，早期産児では生まれたときの赤血球数は少なく，胎児赤血球も短命で，エリスロポエチンへの反応も悪いため，Hbレベルはさらに低くなる．頻繁な採血検査もこの貧血を悪化させる．年齢標準以下のHbレベルの患児の場合，原因の大半は栄養不良である．手術が予定される前に貧血があればあらかじめその原因を突き止め，治療しておく．慢性的にHbレベルが7〜9 g/dL（腎不全など）では，手術中にさらに出血がなければ，大半の症例で麻酔は問題ない．しかし，Hbレベルが7 g/dL以下であれば，貧血がもたらす生理学的な問題は，麻酔中の安全をかなり損なう可能性がある．特にかなりの術中出血が予想されるときは問題である．

貧血患児で忘れてはいけないこと：

1. 組織への酸素運搬の主たる補償機序は心拍出量増加であり，2,3-DPGの増加に起因するヘモグロビン酸素解離曲線のシフトはほとんど貢献しない．Hbレベルが8 g/dL未満になれば，酸素運搬能の低下は心拍出量増加で代償されなければならない．
2. 組織への酸素運搬という点では，10%のHbレベル，心拍数，そしてSpO$_2$の変化

Chapter 6 ● 麻酔管理に影響する医学的状況

はほぼ同義であり，10％の心拍出量，すなわち酸素運搬能の変化を意味する．これはHbレベルの1〜2g/dLあるいは心拍数の10〜20/分の変動に相当する．しかし，通常SpO_2値10％以上の低下（SpO_2値90％未満）には耐えられない．酸素運搬能以外に，組織の酸素分圧や酸素解離能も関わる．

3. 冠静脈洞血の酸素飽和度は正常できわめて低く，さらなる低下の余地がない．したがって貧血の場合，心筋への酸素輸送は冠動脈血流増加による代償だけに依存する．5g/dL未満のHbレベルではその代償機能も限界で，心内膜下虚血と高心拍出量性うっ血性心不全が起こる可能性がある．

4. 根拠となる研究はないが，重篤な貧血の患児は，低酸素事象での安全域が狭く，麻酔中の心停止の危険性が高いことが示唆されている．

5. チアノーゼ性心疾患や呼吸器疾患を持つ患児は，代償のため通常の小児より高いHbレベルを必要とする．こうした患児では，Hb増加による血液粘性の増加，脳梗塞の発生が問題となる．

6. 貧血の早期産児は周期性に無呼吸になる可能性が高い．しかし，輸血は適応とならない．

選択的手術の場合，以下を考慮する．

1. 重篤な貧血がある場合，貧血の原因が診断され，治療されるまで選択的手術は延期する．鉄欠乏性貧血患児では，3〜4週の経口鉄剤治療でHbレベルはかなり増加する．

2. 手術を延期できない場合，貧血にもかかわらず手術を行うか，濃厚赤血球液を輸血して手術するかを決める．この決定は，多くの要因（例えば年齢や健康状態，予想出血量，貧血の重症度）に影響される．

3. 貧血患児に適した麻酔法を選択する．
   a. 過度の手術前の鎮静を避ける．
   b. 麻酔導入前に患児に酸素を投与する．
   c. 麻酔中の酸素濃度を高めに維持する．
   d. 気管挿管麻酔にする．
   e. 換気を調節し，適正二酸化炭素分圧レベルを保つ．
   f. 心筋抑制薬に注意する．
   g. 慎重な輸液療法で血管内容量を保つ．心拍出量の維持のためには血液量減少を避ける．
   h. 完全に覚醒するまで抜管しない．
   i. 術後回復室（PACU）まで患児を搬送する間も連続的な酸素投与を忘れない．
   j. 患児の体温を維持する．

鎌状赤血球状態

鎌状赤血球状態は異常ヘモグロビンの存在する状態である．鎌状赤血球ヘモグロビン（HbS）は脱酸素化されるとジェル状態となり，赤血球が変形し，血管を閉塞し，肺（急性肺症候群：ACS），骨，脾，脳の梗塞を引き起こす．加えて赤血球寿命は短くな

12 ● 血液疾患

り，それに伴う溶血のため貧血とビリルビンレベルの増加がみられる．胆石症もよくみ
られる．病気の経過で，鎌状赤血球化危機，溶血危機，再生不良危機などの危機的な発
作がみられる．鎌状赤血球化危機では虚血性の痛み，溶血危機のため，さらなる貧血，
そして再生不良危機により死に至ることもある．鎌状赤血球化による虚血は多くの臓器
に影響を及ぼす．この病気は，ほぼアフリカ系や地中海地方系の人に限定される．国際
化の流れで日本でも散見されるようになったが，多くは形質者であり鎌状赤血球病者で
はない．また，すでにスクリーニングを受けていて，自身の状態をよく把握している
が，紹介状などの理解のために以下が参考となる．

米国では，新生児は生まれたときに鎌形赤血球症のスクリーニングテストを受ける．
しかし，米国外で生まれた新生児はスクリーニングを受けていない可能性がある．鎌状
赤血球症は，胎児ヘモグロビン HbF が鎌状ヘモグロビン HbS に置き換わる乳児期（生
後6ヵ月以降）に明らかになる場合がある．HbF の存在は，赤血球の鎌状化に対し，
ある程度の保護作用がある．Sickledex test を生後6ヵ月未満に施行しても HbS の存在
を検出できない可能性がある．HbSS の乳児は6歳までは肺炎球菌ワクチンとペニシリ
ン予防投与を受けるべきである．

病気の重症度は存在する HbS の割合と，他の異常ヘモグロビンの存在の有無により
決まる（表6-3）．

1. 鎌状赤血球形質者（軽症型，Hb AS 異型接合体）：形質者（trait）の頻度はアフリ
   カ系アメリカ人で約8%である．鎌状赤血球化はきわめて高度の低酸素血や外循環
   時以外には起こりそうになく，麻酔中深刻な問題を引き起こしそうにない．
2. 鎌状赤血球病（重症型，Hb SS 同型接合体）：鎌状赤血球病者（SCD）の頻度はア
   フリカ系アメリカ人で0.3〜1.3%である．このタイプの患児は，脳梗塞，急性肺症
   候群（ACS），慢性肺疾患など，周術期に深刻な問題を起こす可能性がある．
3. さらに他の異常 Hb が共存する場合，病気は修正される可能性がある．例えば
   HbC（異常ヘモグロビンとしては2番目に多い）が存在する場合，鎌状赤血球化
   する可能性は高くなる．HbSC 患児は，Hb 値は正常であっても鎌状赤血球化の危
   険性は高い．同様に，HbD も HbS との組み合わせで，鎌状赤血球化を助長する．
   一方，胎児ヘモグロビン（HbF）の存在（例：サラセミアなど）は，溶血や鎌状
   赤血球化のリスクを減らす保護作用を有する可能性がある．したがって，ヘモグロ
   ビン電気泳動の結果を知っていることは，とても重要である．

表6-3　年長児でのヘモグロビン電気泳動

症候群	HbA（%）	HbS（%）	HbF（%）	HbC（%）
鎌状赤血球症	0	80〜95	2〜20	0
鎌状 C 赤血球症	0	45〜50	1〜5	45〜50
β 地中海貧血症	0〜30	65〜90	2〜15	0
鎌状赤血球形質	50〜60	35〜45	1〜2	0
正常値	95〜98	0	1〜2	0

227

Chapter 6 ● 麻酔管理に影響する医学的状況

4. 高い HbF の割合を持つ新生児は，通常貧血はなく，鎌状赤血球化のリスクは低い
   と考えられている．しかし，大きなストレスに曝された新生児で，鎌状赤血球化危
   機は報告されている．通常は生後 2, 3 ヵ月頃に臨床徴候が現れる．

5. 脾臓の機能が障害されると重い感染症に罹患する可能性があるため，予防的抗菌薬
   投与が適応となる．後には，血管閉塞病変のために自己脾摘状態になる場合がある．

6. 腎機能障害（低張尿）が幼小児に起こることがあり，尿量が増えそれに伴い脱水に
   陥る可能性がある．

7. ACS：急性胸部症候群は，胸痛，呼吸困難，発熱，肺の多葉浸潤からなる急性発
   作であり，鎌状赤血球病の小児ではよくみられ，高度の低酸素血症に陥る場合があ
   る．治療は抗菌薬，輸液療法，輸血療法，鎮痛（PCA，NSAIDs，硬膜外鎮痛）で
   ある．こうした小児は，よく術後 1～3 日目に"肺炎"として来院する場合がある．

8. 後年，肺梗塞は肺線維症，肺高血圧，そして肺性心につながる．これらの患児の
   10％で脳卒中が発生している．

■ 麻酔上の特別な問題

1. 鎌状赤血球化発作は，全身性低酸素血症だけでなく，局所性の低酸素血症によって
   も引き起こされる可能性を持つ．

2. 患児に貧血，アシドーシス，低血圧，脱水，低・高体温があれば鎌状赤血球化は起
   こりやすい．また，他にもう一つ異常ヘモグロビン（HbC，HbD）が存在すれ
   ば，同じく鎌状赤血球化発作を起こしやすい．

3. 患児が鎌状赤血球病である場合，以前の血管閉塞性発作による病変で，恒久的な病
   変が生じ，心，肝臓，腎臓機能が障害されている可能性がある．

4. 血清コリンエステラーゼ活性が低い場合がある．

■ 麻酔管理

　多くの経験が蓄積されてきており，対応法は急速に進歩している．鎌状赤血球病患者
の麻酔を考える際には，海外の血液専門医の意見が必須である．従来の考えが変わって
いるかもしれないが驚かないこと！

■ 手術前

1. 麻酔が必要なすべてのアフリカ系アメリカ人患児で，鎌状赤血球の検査が必須で
   ある．
   a. 新生児の Hb 電気泳動によるスクリーニングは，米国ではルーチンに実行され
      ているが，その他の国からの旅行者では行われていない可能性がある．
   b. 溶解度試験（Sickledex, Sickleprep）の結果は 5 分で判明するが，鎌状赤血球
      形質患児と鎌状赤血球病患児の区別はできない．
   c. 胎児 HbF の存在が影響し，生後 6 ヵ月以下の乳児でのスクリーニングテストは
      あてにならない．
   d. 理想的には，リスクのある患児はすべて電気泳動で正確な診断を確立すべきで
      ある．

2. 一般に，貧血がなければ重症の病気であることはまれである．しかし，ヘモグロビン電気泳動は，他のどのような異常ヘモグロビン（HbC，HbD など）の可能性を排除し，病態の重症度を判定するのに必須である（p.227 **表6-3** 参照）．HbSC 病患児では，Hb 値は正常であっても，鎌状赤血球化の危険性がある．

3. 患児が鎌状赤血球形質（HbS が 50% 未満）の場合：
   a. 手術前の脱水を避ける．可能なら手術前 2 時間まで澄水摂取を勧める．あるいは禁食の間に静脈内の輸液療法を開始する．
   b. 過度の手術前の鎮静を避ける．

4. 患児が鎌状赤血球病（HbS が 70～90%）の場合：
   a. 特に以前の鎌状赤血球化危機の後遺症があるか，慎重に患児を評価する（脳梗塞 30%，心筋梗塞，肺梗塞，腎梗塞）．患児のこれまでの疼痛対策を把握する．
   b. 手術前の輸血が必要となる場合がある．
      Hb レベルを 10 g/dL 以上に増やすのに必要な程度の輸血，交換輸血を行う．どちらも同程度に周麻酔期の合併症を防ぎうることが示されている．そこで，通常濃厚赤血球の輸血をして，Hb レベルを 10 g/dL に上げ，リンゲル液を使い，維持輸液量を 50% 増して投与する．
      輸血で注意すべき後遺症としては受血者に出現する新しい抗体がある．この抗体のため，将来的に輸血に適合した血液を探すのがより困難になる可能性がある．
   c. 低体温で心肺バイパスを必要とする患児の場合，濃厚赤血球輸血をするか交換輸血で HbS レベルを 5% 未満に下げる必要がある．
   d. 緊急な重篤状態の場合には，交換輸血が必要となる．

■ 周術期

1. 酸素濃度は少なくとも 50% 以上を保ち，換気は調節，酸素飽和度 100% を維持する．
2. 酸塩基平衡を正常に保つ．
3. 体温を正常に保つ．
4. 慎重に体液管理を行い，脱水および過度の水分負荷に注意する．
5. 局所の虚血に注意する．
   a. 局所的血管うっ血を避けるために，患児の体位を慎重にとり，十分に当て物をする．
   b. 本当に必要でない限り駆血帯を使用しない．どうしても必要なら，あらかじめ局所の脱血を十分に行い（あらかじめ局所を挙上，そして駆血する），駆血時間を最小限にする．
   c. 血圧測定カフなども頻繁にチェックし，不用意に局所が駆血されないように注意する．

■ 手術後

1. 抜管前に患児の覚醒を確認する．
2. 酸素投与を忘れない．そして，抜管後 24 時間は投与を続ける．回復室（PACU）に移送する際も含めて SpO_2 を持続的にモニターする．

Chapter 6 ● 麻酔管理に影響する医学的状況

3. 水分維持と保温に注意する.
4. 肺合併症に注意する. SCD ではよくみられる.
5. 疼痛管理を行う.
6. 早期離床，歩行を目指す.
7. 深呼吸訓練を行う.

血友病

■ 第Ⅷ因子欠乏（古典血友病タイプ A）

古典的な血友病は性染色体 X リンクの劣性障害として遺伝し（頻度 1：10,000），出血（自然あるいは少しの怪我）症状の発現によって特徴づけられる. 症状発現は，新生児では臍の緒からの出血，幼児期では割礼後の出血としてみられることがある. 第Ⅷ因子の測定で診断が確定する. 学童期にも多くの部位に発症するが，関節血腫は一般的で，後腹膜出血の場合もある. 血友病の小児では，どんな手術でも出血しやすく特別な注意が必要である. 特に抜歯時の出血がよく問題となる.

▶外科的処置：血友病患児の手術は，この状態の管理が完全にできる施設で選択的手術として行う. 血液専門医，外科医，麻酔科医によるチーム医療は欠かせない. もし，血液専門医あるいは高度な輸血サービスが利用できない状態で救急手術が避けられない場合，手術前に新鮮凍結血漿（20 mL/kg）を投与し，小児血液専門医と相談する. 日本では，血液専門医が血液腫瘍専門に特化し，血液凝固障害や血液由来製剤の使用に十分に精通していない場合がある.

【手術前】

1. 診断に疑問があれば，患児の凝固因子濃度の測定を行う. たとえ患児にこれまで阻害因子が検出されなかったとしても，手術前検査で第Ⅷ因子阻害因子（患児の 5〜10％で見つかっている）のスクリーニングをすべきである.
2. 手術の 1 時間前に第Ⅷ因子濃縮製剤（25〜50 単位/kg）の注入を行い，その後で血漿第Ⅷ因子活性のテストを行う（第Ⅷ因子 1 単位/kg 投与すると血漿レベルは 2％増加する，しかし半減期は 12 時間である）. 第Ⅷ因子活性が 50％以上であれば，手術を行ってもよい. ただ，頭部外傷や脳外科手術であれば 80〜100％の活性が必要である. 軽症であれば，デスモプレシン（DDAVP）も有効と考えられる. リコンビナント rⅦa 製剤（ノボセブン®）は，血液由来感染症のリスクを排除する.

【周術期】

1. 気管挿管など気道に直接器具を用いる場合は丁寧に行う. 粘膜損傷により粘膜下出血を引き起こす.
2. 大手術の間は，第Ⅷ因子 3〜4 単位/kg/時の持続点滴がよいかもしれない（血液専門医に相談）.

【手術後】

1. 手術の程度や内容により，第Ⅷ因子濃度を術後数日間は 50％に維持する. 望ましくは活性を反復検査しながら，第Ⅷ因子を持続点滴により与えることで達成できる.
2. 抜歯後の抗プラスミン薬の投与は，形成された凝血の線維素溶解を妨ぐ役割がある.

注意：第Ⅷ因子阻害因子が存在するときの治療は困難である．高用量の第Ⅷ因子投与と免疫抑制薬の併用，豚由来第Ⅷ因子投与，第Ⅷ因子バイパス療法，リコンビナントrⅦaの投与など，さまざまな治療方法が試みられている．

阻害因子があると，血友病の場合，第Ⅷ因子や第Ⅸ因子製剤を投与しても凝固機能は改善しない．バイパス製剤と呼ばれる第Ⅱ，Ⅶ，Ⅸ，Ⅹ因子およびこれらが活性化された因子を含む「活性化プロトロンビン複合体製剤（APCC）」，および「活性型第Ⅶ因子製剤」を投与すると，阻害因子の経路を迂回できる．

■第Ⅸ因子欠乏〔クリスマス病（血友病タイプB）〕

この病態は血友病Aと同じである．第Ⅸ因子欠乏患児では，第Ⅸ因子濃度検査が行われること以外，第Ⅷ因子不足と同様に扱われ，治療として第Ⅸ因子の注入が行われる．第Ⅸ因子阻害の問題も同様である．リコンビナント製剤もある．

フォンウィルブラント病（VWD）

これは最もよくみられる先天性の出血性障害で，小児の1％が影響される．この病気（先天性でも，後天性でも）にはさまざまなタイプがあり，発生率は人種により大きく異なる．他の病気（慢性腎不全，先天性心疾患，ウィルムス腫瘍など）への続発として起こる場合があり，原病の治癒で軽快する．VWDでみられる基本的な欠陥は，第Ⅷ因子の運搬タンパクである血漿共同因子の欠如であり，損傷された血管内皮への接着が行われない．

VWDには3つのタイプがあり，多くの亜型があるが，臨床的には，軽症，中等症，重症に分けられる．

タイプ1：最も軽症型（VWDの60～80％）で，フォンウィルブラント因子の低下も軽度である．出血時間は長くなるが，プロトロンビン時間（PT）や部分的トロンボプラスチン時間（PTT）はしばしば正常である．歯科の抜歯時，あるいは外科手術時に止血困難となり気づかれるまで発見されない．

タイプ2：中等度症（20～30％）．フォンウィルブラント因子の質的な問題で量的な問題ではなく，因子量は正常である．

タイプ3：最重症（1％未満）．フォンウィルブラント因子は欠損し，第Ⅷ因子は検知されないほど低いため，血友病Aと混同される．

臨床症状は病気の重症度に依存する．皮膚および粘膜出血は普通にみられるが，深い組織内での出血もある．易出血性や抜歯後の止血困難の既往に麻酔科医は注意する．タイプ1とタイプ2病で，デスモプレシン（DDAVP）が通常効果的である．しかし，タイプ2で血小板が減少している場合には悪化させる可能性があり，またタイプ3ではまったく無効である．後者はクリオプレシピテート，新鮮凍結血漿，あるいはリコンビナントⅦ因子製剤が治療手段となる．

病気のタイプが手術前にわからない場合，DDAVPの注入に対する凝固反応の評価が適切な場合がある．もし出血時間が短くなれば，手術時DDAVP投与が役に立つ．無

Chapter 6 ● 麻酔管理に影響する医学的状況

効の場合，血液製剤投与が必要となる．血液専門医のアドバイスが必須である．

注意：術中に予想外に出血量が多い症例に，あらかじめ診断がついていない重症VWD が含まれる可能性がある．術中予想外の出血に対し輸血や新鮮凍結血漿（FFP）が投与されると，凝固機能検査では正常と判断される可能性があり，その後の再手術時などで問題となる．

13 ● 糖尿病

小児期に最も多くみられる内分泌の障害である．症状を呈する糖尿病の小児は，皆インスリン依存性（1型）である．2型糖尿病が小児期から思春期に学童期の肥満児に起こる場合があるが，症状はなく，通常診断がついていない．

若年小児の場合，通常，体重減少，多渇症，多尿症を呈する．発症が非常に突然の場合があり，ケトアシドーシスを呈する．このケトアシドーシスには腹痛や白血球増多を伴う場合があり，虫垂炎と間違えられる場合がある．小児糖尿病は成人とは異なり，循環系の合併症はまれであり，腎臓病，心臓病，末梢血管などの問題はみられない．

若年型糖尿病への現在のアプローチは，1日2～3回のインスリン使用により，1日を通してできるだけ正常に近い血糖値を維持する．このため一部の小児では，インスリン注入ポンプが使用される．場合によっては血糖値調節が困難である．小児期糖尿病はしばしば不安定であり，麻酔科医は担当する医療チームと密接に協力して，これらの患児のインスリン管理にあたる必要がある．

麻酔管理

周術期管理は血糖値の綿密な管理につきる．成人では，周術期の高血糖（>200 mg/dL）は創感染率の増加との関連が知られているが，小児において同様のデータはない．

■ 手術前

1. 患者の安定化を図るため，血糖値の綿密なモニターは選択的な大手術の場合，数日前から開始する．
2. よくコントロールされた小児糖尿病の場合，軽い選択的手術は日帰り手術での計画も可能である．
3. 高度の高血糖やケトン症は，手術が予定される前に適切なインスリン投与で調整する．HbA1c を追跡調査して代謝が安定していることを確認する．糖尿病ケトアシドーシスが修正されるまでは，なんとしても救急手術は延期する．
4. 短い手術（1時間未満）：
   a. 朝できるだけ早い予定とする．
   b. 手術前の血糖値を測定する．
   c. 常用量の1/2～2/3量のインスリンを，中間型インスリン（NPH または Lente）だけで投与する．短時間型インスリンの投与は避ける．
   d. 血糖値が5 mmol/L 未満（90 mg/dL 未満）の場合以外は，5%のブドウ糖を含む酢酸リンゲル液を，維持量速度（3～4 mL/kg/時）で開始する．もし血糖値

が 5 mmol/L 未満（90 mg/dL 未満）であれば投与速度を上げ，血糖値を再検する.

e. 簡易血糖計を用い，手術中 1 時間ごと，および手術直後の血糖値を測定する.

f. 術後嘔気・嘔吐が少ない麻酔手技を選択し，速やかに正常の経口摂取に戻す.

5. 長時間手術（1 時間以上）の場合，血糖値を 30〜60 分おきにチェックしながら，インスリン注入に加えてブドウ糖注入を行うのが好ましい.

a. 500 mL の生理食塩水に，レギュラーインスリンの 50 単位を加える（レギュラーインスリン 0.1 単位/mL となる）. あらかじめ 50〜100 mL のインスリンを流し，チュービング（PVC 製）のインスリン吸着を飽和させておく.

b. 維持液の輸液ラインに，Y 字管などを使って合流させ，注入ポンプ投与量を調整する.

c. インスリン 0.1 単位/kg/時（1 mL/kg/時）で注入する.

d. 血糖値 5〜10 mmol/L（90〜180 mg/dL）を維持できる速度で 5%のブドウ糖を含む酢酸リンゲル液を輸液する.

e. 手術中は 60 分ごとに血糖値をチェックする.

f. 手術後は，状況によってはインスリン注入を続ける. 担当する小児科医が，血糖値に応じたインスリン投与量の調整を行う.

■手術後

1. 短時間手術の場合：

a. 患児が皮下インスリン投与を受けている場合，必要に応じ，血糖レベルに基づいて短時間型インスリンの適切量を投与する. 経口摂取が開始されるまで，輸液を続ける.

b. 患児の流動物，固形物の経口摂取が通常どおりになれば，翌日からは通常のインスリン投与が再開される.

2. 長時間手術の場合：

a. 患児の状態が許せば（例えば経口摂取が行われ，点滴も抜去されたとき），皮下インスリン投与に替える.

b. 小児科医による糖尿病管理に移行する.

■インスリンポンプを使用している小児の管理

1. 皮下注射部位が十分に保護されていて，注入針が外れていないことを確認する.

2. 小児内科チームと管理プランを相談する. 一般的に，基本注入量は維持し，食止めになるので単回注入量を投与しない. しかし，血糖値によっては単回投与も必要となる.

救急手術

糖尿病ケトアシドーシスは，外科的なストレスから生じうるが，一方で急性腹症の症状は，糖尿病ケトアシドーシスに類似していることも忘れてはいけない.

1. 手術室に患児が運ばれる前に安定化を図る. この安定化は担当医療チームと協力し

Chapter 6 ● 麻酔管理に影響する医学的状況

て行う．ケトアシドーシスを補正し，血管内循環量を回復し，電解質異常を補正する．

2. 循環血液量の評価，血糖値の評価のために，中心静脈（CVP）ライン，動脈ラインの確保を行う．

3. 循環血液量の補正に温輸液剤を使用する．CVP の値によっては，1 時間で生理食塩水 10～20 mL/kg の投与が必要となる．

4. 静脈内レギュラーインスリンが必要となる．ボーラスで 0.1 単位/kg の投与後，0.1 単位/kg/時の注入が用いられる．

5. 頻回の血糖値検査が必要である．目標は毎時間あたり，最大でも 100 mg/dL の血糖値レベルの降下に抑える．これ以上の急速な低下は，危険な浸透圧シフトをもたらす．

6. 血糖値が 300 mg/dL 未満であれば，5%ブドウ糖含有の生理食塩水で輸液を続ける．

7. 頻回に血清電解質をモニターする．低カリウム血症が生じうる．腎機能がよければカリウム注入を行う．

8. 循環血液量減少が補正され，インスリンが投与されれば，代謝性アシドーシスは自然に補正される．ケトン体は代謝され，新たな産生はストップする．きわめて著しいアシドーシス（pH 7.0 以下）が存在する場合を除き，重炭酸ナトリウム投与は不要で，むしろ有害な可能性がある．

9. 糖尿病ケトアシドーシスの処置の間には，無症状の脳浮腫が起こることがあるが，危険な脳浮腫の発生はまれである．患児の密接なモニターと 4 L/m^2/24 時間までに制限された水分管理が必要である．

14 ● 悪性疾患（がん）

　麻酔科医が悪性疾患児の治療に関わることは多い．病気の部位や種類によりさまざまな問題はあるが，これらの患児すべてに共通なことは，情緒面で特別な配慮が求められることである．患児，そして両親の動揺や不快を最小限にするために注意を払う必要がある．なお，「がん，あるいはガン」は悪性腫瘍全体を示す場合に用いられ，「悪性新生物」と総称される場合もある．その中で，上皮細胞由来の「がん」の場合は「癌」が用いられ，筋肉や骨など組織由来の場合は「肉腫」，その他の白血病やリンパ腫などでは「血液のがん」などと表記される．名前は類似するが悪性症候群，悪性高熱症は「がん」ではない．

　痛みを伴う診断や治療的な手技（例えば腰椎穿刺，骨髄穿刺）では，患児には特別な配慮が必要であり，慎重に計画する．これまで日本では，こうした手技に麻酔科医が関わることはほとんどなく，小児科医が片手間に鎮痛や鎮静を行ってきている．しかし，医療の安全と質が問われてきている昨今，小児麻酔科医にとってはきわめて重要な分野である．穿刺部位での EMLA クリーム（パッチ）の使用は当然だが，体制の整わない病棟での主治医による鎮静を避け，必要に応じ区域麻酔，全身麻酔の使用を助言し，積極的に実施する．

特別な麻酔上の問題

悪性疾患を持つ子どもは，反復した処置や検査が多く，麻酔には特別な問題がある．

1. 繰り返しの痛みや苦痛を与えない配慮をする．穿刺部位での EMLA クリーム（パッチ）の使用に加え，PICC カテーテルの使用，逆流防止弁の使用，丁寧なラインフラッシュなど，反復穿刺を少なくする方策を講じる．

2. 易感染性には特に配慮し，すべての処置で無菌的対応を心がける．手指衛生を徹底し，皮膚や処置部の消毒も丁寧に手順を遵守する．

3. 気道を含む解剖学的異常，肺門リンパ節の拡大がある小児では注意が必要である．子どもでは，治療開始前の診断のための処置で全身麻酔が必要になる場合（頸部リンパ節生検*，MRI 検査など）がある．特に頸部，縦隔腫瘍患者では，軽度の鎮静や筋弛緩で完全気道閉塞をきたす場合があり，慎重な患者評価と準備が必要である（脚注参照）．

4. 血液がん（造血系の悪性腫瘍）では，貧血，凝固障害，免疫不全を伴う可能性が高い．凝固障害は手術中の肺出血による換気困難をもたらす可能性がある．その場合は，血塊除去のために緊急気管支鏡が必要となることがある．

5. 長期間のステロイド投与の既往があれば，手術前のコルチコステロイド投与（ステロイドカバー）を考慮する．

6. 放射線療法や化学療法では，嘔気・嘔吐を伴うことがあり，脱水や電解質異常をきたす場合がある．生化学検査をチェックする．腫瘍崩壊症候群を誘発しかねないため，血液腫瘍科との相談なしにデキサメタゾンを投与しない．

7. 全身照射，シクロホスファミド治療，ドキソルビシンまたはダウノルビシンの使用では，心筋症の発生がみられる（下記参照）．

8. 高カルシウム血症は骨の悪性腫瘍に合併する可能性がある．

9. 腎症は腎機能障害に移行する可能性がある．

10. 中枢神経系（CNS）の病変は頭蓋内圧亢進を伴う場合がある．

11. 末梢性神経障害が起こる可能性がある．

12. 進行した悪性の病気では，筋力低下，筋緊張低下が生じる．

13. 化学療法の副作用（心筋抑制，腎障害など）が避けられない（下記参照）．

---

*頸部リンパ節生検の問題：気管挿管できても換気できない可能性

　急性の発症で，情緒的に大きなストレス下にある小児の場合，年長児，思春期児患者でも診断目的の表在性のリンパ節生検を，局所麻酔だけで行うのは難しく（あるいは処置を始めても患者が不穏になり），処置の途中で麻酔科が呼ばれる場合がある．すでに一定量の鎮静薬が投与された後である場合も多い．麻酔科医が事前に十分に患者評価をし，準備されている場合ならともかく，「ちょっと寝かせてほしい」という主治医や外科医の安易な要求に応えるのは，患者にとって不幸な結果に終わる可能性があり，慎重に行うべきである．と同時に，繰り返し鎮静薬が投与された患者を麻酔科医としては放置せずに，当面しっかりした監視体制下におくことを勧める．

　リンパ腫などによる巨大な縦隔腫瘍でも，睡眠時にも気道がある程度開存していることは珍しくなく，SVC 症候群の症状（頭頸部浮腫や嗄声など）にしても，受け答えできる患児では，軽くみつもられる場合が少なくない．術前 MRI ではほとんど腫瘍の気道圧迫，閉塞とは無関係にみえても，鎮静下や筋弛緩下で完全な気道閉塞が起こり，気管挿管できても換気不可能から心停止に至った症例が知られる．多くの小児医療専門施設では，人工心肺スタンドバイも含めた万全の体制で検生に臨んでいるが，一般病院でそこまでの準備が行われることはない可能性が高い．

　腫瘍専門医は不満足かもしれないが，患者の安全のためには，麻酔をかける前に急性対応治療（例えばステロイド投与により腫瘍縮小を図る）を優先させる必要などを説明するのも麻酔科医の大切な役割である．腫瘍専門医といえども，麻酔の及ぼす影響への関心は低い．

Chapter 6 ● 麻酔管理に影響する医学的状況

14. 腫瘍崩壊症候群は，リンパ腫や白血病などの血液がんの治療に伴う代謝性の病態であり，高カリウム血症，低カルシウム血症，高尿酸血症，高リン血症，急性腎不全などの代謝系の病態を呈する．

■ 一般的に用いられる薬剤の副作用

抗悪性腫瘍薬のすべてで，以下の副作用が引き起こされる可能性がある．
1. 骨髄抑制：貧血症，白血球減少症，血小板減少症
2. 食欲不振，嘔気・嘔吐
3. 口内炎，脱毛
4. 易感染性

一部の薬剤では，さらに以下のような副作用が引き起こされる．
1. 肝毒性（メトトレキサート，シクロホスファミドなど）．したがって，肝機能検査指標をチェックする．
2. アミノグリコシド系抗菌薬または利尿薬（フロセミド）の併用により，腎毒性（シスプラチン，イホスファミドなど）が増強される．

加えて，特定の薬剤は心・肺機能を傷害し，麻酔科医には特別重要な意義を持つ．
1. 心毒性：
　心電図（ECG）変化は非特定変化であるが，QT 間隔が延びていると心毒性が疑われる．心臓超音波検査（心エコー）は最も役立つ心機能の指標なので，麻酔導入前にしっかりと確認しておく．
　　a. ダウノマイシン（白血病治療で使われる）とドキソルビシン（アドリアマイシン：固形腫瘍，白血病の治療で使われる）とは，心臓に以下の影響を及ぼす．
　　　ⅰ. 非特異性の ECG 上の変化で，どんな投与量でも起こる可能性がある．
　　　ⅱ. 伝導系の障害：上室性頻拍，心房性，心室性期外収縮，心室細動の可能性がある．
　　　ⅲ. 薬物性心筋症は患児の 1〜2％で生じ，うっ血性心不全につながる．
　　　ⅳ. ドキソルビシンの心臓作用は，投与量と関連する．累積的投与量が $250\,\mathrm{mg/m^2}$，または $150\,\mathrm{mg/m^2}$ で縦隔照射が組み合わさった場合，麻酔科医は警戒し，完全な循環器系の評価，特に心筋収縮力の評価として心エコーが必要である．うっ血性心不全の既往歴を持つ患児では，特に周術期合併症が起こりやすい．
　　　ⅴ. 心筋抑制薬（例えば，揮発性吸入麻酔薬）は避ける．心臓パラメータは密接にモニターする．
　　　ⅵ. β遮断薬やカルシウムチャネル拮抗薬は，心毒性を増強するため，避ける．
　　b. ミトキサントロンは，特にアントラサイクリン治療後，そして累積的投与後 $120\,\mathrm{mg/m^2}$ の状況で投与されれば，心毒性が認められる．
　　c. シクロホスファミド，シスプラチン，5-フルオロウラシル，アムサクリン，ミトラマイシン，マイトマイシン，ビンクリスチン，アクチノマイシン D のすべ

てに心毒性があり，特に高用量では心毒性に注意を要する．

2. 肺毒性：
   a. 精巣の腫瘍やホジキン病の治療で使用されるブレオマイシンは，おおよそ10%の患児で肺線維症を引き起こして，1%が死に至る．この肺に対する影響は，過剰酸素投与によって早められるため，酸素投与は慎重に行う．過剰輸液も肺浮腫を引き起こし，肺機能に悪影響を及ぼす．
   b. ブスルファン，カルムスチン，メトトレキサート，マイトマイシンは，高用量で肺線維症を引き起こす．
   c. シトシンアラビノシド，ビンブラスチン，マイトマイシンは，非心原性肺水腫との関連がある．

3. 抗コリンエステラーゼ抑制：
   a. シクロホスファミドやリンパ腫，ホジキン病，白血病のために使われる他のアルキル化薬は，血清コリンエステラーゼ作用を妨げ，結果としてスキサメトニウムによる遷延性無呼吸を起こす可能性がある．

15 ● 移植を受けた患児

　臓器移植を受けて生活している患児は多数いる．今では移植手術が無事成功し，成人期に入り家庭を持ち安定した生活を送っている患者も少なくないが，小児期には全身麻酔下でのさまざまな処置や手術を経験してきている．これらの患児は特別な考慮を必要とする．

1. これらの患児や家族は，広範囲な医療的介入を受けてきており，特に優しい情緒面での世話が必要である．
2. すべての患児が抗拒否反応療法を受け，制限された生活上にあり，また重い副作用を伴っている可能性がある．
   a. 易感染性：無菌技術に最大限注意を払う．本当に必要とする脈管モニタリングラインだけを挿入して，できるだけ早く取り除く．
   b. シクロスポリンは高血圧，高カリウム血症，腎毒性を引き起こす．腎機能検査が必要である．また，バルビツール酸系薬，フェンタニル，筋弛緩薬との相互作用によりこれらの作用を増強しうる．
   c. アザチオプリンは骨髄抑制と肝毒性がある．肝機能をチェックする．抗コリンエステラーゼ作用があり，スキサメトニウムの作用を遷延する．非脱分極性筋弛緩薬に拮抗する．
   d. 長期のステロイド治療はステロイド投与患児共通の配慮と適切なサプリメントが必要である．
   e. 拒絶反応に使われるOKT3には，アナフィラキシー反応が知られ，また特に輸液過剰がある場合には急性肺水腫を起こす可能性がある．精神反応を起こす場合もある．
3. 思春期の患者は抗拒絶反応療法に忠実に従わない傾向が強く，これが移植片拒絶につながる可能性がある．

心移植患児での特別な配慮

神経が切断された移植心臓の心臓機能は正常ではない.
1. 自律神経系を介しての通常の心機能調節機構はない（例えば迷走神経刺激の徐脈, 血圧変化への圧受容器反応）. 心拍数による麻酔深度や循環血液量評価は頼みにならない.
2. 自律神経依存の間接的薬剤効果がない（例えばアトロピン, オピオイドの変時性作用）.
3. 血液量や心充満圧力の変化への補償は制限され, しかも遅れる.
4. 小冠動脈アテローム性動脈硬化症変化は移植心臓では早められ, 小児心臓でも起こる可能性がある. 心臓神経が切断された心臓では, 虚血にも痛みが発生しない可能性があり, 診断には冠動脈血管造影が必要である. 慎重な手術中のECG監視が欠かせない. 成人の冠動脈疾患と同様に扱う.

心移植小児の麻酔
1. 慎重に拒絶反応の検査を行う. もし拒絶反応があると麻酔や手術のリスクは高まる. 拒絶徴候には下記のものがある.
    a. 食欲不振, 不機嫌, 水分貯留
    b. 心エコー図上の心臓機能低下
    c. 低電圧ECG
2. 厳しく無菌処理を行う. 不必要な脈管ライン挿入を避ける. 侵襲性のモニターラインは必須のものだけにする.
3. 循環血液量を維持する. 十分な輸液を行う.
4. 直接的な心筋抑制作用のある薬剤（吸入麻酔薬など）の高用量投与を避ける.
5. 後負荷を維持する. 脈管トーンの急速な変化を引き起こす薬剤や処置を避ける.
6. 強心薬が適応の場合, 直接作用の薬剤（例えばイソプロテレノール, ドパミン, アドレナリン）を使用する.

大部分の患児は麻薬と筋弛緩薬を用いたバランス麻酔で良好に管理される. 筋弛緩薬と免疫抑制治療の間の理論的相互作用の可能性にもかかわらず, 常用量が用いられる（筋弛緩モニターが必要である）.

肺移植患児での特別な配慮

心肺移植が肺高血圧合併の心臓病患児に実行される場合がある. 肺移植は末期の囊胞性線維症の小児（きわめて少ないが日本でも例がある）, 原発性肺高血圧症, 原因不明の肺線維症などで行われる. 移植された肺は感染に罹患しやすいうえに, 呼吸不全へと進行する閉塞性細気管支炎に罹患する傾向がある.

定期的な気管支肺洗浄や経気管支生検が, 感染や拒絶反応の徴候を知るために行われる. 通常, これには全身麻酔が必要となる. 調節換気下でのプロポフォールとロクロニウム使用で良好な結果が得られる. 無理のない範囲で, できるだけ太いサイズの気管チューブを使う. 覚醒時不快感, 呼吸困難感が強いことから, 坐位で麻酔覚醒がより快

適である．分泌物の多さも問題となる．

肝移植患児での特別な配慮

　肝移植が成功した患児の場合，正常な代謝機能と薬物代謝が得られる．その結果，どんな麻酔薬も使用でき，特別な禁忌薬はない．しかし，これらの患児は易感染性の傾向があり，特にウイルス（サイトメガロウイルス，エプスタイン・バーウイルス，肝炎ウイルス）感染に罹患しやすく，非常に慎重な無菌的予防措置が必要である．

　肝機能が異常な患児の場合，異常な薬剤分布，タンパク結合，代謝，クリアランスを呈する．加えて，凝固障害もみられる．プロトロンビン時間（PT）は肝機能で最も役に立つテストの一つと考えられる．大部分の他のテストが異常になる前に PT が延長する．これらの患児では，麻酔法は慎重に選ぶ必要がある．吸入麻酔薬の使用は慎重であるべきだが，オピオイドへの反応も予測できない．レミフェンタニルと，筋弛緩薬としては同じく肝臓代謝が不要であることからシス・アトラクリウムが北米では選択される．肝移植後の患児の肝機能はおおむね正常範囲内であり，ロクロニウムは肝臓でグルクロン酸抱合を受けてそのまま胆汁に排泄されるが，代謝産物もほぼ筋弛緩作用がないことから，日本では，筋弛緩モニターを用いることでロクロニウムを使用しても問題はない．

　麻酔科医からみた小児生体肝移植には，提供者の麻酔に加え，脳死下移植とは異なる患者家族の心情と倫理的葛藤を十分に理解する必要性がある．外科医は脳死移植に比較して，あらかじめ移植する肝臓の解剖を十分に把握でき，また移植肝の状態もよく，再灌流時の血行動態の変動も比較的に少ない利点はある．しかし，適応（葛西手術後であるか代謝異常疾患であるかなど）や既往手術の状況によっては，側副血行形成，肝・門脈循環遮断の影響も異なることから，再灌流時の循環動態の変動や，そこに至るまでの出血量は大きく影響を受ける．あらかじめ手術手順を頭に入れ，術野の注意深い観察と絶え間ない外科医との手術進捗の確認が必要である．

　手術切開創が大きく，術後の痛みへの配慮も必要だが，血液凝固に問題があり，また門脈圧亢進，食道静脈瘤損傷破裂にも配慮すると，麻酔はプロポフォールとロクロニウムによる迅速導入に引き続き，セボフルランとフェンタニルを主体とした気管挿管麻酔とする．胃管挿入や経鼻気管挿管も，TEE も避けたいし，区域麻酔の使用は禁忌である．腸管膨張を避けるため N_2O は使わない．麻酔維持は，肝臓でほとんど代謝されないデスフルランに理論的な優位性があり，プロポフォールとレミフェンタニルによる TIVA も用いられるが，臨床的な優位性が明らかではないうえに経済的でない可能性がある．出血，輸液量が多く希釈やタンパク濃度の変動があり，TIVA では麻酔深度が一定しないうえに，深度のモニターも難しく，術中覚醒の発生には注意する．

　肝再灌流は，いわば予定されたショックであり，長時間にわたる手術の中で，麻酔科医の注意力が最も求められる場面である．手術進行に合わせ，あらかじめ大量出血やサイトカイン放出に伴う循環虚脱に備えた万全の準備をする．移植肝の状態だけでなく，患児や手術，そして外科医の技量が大きく影響し複合的に関わることから，外科チームとの綿密な連携が欠かせない．

　肝再建前までは血液凝固機能は保ち，再建後は血栓形成を避けるという相反する管理

Chapter 6 ● 麻酔管理に影響する医学的状況

が必要である．移植肝再灌流までの輸液は HES（ボルベン®）を主に用いるのがよい．
出血に対して必要に応じて濃厚赤血球液は使うものの，低アルブミンによる低膠質浸透
圧状態に対してアルブミンや FFP の使用をなるべく避ける．移植肝の血流が確認さ
れ，出血量が少なく，手術時間も短く，体温も良好で乳酸アシドーシスも認められない
場合には，術後早期の抜管を考慮してもよい．しかし，乳児の場合には慎重に判断す
る．帰室後から複数の処置が続くこともあり，気管挿管の抜去だけを急ぐ必要はない．

参考文献

1) Abdallah C: Considerations in perioperative assessment of valproic acid coagulopathy. J Anaesthe-siol Clin Pharmacol, 30: 7-9, 2014.
2) Becke K: Anesthesia in children with a cold. Curr Opin Anaesthesiol, 25: 333-339, 2012.
3) Bernardini R, Catania P, Caffarelli C, et al: Perioperative latex allergy. Int J Immunopathol Pharma-col, 24(3 Suppl): S55-60, 2011.
4) Betts P, Brink SJ, Swift PG, et al: Management of children with diabetes requiring surgery. Pediatr Diabetes, 8: 242-247, 2007.
5) Blanchette VS, Manco-Johnson M, Santagostino E, et al: Optimizing factor prophylaxis for the hae-mophilia population: where do we stand? Haemophilia, 10 Suppl 4: 97-104, 2004.
6) Borenstein SH, Gerstle T, Malkin D, et al: The effects of prebiopsy corticosteroid treatment on the diagnosis of mediastinal lymphoma. J Pediatr Surg, 35: 973-976, 2000.
7) Borland LM, Colligan J, Brandom BW: Frequency of anesthesia-related complications in children with Down syndrome under general anesthesia for noncardiac procedures. Paediatr Anaesth, 14: 733-738, 2004.
8) Brandom BW, Muldoon SM: Unexpected MH deaths without exposure to inhalation anesthetics in pediatric patients. Paediatr Anaesth, 23: 851-854, 2013.
9) Bratton J, Johnstone PA, McMullen KP: Outpatient management of vascular access devices in chil-dren receiving radiotherapy: complications and morbidity. Pediatr Blood Cancer, 61: 499-501, 2014.
10) Caraballo RH, Flesler S, Armeno M, et al: Ketogenic diet in pediatric patients with refractory focal status epilepticus. Epilepsy Res, 108: 1912-1916, 2014.
11) Carcao M: Changing paradigm of prophylaxis with longer acting factor concentrates. Haemophilia, 20 Suppl 4: 99-105, 2014.
12) Cerf C, Mesguish M, Gabriel I, et al: Screening patients with prolonged neuromuscular blockade after succinylcholine and mivacurium. Anesth Analg, 94: 461-466, 2002.
13) Cripe LH, Tobias JD: Cardiac considerations in the operative management of the patient with Duchenne or Becker muscular dystrophy. Paediatr Anaesth, 23: 777-784, 2013.
14) Davis L, Britten JJ, Morgan M: Cholinesterase; its significance in anaesthetic practice. Anaesthesia, 52: 244-260, 1997.
15) De Queiroz M, Combet S, Berard J, et al: Latex allergy in children: modalities and prevention. Pae-diatr Anaesth, 19: 313-319, 2009.
16) Della Rocca G: Anaesthesia in patients with cystic fibrosis. Curr Opin Anaesthesiol, 15: 95-101, 2002.
17) Doherty GM, Chisakuta A, Crean P, et al: Anesthesia and the child with asthma. Paediatr Anaesth, 15: 446-454, 2005.
18) El-Metainy S, Ghoneim T, Aridae E, et al: Incidence of perioperative adverse events in obese chil-dren undergoing elective general surgery. Br J Anaesth, 106: 359-363, 2011.
19) Ewing N, Escuriola-Ettingshausen C, Kreuz W: Prophylaxis with FEIBA in paediatric patients with haemophilia A and inhibitors. Haemophilia, 21: 358-364, 2015.

15 ● 移植を受けた患児

20) Firth PG: Anesthesia and hemoglobinopathies. Anesthesiol Clin, 27: 321-336, 2009.

21) Gurrieri C, Kivela JE, Bojanic K, et al: Anesthetic considerations in mitochondrial encephalomyopathy, lactic acidosis, and stroke-like episodes syndrome: a case series. Can J Anaesth, 58: 751-763, 2011.

22) Hata T, Todd MM: Cervical spine considerations when anesthetizing patients with Down Syndrome. Anesthesiology, 102: 680-685, 2005.

23) Hayes D Jr, Naguib A, Kirkby S, et al: Comprehensive evaluation of lung allograft function in infants after lung and heart-lung transplantation. J Heart Lung Transplant, 33: 507-513, 2014.

24) Herlich A: Perioperative temperature elevation: not all hyperthermia is malignant hyperthermia. Paediatr Anaesth, 23: 842-850, 2013.

25) Huettemann E, Junker T, Chatzinikolaou KP, et al: The influence of anthracycline therapy on cardiac function during anesthesia. Anesth Analg, 98: 941-947, 2004.

26) Jamieson N, Fitzgerald D, Singh-Grewal D, et al: Children's experiences of cystic fibrosis: a systematic review of qualitative studies. Pediatrics, 133: e1683-1697, 2014.

27) Kim TW, Nemergut ME: Preparation of modern anesthesia workstations for malignant hyperthermia-susceptible patients. Anesthesiology, 114: 205-212, 2011.

28) Kim SY, Kim JM, Lee JH, et al: Perioperative respiratory adverse events in children with active upper respiratory tract infection who received general anesthesia through an orotracheal tube and inhalation agents. Korean J Anesthesiol, 65: 136-141, 2013.

29) Kostopanagiotou G, Smyrniotis V, Arkadopoulos N, et al: Anaesthetic and perioperative management of paediatric organ recipients in nontransplant surgery. Paediatr Anaesth, 13: 754-763, 2003.

30) Kumar R, Carcao M: Inherited abnormalities of coagulation: hemophilia, von Willebrand disease, and beyond. Pediatr Clin North Am, 60: 1419-1441, 2013.

31) Langton Hewer SC, Smyth AR: Antibiotic strategies for eradicating Pseudomonas aeruginosa in people with cystic fibrosis. Cochrane Database Syst Rev, (11): CD004197, 2014.

32) Larach MG, Gronert GA, Allen GC, et al: Clinical presentation, treatment, and complications of malignant hyperthermia in North America from 1987 to 2006. Anesth Analg, 110: 498-507, 2010.

33) Latham GJ: Anesthesia for the child with cancer. Anesthesiol Clin, 32: 185-213, 2014.

34) Lazzell VA, Carr AS, Lerman J, et al: The incidence of masseter muscle rigidity after succinylcholine in infants and children. Can J Anaesth, 41: 475-479, 1994.

35) Lerman J: Perioperative management of the paediatric patient with coexisting neuromuscular disease. Br J Anaesth, 107 Suppl 1: i79-89, 2011.

36) Lerman J, McLeod ME, Strong HA: Pharmacokinetics of intravenous dantrolene in children. Anesthesiology, 70: 625-629, 1989.

37) Marchant WA, Walker I: Anaesthetic management of the child with sickle cell disease. Paediatr Anaesth, 13: 473-489, 2003.

38) Mennes I, de Va V, Missant C: Sickle cell anaemia and the consequences on the anaesthetic management of cardiac surgery. Acta Anaesthesiol Belg, 63: 81-89, 2012.

39) Moretensen A, Lenz K, Abildstrom H, et al: Anesthestizing the obese child. Paediatr Anaesth, 21: 623-629, 2011.

40) Nelson P, Litman RS: Malignant hyperthermia in children: an analysis of the North American malignant hyperthermia registry. Anesth Analg, 118: 369-374, 2014.

41) Nettis E, Delle Donne P, Di Leo E, et al: Latex immunotherapy: state of the art. Ann Allergy Asthma Immunol, 109: 160-165, 2012.

42) Niezgoda J, Morgan PG: Anesthetic considerations in patients with mitochondrial defects. Paediatr Anaesth, 23: 785-793, 2013.

43) O'Flynn RP, Shutack JG, Rosenberg H, et al: Masseter muscle rigidity and malignant hyperthermia

241

Chapter 6 ● 麻酔管理に影響する医学的状況

susceptibility in pediatric patients: an update on management and diagnosis. Anesthesiology, 80: 1228-1233, 1994.

44) Regli A, von Ungern-Sternberg BS: Anesthesia and ventilation strategies in children with asthma: Part 1—preoperative assessment. Curr Opin Anaesthiol, 27: 288-294, 2014.

45) Regli A, von Ungern-Sternberg BS: Anesthesia and ventilation strategies in children with asthma: Part II—intraoperative management. Curr Opin Anaesthiol, 27: 295-302, 2014.

46) Rhodes ET, Gong C, Edge JA, et al: ISPAD Clinical Practice Consensus Guidelines 2014. Management of children and adolescents with diabetes requiring surgery. Pediatr Diabetes, 15 Suppl 20: 224-231, 2014.

47) Riazi S, Larach MG, Hu C, et al: Malignant hyperthermia in Canada: characteristics of index anesthetics in 129 malignant hyperthermia susceptible probands. Anesth Analg, 118: 381-387, 2014.

48) Rodeghiero F, Castaman G, Tosetto A: Optimizing treatment of von Willebrand disease by using phenotypic and molecular data. Hematology Am Soc Hematol Educ Program, 113-123, 2009.

49) Rodriguez NI, Hoots WK: Advances in hemophilia: experimental aspects and therapy. Pediatr Clin N Am, 55: 357-376, 2008.

50) Sabouri AS, Lerman J, Heard C: Effects of fresh gas flow, tidal volume, and charcoal filters on the washout of sevoflurane from the Datex Ohmeda®(GE)Aisys®, Aestiva®/5, and Excel 210SE Anesthesia Workstations. Can J Anesth, 61: 935-942, 2014.

51) Saettele AK, Sharma A, Murray DJ: Case scenario: hypotonia in infancy; anesthetic dilemma. Anesthesiology, 119: 443-446, 2013.

52) Sampathi V, Lerman J: Case scenario: Perioperative latex allergy in children. Anesthesiology, 114: 673-680, 2011.

53) Schure AY, Kussman BD: Pediatric heart transplantation: demographics, outcomes, and anesthetic implications. Paediatr Anaesth, 21: 594-603, 2011.

54) Segura LG, Lorenz JD, Weingarten TN, et al: Anesthesia and Duchenne or Becker muscular dystrophy: review of 117 anesthetic exposures. Paediatr Anaesth, 23: 855-864, 2013.

55) Shah A, Stanworth SJ, McKechnie S: Evidence and triggers for the transfusion of blood and blood products. Anaesthesia, 70 Suppl 1: 10-9, e3-5, 2015.

56) Siebert JN, Posfay-Barbe KM, Habre W, et al: Influence of anesthesia on immune responses and its effect on vaccination in children: review of evidence. Paediatr Anaesth, 17: 410-420, 2007.

57) Soler X, Myo Bui CC, Aronson LA, et al: Current issues in pediatric liver transplantation. Int Anesthesiol Clin, 50: 54-65, 2012.

58) Srinivasan V, Nadkarni VM, Helfaer MA, et al: Childhood obesity and survival after inhospital pediatric cardiopulmonary resuscitation. Pediatrics, 125: e481-488, 2010.

59) Steward DJ: Anesthesia considerations in children with Down Syndrome. Semin Anesth Periop Med Pain, 25: 136-141, 2006.

60) Tait AR, Malviya S: Anesthesia for the child with upper respiratory tract infection: still a dilemma? Anesth Analg, 100: 59-65, 2005.

61) Theroux MC, DiCindio S: Major surgical procedures in children with cerebral palsy. Anesthesiol Clin, 32: 63-81, 2014.

62) Tilton A, Vargus-Adams J, Delgado MR: Pharmacologic treatment of spasticity in children. Semin Pediatr Neurol, 17: 261-267, 2010.

63) UpToDate "Anesthesia for the child with asthma or recurrent wheezing" last updated Jan 03, 2017.

64) Visoiu M, Young MC, Wieland K, et al: Anesthetic drugs and onset of malignant hyperthermia. Anesth Analg, 118: 388-396, 2014.

65) Walter M, Altermatt S, Furrer C, et al: Intrathecal baclofen therapy in children with severe spastic-

ity: outcome and complications. Dev Neurorehabil, 17: 368-374, 2014.

66) Williams GD, Ramamoorthy C: Anesthesia considerations for pediatric thoracic solid organ transplant. Anesthesiol Clin N Am, 23: 709-731, 2005.

67) Windyga J, Solano Trujillo MH, Hafeman AE: BAX326 (RIXUBIS): a novel recombinant factor IX for the control and prevention of bleeding episodes in adults and children with hemophilia B. Ther Adv Hematol, 5: 168-180, 2014.

68) Wongprasartsuk P, Stevens J: Cerebral palsy and anaesthesia. Paediatr Anaesth, 12: 296-303, 2002.

69) 日本ラテックスアレルギー研究会ラテックスアレルギー安全対策ガイドライン作成委員会：ラテックスアレルギー安全対策ガイドライン 2018，協和企画．

CHAPTER

7 術後管理と疼痛管理
Postoperative Care and Pain Management

1 ● 術後回復室（PACU）

手術室から PACU まで

　この間の患児の移動は，通常数分間と短時間の患者搬送であるが，最も患者看視が疎かになる時間でもある．多くの場合，麻酔中に使用された患者モニターは取り外されているうえに，麻酔中の基本的な患者観察サイクルの5分以内の出来事でもあるからである．それでも担当麻酔科医が責任を持ち，片耳胸壁聴診器と目視，触診の基本的な観察で患児の心肺機能をモニターしながら声をかけ続ける基本姿勢があれば，深刻な問題は起きないはずである．しかし，この短い間での呼吸停止，心停止，そして死亡事例が知られている．

　診療報酬上，麻酔終了時間を患者が麻酔器から離脱した時刻と定めていることも誤解の源であるが，麻酔終了時点での患者覚醒状態はさまざまであり，一様にモニター類が外されてしまう現実も関わっている．特に多くの場合，最も強力な呼吸モニターであるカプノメータが，抜管を契機に止められてしまう現実がある．確かに現状で，抜管された患者のカプノメータは使いにくいが，同様に使いにくかったパルスオキシメータの世界的な普及をリードした麻酔科医が率先して使うべき領域だと考えている．

　麻酔に用いられた薬剤に関しては，それまで投与された薬剤の効果は漸減するものの，一気にさまざまな刺激がやむことで鎮静作用が増強されたり，脈管ラインの整理の過程で予期しない薬剤が注入されたりする．また，麻酔科医には記録の整理や報告など，患児のバイタルサインに集中できないなどの医療者側の基本姿勢を揺るがす条件はあるが，この時期は，PACU で次の医療チーム（あるいは看護師）にしっかり申し送られるまでは，担当麻酔科医の責任であることを忘れてはならない．

　麻酔科医は患児を最もよく観察できるように，カートまたはベッドの後ろを歩くようにする．PACU までの搬送時には，呼吸障害の危険性があるので，気道確保に気を配る．搬送するときは患児の足を先にして，麻酔科医はベッドの頭側に立つ．患児の頭を手前に置き見下ろす形にして，麻酔科医は通常患児の下顎部に指をかけて気道を確保し，手掌で患児の呼吸を感じながら搬送する．搬送中も，パルスオキシメータとカプノメータによるモニターを行うが，短時間であっても，最低限，片耳胸壁聴診器による心音と呼吸音のモニターを続け，深呼吸を促す．気道確保に不安があれば手術室から患児を運び出してはいけない．特に，スガマデクス使用の場合，抜管前後5分間にアナフィラキシーの初発症状が出る場合があり，しっかり見極めてから搬送する．

　PACU までの搬送中の SpO_2 低下は，気道閉塞によるものが最も多いという研究があ

Chapter 7 ● 術後管理と疼痛管理

り，その可能性を常に念頭に置く．上気道感染に罹患している患児では，特に酸素飽和度の低下の危険性が高いが，この時期には，上気道閉塞をきたしやすい小児であること以外にも，静注エクステンション内の残留薬剤の注入の見過ごしや，筋弛緩あるいは鎮静拮抗薬の効果切れなど，通常気づかれない予期せぬ無呼吸の可能性がありうる．しかし，酸素投与中のSpO_2モニターは，無呼吸・呼吸抑制発見を遅らせることが示されており，搬送中の胸の動きの観察が欠かせない．本来，麻酔から引き続きカプノメータによるモニターを続けるべきであり，酸素投与中の非挿管患者でも問題なく使えるカプノメータ（cap-ONE）もある．また，少なくとも搬送中は片耳胸壁聴診器を使用し，胸の動きの観察を続けるべきで，患者の呼吸状態から注意をそらさないことが大切である．

　PACU までの搬送の途中で気道が不安定になった場合，耳朶下の下顎角に指をかけ，下顎を前方（仰臥位の場合，天井方向）へ亜脱臼させ，挙上させて気道を確保する．抜管された患者の搬送の場合，麻酔科医の手元には，常にフェイスマスクやエアウェイとアンビュータイプかジャクソンリースタイプの用手換気機具を準備しておく．

PACU での一般管理

　PACU で麻酔科医は，

1. 患児を PACU 看護師（下記参照）の手に委ね，内科・外科的状態，施行手術と問題点（出血，血管損傷など），抗菌薬の投与量と投与時刻，鎮痛薬，輸液，輸血および手術，麻酔中の合併症，偶発症（出血など）があれば説明する．硬膜外麻酔薬持続投与など麻酔に引き続く処置があれば申し送る．
2. PACU での看護師による最初のバイタルサインを記入して麻酔記録を完成させる．
3. 鎮痛薬，制吐薬，静脈投与，呼吸管理に関する術後指示を書く．
4. 患児を PACU 看護師に任せても安全と思われるまでは患児の側を離れない．

　PACU では，すべての患児にフェイスマスクや鼻カニューレを通して酸素を投与する．麻酔科医は患児の気道が確保され，換気が十分で，オーラルエアウェイや LMA が不要とならない限り，患児の責任を看護師に委ねない．オーラルエアウェイや気管チューブが必要な患児には，麻酔科医が必要である．

　鼻通路が閉塞された場合（口蓋裂手術後など），乳児（生後 3 ヵ月以下）は，速やかに口呼吸に切り替えられない．こうした閉塞が起きた場合，完全に覚醒するまでは，オーラルエアウェイやネーザルエアウェイを挿入，留置しておく．

　麻酔後の回復の進捗は，通常のバイタルサインの規則的な記録とともに，術後回復スコア（表 7-1）を用いて記録する必要がある．患児が完全覚醒し，室内空気で十分な酸素飽和度が維持されるまで，すべての患児に酸素を投与する．完全覚醒し，PACU からの退出の準備ができるまで，連続的に酸素飽和度をモニターする．

【回復室からの退室基準】

1. 術後回復スコア（表 7-1）が 10〜12 点ある．
2. 患者の活動性が処置前の値になる（手術の場合はその影響を考慮する）．
3. 処置部位の損傷がない（手術の場合はその影響を考慮する）．
4. 気道防御反射（咳嗽，咽頭反射）が保たれている．

1 ● 術後回復室（PACU）

表 7-1　術後回復室評価スコア

評価区分	評価結果	スコア（点）
意識レベル	全覚醒	2
	呼名で反応	1
	無反応，疼痛刺激でのみ反応	0
身体活動性	命令で手足を適切に動かす	2
	命令による手足の動きは緩慢	1
	命令しても手足を動かさない	0
呼 吸	深呼吸と十分な咳ができる	2
	呼吸促迫もしくは自発呼吸が 10/ 分未満（6 秒以上の間隔）	1
	無呼吸（20 秒以上の間隔）	0
循 環	血圧が処置前の値の±20	2
	血圧が処置前の値の±21〜49	1
	血圧が処置前の値より±50	0
疼 痛	患者の許容範囲	2
	軽度の痛み（痛みスコア 3〜6）	1
	非経口薬剤を必要とする痛み	0
酸素飽和度	空気呼吸で SpO_2 が 92％以上	2
	酸素投与で SpO_2 が 92％以上	1
	酸素投与でも SpO_2 が 92％未満	0

患者評価，モニタリングの必要度，帰棟判断の目安とする．6 区分，12 点満点．回復室から病棟に患児を移動させる前に，回復室評価スコアをチェックする．スコアに応じてケアのレベルやモニタリングの必要性が変わる．

合計スコア 7 点以下 ：すべての項目を継続的に評価し続ける．バイタルサインを 5 分ごとに評価する．

合計スコア 8〜9 点 ：バイタルサインを 15 分ごとに 4 回計測し，その後 30 分ごとに 4 回計測，その後 1 時間ごとに 4 回計測する．患児のバイタルサインが処置前の値に戻るまで看視する．

合計スコア 10〜12 点 ：患児は処置前の値に戻り，退棟できる状態である．

なお，全身麻酔，鎮静後の酸素飽和度と呼吸状態の評価は麻酔科医が行う．

5．拮抗薬を投与した場合，投与から少なくとも 2 時間は患児を看視する．

　患児が目を覚まし始め，安定したバイタルサインが維持され，痛みを訴えないなら，なるべく早く両親をベッドサイドに呼ぶ．これにより，PACU 内の患児の不安が軽減され，啼泣が少なくなり，鎮静の必要度が軽減される．啼泣が痛みのためか，両親がいないためなのかもよくわかる．

　ケタミン麻酔の後は，患児は最小の聴覚刺激と直接刺激を得るために，静かな場所で覚醒させる．これらの予防措置にもかかわらず幻覚が発生した場合，ミダゾラム

Chapter 7 ● 術後管理と疼痛管理

0.05〜0.1 mg/kg 静注またはジアゼパム 0.1〜0.2 mg/kg 静注を行う．ケタミンに限らずセボフルランの場合も，確実な鎮痛処置とともに，覚醒時の刺激を最小に保つことが，術後の無用な患児興奮を避けるのには重要である．無理やり起こしてバイタルサインをチェックする必要はない．小児麻酔では，麻酔覚醒時のせん妄発生に対しては無防備になりがちである．特に男性麻酔科医は，思春期の女児の診療では，女性看護師の同席を確認するなどの配慮が必要である．

PACU での合併症

■ 喉頭痙攣

　喉頭痙攣は麻酔からの覚醒時に最も起こりやすい．麻酔中に喉頭痙攣が生じた場合，下記のように対処するか，または麻酔を深くする（Chapter 4 参照）．抜管時や回復時に，咽頭に血液または分泌物がある場合や，上気道感染児（URTI）で喉頭痙攣の可能性が高い（Chapter 4 参照）．抜管前の麻酔が十分深い段階で鼻口腔内吸引をしておく．喉頭痙攣が生じた場合，まず酸素とバッグマスク換気によって対処すべきである．そして，数 cm 程度の一定の陽圧維持と顎関節の亜脱臼を生じさせるような手技により気道を確保する．一定の持続陽圧であり，間欠的陽圧ではない．プロポフォールあるいはロクロニウムを投与する準備をする．必要に応じて再挿管するが，落ち着いて対処すれば挿管を必要としない場合が圧倒的に多い．ただ，酸素飽和度が著しく低下するまで，あまり長く再挿管を遅らせてはいけない．麻酔導入時の喉頭痙攣とは違い抜管直後の喉頭痙攣は，咽頭に溜まった血液または分泌物が原因であり，気管挿管が必要となる場合も少なくない．抜管前には十分に口腔内吸引を行う必要がある．著しい喉頭痙攣の解除後に肺水腫が発生する場合がある．この場合，肺水腫は持続陽圧呼吸，フロセミド，水分制限，酸素投与で対応する．この場合の肺水腫では，挿管し，8〜24 時間の確実な持続陽圧換気が有効である．不用意に気道陽圧が失われないように，頻回の気管吸引は避け，吸引はあくまで気管チューブの閉塞防止のためだと割り切る．そのためには，毎回カテーテルの長さを確認して，カテーテル先端が確実に気管内チューブより先に出ていることを確認する．そして吸引は，もし陰圧をかけてもごく短時間（1〜2 秒程度）とする．

■ 術後喘鳴

　声門下浮腫のため生じる術後喘鳴は，特に内視鏡検査後，クループの病歴がある患児，あまりに太い気管チューブの使用後にみられる．また，ダウン症の患児や頭部が術中に激しく動かされた症例でもよく発症する．喘鳴は，通常抜管後 30〜60 分以内に現れるため，抜管後 2 時間の時点で明らかな症状がなければ，声門下浮腫に関しては安心である．加湿酸素とデキサメタゾン（デカドロン®）の静注が，声門下浮腫発生を減らす場合がある．喘鳴が持続する場合，自発呼吸下あるいは間欠的陽圧換気（IPPB）による 15 分間のアドレナリン吸入を行う．IPPB を用いなくとも自発呼吸下でのネブライザー使用でも有効であり，ラセミ体のアドレナリンを使う必要はない．きわめてまれではあるが，高度の持続性喘鳴のために PACU で再挿管が必要となる．この場合，細めのチューブの選択が必要となり，漏れが聞こえる程度の太さがよい．アドレナリンを

248

1 ● 術後回復室（PACU）

使用したときは，リバウンド浮腫が生じないかを長時間（通常少なくとも2時間）にわたって観察を続ける．

■ 覚醒時興奮

　セボフルラン麻酔のあと，2～6歳の患児で覚醒時興奮が最も多く，80％の発生率とする報告もある．ただし，覚醒時興奮は2～6歳に限定されるわけではなく，セボフルランだけの問題でもない．実際10歳以上でもみられる場合もあるが，吸入麻酔薬単独での麻酔は少なく，そう頻度は高くない．ただ，体力があるだけに看護に苦労する場合が目立つ．興奮はデスフルランやイソフルラン麻酔の後にも起きている．不穏，あやしても反応しない，目を合わせない，合目的的運動の欠如，周囲との相互作用欠如が特徴的である．興奮は，通常一過性で，10～20分で自然に消失し，後遺症は残らない．

　覚醒時興奮の発生を防ぐには，ジアゼパムの前投薬，覚醒直前の余計な刺激の排除（口腔内吸引や覚醒直前の皮膚清拭など），そして覚醒するまで静かに休ませ余計な干渉をしない看護が有効である．プロポフォール，フェンタニル，デクスメデトミジン，NSAIDsをあらかじめ投与しておくと頻度が少なくなるともされている（この中で，デクスメデトミジンは現在保険適用はない）．覚醒時興奮と術後疼痛との区別が困難であるとの指摘が最近なされている．これは，興奮を測る実証済みのスケール（Pediatric Anesthesia Emergence Delirium scale）が導入されたことによる．PACUで御しがたい興奮がみられた場合には，少量のプロポフォールかフェンタニルで対応可能であるが，滞在時間は延びてしまう．

■ 振戦と硬直

　振戦や硬直は麻酔からの回復時にみられ，時には低体温と関係していたり，時には体温が正常でもみられたりする．代謝率や酸素消費量の増加，行われた手術や処置（最近整復された骨折患児などの整形外科手術）によっては対応が必要である．少量のペチジン（0.25 mg/kg 静注）やデクスメデトミジン（0.5 µg/kg 緩徐静注）が効果的である．手術中から患児の保温に注意し，不用意に皮膚が冷たい室温へ曝露されることを最小にする．特に肩から首，胸の部分が冷気に曝されないように注意する．麻酔中，胸の動きの観察は重要だが，肩の部分はカバーが可能である．

■ 嘔気・嘔吐

　術後の嘔気・嘔吐（PONV）は回復期には厄介な問題であり，退院や，まれではあるが日帰り手術が予定外の入院に変更となる最大の原因である．いくつかの一般的な処置によってPONVの頻度をかなり減らすことができる．

1. なるべく麻薬鎮痛薬の使用を避ける：麻薬を1回投与するだけで，劇的にPONVの頻度が増す．可能な限り，他の鎮痛薬（例えばNSAIDs）や区域麻酔を用いる．しかし，疼痛自体もPONVの原因となりうるので，確実に除痛することも大切である．区域麻酔使用が好ましい．
2. 術中に大量（30 mL/kgまで）の乳酸リンゲル液を輸液する．
3. 手術後に“経口摂取を強制”してはいけない．明らかに喉が渇いているか，患児が

249

Chapter 7 ● 術後管理と疼痛管理

自発的に要求するまで待つ.
4. 特に眼の手術後,無理に患児を動かそうと焦ってはいけない.

PONV が予想される症例(眼の手術または扁桃摘出術など)では,PONV 発生率は麻酔法の選択(例えばプロポフォール使用),N₂O の使用を避ける(催嘔吐性手術で),十分量の輸液をする(20～30 mL/kg),または予防的多剤併用制吐対策(デキサメタゾンとオンダンセトロンなどのセロトニン受容体拮抗薬との組み合わせ)によって減らすことができるとされる.オンダンセトロン(0.05～0.1 mg/kg)とデキサメタゾン(0.0625～0.15 mg/kg)との組み合わせが,現在のところ最も効果的な PONV 予防策である.
予想外の嘔気・嘔吐患児では,制吐薬での対応が必要である(**表 7-2**).
オンダンセトロンは PONV の制吐薬としても最も効率的であり,扁桃摘出術や斜視手術などでの有効性が報告されている.デキサメタゾンもメトクロプラミドも,またドロペリドールも,オンダンセトロンに比べると PONV に関しては救世主ではない.ジメンヒドリナートとメトクロプラミドは,両方ともほとんど鎮静を引き起こさないことが利点であるが,ジメンヒドリナート(ドラマミン®)の静注薬はない.PONV に対応できる十分な用量のドロペリドールを投与すると,鎮静が強く,回復や退室が遅延することがあり勧められない.また QT 延長と突然死の関連が指摘されている.オンダンセトロンは,おそらく PONV には最も効果的な薬剤であるが,残念ながら日本の医療保険では適用が認められていない.PONV は,今や疼痛を越えて患児の術後の最大の苦痛因子だとされる中で,不幸なことである.これを踏まえ,現在(2019 年)PONV に対しての保険適用を日本小児麻酔学会が要請中であり,近い将来認められると期待している.

PACU 滞在時間

完全に覚醒し麻酔の影響から回復するまで,患児は PACU にとどまるべきである.退出許可は,回復室退出基準(前述参照)を参考に,各施設の実状に合わせて策定するとよい.一般に,最小限の滞在時間は 30 分,またはバイタルサインが少なくとも 2 回チェックされるまでである.5 kg 未満の幼児は,通常より長く PACU にとどめるか,よりモニター度の高いベッドへ移す.起こりうる術後合併症に注意を払う(気道の近くの手術や内視鏡検査後の喘鳴,腎臓生検,肝臓生検または扁桃摘出術後の出血など).そして,こうした患児は,より長い時間 PACU で観察する.下気道疾患のある患者や

表 7-2 制吐薬小児量

デキサメタゾン	80～150 µg/kg(最大 8 mg)
オンダンセトロン	50～100 µg/kg(最大 4 mg)
ジメンヒドリナート	0.5 mg/kg(最大 25 mg)
ドロペリドール	10～15 µg/kg(最大 1.25 mg)

酸素飽和度低下が続く患児では，PACU滞在中から深呼吸や咳の指導，胸部理学療法が必要である．

ごく単純な手術（鼓膜切開）を受けた患児は例外とするが，おのおのの患児の退室は，麻酔科医が退出許可を出す．もし，麻酔合併症が起きた場合は，患児を退室させる前に麻酔科チームが再評価する．PACUで麻薬投与をした場合は少なくとも30分は余計に長く滞在させ，呼吸の十分さを評価してから退室させる．

2 ● 疼痛管理

乳幼児，小児の痛みに対する感受性は長い間誤解されてきており，痛みに対しては十分な対応がとられてきていない．今では，痛み認識経路の生化学的要素や神経学的構成要素は胎児期に完全に形成され，早期産児でさえ痛みを感じられることが認められている．さらに，若年小児で鎮痛されない痛みのもたらす副作用が及ぼす影響も示されている．幼児期での痛みに十分な鎮痛処置がされないと，後年，疼痛感受性が上がると報告されている．

小児の痛みが過去になぜ十分に対応されず，そして今でも不十分な治療しかなされていないのか，理由は多数ある．

1. 乳幼児は痛みを訴えることができない．啼泣している場合にも，痛みのためなのか，他の理由のためなのか，判別は難しい．
2. 年長児の痛みへの反応は，成人のそれとは異なる．しばしば，この時期の小児は静かに抑制されていて，相当に苦しくても何も訴えない場合がある．
3. 麻薬の筋注が手術後の痛みの標準治療であった頃，患児は痛みより注射を恐れ，黙って痛みに耐える傾向があった．この傾向が，小児が成人ほどあまり痛みを感じないという神話を定着させる結果となった．
4. われわれ医師も乳児での麻薬の安全性について明確な知識を有していなかった．教科書にも乳児は"麻薬にきわめて感受性が高い"と記載されてきており，これがきわめて保守的な対応をとらせる背景となってきた．
5. 多くの医師，特に疼痛管理を慣習的に任された研修医たちが，患児での適切な投与量に自信がなかった．
6. 看護師たちも痛みを過小評価する傾向があり，また麻薬への耽溺性の危険性を過大評価する傾向があった．

最近では，小児期の痛みに関して多大な知識が蓄積されてきている．今やすべての小児患者が痛みを感じていることがわかっており，またペインスコア（VAS，NRSなど）を使って痛みのレベルを評価する能力も向上してきている．そして，疼痛管理のよい手段（PCA，末梢神経ブロック，カテーテル留置持続注入法など）もある．術後の疼痛管理の計画は，手術前の患児評価の際に評価し，その方法について患児および両親と話し合っておき，追加で必要な処置があればその同意を得ておく．

日帰り手術では，患児が家に戻った後の疼痛管理の方法を両親に適切に指導しておくことが重要である．

Chapter 7 ● 術後管理と疼痛管理

表7-3 言語能力習得前乳児のための痛みのスケール（FLACC スケール）

カテゴリー	スコア		
	0	1	2
顔（face）	普通の表情あるいは笑顔	時々のしかめっ面，無関心	頻繁，あるいは連続した下顎の震え，噛みしめ
肢（legs）	自然な肢位，安静位	落ち着きがない，不安定，緊張	蹴る，下肢を引き上げ
活動（activity）	静かに横たわり，自然な肢位，軽快な動き	落ち着きなし，あちこち体位を変える，緊張	反り返り，強直
啼泣（cry）	啼泣なし（覚醒，睡眠）	唸り，めそめそ，ときどき泣く	泣き続ける，大声で泣く，むせび泣く，立て続けに泣く
情緒（consolability）	安静，リラックス	時々のあやしで落ち着く，抱いたりお話しすることで落ち着く，気をそらせられる	落ち着かせられない

（Reproduced with permission of Merkel SI, et al: The FLACC: A behavioral scale for scoring postoperative pain in young children. Pediatr Nurs, 23: 392, 1997）

1. 鎮痛薬は疼痛が強くなってくる前に投与する．痛みが問題になるまで待って鎮痛薬を投与するのではなく，計画的に投与を繰り返す．このアプローチの唯一の例外はOSA であり，この場合麻薬の投与は致命的な場合がある．アセトアミノフェンとイブプロフェンを交互に投与するなどの対応が必要である．
2. 区域麻酔の効果が消退していくときは Analgesic Gap "鎮痛の狭間"（患児がイライラしてくるとか異様に大人しくなることで認識される）を予想して，早めに適切な鎮痛薬を投与する．
3. 痛みの徴候の見方，評価の仕方（VAS など），適切に効果的な鎮痛薬投与について両親をよく教育する．患児の退院に際しては，両親に使い方を説明し，標準 VAS を一緒に家に持ち帰ってもらい，使ってもらうこともできる．指示は文書で渡し，疑問点などを確かめておく．

痛みの評価

　小児の疼痛管理の最初の要点は，患児の医療記録上に記録できる規則的で客観的な疼痛レベル評価を確立することである．乳児では痛みのレベルは，生理学的指標あるいは行動学的指標で評価できる．指標としては，頻脈，頻呼吸，血圧上昇，発汗，表情，姿勢，泣き声が含まれる．行動学的指標のうち，表情が最も信頼がおけるとされているが，泣き声の特徴，体動（特に，四肢の屈曲）もまた役に立つ．両親あるいは受け持ち看護師の解釈も役に立つかもしれない．これらの指標は数値スケールに換算され，医療記録に記録される（表7-3）．

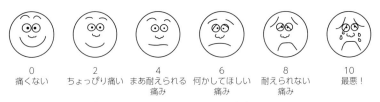

図7-1 Wong-Baker FACES 疼痛スケール
〔©Reproduced with permission of Dr. Donna L. Wong and Mosby Inc. Wong DL, et al.(eds): Nursing Care of Infants and Children, 6th ed. St. Louis, Mosby-Year Book, 1999〕

　年長児ではWong-Baker FACES疼痛スケールなどのVASを使用して，彼らの痛みの程度を尋ねることができる（図7-1）．または，色のスケールで痛みの程度を尋ねたり，彼らの痛い所を体の絵に色を塗ってもらい痛みの部位を知ることができる．

　思春期の患児では，成人の標準的自己申告スケールを使って痛みを評価できる．しかし，思春期の小児では，それ以下の小児よりも心理的，情緒的な要因の影響を受けやすい可能性がある．FACESはよくできたスコアであるが，実際の応用では4～6点の区別は自己申告でも容易ではない．スマートフォンの顔認証機能を使って信頼度を上げられないかの研究も行われている．

　年齢にかかわらず痛みの評価をする場合，治療に対する反応を客観的な指標に基づいて行う必要がある．患児のバイタルサイン表に痛みスコアを定期的に記載する．

3 ● 手術後の痛み

　手術後の疼痛は生理学的，心理学的に悪い影響を患児に及ぼす．適切な鎮痛は酸素消費量を最小にし，心肺への負荷を減らし歩行開始を早め，回復を速やかにする．加えて，適切な鎮痛が行われれば，術後の情緒障害が減ることが示されている．

　麻酔中に用いる吸入麻酔薬や麻薬は，調節性のよい薬剤ほど，麻酔終了とともに鎮痛効果は急速に消失するため，術後の痛みに関しては，あらかじめ行われる予定の手術を考えるとともに，行われた手術を踏まえて，麻酔中から鎮痛の谷間（Analgesic Gap）をきたさない準備を行う．患児が全身麻酔から覚醒する前，あるいは麻酔中に投与された薬剤の効果が切れる前に最初の鎮痛薬が投与されるのが好ましい．

　麻薬は鎮痛薬という意味では最強力であるが，意識レベルの変容と呼吸抑制を伴う．麻薬以外の鎮痛薬ではNSAIDsがあり，催眠作用はなく一定の鎮痛作用を呈する薬剤もあるが，外科出血を増悪させる可能性があり，周術期には使用が難しい．その点，アセトアミノフェンは，麻薬の強力さはないものの，呼吸抑制も外科出血を増悪させる作用もなく純粋に疼痛閾値を上げることから，周術期には好都合な薬剤である．局所浸潤麻酔，末梢神経ブロック，区域麻酔の活用は，安全で確実な施行に一定の技量レベルが必要なものの，呼吸抑制がなく，手術部位によってはきわめて使いやすい．小児の場合，区域麻酔や神経ブロック施行に全身麻酔の併用が必要な場合が少なくない．穿刺も，超音波エコーや神経刺激の利用などと高度化すると，麻酔科医の関心が手技に集中

Chapter 7 ● 術後管理と疼痛管理

表7-4　鎮痛薬全身投与の推薦用量

小手術
アセトアミノフェン
15 mg/kg 静注，または 10〜20 mg/kg 経口か 30〜40 mg 経直腸の初回投与の後
15 mg/kg（10 kg 未満の乳児では 7.5 mg/kg）静注を 4〜6 時間間隔で投与
最大使用量は 100 mg/kg/日（乳児では 30 mg/kg）まで．成人投与量を超えないこと
イブプロフェン　5〜10 mg/kg 経口，あるいは 5 mg/kg 静注（乳児では禁忌）
フルルビプロフェン　1〜2 mg/kg 静注
トラマドール　1〜2 mg/kg 経口　6 時間ごと
大手術
モルヒネ　0.1〜0.2 mg/kg 静注　2〜4 時間ごと
ヒドロモルフォン　5〜15 μg/kg 静注　4〜6 時間ごと
オキシコドン　0.1〜0.2 mg/kg 経口　4〜6 時間ごと
ヒドロコドン　0.05〜0.1 mg/kg 経口　4〜6 時間ごと

オピオイドは，CYP2D6 遺伝子多型のため，効果不十分あるいは過剰効果を示す場合がある（本文参照）.

するという弊害も予想される．全身管理の視点を失ってはならない．

　小手術の後で，局所麻酔，神経ブロック，区域麻酔が行えない場合，全身的に鎮痛薬を投与する．常用の投薬量を**表7-4**に示す．メペリジンは，代謝産物のノルメペリジンが痙攣を引き起こすことがわかっているため，小児の周術期の鎮痛薬としては推奨されない．小児麻酔でメペリジンが使われるのは，振戦の治療のみである．PACU で使用した場合，覚醒遅延には十分に注意する．

　痛みの強さに応じて選択した鎮痛薬を投与し，その効果が十分であることを確認する．OSA が合併していない扁桃摘出術の場合：モルヒネ 0.025〜0.05 mg/kg 静注，体表の小手術の場合：麻酔導入後アセトアミノフェン 15 mg/kg 静注，あるいは〜40 mg/kg 経直腸投与する．坐薬内に薬が均一に分布しているとは限らないので，アセトアミノフェン（他の薬でも）坐薬を切り分けてはいけない．坐薬を投与しても血中濃度が最高に達するまでには 60〜180 分を要するので，麻酔を導入したらただちに坐薬を挿入する．また，アセトアミノフェン坐薬を挿入しても，短時間の手術では手術終了時に鎮痛効果は期待できない．推奨量の〜40 mg/kg 経直腸を投与するには，種々の量の複数の坐薬を同時に投与しなければならない場合もある．覚醒している患児では鎮痛薬の筋注は避け，静注，経直腸，経口で与える．

　全身性鎮痛薬，NSAIDs に関しては，**表7-4** および Chapter 3 を，局所麻酔，神経ブロック，区域麻酔については Chapter 5 を参照のこと．

麻薬持続注入

　モルヒネ希釈溶液と専用の輸液ポンプ（PCA ポンプ）を使って持続的に注入するこ

とにより，大手術後の患児の大多数で安定した良好な鎮静，鎮痛が得られる．この方法を実行するときは，十分な観察と，パルスオキシメータとカプノメータによる呼吸モニターが必須である．投与量も患児の疼痛レベルに合わせて，頻回に調整する．

【モルヒネ推奨投与量】

1. 1歳以上の小児：初回投与量 0.1 mg/kg 静注，持続注入速度 10〜30 μg/kg/時．
   a. 注入溶液は体重1 kg あたり1 mg のモルヒネを100 mL の溶液に希釈し，1 mL/時で注入すると 10 μg/kg/時の投与量となる．患児によっては，十分な鎮痛効果を得るために，初回投与量を反復する必要がある場合がある．
   b. シリンジポンプを用いる場合，体重1 kg あたり1 mg のモルヒネを50 mL に混合し，1 mL/時＝20 μg/kg/時で用いる方法もある．
2. 1歳未満の乳児：初回投与量 0.05 mg/kg 静注，持続注入速度 5〜15 μg/kg/時．

　乳児の場合，投与中呼吸モニター（パルスオキシメータ，カプノメータ）を続けるだけではなく，投与中止して24時間は呼吸抑制の発生がないかモニターする必要がある．
　心臓手術後，特に昇圧薬を投与されている小児は，モルヒネのクリアランスが低下しているので，投与速度は調節が必要である．

自己調節鎮痛法（PCA）

　5〜6歳以上の患児で自己調節鎮痛法（PCA）は適応となり，良好な鎮痛が得られることが示されている．PCA は痛みを訴える必要がなく，自分で調節できることから小児では特に有用である．コンピュータゲームに親しんでいる多くの小児は PCA を受け入れやすい．適切な投与計画が設定され，患児およびその親には，適切なロックアウト時間と全体の投薬量に制限があり，安全であることを伝えて安心させておく．説明の際には，ボタンは押したいだけ押してもよいことを強調する．事実ではあるが，押しても注入されないことがある，といったネガティブな表現は避ける．両親（およびその他の大人）がボタンを押すのではなく，子ども自身にボタンを押させるのが原則であることをよく忠告しておく．
　しかし，最近の報告によると，年齢や，認識力，身体的問題などで自分自身では PCA を押せない患児でも，両親や看護師が効果的にかつ安全に PCA を管理することができるとの根拠が出てきている．もし親や看護師にボタンを押してもらう方法をとるのであれば，患児に代わって PCA ボタンを押す人にきちんとした教育を施してから参加させるべきである．というのも，「患者本人が痛いときに押せる」という本質から離れた医療にすべきではないからである．看護師がその役を担う（Nurse Controlled Analgesia；NCA）では，従来と同じく過少投与が問題になる．一方，子どものためを思って両親が PCA ボタンを操作しているときには，過剰投与は起こりうる合併症として認識しておく必要がある．
　最初にモルヒネの負荷量を投与する．バックグラウンド（基本持続注入量）が必要か否かは議論のあるところである．硬膜外腔への局所麻酔薬投与（PCEA）では，麻酔領域の一定の広がりを得るために間欠投与自体に有利さはある（Programmed Intermit-

Chapter 7 ● 術後管理と疼痛管理

表 7-5　モルヒネ PCA での推奨用量

整形外科手術	
初回ボーラス量（ローディング）患児が落ち着くまで反復する	0.1〜0.2 mg/kg 静注
PCA ボーラス量	10 µg/kg
ロックアウト時間	7〜10 分
持続注入量（バックグラウンド）	
一般的な手術	0〜20 µg/kg/時
整形外科手術	0〜25 µg/kg/時
脊椎手術	0〜40 µg/kg/時
最大 1 時間注入量	0〜100 µg/kg

tent Epidural Bolus；PIEB）が，小児の IV-PCA では低速の持続注入と，ボーラス投与の組み合わせが，疼痛管理および睡眠パターン双方に有利であるとされる．また，いったん停止した輸液ポンプが，ボタンを押されても実際に注入が始まるまでには時間がかかることも影響する．いずれにせよ，IV-PCA 患児では，注意深い監督下でパルスオキシメータ，カプノメータを継続して接続しておく．

　鎮痛薬の投与計画は手術のタイプにより調整する．整形外科手術の患児の場合，一般外科手術の患児の場合より高用量のモルヒネを必要とする．脊椎手術の患児ではさらに高用量が必要である．手術のタイプに合わせて（**表 7-5**），バックグラウンド速度を調節するのが容易である．

【PCA と PCEA 器材の混在】

　国際規格の導入に伴い，PCA と PCEA では，それぞれに専用で，お互いに互換性のない注射器とチューブの組み合わせが使われることになった．誤投薬防止の面から好ましい変化であるが，双方が外見上類似していること，同じタイプの注入ポンプを使うこと，それぞれの注射器への薬液充填に関しての非嵌合性は確保されていない，という問題点は残されたままである．誤投薬防止を確実にするために，これまで以上に薬液準備に関しては注意が必要である．手術室内や ICU に加え，外科や整形外科病棟，小児科や産科病棟などの看護スタッフへの周知が必要である（Chapter 5 参照）．

【PCA の副作用】

1. 嘔気・嘔吐：これは厄介な問題で，投薬量の減少やプロメタジン（0.25〜0.5 mg/kg），オンダンセトロン（0.1 mg/kg，最大量 4 mg）や他の制吐薬の投与が必要な場合がある．プロメタジン投与に際しては，鎮静のレベルが深まってしまう可能性に注意する．ナロキソンの低量持続投与（0.25 µg/kg/時）はオピオイド関連の副作用を軽減する．

2. 過度の鎮静：慎重に患児をモニターし，過度の麻薬効果や呼吸抑制に対処するために鎮静下処置や検査が行われる検査室や病棟のベッドサイドには，バッグとマスク，酸素源，ナロキソンなどを準備しておくのが慎重なやり方である．麻薬投与時の最大の問題は呼吸抑制であり，ナロキソン使用を考える前に気道確保，酸素投与ができる準備を忘れない．ナロキソンの効果は一時的であり，仮に使用した場合，呼吸抑制の再発に注意する．

PCA を受けている患児に，それを知らない誰かが追加で鎮痛薬の"頓用"を指示し，呼吸抑制をきたす可能性がある．PCA 患児のカルテには，"PCA チームへの連絡なしに付加的な薬の投与をしない"と特別な指示を書く．

手術後疼痛管理としての区域麻酔

小児での手術や処置後の痛みの多くは実際上区域麻酔で対応でき，事実なるべくそうした方法を用いるようにする．他の鎮痛方法がほとんど必要ないか，あってもほんのわずかな鎮痛薬（アセトアミノフェン）が必要となる程度である．これにより，小手術後に麻薬の影響を避けることができ，速やかに完全な活動性が戻る．仙骨硬膜外麻酔のように体表面の目印（ランドマーク法）が好んで使われる場合はあるが，神経刺激装置や超音波装置を使って区域麻酔を施行するのが安全で確実であり，穿刺回数も使用する局所麻酔薬も少なくできる（**表7-6**）．区域麻酔の効果が消失してから，全身性鎮痛薬投与への移行をあらかじめ考えておく必要がある．この時期に，特に日帰り麻酔症例では，相当な痛みを感じていることが報告されている．鎮痛の狭間を考え，両親が慎重に評価し，必要な鎮痛薬（アセトアミノフェン，他の鎮痛薬）を投与できるように配慮する．

大手術後では，局所麻酔薬による適切な神経ブロック法（肋間神経ブロックなど）は，麻薬投与量の軽減と患児の早期離床を促進する．手術に先立つ区域麻酔の実施，先制鎮痛が中枢神経系内で生化学変化"ワインドアップ効果"を防止し，手術後の痛み全体を軽減できる可能性には魅力があるが，かなりよく計画された研究結果でも，それは示されていない．しかし，手術開始前の区域麻酔は，一般的に麻酔薬の必要量を軽減する．手術開始前に実施することで，麻酔覚醒時の十分な神経ブロックの効果も確保される．

臨床的には麻酔開始後で手術開始前に区域麻酔や神経ブロックを行うことの利点は確かに大きい．小児の区域麻酔後の合併症の研究では，末梢神経ブロックが中枢性のブロックに比べて合併症の頻度が低いことが示されている．したがって，選択肢があれば，末梢神経ブロックを施行すべきである（Chapter 5 参照）．

Chapter 7 ● 術後管理と疼痛管理

表 7-6　硬膜外/仙骨麻酔推奨投与量

ブピバカイン	
ローディング：0.25%ブピバカイン 0.5 mL/kg	
持続注入[*1]	
小児　　：0.4〜0.5 mg/kg/時（0.125%ブピバカイン，0.3 mL/kg/時）[*3]	
乳児　　：0.25 mg/kg/時（0.125%ブピバカイン，0.3 mL/kg/時）[*3]	
新生児[*2]：0.2 mg/kg/時（0.1%ブピバカイン，0.2 mL/kg/時）	
ロピバカイン	
ローディング：0.2%ロピバカイン 0.5 mL/kg	
持続注入[*1]	
小児　　　　　　：0.4 mg/kg/時	
新生児（6ヵ月）[*2]：0.2 mg/kg/時	
PCEA（0.2%）：	
ボーラス量　　　　：0.1 mg/kg	
ロックアウト時間　：10分	
バックグラウンド注入：0.1 mg/kg/時	
レボブピバカイン	
ローディング：0.25%レボブピバカイン 0.5〜1.0 mL/kg	
持続注入[*1]　：0.0625〜0.125%　0.3 mL/kg/時[*3]	
2-クロロプロカイン（日本未承認）	
ローディング：1〜3% 2-クロロプロカイン 10〜20[*4] mg/kg	
持続注入[*1]　：1〜3%　0.3〜1[*4] mL/kg/時	
モルヒネ	
1回投与：0.030 mg/kg（0.01〜0.10 mg/kg）[*5] の防腐剤なしのモルヒネを最大 15 mL の防腐剤なし生理食塩水に希釈して投与	
フェンタニル	
持続注入：1〜2 μg/mL を局所麻酔薬なしで 0.3 mL/kg/時	
PCEA：	
ローディング量　　：1.4 μg/kg	
ボーラス量　　　　：0.5 μg/kg	
ロックアウト時間　：15分	
バックグラウンド注入：0.5 μg/kg/時	

[*1] ローディング量を投与した直後から持続注入を開始する．
[*2] 投与期間は 48 時間以内とする．
[*3] この液にフェンタニルを添加しても利益はない．
[*4] 新生児で量を多くする場合はアドレナリンを添加し，慎重に使用するべきである（報告のある最大用量は 60 mg/kg）．
[*5] 広く使われている最も効果的な量であり，量を多くするとそれに従って副作用も多くなる．

参考文献

1) Allegaert K, van den Anker J: Pharmacokinetics and pharmacodynamics of intravenous acetamino-phen in neonates. Expert Rev Clin Pharmacol, 4: 713-718, 2011.
2) Cohen M, Sadhasivam S, Vinks AA: Pharmacogenetics in perioperative medicine. Curr Opin Anaes-thesiol, 25: 419-427, 2012.
3) Costi D, Cyna AM, Ahmed S, et al: Effects of sevoflurane versus other general anaesthesia on emer-gence agitation in children. Cochrane Database Syst Rev, (9): CD007084, 2014.
4) Hohne C: Postoperative nausea and vomiting in pediatric anesthesia. Curr Opin Anaesthesiol, 27: 303-308, 2014.
5) Kim MS, Coté CJ, Cristoloveanu C, et al: There is no dose-escalation response to dexamethasone (0.0625-1.0 mg/kg) in pediatric tonsillectomy or adenotonsillectomy patients for preventing vomit-ing, reducing pain, shortening time to first liquid intake, or the incidence of voice change. Anesth Analg, 104: 1052-1058, 2007.
6) Liu ZX, Xu FY, Liant X, et al: Efficacy of dexmedetomidine on postoperative shivering: a meta-anal-ysis of clinical trials. Can J Anaesth, 62: 816-829, 2015.
7) Monte AA, Heard KJ, Campbell J, et al: The effect of CYP2D6 drug-drug interactions on hydroco-done effectiveness. Acad Emerg Med, 21: 879-885, 2014.
8) Murto K, Lamontagne C, McFaul C, et al: Celecoxib pharmacogenetics and pediatric adenotonsillec-tomy: a double-blinded randomized controlled study. Can J Anaesth, 62: 785-797, 2015.
9) Orliaguet G, Hamza J, Couloigner V, et al: A case of respiratory depression in a child with ultraradid CYP2D6 metabolism after tramadol. Pediatrics, 135: e753-756, 2015.
10) Russell P, von Ungern-Sternberg BS, Schug SA: Perioperative analgesia in pediatric surgery. Curr Opin Anaesthesiol, 26: 420-427, 2013.
11) Schultz-Machata AM, Weiss M, Becke K: What's new in pediatric acute pain therapy? Curr Opin Anaesthesiol, 27: 316-322, 2014.
12) Sikich N, Lerman J: Development and psychometric evaluation of the pediatric anesthesia emer-gence delirium scale. Anesthesiology, 100: 1138-1145, 2004.
13) Stamer UM, Zhang L, Book M, et al: CYP2D6 genotype dependent oxycodone metabolism in post-operative patients. PLoS One, 8: e60239, 2013.
14) Suresh S, Schaldenbrand K, Wallis B, et al: Regional anaesthesia to improve pain outcomes in paedi-atric surgical patients: a qualitative systematic review of randomized controlled trials. Br J An-aesth, 113: 375-390, 2014.
15) Trescot AM: Genetics and implications in perioperative analgesia. Best Pract Res Clin Anaesthesiol, 28: 153-166, 2014.
16) Walker SM, Yaksh TL: Neuraxial analgesia in neonates and infants: a review of clinical and preclin-ical strategies for the development of safety and efficacy data. Anesth Analg, 114: 638-662, 2012.
17) Wiesmann T, Hoff L, Prien L, et al: Programmed intermittent epidural bolus versus continuous epi-dural infusion for postoperative analgesia after major abdominal and gynecological cancer surgery: a randomized, triple-blinded clinical trial. BMC Anesthesiol, 18: 154, 2018.

CHAPTER

8 脳外科および侵襲的神経放射線検査時の麻酔

Neurosurgery and Invasive Neuroradiology

1 ● 基本事項

1. 周術期には，頭蓋内圧（ICP）の上昇を避け，術者に最良の術野を提供するよう計画する．

2. 脳外科の麻酔のほとんどは浅い麻酔で管理可能である．ICP の上昇を予防したり，上昇に対処するための方策が必要なことがある．薬剤は速やかに排出される短時間作用性のものを使用する．これにより，麻酔からの覚醒は速やかとなり，正確かつ継続的な術後状態の評価が可能となる．

3. 切開部の頭皮をあらかじめアドレナリン添加局所麻酔薬で浸潤麻酔しておくと，出血が少なくなり，また皮切に対する反応を抑えることができる．さらに，全身麻酔は浅く保つことができ，術後痛を抑える効果も期待できる．

4. 頭蓋内手術後痛を十分に治療することが必要であるが，呼吸抑制は避けなければならない．頭蓋顔面再建術などの大手術後では，除痛効果を確認しながらモルヒネを持続静注する方法も選択できる．小手術後では，経口麻薬類やアセトアミノフェンで十分対処できる．

5. 開頭術後には高血圧となることがあり，それは出血，ICP 上昇のリスクとなる．閉頭時から麻酔回復期にかけて，積極的な降圧薬投与が必要となる場合がある．

6. 患児によっては頭蓋内大手術の術後は人工換気が有効である．術後の人工換気は担当脳外科医との合議のうえで行う．

頭蓋内生理・病態生理

1. 脳血管系の自動調節能により，平均血圧（MAP）が変動しても一定の血流を保つことができる．この自動調節能は，かなり広い範囲の体血圧（成人 50～150 mmHg，仰臥位の乳児では下限値 20～60 mmHg まで）で機能している．

2. 乳児，小児では，脳血流量（CBF）は 90～100 mL/100 g/分と成人（50～60 mL/100 g/分）よりも高い．$PaCO_2$ 20～80 mmHg の範囲では，脳血流量は $PaCO_2$ 変化に伴い増減する．$PaCO_2$ 1 mmHg の変動で，脳血流量は 4％変化する．

3. 自動調節が保たれている脳血管が拡張すると，自動調節を失った領域（動静脈奇形，血管性腫瘍，感染，外傷など）の血流が減少する．頭蓋内盗血（intracerebral steal）現象として知られる．

4. 自動調節が保たれている脳血管が収縮すると，逆の効果が起こる．逆盗血（inverse intracerebral steal）である．そのため，過換気で頭蓋内圧血液量を急速に下げるのは急性頭蓋内圧亢進時のみに限定し，長時間過換気を続けるのは避ける．

Chapter 8 ● 脳外科および侵襲的神経放射線検査時の麻酔

5. 年長児では，総頭蓋内容量は変化しないが，3つの構成要素（血液，脳脊髄液，脳組織）のうちのある要素が増加したり，減少したりすることはある．ただし，その場合は他の構成要素が減少したり，増加したりする代償作用を持つ（Munro-Kellyの法則）．

6. 乳児の頭蓋は成人ほど硬くないので，頭蓋内容量が増加すると，硬膜が伸張されたり，泉門が広がったり，縫合線が開いたりする．大泉門を触れると，ICP が推定できる．

7. 空間占拠性病変（space-occupying lesion）の ICP に及ぼす影響は，その容量，拡大の速さ，頭蓋の硬さで異なる．初期では，病変の拡大は脳脊髄液や静脈血を頭蓋内から排除するのみで，ICP の上昇は認められない（たとえ認められても，ごく緩やかである）．しかし，病変部の拡大が続くにつれ，代償不能となり，少量の変化がしだいに大きな ICP の変化をもたらすようになる．一方，急激に拡大する病変（頭蓋内出血など）では，最初から ICP は急激に上昇する．

麻酔薬の頭蓋内生理に及ぼす影響

1. すべての吸入麻酔薬は，脳血流量を増加させる，また軽度過換気（$PaCO_2$ 30～35 mmHg）にしていなければ ICP も上昇させる．

   a. 亜酸化窒素（N_2O）は脳血流量をわずかながら増加させることがあるが，N_2O は小児脳外科領域で長年にわたって問題なく使用されてきている．頭蓋内に空気が存在すると，N_2O は ICP を増加させることがある．このような場合の使用は禁忌である．

   b. 吸入麻酔薬は以下の順で脳血流量を増加させる．
   デスフルラン＞ハロタン＞イソフルラン＞セボフルラン

   c. 揮発性麻酔薬の濃度が高まるにつれ，血圧変化に対する脳血流量自動調節の反応は鈍くなる．しかし，1 MAC のイソフルラン，セボフルラン麻酔では，脳血流量自動調節は働いている．これは，揮発性麻酔薬を使うときは濃度を浅めに保つことが重要なことを意味する．一方，$PaCO_2$ に対する脳血流反応は保持されている．軽度の低二酸化炭素血症では，脳血流量を増加させる薬物（イソフルラン，セボフルラン）の作用が修飾されたり，打ち消されたりする傾向があり，この傾向はイソフルランで強い．あらかじめ低二酸化炭素血症にしておくと，吸入麻酔薬による ICP 上昇は少ない．

   d. 脳酸素消費量（$CMRO_2$）は，ハロタン，イソフルラン，セボフルランで減少する．高濃度のイソフルラン，セボフルランは低酸素／虚血に対してある程度の脳保護作用を有する可能性がある．

2. 静脈麻酔薬は，ケタミンを除いて，脳血流量を変化させないか，減少させる．しかし，高二酸化炭素血症があれば，これらの作用は打ち消されてしまう．

   a. チオペンタールは，ICP を下げるので，脳外科手術の麻酔導入には最も適している．しかし，気管挿管操作時の血圧上昇，ICP 上昇は防げない．あらかじめリドカイン 1～1.5 mg/kg か，加えて麻薬（例：フェンタニル 2～5 μg/kg）を静脈内に投与しておくと，これらの影響は少なくなる．

b. プロポフォールはCBFと脳酸素消費量を減少させ，自動調節を保つ．ある程度の脳保護作用の可能性がある．麻酔導入量（3 mg/kg）で血圧が低下する傾向があるが，気管挿管操作時の反応をある程度抑える．

c. 換気が一定である限り，麻薬性鎮痛薬のレミフェンタニル，フェンタニル，およびスフェンタニルはCBFにほとんど影響を及ぼさない．自動調節と二酸化炭素に対する脳血管の反応も保たれる．アルフェンタニルは，脳腫瘍の患者で脳脊髄液圧を上昇させることが知られている．

d. ケタミンは，CBF，脳酸素消費量を増加させる（脳脊髄圧も上昇させる）．ICPが高い脳外科患児ではケタミンを使用すべきではない．

e. ミダゾラムとジアゼパムはCBF，脳酸素消費量，ICPを減少させる．痙攣をコントロールする．ベンゾジアゼピン拮抗薬のフルマゼニルは，CBF，ICPに対するベンゾジアゼピンの作用にも拮抗する．したがって，フルマゼニルは慎重に使用する．

3. 非脱分極性筋弛緩薬は，直接にはCBFに影響を与えない（筋弛緩のために生じた血圧低下の結果としての影響はある）．抗痙攣薬長期服用患児ではベクロニウムやロクロニウムの作用時間が短縮されることがある．

4. スキサメトニウムは空間占拠性病変を伴った患者では，多少なりともCBFやICPを増加させうる．あらかじめ少量の非脱分極性筋弛緩薬を投与すると，この影響は緩和される．脳外傷や対麻痺，脳炎，くも膜下出血を含む中枢神経系疾患の小児にスキサメトニウムを投与すると，高カリウム血症が起こることが報告されている．

5. ニトロプルシド，ニトログリセリン，アデノシン，カルシウムチャネル拮抗薬を投与すると脳血流量自動調節が働かなくなり，CBFが増え，ICPが上昇する可能性がある．

6. デキサメタゾン（0.15 mg/kg静注，最大 8 mg）は手術侵襲による局所的な脳浮腫を軽減する．

7. 血管拡張作用がなければ，ニューロンの働きを抑制する薬物（例：チオペンタール）はCBFを減少させる．

8. ニューロンの働きを促進する薬物（例：ケタミン）は，CBFを増やす．

9. （ごく低濃度のときは除外して）揮発性麻酔薬は，脳・脊髄機能モニターとして利用される体性感覚誘発電位（SSEPs）を抑制する．N_2O，プロポフォール，オピオイド，および筋弛緩薬はSSEPsにほとんど影響を与えない．

10. 脳機能および脊髄機能をモニターする運動誘発電位（MEPs）はSSEPsよりもさらに敏感に低濃度の吸入麻酔薬により抑制される．MEPモニターが計画されている場合，N_2Oと気管挿管後の筋弛緩薬は避け，吸入麻酔薬は0.5 MAC以下で使用する．プロポフォール，α_2作動薬，ベンゾジアゼピン類，オピオイドはMEPsに有意な影響を与えない．

神経細胞アポトーシス（neuroapoptosis）

NMDA受容体拮抗薬とGABA受容体作動薬は，新生児"動物"の脳のさまざまな領域の神経細胞のアポトーシスをもたらす．大半の麻酔薬（α_2作動薬と麻薬類は除い

Chapter 8 ● 脳外科および侵襲的神経放射線検査時の麻酔

て）は，多剤が併用され長期間投与されると，より重篤な神経細胞アポトーシスを生じさせる．さらに，これらの麻酔薬は，"動物"であるが，麻酔後に脳組織の構造的および認知機能異常をもたらす．奇妙なことに，アセトアミノフェン，デキサメタゾン，二酸化炭素などの他の薬物もアポトーシスを生じさせる．しかし，人間で同じことが生じる可能性は 10% 以下である．そして，新生児動物で，麻酔薬曝露後に，運動や社交化などの有益な介入を与えると実験的な脳障害の程度が減弱することが知られており，こうした基礎動物実験の臨床的解釈に疑問が残る．幼若乳幼児が麻酔薬に曝露されると，脳の発育に影響を与え，認知機能が障害されるという実験的根拠には反論もあり不確かである．

全身麻酔後の若年小児で，行動認知障害があるかの前向き研究では，肯定的な結果は出ていない．両親は，これまで知られたリスクと，麻酔・手術を行うベネフィットをバランスにかけて判断することになる．

2 ● 麻酔管理

前投薬

頭蓋内圧（ICP）が亢進している患児には，呼吸を抑制したり，麻酔からの覚醒を遅らせたり，術後の評価を妨げる可能性のある薬物を過量に投与しない．したがって，下記の例外を除いては，開頭術を受ける患児には強力な鎮静作用を持つ前投薬は行わない．静脈路があらかじめ確保されていないときは，局所麻酔薬（EMLA パッチ）で痛みを感じないようにして静脈を穿刺する．N_2O が使えれば 50% の吸入 2 分くらいでよい鎮痛が得られる．患児によっては，少量のミダゾラムでの鎮静が有利なこともある．しかし，患児の状態を慎重に監視すべきである．ICP が正常で予定手術や非開頭術（椎弓切除など）を受ける患児には，経口ミダゾラムを通常量投与してもよい．

例外：脳動脈瘤や動静脈奇形のある患児，特に出血の既往のある患児では，鎮静薬を投与する．これにより，麻酔導入や気管挿管時の啼泣やストレスによる静脈圧や動脈圧の変化を少なくする．

麻酔導入

麻酔導入時には，ICP 変化や動静脈圧の変動を最小限にするよう努める．あらかじめ酸素を吸入させておき，静脈麻酔薬のチオペンタールまたはプロポフォールで麻酔を導入する．さらに気管挿管を容易にするため筋弛緩薬を投与して，確実に換気するのが望ましい．喉頭鏡操作，気管挿管による ICP の変化を最小限にとどめるために，気管挿管 3 分前にリドカイン（1.5 mg/kg）およびフェンタニル（$2\sim5\,\mu g/kg$）を静脈内投与する．

血管奇形の場合は同様に導入し，二酸化炭素が蓄積しないように調節呼吸しながら，吸入麻酔薬で麻酔を深くすることで，喉頭展開，挿管，固定ピン挿入などの刺激で，血圧上昇や頻脈が起こらないようにする．

緊急手術では，フルストマック（full stomach：充満胃）の危険があるので，嘔吐予

防措置をとり，大用量ロクロニウム（1.2 mg/kg）を用いて迅速導入する．

腹臥位手術や体位変換を必要とする症例，乳児脳外科症例では経鼻気管チューブを使用する．経口気管チューブでは，腹臥位の場合屈曲しやすく，唾液で絆創膏がはがれてチューブが抜けやすい．乳児でも経鼻気管チューブのほうが確実に固定しやすく，術中抜去や片肺挿管になりにくい．年長児の仰臥位や側臥位の手術では，らせん入り経口チューブ（armored tube）を使用して，テープと安息香チンキでしっかり固定する．アトロピンの投与や，口の中に咽頭パックを入れておくと，口から流れ出る唾液の量を抑えられる．また，この目的では，二重腔吸引チューブを使って咽頭持続吸引を行うとよい．両肺が換気されているかを常に注意し，特に体位変換後には必ず再チェックする．後頭蓋窩手術のように，頸を屈曲させる体位では気管チューブ先端は気管分岐部に向かって押し込まれる．逆に，頸を伸展する体位では，気管チューブは頭側に移動し，抜去されやすくなる（**注意**：仰臥位に体位変換しても，片肺挿管になりにくいことを確かめるために，仰臥位で気管チューブを固定したら，頸を曲げてみる．片肺挿管や喘鳴が認められたらチューブは深すぎるので，少し引き抜いて再固定する）．

術前，手術を待っている間の脳外科の患児が突然無呼吸に陥る場合は，急激な ICP 上昇を示唆している．その際は，酸素で過換気して，術者に知らせ，ただちに減圧のために脳脊髄液穿刺を施行してもらう．

維 持

揮発性麻酔薬は脳血流量（CBF）を増加させる．したがって，これらの麻酔薬は適度な麻酔深度が得られる必要最小限の吸入麻酔濃度で使用する．N_2O の併用，筋弛緩薬と軽度過換気の併用がよい．別な方法として，術後の回復が早い短時間作用性麻酔（フェンタニル，レミフェンタニルなど）と N_2O での麻酔が好まれる．深い麻酔は必要ではない．患児によっては，特に長い手術の終わり頃に他の麻酔薬の投与をやめて早期に覚醒させるときには，プロポフォールの持続静注による麻酔も代わりの方法として有用である．

換 気

軽度の調節過換気で，$PaCO_2$ を 30～35 mmHg 程度に保つことにより，脳外科手術中の脳容量および ICP を減少させる．

患児モニター

以下のもので患児をモニターする．
1. 片耳胸壁聴診器，パルスオキシメータ，自動血圧計，ECG
2. $PetCO_2$ モニター：適正換気のガイドとしてのみならず空気塞栓の発見にも有用である．
3. 連続的体温測定（食道温，または直腸温）
4. 食道聴診器（気管挿管後，腹臥位）
5. 脳外科領域の大手術では，動脈ライン，中心静脈ラインの挿入を検討する．動脈ラインが確保されていると，神経組織の牽引，出血，空気塞栓での急激な動脈圧の動

揺の検出や血液検査サンプリングで有用である．中心静脈ラインは循環血液量の評価に役立ち，血管作動薬（血管拡張薬，強心薬）の投与経路となる．また空気塞栓が起きた場合は空気を吸引するルートとしても使える．中心静脈ラインは，正確な値が得られるように，また頸静脈や頭蓋内静脈を閉塞しないように，（内頸静脈ではなく）鎖骨下静脈（または大腿静脈）に挿入するのがよい．小さな乳児（生後6ヵ月頃まで）では，冷たい高カリウムの血液が心停止を引き起こすことがあるので，中心静脈からの急速輸血を避ける．

6. 脳外科大手術や，マンニトールなどの利尿薬が投与される場合には，導尿し，カテーテルを留置して尿量を測定する．

7. 空気塞栓の危険がある手術では，前胸部ドプラー血流計を使用する．坐位や頭部を高く保つ手術，広汎頭蓋顔面再建手術（頭蓋骨癒合症の頭蓋形成術を含む）などの場合，ドプラー血流計のプローブは右心房上に置く（第2肋骨胸骨右縁）．

8. SSEPs，MEPs などの神経生理学的モニタリング，脳波モニタリングが予定されているときは，これらのモニターのシグナルが最善の状態になるように麻酔計画を練る．重要な点は，

   a. 経時的に記録を比較するときは，比較できるように麻酔深度を一定に保つ．

   b. 換気（$PaCO_2$）と酸素化を一定に保つ．

   c. 体温を変化させない．

   d. オピオイドは神経生理モニタリングに影響を与えない．

   e. 筋弛緩薬は SSEPs に影響を与えないが，MEPs では禁忌である．

   f. N_2O は SSEPs の潜伏時間には影響がないが，振幅を低下させる．MEPs では N_2O は禁忌である．

   g. 一般的に吸入麻酔薬は SSEPs の潜伏時間を増加させ，振幅を低下させる．MEPs モニタリング時には，吸入麻酔薬の濃度は 0.5 MAC 以下に制限する．

   h. プロポフォール，ケタミン，ミダゾラム，そして α_2 作動薬は影響を与えない．

   実際には，空気／酸素と 0.5 MAC の吸入麻酔薬，オピオイド持続静注（レミフェンタニル，フェンタニル），ミダゾラム，プロポフォール持続静注で SSEPs，MEPs のモニタリングに差し支えない状態が得られる．SSEPs のモニタリングでは，筋弛緩薬が使える．しかし，MEPs では気管挿管後の筋弛緩薬は避ける．MEPs のモニタリングが予定されているとき，かつてはスキサメトニウムが好んで気管挿管に使われたが，偽性コリンエステラーゼ欠損では，MEPs は検出できない場合がある．現在ではロクロニウムが使われる．レミフェンタニルを使ったときは，レミフェンタニルを中止する前に長時間作用性のオピオイドを投与しておき術後の疼痛対策とする．

3 ● 輸液と頭蓋内圧調節

静脈内輸液の方針

小児脳外科手術の麻酔では確実な静脈路が必須であり，乳児で少なくとも 22 G または 20 G，年長児で 18 G か，より太い G の留置針で静脈を確保する．乳児が脳外科大手

術を受けるときは，最低2本の確実な静脈路を確保する．乳児の脳外科手術でも大出血は起こり，しかも急速に進行する．

■ 脳外科輸液の原則

1. 血管内容量の維持は必要だが過剰な輸液量投与は避ける．脳外科手術患者では，サードスペースという考えは存在しない．
2. 脳浮腫を助長するので，低浸透圧輸液は避ける．生理食塩水か HES 130/0.4/9（ボルベン®）を使う．脳外科手術後に SIADH（ADH 不適分泌症候群）が起こり，低ナトリウム血症になることがあるので，低浸透圧輸液剤の使用はこの状態をさらに悪化させることになりかねない．術後は血清電解質をモニターする．
3. 低血糖が証明されたときを除いて，ブドウ糖を含んだ輸液は避ける．ブドウ糖を投与すると，手術時の脳ベラなどによる脳組織圧迫部にできる局所虚血から神経学的損傷の危険を助長する可能性がある．乳児などで低血糖の危険があるときには，血糖値を定期的に測定する．必要に応じて輸液ポンプを用いてブドウ糖含有輸液剤を微調節しながら投与し，正常血糖値を維持する．
4. 術中出血量の正確な測定は困難である．したがって，循環系のパラメータ（心拍数，血圧，動脈ラインの波形，中心静脈圧）を目安にして投与量を決め，補液を行う．水分欠乏量を補充し血管内容量を保つために，必要なだけ HES 130/0.4/9（ボルベン®）を投与する．生理食塩水でもよいが，術後の脳浮腫を考えると，ボルベン® が第一選択となる．損失量が多いときには，膠質液に加え血液の投与が必要となる（下記参照）．

頭蓋内圧（ICP）コントロールと脳容量縮小

　脳外科麻酔の最重要ポイントは，脳外科医に最良の頭蓋内術野を提供することにある．そのために，

1. 導入時に低換気や低酸素血症また咳込み，いきみを起こさせない．
2. 胸腔内圧や気道内圧の上昇は直接 ICP に伝達するので，常に気道を確実に確保して，換気を保つ．気管チューブは，屈曲や圧迫が起こらないように気管分岐部に当たらない位置でチューブを固定する．可能なら，らせん入りチューブを使う．気道圧を測定する．
3. 軽度過換気で，$PaCO_2$ は 30〜35 mmHg 前後に保つ．
4. 若干頭部挙上（15°）とする．頸の静脈の流れを妨げない．頸を強く横に向けない．
5. フロセミド（0.5 mg/kg）を静注し，さらに 20%マンニトール（0.5〜1 g/kg）を開頭時（または，脳外科医の要請により）20〜30 分かけて投与する．

　利尿薬使用後も尿量を指標として輸液量を決定する．尿量が推定血液量（EBV）の10%に達したら，以後の尿損失量は同量の生理食塩水で補充する．または，中心静脈圧を参考にして輸液を投与する．一般的に，安定した中心静脈圧は循環血液量が保てていることを示している．電解質に問題がないか，さらに補充の指標とするため，血清電解質を検査する．

Chapter 8 ● 脳外科および侵襲的神経放射線検査時の麻酔

輸血

　脳外科手術中は，出血量の正確な測定は不可能であるため，出血量は術野の出血の程度，循環動態の変化やヘマトクリット値から臨床的に判断する．収縮期血圧に注目し，乳児では 60 mmHg，年長児では 70〜80 mmHg を保つように補充する（**注意**：年長児では，推定血液量の 20%を失っても血圧に変化をきたさないことがある）．硬膜を閉じる前に，ボルベン® あるいは生理食塩水を使って循環血液量の補充を十分に行い，血圧を出血前の値に戻す．ヘマトクリット値，出血量が許容出血量を超えているかどうかなどの臨床判断に基づき，輸血するかを決定する．

　出血量が多いときには，特に乳児では，血清 Ca^{2+} が低下していることがあり，測定する．輸血で出血量を補っても血圧が回復しないときには，グルコン酸カルシウム（30〜40 mg/kg 静注）か塩化カルシウム（10〜15 mg/kg 静注）を投与する．凝固検査をして，適応があれば凝固因子を補充する．

低血圧麻酔法

　小児で低血圧麻酔法が使われるのはまれである．巨大な動静脈奇形や動脈瘤で適応になると考えられるが，これらが開頭術で行われることはなく，大半が血管内治療であることも理由である．加えて，特に乳幼児では基準となる血圧自体がそう高くないこともあり，通常の血圧の範囲で低めに維持することで困ることは少ない．低血圧にする目的は，出血量を減らすことであり短時間でよいが，正常範囲を下回る低血圧がもたらす脳組織循環の低下悪化のリスクは大きい．また，いったん出血を起こした場合の血圧降下の回復には難渋することが多い．通常は行われないが，血管内治療の場合でも低血圧麻酔を求められる場合がある．多くの血管内治療は，麻酔科医にとっては劣悪な環境下で支援要員も限られることから，いずれの場合も低血圧を誘導する麻酔法は避けたい．

　低血圧麻酔法を選択するときは動脈ラインは必須である．仰臥位での安全な収縮期圧の範囲は，10 歳までは 50〜65 mmHg，10 歳以上では 70〜75 mmHg である．脳灌流圧を適正に反映させるためにトランスデューサのゼロ点は正しく頭の位置とする．

■ 血圧降下に用いる薬剤

1. セボフルランまたはイソフルラン：目標の血圧に達するまで，吸入濃度を徐々に上げていく．この方法は容易で，安定した血圧レベルが得られる．ただし，速やかに血圧を元に戻すのは容易ではない．
2. ニトロプルシド（sodium nitroprusside；SNP）：広く血圧を下げる目的で使用されてきたが，タキフィラキシーによる効果減弱のため，大きな血圧の変動が起きてしまうことがある．また，大量では，シアン中毒，アシドーシスの進行などの中毒状態を起こす危険もある．CBF の自動調節を障害し，ICP を亢進させることがあるため，SNP は頭蓋が開かれてからのみ使用する．
3. レミフェンタニルは低血圧麻酔にはよい選択肢である．レミフェンタニルを大量に使用すると適度に血圧が低下するが，SNP で問題とされるようなシアン中毒の危険性がない．さらに，レミフェンタニル注入量を中止または減量すれば，血圧は速

やかに元に戻る．ただし，効果発現は SNP よりも遅い．

空気塞栓（VAE）

　手術が坐位で行われるときには，特別に VAE が起こる危険性が高い．さらに，仰臥位であれ，腹臥位であれ，頭部が挙上されていれば，VAE は起こりうる．頭蓋骨癒合症の手術のときに比較的多く，椎弓切除術でも起きている．静脈洞から急激に空気が引き込まれたり，骨内の静脈から徐々に空気が入っていくこともある．ドプラーで検出した VAE の頻度は，大人でも小児でも変わらない．しかし，VAE が起こると，小児では循環系が不安定となりやすい．

　通常，頭蓋骨を開く最中に VAE が起こることが多いが，頭皮閉鎖時に止血皮膚クリップを外したときにも起きている．空気塞栓の徴候を感度が高い順にあげると，

1. 前胸部のドプラー音の変化／経食道心エコー図上の変化
2. $PetCO_2$ の急激な低下
　（有名な徴候で，トレンド記録では明らかだが，リアルタイムでは気づきにくい）
3. 頻脈の後のパルスオキシメータ測定不能
　（重篤な低酸素血症，極端な還元ヘモグロビンの増加で測定光が通過しなくなるため）
4. 低血圧（遅い），徐脈（相当遅い）
5. 心音の変化（水車雑音，不明瞭や遠く聞こえる心音）

　重篤な結末を避けるためには，早期診断と迅速な対応が必要である．

1. 術者に VAE が起きていることを知らせ，術者はただちに，さらに空気が入らないように，術創を圧迫したり，術野を生理食塩水で満たす．
2. 頭を下げ，術創の静脈圧を上げる．同時に下肢からの静脈還流を促す．頭が固定されている腹臥位手術中に VAE により胸骨圧迫が必要になったときは，術野をカバーして頭の固定を解除し，仰臥位に戻すことを考える．
3. 頸静脈を圧迫する．
4. 100%酸素で換気する．N_2O を中止する．血液中の空気がさらに大きくなるのを防ぐ．5〜10 cmH_2O の PEEP を加える．
5. 中心静脈ラインから空気を引く．実際に空気が引けるのは，60%以下の症例でしかない．
6. 必要に応じて，心肺蘇生やその他の方策（強心薬など）をとる〔**注意**：カプノメータで二酸化炭素が検出（$PetCO_2 > 10$ mmHg）されれば，胸骨圧迫が有効であることが示唆される〕．

術後配慮事項

　手術終了時には，患児は麻酔薬の効果から回復していて，できれば完全に覚醒している状態が望ましい．咳き込んだりバッキングがないように抜管する（この目的であらかじめリドカイン 1.5 mg/kg 静注を投与してもよい）．覚醒しなかったり，呼吸抑制が認められるときには，抜管せずに原因が明らかになるまで調節呼吸を続ける．脳外科の大

Chapter 8 ● 脳外科および侵襲的神経放射線検査時の麻酔

手術，特に呼吸中枢付近の手術では，調節呼吸を続けて術後時間が経過してから抜管したほうがよいこともある．覚醒段階では血圧監視を続ける．降圧薬が必要な場合がある．

　頭蓋内出血を確認するため，術直後に MRI が撮影されることがある．手術に引き続いて行われるにせよ，ICU に搬送後に行われた後にせよ，脳外科医とよく連携をとり，MRI が読影されてから抜管する．自動的に，手術終了＝覚醒，抜管とはならないようにする．

　術後看護では，神経学的徴候の定期的評価を行う．水分バランスを注意深く観察する．開頭術後は，抗利尿ホルモンなどの制御機序が変化していることがある．

4 ● 水頭症

　水頭症は，先天性原因（アーノルド・キアリ奇形，中脳水道狭窄など）や後天性原因（出血，感染，腫瘍など）によって起こる．新生児の水頭症はアーノルド・キアリ奇形によることが多い（大多数の症例では脊髄髄膜瘤を合併していて，この合併奇形は出生1,000 例に対し 1〜3 例でみられる）．出生前の葉酸補給で，脊髄髄膜瘤の発生頻度は劇的に減少している．

手術：脳脊髄液シャント形成

　非交通性水頭症（Chapter 2 参照）では以下の手術が施行される．
1. 側脳室-腹腔シャント（VP シャント）：最も多く行われており，成長の余地を残すので，好まれる．
2. 側脳室-心房シャント（VA シャント）：今でも時には行われている．肺塞栓血栓症や肺高血圧症による肺性心などの長期合併症を引き起こす危険がある．
3. 側脳室-胸腔（側脳室-胸膜腔）：まれ．
4. 第 4 脳室吻合

　交通性水頭症（Chapter 2 参照）では，腰椎-腹腔シャント（腰椎くも膜下腔-腹腔）を行う．

　側脳室にシャントを置くとき，第 4 脳室吻合，脳室間接合形成には，しばしば内視鏡下用具が用いられる．まれではあるが，これらの内視鏡手術で大出血をきたすことがある．また，超音波ガイド下でシャントを置くこともある．

■ 麻酔上の問題点
1. 頭蓋内圧（ICP）亢進があり，時に重症である．そのような場合には，嘔吐が続いていて術前の水分摂取が不十分のことがあり水分バランス，電解質を術前にチェックする．時には，急激な ICP 上昇による症状のため，緊急手術が必要となる．
2. シャント入れ替えのために繰り返し麻酔を受けている患児が多い．過去の麻酔記録をチェックして，静脈路確保困難や困難気道，シャント手術の技術的問題，ラテックスアレルギーの有無を確認する．
3. 通常は出血は少ない．しかし，ごくまれに太い血管から大出血することがある．常に，確実な静脈路を確保する．

4 ● 水頭症

4. 手術終了後ただちに覚醒させ，神経学的評価が行えるようにする.
5. これらの患児では，ラテックスアレルギーに対する予防対策が必要である.

■ 麻酔管理

▶ 術 前

1. ICP が亢進している患児では，特別な注意が必要である. 手術の準備ができるまで患児の状態を注意深く観察する. 容態が急変して，無呼吸や無反応を呈し，即刻，気管挿管，過換気，脳室穿刺や腰椎穿刺を施行せざるを得ない場合がある（穿刺部位は，水頭症が交通性なのか，非交通性かで異なる）.
2. 患児が無呼吸に陥ったら，気管挿管し，人工換気しながら，ただちに脳室穿刺の準備をする.
3. 水分バランスを評価：経口水分摂取が不十分な患児は，輸液して補正する.

▶ 術 中

1. 導入時に低換気，低酸素症，中心静脈圧の上昇，血圧上昇を起こさないように特別な配慮が必要である.
   a. 気道が速やかに確保でき，十分に換気ができるので，プロポフォールまたはチオペンタール静注と筋弛緩薬による導入が望ましい.
   b. 喉頭展開，気管挿管による血圧の上昇を緩和するために，リドカイン（1.5 mg/kg）とフェンタニル（2〜5 μg/kg）を麻酔導入 3 分前に静注してもよい.
2. 術中は，N_2O に低濃度のイソフルランかセボフルランを併用して麻酔を維持する. 非脱分極性筋弛緩薬を使用して揮発性麻酔薬の濃度を低く保つ. 手術終了時に，筋弛緩薬を拮抗すると，麻酔からの回復が早い. 全例で調節呼吸とする.
3. 以下のような事態では，特別な注意が必要である.
   a. 脳脊髄液穿刺時の低血圧：吸入麻酔薬で麻酔を深く保って ICP 亢進による血圧上昇を防止していた場合には，脳脊髄液穿刺で ICP が正常（最初の穿刺時のレベル）に戻ったとき，血圧の下降がみられる. その場合，すべての麻酔薬の投与を中止し，100% 酸素で調節呼吸し，血圧が回復するまで輸液を間欠的に投与する. 昇圧薬はほとんど必要ない.
   b. 脳室カテーテルを挿入したときに徐脈や不整脈が起こることがある. 頭蓋内容が移動するためと考えられている.
   c. 脳室-心房シャント〔ventriculo-atrial（VA）shunts〕：シャント挿入のために心臓側の静脈が開いているときは，陽圧換気を行い，空気塞栓を防ぐ. 心電図を用いてシャントが心房内に位置したかを確認する. シャントチューブを高張食塩水で満たし，延長チューブで左手の心電図誘導に接続する. 心電図を第Ⅲ誘導とし，シャントチューブを進める. 先端が右房に接近するにつれて，P 波が大きくなる. 右房の適切な位置にくると P 波は小さくなり，二相性となる位置が目標である（図 8-1）.
4. 通常，出血量は少ないが，確実な太い静脈路は確保しておく.
5. 局所麻酔薬を注入し，前頭シャントでは眼窩上神経，後頭シャントでは後耳介神経

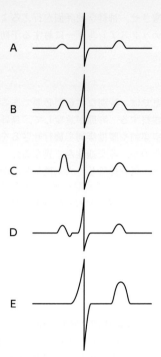

図 8-1　VA シャントカテーテルが心臓に進められたときの ECG 波形
A：カテーテル先端が SVC にあるとき．
B-C：カテーテル先端が右房に近づくに従って P 波は大きくなる．
D：カテーテル先端が右房に入ると P 波は二相性になる．（目標位置）
E：カテーテルが進みすぎて右室に入ると，QRS 波は大きくなり，P 波は消失する．

をブロックしておく．
6. すべての麻酔薬をやめ，患児が完全に覚醒して刺激に反応するようになれば，抜管し，回復室に搬送する．

▶術　後
1. 一般開頭術後の看護を行う．
2. 必要に応じて鎮痛薬を指示する．通常，NSAIDs で十分だが，モルヒネが必要な場合がある．局所麻酔薬で術野が浸潤麻酔されていれば，全身的な鎮痛薬はほとんど必要ない．

5　頭蓋骨癒合症

頭蓋骨間の縫合が早期に癒合すると，この頭蓋骨の変形をきたす（出生 1：2,000）．その中で，単純型（骨縫合線 1 本のみ）は 75％，複合型（複数の骨縫合線に及ぶ）は

25%である．矢状縫合のみが関係していることが最も多く，美容上の問題となる．複数の縫合が癒合すると頭蓋内圧（ICP）亢進が問題で，やがて知能低下，さらには視神経萎縮へと進行することがある．早期（6ヵ月未満）に手術をすると，美容的にもよいし，年長児で行うよりも出血量が少ない．

併発症

1. クルーゾン病，アペール症候群などの頭蓋顔面奇形は，OSA と関連する．Appendix A の症候群・併発症を参照のこと．

■手　術

1. 直視下頭蓋骨切断術（craniectomy）：縫合線に沿って頭蓋骨を切断する．
2. 内視鏡下頭蓋骨切断術．
3. スプリング式骨延長器：出血量，入院期間ともに最小である．

■麻酔管理上の問題点

1. ICP 亢進の可能性がある．
2. 静脈洞損傷による急激な大出血のおそれがある．頭皮や他の膜は血管に富んでいるので，これらからも持続的に出血する．
3. 頭蓋顔面症候群患児では，困難気道が予想される．
4. 術中には，空気塞栓が現実の問題となる．
5. 眼球突出が強い場合は，特に眼の保護に注意する．

■麻酔管理

▶術　前

1. 濃厚赤血球液が手術室に準備されていること．
2. ICP 亢進があるときは，前投薬は慎重に投与する．

▶術　中

1. 気道が速やかに確保でき，低換気が防げるので，ICP が上昇している乳児では，プロポフォール（または，チオペンタール），筋弛緩薬静注による導入が最適である．しかし，ICP が上昇していない乳児では通常の吸入導入でもよい．乳児では経鼻気管挿管が望ましい．経口気管挿管では，らせん入り気管チューブ，または（仰臥位ならば）RAE チューブを使用する（頭蓋骨癒合症では，時に後鼻孔閉鎖を伴っている）．
2. 麻酔は，N_2O-O_2 と低濃度のセボフルランまたはイソフルラン，筋弛緩薬で維持して，調節呼吸とする．
3. 太く確実な静脈路を確保し，手術室内に濃厚赤血球液を準備しておく．出血量をこまめに監視する．広範な手術が予定されているときは，動脈ラインを確保する．脳外科医と連携を密にして，手術の予定，進行，そして突然の急速大量出血の可能性を常に掌握しておく．

Chapter 8 ● 脳外科および侵襲的神経放射線検査時の麻酔

4. ICP を調節し，頭蓋内容が膨隆しないように軽度過換気を保つ．場合により利尿薬が必要となる．

5. 出血量軽減策をとる．抗線溶薬は失血量低下に有用の可能性がある：皮膚閉鎖までの間，トラネキサム酸（15 mg/kg 静注後，10 mg/kg/時で持続投与）あるいはイプシロンアミノカプロン酸（75〜100 mg/kg 静注後，15 mg/kg/時で持続投与）を続ける．ICP 亢進がある場合は，低血圧麻酔法は避ける．

6. 前胸部にドプラーのプローブを置き，開頭時に空気塞栓が起きていないかを厳しく監視する．空気塞栓が起きたときは，前述のように対処する．

7. 術後，鎮痛のために"少量"のオピオイド（例：モルヒネ 50 μg/kg 静注）を投与する．

8. 患児が完全に覚醒し，反応することを確認して抜管する．

▶術 後

1. 一般開頭術後の管理を行う．

2. 手術は，見た目ほど疼痛を伴わない．特に，局所麻酔が併用された場合，オピオイドの処方は慎重に行う．クルーゾン病の場合，OSA を合併している可能性が高く，通常量の麻薬投与で呼吸抑制を起こしかねない．

3. 頭蓋欠損部が適切に保護され，パッドが当てられているかを確認する．

6 ● 脊髄形成異常症：脊髄髄膜瘤（二分脊椎），脳瘤（脳ヘルニア）

これらの奇形は，胎児の神経管が癒合しなかったために生じる．脊髄髄膜瘤は，出生 1,000 例に対し 1〜4 例の頻度で起こるとされ，日本での発生頻度は増えているが，妊婦の予防的葉酸摂取が発生率を下げると期待されている．脳瘤の頻度ははるかに低い．感染の危険があり，神経組織へのさらなる損傷を避けるために，早期に手術をする．症例によってはフラップを作るために広範に皮膚を切開することがあり，その場合は出血量も多い．手術後も長年にわたり水頭症あるいは泌尿器科的な手術，処置が繰り返されるため，ラテックスアレルギー発生のリスクが高いとされる．

2018 年 12 月をもって，日本でもパウダー付き手袋販売が規制され，パウダーフリー手袋かラテックスフリー手袋類への切り替えが義務づけられた．これは大きな前進ではあるが，パウダーフリーといってもラテックス製であり，使われる加硫促進剤による接触性皮膚炎の問題もある．粘膜や漿膜，循環する血液と直接触る可能性のある手術室で用いる器材は，患者だけでなく，医療者を守るためにも 100％ラテックスフリー化を目指すべきである．切り替えによるさまざまな波及効果を考慮に入れれば，十分な経済効率があることも示されている．

出生直後の早期手術にも関わらず，歩行や膀胱障害などの長期的な不都合が多いことから，近年胎児手術の適応が注目されている．子宮内で脊髄が羊水に直接接触することが神経損傷を進めると認識されたことが背景にある．神経因性膀胱に対しての予後は決定的ではないが，明らかに水頭症発生率が下がり，歩行可能率が高まることから，米国では適応を選び，積極的に推奨されている．胎生 23〜25 週前後で，硬膜外麻酔と吸入

麻酔併用で母体と胎児を麻酔し，根治手術を施行した後さらに妊娠を継続し，分娩に至る．この胎児手術には，胎児外科を専門に行う外科医だけでなく，産科医，脳外科，新生児科医，循環器科医，そして麻酔科医を含めた胎児手術チームが必要であり，実施施設は限られる．こうした胎児手術チームが確立されていない日本ではこれからの領域である．

併発症

脊髄髄膜瘤，脳瘤児の80％で，アーノルド・キアリ奇形や中脳水道狭窄を伴った水頭症がみられる．

脊髄髄膜瘤と関連して，気管が短い場合が報告されている．脳神経機能不全があり吸気性狭窄音を認めることがある．

■手 術

生後できるだけ早く嚢を切除して，欠損を修復する．

■麻酔上の問題点

1. 気管挿管に適した体位がとれない可能性がある．瘤の下にドーナツ枕を置いて，欠損部に圧がかからないようにできるが，同時に肩や頭の下にも当て物が必要である．脊髄髄膜瘤の患児では，気管が短い場合があり注意する．気管チューブが気管支内に挿入（片肺挿管）されていないかを確認する．
2. 出血量は，正確な測定が困難なうえに，相当多い．
3. 術中の体温管理が困難である．
4. 術後に，喘鳴，呼吸抑制，無呼吸，脳神経麻痺が生じる可能性があり，また呼吸調節が異常な場合がある．

■麻酔管理

新生児の特別配慮事項を参照．

▶術 前

1. 欠損部は清潔に滅菌覆い布でカバーする．
2. 交差試験済みの血液を手術室に準備する．
3. 手術室を最低24℃まで暖める．

▶術 中

1. 体温保持の用具をすべて使用する（Chapter 4 参照）．
2. 麻酔導入は，吸入，静脈のどちらでもよい．単回のプロポフォール（3 mg/kg）と少量のロクロニウム（0.3 mg/kg）で気管挿管する．筋弛緩薬も少量であれば，術中神経刺激が必要となる頃には筋弛緩薬の効果は消失し，検査への影響はない．追加投与は，外科医がそれ以上，神経刺激装置を使わないことを確認してからとする．脳瘤の場合，患児を左側臥位にし，介助者が後頭部を前方に，肩を後方に押すよう

Chapter 8 ● 脳外科および侵襲的神経放射線検査時の麻酔

にすると，頸が伸展せず，挿管しやすくなる．この位置で気管挿管できなければ，ドーナツ枕で瘤を保護して仰臥位にする．気管チューブの位置を確認する．

3. 麻酔の維持は，N_2O-セボフルランまたはイソフルラン，調節呼吸とする．ごく少量のフェンタニルを使用してもよい．大きな手術になりそうなときは，動脈ラインも確保する．

4. 後頭部欠損の場合，体位はクッションの上で腹臥位にする．圧がかかる部分はすべて当て物をして保護する．眼を保護する．

5. 出血量が正確には測定できないのは麻酔科医の課題である．じわじわとした出血であり，目視と看護師の報告を合わせて頻繁に出血量を推定する．収縮期血圧およびヘマトクリット値を指標として輸血する．輸血に対する，心拍数の変化，心音の強さの変化も重要な情報である．大量の出血が予想される場合，非侵襲ヘモグロビンモニター（SpHb）の使用も考慮するが，乳児では難しい．

▶術 後

1. 温かい保育器に入れ，腹臥位で看護する．
2. 特に脳瘤の場合，看護スタッフに ICP 亢進徴候に注意するように指示する．呼吸が十分か，また喘鳴の発生を注意深く監視する．
3. 術野に知覚が残っているのを確認するまでは，オピオイドを投与しない．
4. 回復室に到着したら，ヘモグロビン，ヘマトクリット値を検査する．

7 ● アーノルド・キアリ奇形

小脳虫部が長く，大後頭孔を通って椎管内に突出している．脳幹を圧迫している．この奇形の乳児では，嚥下障害，反復性誤嚥，喘鳴を呈することがあり，無呼吸の既往を持っていることもある．咽頭反射が弱いか，欠如していることがある．

併発症

しばしば脊髄空洞症を伴っていて，上肢の筋力低下や，知覚欠損が起こることがある．

■手 術

後頭蓋窩の減圧，大後頭孔拡大術と上部頸椎椎弓切除，硬膜開放癒着剥離を行う．脊髄空洞症を伴っていれば，脊髄水腫症をドレナージする．

■麻酔上の問題点

1. 呼吸調節機構の異常により，喘鳴のため術前から人工換気が必要なことがある．術後無呼吸も起こる．
2. しばしば反復性誤嚥により肺機能が低下しており，呼吸状態が不良である．
3. 術前からある喘鳴は，必ずしも術後ただちには消失しない．
4. 手術体位は腹臥位で頸を屈曲する．経鼻気管挿管とし，体位変換前後にチューブの位置を慎重に確認する（前述参照）．

276

■麻酔管理

　麻酔管理は，後頭蓋窩手術に準じる．術後，患児の注意深い監視が必要であり，PICU あるいは，こうした症例に慣れた神経科病棟で管理する．まれではあるが，患児が安全に気道を保持できなければ気管チューブは抜去しない．のちに気管切開が必要となることもありうる．

8 ● 脳腫瘍と血管性病変

　頭蓋内腫瘍は，子どもに比較的多く発生し，その頻度は5〜8歳で最も多い．また60％は後頭蓋窩腫瘍である．良性血管性病変もまた，開頭術の適応となる．

手　術

1. 試験生検，病変切除．

■麻酔上の問題点

1. ICP 亢進，さらに水頭症を伴い嘔気，嘔吐，電解質異常をきたすことがある．
2. 手術に最適な頭蓋内の状態が得られるような麻酔法を選ぶ．
3. 出血量は，測定しにくく，また大量となりうる．必要性を予測して，侵襲的モニターおよび確実な末梢ラインの確保を考慮する．
4. 小さな乳児の動静脈奇形では，高心拍出量性うっ血性心不全を伴うことがある．これらの患児では，拡張期血圧が低く，術中の血圧低下には耐えられない（心停止も起こりうる）．動脈瘤や動静脈奇形の年長児では，術中に高血圧をきたさないように厳重な注意が必要である（手術を容易にするため，低血圧法を要することもある）．
5. 術後，正確な神経学的評価およびモニターができるように，麻酔の影響から完全に回復していなければならない．この時期の高血圧は積極的に治療する必要がある．
6. 少数例だが，術中に神経生理学的検査が必要となる．また，体性感覚誘発電位（SSEPs）を記録することもある．そのようなときには，N_2O-0.5％イソフルランが問題なく使えるとされている．高濃度の吸入麻酔薬は記録を妨げることもある．神経生理学的検査は吸入麻酔でなくとも行える．非脱分極性筋弛緩薬を用いた場合，神経刺激装置（TOF Watch）で 1/4 程度の反応をあらかじめ確かめておけば十分な場合もある（「患児モニター」，p.265 参照）．
7. ごくまれに，発話域のマッピングなどで，意識下開頭術（awake craniotomy）が必要になる．短時間の深い麻酔下（プロポフォール，レミフェンタニル，LMA）で，局所麻酔を併用して開頭ののち，麻酔薬を切り LMA を抜去して術中は覚醒状態を保ち指示に従うようにし，処置が終了したら再び麻酔下（あるいは鎮静下）で閉頭するという，AAA（Asleep-Awake-Asleep）アプローチが用いられる（「皮質脳波検査，てんかんの手術」，p.282 参照）．
　患児に，行われる手術中の進行をあらかじめよく理解してもらう必要がある．皮膚切開には，比較的に大量の局所麻酔薬が必要であり，極量を超えない注意が必要である．また，手術中の嘔気・嘔吐の可能性が高いことなど，通常の全身麻酔以上の

Chapter 8 ● 脳外科および侵襲的神経放射線検査時の麻酔

リスクを伴う.

■ 麻酔管理
▶術 前
1. 行われる疾患と予定されている手術に関して十分に把握しておく. 血液, 生化学検査をチェックする.
2. 濃厚赤血球液が手術室に準備されていること (開頭術では, 最低 1,000 mL, 血管奇形切除では 1,000 mL 以上).
3. 前投薬として鎮静薬は投与しない. ただし, 血管性病変の患児は例外とする (前述参照). 年長児では, 患児と十分に意志の疎通を図り, 予定している麻酔方法について説明する.

▶術 中
1. できれば, プロポフォール 2〜3 mg/kg (または, チオペンタール 5〜7 mg/kg), リドカイン 1.5 mg/kg, フェンタニル 2〜5 μg/kg, 十分量の筋弛緩薬静脈投与で, 麻酔を導入する. この方法で, 速やかに気道が確保でき, 低換気, 低酸素症, 努責が防げる. また, 気管挿管に伴う望ましくない循環動態変化も防げる.
2. 喉頭を無理なく通過する気管チューブで挿管する. 乳児や, 術後人工換気が予想される患児では, 経鼻気管挿管が望ましい.
3. 脳外科麻酔は, N_2O-イソフルラン 0.5〜0.75% と筋弛緩薬のような浅い全身麻酔でよい. 開頭後は, 麻薬性鎮痛薬はほとんど必要ない. 筋弛緩をモニターしながらロクロニウムを間欠的に投与して調節呼吸する. 拮抗も容易である. または, TOF をモニターしながら, TOFC (TOF 反応回数) を 1〜2 に保つようなロクロニウム持続静注を行うことで, 何時間でも安定した筋弛緩状態が維持できる. ロクロニウムを 10 μg/kg/分で開始し, 目的の安定状態に達するまで 2〜3 μg/kg/分ずつ増減する.
4. 血管性腫瘍, 血管性病変の患児には動脈ラインを確保する. 中心静脈ラインも考慮する (上記参照). 尿カテーテルを留置し, 尿量を測定する.
5. 術者に, 切開予定部位の頭皮に 20 万倍希釈アドレナリン添加 0.125% ブピバカイン (最大量 2.0 mL/kg) で浸潤麻酔を行ってもらう.
6. 外科医の要請があれば, 脳浮腫軽減目的で利尿薬投与を考慮する.
7. 局所脳浮腫を軽減するためにデキサメタゾン 0.15 mg/kg 静注 (最大量 8 mg) を投与する.
8. 術後, 人工換気が予定されていないときは, 患児が完全に覚醒し, 反応することを確認してから抜管する.

■ 特別配慮事項：前・中頭蓋窩手術
1. らせん入り経口チューブ, または経鼻チューブとする.
2. 体位は 15° 頭位挙上とする.
3. 上記のように麻酔を維持し, 患児をモニターする.

8 ● 脳腫瘍と血管性病変

4. 下垂体や視床下部領域を操作しているときは，特に不整脈や血圧の変化に注意する．不整脈が起きたり，血圧が変動したときは，回復するまで術者に操作を中断してもらう．徐脈にはアトロピンを投与する．

■後頭蓋窩手術（腹臥位）

1. 乳幼児では，経鼻気管チューブを使用する．外鼻孔で正確に確実に固定できる．経口気管チューブよりも屈曲しにくい．唾液でテープがはがれる危険も少ない．腹臥位にする際に，頸部の動きで気管チューブ先端位置が片肺換気になっていないことを確認する．
2. 患者体位は，胸腹部に圧がかからないようにフレーム（Relton フレームなど）やクッション上で腹臥位とし，15°頭部挙上とする．
3. 前・中頭蓋窩手術と同様に麻酔する（前述参照）．特に，脳幹域を操作しているときはバイタルサインの変化に注意する．

■後頭蓋窩手術（坐位）

　現在では，小児脳神経外科医のほとんどは，この部位の手術は腹臥位またはパークベンチ体位とする．しかし，残念なことに，ごく一部の外科医はいまだに坐位での手術を好む．外科医が坐位を要求した場合には，麻酔科医はその深刻なリスクを十分に説明し，外科医の好み以上の特別な医学的な理由に納得しない限り，坐位は避けてもらう．坐位を受け入れた場合，発生した空気塞栓症（VAE）を早期に発見し，外科医にさらなる空気の流入を防止させることはできても，VAE 発生防止に関してできることは限られる（閉頭終了まで調節呼吸とする，輸液と PEEP で静脈圧を高めにする）．

1. VAE が一番の問題である．前胸部ドプラーとカプノグラフで監視する．CVP ラインの先端を，上大静脈–右心房接合部に位置させる．万一，空気塞栓が起きた場合に，実際は効率が悪く役に立たないが，中心静脈ラインから流入空気を吸引できる可能性があり，また CVP は輸液の指標として利用できる．
2. 動脈圧ラインのゼロは耳の高さで取り，CVP のゼロは心臓の高さで取る．循環系の不安定が次に問題となる．下肢は包帯で巻いて静脈還流を促す．血圧を監視しながら，慎重に体位をとる．

▶術　後

1. 退室前に，患児は麻酔の影響から完全に回復していなければならない．
2. 一般開頭術後の管理を行う．
3. 呼吸抑制を避けるためにオピオイドはきわめて慎重に，少量だけ使用する．実際，ごく少量のモルヒネ少量持続注入が効果的である（**注意**：同時に抗痙攣薬が投与されている場合モルヒネ投与は控える）．
4. 体温の上昇をみることがあり，時には冷して正常体温に戻す必要がある．
5. 抗利尿ホルモン不適合分泌症候群（SIADH）が起こることがあり，乏尿，電解質異常をきたす．

Chapter 8 ● 脳外科および侵襲的神経放射線検査時の麻酔

▶パークベンチ体位，ビーチチェア体位

パークベンチ体位は，公園の長いベンチに横になったような体位で，3/4 側臥位などとも呼ばれる．側頭蓋腔，後頭蓋腔腫瘍症例などで使われる．日頃使い慣れない手術室では複雑なため褥瘡発生予防が難しいとされる．腹臥位よりも気道管理などが容易であるが，頭部の固定に工夫が必要である．幸い小児では（年長児は除き），褥瘡発生はまれである．

ビーチチェア体位は，浜辺でみられるような，パイプ椅子で上体全体を少し持ち上げた体位であり，整形外科手術などでよく使われる．仰臥位の延長と思われ，ノーマークになりがちだが，長時間手術になった場合に，高齢者では術中脳梗塞の原因となるほどの脳血流量（CBF）が低下した状態が持続することへの配慮が必要である．下肢全体を間欠的に高めに保持するなどを考慮する．

9 ● 頭蓋咽頭腫

小児では最も多い下垂体腫瘍であり，小児脳腫瘍の5～10%を占め，発症のピークは5～14歳である．腫瘍が巨大となり，周りの組織（視神経交叉など）を圧迫したり，かなりの程度の ICP 亢進をきたすことがある．そのため，内分泌障害をきたす可能性がある．たとえ，顕微鏡下で広範に腫瘍を切除しても，再発（10%）はまれではない．

問題点

1. 患児は，成長ホルモンの欠損でしばしば成長が遅れており，また肥満傾向がある．行動障害もみられる．
2. 術後の副腎不全を考慮して，副腎皮質ホルモン補充療法を術前から始める．
3. 術前から尿崩症のこともあるが，術中・術後ほぼ確実に尿崩症に陥る．中心静脈圧，尿量，血清電解質を術中にモニターする．多量な尿流出を補充する準備をしておき，必要に応じてデスモプレシン（DDAVP）を投与する．
4. 前頭葉開頭で手術するときは，術者が腫瘍に到達しやすくするために，脳容量を減少させることが不可欠である（つまり，マンニトールやフロセミドの潤沢な使用と軽度低二酸化炭素血症による完璧な脳神経外科麻酔）．
5. 手術が長時間にわたることが多く，手術時の体位や当て物の場所には十分気を配る．体温維持のために温風加温装置を使う．
6. 頭蓋咽頭腫切除後は，甲状腺ホルモン，成長ホルモンなど多数のホルモン補充が必要となる．

10 ● Galen 静脈瘤

まれな疾患であるが，Galen 大静脈の動静脈奇形（AVM）は，小児の脳外科手術担当の麻酔科医にとって難問である．新生児期に存在すると，重症心不全と頭部雑音で発見される．手術危険度はこの新生児期が最も高い．最近では，最初に血管治療アプローチで栄養血管（下記参照）をコイル塞栓する方法を試み，その後に必要なら外科的手

280

術、という治療方針の流れである．年長になってから発症した場合は問題は少なくなり，動静脈奇形の他の患児と同様に扱えるようになる．

麻酔上の問題点

1. 新生児や乳児では，術前心不全が重篤なことが多い．異常血管を塞栓すると，状態が改善することがある．初めは外科手術ではなく，血管内治療として栄養血管栓塞術を繰り返して行い，必要があれば後日外科手術を行うのが，最も安全な治療法との考えもある．

2. 止血困難，術中心停止などで，開頭手術死亡率はきわめて高い．以前には循環停止を伴う超低体温麻酔法も試みられたが，よい結果は得られていない．出血状態のモニター，十分な静脈路，血液，血液製剤の迅速な利用可能性は重要な成功条件である．

3. 低血圧麻酔法は使わない（安易に血圧を低めに保とうとしないこと）．低血圧になると急速に心停止に陥る．これは，血管内治療法の場合でも同様である．一般に，放射線検査室では救命処置が容易ではない．

4. 新生児期に心不全症状で発見された AVM は，以後の年齢層とはまったく異なる重症度であり，新生児症例に精通した血管治療医と小児麻酔専門医とのチームワークが必須である．

5. 血管内治療を行う検査室は，こうした重症患者の麻酔管理を前提につくられていないため，設備，人的資源ともに不十分である場合が多い．

6. 乳児頭蓋内などでは，血管内治療が主流になってきており，手術による大出血の問題は少なくなった．処置もハイブリッド室で行われることになり，血管処置も専門家が増えてきていて，術者側は安全性が高まった印象を持っているが，すべてが血管内治療医，放射線診断医の便宜のためにつくられており，麻酔科医としては手放しで喜べない状況が続いている．まず，ハイブリッド室自体が，乳児や小児の体温保全環境に注意が払われておらず，麻酔科医の作業環境に適合していない．患者は循環予備力が少ない乳児であり，また心不全の関与の程度もさまざまである．術者からは処置の容易さから求められることは多いが，決して麻酔を深くし，血圧を低くするような状態にすべきではない．乳児では，血圧は下げるのではなく，正常以上にしない，と考えるのが妥当である．

■ 麻酔管理

1. 血管が処理されるまで循環血液量が不足したり，血圧が低下しないようにする．動静脈奇形でのシャントが心臓に大きな負担をかけている．心不全に陥っていることが多く，拡張期血圧が低いので心筋の灌流が悪い．拡張期血圧が低下すると，心筋の灌流が不足して，心停止が起こる．低血圧麻酔法は禁忌である．瘤にクリップがかかるか，栓塞されるまでは血圧を維持する．術中の変化に正確に対応できるよう，循環動態を厳重に監視して出血を補う．

2. 瘤にクリップがかかると，心室に対する後負荷が突然上昇する．そのため心臓は代償不能に陥ることがある．この事態に対応するため，血管拡張薬，強心薬を準備し

Chapter 8 ● 脳外科および侵襲的神経放射線検査時の麻酔

ておく.

3. うっ血性心不全が強い場合, "心臓外科の麻酔法" (大量フェンタニル麻酔, レミフェンタニル持続注入など) が推奨されている.

11 ● 皮質脳波検査, てんかんの手術

　ほとんどの年長児 (8歳以上) は, 皮質脳波検査やてんかんの手術 (側頭葉切除術) の覚醒/鎮静下開頭に協力的である.

麻酔上の問題点

1. バルビタールなど脳波 (EEG) に強く影響を与える薬は投与しない. 短時間作用性麻薬を併用したプロポフォールやデクスメデトミジン持続注入が好まれている.
2. 患児は意識があり (話すことも含め), 協力できなければならない.
3. 手術しやすい頭蓋内の状態を維持する麻酔方法を選ぶ.
4. 出血量は測定しにくく, またかなり多い.
5. 術後, 正確な神経学的評価, モニターができるように, 麻酔の効果が完全に切れて覚醒していなければならない.

■ 麻酔管理

▶術 前

1. 術前回診時に, 患児を評価して, どの程度協力が得られそうかを判断する.
2. 患児には, 予定している麻酔の手順を, その理由も含めてよく説明する. 術中, 患児の積極的協力が必要なことを強調する (例えば, 術中は夢見心地で痛みをまったく感じないが, 手術が成功するには患児の協力が必要だと説明する).
3. 前投薬は投与しない.
4. 手術当日の朝は, 抗痙攣薬の投与は中止する.
5. 血液が準備されているかを確認する.

▶術 中

1. 緊急時に挿管, 換気ができるように, 器具を手元に準備しておく. フェイスマスクで酸素を投与する. カプノメータを用いるが, 通常用いられる鼻カニューレによるサンプリングでは, 酸素投与時の正確なモニターは難しいため, できればcap-ONEマスクを使う.
2. EMLAパッチを使い, 太い静脈路, および動脈ラインを確保する.
3. まず, 最初は麻酔/鎮静で開頭して, その後指示に反応できるように覚醒させる.
4. 最初の麻酔/鎮静は, デクスメデトミジン±プロポフォールが使える. デクスメデトミジンをゆっくり10分かけて1〜2 μg/kgで負荷投与し, その後0.2〜0.7 μg/kg/時で継続する. 負荷投与せずに初めから継続量を投与することもある. または, プロポフォール1〜2 mg/kg静注で負荷投与し, その後100〜300 μg/kg/分で継続する. デクスメデトミジンとプロポフォールとの併用も行われている. 効果を

みながら量を調整する．開頭操作が終了するまで，フェンタニル1〜2μg/kg間欠的静注またはレミフェンタニル持続注入で対処する．PetCO₂，SpO₂をモニターしながら，鼻カテーテルから低濃度のN₂Oを追加投与してもよい（**注意**：現在の保険診療は，自発呼吸，局所麻酔下の処置でのデクスメデトミジンの使用は認められるが，全身麻酔中のデクスメデトミジン使用は認めていない．保険診療では認められていないが禁忌ではない．全身麻酔の場合，あらかじめ患者の同意を取っての使用となるが，費用は病院の持ち出しになることから，病院の了承も得ておく必要がある．デクスメデトミジンも弱いとはいえ呼吸抑制作用があり，患児によっては気道確保した全身麻酔が必要な場合もある）．

5. 患児が鎮静されたら，術者は頭部を剃毛し，留置尿カテーテルを挿入する（挿入前のリドカインゼリーの使用を確認する）．
6. 手術側の頭皮ブロックを行う．効果的な頭皮ブロックが成功の鍵である．
7. 血圧を持続的にモニターし，動脈血ガス分析を頻回にチェックする．
8. 開頭されていても，必要に応じてマンニトール（1〜2g/kg）またはフロセミド（0.5〜1.0mg/kg）とデキサメタゾン（0.2mg/kg）を投与する．
9. 呼吸抑制が顕著なときは，**ごく少量**のナロキソン（0.05〜0.25μg/kg）静注を繰り返して効果をみる．
10. 開頭操作が終了したら，患児が指示に反応し，会話はするが動かない落ちついた状態に回復するまで鎮静薬の投与速度を下げるか停止する．深呼吸を励行させる．
11. 小児覚醒開頭術の麻酔管理は，教科書を読んで覚えられる手技ではなく，個々の反応は多様である．細部にわたって手技を注意深く観察して初めて体得できる技術である．

▶術 後

1. 覚めが悪く，うとうとしているときは，少量のナロキソンの反復投与を考慮する．
2. 一般開頭術後の管理を指示する．

12 ● 脊髄腫瘍と脊髄係留

脊髄腫瘍は成人に比して小児では少ないが，脊髄のどの位置にも発生しうる．

脊髄係留は，膀胱，直腸障害を起こし，下肢の筋力低下をきたす．これらの症候は，CTやMRIで，下方にある脊髄円錐，肥厚した終糸，神経根の横行として確認される．

手 術

終糸を外科的に離断し治療する．

麻酔上の問題点

1. N₂O，低濃度のセボフルラン，少量のフェンタニルで気管挿管全身麻酔，調節呼吸が好まれる．標準的患者モニターを使用する．体位変換ごとに気管チューブ先端位置を確認し，片肺換気でないことを確認する．

Chapter 8 ● 脳外科および侵襲的神経放射線検査時の麻酔

2. 術中に外科医が神経刺激装置を使用する予定があれば，最初から筋弛緩薬を使わないようにする．術中に，肛門直腸圧測定や陰部神経からの体性感覚誘発電位（SSEPs）を記録して，神経学的機構をモニターすることもある．

3. 腹部に圧がかからないように，フレームや枕の上に乗せ，注意深く体位をとる．腹部に圧がかかると，腹部の静脈から椎骨静脈叢に静脈血が移動して，術野からの出血が増す．

13 ● 痙性に対する選択的脊髄神経後根切断術

痙性を持つ患児によっては，L2～S1 の両側の後根神経束の根切断術で，痙性が軽減できる．術中に筋電図を用いて，刺激に対してどの神経束が正常反応（瞬時の局所収縮），または異常反応（持続的収縮，広範収縮）を示すかを調べる．異常反応を示した神経束を切断する．多くの患児で，この手術で痙性が軽減し，四肢機能，言語能力機能が改善している．知覚に関しては，あまり改善しない．

麻酔管理は，脊髄係留の麻酔に準じる（上記参照）．さらに，脳性麻痺の児への配慮（Chapter 6, p.222 参照）を忘れない．神経筋ブロックで筋電図（EMG）所見の解釈ができなくなるので，非脱分極性筋弛緩薬は原則使わないが，少量の非脱分極性筋弛緩薬の投与であれば，EMG を判断する頃には筋弛緩作用は消失している．

これらの患児に，術中に外科医が脊髄くも膜下腔にモルヒネ（$10～30\,\mu g/kg$）を投与すると，術後鎮痛がうまく得られている．

14 ● 小児侵襲的神経放射線治療の麻酔

マイクロカテーテルおよび，このカテーテルを通して送り込むことのできる塞栓物質の開発により，小児神経血管病変の治療が一新された．神経放射線科医師が血管内カテーテルを用いて動静脈奇形および Galen 静脈瘤頭蓋内動脈瘤を治療している．塞栓治療には，微粒子物，非粒子塞栓材，マイクロコイルが用いられている．

一般的にこれらの治療法は開頭手術よりも患児に対する侵襲度は軽いが，放射線室で管理を担当する麻酔科医にとってはいろいろと問題がある．

麻酔上の問題点

1. 放射線室は手術室から離れていることがあり，麻酔介助者の配置も十分でないことがある．麻酔を始める前に，必要な設備がそろっているか，麻酔中に必要となりそうな用具が手元にあるかを確認する．手術室との連絡を密にしておき，追加用具や手助けが必要になったら，手術室から供給を受けられる体制を整えておくが，その準備が機能しないときにも備えておく．

2. 乳児，幼小児では，筋弛緩薬を用いた気管挿管全身麻酔が常に必要である（神経刺激装置を用いること）．体動は避けなければならない，特に塞栓材を注入あるいは留置しているときに患児が動いてはいけない．短時間呼吸を止めることを要請されることがある．

3. 放射線器具のために患児へのアクセスが制限されることがある. 気管挿管後に片側換気ではないか, 慎重にチェックし, 気管チューブを厳重に固定する. 麻酔中に呼吸回路, モニターラインが抜けていないかを確実に確認できるように, これらが操作で引っかかったり隠れてしまわないようによく整理しておく.

4. 放射線台の上では患児の体温保持が困難である. 吸気を加温加湿し, 強制温風加温マットを使う. できる限り患児を覆うようにする.

5. 治療中のガイドとして, 体性感覚誘発電位 (SSEPs) をモニターすることがあるので, 揮発性麻酔薬の濃度は低く保つ.

6. 治療後に神経系統の評価・監視をするので, 患児が速やかに完全に覚める麻酔方法を選択する.

7. 合併症としては, 血管・瘤穿孔, 正常血管・流出静脈の塞栓 (異所性塞栓), カテーテルの抜去困難などが起こることがある. 合併症によっては, 開頭術が必要になることがある.

■ 麻酔管理

1. 一般的には, 術前に鎮静薬を投与しない. しかし, 頭蓋内動脈瘤, 動静脈奇形の患児などでは鎮静薬を前投薬として使うことが好ましい.

2. 麻酔導入, 気管挿管は動静脈奇形の開頭手術のときと同様に行い, ICP および循環のパラメータの変化を最小に保ち, 高血圧などを防止する.

3. N_2O とセボフルラン (1%まで) が維持に使える. この濃度では体性感覚誘発電位モニタリングに大きな影響を与えない. 少量の麻薬性鎮痛薬 (フェンタニル 1〜2 μg/kg やレミフェンタニル持続静注など) を投与して術後の頭痛, 不快感を少なくする. 麻酔導入時にミダゾラム (0.1 mg/kg 静注) を投与すると術中覚醒を予防できる可能性がある.

4. 非脱分極性筋弛緩薬 (ロクロニウム) を投与し, 筋弛緩状態を慎重にモニターする.

5. 圧損傷を避けるため体位に気をつけ, パッドを当てる. 体温保持の用具を活用する (前述参照).

6. 放射線治療の環境は, 術者の都合だけで設計されている場合がほとんどで, 患者にとっても麻酔科医にとっても決して最適な状況ではない. 麻酔後の覚醒観察の環境や病棟への帰路の安全など, あらゆる事態に備え準備するとはいえ, その準備が破綻する場合 (応援要請の電話が通じない, バックアップ機材も破損し, その補充が間に合わない, など) にも備えておく慎重さが求められる. 患者の安全担保は麻酔科医の責任と考える.

■ 術後管理

1. 術後, 患児は意識が清明で静かに休んでいるのが望ましい. それにより, 術後早期に治療後の神経学的評価が可能となる.

2. カテーテル穿刺部と穿刺部末梢の循環状態を定期的にチェックする.

3. カテーテル穿刺部からの出血や血腫形成予防のために適度に鎮静したり, 軽い抑制が必要となる.

Chapter 8 ● 脳外科および侵襲的神経放射線検査時の麻酔

参考文献

1) Ashida Y, Miyahara H, Sawada H, et al: Anesthetic management of a neonate with vein of Galen aneurysmal malformations and severe pulmonary hypertension. Paediatr Anaesth, 15: 525-528, 2005.

2) Cielo CM, Marcus CL: Obstructive sleep apnoea in children with craniofacial syndromes. Paediatr Respir Rev, 16: 189-196, 2015.

3) Davidson A, Flick RP: Neurodevelopmental implications of the use of sedation and analgesia in neonates. Clin Perinatol, 40: 559-573, 2013.

4) Glover CD, Carling NP: Neuromonitoring for scoliosis surgery. Anesthesiol Clin, 32: 101-114, 2014.

5) Hansen TG: Anesthesia-related neurotoxicity and the developing animal brain is not a signifi cant problem in children. Paediatr Anaesth, 25: 65-72, 2015.

6) Liu J, Rossaint R, Sanders RD, et al: Toxic and protective effects of inhaled anaesthetics on the developing animal brain. Systematic review and update of recent experimental work. Eur J Anaesthesiol, 31: 669-677, 2014.

7) Luginbuehl IA, Fredrickson MJ, Karsli C, et al: Cerebral blood flow velocity in children anaesthetized with desflurane. Paediatr Anaesth, 13: 496-500, 2003.

8) Maugans TA, Martin D, Taylor J, et al: Comparative analysis of tranexamic acid use in minimally invasive versus open craniosynostosis procedures. J Craniofac Surg, 22: 1772-1778, 2011.

9) McClain CD, Landrigan-Ossar M: Challenges in pediatric neuroanesthesia: awake craniotomy, intraoperative magnetic resonance imaging, and interventional neuroradiology. Anesthesiol Clin, 32: 83-100, 2014.

10) Rhondali O, Mahr A, Simonin-Lansiaux S, et al: Impact of sevoflurane anesthesia on cerebral blood flow in children younger than 2 years. Paediatr Anaesth, 23: 946-951, 2013.

11) Song G, Yang P, Zhu S, et al: Tranexamic acid reducing blood transfusion in children undergoing craniosynostosis surgery. J Craniofac Surg, 24: 299-303, 2013.

12) Soriano SG, Bozza P: Anesthesia for epilepsy surgery in children. Childs Nerv Syst, 22: 834-843, 2006.

13) Steward ML: Anesthesia and interventional neuroradiology. Semin Anesth Periop Med Pain, 19: 304-308, 2000.

14) Stricker P, Fliadjoe JE: Anesthesia for craniofacial surgery in infancy. Anesthesiol Clin, 32: 215-235, 2014.

15) 日本脳神経外科学会・日本脳神経外科コングレス：胎児期の脊髄髄膜瘤修復術.
〈https://square.umin.ac.jp/neuroinf/medical/602.html〉

CHAPTER

9 眼科手術の麻酔
Ophthalmology

1 基本事項

1. 小児の場合，鎮静や局所麻酔では眼科手術中の患児の協力はまず期待できない．このため，全身麻酔が必要となる．
2. 眼球内手術，鼻涙管，眼瞼の手術では，無血野が必要である．これらの手術では低血圧麻酔は用いられないが，麻酔が出血を助長しないように，あらゆる手段をとる．良好な気道確保を保った全身麻酔，正しい体位，咳嗽や努責がない静かな覚醒が重要である．
3. 小児の眼球心臓反射（oculocardiac reflex）は強力である．しかし，導入時に通常量のアトロピン（0.01～0.02 mg/kg）を静注すれば，容易に防げる．場合により外眼筋操作の直前に追加投与でもよい．この反射は，アトロピン筋注や局所麻酔（球後神経ブロック）では防げない．眼や外眼筋操作時には心拍数を十分モニターする．アトロピンが禁忌となることはほとんどない．眼筋を急に牽引すると，徐々に牽引するときに比べて反射が起こりやすい．反射はすぐ疲弊して，2回目に牽引しても同じような強い反射は起こらない．
4. 患児によっては，いろいろと副作用がある薬物で治療されている（表9-1）．
5. 術中に，薬剤を結膜に滴下したり，眼球に注射したりする．これらの薬剤が，全身的な影響を与えたり，麻酔上問題となることがある（表9-2）．

表9-1　全身的な作用を有する点眼薬

薬　剤	適　応	副作用
ヨウ化エコチオパート（ヨウ化ホスホリン），（長時間作用性血漿コリンエステラーゼ阻害薬）	緑内障，斜視	嘔気・嘔吐，腹痛，スキサメトニウム投与後の遷延性無呼吸
チモロールマレイン酸塩（β遮断薬）	緑内障	アトロピン抵抗性徐脈，気管支痙攣，喘息増悪
アセタゾラミド（ダイアモックス®）（炭酸脱水酵素阻害薬）	緑内障	代謝性アシドーシス，ナトリウム・カリウム・水分の枯渇，アナフィラキシー誘発，スティーブンス・ジョンソン症候群誘発，骨髄抑制
ドルゾラミド塩酸塩（炭酸脱水酵素阻害薬）	緑内障	徐脈

Chapter 9 ● 眼科手術の麻酔

表 9-2　麻酔中影響のある眼科的薬剤

薬 剤	問題となる副作用，臨床的意義
アドレナリンやフェニレフリン	高血圧や不整脈を起こしうる（これらの影響は，特にハロタン麻酔で危険である）．アドレナリン点眼液は，チアノーゼ発作を誘発することがあり，特にファロー四徴症の患児で禁忌である．濃度が 2.5％以下であれば，フェニレフリン点眼液はさほど問題とならないが，充血している結膜に使用したときは重篤な高血圧をきたすことがある．したがって，術者が薬剤を使用しているときは，心拍数・血圧を十分にモニターする．麻酔科医は，術者が何を使っているかをいつも理解していなければならない．10％フェニレフリンは小児では使用してはいけない．心停止が起こりうる．点眼薬は微量にみえても静注に匹敵する効果がある．
シクロペントラート（サイプレジン®）	運動失調，見当識障害，精神病，痙攣を起こしたりする．特に，2％液を使ったときに起こりやすく，乳児では 0.5％液，小児では 1％液を使う．
トロピカミド（ミドリン®M）	行動障害，精神病的反応，まれに血管運動虚脱を起こすことがある．
スコポラミン点眼液	興奮，見当識障害，せん妄を起こすことがある．
ピロカルピン	高血圧，頻脈，気管支痙攣，嘔気，嘔吐，下痢を起こすことがある．
アセチルコリン眼球内投与	気道分泌・唾液が多くなったり，気管支痙攣，徐脈が起きたりする．アトロピン静注で対処する（水晶体摘出後に縮瞳させるために使用される）．
SF6 ガスまたは空気眼球内注入（網膜再付着促進目的）	注入 20 分前には N_2O を中止する．眼圧上昇，さらに N_2O が吸収されて眼圧が危険なまでに低下するのを防ぐためである．眼圧が低下すると，網膜再付着が失敗することがある．

6. 麻酔薬および麻酔法の眼圧に及ぼす影響で覚えておくこと：

a. アトロピンは（投与経路にかかわらず）ほんのわずか眼圧を上昇させるのみである．開放隅角緑内障患児にアトロピンを前投薬として使用するのは禁忌ではないが，閉塞隅角緑内障では禁忌である．

b. 各種吸入麻酔薬，静脈麻酔薬（プロポフォール，チオペンタール），非脱分極性筋弛緩薬は，おそらく用量依存的に眼圧を下げる．

c. スキサメトニウムを静注すると眼圧は一過性に上昇する．これは，非脱分極性筋弛緩薬で前処置しても完全には防げない．30 秒以内に眼圧が上昇し，6 分以内に元に戻るが，眼内手術では，スキサメトニウムの使用は避ける．穿孔性眼外傷での急速導入でも，速効性の非脱分極性筋弛緩薬（ロクロニウム 1.2 mg/kg）が使用できる．

d. ケタミンは，眼圧を上昇させると考えられていたが，あまり影響がなさそうである．

e. 利尿薬は眼圧を下げる，またスキサメトニウムによる眼圧上昇を軽減する．

f. フェイスマスクで眼球を圧迫すると眼圧が上昇するので，小さめのフェイスマスク，あるいは顔の形に合わせた（Rendell-Baker-Souce）マスクを使用すれば眼球への圧迫を避けられる．気管挿管は眼圧を上昇させる．できれば気管挿管

3分前にリドカイン 1.5 mg/kg を投与しておくと上昇の程度は軽減できる．ラリンジアルマスク（LMA）の挿入では眼圧の上昇は軽度であり，抜去時には咳嗽，努責が少ないとされている．したがって，LMA は眼科手術でも有用である．

g. 咳，パッキング，啼泣，努責はすべて眼圧を大幅に上昇させる．抜管直前にリドカイン 1～2 mg/kg や少量のプロポフォール（1 mg/kg）を静注するか，または深い麻酔で気管チューブを抜去（フルストマックでは禁忌）すると，咳もなくスムーズに抜管できることが多い．

h. $PaCO_2$ が高くなると眼圧は上昇する．逆に $PaCO_2$ が低くなると眼圧は下降する．

7. スキサメトニウムは外眼筋を収縮させるので，投与後 15 分は外眼筋の評価は避ける．

8. 眼科手術の麻酔は，眼球が中心に固定して動かなくなるよう麻酔を深く保つ．浅い全身麻酔ではしばしば眼球が上転する．ケタミンは眼振を起こすので眼科手術には一般的に適していない．

9. 眼科手術後はかなりの疼痛があるが，術前の NSAIDs の経口投与，あるいは術中のアセトアミノフェン（10～15 mg/kg 静注）などで多くの場合対処可能である．眼内手術または眼外傷修復では，全身麻酔中に球後ブロックを施行しておくと効果的な術後鎮痛が得られる．ロピバカインによるテノン嚢下麻酔は斜視手術後の痛み緩和に役立つ．局所鎮痛薬（テトラカイン点眼薬）が術後の不快感をかなり軽減させる．

10. 術後は嘔気・嘔吐が多い．プロポフォールを主体とした麻酔法では嘔気・嘔吐の頻度を減少させる可能性がある．術中にオンダンセトロン（0.1 mg/kg），デキサメタゾン（0.0625～0.15 mg/kg），ジメンヒドリナート（0.5 mg/kg）またはメトクロプラミド（0.15 mg/kg）を静注すると，さらに効果的とされている．メトクロプラミドは鎮静作用を有するので，調節可能縫合時には避ける．

11. 術中火災防止：眼瞼の手術（霰粒腫など）では，マスク麻酔は十分に注意して行う．特に術者が電気メスを使っているときは，高濃度の酸素がマスクから漏れないようにする．ドレープが燃えると，重症顔面熱傷の危険がある．空気／酸素またはヘリウム／酸素の混合気体を使用する．N_2O は支燃性があり使用を避ける．LMA は使えるが，過剰な加圧で麻酔ガスがリークしないように注意する．

2 ● 斜視手術

斜視手術は，小児で最も多い眼科手術である．麻酔科医は，筋疾患であるという側面を忘れてはいけない．

関連病態

悪性高熱症（malignant hyperthermia）は非常にまれな疾患であるが，斜視の原因に関連した病態の可能性がある．

Chapter 9 ● 眼科手術の麻酔

■ 麻酔上の問題点

1. 眼球心臓反射（oculocardiac reflex）：外眼筋の牽引により重度徐脈，場合によっては心停止が起こる（前述参照）．

2. 眼球胃反射（oculogastric reflex）：眼筋の手術後に嘔吐が非常に多く，前述したように予防すべきである．また，術後に無理に飲水させたり，早期に歩かせたりすると嘔吐が誘発される．患児が飲水を希望したときに初めて水分を与える．

3. 年長児では，斜視の術後疼痛はかなり強く，術後鎮痛薬が必要である．外科医に所定量のロピバカインでのテノン嚢下麻酔を依頼する．

4. 調節可能縫合を用いているときは，術者が術後患児を診察するので，術後鎮静が深くならないようにする．縫合を調節するのに，再び麻酔が必要になることがあるので，麻酔再導入に利用できるよう，点滴やヘパリンあるいは生理食塩水でロックした静脈路は抜去しない．制吐薬としてドロペリドールでは鎮静が強すぎて指示に応じなくなるので用いない．オンダンセトロンとデキサメタゾンの組み合わせがよいが，オンダンセトロンはまだ日本では保険適用ではない（下記参照）．

■ 麻酔管理

▶術 前

1. 前投薬は軽くする．
   a. 術者が，術直前に患児を診察することがある．
   b. 経口ミダゾラム（1〜6 歳で 0.25〜0.75 mg/kg）は即効性の効果的な前投薬だが，苦味が強い．代わりにジアゼパムシロップが用いられ，よく受け入れられる．

2. アトロピンを麻酔導入時に，できれば静注で投与する．アトロピンを投与しない場合は，眼球心臓反射が誘発されたときに備えて，アトロピンをシリンジにいつでも使える状態で準備しておく．

▶術 中

1. セボフルラン／N$_2$O の吸入，またはプロポフォールかチオペンタールの静注，引き続き筋弛緩薬の静注で麻酔を導入する．

2. セボフルランでの導入後にプロポフォール（3 mg/kg 以下）を投与すると，気管挿管が容易に施行でき，手術中も自発呼吸で麻酔が維持できる．静脈麻酔薬で麻酔を導入，筋弛緩を投与し，吸入麻酔薬で麻酔を維持して，気管挿管前に喉頭にリドカインをスプレーする．どちらの方法でも，気管チューブは，経口 RAE チューブを使う．患児によっては，滑りをよくした LMA を使うこともできる．

3. 麻酔はセボフルラン（または，イソフルラン）-O$_2$-N$_2$O で維持し，（手術時間がきわめて長い場合を除き）自発呼吸を維持する．

4. 手術開始から，片耳胸壁聴診器で心音を持続して聴き，心電図をモニターする．徐脈が起きたら，手術操作を中断してもらい，追加のアトロピンを静注したのちに手術を再開させる．外眼筋を数回軽く牽引し，眼球心臓反射を減弱させる方法もある．

5. 手術開始前にオンダンセトロン（0.1 mg/kg）とデキサメタゾン（0.0625〜0.15 mg/kg）またはジメンヒドリナート（0.5 mg/kg）を静注して，術後の嘔吐を予防す

る．あるいは，術直後にメトクロプラミド（0.15 mg/kg）を投与する．術中のオピオイドの使用を避ける．ただ，日本ではオンダンセトロンは保険適用ではないため，代わりにドロペリドール 0.03 mL/kg を用いる場合もある．

6. 術後の鎮痛を確実にする．年少児の斜視手術の術後痛は限定的であり，アセトアミノフェンや NSAIDs で対応できる．オピオイドに比べて術後の嘔気・嘔吐の頻度は少ない．年長児（6 歳以上）ではテノン嚢下へのロピバカインが用いられるが，麻薬投与が必要な場合がある．デクスメデトミジンやケタミンも有効な術後鎮痛薬となる．特にデクスメデトミジンは覚醒時せん妄や術後嘔吐軽減にも有効であるが，現在保険適用はない．眼科医によるトラカインの点眼でも鎮痛が得られる．

▶ 術 後

1. 結膜下出血が起こるのを防ぐために，患児が咳をしたり，気管チューブで努責したりする前に気管チューブや LMA を抜去する．したがって，深麻酔下で抜去しフェイスマスクで気道を確保し酸素を投与する．覚醒時の咳を予防するためリドカイン（1.5 mg/kg）または少量のプロポフォール（0.5～1 mg/kg）を投与する．

2. 疼痛に対して，鎮痛薬を必要に応じて投与する．できるだけ，オピオイドは避ける．

3. 術中に十分輸液しておき，回復室で急いで水を飲ませる必要がないようにしておく．経口水分摂取の開始を遅らせると，斜視術後の嘔吐を少なくすることができる．早い時期に患児を動かしてはいけない，斜視術後の嘔気・嘔吐には動揺病の要素が絡んでいる．日帰りの患児では，帰宅途中に嘔吐する可能性にも留意する．これらの患児は術直後には複視があるので，睡眠時間が長い傾向がある．両親に"お子さんは，今日は一日中眠たがっているでしょう"と，説明しておくのもよい．

4. 嘔気や嘔吐があれば，追加の制吐薬を指示し，輸液を続ける．

3 ● 眼球内手術，緑内障および腫瘍の麻酔下診察，検査

　小児では，白内障手術，緑内障手術，網膜剥離治療，緑内障や腫瘍の診察で全身麻酔が必要となる．術中部屋が暗くされ，患者観察が難しくなる場合がある．麻酔後，患児によっては突然目が見えなくなった場合の不安への配慮が必要である．嘔気・嘔吐への対策が重要である．

麻酔管理の問題点

1. 眼球心臓反射：前述参照．
2. 麻酔薬や麻酔法は眼圧に影響を与える（前述参照）．
3. 咳や努責が眼圧を上昇させる可能性がある（麻酔の導入，覚醒は，できるだけ静かにスムーズに行う）．
4. 暗室化された場合の患者観察，モニター，対処の準備する（片耳胸壁聴診器使用，懐中電灯，あらかじめ使用予定薬剤を手元に準備する，など）．
5. 暗室化は麻酔の安全上は最低限の時間に限られるように努める．眼科医にも配慮を求めておく．

Chapter 9 ● 眼科手術の麻酔

麻酔管理

▶術 前

1. 咳や努責予防のため十分量の鎮静薬を投与する.
2. 先天性広隅角緑内障の患児には,アトロピンを投与しても問題はない.
3. 年長児には,手術の後は眼帯で眼が覆われていることを説明しておく.
4. 暗室化された場合の準備をする.

▶術 中

1. 導入はできる限りスムーズに,セボフルラン／N_2O かハロタン／N_2O の吸入麻酔,またはプロポフォールかチオペンタールの静脈麻酔で行う.
2. スキサメトニウムを使用しない.
3. 短時間の麻酔下検査(EUA)では,フェイスマスクで麻酔を維持する.ただし,眼圧が上がる可能性があるので,マスクで眼を圧迫してはいけない.検査が短時間でなければ,プロポフォール(3 mg/kg まで)を投与し麻酔を深くし,喉頭にリドカインをスプレーした後に気管挿管するか,滑りをよくした LAM を挿入する.もっと長い手術操作では,非脱分極性筋弛緩薬を使って挿管してもよい.
4. 麻酔はイソフルラン,セボフルラン,またはデスフルラン-O_2-N_2O で維持する.ごく短時間の麻酔下診察では自発呼吸とする.それ以外のときは,低換気を避けるために調節呼吸とする.別な方法としては,プロポフォール持続注入で維持する.この方法では,術後嘔吐が少ない利点がある.
5. SF6 や空気が眼球に注入される予定の場合は,N_2O を早めに中止する.
6. ブピバカインやロピバカインによる球後ブロックは術後疼痛を軽減する.
7. 手術が終わったら,口腔咽頭をそっと吸引して,麻酔が深いうちに気管チューブや LMA を抜去する.覚醒時の咳や努責の危険を減らすために,抜管前にリドカイン 1.5 mg/kg を静注する.オーラルエアウェイを残しておいてもよい.覚醒すると自分で吐き出す.
8. 患児が覚醒するまでマスクで酸素を投与する(静かに).

▶術 後

1. 十分な鎮静薬,鎮痛薬を指示する.
2. 必要に応じて,制吐薬を指示する.

4 ● 鼻涙管のブジー:霰粒腫切除

鼻涙管のブジー手術は通常外来麻酔で行われ,特に問題となる点はない.麻酔は,通常気管挿管は不要で,フェイスマスクまたは LMA で気道を維持して手術できる.鼻涙管の手術は,通常乳児(1歳未満)に行われ,短時間の処置だが,Crawford チューブを挿入するときは時間が多少長くなる.希釈フルオレセイン液を管に注入して鼻の中のパイプクリーナーで検出するか,金属を通して鼻の中の金属に接触させることにより,

鼻涙管の開通を確認する．閉塞が解除された鼻涙管から，フルオレセイン液や血液が鼻咽頭に流れ込んで，喉頭痙攣を誘発することがある．これを防ぐために，患児の肩の下に枕を入れ，さらにトレンデレンブルグ位（頭低位）とする．この体位では，咽頭の液体は声門方向に流れないので，喉頭痙攣を誘発しにくい．（霰粒腫切除で）電気メスを使うときは，マスクからの酸素の漏れに注意する（前述参照）．手術が複雑で長引きそうなときには，気管挿管または LMA がよい．

5 ● 穿孔性眼外傷

穿孔性眼外傷は，小児では比較的多い外傷である．

麻酔上の問題点

1. 眼圧が上昇すると，前房組織，硝子体液が失われる危険がある．できるだけ，泣いたり，咳をしたり，努責しないようにさせる．術前に患児を鎮静させようと試みたくなるが，多くの場合，フルストマック状態なので鎮静は相対的禁忌である．
2. 眼に異物が入っているときは，眼科医は速やかに抗菌薬を静注して眼内炎を予防する．したがって，救急室で静脈ラインが確保される．迅速導入が適応ならば，ロクロニウムのような中時間作用性非脱分極性筋弛緩薬を用いる．プロポフォールまたはリドカイン静注（1.5 mg/kg）で喉頭鏡による眼圧上昇を軽減する．
3. 眼が眼帯などで覆われていると，マスクが合わせにくいので大流量にするなどの工夫をする．
4. フルストマックの危険性がある．スキサメトニウムの使用は避ける．

■ 麻酔管理

▶ 術 前

1. フルストマックでなければ，軽く鎮静薬，鎮痛薬を投与して患児が暴れないようにする．
2. 適応があれば，導入前なるべく早くメトクロプラミド（0.1 mg/kg）を静注し，胃空虚時間を短縮させる．
3. 導入時にアトロピンを静注する（**注意**：アトロピンは，メトクロプラミドの効果を消失させるので，あらかじめ投与しておいてはいけない）．

▶ 術 中

1. ほとんどの患児で，迅速導入が必要である．可能ならば，導入前にマスクで100%酸素を2分間は投与する．
2. リドカイン1 mg/kgを緩徐静注して，3分後にプロポフォール（またはチオペンタール）およびロクロニウム（1.2 mg/kg）を静注する．
3. 必要に応じて，介助者に輪状軟骨部を圧迫させる（Chapter 4 参照）．
4. 気管挿管が終わるまでは換気しない．胃内容を吸引する．
5. N_2O-O_2 とイソフルランかセボフルランかデスフルラン，またはプロポフォール持

Chapter 9 ● 眼科手術の麻酔

続静脈内投与で麻酔を維持し，調節呼吸とする．

▶術　後
1. 咳を減らす目的で抜管前にリドカインを静注する．
2. 完全に覚醒したら，嘔吐物の誤嚥を避けるため，できるだけ側臥位で抜管する．

6 ● 未熟児網膜症に対するレーザー治療

　出生数は減少しているが，極低出生体重児の出生は増加している．またNICU管理も向上して，未熟児網膜症（ROP）の発生数は増加している．初期段階で剥離網膜に冷凍治療またはレーザー治療を施行すると，予後が改善する．局所麻酔下でこの疾患を治療しようとした試みはしばしば成功せず，大きな合併症を伴いがちであった．したがって，新生児・乳児に全身麻酔が必要となる場合がある．体重1,000 gを大きく下回る超低出生体重児への処置が大半で，患児は合併全身病態を持っている場合がほとんどである．しかし，痛みの強い治療であり，目の固定が求められるなど，本来十分な深さの麻酔が必要である．専門とする眼科医は少なく，また手術を実施するタイミングも重要であり，小児麻酔専門医も少ない現状で，個々の施設で試行錯誤をしている段階である．多くの場合，医療者側の都合でNICU内で新生児科医と眼科医との協議で実施されているが，不動化に関してはともかく，痛みに対する配慮と全身管理という意味では，日本だけでなく世界的に十分に完成された医療になっていない．今後は麻酔科医が密接に関わり，新生児眼科医療の向上にも関わるべきである．施行場所はNICU内，手術室とさまざまであるが，装置の設置場所や眼科医の熟練度に影響される．患児にとって最適となる環境を関係者と協議する．

麻酔上の問題点
1. 患児は通常まだ非常に小さく，周術期は早期産児にまつわるすべての問題が関係する．早期産児のための特別な配慮に従う（p.166参照）．
2. これらの患児は手術室への移動中に体温が奪われ低体温に陥る危険がある．体がカバーされていても開放性の小児ベッドで移送すると，早期産児は低体温に陥ってしまう．適切な保温移送保育器を使用する．
3. 手術室で行えない場合，適切に麻酔が行える環境となるよう，念入りに準備する．
4. 治療中は，麻酔科医の患児へのアクセスは制限される．治療開始前に，気道，換気そしてモニターに問題がないかを確認する．例えば，NICU室内保温環境を最大限に整え，必要時に気道や静脈路にアクセスできる経路を確認しておく．
5. 新生児チームにより安定していると判断されるまで，術後は気管チューブを抜去せず人工換気を続ける．患児が眼の治療前に人工換気から離脱していたとしても，24〜36時間の人工管理が必要なことが多い．術後に換気が不安定となることも少なくない．

8 ● 視覚誘発電位, 網膜電図検査法の麻酔

7 ● 放射線療法の麻酔

網膜芽腫の患児は, 連日放射線療法を受けることがある. 療法中は, 絶対動いてはいけないので, 全身麻酔が必要である. これは通常, 他の方法がつきた場合の救済手段で, 二次性悪性腫瘍発症の危険性を孕んでいる.

連日放射線, あるいは陽子線療法に際しては, まず中心静脈アクセスが確立され, MRI そして治療計画のための CT 検査が行われ, その際に頭部固定を兼ねたフェイスマスクが作成される. こうした一連の流れで全身麻酔が用いられ, プロポフォール投与下自然呼吸麻酔で, 気道確保を担保しながらフェイスマスクで酸素投与が行われる. 以後は同様の体位で, 酸素投与下自然気道で治療が進められるので, この CT 検査の際に用いるフェイスマスクは, 顔にしっかりフィットする必要がある. 腫瘍の進行度や両側性か片側性かにもよるが, 通常週 5 日, 1 回 20～30 分の治療が行われる.

問題は, 短時間の麻酔で, 麻酔後できるだけ早く正常の活動に戻れ, 食事も摂れるようにすることである. あらかじめ形成されたマスクで経鼻酸素投与, 頭部が固定でき, 安全な気道が確保され, さらにカプノメータ, パルスオキシメータを使用し, 治療中の換気, 酸素化が確保される.

最近では, 陰圧吸引で硬くなり頭をしっかりと支持する頭部支持固定装置 (Head-FIX®)* を用いると, ほとんどの場合その他の補助なしで気道を確保でき, プロポフォール持続静注でうまく施行できる.

反復麻酔が患児や家族に及ぼす心理的な問題に加え, 放射線治療場所が手術室とは離れ, 日常的に麻酔が行われる場所ではないこと, 放射線照射中に患児に付き添えないことがもたらす共通の課題への対策が求められる.

8 ● 視覚誘発電位, 網膜電図検査法の麻酔

複雑な大脳皮質神経回路が関係しているので, 視覚誘発電位は鎮静薬や麻酔薬の影響に非常に敏感である. したがって, 意味のある結果を得るためには, 注意深い麻酔計画の立案が必要である.

1. N_2O は視覚誘発電位の振幅を有意に抑制する.
2. 強力吸入麻酔薬は視覚誘発電位の振幅を抑制し, 潜伏期を延長する. 1.5 MAC で視覚誘発電位は記録できなくなる.
3. チオペンタールは視覚誘発電位の振幅を抑制し, 潜伏期を延長する. 導入量のエトミデートは影響が少なく, 若干潜伏期が長くなるが, 振幅には影響がない.
4. プロポフォールは振幅と潜伏期に用量依存性に影響する. したがって, 少量なら許容範囲内と考えられる.
5. ケタミンは潜伏期にはほとんど影響がないが, 振幅に用量依存性に影響する.
6. フェンタニルは振幅を有意に抑制する.

---

* Medical Intelligence, Schwabmünchen, Germany.
** 一呼吸ずつ $PetCO_2$ の高さの範囲を音程の動きで知らせるため, 画面を見ないで用手換気 (あるいは胸骨マッサージ) の程度を知らせてくれる (日本光電).

Chapter 9 ● 眼科手術の麻酔

　要約すると，網膜電図検査法（ERG）の結果に，麻酔薬や鎮静薬は影響しないが，乳児や小児での視覚誘発電位の麻酔管理は難しい．低量のプロポフォールかケタミンを用い，自発呼吸で維持する方法が推奨される．cap-ONE マスクを用い，酸素投与をしながら PetCO$_2$ をモニターする．加えてパルスオキシメータ，片耳胸壁聴診器を用いる．

　通常この検査は，手術室から離れた眼科外来の暗室で行われる．頻繁に行わない施設では，医療ガスや吸引装置の機能の確認が重要である．麻酔モニター類などの光を遮る特殊なフィルタースクリーンが用いられるため，よく注視しないと表示が読み取れない場合がある．そして暗室で行われることにも注意を払いたい．暗視カメラを使うほどのことはないにしろ，audible Que** など，音声によるモニター音，警報音を最大限に活用する．

参考文献

1) Anninger W, Forbes B, Quinn G, et al: The effect of topical tetracaine eye drops on emergence behavior and pain relief after strabismus surgery. J AAPOS, 11: 273-276, 2007.

2) Banoub M, Tetzlaff JE, Schubert A: Pharmacologic and physiologic influences affecting sensory evoked potentials: implications for perioperative monitoring. Anesthesiology, 99: 716-737, 2003.

3) Chen JY, Jia JE, Liu TJ, et al: Comparison of the effects of dexmedetomidine, ketamine, and placebo on emergency agitation after strabismus surgery in children. Can J Anaesth, 60: 385-392, 2013.

4) Gayer S, Tutiven J: Anesthesia for pediatric ocular surgery. Ophthalmol Clin North Am, 19: 269-278, 2006.

5) Kachko L, Katz J, Axer-Siegel R, et al: Sub-Tenon's ropivacaine block for pain relief after primary strabismus surgery. Curr Eye Res, 35: 529-535, 2010.

6) Kong L, Bhatt AR, Demny AB, et al: Pharmacokinetics of Bevacizumab and its effects on serum VEGF and IGF-1 in infants with retinopathy of prematurity. Invest Ophthalmol Vis Sci, 56: 956-961, 2015.

7) McFadyen JG, Pelly N, Orr RJ: Sedation and anesthesia for the pediatric patient undergoing radiation therapy. Curr Opin Anaesthesiol, 24: 433-438, 2011.

8) Rodriguez-Galindo C, Orback DB, VanderVeen D: Retinoblastoma. Pediatr Clin North Am, 62: 201-223, 2015.

9) Seidel J, Dorman T: Anesthetic management of preschool children with penetrating eye injuries: postal survey of pediatric anesthetists and review of the available evidence. Paediatr Anaesth, 16: 769-776, 2006.

10) Simpson JL, Melia M, Yang MB, et al: Current role of cryotherapy in retinopathy of prematurity. Ophthalmology, 119: 873-877, 2012.

11) Sinha R, Talawar P, Ramachandran R, et al: Perioperative management and post-operative course in preterm infants undergoing vitreo-retinal surgery for retinopathy of prematurity: a retrospective study. J Anaesthesiol Clin Pharmacol, 30: 258-262, 2014.

CHAPTER

10 耳鼻咽喉科手術の麻酔
Otorhinolaryngology

1 ● 基本事項

　耳鼻咽喉科の手術の多くは定型的であるが，麻酔および外科的合併症の発生頻度は高い．術前，術中，術後を通じての患児管理のあらゆる面で，細心の注意が要求される．気管切開や気管支鏡，経鼻気管挿管のように，耳鼻科的疾患だけではなく，他科からの依頼処置，手術も多く，原疾患の背景の複雑さにも注意を払う必要がある．

　耳鼻科医は，硬性気管支鏡という，侵襲的ではあるが究極の気道確保手段を駆使できる．小児では，その場合の換気の維持は麻酔科医が担う場合が多く，日頃からの連携が求められる．

1. 多くの手術で気道付近を操作するため，麻酔科医は術者に手術しやすい術野を提供すると同時に，患児の気道を確保し，換気と酸素化を保たなければならない困難さがある．

2. 手術顕微鏡により，中耳の繊細な手術が可能となった．このような手術の麻酔では，術野への出血が少なく，手術しやすい状態，スムーズな覚醒，最小限の術後障害が要求される．

3. 気道付近の手術を受けた患児の管理では，回復室での熟練した看護が必須である．合併症の徴候を早期に発見し，ただちに適切な処置が行える態勢が必要である．

4. 喉頭手術にレーザーを使用するようになり，さらに麻酔管理が難しくなった．

5. 術野で血管収縮薬が使われるときは，麻酔科医はその薬および用量に精通していなければならない．全身に吸収されて，重篤な作用を引き起こし，高血圧や徐脈をもたらす危険性がある．フェニレフリンの小児での初回最大使用量は 20 μg/kg とされているが，この量は通常使用されてきた量よりもかなり少ない．血管収縮薬が使われているときは，患児を慎重に観察する．術野でフェニレフリンを使うと，血圧が一時的に高くなることがあるが，大抵の場合は一過性で，特に治療を要しない．しかし，時にフェニレフリンは重篤な高血圧を生じさせる．その場合は，直接性血管拡張薬（ニトロプルシドなど）やα遮断薬（フェントラミンなど）で対処する．この高血圧に対し，β遮断薬やカルシウムチャネル拮抗薬の使用は，心拍出量を極端に下げ心停止を生じさせるため禁忌である．

2 ● 後鼻孔閉鎖

　後鼻孔閉鎖（後鼻孔の膜様または骨様閉塞）は，完全閉鎖であれば（90％の症例で完全閉塞）出生直後から呼吸困難を起こす．新生児は鼻でしか呼吸ができない（obligato-

297

Chapter 10 ● 耳鼻咽喉科手術の麻酔

ry nose-breathers）が，啼泣時は口呼吸となり閉塞は解除されるので，この場合の呼吸困難は間欠的である．外鼻孔部で空気の流れが聴診器で聴取されないことで，容易に診断がつく（ティッシュペーパー片などで動きをみてもよい）．診断が確定したらオーラルエアウェイを挿入して，気道の閉塞を除く．経口胃管を挿入する．これで，経口的気道が確保され，胃管で患児に栄養を与えられる．新生児期でも鼻内穿刺とステントを行うことがあり，KTP レーザーは低出生体重児にも使われる．軽症の鼻孔閉鎖でも慢性鼻障害につながることが明らかになり，早期手術が推奨されている．

【KTP レーザーについて】

レーザー光線治療では，目標組織だけを破壊している間だけ照射し，周辺組織へは熱の影響を与えないように，目標組織に合わせた波長や照射強度，時間を微細に調整した装置がさまざま開発されている．KTP（potassium titanyl phosphate）が使われた装置では，波長が 532 nm で緑色領域であり，酸化ヘモグロビンに吸収されやすく熱発生が少ないことから，皮膚への影響なく血液に富んだとても薄い組織の治療に使われる．

随伴症

CHARGE association：視神経脈絡膜欠損，先天性心疾患，後鼻孔閉鎖，成長・精神発達遅滞，耳奇形，外陰低形成を伴った生殖泌尿器異常を有する奇形（Coloboma, congenital Heart disease, choanal Atresia, growth and growth Retardation, Genitourinary abnormalities with genital hypoplasia, Ear anomalies の頭文字から名称がつけられた）．

■ 手 術

1. 内視鏡下経鼻穿刺は，早期産児や，重い併発症がある場合に好まれる．低出生体重児では KTP レーザーが用いられる．
2. 経口蓋的修復は健康な正期産児で日齢 1〜2 で行われる．ステントは術後一定期間留置されるが，一定の基準はない．

■ 麻酔上の問題点

1. 手術終了までの気道確保．

■ 麻酔管理

▶術 前

1. 適正な換気を得るためには，オーラルエアウェイの持続使用が必要である．

▶術 中

1. 新生児症例に対する配慮（Chapter 4 参照）．
2. オーラルエアウェイを入れたままで，100％酸素をマスクで投与する．
3. セボフルランで麻酔を導入する．静脈路を確保する．マスクとオーラルエアウェイで用手換気が可能か確認する．確認ができたら，ロクロニウムを投与し，経口RAE チューブで気管挿管をする．

4 ● 鼻の手術

4. 亜酸化窒素（N_2O）にセボフルランまたはイソフルランを加えて，調節呼吸で麻酔を維持する．レミフェンタニル併用で，気道ステント留置操作をするのに十分な麻酔深度を得ながらも，吸入麻酔薬濃度を軽減できる．
5. 手術終了時に十分に咽頭を吸引する．ステントに問題がないことも確認する．
6. 患児が完全に覚醒したら抜管する．

▶術 後

1. 酸素濃度30％程度で加湿酸素を投与する．ステントは定期的に細めのカテーテルで吸引して閉塞しないようにする（カテーテル先端が確実にステントを通過していることの確認が目的であり，細めであってもカテーテルにはある程度の硬さが求められる）．
2. 持続的監視が必須である．後鼻孔閉鎖修復後には，ミルクの誤嚥が起こりやすい．
3. 再狭窄のために小児期後半に再手術が必要なことがある．この場合は，特別麻酔上問題となる点はない．
4. 適切な鎮痛を指示する．

3 ● 鼻咽頭腫瘍

　奇形腫，類皮腫，鼻脳ヘルニア，その他の腫瘍が小児でみられ，外科的切除が必要である．若年性鼻血管線維腫はまれで，良性であるが，非常に血管に富んでいる．この腫瘍を生検すると，大量に出血して止血が困難なことがある．したがって，通常は映像によって診断を下している．腫瘍切除術では大量出血が予想されるので，それに応じた十分な準備をする．術後も，鼻閉や出血が続いたりするので，患児が完全に覚醒するまでは抜管しない．

4 ● 鼻の手術

　鼻骨折の整復，鼻中隔形成術，鼻形成術，鼻茸切除が多く行われる手術である．

麻酔上の問題点

1. 鼻気道の閉塞がありうる．術前から鼻に血管収縮薬含浸ガーゼ（1/2,000 アドレナリン，0.05％オキシメタゾリンなど）が詰まっていることがある．
2. 鼻腔ガーゼパックはマスク換気の妨げになる場合がある．鼻粘膜からの薬剤吸収は速やかであり，心血管作用が現れることがある．
3. 機能的内視鏡下副鼻腔手術（FESS）では，特有の問題が起こりやすい（下記参照）．
4. 麻酔後抜管直後から鼻気道が閉塞している場合が多い．麻酔薬の残存や術後鎮痛薬の影響による意識低下で，口呼吸が止まると，短時間（例えば手術室から回復室の間）で呼吸停止，心停止に移行することがある．
5. 抜管は完全覚醒を確認してから行う．そして胸の動きだけでなく，実際に気流があるかの確認が必要である（聴診やカプノメータなどを使用する）．

299

Chapter 10 ● 耳鼻咽喉科手術の麻酔

■ 麻酔管理
▶術 前
1. 鼻気道を診察する. 鼻腔内異物（パックなど）がないか確認する.
2. 必要に応じて左右鼻腔の空気通過性の差異を評価する.

▶術 中
1. 吸入麻酔薬, またはプロポフォールやチオペンタール静注で麻酔を導入し, 引き続き筋弛緩薬を投与する.
2. 鼻が閉塞している場合は, マスクで換気を試みる前に, オーラルエアウェイを挿入する.
3. 経口的にカフ付き RAE チューブを気管挿管する.
4. 咽頭や食道に血液が貯留しないように, 咽喉頭をパックする.
5. 若干, 頭位挙上の体位をとる.
6. 術後痛対策として, 両側眼窩下神経, 鼻毛様体神経ブロックを考慮する.
7. 完全に覚醒してから抜管する. 抜管を急ぐと, 喉頭痙攣やその他の原因による気道閉塞を誘発する.

▶術 後
1. 必要に応じて鎮痛薬を指示する.
2. マスクで加湿した酸素・空気混合気（30％程度の酸素）を投与する.
3. 術後気道閉塞が起こり, それが閉塞後肺水腫を引き起こし, 再挿管が必要になることもある. 肺水腫になった場合, 再挿管, 高濃度酸素で陽圧換気＋PEEP, 利尿薬投与の対応を行う.

5 ● 機能的内視鏡下副鼻腔手術（FESS）

FESS は, 慢性副鼻腔疾患の外科的手術として基本的な手術となった. 正常粘膜を残しながら内視鏡下に正確に病的組織を切除, 閉塞を解除して, 正常な副鼻腔の働きを回復させる.

麻酔上の問題点

1. 患児の多くは, 慢性疾患（鼻アレルギー, 日本ではまれだが嚢胞性線維症など）を有している.
2. 内視鏡下手術には, 血管収縮薬が多く使われる. 許容最大量（20万倍希釈アドレナリン液 $10\,\mu g/kg$：0.0005％溶液となり $5\,\mu g/mL$ なので, $10\,\mu g/kg$ は $2\,mL/kg$ である. 鼻粘膜は吸収がよいので過量に注意する）を超えないように術野を監視する. 高血圧が起きた場合には, 麻酔を深くするか, 血管拡張薬投与で対処する. β 遮断薬やカルシウムチャネル拮抗薬は使わない.
3. 出血量は多めで, 術後もパックを残さざるを得ないことがある. このため, 完全鼻閉塞状態となるので, 患児を完全に覚醒させてからの抜管が重要である. コミュニ

300

ケーションがとれる場合には，事前に目が覚めたら，"鼻ではなく口で息をする"ことを伝えておくとよい．
4. 術後痛対策として，両側眼窩下神経，鼻毛様体神経ブロックを考慮する．
5. まれに，眼窩や頭蓋内に手術が及ぶことがある．後者では，頭蓋内出血の可能性もある．またマスクで陽圧換気をすると気脳症の危険もある．
6. 抜管は完全覚醒を確認してから行う．

6 ● 扁桃およびアデノイド摘出術（T & A）

気道閉塞を改善したり，感染巣を取り除くために，咽頭リンパ組織の慢性炎症や肥大を手術的に除去する必要がある．アデノイド摘出術により反復性中耳感染が改善することがある．北米では閉塞性睡眠時無呼吸（OSA）がT & Aの最も多い適応疾患である．まれに，急性扁桃感染で扁桃周囲炎，扁桃周囲膿瘍が起こる．

T & Aは，鼠径ヘルニア，斜視などと並んで小児で最も多く行われる手術の一つである．不幸なことに，扁桃摘出術に関わる死亡例も含めた医療事故は今でも起きている．ただ，出血や事故抜去など，麻酔中の問題によるものよりは，抜管後の気道閉塞，呼吸抑制によるものが多く，併発する閉塞性無呼吸患児を深く鎮静しすぎたり，術後出血への対処が難しかったり，あるいは手術操作に伴った喉頭浮腫を看過したことが原因となる．

T & Aの出血は，術直後24時間以内と遠隔7日目頃にピークがある．遠隔出血は電気メス止血症例に多いとされるが，電気メス止血は手術時間を短縮し，直近の出血は減らすとされるので，一元的な説明はできない．術者の技量の影響が大きいのだろう．ただ，抜管後手術当日，あるいは翌日の出血，再手術は，難しい状況での再挿管が求められ，麻酔科医にとっても避けたいリスクである．

抜管前，筋弛緩回復薬投与前に，頭低位として，後鼻腔部に出血が集まるようにしたうえで，麻酔科医が喉頭鏡と吸引嘴管を使い，気管チューブを丁寧に避けながら，出血がないか直視下でしっかり確認・吸引することで，再挿管手術のリスクを減らせると考えている．

T & A後には，嘔気・嘔吐（PONV）が多い．しかし，患児が飲水を欲するまで術後経口水分摂取を控える．麻酔中の十分な水分補給（乳酸リンゲル液または同等の液20〜25 mL/kg），デキサメタゾン（0.0625〜0.15 mg/kg，最大8 mg）およびセロトニン受容体拮抗薬（オンダンセトロン0.05〜0.1 mg，最大4 mg）の術中投与などにより，PONVの頻度を有意に下げることができる．現状でオンダンセトロンが使えないわが国では，効果は劣るがメトクロプラミドの併用しかない．

北米では，合併症のないT & Aは日帰り手術として行われる場合もあり，また気管挿管ではなくLMAが使われる場合もあるが，好ましくない．日本のT & Aの手術適応は，OSAあるいは併発症状が著しい場合に限られることから，基本的には，気管挿管と術後入院観察を要する場合がほとんどである．また，扁摘手術でLMAは使用すべきではない．

Chapter 10 ● 耳鼻咽喉科手術の麻酔

麻酔上の問題点

1. OSA が関わるさまざまな病態を併発している場合が多い.
2. 麻酔導入時, 気道閉塞に陥り, マスク換気が行えなくなる場合が多いが, オーラルエアウェイ挿入で容易に気道開通が得られる場合がほとんどである.
3. エアウェイ挿入や喉頭展開時の口腔内損傷による出血に注意する.
4. アデノイド肥大の可能性がある場合, 胃管挿入による出血に注意する.
5. 年長児, 慢性あるいは反復性感染児では, 手術時, および術直後 (〜翌日) の出血が多いが, 失血量の問題と, 出血がもたらす気道閉塞という 2 つの側面がある.
6. 電気メスが使用された場合には手術当日から翌日にかけて, 使用しない場合にも術後遠隔 (5〜7 日目) に予期しない出血があるとされる.
7. 抜管は, 直視下で, 口腔内吸引, 止血確認後に行う.
8. 気管挿管による全身麻酔が好ましい.
9. 日帰り手術は避ける.

閉塞性睡眠時無呼吸 (OSA)

リンパ組織過形成による慢性気道閉塞が OSA を起こすことがある. 現在では, これが最も多い T & A の適応となっている. 患児は, 通常肥満であり (または虚弱体質のこともある), 大いびきをかく, 朝の寝起きが悪い, 日中傾眠傾向である, 夜尿症があり, 行動異常 (注意欠如障害, 移り気) がある. 認知障害, 就眠中の悪夢, 汗も多くかく. 睡眠中に呼吸が不規則で途切れることなどがある.

術前にこのような病歴があれば, 睡眠検査 (polysomnography) を行い, 異常が認められれば, T & A 後は入院させる. OSA の既往がある患児を T & A 後入院させる睡眠検査上の判断基準は,

1. ベースラインの $PaCO_2$ が 50 mmHg 以上.
2. 覚醒時ベースライン SpO_2 が 92% 以下.
3. SpO_2 が 80% 以下になることがある.
4. 無呼吸低呼吸指数:AHI (1 時間あたりの無呼吸と低呼吸エピソードの回数の合計) が 10 を超えている.

【AHI (Apnea Hypopnea Index)】

終夜の睡眠検査で, 無呼吸や低呼吸となる回数を記録して得られる数値である. 無呼吸 (10 秒以上の呼吸気量の停止) はともかく, 低呼吸の定義が「換気の明らかな低下, SpO_2 が通常より 3〜4% 低下, 睡眠から覚醒を伴う状態」といった曖昧なものである. 睡眠検査は手間がかかることから, パルスオキシメータの記録だけの簡易なスクリーニング検査で代用されることもあり, 特に小児では, 明確な数値での判断基準は成人より低い AHI 値 (1〜5 以下) に設定される場合があるなど流動的である.

睡眠検査が利用できない場合は, スクリーニングとして一晩の SpO_2 モニタリングが有用とされている. 安静時 SpO_2 が 90% 未満で 80% 未満のエピソードもあれば重症 OSA が強く疑われる. これら一晩の SpO_2 モニタリングの診断基準は, 合致していれ

ば疾患が強く疑われるが，合致していなくても疾患がないとはいえないので，その解釈は慎重でなければならない．年少児の OSA 診断で期待できるのが，感度，特異度ともに 95～100％での 2 あるいは 3 種類の尿タンパク質（オロムコイド-1，ウロコルチン-3，ウロモデュリンの増加，±カリクレイン低下）である．

OSA の患児は二酸化炭素の再呼吸に対する反応が低下していて，オピオイドに対して極端な感受性を示すことがあるため，オピオイドの必要量は劇的に少ない．特に夜間 SpO_2 が 85％未満を呈する小児では著しい．

軽度の OSA であれば，T & A 後の合併症はほとんど問題にならないと報告されている．中程度から重症の無呼吸がある場合は，慎重な術後管理が必要である．

OSA の患児では，術前の経口ミダゾラムでも，しばしば酸素飽和度低下をきたすため，注意深い監視が必要である．OSA と診断されている患児では，すべての症例で気管挿管後，少量のオピオイド（フェンタニル 0.5 μg/kg やモルヒネ 0.025 mg/kg など）を様子をみながら繰り返し投与して呼吸の反応を探る．オピオイド感受性の増している患児では，手術侵襲があっても，これらの少量のオピオイド量で無呼吸に陥ることがある．このような場合は，オピオイドの追加投与はしない．また，術後のオピオイド量はごく少量にするか中止する．麻酔前にアセトアミノフェン（10～15 mg/kg）を経口投与，あるいは麻酔導入後にアセトアミノフェン（15 mg/kg）を投与する．OSA での使用経験は限られているが，ジクロフェナク，トラマドール，ケタミンが扁桃摘出後の鎮痛薬として使える可能性がある．なかでも，術中のケタミン（0.5 mg/kg）静注は，特に OSA 児で他の鎮痛薬の必要量を減らし有用である．コデイン使用は禁忌である．その他の麻薬類（トラマドール，オキシコドン）は，重複シトクロムに関わる薬動力学的な変化のため，トラマドールは蓄積，またオキシコドンのヒドロモルフォンへの変換増加が起こる（Chapter 3 参照）．このため，イブプロフェンとアセトアミノフェンの 6 時間ごとの交代投与などが勧められる．

術後の睡眠検査では 6 ヵ月までに 90％以上で改善が認められているが，肥満や中等度から重度の OSA があれば改善は 30％にとどまる．改善が認められない場合（通常，重度の OSA），軟部組織閉塞が残存していないか検査する．口蓋垂口蓋咽頭形成術が必要かもしれない．一般的に，小児は CPAP や BiPAP 装置に耐えられない．

心肺症候群（Cardiorespiratory syndrome）

非常にまれではあるが，アデノイド組織による高度の慢性気道閉塞が，肺高血圧と右心不全を起こすことがある．この状態は，通常男児でみられ，アフリカ系アメリカ人の子どもに多い．普通，年単位の閉塞症状が病歴で確認できる．患児は（併発しているアデノイドや肺の感染で）発熱していて，頻脈，多呼吸を伴っていることが多い．胸部 X 線写真では心拡大が，心電図では右心肥大が認められる．心肺症候群の患児は，重篤で閉塞を除くために緊急に気管挿管が必要なことがある．気道を確保したのち，ジギタリス，利尿薬で心不全を改善して，T & A 手術を行う．そして術後は気管挿管のまま集中治療室で，さらに治療を続けるべきである．

Chapter 10 ● 耳鼻咽喉科手術の麻酔

■ T＆Aの麻酔上の問題点

1. 術者と麻酔科医が気道を共有する．手術中の頭頸部の動きや開口器の調整で，気管チューブの位置が容易にずれるため，片耳胸壁聴診器による左胸部の呼吸音連続聴取は必須である．

2. 術後出血の危険性がある．特に肥満児，年長児でリスクが増す．

3. 術後短時間で，止血のために緊急再挿管麻酔の可能性があり，スガマデクスの使用は避けるべきである．

4. 出血の既往，アスピリン系薬剤の服用：アスピリン系薬剤は術前数日前に服用していても扁桃摘出時の出血量が増す．術前にアスピリン系薬剤を飲んでいるようであれば，出血時間を検査して，延長（10分以上）していれば，手術を延期する．

5. OSAを示唆する病歴：周術期に無呼吸を起こしたり，オピオイドに対する感受性が増したりしている危険性がある（前述参照）．

■ 麻酔管理

1. 慢性感染症歴がある患児では，静脈麻酔か吸入麻酔で麻酔を導入して，筋弛緩薬を投与して気管挿管する．

2. 気管挿管を行う．RAEチューブが使える，開口器の縦溝のある舌柄の下に固定する．この場合，開口器を入れた後，気道が開通しているか，圧排されていないか確認する．両肺が換気されているかを確認，特に頸を屈曲したときに，RAEチューブでは片肺挿管になりやすい．気管挿管チューブは一般に，頸部を伸展すると浅くなり，屈曲すると深くなる．扁桃摘出術で，頸部を伸展すると浅くなるが，開口器を開くと，チューブは深く押し下げられて深くなりうる．LMAは扁桃摘出術に使用すべきではない．

3. 全員に標準制吐薬（日本では保険収載なし）を投与する：オンダンセトロン（0.05〜0.1 mg/kg静注，最大量4 mg）とデキサメタゾン（0.0625〜0.15 mg/kg静注，最大量8 mg），さらに乳酸リンゲル液（20〜25 mL/kg）を投与して，嘔気・嘔吐を減らし，術後の不快感を減少させる．

4. 手術適応がOSAではなく慢性炎症であれば，N_2Oとセボフルランまたはイソフルランおよび補助のオピオイドで麻酔を維持，呼吸は補助呼吸（筋弛緩薬は使用しても，使用しなくてもよい）とする．術後の鎮痛を考え，モルヒネ0.05〜0.1 mg/kgを静注する．手術適応がOSAであれば，吸入麻酔薬で麻酔を維持して，呼吸反応をモニターしながら少量のオピオイドを繰り返し投与する．無呼吸や低呼吸が認められたら，それ以上はオピオイドを投与しない．また，術後痛軽減の目的で手術前に扁桃床にブピバカインを浸潤する術者もいるが，その効果は未知数で，ブピバカイン血管内誤注入の危険がある．術中にケタミン0.5 mg/kgを静注しておくと，他の鎮痛薬の必要性を減らせるため，OSAの患児では特に利用価値が高い可能性がある．

5. 出血量を注意深く測定し，記載する．

6. 咽頭を注意深く吸引する．咽頭に少量の血液が残っていても喉頭痙攣を誘発することがある．完全に覚醒して，気道反射が完全に戻ってから抜管する（特にOSAの

6 ● 扁桃およびアデノイド摘出術（T＆A）

患児で）．アデノイド付近からの出血を誘発するので，吸引カテーテルを鼻から入れない．年長児では深麻酔の状態で抜管してもよい．この場合，麻酔が深い状態で口腔内吸引をすませておく．患児を昏睡位（側臥位）に保ち PACU へ搬送する．

▶術 後

1. OSA がない患児では，回復室で苦痛のない状態になるまで5〜10分ごとにモルヒネ（0.05〜0.1 mg/kg）を静注する．OSA の患児は，回復室で慎重に（パルスオキシメータとカプノメータで）モニターする．モルヒネ通常量の10〜50％の量を呼吸の反応をみながら投与する（術中のモルヒネテスト投与で少量で無呼吸になった患児では0〜50％，呼吸がまったく影響を受けなかった患児では通常量の100％，など）．**注意**：酸素が投与されている場合，パルスオキシメータは換気状態のモニターとしてはあてにならない．カプノメータが必要である．

2. 退室可能状態になるまで，静脈ラインを維持して輸液を続ける．日帰りで T＆A を受ける患児は，退院前に十分に水分補給がなされていることが重要である．

3. 飲水を強要しない：術中に20〜50 mL/kg 程度の乳酸リンゲル類が投与され，水分不足ではないはずである．ただし，覚醒したら求めに応じて経口摂取（コーラ類やアイスキャンディ）を許可する．水分摂取後に嘔気・嘔吐があれば，さらなる制吐治療（オンダンセトロンなど）が必要である．ただし，強力な制吐薬を使用したときには，出血が続いていても胃内に飲み込んだ血液を吐血しないために出血が見逃される可能性に留意する．

4. OSA の病歴がある場合は慎重にモニターする．術後24時間は，気道閉塞症状はむしろ悪化する場合がある．このような患児は，鎮静や麻薬で無呼吸になったり，気道閉塞を起こしたりする．看護の目が常に届くようにする（回復室で一晩過ごすなり，PICU に移動するなりして）．患児によっては（特に肥満児で），ネーザルCPAP や経鼻酸素投与が有効である．

5. 不穏状態の小児，特に気道が不安定な疑いがあれば，オピオイド投与は慎重にする．不穏は閉塞による低酸素症に起因していることがあり，オピオイドは無呼吸を起こすからである．

6. T＆A 後の腹痛の訴えは（特に強力制吐治療後では），持続性出血を飲み込んでいることを示唆している．扁桃やアデノイドからの出血を疑うこと．

扁桃摘出後出血の再手術

■ 麻酔上の問題点

1. 胃内に相当量の血液を嚥下していて，麻酔導入時に逆流誤嚥する危険がある．

2. 出血のため循環血液量の大幅な減少があるにもかかわらず，しばしば見過ごされる傾向がある．見える出血はそれほどでなくても，かなりの量の出血を飲み込んでいる可能性がある．

3. 見逃した出血性疾患がなかったか，改めてチェックする必要がある．

4. 電気メスを止血に用いた扁桃摘出術では，手術後直近で出血による再挿管のリスクが高い．再挿管時に筋弛緩薬が効果を発揮しない可能性があり，スガマデクスの使

Chapter 10 ● 耳鼻咽喉科手術の麻酔

用は控えるのが望ましい.

■ 麻酔管理

▶術 前

1. 十分量の輸液,輸血をして循環血液量を回復させる.重篤な貧血を改善して,循環動態を安定させる.輸血が追いつかないほど,急激には出血しない.
2. 術中出血に備えて血液を確保する.ヘモグロビンを調べ,少なくとも 7〜8 g/dL になるまで輸血を行う.
3. 出血・凝固検査の確認をする.
4. 場合によっては,全身麻酔なしで,軽く抑制するだけで,診察,パッキング,さらに出血血管の結紮ができる.
5. 出血が著しく,喉頭展開が困難な場合があり,気管挿管ができない場合に備え,緊急気管切開の準備をしておく.

▶術 中

1. 迅速導入に必要な器具(太い吸引管 2 本,機能している喉頭鏡ブレード 2 枚,機能している喉頭鏡ハンドル 2 本)をすべて準備する.
2. 適正に輸液蘇生されているかを再確認する.
3. 100%酸素をマスクで投与する.
4. アトロピンを混ぜたプロポフォール(またはケタミン)を速やかに静注し,その後ただちにロクロニウムを大量投与(1.2 mg/kg)する.この場合は,出血がコントロールされ手術が終了しても,筋弛緩からの回復が遷延(〜75 分)する.ロクロニウムを減量(0.6〜0.9 mg/kg)する方法やプライミング(0.05〜0.1 mg/kg)投与後本投与(0.5 mg/kg)を行い減量する方法などがあるが,基本は筋弛緩モニターをつけて待つ.
5. 前回手術でスガマデクスが使用された場合,引き続いた麻酔でロクロニウムが十分に効果を発揮しない場合がある.特にスガマデクス投与後 30 分以内の再筋弛緩は用量を増やしても効果は不定である.この場合,スキサメトニウムは有効だがその使用は避けたい.できれば筋弛緩モニターを装着し,出血の具合をみながら,なるべく筋弛緩薬投与のタイミングを先延ばしにする.多くの場合 30 分を経過すると,投与量を増やすことで効果は得られ,2 時間待つとほぼ確実に通常用量で有効である.しかし,こうした事態を避けるように,抜管前の慎重な止血の確認を麻酔科医も行うべきである.なるべくスガマデクスの使用を控えるのが好ましい.特に短時間で再挿管のリスクが考えられる場合,あらかじめスガマデクス使用を避けるべきである.
6. 介助者に輪状軟骨部を圧迫させる(「輪状軟骨圧迫法」,p.115 参照).
7. 速やかにスタイレットを利用して気管挿管する.カフ付きチューブ使用も考慮する.大量の口腔内出血と出血性胃内容物のため挿管は難しいことを予測する.よく機能している吸引器と吸引嘴管(ヤンカー)の準備と,吸引カテーテル操作助手を手配する.

6 ● 扁桃およびアデノイド摘出術（T & A）

8. 維持は T & A に準ずる（前述参照）．ただし，扁桃摘出後再出血の手術は，もともとの T & A と比べると，疼痛は少ない．
9. 残留筋弛緩を十分に拮抗し，患児が完全に覚醒してから抜管する．
   大きな出血位を処理できた後も，慎重に止血を確認してから筋弛緩を拮抗する．急ぐことはない．

▶術 後
1. ヘモグロビン値を調べて，輸血が十分であることを確認する．
2. さらに出血する可能性を念頭に置く．特に肥満児の場合は留意する．
3. SpO_2 とバイタルサインを厳密に観察する．
4. 適量の鎮痛薬（アスピリンは不可）を指示する．
   a. 鎮静が効きすぎると，気道の完全閉塞が起こりうる．
   b. 患児が不穏状態に陥っているのは，実は低酸素症が原因で，鎮静は不要なのではないか．
   c. 患児の完全覚醒が確認されるまでモニター類を外さない．

扁桃周囲膿瘍（扁桃膿瘍）

■特別配慮事項
1. 開口障害，咽頭組織腫脹で挿管が難しい．
2. 膿瘍が破れて咽頭が膿だらけになり，膿が肺に吸引されてしまう危険がある．
3. 扁桃腺炎と違い，開口制限，開口障害が強い．
4. 特にビデオ喉頭鏡使用の場合，挿入時に周囲組織の観察が疎かになりやすく，損傷の危険がある．

■麻酔管理
▶術 前
1. 扁桃周囲膿瘍の患児は気道閉塞の危険があり，慎重に観察する．どのくらい口が開けられるかを検査する，開口障害が強いことがある．
2. 鎮静前投薬は避ける，特に気道閉塞を伴っている患児では投与しない．

▶術 中
1. 強力な吸引が使えるかを確認する．アトロピン 0.02 mg/kg を静注する．
   強い吸引力，硬くて太い吸引カテーテル，吸引助手を配置する（吸引装置は圧力が強いだけでなく，十分な流量が得られること）．
2. N_2O-セボフルランの吸入で麻酔を導入する．自発呼吸を保つ．若干頭側を低くする体位とする．頭は患側に曲げる．
3. 筋弛緩薬は投与しない（気道閉塞の危険）．
4. 麻酔が十分に深くなったら N_2O を切って，セボフルラン-O_2 で続ける．喉頭鏡をかけたり気管挿管時に，咳込んだり息こらえしたりする危険を減らすために，リドカイン 1〜2 mg/kg を静注する．挿管時に膿瘍を破らないように細心の注意を払う．

307

Chapter 10 ● 耳鼻咽喉科手術の麻酔

5. 維持は T & A に準ずる（前述参照）.
6. 慎重に吸引し，患児が完全に覚醒してから側臥位で抜管する.

注意：時には，炎症腫脹が声門上組織にまで及んでいることがあり，抜管後気道閉塞をきたすことがある. デキサメタゾン（0.1 mg/kg，最大量 8 mg）の静注を考慮する. 注意深く監視することが重要である.

7 ● 耳の手術

　耳の手術は，単純な鼓膜切開およびチュービング（M & T）のような小手術から，長時間かかる鼓室乳突削開術および人工内耳埋め込み術のような大手術にまで及んでいる. M & T は手術室での手術では最も短い（5分未満）手技である. 麻酔深度が十分になる前に，短時間だがきわめて強い外科刺激（鼓膜切開）がある. また，患児はしばしば上気道が感染していたり，上気道感染から回復したばかりだったりして，リスクがないとはいえない. 反対に，鼓室乳突削開術および人工内耳埋め込み術は長時間手術であり，気管挿管が必要である. 術中の疼痛はそれほどでもないが，術後に嘔気・嘔吐を伴う頻度は高い.

麻酔上の問題点

1. 手術を繰り返し何回も受けているために，不安感が強くなっている患児がいる.
2. 聴力が低下している患児では対話が難しい.
3. 中耳手術：少量の出血でも手術の妨げとなる. 正しく体位をとって，麻酔が原因となる出血（低換気，咳，NSAIDs 投与など）を避ける. 患児では，これらの手術に低血圧麻酔は必要ない.
4. 術者が血管収縮薬（アドレナリン）の使用を希望するときは，最大許容量を超えてはいけない（前述参照）.
5. 耳の手術には長時間かかるものがある. その場合は，調節呼吸とし，体位，当て物，体温維持に注意を払う.
6. まれには，術中に患児の協力が必要となる（Chapter 8，p.282 参照）.
7. 術中に神経刺激装置を使用する場合は，筋弛緩薬は麻酔導入時のみに投与する.
8. 術後は迷走障害による悪心が多い. あらかじめ，制吐薬（オンダンセトロンなど）を用いるのもよい.
9. 手術切開前および手術終了時に大耳介神経をブロックしておくと，オピオイド投与による術後鎮痛に比べて，嘔吐が少ない.

耳の小手術：鼓膜切開・チューブ留置（M & T）

　耳の小手術は通常外来手術で行われる. 中耳腔に気泡があると，N_2O が入っていき，術中の所見を変化させることが知られているが，一般的には N_2O を使用しても問題はない. N_2O は，術後嘔吐の頻度を増加させない.

7 ● 耳の手術

■ 麻酔上の問題点

1. 耳の小手術を繰り返し受けている患児の中には，上気道の先天奇形（口蓋裂や，トリーチャ・コリンズ症候群など）があり，耳の疾患が起こりやすくなっていることが多い．麻酔中の気道確保に問題がないかを十分に調べる．

2. これらの患児の多くは，上気道感染の症状があるまま麻酔を受けにくるため，麻酔を施行するかどうかは，手術の緊急度（例えば急性中耳炎）と上気道感染の重症度を考慮して決める．体温が正常で，活動に変化がなく，通常どおりに食事が摂れていて，粘液膿性の分泌物や胸部喘鳴／ラ音がなければ，通常は手術を行う（Chapter 6 参照）．

3. 手慣れた施設・熟練耳鼻科医でない場合，手術中の体位保持のために気管挿管麻酔が安全な場合がある．その場合，使用気管チューブのサイズの選択，気管挿管，そして抜管後の上気道症状には十分に注意を払う．多くの中耳炎児が，全身性の発熱はなくとも，咽頭喉頭部の局所反復炎症を繰り返している場合がほとんどである．手術に手間取った症例で，抜管後数時間での声門下浮腫の発症も知られる．

■ 麻酔管理

▶術 前

1. 鎮痛薬は通常不要である．しかし，経口ミダゾラムは興奮状態の症例には有用である．ただし，短時間手術では麻酔からの回復がミダゾラムで遷延する．親が麻酔導入に立ち会うことにより不安が払拭されることもある．

▶術 中

1. セボフルラン吸入またはプロポフォールかチオペンタール静注で麻酔を導入する．

2. 導入時のマスク換気で，咳嗽反射，喉頭痙攣を起こしやすい．

3. 維持はマスクでセボフルラン-N₂O 麻酔とし，マスクは左手で保持し，気道開存を監視し続ける．オーラルエアウェイの挿入もよい．片耳胸壁聴診器は必須である．

4. 術者の顕微鏡操作によってはLMA の使用もよい．カプノメータもよく機能する．

5. 気管挿管は不要である．しかし，万一に備えて喉頭鏡とチューブは手元に準備しておく．

6. 術中，患児の頭が動かないように容易に保持できるかを確認する．肘を手術台の上に置くと保持が容易である．左側か右側の手術か，術者の顕微鏡位置設定で麻酔科医のマスク保持の容易さが変わるので，術者とよく意志疎通をしておく．

7. 局所麻酔薬（4%リドカイン点耳液）が耳に滴下されていれば，通常鎮痛薬は不必要である．アセトアミノフェンを術前に経口投与（10～15 mg/kg）または手術時に静脈投与（15 mg/kg）してもよい．フェンタニル（2 μg/kg）が用いられる場合もあるが，日帰り手術では使えない．0.25%のアドレナリン無添加ブピバカイン（0.2 mL）を（耳珠の内面にある）アーノルドの神経（迷走神経の耳介枝）に注入すると鎮痛が得られ，嘔吐の頻度を減らす．

309

Chapter 10 ● 耳鼻咽喉科手術の麻酔

▶術 後
1. 痛みが継続してあるときは，アセトアミノフェンの経口あるいは静注投与を行う．
2. 患児が覚醒したら，経口水分摂取を再開する．

耳の大手術：人工内耳埋め込み術，乳様突起削開術，鼓室形成術

■ 麻酔管理
▶術 前
1. 十分な鎮静薬を指示する．特に，以前に手術を受けたことのある患児では必須である．
2. 麻酔導入時には補聴器は装着していて問題ないが，導入後には外す．電源を切り，患児が回復するまで預かっておく．
3. 患児が手話でコミュニケーションをとる場合は，手話ができる親または医療関係者が患児と一緒に手術室に入る．患児が読唇術で解するときは，麻酔導入が終わるまで麻酔科医自身もマスクをせず，自分の唇をカバーしない．
4. 聴力障害の患児と会話する場合，ゆっくり話す必要はあるが，相手の年齢や知的レベルに合わせた話し方を心がける（補聴器をつけた中学生患児に大声で幼児レベルの話し方で接するのは自尊心を傷つけるため好ましくない）．

▶術 中
1. 吸入麻酔薬かプロポフォール（またはチオペンタール）の静注で麻酔を導入し，適当な筋弛緩薬を投与する．術中に神経刺激（通常，顔面神経）が必要であれば，気管挿管時のみにロクロニウム（0.3〜0.6 mg/kg 静注）単回，あるいはプライミング法で使用する．スキサメトニウムは 1/3,000 とされる偽性コリンエステラーゼ遺伝子異型で，神経刺激が使えなくなることもあり，使用は禁忌である．
2. 喉頭にリドカインをスプレーし，通常の気管チューブ，または RAE チューブで経口気管挿管する．手術中は麻酔器が通常手術台の足側に置かれるので，長い呼吸回路が必要である．呼吸回路のコンプライアンスが大きくなっても，十分に換気ができているかを確認する．
3. 麻酔は N_2O-O_2-揮発性麻酔薬で維持する．バッキングが起こると出血が増えるので，麻酔を適度な深さに保ちバッキングの危険を予防する．必要に応じて，オピオイドを補助的に使うが，これにより術後の嘔気・嘔吐が増える可能性がある（レミフェンタニルの使用を考慮する）．
4. 出血を少なくするため，頭側が 15° 高くなるように手術台を頭高位にする．
5. 皮膚切開前に，大耳介神経ブロックを，0.25％のアドレナリン添加ブピバカイン 2〜3 mL で行い，手術終了時にも行うと，麻薬類なしに鎮痛が得られ，嘔吐の頻度を減らす．
6. アドレナリンの局所浸潤使用のときは，最大量を超えないようにする．
7. 予防的に嘔吐を防ぐ対策をとる．術後の痛みや嘔吐の頻度を下げるために，電解質液を 20〜25 mL/kg 輸液する．
8. 鼓室形成術：切片移植しているときは N_2O を切る（N_2O ガスによって切片の位置

がずれることがある).

9. 咳き込まないように，静かに抜管する．リドカイン（1～2 mg/kg），あるいはプロポフォール（0.5～1 mg/kg）を抜管予定5分前に静注し，自発呼吸で患児がまだ麻酔状態であるうちに抜管する．気道を確保し，マスクで酸素を投与して，覚醒させる．

▶術 後
1. 必要に応じて，鎮痛薬や制吐薬を指示する．

覚醒下の耳手術

　手術（耳小骨再建術など）によっては，術中に術者が患児の聴力の評価を希望することがある．このような場合，年長児では鎮静と局所麻酔とを併用して手術を行えば，多くの場合術中に患児の協力が得られる．

■ 麻酔管理
▶術 前
1. 術中に起こることを詳しく説明し，術中に目が醒めても痛みを感じないことを強調する．
2. ミダゾラムあるいはジアゼパム（経口）を投与し，術前にある程度の鎮静を得る．

▶術 中
1. 局所麻酔薬（EMLAパッチ）を用いて，静脈路を確保する．
2. プロポフォール±デクスメデトミジン持続静注で，十分な鎮静が得られるまで量を調節する（Chapter 8参照）．そして，患児が楽になるまで，少量のフェンタニル（1～2 μg/kg）またはレミフェンタニルを様子をみながら投与する（患児が無呼吸に陥らないようにくれぐれも緩徐に投与する）．
3. 無理な体位をとっていないことを確かめ，咳をしたり，頭を動かさないように言い聞かせる．
4. 定期的に話しかけて，薬剤の効果を判定する．しかし，患児の協力が必要でないときは，眠らせておく．
5. 大耳介神経ブロックを考慮する（前項参照）．
6. 鼻のカプノメータで呼吸を監視し，酸素を投与する．必要に応じてときどき深呼吸を促す．

▶術 後
1. ほとんどの場合，通常量よりも少量の鎮痛薬で効果が得られる．
2. 制吐薬が必要なこともある．

Chapter 10 ● 耳鼻咽喉科手術の麻酔

8 ● 内視鏡検査

内視鏡検査は，幼児，小児において，診断（喘鳴など）や治療（異物除去など）の目的でしばしば行われる.

手 法

1. 喉頭鏡検査（laryngoscopy）
2. 気管支鏡検査（bronchoscopy）
3. 食道鏡検査（esophagoscopy）

■ 麻酔上の問題点

1. 気道に問題があったり，気管切開がすでに行われている.
2. 内視鏡操作中は十分な換気を維持するのが難しい. 気道が非常に小さな患児では，さらに困難である.
3. 気道異物の診断や除去術中では，常に気道の完全閉塞が起こる危険性がある.
4. 電気メスやレーザーを使用しているときは，気道熱傷の危険にも留意しなければならない.
5. 術後，声門下浮腫による気管内腔狭小の危険性があり，発症は数時間後の場合もある.

注意：内視鏡検査が行われる状況では，麻酔下で完全気道閉塞が常に起こりうる. 一連の喉頭鏡と気管チューブを常時準備しておく. 緊急に硬性気管支鏡を挿入したり，気管切開が必要なことがあるので，内視鏡術者が近くにいるのを確認してから麻酔の導入を開始する.

■ 全身麻酔管理

1. 自発呼吸：通常，小児の内視鏡術では自発呼吸が好まれる. 特に気道が不安定であれば調節呼吸よりも，自発呼吸が安全である. また，自発呼吸下では，術者が気道の動的変化を観察できる. 気道の圧迫や，喉頭軟化症，気管軟化症，気管支軟化症の評価では，自発呼吸を維持することが特に重要である. ただ，内視鏡挿入による呼気抵抗の増加や呼吸努力増加を頭に入れて判断してもらう必要がある. 調節呼吸下では，異常な気道圧迫や気道虚脱が見逃されることがある.
2. 調節補助呼吸：呼吸不全の患児や，麻酔下では自発呼吸が十分にできない患児では，調節補助呼吸とする.

喉頭鏡検査（処置を伴う場合）

■ 麻酔管理

▶術 前

1. 気道に問題がある患児に，強力な鎮静薬を投与しない. 内視鏡検査を繰り返し受ける年長児には，ミダゾラムの経口投与が適している. しかし，気道に不安がある患児への鎮静薬投与は慎重でなければならない. 球弁閉塞，気道熱傷，腫瘍断片遠位

312

塞栓症のために，喉頭乳頭腫の患児は特にリスクが高い．このような症例では，術者と詳しく話し合って，その患児に対してどのような麻酔管理（つまり，自発呼吸で酸素吹送，間欠的気管挿管，または筋弛緩状態での無呼吸酸素化）が必要とされているかを明確にしておく．

▶術 中

1. パルスオキシメータを含めて，モニターを装着する．麻酔は，N_2O-O_2-セボフルランで導入する．静脈路を確保する．アトロピンを静注する（0.01 mg/kg）．
   注意：喉頭鏡操作の刺激の強さや頻度で頻回の吸入中断があり，高濃度セボフルラン吸入でも麻酔深度の維持が難しい場合がある．それが予測される場合は，アトロピン投与後でセボフルラン開始前に，あらかじめフェンタニル 1 μg/kg を 2 分間隔で 2〜3 回分割投与し，数分待ってフェンタニルの効果発来を確認してからセボフルラン吸入を始める方法が有用である．フェンタニルによる筋硬直，呼吸停止に注意する．

2. 乳酸リンゲル液 20 mL/kg を輸液して，深い吸入麻酔薬の麻酔でも循環が保たれるようにする．

3. 十分な麻酔状態になったら，N_2O を止め，O_2-セボフルランで続ける．麻酔が十分深くなったら，喉頭鏡を用いて喉頭，声門上組織にリドカインを噴霧する（最大量 5 mg/kg）．通常 8% のスプレー液を用いる（一吹き＝0.1 mL＝約 8 mg）．

4. リドカインが効いてくるまで（2〜3分），マスクを保持する．手術操作は短いこともあるが，症例によっては長いこともある．手術操作中は，プロポフォール持続静注（±レミフェンタニル）で麻酔を維持できる．

5. 検査中，術者の視野を妨げないようにしながら，口腔への酸素の吹き込みを考慮する．

6. 目視で換気をモニターする．前胸部聴診器および測定に工夫が必要だが二酸化炭素モニターの情報を利用する．

7. 途中で術者による喉頭部への局所キシロカインスプレーが必要になる場合がある．

▶術 後

1. 覚醒するまで注意深く観察する．
2. 術後加湿酸素を投与する．
3. リドカイン噴霧後は，2 時間は経口摂取不可とする．

ファイバー喉頭鏡検査

　小児の喉頭鏡検査の多くは処置を伴わず，フレキシブルなファイバー喉頭鏡あるいは気管支鏡を用いて行われる場合が多い．その場合は LMA が用いられ，その内腔にファイバー内視鏡が挿入される．自発呼吸下での，喉頭構造や声門の動きを観察することが主な目的となる．LMA を挿入すること，セボフルランで 100% 酸素を用い，自然呼吸下に麻酔維持をすることが異なる．いったん麻酔が深くなってからは N_2O を止めるため，セボフルラン濃度を上げる必要があり，また，喉頭刺激がある場合には少量のプロ

Chapter 10 ● 耳鼻咽喉科手術の麻酔

ポフォール（0.5〜1 mg/kg）を適宜に緩徐追加するなどの必要性が異なる．LMA により，カプノメータの機能が安定する利点がある．

注意：ファイバー喉頭鏡検査の場合は，引き続き内視鏡を気管，気管支内に進めることが多く，強い気管刺激が避けられない．その場合には LMA を使うとともに，前述のフェンタニルによる前処理を行うとよい．

▶術 前

1. 気道に問題がある患児に，強力な鎮静薬を投与しない．内視鏡検査を繰り返し受ける年長児には，ミダゾラムの経口投与が適している．しかし，気道に不安がある患児への鎮静薬投与は慎重でなければならない．
2. 酸素投与中は，パルスオキシメータの良好な数値は良好な換気を意味しない．カプノメータを用いる必要がある．

▶術 中

1. パルスオキシメータを含めて，モニターを装着する．麻酔は，N_2O-O_2-セボフルランで導入する．静脈路を確保する．アトロピンを静注する（0.01 mg/kg）．
2. 乳酸リンゲル液 20 mL/kg を輸液して，吸入麻酔薬の深い麻酔でも循環が保たれるようにする．
3. 十分な麻酔状態になったら，N_2O を止め，O_2-セボフルランで続ける．麻酔が十分深くなったら，硬性喉頭鏡を用いて喉頭，声門上組織にリドカイン（10％が望ましい）を噴霧する（最大量 7 mg/kg）．
4. リドカインが効いてくるまで（2〜3分）待った後，LMA を挿入する．
5. 5〜8％のセボフルラン・O_2（N_2O なし）で麻酔維持を行う．場合により少量のプロポフォール（0.5〜1 mg/kg）を適宜に緩徐追加するが，通常は必要ない．
6. 目視で換気をモニターする，前胸部聴診器および二酸化炭素モニターの情報を利用する．

▶術 後

1. 覚醒するまで注意深く観察する．
2. 術後加湿酸素を投与する．
3. リドカイン噴霧後は，2 時間は経口摂取不可とする．

注意：局所麻酔薬とプロポフォール静脈内持続注入による自発呼吸下で麻酔を管理する上記の方法は，術者に好まれ，また安全で信頼できる方法である．ただ，目視と前胸部聴診器による呼吸監視は必須である．気管チューブは，術者の視野を妨げる．他の方法は，すべて煩雑でかつ複雑であり，うまくいかない場合が多い．この目的での"ジェット換気"法は小児では危険である．特に，閉塞部位より奥に高圧のジェット管が送り込まれたときは，気胸，気縦隔で患児が死亡することさえある．ジェット流を正しいアダプターを用いて口元で噴射させている限り危険ではないが，酸素噴射カテーテルあるいは金属管を深く押し込むとこうした可能性が出てくる．

314

8 • 内視鏡検査

■ 注意点

▶**喉頭軟化症（laryngomalacia）**：新生児ではよくみられる吸気性喘鳴の原因となる．覚醒しているときか，麻酔から覚醒してくるときに，喉頭鏡で診断される．喘鳴は麻酔が深くなったり，軽くPEEPがかかると通常消失する．麻酔導入初期では，気道開通を保つためにPEEPは特に重要である．喉頭軟化症は，喉頭軟骨の成熟が不完全で，喉頭蓋か披裂軟骨の1つが吸気時に声門に吸い込まれることにより起こる．著明な吸気時の喘鳴が特徴である．通常特別な治療を要せず，成長すると消失するが，（嚢胞など）他の原因を除外するために喉頭鏡検査が適応となる．

▶**先天性嚢胞（congenital cysts）**：喉頭蓋，披裂喉頭蓋ひだの領域に発生する．吸気性と呼気性喘鳴があり，泣き声も弱い．診断は，通常ファイバー喉頭鏡検査で確定する．治療は，切除術か造袋術で行われる．

▶**先天性膜様狭窄（congenital webs）**：完全膜様閉鎖は出生時点で死亡している．しかし多くの声門下膜様狭窄は，上気道に直径2～4mmの穿孔があり，そこから呼吸できている．新生児の酸素必要量は高いため，中心孔の狭さゆえに出生直後から呼吸窮迫が認められる．喉頭鏡で膜様狭窄を認めることもあるが，適正サイズの気管チューブを声帯を越えて挿入できずに発見されることが多い．気管支鏡検査で診断が確定したら，膜様狭窄をレーザーで切除することで，上気道の内腔を効果的に回復できる．

▶**気管無形成（tracheal agenesis），喉頭気管食道裂（laryngotracheoesophageal cleft）**：解剖学的にさまざまな程度の異常があり，主科が耳鼻科でなく，外科，胸部外科などの場合がある．あらかじめ診断されず，麻酔科医が最初の発見者になる場合もある．啼泣しても泣き声が聞こえなかった，マスクあるいはLMAでは換気できていたが挿管すると換気できなかった，挿管時喉頭が異様（カラスの面様）にみえた，などが契機である．出生直後からさまざまな呼吸器症状を呈する．低出生体重児ではなかったり，羊水過多も著しくなく，麻酔科医の前には，気管食道瘻，あるいは先天性心疾患などの治療目的で，あらかじめ診断されずに現れる場合が多い．この病態の存在を知っていることが重要である．安易に筋弛緩薬を投与せず，自発呼吸下で，気管挿管によらない誤嚥防止策，食道挿管による気道確保などが必要である．

▶**声門下血管腫（subglottic hemangioma）**：クループ様症状とほえ声咳で気づかれ，症状は通常生後2，3ヵ月で出現する．しばしば，他に体表にも血管腫がある．症状は，持続したり，再発したりする．内視鏡検査で診断が確定する．レーザーにより血管腫を切除することが多いが，しばしば声門下狭窄をきたすことがある．したがって，最近では外科的切開による血管腫切除も提唱されている．

■ 麻酔管理

【レーザー切除時】

1. 喉頭乳頭腫切除と同様に管理する（下記参照）．

Chapter 10 ● 耳鼻咽喉科手術の麻酔

2. 術後に加湿酸素・空気混合気を投与する.

【外科的切開による切除時】

1. 最初に，喉頭鏡・気管支鏡検査で病変を評価する．このときは，リドカインの局所噴霧と吸入麻酔で管理できる（下記参照）.
2. 内視鏡検査が終了したら，気管チューブを挿入して，全身麻酔を続ける.
3. 前頸部よりアプローチして，喉頭を露出し，切開を加える.
4. この段階で，経口気管チューブを抜去して，術者が切開下縁から気管内に別の清潔な気管チューブを挿入する.
5. 喉頭後面の血管腫を切除する.
6. 手術終了時に，気管チューブを経鼻的に気管内に挿入し，留置して術後管理を行う.
7. ICU に移動して，手術当日は筋弛緩薬，鎮静薬を用いて人工換気を続ける．治癒の初期は，喉頭組織を動かさないことが大切である.
8. 数日後に，気管チューブ抜去に先立ち手術室で内視鏡検査を行う．抜管前にデキサメタゾンを投与する．抜管後も 2〜3 日は，厳重な観察を続ける.

　▶喉頭乳頭腫（laryngeal papilomas）：まれなカリフラワー様の乳頭腫は，ウイルス（HPV）感染が原因であり，重篤な気道閉塞を起こす危険がある．治療しないと，肺高血圧症，そして右心不全へとつながる．冷凍凍結，超音波，免疫血清など種々の非外科的治療方法が試みられたが，これまでは外科的切除と炭酸ガスレーザーによる破壊減量処置が中心であった．最近では，表層組織のみに効果を及ぼす KTP/532（p.298 参照）とパルス色素レーザーの 2 つのレーザー，レーザーを用いないマイクロデブリッダー（周囲の粘膜や骨や骨膜を巻き込むことなく，外筒に接触した組織を吸引式回転刀の内筒で破砕し吸引する装置）の有用性が報告されている．マイクロデブリッダーは，焼くのではなく基本的に回転ドリルと吸引を組み合わせた装置である．回転させて引きちぎった組織を反回転させて緩め，洗浄水や出血とともに吸引除去する．かつて盲目的に行われたアデノイド切除なども直視下で行え，過剰に粘膜や組織を取り除かないことから，耳鼻科領域で普及している.
　通常 2〜4 歳で発症し，何回も喉頭鏡検査や乳頭腫の切除を受ける．思春期には自然消退するが，それまではほぼ全例で再発している．嗄声，呼吸困難の増強が認められると，再手術の適応となる．乳頭腫がどの程度大きくなったかは，喉頭鏡検査を実施するまで通常予測できない．時には非常に広範な乳頭腫が声門を完全に閉塞し，チェックバルブ状になったりもするので，十分な注意が必要である．術後，加湿酸素・空気混合気を投与する.

■ 麻酔上の問題点

1. 導入中に急に気道閉塞が起こることがあるので，自発呼吸を保つのがよい.
2. 声門がよく見えないことがあり，バルビタールと筋弛緩薬による導入は禁忌である.
3. レーザー手術では，喉頭がよく見通せ，声帯が動かないことが必要である.
4. 声門以下の気管腔内に器具類を挿入しない．挿入すると乳頭腫を下気道に散布する

8 ● 内視鏡検査

危険がある．そのため，できる限り気管挿管は避ける．気管切開も禁忌である．

■ レーザー手術の麻酔管理

最も安全で広く用いられている方法は，アトロピン以外の前投薬は投与せず，十分注意しての吸入導入および喉頭鏡下のリドカインスプレーによる麻酔である．万一，麻酔導入中に気道閉塞が起きた場合には，気管チューブを挿入して気道を確保しなければならない．気管チューブは，麻酔が深くなり乳頭腫が切除された後，抜去できる．通常は気管挿管は不要で，喉頭を局所麻酔したのちレーザーで切除する．ごくまれに危機的な気道閉塞が起こり，緊急に硬性気管支鏡を挿入することもある．このまれな場合では，セボフルラン吸入で麻酔を維持しプロポフォール±レミフェンタニル持続静注の併用もできる．または，吸入麻酔薬を麻酔維持には使わず，プロポフォール±レミフェンタニル持続静注での維持もできる．

別な方法としては，非可燃性気管チューブ*（あるいはアルミホイルで包んだチューブ）を挿管する方法もある．可屈曲性金属チューブや，ホイル被覆チューブが使われる．この方法では，換気は調節できるが，術者は気管チューブを避けながらの術操作を余儀なくされる．さらに，パピローマ以外の場合，間欠的に外科医に気管チューブを抜管挿管してもらい，無呼吸酸素化（apneic oxygenation）で維持する方法もある．

注意：閉塞性気道疾患では，ジェット換気は非常に危険である．ジェット換気中の喉頭閉塞は気縦隔や気胸を起こすおそれがある．ジェット換気の使用時は，圧外傷を起こさないよう細心の注意を払う．ジェットの先端を，気管支鏡の腔の先から出してはいけない．可能な限り，遠位気道内圧をモニターし，圧を 15 mmHg 未満に制限する．実際にモニターは難しいので，あらかじめシミュレーションでピーク圧を予測しておく．

■ レーザー使用時の特別注意

1. 患児の眼を湿ったタオルで覆う．
2. レーザーの反射から眼を保護するため，手術室の全員が防護メガネをかける．レーザーを使用している部屋のドアには，警告のサインを出しておく．
3. 気化されたウイルス組織を吸入しないように麻酔科医も特殊なフェイスマスクを着用する．
4. レーザー手術では，気道熱傷の危険がある．空気またはヘリウムを用いて，吸入酸素濃度を低め（F_1O_2 0.3 以下）に保つ．N_2O は支燃性があり避ける．万が一，チューブに火がついたときは，ただちに麻酔回路から外して気道から引き抜く．損傷は，熱傷およびチューブ燃焼産物で起こる．

気管支鏡検査

種々の適応（異物除去，呼吸器疾患の診断，分泌物除去，無気肺の治療，気管・気管支軟化症の評価，血管組織や縦隔腫瘍による気道圧迫の評価など）で気管支鏡検査が行われる．

---

* Phycon laser shielding tube, Fuji Systems Corp., Tokyo.

Chapter 10 ● 耳鼻咽喉科手術の麻酔

■ 麻酔上の問題点
1. 気管支鏡施行中は術者と気道を共有するため，適正換気が維持しにくい．
2. 原因疾患のため換気が障害されていることがある．

■ 麻酔管理

▶術 前
1. 注意深く気道および呼吸状態を評価する．
2. 気道や換気に不安があれば，強い前投薬は投与しない．

▶術 中
呼吸不全の患児を除いて，自発呼吸が望ましい．
1. 麻酔は，N_2O-セボフルラン-O_2 の吸入で導入する．静脈路を確保する．
2. N_2O を切り，O_2 とセボフルランで麻酔を深くする．
3. 適度に麻酔が深くなったら，マスクを取り，喉頭鏡をかける，喉頭，気管，気管支にリドカイン（最大量 5 mg/kg）を噴霧する．
4. 再びマスクで，リドカインの効果が現れ（2〜3分），気管支鏡が挿入できるまで，O_2-セボフルランで麻酔を続ける．
5. 気管支鏡の側枝から，O_2，セボフルランを流し，自発呼吸で維持する．細い（3.5 mm，またはそれ以下）気管支鏡に光学視管を挿入して使用しているときは，呼吸抵抗が非常に強くなる．このときは，呼吸を補助または調節するが，光学視管をときどき抜いてもらわなければ，十分に換気できない．セボフルラン麻酔で維持するが，プロポフォール持続静注かレミフェンタニル／プロポフォール持続静注，またはプロポフォールの間欠的静注でも補助できる．気管支鏡の死腔のために呼気二酸化炭素が検出できないこともあるので，表示される数字に頼ることなく，胸の動きを観察して換気が十分か否かを評価することが大切である．
6. 酸素飽和度を注意深く監視する：SpO_2 が低下してきたら術者にもすぐわかるように，パルスオキシメータの同期音量を大きめに設定しておく．気管支鏡検査中は，片耳胸壁聴診器で肺野を聴診し換気を確認する．
7. 小児の気管支鏡ではまれな合併症ではあるが，気胸の可能性に留意する．
8. 呼吸不全の患児などで調節呼吸が必須なときには，ベンチュリーアダプター（Sanders injector など）を使用する．重症慢性呼吸器疾患の患児は，肺コンプライアンスが低下しており，ベンチュリーではうまく換気できない場合がある．そのような患児では，気管支鏡の側枝に麻酔回路を接続して調節呼吸とする（**図 10-1**）．

▶術 後
1. リドカイン噴霧後 2 時間は経口摂取を禁止する．
2. 加湿した酸素・空気混合気を指示する．
3. 上気道狭窄音に気をつける．
4. 術後の胸部 X 線写真で気胸がないかをチェックする．

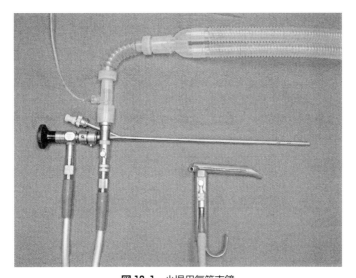

図 10-1　小児用気管支鏡
麻酔回路に接続して補助／調節呼吸が可能である．右は，前交連喉頭鏡．

気管支ファイバースコープ検査

　径の細い気管支ファイバースコープがあり，局所麻酔下で覚醒状態または最小限の鎮静で，診断的気管支鏡検査が行える．しかし，小児（特に年少児）では，全身麻酔下で施行するのがよい．気管支ファイバースコープは，麻酔下の患児に，マスクの特別な曲がりコネクターを通して経鼻的または経口的に挿入できる．気道開通が保証できるうえ，吸入麻酔薬投与を続けることが可能であり，カプノメータも機能するため，LMAは特に有用である．また，気管チューブを通して気管支ファイバースコープの挿入もできる．硬性気管支鏡検査と同様に，全例でリドカイン噴霧の局所麻酔を行う．

　気管支ファイバースコープ検査は，確かに LMA を介しても行えるが，特に乳幼児では，気管挿管後にアダプターを介してその内腔に細経の気管支ファイバースコープを挿入するのが最も安全な方法である．気管軟化症など，自発呼吸による気道径の変化の評価が重要な場合を除き，挿管後は調節呼吸にしてもよい．

硬性食道鏡検査

　小児では通常，食道狭窄を拡大したり，異物除去の際に行われる．

■ 麻酔上の問題点

1. 患児は，繰り返し何度も食道鏡検査を受けていて，不安が非常に強いことが多い．
　食道閉鎖，気管食道瘻術後患者は，食物嚥下機能が特に弱い．胃は空虚でもホット

Chapter 10 ● 耳鼻咽喉科手術の麻酔

ドッグが食道の途中にとどまっていたり，声門下狭窄が併発している可能性がある．

2. 乳幼児では，気管挿管されていても，食道鏡で気管が圧迫されて，換気不全が起こりうる．特に，太い食道鏡が使われたり，ブジーによる拡張が行われる際などで注意する．

3. 操作中に咳嗽や努責があったり，動いたりすると，食道穿孔が起こる危険性がある．患児が動かないように，適切な深さで麻酔する．

4. 下部食道狭窄や食道弛緩不能症（achalasia）では，上部の食道が拡大している場合があり，食物や分泌物が貯留し，術中に誤嚥の危険性がある．

5. まれには，先端の尖った異物や，損傷を起こしやすい異物が下咽頭に引っかかっていて，咳をしたり，努責したりすると気道に落ちていくだけのことがある．

6. 厳重に気管チューブを固定する．食道鏡操作中は，意図しない抜管が起こらないように，麻酔科医は，気管チューブから手を離さず，保持し続ける．

■ 麻酔管理

▶ 術 前

1. 適量の鎮静薬を指示する．特に，繰り返し食道鏡検査を受けている小児では十分量を指示する．

2. X線写真で食道拡張や貯留物がないかを確かめる．

3. 患児の問題点を術者と話し合い，それに合わせて麻酔方法を検討する．

▶ 術 中

1. マスクで100%酸素を与える．

2. 静脈麻酔薬で導入し，すばやく気管挿管を施行する（逆流，誤嚥の危険性がある場合は，輪状軟骨圧迫を行う．ただし，喉頭付近に先端の尖った異物が存在したり，ツェンカー憩室がある場合などは例外である）．〔p.115 表4-7 参照〕

3. 下咽頭に先端の尖った異物がある場合は，吸入麻酔薬でゆっくり，スムーズに導入する．

4. 操作前に麻酔を深くする．

5. 標準モニターで，換気，酸素化，循環動態をモニターする．

▶ 術 後

1. 患児が完全に覚醒するまで観察する．

2. 難しい症例では特に食道穿孔に気をつける．食道穿孔の徴候としては，①頻脈，②発熱，③気胸の所見，④X線写真上の気胸所見，縦隔内の空気像がある．

3. リドカイン噴霧後，2時間は経口摂取を禁止する．

9 ● 気道感染症

9 ● 気道感染症

喉頭蓋炎

　声門上感染（喉頭蓋炎）は，かつては *Hemophilus influenzae* B（*HiB*）菌による感染が最も多く，ブドウ球菌によるものは少なかった．また，免疫機構が重篤に抑制された患児では，真菌も原因となる．*HiB* のワクチンが使われるようになってから，小児では喉頭蓋炎はまれな病気になった．しかし，成人では発生している．疾患がまれになるほど，診断を間違う危険性が高くなる．喉頭蓋炎は，子どものワクチン接種を拒否する親の存在や，海外からの旅行者の増加，ワクチン接種を受けていない子どもの増加や，接種効果の低下などで，発生頻度が増すことも考えられる．

　3〜7歳の子どもで最も多くみられるが，乳児や成人でもみられる．喉頭蓋炎は，発熱と白血球増加症がある重篤な全身症状に伴って起こる．喉頭蓋に加えて，すべての声門上組織が炎症を起こし，腫脹していて，気道閉塞に関与している．起炎菌は，ほとんどの場合，血液培養で陽性で，典型的には *HiB* である．最近では，他の菌や真菌による喉頭蓋炎も報告されているが，まれである．よくみられる症状は，喉頭痛，嚥下困難，流涎であるが，急激に重篤な気道閉塞が起こりうる．典型的には，患児は中毒様であり，不安感が強い．体位は，両手を前に置いた前傾位で座し，口を開けて下顎を突き出している．乳児では，症状発現はそれほど典型的ではなく，高熱の原因を調べているうちに，突然無呼吸に陥ったりする．したがって，高熱があって呼吸困難が少しでもあれば，鑑別診断に喉頭蓋炎も考える．

　また，遺伝性血管浮腫（HAE）による喉頭浮腫や喉頭蓋浮腫による気道閉塞も鑑別としてあげられる．HAE の「浮腫」の原因は，補体第1成分阻害因子（C1 インヒビター）の遺伝子異常による C1 インヒビタータンパクの減少・機能異常である．眼瞼や口唇，顔面，手足などに，突然「浮腫」が発現しては消失し，体のあらゆるところに症状が出るのが特徴であるが，診断がついていない場合がある．時に激しい腹痛や窒息に陥ることもあるため，発作時の気道管理だけではなく，安定時期に C1 インヒビター活性を測定し，発症時の対応を考えておく．

　喉頭蓋以外の部位の炎症も起こる：肺炎，頸部リンパ節炎，中耳炎，敗血性関節炎，髄膜炎が喉頭蓋炎に合併している．

■ 麻酔管理

▶術 前

1. いったん喉頭蓋炎が疑われたら，患児をできるだけそっとしておく．泣くと気道が急に閉塞してしまうことがあるため，静脈穿刺や，痛い注射は避ける．急性の気道閉塞を引き起こす危険性があるため，咽頭の視診を試みてはならない．マスクを優しく当てがい，酸素を投与する．
2. 緊急時に気道を確保できる器具を準備し，この操作のできる医師が常に患児のそばにいる．
3. 関係者を集合させ，手早く患児を手術室に移し，患児の好みの体位（通常はやや前

321

Chapter 10 ● 耳鼻咽喉科手術の麻酔

傾した起坐位）で酸素を投与しておく．

4. 頸部軟部組織の X 線写真はあてにならず，典型例では撮る必要はないし，むしろ危険性さえもある．もし診断に X 線写真が必要な場合は，写真を撮っている間に気道閉塞を起こす危険があるので，放射線検査室まで，救急蘇生のできる医者が，しかるべき器材を持参してついていく．ただし，実際に呼吸停止が生じた場合の対応は，手術室や ICU とは状況が違い，麻酔科医一人では対応できない．気道確保されない状態での患者移動，検査は禁忌とすべきである．
X 線検査のために，仰臥位に寝かせてはいけない．頸の側面 X 線写真では，拡張した下咽頭，肥厚した披裂喉頭蓋ひだ，および喉頭入口部を閉塞している母指様喉頭蓋が認められ，喉頭蓋の舌面が腫大して喉頭蓋谷が認められなくなっている．

5. 手術室では，緊急気管支鏡と気管切開の準備をしておく（外科医は，手術室で，手洗いを済ませていつでも対処できるようにしておく）．小児用硬性気管支鏡があれば有用であり，喉頭蓋炎の挿管に際して経験ある小児耳鼻科医のスタンバイは必須である．

■ 無呼吸が起きたら（いかなるときでも）

1. マスクとバッグを用い酸素で換気を試みる．通常，換気は可能である．

2. マスクとバッグで換気ができなければ，ただちに喉頭鏡を用いて気管挿管を試みる．喉頭蓋炎の患者の喉頭は通常とはまったく様相が異なり，異様に真っ赤であり，声門を同定しにくい．患者の呼気に一致して喉頭から気泡が出てくるので，そこを頼りに気管チューブを進める．声門部の浮腫ではないので，方向さえ正しければ挿管は可能である．一度で成功させないと，出血で視野が得られなくなる．

3. 万一，挿管が不可能だったときは硬性気管支鏡を挿入して緊急気管切開を行う．学童以上の患者で，無呼吸状態では輪状甲状間膜穿刺も適応となる．

▶術 中

1. 片耳胸壁聴診器，パルスオキシメータ，血圧計カフ，心電図電極をそっと装着する．

2. 患児を仰臥位にしてはいけない．手術台，または麻酔科医か親の膝に患児を座らせた状態で，顔に静かにマスクを当て，O_2-セボフルランで麻酔を導入する．親が同伴していると患児の心の動揺が軽減され，閉塞上気道に抗して啼泣するために起こる動的気管虚脱を最小限にできる可能性がある．
すでに静脈路が入っている場合でも，アトロピン（0.02 mg/kg）静注後に吸入導入を行う．

3. 麻酔導入後，患児を静かに仰臥位に移す．両親をエスコートして退室させる．ここでは呼吸補助が必要になることもあるが，急速な加圧は喉頭痙攣を誘発するので，優しい加圧補助から始める．

4. 他のモニターを装着し，輸液路を確保する．もしまだ投与されていなければ，アトロピンを静注し，乳酸リンゲル液 20〜30 mL/kg を輸液する．発熱していて，嚥下は疼痛を伴うので水分摂取ができずに脱水状態のことが多い．

5. 呼吸が浅く，また肺炎を合併していると換気／血流不均衡があるので，吸入麻酔の

導入は非常に時間がかかることが予想される．気道が保たれていれば，急ぐ必要はない．麻酔レベルを深いと判断しがちなので，"喉頭鏡を挿入できる麻酔深度に達したと思ったら，それから1分間待つ"のが経験則である．

6. リドカイン1〜2mg/kgを静注し，咳き込み，喉頭痙攣の危険を減少させる．喉頭鏡をかけ，経口的にスタイレットを利用して気管挿管をする．まれに，声門上組織が腫大変形していて，声門の間隙が見えないことがある．そのようなときには，外から胸を圧迫してみる．喉頭から気泡が出てくるので，それを目標に挿管する．もう一つのトリックは，舌の中央から腫脹した喉頭蓋が見えるまで喉頭鏡のブレードを挿入することである．この時点で，ブレードの先端は喉頭蓋谷に達している（喉頭蓋谷は腫脹した喉頭蓋舌面で消えている）．これで，舌基底に圧が加わるので，喉頭蓋の位置が喉頭入口部がより見やすい位置になる．

7. 気道が確保できたら，血液培養用の採血をする．

8. 麻酔がかかり，十分に酸素投与がなされたら，1サイズ細めのチューブで経鼻挿管に入れ替える．一度挿管した後では，チューブの交換は比較的容易に行える（ただし，気管挿管が容易であった場合に限る．というのも，通常抗菌薬治療が始まれば，急速に腫脹が消退するので，急ぐ必要はない）．

9. 入れ替えを行う場合は次のような手順で行う．
   a. 口の左端に経口気管チューブを移動させ，軽く呼吸を補助しながら，その位置でチューブを助手に保持させる．
   b. 十分にゼリーを付けた経鼻気管チューブを下咽頭まで進める．
   c. 喉頭鏡で，経鼻気管チューブの位置に問題がないかを確認する．
   d. 小さなマギル鉗子で，経口気管チューブのすぐ脇で，経鼻気管チューブ先端を喉頭入口部に持ってくる．
   e. 経口気管チューブを抜いて，経鼻気管チューブを挿入する．
   f. 経鼻気管チューブを厳重に固定する：事故抜管は避けなければならない．

10. ごくまれに，喉頭蓋炎で気管挿管直後に肺水腫が起こることがある．これは，上気道閉塞に対抗して生じた陰圧が突然に解放されたためで，低酸素，カテコラミン上昇，および肺胞毛細血管圧較差障害に起因すると考えられている．調節呼吸，呼気終末陽圧（PEEP），利尿薬で治療する．

▶術 後
1. ICUで24時間連続した管理が必須である．事故抜管は早期の重篤な合併症であり，適度の抑制，鎮静で予防する．

2. 陽圧呼吸は必ずしも必要ではないが，万全の気管チューブの事故抜管や閉塞防止策を講じる．安全のため鎮静下で人工呼吸管理をしてもよい．

3. 経鼻気管チューブは，十分に加温加湿（37℃ 100%）する．通常，気道分泌物は多くないが，内腔閉塞がないことをときどき吸引カテーテル挿入で確認する．

4. 抗菌薬投与を開始する．セフロキシムナトリウム（セフロスポリン系で安全域が広く，脳脊髄液移行がよい）が*HiB*感染に対する第一選択薬とみなされている．

5. 解熱したら（通常12〜36時間以内），経鼻気管チューブを抜去する．施設によって

Chapter 10 ● 耳鼻咽喉科手術の麻酔

は，抜管前にフレキシブル喉頭鏡で声門上組織の状態を観察している．
6. 抜管後数時間，患児を観察する．非常にまれに，再び気道閉塞が起こり，再挿管が必要になることがある．手術室では再挿管が容易にできるので，手術室で抜管することも理にかなっている．

喉頭気管気管支炎〔laryngotracheobronchitis：LTB（クループ）〕

"急性感染性クループ"つまり喉頭気管気管支炎は，ウイルスに起因し，2～5歳の子どもに多い．異物など，その他の原因を無視してはならない．輪状軟骨部の疎な気管粘膜の腫脹による吸気性喘鳴が主症状である．症状は，しばしば夜中に悪化する．
治療は，病気の程度による：
1. 軽症から中程度の患児では，通常保存的治療（経口デキサメタゾン）で効果がある．
2. もっと重症な症例では，経口デキサメタゾンに加えて，アドレナリンの吸入で通常軽快する．
3. 非常にまれだが，粘稠な喀痰吸引のために経鼻挿管が必要となる場合がある．

アドレナリン吸入

保存的治療で改善しない症例では，アドレナリン吸入は効果があると広く報告されている．以前はラセミ体のアドレナリンが好まれたが，通常のアドレナリンでも効果は変わらないとされる．使用量はアドレナリン原液（1 mg/mL）0.2～0.5 mL を生理食塩水 5 mL に希釈して吸入させる．

▶実施方法
1. アドレナリン原液 0.2～0.5 mL を生理食塩水 5 mL に加えて，ネブライザー液とする．
2. 吸入器に適当な大きさの小児用マスクを取り付けて，母親または父親に抱かれている体位で，優しく顔にマスクを当てる．
3. これらの患児は，通常，低酸素症があり，吸入酸素濃度を 40％以上に保つと，患児は落ち着き，マスクを静かに速やかに受け入れる．SpO_2 を慎重にモニターする．空気での吸入では SpO_2 が大幅に低下する場合がある．これは，無気肺部分の肺血流量が急に増えるためとされ，喘息発作の患者でも同じ現象がみられる一時的な現象である．
4. 片耳胸壁聴診器で換気と心拍数をモニターする．多少心拍数が増加するが，不整脈はまれである．
5. 治療を 20 分間続ける．その頃には，通常かなりの改善がみられる（改善がみられないときには，"クループ"の診断を再考する）．
6. デキサメタゾン（0.5～1.0 mg/kg 静注）の単回投与が推奨される．
7. 吸入後，患児を注意深く観察する．吸入後 20～40 分程度での喘鳴の再発はよくあるが，2 時間以上間を開けての喘鳴の再発は少ない．ただ，まれに喘鳴が急激に悪化し，即時に人工的気道確保が必要となることがある．
8. 患児によっては，繰り返しての治療が必要である．しかし，治療でまったく改善が

みられない場合は"クループ"の診断を疑うべきである．ファロー四徴症の患児では，アドレナリン吸入は禁忌である．重篤なチアノーゼ発作を誘発することがある．

経鼻気管挿管

　保存的治療と間欠的陽圧呼吸（IPPB）あるいは自発呼吸によるアドレナリン吸入で症状の軽快をみないときには，人工的な気道挿入が必要となる．経鼻気管挿管は，多くの施設で用いられて成功しており，合併症の報告も少ない．この決定的な要因は気管チューブの直径にあり，最大加圧約 20 cmH$_2$O で漏れが生じる程度の細さのチューブを使う．乳児では，通常内径 3.0 mm の気管チューブを使うが，同じ内径でも外径の細いチューブがよい．喉頭蓋炎の項で記述したように厳重に固定して，分泌物が減り，組織の浮腫が軽減するまで 7 日間程度のチューブ留置が必要となる．1 日 24 時間の連続した高度な呼吸管理が必須である．気管チューブが細く，気道分泌物が粘稠であるため，気管チューブは閉塞しやすい．

　気管チューブ閉塞防止には，確実なチューブ内（気管，気管粘膜ではなく）の加湿と，毎回吸引カテーテルの長さを確認して，先端がチューブ先端より確実に先に出ていることを確認する気管内吸引が重要である．

　気管チューブに送気する空気が，37℃で相対湿度 100％である加温加湿ガスを吸入させる．湿度計が備わっていない現状では，吸気回路内（呼気回路内ではない）に多少の結露を認めるべきである．ネブライザーによる加湿や人工鼻による加湿では不十分である．ネブライザーは感染源になる可能性がある．

　まれには，経鼻気管挿管による治療でもあまり改善が認められず，チューブが通常抜去可能な時期になっても抜管ができない症例がある．これらの症例は，1 歳未満の患児に多く，鰓弓奇形や，先天性声門下狭窄，反復性クループを伴っていることが多い．これらの患児では，気管切開が必要となることがある．

気管切開

　上気道閉塞の治療や，在宅医療への移行などの事由で呼吸管理を容易にするために，気管切開が必要となる．小児では，甲状隆起は目立たなく，また気管は細く柔軟であり，気管切開に際しての気管の同定は時に難しい．小児耳鼻科専門医は，その同定を経口的に挿入した硬性気管支鏡を指標に行う．一方その他の領域の外科医は，挿管された気管チューブの固さを頼りに行うが，日本では後者のやり方が多い．

　輪状甲状間膜切開（CTT）と気管切開（TS）は混同されることが多いが，異なる適応を持つ．CTT は，緊急気道確保手段であり，通常皮膚は縦切開，間膜は横切開であり，陽圧換気はできず，長期留置にも不向きである．これに対し，TS は審美性を考え，皮膚は横切開であるが，気管は縦切開として気管軟化症発生を防ぐ．あらかじめ気管挿管されたうえで行い，甲状腺や血管損傷による出血，気胸などの重篤な合併症を防ぐ．TS 後 5 日以内のチューブ入れ替えはきわめて危険であり行わない（p.329 参照）．

Chapter 10 ● 耳鼻咽喉科手術の麻酔

■ 麻酔管理

▶ 術 前

1. マスクで100%酸素を投与し，用手的に必要に応じて呼吸を補助する．

2. 鎮静薬やオピオイドを投与しない（気道確保前の呼吸抑制を避けるため）．すでに気管挿管されている場合はこの限りではない．

3. 術者と，用いる気管支鏡で行う換気手法の確認，そして挿入した気管切開チューブを介して行う換気法などの手順を再確認する．

▶ 術 中

1. マスクで100%酸素の投与を続ける．O_2-セボフルランで麻酔を導入する，必要に応じて補助換気を行う（静脈路に問題がないかを確認する，必要ならば入れ換える）．

2. 麻酔を深くし，喉頭にリドカインを噴霧する．気管切開前に診断的気管支鏡を実施することもある．

3. 気管支鏡を通過させる．小児の気管切開は，通常，気管支鏡を挿入したまま行う．これにより，術者は気管が同定しやすくなり，麻酔科医は気管切開カニューレが，確実に気管内腔に入るのを目視確認できる（気管チューブが留置されている場合は，内腔に細経ファイバースコープを挿入することで目視確認できる）．

4. 硬性気管支鏡の挿入ではなく，気管チューブを挿入する場合，あるいはすでに気管チューブが留置されている場合，術者は気管チューブを触知して気管の同定を行うことになるが，覆い布がかけられた乳幼児では容易ではない．麻酔科医は以下の協力をする．

   a. 仰臥位で肩下に枕を入れ，顔，鼻を正中線上にして頸部を伸展させる．

   b. 下顎正中線上に指（通常左手中指）をしっかり置き，正中線上でまっすぐ手前に引き，頸部と皮膚の伸展を保持する．残りの指で気管チューブを保持する．

   c. この左指は，外科医に気管の位置を示す大切な指標となるので，外科医が気管を同定できるまで指を離さない（皮膚消毒薬で指が滑りやすくなるので，指先を置いたまま一緒に消毒してもらう場合もある）．

5. 気道確保が困難な場合（ピエール・ロバン症候群など）は，フェイスマスクで麻酔を導入し，LMAを用いて麻酔を継続し，次にLMAの内腔を通して，気管挿管することもできる．

6. 気管チューブを留置したまま気管切開を行う際に電気メスが使われる場合，N_2Oは止め，できれば酸素濃度も30%程度に下げて，術野火災を予防する．術者には，気管を切開する前に声をかけてもらい，気管切開カニューレ（気切チューブ）挿入の準備をする．口腔，鼻腔内を吸引しておく．

7. 小児では，気管は通常縦切りとし，軟骨は切り取らない．気管切開予定部位の両側に，緊急時に引き広げて気管切開チューブを再挿入しやすくするための，長い黒ナイロン糸をかけ，皮膚に貼り付けておく（この釣り糸は，気切チューブ挿入後にかける場合もある）．気管を切開する際に，カフ付きチューブの場合，カフを損傷しエアリークが起こる可能性がある．

326

8. 気管が切開されたら，気管チューブの先端を，切開口の直上までゆっくり引き抜く（ただし，喉頭部にとどめ完全には引き抜かないこと）．あらかじめ準備した気管切開チューブを挿入する．難しい場合は，挿管された気管チューブと同サイズの気管チューブを入れてもよい．
9. 気切チューブからの換気が確認されてから，吸引をかけながら気管チューブを引き抜く．
10. 気切チューブが気管内に位置していることは，カプノメータ波形の存在で確認する．

▶術後
1. 手術終了直後に胸部 X 線写真を撮る．チューブの位置を確かめ，気胸（気管切開のまれな合併症）の有無を調べる．
2. 手術室出棟前に気管支ファイバースコープで，病棟で看護される体位で片肺換気にならないか確認し，必要な措置をとる．
3. 気管切開孔の器質化が確実になる前（5〜7日前後）に抜管されると，気管への再挿入はきわめて難しい．事故抜管だけではなく，その困難さが看過され，入れ替えが意図的（緊急手術の場合や病棟の習慣など）に行われることは避けるべきである．病棟には長期気管切開患者も少なくなく，入れ替えがこうした事故につながることは忘れられがちである．緊急再挿入用の釣り糸は有用である．
4. 適当な濃度の酸素を与える（常に低酸素血症の危険性がある）．
5. 自発呼吸下の乳児では，気切チューブの開口部が，患者の下顎舌下部で閉塞されないように，特に注意する．
6. 常に患児を注意深く観察する．
   a. 気道が開通しても，ただちに肺機能は正常に戻らない．
   b. 術後に呼吸停止も起こりうる．
7. 気切チューブの固定は，肩枕を取り除いた状態で行う．

細菌性気管炎

　小児では喉頭蓋炎の頻度が減少しているので，急性呼吸窮迫の原因として細菌性気管炎が浮上してきた．細菌性気管炎は通常，咳，嗄声，喘鳴，および胸部陥没を伴っている．流涎はまれであるが，患児は中毒様で白血球増多を伴った発熱が認められる．緊急気管支鏡の管理は，喉頭蓋炎のときに準じる．気管支鏡では，膿性分泌物や偽膜を伴った炎症，浮腫が気管に認められる．起炎菌は，通常，ブドウ球菌か肺炎球菌である．気管挿管による呼吸管理と適切な抗菌薬で治療する．疾患の進行と回復を監視するため，気管支鏡検査が繰り返し必要となる場合がある．

10 ● 声門下狭窄

　声門下狭窄は，乳幼児の慢性気道閉塞の最も多い原因の一つである．狭窄は先天性の場合と後天性の場合があり，後者は通常，長期気管挿管の合併症である．重篤な声門下狭窄は気管切開が必要で，のちに気管を再建する．

Chapter 10 ● 耳鼻咽喉科手術の麻酔

手術は輪状軟骨を切離して，間に直径を広げるために軟骨を移植する．内腔が圧迫されて狭くならないようにステントを留置することもある．広範な再建後には，治癒を促進するために，鎮静して頸を動かないようにし，数日間人工換気するのが望ましい．その他の方法としては，スライド気管形成術（狭窄部位を前後で斜め切りし，長さは半減するが，径は倍増させる手術）や3次元プリンターデザインによる外ステント法があり，特に3次元モデルは気道内腔構造に手をつけないので，肉芽発生などの問題がなく，大いに期待できる．

新生児で声門下狭窄があり気管チューブの抜去が成功しないときは，気管切開を置かずに早期に輪状軟骨前方切開術で治療することがある．

関連病態（先天性声門下狭窄）

1. 先天性心疾患
2. ダウン症候群
3. 気管食道瘻

■ 輪状軟骨への軟骨移植術の麻酔管理

▶ 術 前

1. 気管切開されているときは，気管切開カニューレが抜けたり，閉塞したりしないか，手術室に来るまで常に気をつける．

▶ 術 中

1. 気管切開カニューレより N_2O-O_2-セボフルランを流し，麻酔を導入する．
2. 気管切開カニューレを抜去して，気管切開孔よりらせん入りチューブを挿入し，確実に糸で固定する（**注意**：気管内腔には予想より太めのチューブが入ることが多い）．
3. 両肺が換気されているかを頻回に確認する．
4. N_2O-O_2-セボフルランまたはイソフルランで麻酔を維持する．調節換気を行う．
5. 出血量は多くない．
6. 内視鏡手術アプローチが試みられている．

▶ 術 後

1. 気管切開カニューレを入れ換える．
2. 加湿酸素・空気混合気を投与する．
3. 経口的に摂取が十分に可能となるまで，術後1～2日は輸液を必要とすることが多い．
4. 通常は，1週間以内に普段どおりの食事が可能となる．
5. 3ヵ月後には，全身麻酔下でステントを除去し，喉頭鏡検査を実施する．
6. 気管切開は，内カニューレを閉じても大丈夫になるまで置いておく．

輪状軟骨前方切開術（気管切開なし）の麻酔管理

この手術は，輪状軟骨部の狭窄のために抜管ができない新生児に施行される．
1. すでに挿入されている気管チューブから麻酔を導入する．
2. 麻酔導入後，気管チューブを抜去し，気管支鏡を挿入して残りの気道を検査する．
3. 再びチューブを気管に挿入し，輪状軟骨を前方から切開する．
4. 年齢相当の経鼻気管チューブを気管に挿入し，5〜7日間留置する．

輪状甲状間膜切開または穿刺（CTT）と気管切開（TS）の相違

輪状甲状間膜切開または穿刺（CTT）は，多くの困難気道取り扱いのガイドラインの最終段階に位置づけられる「外科的気道確保」の中の第一選択であるが，気管切開との使い分け，あるいは体外人工心肺やECMO使用の適応なども含め，明確にされていない．

CTTとTSの両者が混同される場合は多いが，実際には目的も適応も異なる．特に，小児あるいはまったく自発呼吸努力がない患者ではCTTは適さない．筋弛緩薬が投与された呼吸努力のない小児麻酔患者では，CTTは，陽圧換気手段が保証されていない限り適応はないと考えるべきだが，この点は多くの気道困難ガイドラインで明記されていない．

筆者の経験でも，CTTが有効であったのは強い吸気努力がありながら，上部気道で吸気がチェックバルブ状に閉塞した乳児の場合だけである．その場合，努力呼気は可能であり，穿刺後数回の吸気努力で酸素化が改善し救命につながった．たまたまこの症例は乳児であったが成功した．しかし理論的には可能であっても，乳幼児でのCTTの成功率は高くない．超音波エコーの使用が改善をもたらすかもしれないが，まだ成功例はない．またCTTは，反復した吸痰目的など，長期的な呼吸管理に使用されるべき治療手段ではない．そうした目的では，気管切開が適応である．

気管切開（TS）は広く知られていて，実際に全年齢層の患者がいる．気管挿管などで，上部気道が確保された状態で，選択的に余裕を持って行われるべき手技で，その場合，手術に伴う合併症は少ないが，緊急で行われるTSには重篤な合併症が少なくない．

CTTは，静脈路確保のための骨髄針穿刺と並び，日常的には使われないが，すべての麻酔科医が習熟すべき技能である．

気管切開に比して次のような利点がある：
1. 解剖学的に同定が容易（甲状隆起が目印，皮下組織や血管が少ない）．
2. 輪状甲状間膜正中部と皮膚の間に，出血をもたらす臓器や血管走行が少なく，胸腔からも離れていて，縦切開でも穿刺でも，出血や気胸の危険性が少ない．
3. 患者に自発呼吸努力があれば，細径針でも高圧で酸素を送入でき，酸素化を改善して救命的である．
4. 出血，気胸の危惧なく，迅速に酸素化回復可能である．注射器と針の組み合わせ，あるいはカテーテルにスリップジョイントがキット化された製品が用いられる．

一方，以下の問題点があげられる：

Chapter 10 ● 耳鼻咽喉科手術の麻酔

1. CTM 部は狭く，太い針，カフ付きチューブは挿入できず，陽圧換気は不可能である.
2. 声門部に近く，声門，声門下組織を損傷しやすく，長期留置はできない. カニューレ抜去後，声門下肉芽が発現することがあり，気道管理に難渋する.
3. ジェット換気装置の用意のある手術室は少ない. 複雑な接続部品類が必要だが規格化されていない. 換気モニター，患者安全保護機構がなく，口腔声門部が閉塞した呼吸努力がない患者では無効かつ，場合により排気（呼気）されず危険である（もし口腔声門部に閉塞がなければ，マスク，LMA 換気が可能である）.
4. 小児では，甲状隆起の解剖学的な同定は困難である. 針先を合併症なく気管腔内に位置し続けることは難しく，救急蘇生時の現実的な選択肢ではない.

参考文献

1) American Society of Anesthesiologists Task Force on Perioperative Management of Patients with Obstructive Sleep Apnea: Practice guidelines for the perioperative management of patients with obstructive sleep apnea. An updated report by the American Society of Anesthesiologists task force on perioperative management of patients with obstructive sleep apnea. Anesthesiology, 120: 268-286, 2014.
2) Baijal RG, Bidani SA, Minard CG, et al: Perioperative respiratory complications following awake and deep extubation in children undergoing adenotonsillectomy. Paediatr Anaesth, 25: 392-399, 2015.
3) Bjornson CL, Johnson DW: Croup. Lancet, 371: 329-339, 2008.
4) Butler CR, Speggiorin S, Rijnberg FM, et al: Outcomes of slide tracheoplasty in 101 children: a 17-year single-center experience. J Thorac Cardiovasc Surg, 147: 1783-1789, 2014.
5) Ciszkowski C, Madadi P, Phillips MS, et al: Codeine, ultrarapidmetabolism genotype, and postoperative death. N Engl J Med, 361: 827-828, 2009.
6) Coté CJ, Posner KL, Domino KB: Death or neurologic injury after tonsillectomy in children with a focus on obstructive sleep apnea: Houston, we have a problem! Anesth Analg, 118: 1276-1283, 2014.
7) Eze NN, Wyatt ME, Hartley BE: The role of the anterior cricoid split in facilitating extubation in infants. Intl J Pediatr Otorhinolaryngol, 69: 843-846, 2005.
8) Gerber ME, Modi VK, Ward RF, et al: Endoscopic posterior cricoid split and costal cartilage graft placement in children. Otolaryngol Head Neck Surg, 148: 494-502, 2013.
9) Gozal D, Jortani S, Snow AB, et al: Two-dimensional differential in-gel electrophoresis proteomic approaches reveal urine candidate biomarkers in pediatric obstructive sleep apnea. Am J Respir Crit Care Med, 180: 1253-1261, 2009.
10) Groudine SB, Hollinger I, Jones J, et al: New York State guidelines on the topical use of phenylephrine in the operating room. Anesthesiology, 92: 859-864, 2000.
11) He XY, Cao JP, Shi XY, et al: Dexmedetomidine versus morphine or fentanyl in the management of children after tonsillectomy and adenoidectomy: a meta-analysis of randomized controlled trials. Ann Otol Rhinol Laryngol, 122: 114-120, 2013.
12) Higgins TS, Hwang PH, Kingdom TT, et al: Systematic review of topical vasoconstrictors in endoscopic sinus surgery. Laryngoscope, 121: 422-432, 2011.
13) Hollister SJ, Flanagan CL, Zopf DA, et al: Design control for clinical translation of 3D printed modular scaffolds. Ann Biomed Eng, 43: 774-786, 2015.
14) Hopkins A, Lahiri T, Salerno R, et al: Changing epidemiology of life-threatening upper airway infections: the reemergence of bacterial tracheitis. Pediatrics, 118: 1418-1421, 2006.

15) Jenkins IA, Saunders M: Infections of the airway. Paediatr Anaesth, 19 Suppl 1: 118-130, 2009.

16) Lau AS, Upile NS, Wilkie MD, et al: The rising rate of admissions for tonsillitis and neck space abscesses in England, 1991-2011. Ann R Coll Surg Engl, 96: 307-310, 2014.

17) Miranda AD, Valdez TA, Pereira KD: Bacterial tracheitis: a varied entity. Pediatr Emerg Care, 27: 950-953, 2011.

18) Molliex S, Navez M, Baylot D, et al: Regional anaesthesia for outpatient nasal surgery. Br J Anaesth, 76: 151-153, 1996.

19) Murto K, Lamontagne C, McFaul C, et al: Celecoxib pharmacogenetics and pediatric adenotonsillectomy: a double-blinded randomized controlled study. Can J Anesth, 62: 785-797, 2015.

20) Narayanan S, Funkhouser E: Inpatient hospitalizations for croup. Hosp Pediatr, 4: 88-92, 2014.

21) O-Lee TJ, Messner A: Open excision of subglottic hemangioma with microscopic dissection. Int J Pediatr Otorhinolaryngol, 71: 1371-1376, 2007.

22) Ormond A, Chao S, Shapiro D, et al: Peritonsillar abscess with rapid progression to complete airway obstruction in a toddler. Laryngoscope, 124: 2418-2421, 2014.

23) Pappas AL, Fluder EM, Creech S, et al: Postoperative analgesia in children undergoing myringotomy and placement equalization tubes in ambulatory surgery. Anesth Analg, 96: 1621-1624, 2003.

24) Pasquale K, Wiatrak B, Woolley A, et al: Microdebrider versus CO_2 laser removal of recurrent respiratory papillomas: a prospective analysis. Laryngoscope, 113: 139-143, 2003.

25) Rafei K, Lichenstein R: Airway infectious disease emergencies. Pediatr Clin North Am, 53: 215-242, 2006.

26) Roland PS, Rosenfeld RM, Brooks LJ, et al: Clinical practice guideline: polysomnography for sleep-disordered breathing prior to tonsillectomy in children. Otolaryngol Head Neck Surg, 145(1 Suppl): S1-15, 2011.

27) Rutter MJ, Cotton RT: The use of posterior cricoid grafting in managing isolated posterior glottic stenosis in children. Arch Otolaryngol Head Neck Surg, 130: 737-739, 2004.

28) Sie KC, Perkins JA, Clarke WR: Acute right heart failure due to adenotonsillar hypertrophy. Intl J Pediatr Otorhinolaryngol, 41: 53-58, 1997.

29) Thevasagayam M, El-Hakim H: Diagnosing choanal atresia—a simple approach. Acta Paediatr, 96: 1238-1239, 2007.

30) Tibballs J, Watson T: Symptoms and signs differentiating croup and epiglottitis. J Paediatr Child Health, 47: 77-82, 2011.

31) Venkatesan NN, Pine HS, Underbrink MP: Recurrent respiratory papillomatosis. Otolaryngol Clin North Am, 45: 671-694, 2012.

32) Voronov P, Tobin MJ, Billings K, et al: Postoperative pain relief in infants undergoing myringotomy and tube placement: comparison of a novel regional anesthetic block to intranasal fentanyl—a pilot analysis. Pediatr Anesth, 18: 1196-1201, 2008.

33) Xue B, Liang B, Wang S, et al: One-stage surgical correction of congenital tracheal stenosis complicated with congenital heart disease in infants and young children. J Card Surg, 30: 97-103, 2015.

34) Yellon RF, Kenna MA, Cladis FP, et al: What is the best non-codeine postadenotonsillectomy pain management for children? Laryngoscope, 124: 1737-1738, 2014.

35) Zur KB, Litman RS: Pediatric airway foreign body retrieval: surgical and anesthetic perspectives. Paediatr Anaesth, 19 Suppl 1: 109-117, 2009.

36) 篠崎裕美, 中尾三和子, 櫻井由佳ほか：術前に声門下狭窄・喉頭気管裂の合併が診断できなかったため気道確保に難渋した C 型食道閉鎖症の麻酔経験. 日臨麻会誌, 33：247-252, 2013.

CHAPTER

11 歯科の麻酔

Dental Treatment and Surgery

　麻酔科医であれば毎日接する歯牙や歯肉などの口腔内領域であるが，われわれの歯科への理解がきわめて限られていることを理解する必要がある．同時に，歯科医の医療に関する理解も限られている現実がある．日本では，歯科医も歯科，口腔外科手術に関する限り全身麻酔が行え，歯科麻酔専門医制度もある．重症心身障害児施設などの障害児の歯科治療の麻酔には固有の問題があり，歯科医が主に関わってきている．

　しかし，近年の重い心肺機能障害を持つ患児の増加は，この領域での医科麻酔科医の積極的な関与が求められる．歯科医が全身管理に関わる機会が少ないから当然のことである．ただそのためには，医科と歯科が共通の言語で理解，情報共有できる仕組みが必要である．

　法的には，医師は抜歯や歯肉切開排膿などの観血的歯科治療を行うことは可能だが，出血を伴わない歯科治療（歯牙切削，根管治療，補綴，矯正など）はできない．しかし，歯科医は歯科治療に関わる，あらゆる医療行為が可能である．歯科衛生士は，歯科の予防処置，保健指導，歯科医の診療補助を業務とする国家資格であり，口腔内の処置ができる．ただし，出血を伴わない歯石除去などは可能だが，出血を伴う歯科処置や義歯調整は行えない．歯科技工士も同じく国家資格であるが，義歯や充填物などの補綴物の製作や加工を行うが，口腔内処置は行わない．一方，歯科助手は国家資格ではなく，口腔内処置は行えない．

　まずは，国際標準の歯の呼称を歯科医と共有したい（**図11-1**）．その上で，気管挿管時の歯の損傷防止法（マウスガード装着など），および不測の歯牙損傷時の初期対応法（早期の適切な歯根膜保存が，歯牙再植につながる）など，麻酔時にみられる，歯科合併症の予防，合併症発生時の初期対応を知る．そして，術前口腔内診察で一見しただけでは見落としがちな上顎口蓋側や下顎舌側（裏側）など歯科治療特有の病態を理解する．その上で，歯科医科連携の要点である，全身の健康に影響する口腔内病態（歯周病などの感染症）の理解をすすめたい．これらは，歯科疾患に対する麻酔だけでなくすべての麻酔症例（そして医科診療）に共通する課題である．

1 ● 基本事項

1. 麻酔科医にとって，歯牙や歯肉を含めた口腔内は毎日の作業場であるが，歯科的な基本知識や最新情報に疎い．病院内に歯科医がいても，多くは口腔外科医であり，小児の一般歯科業務への関わりは少ない．麻酔科医は，まずはFDI（国際歯科連盟）方式を基にした，WHO（世界保健機関）ISO方式（**図11-1**）の歯式を共通言語として歯科医と接する（ISO 3950-2016）．〔国際標準であるICD/WHO/ISOが浸透

333

Chapter 11 ● 歯科の麻酔

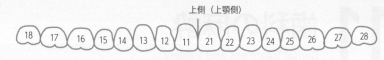

永久歯

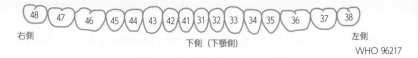

WHO 96217

乳歯

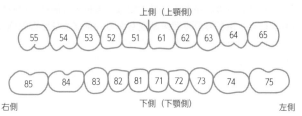

WHO 96218

図 11-1　WHO が推奨する ISO 方式の歯式（歯の呼称）

患者と正対する診察者の利便，診察漏れの防止，コンピュータ入力が考えられた合理的な歯式「コ」の字の一筆書きに特徴があり，麻酔科医の診察もそのように行うのがよい．
歯牙部位と種類が2桁の数字で表記され，乳歯の混在も考慮されている．
部位の同定：患者の右上奥を最左とし，全体に「コ」の字の一筆書き様とし，永久歯では，最初の数字で 1，2，3，4 とし，乳歯では 5，6，7，8 とする．
種類の同定：身体の正中から外側に向かって番号がつけられている．
　　　　　永久歯では，1：中切歯，2：側切歯，3：犬歯，4：第一小臼歯，5：第二小臼歯，
　　　　　　　　　　6：第一大臼歯，7：第二大臼歯，8：第三大臼歯（いわゆる親不知）
　　　　　乳歯では，1：乳中切歯，2：乳側切歯，3：乳犬歯，4：第一乳臼歯，5：第二乳臼歯
乳歯が混在する場合は，42，83，84，85，46 のように永久歯と乳歯の番号を並んだ順に呼ぶ．
通常 11 → イチ イチ，45 → ヨン ゴのように，数字を並べて発音する．
特殊な歯や特殊軟部組織病変には対応できないが，日常臨床では十分である．
同じ2桁を使う「ユニバーサル方式」があるが，米国内だけで使われている．
図 11-1 は患者に正対して見える各歯の前面のイラスト図である．
各歯の裏面（口腔内側）は通常見えないし，開口させても前歯部の裏面は見えにくい．また，各歯の表側であっても頬側部は見えにくい．舌圧子やミラーを使った診察が必要だが，麻酔科医にとって一般的な手技ではなく，所見を見落としがちであることを承知しておく．

(WHO: Oral health surveys: basic methods-5th ed, 2013)

している医科領域とは異なり，国内の歯科領域では歯式の統一が十分に図られていない．「上顎右側の5番」といった表現法（Palmer 歯式）も依然として用いられ，日常口腔内診察をしない医師・看護師にとっては誤認しやすい状況である〕
2. 麻酔科医は，身近な歯科医資源の最大限の活用を目指し，動揺歯保護プロテクター（マウスガード）の積極的な応用，気管挿管に関わる事故や脱臼歯の回復（再植）でのタイムリーな介入（事故抜歯となった歯牙を損傷させずに洗浄し，乾燥させずに保存液（生理食塩水）で保管して，歯科医に抜歯窩へ再植・固定を依頼する）な

ど，麻酔科医でなければ行えない処置を講ずることで，患者自身の終生にまで及ぶ歯の保存，歯科保健にも貢献できる．

3. 特別頑張り屋さんで，あらかじめ十分に準備されていない限り，通常，小児は中等度の鎮静（"意識下鎮静"と称されている）では歯科治療に協調できない．小児では，歯科治療での全身麻酔の必要度が成人よりも高い．

4. 全身麻酔で歯科治療を受ける小児の多くは，一度鎮静局所麻酔下での治療が失敗した症例のため全身麻酔下の治療にも大きな不安を持っている．行動異常や精神遅滞の小児，特に自閉症児には特別の配慮が必要である．

5. 先天性心疾患などの合併症を有する小児にも，繰り返される検査や処置への情緒的反応と，心内膜炎対策など，特別の配慮が必要である．

6. 全身麻酔下で歯科治療を受ける小児は，通常，経鼻気管挿管麻酔の適応となる．経鼻挿管はそれ自体が菌血症を起こす可能性もある．また，広範な齲蝕（いわゆる虫歯）治療が行われた場合には，歯科治療後血液培養が一時的に陽性となることは珍しくない．このため，特に心疾患が存在する症例では予防的抗菌薬の投与が必要である（下記参照）．片顎治療の場合（例：左側上下顎の治療で反対側へ治療が及ばない症例など），経口挿管で気道管理が行える可能性もある．気道管理と術野が重なる領域だけに，術者と治療内容に関して，事前に気道管理計画を立てておく．

7. 手術終了時に，気道内に異物（特に咽頭パック・乳歯・治療器具）が一切残っていないことを確認する．咽頭パックの数合わせは必須である．また，窒息や誤嚥予防のため，挿管前，抜管前後に，口腔内残存歯と術前記録を照らし合わせて，脱落歯牙や矯正器具の脱離がないかの確認を推奨する．これは今後，麻酔導入前・退出前のタイムアウトに組み入れるべきであり，この確認がまったく行われていないICUでの抜管症例では，事故抜歯となった当該歯牙が喉頭部などで発見される窒息寸前状態も散見される．

8. 気管チューブ抜去前に，気道が開通しているかを直接喉頭鏡でチェックする．歯冠に充填物（いわゆる詰めもの）などがあった場合，治療の過程で脱落している可能性がある．歯科で用いられるそうした充填物は，最近は金属からレジンに置き換わり，X線不透過であるが$\varphi 2\sim 3\,mm$程度と小さく，仮に誤嚥されても画像診断が困難な可能性が高い．特にテンポラリークラウンや仮封（いわゆる仮歯）などは造影性がなく，表面が粗であるため，相当な菌量が付着しており，脱落したものが誤嚥され上気道に滞留した場合，肺炎や窒息の誘因となりうる．抜管前には丁寧な口腔内洗浄と吸引，脱落物の有無の確認を行い，必要があれば画像診断を加えるが，造影されない異物の可能性を勘案して読影する．

9. 治療を要する箇所が広範であれば，歯科治療には時間がかかる．そのような場合は，短時間の手術の後のように，すぐには普通の食欲は戻らない．したがって，静脈路を確保して，計算上の不足量を補い，維持量を確保する術中補液を行う．このため，日帰り歯科治療の患児の全身麻酔は最長でも4時間に制限し，長い手術は朝開始するように調整する．

10. 症例によっては，局所麻酔と鎮静とで，歯科治療を行うこともある．そのような場合でも，全身麻酔とまったく同じモニター類を使用する．歯科治療は，日常的に医

Chapter 11 ● 歯科の麻酔

療処置を行わない環境で行われることが多く，また経鼻挿管など，非日常的な医行為もあり，通常以上に入念な準備が必要である．しかし緊急時用の，除細動器（あるいは AED）やアドレナリン筋注（あるいはエピペン®）使用，消耗品供給補充体制が整えられている施設は少ないため，麻酔開始前にチェックリストを用いて慎重に十分な用意があるかを確かめる．

注意：麻酔科医が常在していない施設では，麻酔科医は非常勤であり，後日の症例の消耗品供給までの気配りには期待できない．麻酔導入前に，麻酔に必須な消耗品類が不足していたり，酸素ボンベが空虚でないことなどを確認する．

11. 圧縮空気を動力としている歯科用切削器具（ドリル）を使用した場合，まれに術中に皮下気腫や縦隔気腫が起こり，それが気道閉塞や気胸の原因となる．術中に顔面腫脹が認められたら，ただちに亜酸化窒素（N_2O）の投与を中止して100％酸素を吸入させ，気胸の有無を確認し，呼吸補助の準備をする．ごくまれではあるが，抜歯後にもこれらの合併症が存在する．

12. 医科麻酔科医としての日常臨床でも，歯科の麻酔や事故の報道への懸念はよく耳にする．しかし，多くが歯科クリニックの外来での発症事例でもあり，医療的な詳細が明確にされない．救急対応で医療機関に搬送されても，その時点以後の医療経過にしか焦点が当てられないからである．医科麻酔の立場でよく経験する問題は，1) 局所麻酔薬に対する反応（デンタルショック），2) ラテックスアレルギー，3) 歯科麻酔領域では精神鎮静法（笑気吸入鎮静法あるいは静脈内鎮静法）と呼称される，鎮静下治療の問題に大別される．

1) 歯科用のリドカインは，アレルギー反応を起こしにくいアミド型局所麻酔薬であり，抗原性が高い添加剤（メチルパラベン）を含まない製剤も用いられ，アレルギー反応はきわめて少ないとされる．いわゆるデンタルショックの多くは，アレルギー反応ではなく，強い不安と針を刺したときの痛みによる迷走神経反射（いわゆる脳貧血）ではないかと考えられている．しかし，その陰で起こりうる局所麻酔中毒は，適切な対応がないと命取りである．歯周組織を含む口腔粘膜は，血管も豊富で薬剤吸収がきわめて早い．口腔内は，表面スプレーを含めたあらゆる適用で局所麻酔中毒が生じやすい．吸収を遅らせるアドレナリン添加は行われているが，血管内注入を完全には防げず，その場合の発症は急激である．興奮や多弁などの初期症状から，痙攣や急激な意識低下，呼吸停止，心停止への進行の予防策と発見対応が十分でない可能性が指摘されている．確かに歯科用製剤の添付文書に一般的な注意事項は記載されているが，行政文書であり具体的ではない．しかし，小児の外来治療では，奏効不良に対する追加投与で容易に局所麻酔薬の極量を超え，また注入前の吸引テストや緩徐な注入，そして患者の呼吸循環モニター装着と記録が厳密に実施されている状態ではないことは，限られた報告からではあるが明らかである．

2) ラテックスアレルギーは，歯科診療に用いられるラテックス製の手袋やラバーダム（歯根治療時に，口腔内と歯牙を隔て感染を予防するシート）が，処置中口腔粘膜に接触し続け，ラテックス抗原に曝露される．医療用，歯科用手袋では，ラテックス製であってもパウダーフリー化，あるいはラテックスフリー化

も進められている．しかし，医療用製品を用いないクリニックまでは規制できていない（「ラテックスアレルギー」，p.208 参照）．

3) 強力な N_2O の鎮痛作用を歯科治療に応用された歴史は長い．現在では「笑気吸入鎮静法」として 6 歳未満の乳幼児や歯科診療が困難な患者に対しても保険診療で行われる．専用の麻酔器を用い，鼻マスクから吸入させる．投与 N_2O 濃度は 30％以下に抑えられ，70％以上の酸素吸入であり，ほとんどの患者は意識があり会話もできる状態のため，患者の安全は患者自身の責任で守られているかの印象がある．

静脈内鎮静法も含め，「鎮静」の大きな問題は，「意識はあるが鎮静されている」という，医療者には都合のよい状態が安定して維持できるかであり，いつ「麻酔」の状態に移行するのかどうかの判断とその時の対応である．常用される N_2O 濃度でも患児が興奮状態に入る場合はあり，不十分な鎮痛で協力的でなくなり，その場合には鎮静の中止，あるいは局所麻酔薬や鎮静薬の追加投与を含めた対応が必要となるが，そこからの対応は患者任せにはできない．このためには，患者のフルモニターと，麻酔状態への移行にも対応できる教育を受けた専従の鎮静担当者が必要だが，歯科ではそれはまだ標準的な対応ではなく（歯科診療における静脈内鎮静ガイドライン 改訂 2 版，2017），小児の場合でも 1 人の歯科医師が鎮静と処置を同時に行っている状況である．歯科治療は，鎮静で最も脆弱性が問題となる気道付近が歯科医の作業領域であるだけに問題である．

歯科クリニックは，日常的に麻酔や救急蘇生が行われる場所ではないだけに，いったん発生した緊急事態への対応は困難であり，それが死亡事故にもつながると想像される．残念ながら，「鎮静」とすることで，「麻酔」に移行する可能性を考慮に入れず安全性を蔑ろにする方策は医療界にも蔓延している．国をあげての鎮静のリスク啓発が必要だとさえ思う．

2 ● 全身麻酔管理

術 前

1. 日本の歯科医は，歯科疾患に関わる医学的評価を行うことは認められていて，実際に歯科疾患の治療が関わる麻酔を専門に行う歯科麻酔科医もいる．麻酔には当然全身の医学的評価が関わる．また口腔外科医の多くは歯科医であるが，歯科治療の一環として，悪性腫瘍患者では口腔内のみならず，頸部や頭蓋内の一部の手術も行っており，その再建術や，植皮術のために大腿や臀部の皮膚弁採取・腸骨や脛骨などの骨採取も行われているなど，法的に境界は明確ではない．

2. しかし現実的には，歯科医が系統的に全身の医学的評価をすることには限界があり，実際には十分術前評価がなされずに，治療が行われていることがほとんどである．全身麻酔は全身の身体機能に関わる業務であり，麻酔科医は，病歴および理学的所見を正確に聞き取り，通常と変わらぬ術前診察を行う必要がある．実際，局所麻酔で歯科手術を受ける症例では，合併症はないという思い込みが多く，これまで

Chapter 11 ● 歯科の麻酔

認識されてこなかった重大な医学的問題がしばしばみつかる.

3. 最近の歯科矯正器具は,目立たないように舌側に装着され,視認が困難であったり,インプラント処置やセラミック冠装着などは,審美的な完成度が高く,表面的な視診だけでは,通常の天然歯と見分けがつかず,重大な問題点が看過される可能性がある.思春期患者で用いられる歯科矯正装置を構成している器具は案外多く,ワイヤーや留め具が20個以上も口腔内に存在していることもある.これらの脱落は,窒息や肺炎に結びつくが,口腔内へ落下した場合,器具が小さいこともあり,口腔内軟組織へ紛れ込むと発見が大変困難である.また,審美性の高いセラミック冠は高価であるが天然歯と比べると喉頭鏡操作で容易に破折しやすい.破折は患者とのトラブルの原因になりやすい.麻酔科医の術前診察では,簡単に患者や保護者の話だけで十分とは考えず,視診に加えて実際に歯牙や歯肉に直接触れ,場合によって歯科ミラーとピンセット(指ではなく)を使用した診察と,それらの記録を残す必要がある.審美性を考えた歯科矯正治療なども行われる思春期患者以降では,特に重要である.

4. 医学的合併病態のある患児では,医療上追加検査や治療を指示する必要がある.また,指示した薬(心疾患の患児の抗菌薬など)が,正確な時間に投与されているかを確認する.

5. 基本的に歯科治療は日帰り手術であり,前投薬は通常行わない.しかし鎮静の必要性は個々の患児に合わせるべきで,よく説明し,患児の信用を得るように努力する.特に恐怖感の強い患児には,術前にミダゾラム(6歳未満0.75 mg/kg,年長児0.3〜0.5 mg/kg)の経口投与も考慮する.そしてこの場合は,術後回復時には特別の配慮が必要で,場合により入院治療とすべきである.

6. 恐怖感の非常に強い患児や,行動障害や精神遅滞などがあり協力の得られない患児では,麻酔導入に両親に立ち会ってもらったり,術前の部屋で両親の立ち会いのもとに点滴を確保するとよい.

7. 日常的に医療処置が行われない環境(デンタルチェア,医療処置,医薬品・機材類)であり,経鼻挿管を行うなど,通常以上に入念な準備が必要である.緊急対応時,除細動器(またはAED),あるいはアドレナリン筋注(またはエピペン®)使用が可能かを確認する.歯科用麻酔器には全身麻酔に必要な安全機能が十分に備わっていない場合もあるので注意する.

術 中

1. 標準モニターを装着する.

2. 吸入麻酔,またはプロポフォール(またはチオペンタール)静注で麻酔を導入する.

3. 吸入麻酔で導入したときは,気管挿管を試みる前に静脈路を確保する.経鼻挿管前に経口挿管を行い,余裕を持って,丁寧に経鼻挿管を行う.

4. 観血的な歯肉処置や経鼻気管挿管は,菌血症を引き起こすことが示されている.菌血症の危険がある場合には,鼻腔粘膜を傷つけない丁寧な処置と,心内膜炎予防策をとる(下記参照).

5. プロポフォール(最大量3 mg/kgまで)静注,非脱分極性筋弛緩薬,酸素を投

与，通常の経口挿管を行う．経口挿管のまま処置を行う可能性がない限り，RAE
チューブを用いる必要はない．

6. 経口挿管されたチューブが気管内に位置していることを確認後，通常右口角部で仮
止めした気管チューブを助手に保持してもらい，用手換気を続けてもらいながら，
経鼻挿管の準備に入る．

7. 経鼻的に気管挿管する．鼻腔内を消毒綿棒で清拭し，出血を少なくするためにあら
かじめ血管収縮薬を点鼻する．経鼻挿管による出血の頻度や出血量を少なくするた
めに，あらかじめ経鼻挿管用チューブ内に，先端が滑らかだが腰がある，太めで十
分長い吸引カテーテル（以下，誘導カテーテル）を通し，先端に潤滑剤を塗布し滑
りをよくしておく．

8. カテーテルを，鼻孔から先端が鼻咽頭に達するまで進める．喉頭鏡を軽く挿入（こ
の段階では喉頭展開はせず，口内後咽頭部の誘導カテーテル先端部を探すだけ）
し，そこでマギル鉗子を用いて誘導カテーテル先端を口外に引き出し，いったん喉
頭鏡も引き抜く．

9. 誘導カテーテルの口外部を保持して天井方向に緊張を保ちながら（気管チューブ先
端が咽頭後壁のアデノイドなどを損傷して出血させないように，後口蓋を引き上げ
るように），上に被せた気管チューブを一緒に引き抜くようにして，気管チューブ
先端を後咽頭部まで誘導する．

10. ここで改めて喉頭鏡を挿入し，まず気管チューブ先端をマギル鉗子で把持する．カ
フをマギル鉗子で直接把持すると破れることがあるので，気管チューブのカフ以外
の部分を把持する．介助者に誘導カテーテルを引き抜き，口腔内吸引をしてもらっ
た後に，改めて喉頭展開をする．経鼻用気管チューブの先端を，気管挿管に備えて
適度の長さに把持したうえで，切り口を現在入っている経口気管チューブの後ろ，
あるいは横に接して，入れ替えられる方向に向ける．

11. 挿管者は直視下で，経口気管チューブを保持する助手に指示をして，ゆっくり引き
抜いてもらうと同時に，経鼻気管チューブを挿入する．これにより，患児は一呼吸
も失することなく，確実に経鼻挿管に移行できる．

12. 熟練した麻酔科医にとっては，経口挿管を経ずに直接経鼻挿管を行うほうが短時間
で楽であると感じ，また患者への侵襲も少ないとの意見もあるだろう．経鼻挿管
は，手順が多いので，患児にすでにチアノーゼがあったり，肺自体に疾患があった
り，経験が少ない麻酔科医が施行したりすると，酸素飽和度が低下しやすい．経口
挿管を経ての経鼻挿管が一番安全で確実な方法ではあるが，経鼻挿管下での処置を
行うことも含め，相対的な選択基準である．施設の歯科医と相談し，最も患者の利
益につながる方法を選択する．

13. 短時間処置では，O_2-N_2O-セボフルラン，あるいはO_2-空気-セボフルランで麻酔
を維持し，自発呼吸を補助する．長時間手術では調節呼吸がよいが，吸入麻酔薬の
濃度を下げないと血圧低下が生ずるので，血圧を注意深くモニターする．処置が長
引くことが想定される場合には，フェンタニルあるいはレミフェンタニルを用いた
TIVA を用いてもよい．

14. 手術中に，術前の不足分を含めて維持量の輸液をする．ごく簡単な歯科治療を除い

Chapter 11 ● 歯科の麻酔

て，術後の経口摂取再開まではかなりの時間がかかるので，不足分の補充が大切である．

15. 手術操作が終わり，手術器具が取り除かれたら，抜管に先立ちそっと喉頭鏡で気道に破片や異物が残っていないかをチェックする．この際は，頭部を低くして，出血や口腔内分泌物が口腔底に貯留するようにさせる．口腔に咽頭パックを置き忘れていないかを注意する．

術 後

1. 必要に応じ鎮痛薬を指示する（局所麻酔薬で歯神経がブロックされていれば，必要量は少なくてよい）．歯牙修復後は，通常アセトアミノフェンで十分である．多くの場合，乳歯の歯根は短く，抜歯後も痛まない．何本も抜歯した場合は，モルヒネが必要なことがあるが，日帰り手術には適さない．帰宅後に服用する鎮痛薬が処方されているかを確認する．

2. 歯科手術では術後の嘔気・嘔吐（PONV）の頻度は高くないが，制吐薬が必要なこともある．咽頭ガーゼパックを施行しているとはいえ，切削時に用いる注水の貯留，唾液，処置時の出血や経鼻挿管による血液が患者の胃内へ流れ込んでいることに加えて，手術ストレスによって，胃酸分泌が過多となっている．PONV予防策の一つとして，抜管前に，口腔内吸引カテーテルを胃管代わりとして愛護的に挿入し，胃液と口腔内容物を同時に吸引しておくとよい．

3. 退室まで点滴を続ける．

3 ● 深い鎮静下での管理

深鎮静は，呼吸抑制あるいは嚥下・喉頭反射の低下，欠如を伴うため，本来口腔内処置を伴う歯科治療では好ましい選択肢ではない．プロポフォールを用いた静脈内鎮静法もあるが，歯科領域では，伝統的に N_2O の強力な鎮痛作用を利用した吸入（N_2O 濃度30％程度）による笑気鎮静法も用いられている．笑気鎮静法は，この低濃度で用いる限り比較的に安全な方法ではあるが，歯科口腔内処置では喉頭への刺激が避けられず，喉頭痙攣や嘔吐をきたす場合がある．また，十分な安全機能が備わっていない古い歯科用麻酔器がいまだに用いられている場合もある．加えて，中央配管システム以外の経験がない麻酔科医にとっては，有限である酸素ボンベ交換の必要性が伴うことはストレスである．

どちらの方法も，患者の気道管理，循環管理を専従で行う麻酔科医が関与する場合には，患者安全性が担保される．しかし，治療を行う歯科医が片手間に鎮静を行う場合には不幸な転帰の事例が知られる．歯科処置とはいえ，全身に重い病態を有する患児は決して少なくないが，多くは十分な医学的な評価や患者モニターが行われないままであることも関係している．医科麻酔科医が積極的に周術期管理に関わるべき領域である．

1. 現在の麻酔科医の手の中では，鎮静の程度の調節が容易で回復も早いプロポフォールが有用である．

2. 術前評価，管理，そして術中のモニターは全身麻酔時とまったく同じだが，唾液分

4 ● 先天性心疾患症例

泌が多いと口腔内処置は困難であり，アトロピンは必須である．
3. 術前にミダゾラム 0.5〜0.75 mg/kg を経口投与しておき，また EMLA クリームを
   塗布しておくと，静脈路を確保しやすい．
4. 気管挿管の薬剤，器具および酸素での換気用具は手元に揃えておく．
5. 鎮静はプロポフォール（0.5〜1 mg/kg）を静脈内に初回投与して，シリンジポン
   プを用い，反応をみながら持続静脈内注入で 250 μg/kg/分程度まで投与する．若
   年児，知的障害児は投与量が多めとなる．局所麻酔薬の効果が出てきたら，徐々に
   75〜100 μg/kg/分に減量する．自発呼吸を維持しながら鎮静を保つ正確な量は，症
   例によって大きく異なり，綿密な調整が必要である．
6. 隔壁鼻カテーテルを用いて酸素を投与しながら，$PetCO_2$ をモニターする．気道は
   通常よく開通しているが，注意深い観察が大切である．

4 ● 先天性心疾患症例

先天性心疾患を有する場合，心疾患に関して必要な配慮を払う（Chapter 14 参照）．

1. 歯科治療を受ける先天性心疾患児の予防的抗菌薬投与に関する勧告：
   2007 年のアメリカ心臓協会（AHA）の勧告は，それまでとは大幅に変更された内
   容であり，**表 11-1**，**表 11-2** にまとめている．
2. 予防的抗菌薬が必要な歯科処置：
   歯肉組織や歯根尖周囲に対するすべての歯科処置，口腔粘膜を損傷するすべての歯
   科処置．特に，抜歯，外科手術を含む歯周処置，歯石除去，歯根面平滑化，プロー
   ビング，インプラント植立，歯牙再植，歯肉下埋入，歯根膜内局所麻酔薬注入，矯
   正用バンド装着，歯内器械使用，根尖孔外の歯内治療，予防的歯周組織清掃または
   インプラント清掃（出血を伴うことがある）．
3. 予防的抗菌薬が不必要な歯科処置：
   非感染部位からの通常の局所麻酔薬注射，歯牙 X 線写真撮影，取り外し可能な充
   填物や矯正装置の設置，矯正装置の調整，矯正ブラケット設置，乳歯の自然脱落，
   口唇や口腔粘膜外傷による出血．

表 11-1 心内膜炎予防抗菌薬投与の適応症

予防的抗菌薬を受けなければならない患者は：
a. 人工弁，弁修復に人工材料を使用している患者
b. 感染性心内膜炎の既往がある患者
c. 先天性心疾患（CHD）患者
   ・修復前のチアノーゼ性 CHD，姑息的シャントや導管形成術を受けた患者も含む
   ・手術的または経カテーテル的に留置されたかにかかわらず，人工材料や人工装置を用いて
     先天性心疾患が完全に修復されてから 6 ヵ月以内
   ・人工パッチまたは人工装置（これらは，内皮化を妨げる）留置部位，またはそれに隣接し
     た部位に遺残欠損が残っている修復後の先天性心疾患
d. 心臓移植を受けた患者，心臓弁膜症形成術を受けた患者

Chapter 11 ● 歯科の麻酔

表11-2 心内膜炎予防抗菌薬投与の用法・用量（AHA：2007年）

投与方法：手術開始30〜60分前に単回投与		
状 況	**抗菌薬**	
服薬可能	アモキシシリン	50 mg/kg
服薬不能	アンピシリン または	50 mg/kg 筋注または静注
	セファゾリン か セフトリアキソン	50 mg/kg 筋注または静注
ペニシリンまたはアンピシリンにアレルギー，服薬可能	セファレキシン または	50 mg/kg
	クリンダマイシン か アジスロマイシン または	20 mg/kg
	クラリスロマイシン	15 mg/kg
ペニシリンまたはアンピシリンにアレルギー，服薬不能	セファゾリン または	50 mg/kg 筋注または静注
	セフトリアキソン または	50 mg/kg 筋注または静注
	クリンダマイシン	20 mg/kg 筋注または静注

　一般に，小児では歯科衛生士に許されている歯肉部に迫らない，出血を伴わない歯石除去や，根尖孔を越えない歯内治療の場合には，予防的抗菌薬投与は不要だと考えられている．しかし，歯肉炎の進行によっては，一概に不要とはいえないので注意を要する．

参考文献

1) Chicka MC, Dembo JB, Mathu-Muju KR, et al: Adverse events during pediatric dental anesthesia and sedation: a review of closed malpractice insurance claims. Pediatr Dent, 34: 231-238, 2012.

2) Dorman ML, Wilson K, Stone K, et al: Is intravenous conscious sedation for surgical orthodontics in children a viable alternative to general anaesthesia? A case review. Br Dent J, 202: E30, 2007.

3) ISO 3950: Dentistry — Designation system for teeth and areas of the oral cavity, 2009.

4) Oncag O, Aydemir S, Ersin N, et al: Bacteremia incidence in pediatric patients under dental general anesthesia. Congenit Heart Dis, 1: 224-228, 2006.

5) Watt S, Pickhardt D, Lerman J, et al: Telescoping tracheal tubes into catheter minimizes epistaxis during nasotracheal intubation in children. Anesthesiology, 106: 238-242, 2007.

6) 朝比奈輝哉，掛谷昌宏，内藤宗孝ほか：ナノジルコニア添加による常温重合レジンへのX線造影性付加の検討．日本補綴歯科学会誌，7：249-257，2015.

CHAPTER

12 形成外科手術の麻酔
Plastic and Reconstructive Surgery

先天性奇形の治療のための小児形成外科手術は多い．頭部，頸部の手術が多く麻酔上も問題が多い．さらに，後天性の障害（熱傷瘢痕，イヌにかまれた傷跡など）でも形成手術が必要となる．

1 ● 基本事項

1. 患児の多くは，奇形があることに加え，何回も繰り返し手術を受けていることもあり，心理的に不安定である．したがって，麻酔科医が細心の注意を払って患児に接することが大切である．以前の麻酔記録を確認し，前投薬，気道管理，静脈路確保，および内科的または外科的問題点を把握する．
2. 移植部や繊細な縫合部が損傷されないように，円滑な全身麻酔および静かな麻酔からの覚醒が要求される．
3. 形成手術を受ける患児の多くは，潜在的に気道障害を持つ可能性があるので，十分な評価，慎重管理が必要である（Chapter 4 参照）．
4. 先天性奇形は他の器官にも及んでいる場合が多い．先天性心疾患を伴っている場合は，術前予防的抗菌薬投与の必要性を確認する（Chapter 14 参照）．最新の心臓機能評価レポート，および心臓外科手術歴を詳細に調べる．必要に応じて，循環器専門医と協議する．

2 ● 口唇裂・口蓋裂

この種の奇形は，出生 1,000 例に 1 例の割合で発生する．口唇裂および口蓋裂は単独でも認められるが，症候群や欠損連合の一部（症候群性口唇口蓋裂）としても認められている．経口摂取が困難なため，貧血があったり栄養状態が悪かったりする．また，呼吸器感染を何度も繰り返している場合もある．口唇裂・口蓋裂の治療は，チームアプローチの治療成績が最もよい．小児麻酔科医はこのチームの不可欠な構成員である．

口唇裂・口蓋裂の外科的治療は発展を続けているが，どの段階でどこまでの修復を行うかの，最適年齢や口蓋骨組織を形成するための術前歯科矯正の必要性などはまだ結論が出ていない．言語，咀嚼といった機能面と，瘢痕を残さない，本人の心理的な負担をかけないという審美的，あるいは心理的な面からは新生児期あるいは胎児期の治療までもが試みられる一方，外科手術や麻酔のリスク，長期的に及ぼす影響なども考えれば乳児期早期の繰り返し手術は避ける考えもある．軟部組織修復前に，骨歯槽突起の並びを漸進的本人の力で矯正する，矯正用具（Latham 具など）を新生児の口蓋に装着するな

343

Chapter 12 ● 形成外科手術の麻酔

ど，さまざまな工夫がなされている．

▶関連病態

1. 先天性心疾患（CHD）：口蓋裂自体に CHD が特別関連しているわけではないが，症候群や複合奇形の一部として合併している（Appendix A 参照）．
2. 気道奇形：ピエールロバン症候群，トリーチャー・コリンズ症候群などは気管挿管が極度に困難となりうる．
3. 口唇裂・口蓋裂を伴った症候群は他の麻酔管理上の問題点を有していることがある．表 12-1 にそれらの一部を載せてある．

　口唇裂・口蓋裂手術は，数多くの段階を経るが，すべての症例が全部の段階を必要とするとは限らない．

表 12-1　口蓋裂に関連した症候群

症候群名	特　徴	麻酔上の問題点
先天性多発性関節拘縮症 (Arthrogryposis multiplex congenita)	四肢の拘縮症，10％で先天性心疾患，関節硬直，泌尿器系異常	開口制限のため気管挿管困難，先天性心疾患に抗菌薬，慎重に体位をとり当て物をする p.550 参照
ベーレ・スティーブンソン症候群 (Beare-Stevenson syndrome)	頭蓋骨癒合症，水頭症，後鼻孔閉鎖，顔面中部異常，眼球突出，両眼隔離症，肥厚性皮膚骨膜症	換気困難（後鼻孔閉鎖），困難気道，気管狭窄に注意，頸に注意，頸椎異常
ベックウィズ・ウィーデマン症候群 (Beckwith Wiedemann syndrome)	臍帯ヘルニア，巨舌症，巨人症，低血糖	低血糖症の危険，ブドウ糖を持続投与し血糖値モニター，口蓋裂手術時に舌縮小術が必要なことあり
22q11.2 欠失症候群 (CATCH 22 症候群)*	心疾患：心疾患，異常顔貌，胸腺低形成，低カルシウム血症（ディジョージ症候群）	困難気道，先天性心疾患に抗菌薬，低カルシウム血症を治療する．照射血のみ使用のこと
コルネリア・デランゲ症候群 (Cornelia de Lange syndrome)	低身長，発達遅滞（程度さまざま），15％で先天性心疾患	気道閉塞，困難気道，先天性心疾患に抗菌薬
ダウン症候群：Trisomy 21 (Down Syndrome)	低身長，発達遅滞（程度さまざま），巨舌症，頸椎不安定，声門下腔狭小，50％に先天性心疾患	困難気道，頸に注意，気管チューブのサイズに注意，先天性心疾患に抗菌薬，気道閉塞が起こりやすい

（次ページへ続く）

---

*CATCH 22 とは 22 番染色体の一部に欠失があることから付けた語呂合わせで，同名の小説の内容とは無関係である．

2 ● 口唇裂・口蓋裂

表12-1　口蓋裂に関連した症候群（続き）

症候群名	特 徴	麻酔上の問題点
EEC症候群：裂手裂足・外胚葉異形成・口唇口蓋裂候群（Ectrodactyly-Ectodermal Dysplasia-Cleft Lip/Palate syndrome）	欠指，外胚葉異形成，乏汗症，慢性呼吸器感染	低栄養，貧血，乏汗症，体温管理問題，困難気道，眼保護，慎重に体位をとり当て物をする，アトロピン使用注意
歌舞伎（Kabuki）症候群	頭蓋顔面異常，骨格異常，筋緊張低下奇形，先天性心疾患，内臓異常，泌尿生殖器異常，易感染性	気道管理困難，筋弛緩薬に注意，先天性心疾患に抗菌薬，清潔な処置
キング（King）症候群	先天性筋障害，悪性高熱症体質，顔異形（ヌーナン症様）	悪性高熱症警戒
ミラー（Miller）症候群	下顎異常，四肢異常，腎異常	気道管理困難
多発翼症候群（Multiple pterygium syndrome）	皮膚翼状化，顎癒合症，舌癒着症，翼状頸	気道管理困難―年齢が増すとより困難になる
ナジェ（Nager）症候群	頬骨低形成，小顎症，先天性心疾患，橈骨低形成，母指欠損，椎骨奇形	高度困難気道，開口制限，頸椎異常，先天性心疾患に抗菌薬
耳-口蓋-指症候群（Oto-palatal-digital syndrome）	頭蓋骨奇形，聴覚障害，頸椎異常（アーノルド・キアリ），四肢欠損，胸郭低形成の可能性	脳幹圧迫による術後呼吸抑制の危険
パトー症候群（13トリソミー）	小頭症，発達遅滞，小顎症，先天性心疾患，通常幼児期に死亡	気道管理困難，先天性心疾患に抗菌薬
ピエールロバン症候群	小顎症，口蓋裂	気道確保困難，術後気道閉塞
ゼッケル症候群	鳥様顔貌，小人症，小頭症，声門狭窄の可能性，術後無呼吸の報告あり	気道管理困難，気管チューブのサイズに注意，術後呼吸状態厳重監視
スミス・レムリ・オピッツ症候群	成長不全，小頭症，発達遅滞，先天性心疾患，腎異常，筋緊張低下，胃食道逆流症，胸腺低形成―易感染性	気道管理困難の可能性，術中筋硬直，体温調整障害，先天性心疾患に抗菌薬
先天性脊椎骨端骨異栄養症（Spondyloepiphyseal dysplasia congenita）	小人症，環椎軸椎不安定症	気管挿管時および体位とりのときに頸の位置に注意（真空副子使用）
スティックラー（Stickler）症候群（ピエールロバン変種）	顔面中部異常，口蓋裂，後退小顎症，"ピエールロバン"患児の1/3に"満月様顔貌"	気道管理困難（マスク換気および気管挿管）
ウォーカー・ワールブルグ症候群	小顎症，筋緊張低下，水頭症，発達遅滞，泌尿生殖器異常	困難気道，術後低換気
18トリソミー	口蓋裂，肺低形成，小顎症，先天性心疾患	気道管理困難，換気不全，先天性心疾患に抗菌薬

345

Chapter 12 ● 形成外科手術の麻酔

行われる可能性のある手術

1. 口蓋への歯科矯正スプリント，歯科矯正装置の装着．
2. 口唇裂手術：通常，生後3～4ヵ月で行われるが，より早期に行われる場合もある．
3. 口蓋裂手術：通常，生後12～18ヵ月で行われるが，もっと早い時期に行われることもある．
4. 歯槽骨移植．
5. 咽頭形成術：口蓋帆咽頭不全に対して，通常，5～15歳で行われる．
6. 上顎前進術（Le Fort手術）：青年期の一部の患者で必要となる．

■ 麻酔上の問題点

1. 困難気道を含めた気道の問題．他の随伴症がない小顎症では幼少時は気管挿管が困難であっても，患児が成長するに従って挿管は容易になる場合がある（ピエールロバン症候群など）．症候群の一部として小顎症が認められるときは，患児が成長しても必ずしも気管挿管は容易とはならない（トリーチャー・コリンズ症候群）．
2. 困難気道には，喉頭展開自体の難しさに加え，見慣れない口腔内構造，喉頭鏡のブレードが口蓋に引っかかることなどがある．
3. 関連病態に関する問題（前述参照）．
4. 形成手術は軟部組織を切開するので，凝固障害があれば多量に出血する．通常は，口蓋裂修復術では出血量は少ないが，ごくまれに輸血を必要とすることがある．

■ 麻酔管理

▶術 前

1. 慎重な術前評価を行う．
   a. 気道，肺，その他の先天性症候群に関与している臓器に，特別な注意を払う（Appendix A参照）．
   b. 急性上気道感染（URTI）の有無を注意深く調べる．もしあれば，手術を延期する．口蓋裂患児では，慢性的なURTI症状が日常的であり，その場合は延期しない．
   c. 貧血があるかどうかを調べる．
2. 出血傾向の病歴がないかを確認する．最近10日以内にアスピリン系薬剤，NSAIDs，銀杏，ニンニク，朝鮮人参などサプリメントや漢方薬を服用していないかを調査する．服用していれば，出血時間を検査する．出血時間が延長していた場合は，手術は延期すべきである．
3. 口蓋裂手術ではほとんど輸血を必要とすることはない．しかし，血液型が検査されているか，クロスマッチ用の血清が保存されているかは確認する．

▶術 中

1. 気管挿管が少しでも困難な状況であれば，麻酔は吸入麻酔薬で導入する．困難気道症に準じて管理する（Chapter 4参照）．できるだけ麻酔導入前に静脈路を確保する．

2 ● 口唇裂・口蓋裂

2. 吸入麻酔で導入するときは，まず N_2O-セボフルラン-O_2 麻酔で喉頭鏡がかけられるまで麻酔を深くする．そこで，N_2O を切って，吸入麻酔薬-O_2 で維持する．静脈路が確保されていないときは，静脈路を確保する．咳嗽や喉頭痙攣の危険を最小にするために，喉頭鏡をかける前にリドカイン 1.5 mg/kg（または，プロポフォール 1〜2 mg/kg，ただし，少し時間をかければセボフルランのみで十分）を静注する．

3. 唇裂部位が大きかったり，両側にある場合は，あらかじめ口蓋欠損部をカバーするマウスガードを用意して（あるいは湿らせた清潔なガーゼを当て），挿管時にブレードが引っかかったり，口蓋が傷つかないようにする．

4. 経口挿管には，RAE*チューブを使う．開口器をかけるときや，舌圧排板がしっかりかけられた後，両肺が換気されているかチェックする．開口器がかかった状態で頸を屈曲すると，気管チューブの先端が奥に進んで，気管支挿管になりやすい．頭を後屈すると気管チューブの先端は浅くなり，抜去されやすい．小顎症の乳児では，RAE チューブでは片肺換気になりやすい．

5. 典型的な口腔内手術の体位である頸部伸展位では，気管チューブの先端は声門方面へと浅くなり，抜去されやすい状態である．しかし，そこで開口器をかけただけでチューブ先端は深くなり，さらに舌圧排板をかけるといっそう深くなり，気管分岐部を刺激したり，片肺挿管になる場合もある．体位，開口器の調整をするごとに呼吸音，胸の動きを確認し片肺換気でないことを確認する．カプノメータも有用であるが，波形をよく注意しないと見落とす場合がある．左前胸部に貼る片耳胸壁聴診器は有用（多くは右主気管支への嵌入である）で，連続聴取していれば，呼吸音の減弱に気づく．体位（頭の屈曲）の調整や開口器の調整があるごとに，片肺挿管には注意する．口唇修復では，テープで慎重に下顎に気管チューブを固定する．上唇にテープの張力がかかって変形していないことを確認する（手術に影響する）．

6. N_2O，吸入麻酔薬（通常セボフルラン），筋弛緩薬で麻酔を維持し，調節呼吸とする．調節呼吸時は，セボフルラン濃度を高くしすぎない．手術終了前には吸入麻酔薬を中止して，筋弛緩薬を拮抗したらすぐに覚醒するようにする．または，TIVAも適応となる．

7. 出血量をモニターし，必要なら輸血する．口蓋裂手術では20万倍希釈アドレナリン添加の局所麻酔薬で浸潤しておくと，出血を少なくでき，術後鎮痛にも若干貢献する．

8. 術終了時には，頭部を低くし血液や分泌物を口腔底に貯留させながら，喉頭鏡を用いて口腔，咽頭の止血を確認する．もしあれば，血液や凝血塊を取り除く．完全覚醒してから抜管する．開口器使用の合併症として，口蓋裂修復手術後に舌の急性腫張による気道閉塞が報告されている．そのため，口腔内を注意して観察し，腫張の徴候があれば気管チューブは抜去しない．

9. 口蓋裂手術では，術直後 ICU での気道の管理を容易にするために，舌に長い縫合糸を舌牽引用に刺しておく場合がある．縫合糸は，通常，完全に覚醒したら抜去するが，気道に不安があれば，この索引用糸は一晩残しておく．

---

* RAE＝Ring-Adair-Elwyn（開発者の頭文字）

Chapter 12 ● 形成外科手術の麻酔

▶術 後

1. 口唇裂手術は，表面的な手術であり，術後の合併症はまれなため，しばしば日帰り手術として行われる．

2. 口蓋裂手術後の場合，1泊は入院させる．気道に問題が起きたり，出血があったりするので，24時間常時観察する．なかには，出血のため再手術となる患児がおり，再挿管が必要なこともある．短時間後の再挿管が難しくなるため，スガマデクスの使用を控えるのが望ましい．

3. 上気道閉塞は問題なので過度に呼吸が抑制されないように，鎮痛薬は反応をみながら投与する．

新生児の口蓋スプリント具の装着

口蓋や歯槽突起に型をはめ，美的および今後の歯科手術の結果を改善するために装着する．新生児に対する麻酔上の注意事項をすべて遵守する．気管挿管全身麻酔で管理し，RAEチューブを使う．術後は，通常少し痛みがあり，軽度の鎮痛（アセトアミノフェン，NSAIDs）が必要である．

歯槽骨移植

骨性歯槽突起の間隙を閉鎖するために歯槽骨移植が行われている．この手術は，日帰り手術として行われることもある．この手術は，歯が移植域に誘導されるように永久歯萌出時に行われる．多くの場合，腸骨稜から移植骨を採取する．執刀前に採取部位にアドレナリン添加ブピバカインで局所浸潤を施しておくと，術後疼痛や出血が緩和できる．通常は静注モルヒネが術中，術後予防的にデキサメタゾンと制吐薬（使えればオンダンセトロン）を投与しておくと，術後嘔気・嘔吐の頻度が少なくなり，正常な活動に速やかに戻ることができる．

咽頭形成術

咽頭形成術は，咽頭機能および発音の改善を目的として実施される．この手術後は換気の抵抗が高くなる．術後は気道の問題が多い．術後の厳重な監視が必要である．

■ 麻酔上の問題

1. 術後の気道閉塞が特に危険で，回復室でも起こりうる．

2. 術後も慢性気道閉塞が続いて，閉塞性睡眠時無呼吸や，のちに肺高血圧症を引き起こすこともある．

■ 麻酔管理

口蓋裂に準ずる（前述参照）．

▶術 後

1. PACUあるいはPICU（あるいはそれに準じたモニター環境）で一晩は気道閉塞，出血がないかを綿密に観察する．カプノメータによるモニターは必須である．

2. 術中に術者が挿入したネーザルエアウェイは術後24時間留置しておく．このエアウェイは術後の重篤な呼吸合併症の減少に効果がある．
3. 多量のオピオイド鎮静薬を投与しない．
4. 睡眠中気道閉塞をきたさないか継続的に観察する．術後に睡眠検査を実施するのが望ましい．

3 ● 下顎骨折

手 術
1. 歯間鋼線固定
2. 観血整復と鋼線固定

麻酔上の問題点
1. フルストマック（full stomach：充満胃）の危険性がある．
2. 組織損傷，開口障害，気道の変形のために挿管が困難となりうる．
3. 気道内に異物（歯など）が入っている危険性がある．
4. 手術後，口は鋼線固定されている可能性があり，開口が不可能であり，術後の嘔吐は死に至りかねない．常に吸引が使えるようにしておく．
5. 気管挿管しなければならないときに備えて，ベッドサイドに鋼線切りを常備しておく（使えるようにしておくこと）．

■ 麻酔管理
▶術 前
1. 患児の評価を慎重に行う．開口障害があると，気道の評価が完全にできないので注意する．ただ，開口障害や下顎骨折があるからといって困難気道であるとは限らない．
2. 経鼻挿管には，通りのよい鼻孔を選ぶ．
3. フルストマックでは，可能ならば手術を延期してメトクロプラミド（0.15 mg/kg）を静注する．
4. 前投薬は軽度にとどめる．

▶術 中
1. 緊急手術では，迅速導入する（Chapter 4 参照）．
2. 喉頭展開時に，すばやく慎重に，咽頭に異物がないかを調べる（歯牙などのような放射線不透過の異物もあるので，麻酔導入前に X 線写真をチェックする）．
3. 緊急手術では，最初は経口気管挿管し，次に経鼻気管挿管に替える．最初から経鼻気管挿管を試みると，鼻出血を起こすことがある．その場合は，フルストマックに鼻出血が加わる．経口的に挿管したら，経鼻胃管を挿入して，胃内容を吸引する．その後，鼻孔から気管チューブを通し，喉頭鏡を使って，チューブを取り替える．

Chapter 12 ● 形成外科手術の麻酔

4. 外科医に清潔なガーゼで喉頭をパックしてもらう.
5. N_2O-吸入麻酔薬-筋弛緩薬または, N_2O-プロポフォール持続注入-筋弛緩薬で維持し, 調節呼吸とする. 制吐薬(デキサメタゾン, 5-HT_3受容体拮抗薬)を投与する(これにより, 覚醒が速やかで, 術後の嘔気も少なくなる).
6. 顎鋼線固定の前に, パックしたガーゼを取り除き, 喉頭鏡で咽頭をよくチェックし, 凝血塊やその他の異物を除去する.
7. 下顎が上顎に鋼線固定されていないときは, 麻酔を終了する前に, 抜管に備えて口咽頭を観察して残屑がないことを確認する. 自発呼吸下で, 気管チューブの周りに漏れがあり, 患児の意識が戻ったら抜管する. 下顎が上顎に鋼線固定されているときは, 自発呼吸がしっかりしていて, 気管チューブの周りに漏れがあることに加えて, 患児が完全に覚醒してから抜管する. 抜管できる状態になったら, 鋼線切りが手元にあることを確認し, 気管チューブを口咽頭まで引き抜く. 患児が気道を維持でき, 換気も問題ないと判断して, 初めて気管チューブを鼻孔から完全に抜去する.
8. 胃管は術後使用するので抜去しない.

▶術 後
1. 患児の監視は慎重に行う.
2. 顎が鋼線で固定されているときは, 鋼線切りを患児の傍に常に準備しておく.

歯間鋼線除去

　下顎骨折が治ると鋼線や弓棒を除去するが, 多くの場合, 全身麻酔が必要となる. 顎を固定している鋼線は導入前に取り除くことが可能であるが, 長い間動かしていないため顎の動きが制限され, 気管挿管は難しい.
　患児が術前に絶食していることを確かめ, 口腔内分泌物軽減のためにあらかじめアトロピン投与, 保持鋼線を除去したあと, N_2O-セボフルラン, プロポフォール／レミフェンタニル静注, ケタミンなどで麻酔を導入した後に, ネーザルエアウェイチューブを挿入する(気管挿管ではない). 十分に麻酔を深くし, 換気に問題がないことを確認したら, 外科医に弓棒除去を許可する. 気道の確保に細心の注意を払い, 緊急時にただちに挿管や気管切開ができるよう, 切開器具を手元に準備しておく.

4 ● 熱傷後の再建手術

　熱傷の患児は, 急性および慢性(再建)の熱傷治療・手術を受ける. 急性期の麻酔管理は Chapter 17 に記載してある. 拘縮解除や手足再建手術を繰り返し受ける患児の麻酔管理を次に述べる.

麻酔上の問題点

1. 顔面や頸部に熱傷瘢痕があると, 挿管や麻酔中の気道確保が非常に難しくなりうる.
2. 広範な熱傷では, 確実な静脈路の確保が困難である.
3. 事故, 醜貌, それに何回も繰り返して行われる手術のために, 患児の情緒が非常に

350

4 ● 熱傷後の再建手術

不安定になっている．手術を繰り返していると，患児は麻酔フェイスマスクや静脈
確保に恐怖感を抱くことがある．
4. 前投薬としてベンゾジアゼピンが推奨される．
5. 熱傷後再建術での出血量はそう多くない．
6. 体温調節が障害されている：体温が下がりすぎないように注意する．
7. 静かに麻酔から覚醒させて，植皮部位が損傷されないように配慮する．

■ 麻酔管理──気管挿管全身麻酔

手術が顔面，あるいは腹臥位の場合，気管挿管全身麻酔が必要であるが，その他の場
合（再建術，レーザー瘢痕手術など）ではLMA麻酔が好ましい．熱傷の急性期は過ぎ
たとはいえ，特別な注意が必要である．
1. 熱傷受傷直後，回復期そして数年後まで，チオペンタールの必要量は40％増して
いるとされるが，プロポフォールでどうなのかはデータがない．患児によっては，
静脈路が確保できないので，ケタミン筋注で麻酔を導入することもある．
2. スキサメトニウムは熱傷受傷後24時間以降から禁忌である．重篤熱傷後は1年
半～2年間は高カリウム血症で心停止を起こすことがあるのでスキサメトニウムは
禁忌である．
3. 熱傷の程度に比例して，非脱分極性筋弛緩薬の必要量が数年間にわたり増加する．
熱傷部位が植皮され治癒すると，この反応は消失する．効果をみながら非脱分極性
筋弛緩薬を投与する．常に筋弛緩モニターを使う．
4. 熱傷が気道にも及んでいるようなら，通常声門下部で進行性の気道狭窄が起こる危
険がある．気管チューブの選択を慎重に，前回よりも細いチューブしか使えないこ
とがあり，細いサイズを必ず準備する．気管切開されている場合もある．

▶術 前
1. 患児の状態を慎重に評価し，過去の麻酔歴を調べる．特に，過去の前投薬の不十分
さ，気道確保の困難さ，静脈路確保困難に焦点を当てる．しばしば，患児自身が静
脈穿刺に最適な静脈の部位を教えてくれる．
2. 患児と時間をかけて話をする：質問を引き出し，正確に答え，計画している麻酔
方法を説明する．このグループの患者では，麻酔導入時の両親の付き添いは有用で
ある．
3. あらゆる気道確保手段を手元に用意しておく（ビデオ喉頭鏡類，気管支ファイバー
スコープ，困難気道用カートなど）．
4. 十分量の鎮静薬を経静脈的または経口的に投与する．
5. 手術室は25℃に温める．
6. 挿管ルート（経口か経鼻），気管チューブの種類（標準チューブかRAEチュー
ブ），眼保護，体位，皮膚採取部位，局所麻酔薬許容量，術後の問題点に関して術
者と事前に打ち合わせをする．

351

Chapter 12 ● 形成外科手術の麻酔

▶術 中

1. 気道に問題がない場合：
   a. 麻酔はプロポフォールまたはセボフルランで導入する．
   b. LMA の使用が可能ならば，気管挿管は必要ない．気管挿管が必要な場合，非脱分極性筋弛緩薬を投与し気管挿管する．
   c. 出血量を測定し，出血が多いとき輸血できる準備をしておく．
2. 気道に問題（小口症や頸部瘢痕拘縮など）がある場合：
   a. 頸が伸展できなかったり，開口障害があれば，直視下気管挿管は困難である．このような場合，
      i．気管支ファイバースコープによる挿管を行う．局所麻酔下で意識を残したままで，あるいは吸入麻酔で導入後など，患児の年齢と協力度で判断する．
      ii．自発呼吸を残したまま，AWS（エアウェイスコープ）あるいは他のビデオ喉頭鏡を用いる．声門部を視認できても経口挿管できない場合もあり，その場合は経鼻挿管（場合により気管支ファイバースコープと協働で）を行う．上手に行うには経験が必要である．瘢痕組織により気道が変形していれば，この方法でも難しい．
      iii．局所麻酔下，またはケタミンで瘢痕を切開したあとに麻酔を導入し，上記の方法で気管挿管を行う．
   b. 気道が確保されたら，吸入麻酔あるいは TIVA で麻酔を維持する．
3. 大きな皮膚弁採取が行われると疼痛は強いが，局所麻酔薬の浸潤などは難しく，麻薬性鎮痛薬の使用が必須である．そして，PICU でのそうした鎮痛薬使用により，耐性がある場合も多い．
4. PONV 対策を行う．

▶術 後

1. 静かな環境で覚醒させ，患児を刺激しない．十分量の鎮痛薬を指示する．
2. 強い疼痛の訴えや覚醒時せん妄が問題となる．回復室では，低用量のケタミン投与（0.2～0.5 mg/kg 静注）が有用の場合がある．場合により（麻薬，瘢痕）患児によっては強い瘙痒感を訴えることがあり，ジフェンヒドラミンなどの抗ヒスタミン薬が必要となる．

5 ● 広範頭蓋顔面再建手術

　著しい顔面変形を持つ小児症例に，広範で積極的な再建手術が行われるようになった．外観がよくなれば，患児の将来が明るくなる．国によっては，手術が行われない限り家から出られないほどの社会問題である．これらの手術の多くは，現在では乳児期や小児期前半に行われる．外観が普通とほとんど変わらないことで学校に行けるようにするためである．

　最近は，上顎骨切り術が必要な患児に上顎外部伸延骨形成が応用されている．骨膜下に骨切りを施行し，短時間での仮骨形成を促すため骨が徐々に分離されるように外部伸

延具を装着する．この手技は，通常短時間で，また出血量も少ない．しかし，外部の装具のために麻酔科医の気道へのアクセスがさらに制限されてしまう．

基本事項

1. この種の手術の成功には，チームアプローチが必須である．
2. 顎を含む手術の場合は，通常，歯が生えそろうのを待って行われる（13 歳頃以降）．
3. 歯の発生，萌出に関係なく行える手術（頭蓋顔面骨形成不全症の手術など）では，もっと早い時期に行われる．

■ 麻酔上の問題点

1. 変形がひどければ，気管挿管が困難である．まれには，気道確保ができないこともある．これらの場合は，術前に（局所麻酔と鎮静で）気管切開が必要である．
2. 術野および移植骨片採取部位（腸骨や肋骨など）から大量に出血することがある．
3. 手術は著しく長くかかる．長時間麻酔の合併症（褥創，神経圧迫，眼損傷，低体温など）の発症を予防する．
4. 眼窩と顔面に手術操作が及ぶと，眼球が孤立して自重や弾みで眼球心臓反射（oculocardiac reflex）を起こすことがある．アトロピンの予防投与が有用である．
5. 術中，手術部位によっては気管チューブが損傷されるようなことがまれにある．
6. 術直後に，脳神経が正常かどうか評価可能となるよう，速やかに麻酔を覚ます．
7. 術後，手術部位が激しく腫張することがあり，長期気管挿管が必要なことがある．

■ 麻酔管理

▶ 術 前

1. 慎重に患児を診察する．特に，気道の異常や心肺疾患に注意する．
2. 合併奇形の可能性や，その症候群における麻酔上問題となる特徴の存在に留意する（Appendix A 参照）．患児によっては（アペール症候群，クルーゾン症候群など），睡眠時無呼吸を呈することがある．睡眠時 OSA 検査を行い，睡眠時 SpO_2 が 85 ％を切る症例では，投与麻薬用量を大幅に減量する．
3. すべての検査結果を確認する．特に，凝固障害がないかをチェックする．
4. あらゆる気道確保手段を手元に用意しておく（ビデオ喉頭鏡類，気管支ファイバースコープ，困難気道用カートなど）．
5. 十分量の血液および血液製剤が準備されていることを確かめ，さらに交差試験が必要となる場合に備えて，血清を保存しておく．
6. 術後のことも含め，患児および家族に予定している方法を理由も含めて説明し，理解してもらう（静脈ライン，動脈ライン，尿道カテーテル，経鼻胃管，術後呼吸管理の可能性など）．
7. 鎮静薬の術前投与：ジアゼパム，ミダゾラム．

Chapter 12 ● 形成外科手術の麻酔

▶術 中

1. 麻酔導入
   a. 挿管に問題がない場合：静脈麻酔薬，または吸入麻酔薬で麻酔を導入，気管挿管する．
   b. 困難気道が予想されるとき：吸入麻酔薬で導入する．ラリンジアルマスク（LMA）を用いたり，その他の方法を用いて気管挿管する（Chapter 4 参照）．
   c. 挿管が極端に困難と判断したとき：局所麻酔下あるいは LMA による吸入麻酔下で気管切開したあとに，麻酔を導入する．気管切開は，術中麻酔に使えるし，術後の腫れが引けるまでの気道として使える．

2. 手術に伴う顔面骨の位置移動を考慮して，気管チューブを定位置に縫い付ける．手術で動かさない組織（歯など）に縫い付けるか，固定点での動きの影響を考慮して気管チューブの位置を決める．できるだけ，らせん入りチューブを使う．らせん入りチューブは潰れにくいが，外科医が誤って切り込んでしまう可能性はある．

3. 麻酔は N_2O（空気塞栓の危険があるときは，O_2-N_2O から O_2-空気に変更する），オピオイド（フェンタニル $2\sim3\,\mu g/kg/$時，モルヒネ $0.05\sim0.1\,mg/$時，レミフェンタニル $0.05\sim0.15\,\mu g/kg/$分など），それに吸入麻酔薬で維持する．長時間手術の場合，非脱分極性筋弛緩薬を投与する．

4. 調節呼吸で $PaCO_2$ を $30\sim35\,mmHg$ に保つ．

5. 頭側を $10\sim15°$ 挙上する．

6. 後頭部や気管チューブで圧迫される部分（鼻孔や口唇など）を含めて，圧力がかかる部位はすべてパットを当てる．

7. 眼軟膏を付ける（または，術者が眼瞼を縫合する）．

8. モニター．
   a. 標準の麻酔モニター
   b. 中心静脈圧，直接動脈圧．頭側挙上位とした場合，モニターのゼロ点調整（外耳道レベル）を行う
   c. 酸塩基平衡，血液ガス，ヘマトクリット値の測定を繰り返す
   d. 体温
   e. 凝固能検査（輸血が大量となった場合）
   f. 尿量
   g. 前胸部ドプラー／$PetCO_2$：頭蓋切断術時の空気塞栓感知が目的

9. 大量輸血の準備（Chapter 4，Chapter 17 参照）．

10. 脳容積を減少させるには，フロセミド $1\,mg/kg$ またはマンニトール $0.5\,g/kg$ を静注する．

11. 適応ならば，レミフェンタニル，またはニトロプルシド，あるいはイソフルランを用いて血圧を下げる．

12. 手術終了時に，手術室内でいったん完全覚醒させ，術者が患児の視力や，術中に脳神経に障害を及ぼさなかったかをチェックできるようにする．そしてその後，気管チューブを留置しておく場合は，再度鎮静を行う．

6 ● 頸部腫瘤

▶術 後

1. 一般開頭術に準じた術後指示をする.
2. 気管チューブは，患児が完全覚醒し，かつ組織の腫脹による気道閉塞の危険がなくなるまで抜去しない（多くの場合，術後48〜72時間の挿管が必要である）．抜管の時期は，十分な自発呼吸，顔面腫脹消失，気管チューブ周囲の空気漏れ，患児の意識のレベルに基づいて決める．鎮静にはデクスメデトミジンが有用である．症例によっては，ICUから手術室に患児を戻して抜管するのが安全である．抜管前に，喘鳴予防のためにデキサメタゾンを静注する.
3. 外部伸延具が装着されていれば，厳重に注意する．このような症例では，少しでも疑問があれば，再挿管の補助になるように，チューブ交換用ブジー（GEB）を気管チューブに挿入して，気管内に留置したまま抜管する．少なくとも抜管から2時間以上経過して再挿管は必要ないと判断されたら，GEBを抜去する.
4. オピオイドが使用されたら，観察を慎重に行う.
5. 輸血量が適正か，ヘモグロビン値，ヘマトクリット値を参考に判断する.

下顎化骨延長術児（Mandibular Distraction Osteogenesis；MDO）

著しい困難気道と哺乳障害を有する新生児・乳児では，舌唇癒着術と経鼻胃管留置，あるいは気管切開術が治療の選択肢となる．舌唇癒着術は，気道は開放させるが，気管挿管時の視野をよくするわけではなく，喉頭展開・気管挿管をより難しくする．そこで近年，呼吸窮迫，哺乳障害，そして咽頭後壁と舌根部の距離が3mm未満である場合，MDOが行われるようになっている．MDOの明確な適応としては，新生児期に，困難気道のために気管切開された症例での気管切開チューブ抜去を成功させる目的があげられる．気管挿管の困難さは，気道形態異常（ピエールロバン症候群，トリーチャー・コリンズ症候群）から予測される．外側固定装具が装着された後も，特に困難気道が予測されている場合，乳児が完全に回復するか骨延長がなされるまでは，挿管しておく．下顎骨延長は，通常術後2〜3日目から，1回0.5mmを1日3回，4〜8週間続ける．装具の調整が全身麻酔下で必要な場合，マスク麻酔は難しいが，いったん延長されてしまえば，気管挿管は一気に容易となる.

6 ● 頸部腫瘤——囊胞性ヒグローマと頸部奇形腫

囊胞性ヒグローマは，実際には囊胞性リンパ管腫であり，通常，頸部に発生するが，腋窩にも発生する．この良性腫瘍が口腔内まで拡大すると，気道閉塞を起こす．頸部腫瘍の3%は縦隔に拡大している.

奇形種は新生児にも認められ，多くは仙骨部に認められるが，頸部にも認められることがある．先天性巨大頸部奇形種は生命を脅かす気道障害を引き起こす.

時に，出生前に超音波で極端に巨大な頸部腫瘍が診断されることがある．この場合は，出生時に気道確保のため介入が必要である（「EXIT手術」，p.357参照）.

Chapter 12 ● 形成外科手術の麻酔

麻酔上の問題点

1. 気道閉塞の可能性がある.
2. 気道変形のため，喉頭展開が難しく，挿管が困難になる.
3. 腫瘍の完全摘出には広範な切除が必要で，出血量が多い.

■ 麻酔管理

▶術 前

1. 慎重に患児，特に気道を評価する．放射線診断画像を精査する．特に，胸郭内への腫瘍の浸潤がないかを注意する.
2. 通常，鎮静薬投与は控える.
3. 血液および血液製剤が準備されていることを確認する.
4. あらゆる気道確保手段を手元に用意しておく（ビデオ喉頭鏡類，気管支ファイバースコープ，困難気道用カートなど）.

▶術 中

1. 麻酔は慎重にセボフルラン–N_2O–O_2で導入する．自発呼吸を維持する.
2. 麻酔されたら，確実な静脈路を確保する.
3. 気管挿管を試みる前にN_2Oを止めて，O_2–セボフルランを数分間投与する．吸入セボフルラン濃度を一時的に5％に上げ，リドカイン1〜2 mg/kgを静注して，挿管時の咳や息こらえ，喉頭痙攣を減らす．挿管の約1分ほど前に，喉頭部へのリドカインスプレーもよい.
4. できれば，らせん入りチューブを用いて気管挿管する．固定は確実に行う．口腔内腫瘍切除が予定されている患児では，経鼻挿管が好ましい．最初に経口挿管して，次に経鼻挿管に換える（「経鼻気管挿管」，p.109参照）．経鼻挿管を試みる前に胃内吸引を行う.
5. N_2O–筋弛緩薬と低濃度のセボフルラン（1.5％程度），あるいはTIVAで維持し，調節呼吸とする.
6. 広範な切開が必要な大きな腫瘍では，中心静脈ライン，動脈ラインを確保する．尿道カテーテルも留置する.
7. 頸部操作時には迷走神経反射に注意する．反射が起きたときには，アトロピンを静注する.
8. 血圧，CVP，測定出血量を参考に，出血を輸液・輸血で補う.
9. 激しい咳嗽やバッキングが起こると手術部位から出血するので，スムーズな抜管になるようにする.
10. 気道付近で広範な手術が行われたときには，術後の腫張の程度が明確となるまでは気管チューブを抜かない．頸部の腫脹の物理的な影響に加え，反回神経の損傷なども可能性があり，術後数日間気管チューブを残す．腫張が強ければ，引くまで挿管しておく．気管切開が必要になる例もある.

▶術　後

1. 挿管したままの場合：見た目に腫脹が引き始め，患者が唾液を飲み込め，気管チューブ周囲から加圧時に十分なエアリークが認められたら，抜管のタイミングである．
   a. X線写真で気管チューブの位置を確認する．
   b. 適切な加湿をし，鎮静下で管理を続ける．
   c. 抜管前にデキサメタゾンを投与する．
2. 抜管した場合：（術後回復室の完備していない日本のこうした手術では，手術後あえてただちに抜管せず PICU 管理するのが安全である．）
   a. 回復室，あるいは PICU で一晩厳重にモニターする（手術部位への出血や気道圧迫の危険性がある）．
   b. 麻薬性鎮痛薬を多量に使用しない．

7 ● EXIT 手術——ex utero intrapartum treatment

　この手術は，胎児の気道を確保し肺での換気が確立するまで，胎盤循環により生命を維持することを目的としている（胎盤補助気道管理）．

　巨大頸部腫瘍，奇形腫など致死的な気道病変のため出生後の挿管が不可能と考えられる場合に行うなど，十分な喉頭展開ができないか，喉頭展開ができても気管挿管自体が困難な症例で行われる．気管支ファイバースコープ（極細）による挿管を，通常喉頭鏡とマギル鉗子を操作する麻酔科医が補助する．

　こうした症例では，耳鼻科医による硬性気管支鏡挿入も選択肢となる症例が含まれる．
　要点は以下のとおりである．実施方法は経鼻挿管の項を参照のこと．

1. 子宮切開時に損傷しないように胎盤の位置を確認する．
2. 高濃度の吸入麻酔薬とニトログリセリンを用い，子宮が弛緩し胎盤が剥離しないような麻酔方法（通常はセボフルラン吸入麻酔）で母親を麻酔する．体位を調整し，必要に応じて昇圧薬を使って母親の血圧の最適化を図る．急速な大量出血が母親に起こることがある．
3. 産科医は胎児を刺激しないよう，またもしあれば，臍帯巻絡を適切解除し，胎児が自発呼吸を始めないように注意する．
4. 子宮を切開し，胎児の頭を出す．胎児の気道を気管挿管，気管支鏡，または気管切開で確保する（「経鼻気管挿管」，p.109 参照）．
5. 気道と換気が確保されたら，臍帯をクランプして，患児を新生児集中治療室または別の手術室に移し，さらに必要な処置を施す．患児によっては EXIT 下での気管切開が必要なこともある．

参考文献

1) Abramowicz S, Katsneilson A, Forbes PW, et al: Anterior versus posterior approach to iliac crest for alveolar cleft bone grafting. J Oral Maxillofac Surg. 70: 211-215, 2012.

Chapter 12 ● 形成外科手術の麻酔

2) Bennun M, Goldstein B, Zohar E, et al: Anesthetic techniques for pharyngeal flap surgery: effects on postoperative complications. Arch Otolaryngol Head Neck Surg, 128: 35-39, 2002.

3) Cicchetti R, Cascone P, Caresta E, et al: Mandibular distraction osteogenesis for neonates with Pierre Robin sequence and airway obstruction. J Matern Fetal Neonatal Med, 25 (Suppl 4): 141-143, 2012.

4) Hardcastle T: Anaesthesia for repair of cleft lip and palate. J Perioper Pract, 19: 20-23, 2009.

5) Hosking J, Zoanetti D, Carlyle A, et al: Anesthesia for Treacher Collins syndrome: a review of airway management in 240 pediatric cases. Pediatr Anesth, 22: 752-758, 2012.

6) Jarrahy R: Controversies in the management of neonatal micrognathia: to distract or not to distract, that is the question. J Craniofac Surg, 23: 243-249, 2012.

7) Lin EE, Moldenhauer JS, Tran KM, et al: Anesthetic management of 65 cases of ex utero intrapartum therapy: a 13-year single-center experience. Anesth Analg, 123: 411-417, 2016.

8) Moldenhauer JS: Ex utero intrapartum therapy. Seminars Pediatr Surg, 22: 44-49, 2013.

9) Nargozian C: The airway in patients with craniofacial abnormalities. Paediatr Anaesth, 14: 53-59, 2004.

CHAPTER

13 一般および胸・腹部手術の麻酔

General and Thoraco-Abdominal Surgery

1 基本事項

1. 胸腹部手術を受ける患児の多くは新生児であり，早期産児も含まれるため，特別の配慮が必要である．

2. 手術を必要とする疾患の病態生理により，麻酔法の選択が異なる．したがって，これらの疾患が正常な生理に及ぼす影響を知る必要がある．

3. 手術をただちに行わなければならないことはごくまれで，ほとんどの症例では，蘇生時間を含め，多少なりとも術前に患児の状態を改善する時間はある．

4. いつ手術をすれば最適かは，麻酔科医，新生児科医，外科医で相談して決めるが，家族や看護者も含め，自分たちの都合が優先される場合がある．麻酔科医は，麻酔上の問題点を把握し，"何が最も患者の利益につながるか"の視点を忘れない．

5. 緊急腹部手術では，常にフルストマック（full stomach：充満胃）の危険性を念頭に置く．ある程度の絶食期間があっても，腸閉塞や鎮痛麻薬の投与などで胃からの排出時間が遅れる場合がある．胃食道逆流現象がある患児は特に危険である．

   a. 防御圧（食道下部圧−胃内圧）に及ぼす薬物の影響：アトロピン，ジアゼパム，ミダゾラム，ケタミン，プロポフォール，デクスメデトミジン，吸入麻酔薬，および輪状軟骨圧迫は防御圧を下げる．メトクロプラミド，ロクロニウム，ベクロニウム，フェンタニルは防御圧を上げる．スキサメトニウムでは影響がない．

   【防御圧（barrier pressure）】

   　下部食道での逆流の可能性を評価する値であり，その低下は胃内容物の食道内，口腔方向への逆流の可能性を増加させ，窒息や誤嚥性肺炎をもたらす．逆流物が多かったり（胃内容物が多い），pHが低かったり（酸度が高い）すると，窒息や化学性肺炎（Mendelson症候群）の危険度が高まる．

   　ただ，この防御圧のデータは麻酔導入時（覚醒から鎮静への移行）にもたらされる変化を反映していない．それは，喉頭刺激や輪状軟骨圧迫（CP）は防御圧を下げるが，その程度が麻薬類の投与で緩和される可能性や，正しく適用されたCP（例えば3kgの圧での食道閉塞）では上部食道より先への逆流が防止できることでも理解される．

   　フルストマック時のCP適用に関しては，適切なタイミングや方法についての議論が尽きない．有効だというエビデンス不足を理由に適用しない考えもある．しかし薬剤の効果とは違い，客観化が難しい「適用方法」が関わる臨床研究の評価と判断は，特に小児では慎重にすべきである．生理学的に正しい方策

Chapter 13 ● 一般および胸・腹部手術の麻酔

は，明らかな有害事象を防ぐ努力をして取り入れることが，より良い医療につながることが多い．

b．胃内容量を減らしたり，pH を上げたりするのにしばしば使われる薬：シメチジン，ラニチジン，メトクロプラミド，クエン酸ナトリウム．

【フルストマック時の方針】

・新生児，乳児：抜け口付き胃管（サンプチューブ）を使い，胃内容物を，仰臥位，右側臥位，および左側臥位と，体位を変えて吸引する（これで胃内容物の 95% を除去できる）．次に酸素を投与して，輪状軟骨圧迫下で，迅速導入（RSI）または意識下で気管挿管する（Chapter 4 参照）．この際に基本的に鎮静は併用すべきではない．軽度の鎮静は許されるとの議論はあるが，乳幼児で，鎮静の程度を明確に調整することは難しい．

・年長児：（適応ならば）胃内容物を吸引し，輪状軟骨圧迫（Sellick の手法）を用いて RSI を行う．下部食道圧（すなわち防御圧）を下げる薬剤が投与されたら，すぐに輪状軟骨を圧迫する．ロクロニウム 1.2 mg/kg 静注投与を行う．
効果発現時間の短さと神経筋遮断の程度でスキサメトニウムは優れているが，臨床的にはロクロニウムで遜色はない．唯一の問題は作用時間の長さであるが，患者の不利益につながらない対応は可能である．

・気管挿管を試みる前に，麻酔深度が十分か，筋弛緩程度が十分かを確認する．麻酔筋弛緩が不十分な患者に気管挿管を試みて，患児がもがき，嘔吐，誤嚥させることは防ぐべきである．

・10 歳以下の患児では，スキサメトニウムは腹圧を上昇させないので，少量の非脱分極性筋弛緩薬で前処置する必要はない（Chapter 3 参照）．

・ロクロニウムを使用した RSI で，外科的な処置が短時間で終了した際には，高用量のスガマデクス投与でのリバースを考えがちである．しかし，緊急の再挿管が必要な場合は不利なため，大量のスガマデクスでの無理なリバースは避け，筋弛緩モニター下で時間を待ち，ネオスチグミンか通常量のスガマデクスを使用するのが原則である．

6．胸・腹部手術では，かなりの出血が予想されるので，大量輸血に対応できるようにしておく（Chapter 4 参照）．

7．腹部大手術では，常に静脈路は上肢または頸部に確保する．術中に下大静脈に鉗子をかける必要性が生じたり，圧迫されたり閉塞されたりすることもある．そのような場合には，下肢静脈からの輸血は無意味になってしまう．

8．N_2O はガスが貯留している腸の中に入っていき，腸をさらに膨らませ，手術が困難になる場合がある．腸が膨らみやすい状態（腸閉塞など）では N_2O の使用は避ける．手術が短時間で終了する場合には，あまり問題とならない．

9．小児の気道は細い．肺手術中は，気道分泌物（しばしば血性）が貯留して換気障害を起こす危険がある．必要なときには，いつでも気管・気管支内吸引が行える準備をしておく．

10．開胸手術中では，肺の換気血流比に大きな障害をきたす．したがって，吸入酸素濃

度を高めにして，安全な酸素飽和度を維持する．通常50%以下には設定しない．

11. 幼児や年少児では，肺の圧排で気道が閉塞されたり，心臓や大血管が圧迫されて，換気障害や高度の徐脈，不整脈，また著明な血圧下降をきたしたりもする．常に聴診器で呼吸音をモニターし，二酸化炭素モニターの波形，さらに酸素飽和度の監視が必須である．酸素飽和度低下，徐脈，血圧下降，または換気障害が起きた場合：
 a．ただちに肺の圧排を解除させる．
 b．100%酸素で換気する．
 c．用手過換気で，1回換気量を多く，かつ比較的高い加圧を加え，一定時間保持（リクルート）して，無気肺部位を再拡張させる．

12. 小手術（ヘルニア手術など）を受ける患児でも，早期産児であったり，他の合併症（貧血など）があったりして，麻酔は必ずしも容易とは限らない（Chapter 6 参照）．

13. 今は，種々の外科手術がビデオ下内視鏡下に行われ，従来の開腹術では得られない利点が示されている．これらの手技が洗練されると，侵襲の少ない小児外科手術を目指す傾向はさらに広がるものと思われる．ロボット支援手術は，微細な手術，直視困難な部位での手術に適し，本来小児外科でこそ普及すべき技術といえる．内視鏡技術や用いる機材の小型化は日本の工業界が得意としてきた技術であり，世界をリードしてほしい．

2 ● 乳児，小児に対する低侵襲／内視鏡下手術

　小児の内視鏡下手術は1990年代から始まったが，主には小児用手術器具の制約から急速には広まらなかった．しかし，この10年の光学システム，ビデオ技術の発展，外科手術用具の改良により，今や乳児，小児での内視鏡下手術は広がり，一般小児外科症例の7割以上が内視鏡下手術で行われている施設もある．内視鏡下手術は，開腹手術に比較して皮膚切開が小さく，癒着の発生も少ない．また術後の疼痛が少なく，術後呼吸機能への影響も少ない．したがって，術後の鎮痛薬の必要量も少なくてすみ，速やかに退院でき，短時間で通常生活への復帰が可能であることから，患児への精神的なストレスも少ないと考えられる．疾患により現在の技術では好ましい結果が得られない場合も知られているが，手術機材の大幅な小型化に加え，4K・8K映像による手術視野の拡大化・立体化や，手振れ防止機能などの改良は，腹腔容積が小さい小児外科症例でこそ有用であると考えられ，近い将来多くの小児外科的疾患で，内視鏡を用いたロボット支援手術が一般的な治療方法になると期待される．

　外科的な問題としては，乳幼児用の手術用具の開発（特に小型化）が，まだ不十分なことである．このため，適応患者が限られ，また小児外科医の熟練度や技術の向上，手術時間の短縮などが十分に得られていない．小児外科領域の内視鏡下手術は発展途上であり，麻酔科医としても，その発展を支援したい．

　麻酔科的な課題としては，特に腹部手術での視野確保のためにとられる特殊な体位の影響や気腹圧がもたらす心肺機能や脳圧・脳循環への影響，そして用いられるCO_2の影響があげられる．極端な体位や気腹圧の加圧，大用量の筋弛緩薬投与が求められる場合がある．また手術時間の延長は，乳幼児ではまれであるが，手術後の下肢筋区画症候

Chapter 13 ● 一般および胸・腹部手術の麻酔

群をもたらす可能性もある．用いられる機材のために麻酔科医の作業スペース確保が疎んぜられることへの対応も課題である．外科医が手術しやすい環境の提供は重要だが，気道や静脈路に常時アクセスできない状況での麻酔は，患者の安全を損なう．患者の代弁者である小児麻酔科医は，現状の内視鏡下手術が持つこうした課題を，ただ受け入れて対応を考えるだけではなく，外科医や手術室看護師とともに改善案を模索，提案する姿勢を持ち続けるべきである．

特別配慮事項

Ⅰ．内視鏡下手術であっても，合併症が起きて，緊急に開腹・開胸手術となる可能性がある．常に，開腹・開胸に対応できるように準備しておく．

Ⅱ．出血が起きた場合は内視鏡下には対処できず，緊急に開腹・開胸するまで出血がコントロールできないことがある．太く確実な静脈路を確保する．また，まれではあるが，手術機材の作動不良や挙動異常，そして手術台や他の医療機器との連携異常などで手術が中断される場合がある．

Ⅲ．内視鏡画面で見える範囲（視界）外の機材の動き，臓器の様子，出血などがまったく把握できていないことに注意を払う必要がある．

Ⅳ．低侵襲的手術，特にロボット手術では，必要な種々の器具やその設営のために，気道や静脈路，輸液ポンプ，モニター画面などを含め，患児へのアクセスが妨げられることがある．麻酔科医は，術野のビデオ画面だけでなく，患児の全身および周囲の状態を十分にモニターして，必要なときにはすぐに対応できるようにしておく．

1. 腹腔鏡手術

A. 二酸化炭素（CO_2）での気腹に対する生理的変化

ⅰ．横隔膜の動きが制限されるので，胸壁コンプライアンスが低下する．これは，患児がトレンデレンブルグ位をとったときにさらに顕著となる．横隔膜が挙上すると，肺容量が減少し，通常換気量で気道閉鎖が起こる危険性が増し，結果的に低酸素血症に陥りやすい．

ⅱ．腹腔内圧が上昇すると，静脈還流が減少し，心拍出量が減少し，総体血管抵抗が増加する．これらの影響は腹腔内圧に関係していて，患児を逆トレンデレンブルグ位にすると影響が強く出る．また，循環血液量が不足している患児では，循環動態への影響はさらに強まる．

ⅲ．腹腔からCO_2が体内に吸収されるので，動脈血二酸化炭素分圧が高くなる．CO_2分圧を正常に保つために，分時換気量を増やす必要がある．体位，気腹，換気量増加に対応すると，吸気の気道圧を2倍にせざるを得ないこともある．腹膜の生理的特性から，小児は成人よりも腹腔からCO_2を吸収しやすいとされている．

ⅳ．上記の影響の大きさは，腹腔内圧の上昇程度に左右されている．腹腔内圧が5 mmHgまでであれば，ほとんど影響はない．12 mmHgまでは健康な仰臥位の患児ではよく耐えられる．水平位以外の体位や腹腔内圧が12 mmHg以上では，循環・呼吸器系が障害され，対処が必要となる．

腹腔内圧を制限したり，体位を綿密に調整することで，多くの場合患児に深刻な影響を与えることなく手術が行える．ただし，フォンタン循環など，肺循環が静脈圧に依存する病態では，腹腔内圧の上昇には耐えられない可能性がある．

注意：開腹手術と異なり手術鉤などが使えない腹腔鏡手術では，視野確保を体位と気腹圧に依存することから，外科医は極端な設定を要求しがちである．ロボット支援手術の普及が，成人の泌尿器科の前立腺手術で始まったこともあり，外科医の手術視野確保の容易さだけから，今では$25°\sim35°$の骨盤高位をとる時代が長く続いている．しかし，これは尋常ではない．確かに現在の麻酔科医は，患者が宙づりに近い状態であっても，患者に苦痛を感じさせず，見かけ上，呼吸循環機能を保つことは可能であろう．しかし麻酔科医は，生理学からあまりにかけ離れた体位を長時間強いることには懐疑的であるべきである．特に脳循環やそれに直結した眼球や視神経への影響は未知数である．頻度は少ないとはいえ，小児の麻酔でみられる皮質盲（cortical blindness）や，成人でみられる網膜や視神経の虚血性失明は深刻であり，病因が解明されていないだけに警戒を怠るべきではない．麻酔科医は，直面する課題への対応だけでなく，患者のためにも極端な体位があたり前とならないように外科医や看護師とも問題を共有すべきである．また，腹圧の程度が循環動態に及ぼす影響は，麻酔科医にしかわからない．日常的に行われる$15°$の頭低位であっても，意識下では10分も耐えられない姿勢であることを忘れてはいけない．それ以上の頭低位であれば，脳圧上昇や皮膚擦れ圧の発生，さらに長時間になれば体位を回復した際のコンパートメント症候群の発生や失明の可能性など，眼前のバイタルサインの変動以上の問題がある．

B．麻酔管理

ⅰ．術前に患児の循環・呼吸状態および脱水の有無を慎重に評価する．脱水があれば，体液量を補正する．呼吸器疾患，心疾患また循環液量不足があれば，気腹による悪影響が顕著となりやすい．循環血液量を最適化しておく（幽門狭窄の乳児など）．また，術前に心肺系の限界についても慎重に評価しておく．腹腔内圧を制限したり，慎重に体位をとることで，心肺疾患を有する患児でも気腹を耐えることができるが，すべての患児がこの手術に適しているとはいえない（フォンタン循環の患児など）．

ⅱ．陽圧吸気圧を上げて調節呼吸する必要がある．酸素化と$PetCO_2$を注意深くモニターする．乳児では$PetCO_2$は常に正確な値を示しているわけではなく，偽低値を示すこともある．吸入酸素濃度および分時換気量を増加させる必要がある．ほぼ正常な恒常性を保つために，分時換気量を50%近く増加させる必要もある．また，一般に$5\,cmH_2O$程度のPEEPをかける必要がある．

ⅲ．以下のときは，N_2Oは使用しない．
・腸が拡張しているとき
・空気塞栓の危険があるとき
・腹腔内で電気メスを使うとき（N_2Oは燃焼を補助する）

ⅳ．上腹部手術では，胃管を挿入して胃内容物を吸引し，視野をよくする．下腹部

Chapter 13 ● 一般および胸・腹部手術の麻酔

手術では，患児に術前に排尿させるか，または尿カテーテルを挿入する．幽門筋切開術では，胃管から胃内に少量の空気を送り込み，十二指腸粘膜欠損がないかを確かめる．

v．聴診器で両肺の換気を頻回にモニターする．乳児では，気腹にすると，横隔膜および気管分岐部が頭側に移動するので，気管チューブが気管支内に入り片肺換気になることがある．さらに，気胸も合併症として知られているので，気胸の発生を監視する．PEEP を追加すると，高い腹腔内圧の悪影響や気胸の潜在的影響を減弱させることもありうる．

vi．すべての腹腔内操作時には心拍数をモニターする．気腹のための最初の CO_2 送入時に，ベツォルト・ヤーリッシュ（Bezold-Jarisch）反射による迷走神経反射が突然に起こることもある．ただちに手術操作を中止し，輸液を全開にしてからアトロピンを静注して対処する．この反射は，手術刺激で交感神経が刺激され血管が締まった状態に，さらに強い腹膜刺激と腹圧上昇による静脈還流減少がもたらした一過性に過剰な心筋収縮力が，心室の機械受容器を刺激し，迷走神経求心路を介して中枢性の交感神経抑制と副交感神経刺激をもたらすことで起こり，また末梢血管の拡張と徐脈が血圧低下を生じさせる．

【ベツォルト・ヤーリッシュ（Bezold-Jarisch）反射】

高度の精神的緊張や循環血液量不足がある患者での脊椎麻酔時の突然の心停止の原因としても知られる．循環血液量不足で左室容積が減少した状態で心収縮力が過剰に増すと，左室の機械受容体が刺激され，交感神経過緊張状態にありながら，逆に迷走神経反射が起こり徐脈や心停止に至ることがある，一見矛盾した反射である．治療は，輸液とアドレナリン投与である．

vii．二酸化炭素塞栓は非常にまれであるが，循環虚脱を生じうる．腹腔鏡では厳重に患児の状態をモニターし，$PetCO_2$ の急激減少，説明がつかない急激な血圧低下，または風車様雑音などをモニターする．迅速な発見と対処が必要なことは空気塞栓とまったく変わらない．

2. ビデオ補助下胸部手術（VATS）

A. 生理的考慮事項

i．乳児は，酸素の代謝率が高く，また肺胞換気量・機能的残気量比も高い．したがって，換気が障害されると急速に低酸素血症に陥る．

ii．年長児では，胸腔内手術で側臥位をとると，上側肺の換気量が下側肺より多くなるが，血流量は下側肺で多くなる．したがって，換気血流比の不均衡が増大する．乳児では胸郭の小ささと柔軟性により下側肺（dependent）への血流分布は少なく，換気血流比不均衡は少ない．

iii．手術中，胸腔内臓器を見るために，肺をある程度虚脱させて視野を得る必要がある．選択的片肺換気（OLV）や片胸腔内にガスを送り込み肺を虚脱させる．

iv．片肺換気では，低酸素肺血管収縮により非換気肺の血流が減少する傾向があり（吸入麻酔薬は低酸素肺血管収縮作用をある程度減弱させる），さらに虚脱肺内の機械的影響により，いくぶん換気血流比が改善する．

v．胸腔内に送り込まれた CO_2 は胸膜から吸収されるので，分時換気量を増やす必要がある．

vi．この状態では，下になっている肺の換気を保つのに PEEP は非常に役立つ．

要約すると，VATS 中の酸素化および換気状態の予想は困難であり，注意深い監視が必要である．特に乳児では，吸入酸素濃度を高く保たなければならないことが多い．

B．VATS の麻酔管理

ⅰ．呼吸・循環系と循環血液量の慎重な術前評価を行う．

ⅱ．片肺換気のプランを作成する．

a．通常の（Murphy eye が付いていない）気管チューブを反対側の主気管支に挿入する．乳児では，通常この方法が選択される．先端を気管支に入れるため，気管挿管予想サイズよりも内径が 0.5 mm 細いチューブ（カフ付きの場合は，内径が 1.0 mm 細い気管チューブ）を使う．右主気管支への場合，通常は盲目的にチューブを挿入できるが，右上葉の無気肺が問題となりやすい．左主気管支にチューブを誘導するには，気管支ファイバースコープ（FOB）かスタイレットを利用する．この反対側主気管支に挿管する方法では，手術側の肺を吸引したり加圧拡張させるには，チューブを引き抜かなければならない．

乳児の片肺換気法の中では，いつでも両側換気に戻すことが可能であり，最も安全な方法である．

b．手術側に気管支ブロッカーを置くことも可能であるが，小児では勧められない．

注意：小児，特に新生児乳児では気管支ブロッカーを適切な位置にとどめておくことは難しい．位置がずれた場合には完全気道閉塞になりうる．従圧換気では閉塞警報は発せられない場合があり，またカプノメータが適切に機能していない場合には，著しい低換気状態が適切に発見されない場合がある．乳児開胸手術に手慣れた外科医がいても小児麻酔科医がいない施設では試みるべきではない．

・乳児ではフォガティカテーテルが使われてきた．しかし，フォガティカテーテルは吸引したり，肺を完全に虚脱させるための中心チャンネルがなく，またカフ圧が高いので気管支粘膜を損傷する危険がある．低圧カフの胆管カテーテルがあり，それを気管支ブロッカーとして使うこともできる．乳児での気管支ブロッカーは正確な位置に置くことが困難であり，かつ外れやすい．そのため重篤な気道閉塞が起こりうる．加えて，これらは適応外使用であり，仮に施行する場合にはそのリスクを十分に説明し，家族の同意を得て施行すべきである．

・2 歳以上の患児では，高容量低圧カフが付いている Arndt 5 Fr 小児用気管支ブロッカーが使える．ガイドワイヤーを抜くと，そのチャンネルが手術側肺を吸引したり，虚脱させたりするのに使える．Arndt ブロッカーは特殊なアダプターを介して気管チューブの中に挿入し，ブロッカーの先

Chapter 13 ● 一般および胸・腹部手術の麻酔

端のワイヤーループに通した FOB を利用して気管支に誘導する.

- ・Arndt 5 Fr ブロッカーを気管チューブの外で気管に挿入する方法も紹介されている. 気管挿管する前にブロッカーを気管に挿入して, 透視または FOB を用いて位置を決める.
- ・FOB を用いて, 閉塞予定の気管支に挿管し, その気管チューブを導管として, ブロッカーを位置させる. 次いで, その気管チューブを抜去し, 改めてカフ付き気管チューブを用いて気管挿管を行い, チューブ先端を気管分岐部上に留置する方法も提唱されている.

c. Univent チューブは 6 歳以上で使用できる. チャンネルで手術側の気管支が吸引できる利点がある. FOB の補助でチューブの位置を決める. Univent チューブには 2 種類の小児用サイズがあり, 年長児で使用できる.

3.5 mm Univent チューブ:

外径 7.5〜8 mm (通常気管チューブ ID 5.5 mm 相当)

4.5 mm Univent チューブ:

外径 8.5〜9 mm (通常気管チューブ ID 6.5 mm 相当)

d. 6〜8 歳の患児では, 26 Fr のダブルルーメン気管チューブがうまく使える可能性がある. 常に, FOB を用いてチューブが正しい位置にあるかを確認する.

iii. 正常な低酸素肺血管収縮を障害する吸入麻酔薬は避けて, 虚脱肺への血流を少なくし, 肺血流分布が最適化するようにする. 静脈麻酔薬 (プロポフォール, フェンタニル, レミフェンタニルなど) がよい. あるいは低濃度のセボフルランも使える.

iv. 片肺換気中は, 患児を注意深く観察して, チューブやブロッカーのずれを察知する. 換気が閉塞したら, ただちにブロッカーのカフを縮ませる.

v. 片肺換気が終了したら, 手術側の肺が再び拡張していることを確認する. 残存無気肺がないか, 術後胸部 X 線写真をチェックする.

3 ● 新生児期に手術を必要とする先天性奇形症例

先天性肺葉性肺気腫

異常に拡張した肺葉 (通常, 上葉または中葉) が残りの正常な肺を圧迫し, さらに縦隔も圧排するので, 呼吸困難とチアノーゼが起こる. 重症例は, 新生児初期の緊急手術の典型である. 拡張した肺葉の気管支の閉塞は, 外因性 (異常血管など), 管腔内性 (気管支乳頭腫など) または気管支壁の異常 (気管支軟化症など) による. 患児によっては, 複数の肺葉が障害されていることもある. また, 両側に障害が及んでいることもある. 胸部 X 線写真では希薄な肺斑が認められる (気胸との鑑別) 過透過性域と縦隔偏位とが証明される. 同じような X 線写真所見が得られる先天性横隔膜ヘルニアや嚢胞性腺腫様奇形との鑑別も重要である.

軽症例では, 何ヵ月も何年も気づかれないことがある. また症例によっては保存的管

理が推奨されることもある.

■随伴症
1. 先天性心疾患：合併率は37%にもなるといわれている.

■手 術
1. 肺葉切除（管腔内や外因性に原因がなく, 状況が改善しない場合）. 手術は低出生体重児を除いてVATSで施行することがありうる.

■麻酔上の問題点
1. 正常肺組織が圧迫されるため, 重症の呼吸不全となる.
2. "チェックバルブ現象 ball-valve effect" の可能性：陽圧換気で異常肺はさらに拡張する.
3. N_2O はさらに肺葉を拡大させることがあり禁忌である.
4. VATS手術の麻酔管理（前述参照）.

■麻酔管理
1. 通常の新生児症例に必要な配慮をする.

▶術 前
1. 患児を半坐位に保つ.
2. 必要な程度の酸素を投与する. 可能なら間欠的陽圧換気（IPPV）は避ける（チェックバルブ現象）.
3. 胃チューブを挿入し, 持続吸引する. これにより胃が拡張してさらに換気を悪化させるのを防ぐ.
4. 輸血が確保されているか確認する.
5. 極端な状態悪化が突然生じた場合には, 緊急に開胸して異常肺葉を外に出し, 正常肺が換気できるようにすることもある. このため, 通常, 外科医が手洗いしていつでも開胸できるようにしてから麻酔を導入する.

▶術 中
1. 管腔内閉塞を除外する目的で, 開胸術やVATSに先立って気管支鏡検査が行われる.
2. アトロピンを投与し, 酸素も投与する.
3. 気管支鏡検査が予定されている場合は, 酸素-セボフルランで麻酔を導入する. そうでなければ, 酸素-セボフルランまたは酸素-ケタミンで導入する. 自発呼吸を残して, 声帯に1%リドカインを噴霧する. 喉頭鏡を用いて気管挿管, または気管支鏡を挿入する. 気管支鏡検査後は気管チューブに入れ替える.
4. 酸素とセボフルランまたはケタミンを用い自発呼吸下で麻酔を維持する. 補助換気が必要なときは, 愛護的に換気する.

Chapter 13 ● 一般および胸・腹部手術の麻酔

5. VATS で CO_2 で胸腔を膨張しているときでも，通常は気管挿管で愛護的陽圧換気で管理可能である．ごくまれに，肺を分離しなければならないことがある．そのようなときには，以下を考慮する．

 a. 気管チューブを反対側の気管支に進めて，選択的に気管支挿管をする．仰臥位のうちに，FOB でチューブ先端の位置を確認する．右主気管支に挿管すると，右上葉への換気を妨げてしまい酸素飽和度が低下することがある．左主気管支にチューブを入れるためには，チューブが気管内にあるうちに，気管チューブを 180°回転させて進める．この操作により，気管チューブ先端の切り口の向きが逆になり，左気管支に進みやすくなる．仰臥位から側臥位に体位変換した後には常にチューブの位置を再確認する．

 b. 年長児では，気管支ブロッカーを内視鏡下または透視下で患側気管支に挿入する．ブロッカーは細くて，十分にコンプライアンスが高いものを使い，位置を確認する．気管チューブの外側にブロッカーを挿入して，カフを膨らませてから FOB で位置を確認する．ブロッカーの位置は手術中に容易にずれるので，突然気管チューブを閉塞することがある．このときは，すぐにカフを縮める．

6. 開胸になるまでは，自発換気を維持するか，ごく軽く換気を補助する．重症例では，開胸すると異常肺葉が飛び出してくるので，調節呼吸を始める．VATS では，患側胸腔に CO_2 が送り込まれる．片肺換気の間は，注意深く呼吸を調節し，慎重に酸素化をモニターする．吸入酸素濃度は高く保たなければならないことが多い．この間は，ある程度の高二酸化炭素血症は容認する．

7. 肺葉が切除されてしまえば，調節呼吸を容易にし，吸入麻酔薬の濃度を低くするために，非脱分極性筋弛緩薬を投与してもよい．

8. 病変肺葉が切除された後は，気胸が残る場合もあるが，残りの正常な肺が拡大して胸腔を満たす．

▶術後

1. 麻酔薬の投与を中止し，100%酸素を投与する．筋弛緩薬を拮抗する．

2. 完全に覚醒したら，気管チューブを吸引して，抜管する．特に側臥位で手術している場合，体位を戻す前に下になっている肺の吸引を十分に行うのが，術後反対側の無気肺を予防するコツである．

3. あらかじめ加温した保育器に収容し，動脈血酸素飽和度が保てるように酸素を投与する．

4. 胸腔ドレーン（持続性陰圧吸引装置に接続）は必要である．
 肺損傷（空気漏れ）がある場合，陽圧呼吸での搬送時に胸腔ドレーンをクランプしてはいけない．開放したまま，一方弁を挟んだ状態，あるいは水封（ウォーター）状態で搬送する．自発呼吸がある場合は，開放したままではいけない．

■年長児

先天性肺葉性肺気腫の約 10%は年長児期になってから発見される．手術が予定されていれば，これらの患児は，前述の年少児と同様に管理する．手術を容易にするため

や，VATS ではダブルルーメンチューブを使う．

先天性横隔膜ヘルニア

　頻度は出生 4,000 に対し 1 症例である．主に 3 タイプが知られ，①後側方ボックダレック孔から，②前方モルガニー孔から，③食道裂孔からであるが，最も多いタイプは①で，通常，左側のボックダレック孔からのヘルニアである（80%）．腹部内臓器が胸郭内にヘルニアを起こしており，呼吸困難，チアノーゼ，縦隔圧排（"右胸心"），そして舟状腹部がみられる．患側では呼吸音が聴こえない．ごくまれに腸雑音が胸部で聴こえることがある．通常，X 線写真で診断がつく．

　先天性横隔膜ヘルニアのほとんどの患児で，肺が非常に低形成である．最近は，この疾患は，肺の発達異常が根本にあり，二次的に横隔膜の発達が欠損したと考えられている．横隔膜が欠損しているから呼吸障害があるのではなく，そもそも肺が低発達であり，肺胞だけでなく，肺血管も低形成で異常である（肺高血圧症）ことが関係している．そして，その肺の低形成と，全身の他の臓器組織の発達とは直接の関係はなく，低形成の程度もさまざまである．

　基本的に外科手術では修復できない肺の低形成が最初の問題であり，次いで消化管の問題の是正ということになる．出生直後の不安定な時期の外科的侵襲を避け待機的に手術を行うというのが現在主流の考えであり，以下に宮坂らが提唱した考えに基づいた管理法をまとめる．

　患者を麻薬，筋弛緩薬，肺血管拡張薬下で数日間人工呼吸（通常は高頻度振動換気法：HFO）で維持し，患者の肺血管反応性が安定してから手術を行う．肺の低形成は外科手術では治療できないが，外科手術の侵襲による新生児肺高血圧症を惹起させれば致命的であり，そうなる可能性が高い時期の手術（通常 2〜3 日間）は避ける．待機中は努めて刺激を加えない最小処置で管理する一方，一酸化窒素吸入療法や体外式膜型人工肺（ECMO）といった積極的な対応も必要であるが，対症療法であり根本治療ではない．

　症例の中には，肺の低形成が高度で生存不可能な症例も含まれるが，現状では明確な判定手段がなく，待機中に患者が悪化した場合の対応が問題となりうる．出生時または直後から著しい呼吸障害をきたすことで気づかれるが，出生前に胎児超音波検査などで診断がつく症例が増えている．その場合，出生前から出生時の呼吸障害の推測が可能であり，十分な受け入れ体制のある施設での出生，出生後管理が可能となるが，症例によっては救命は困難である．

■ 随伴症

1. 腸回転異常症（40%）
2. 先天性心疾患（15%）
3. 腎臓異常（それほど多くない）
4. 神経系異常
5. Cantrell 五徴〔先天性心疾患，臍帯ヘルニア，胸骨裂，心臓転位症，心内欠損（心室中隔欠損または左心室憩室）〕

Chapter 13 ● 一般および胸・腹部手術の麻酔

■手 術

1. ヘルニアの整復，横隔膜欠損部の修復：通常，経腹的に行われる——しばしば，腹腔鏡的に手術される.

■麻酔上の問題点

1. 術前状態の安定化：最近は，手術は急がない傾向にある．胸郭内腹部臓器による肺の圧迫を軽減しても，通常問題は解決しない．術後のほうが呼吸機能は悪化するとの報告もある．現在では，呼吸不全対策は，筋弛緩薬投与下愛護的人工換気と肺血管収縮を軽減する治療（筋弛緩と鎮静，HFO，酸素化と代謝性アシドーシスの補正，場合により一酸化窒素吸入，サーファクタントなど）が優先される．これらの治療が無効なときは，ECMO も試みられるが，根本治療ではない．手術は，状態が改善してから，定時手術で行う．人工換気からの離脱を目指す.

2. 通常は待機手術プロトコルで，新生児集中治療室（NICU）あるいは小児集中治療室（PICU）で強力な呼吸・循環管理を数日間受けて，多少の刺激が加わっても SpO_2 に変動しなくなってから手術になる．手術は原則として手術室で行うが，患者の状態に余裕がない場合（SpO_2 が十分に安定していなかったり，ECMO 離脱直後など）には，NICU あるいは PICU 内で手術を行う．この場合，麻酔科医および手術室看護師が病棟に機材と一緒に赴くことになる.

3. 多くの ICU の空調環境は手術室に近いが，付近で人間が多数動くと浮遊塵が増えることから，患者周辺をなるべく広く空けるようにする．外科手術であり，一般手術機材，電気メス，手術用側灯に加え，離被架と十分に機能する吸引器を複数台余分に確保することを忘れない．手術室ではすぐに使える薬剤，輸液類，血液類が必要時にすぐには手に入らない場合があり，あらかじめ準備を確認しておく.

■麻酔管理

　吸入麻酔薬の使用は困難であり，麻酔は，もっぱら麻薬と筋弛緩薬によるバランス麻酔に局所麻酔薬を併用する．皮膚切開に先立ち，5〜10 μg/kg のフェンタニル静注に加え，開腹部位に 3 mg/kg の 1％リドカイン（アドレナリン無添加）を 5 mL 程度希釈して浸潤すると，十分な麻酔深度が得られる．換気は HFO を続ける．閉腹時に平均気道内圧を 2〜3 cmH_2O 上昇させなければならない場合もある．十分な待機後に手術を行えば，術後の患者の悪化はまれであるが，もし右手と下肢の SpO_2 に解離が出現し，持続する場合には，HFO 下で NO 吸入を開始する.

▶術 前

　この疾患を扱うには，訓練されたスタッフがそろっている専門施設が必要である．患児を半坐位にし，患側を下にした側臥位で看護する．胃管を挿入し，胸腔内の腹部臓器がさらに拡張しないよう，持続的に低圧で吸引する．まれには元気な大きな乳児がいるが，ほとんど全例で気管挿管と人工換気が必要である．胃を拡張させ，呼吸窮迫を悪化させるので，マスク換気は避ける.

1. 気管挿管して，筋弛緩薬を使うと調節呼吸が容易にでき，体動が少なくなり，酸素

消費量も低下する．また，気道内圧が下がり，肺の損傷，気胸の危険が減少する．可能なら，最初からHFOを使用する．常に気胸に注意し，発生したときにはただちに対処する．

2. 愛護的に換気する：陽圧吸気圧は $20\,cmH_2O$ を超えないようにする．低形成の肺の損傷を避けるために気道内圧を低く保ち，ある程度の CO_2 の蓄積を許容する．

3. 気道内圧の変動は，肺損傷を増悪する．HFOは，気道内圧の変動を最小限としてガス交換を促す．早期産児にはサーファクタントが投与されることもある．

4. フェンタニル持続投与，最小限の患児接触などの一般的処置で肺血管抵抗が下がることもある．患児によっては，肺血管抵抗をさらに下げるために一酸化窒素（NO）を吸入させることもある．しかし，先天性横隔膜ヘルニアの患児におけるNOの効果は劇的とはいえない．

5. 上記の治療で状態が改善しないときは，ECMOを試みる．肺の状態が改善するまで生命を維持できる場合がある．

　肺の状態を適切に治療するには，動脈ラインおよびエコーで得られる肺動脈圧とを活用した積極的なモニタリングが必要である．PaO_2 と呼吸指数（平均気道内圧と呼吸数の積）で，最もよく肺低形成の程度の予想（つまり，それは最終結果の予想でもある）ができるとされている．換気が容易で CO_2 がそれほど蓄積しない患児は，予後がよい．平均気道内圧が高く CO_2 が蓄積し低酸素状態の患者は，予後が悪い．ECMOによって，このような患児の生存率が上がるかもしれない．患者の肺機能とは関係なく，酸素化と炭酸ガス排出を代替できるECMOにより，低形成度が軽減するまでの時間は稼げるが，ECMO自体は治癒能力を持っていない．軽減されるまで合併症なくECMOを続ける必要があるが，そもそも低形成が生存に十分なまでに解消される保証はない．ECMO施行には経験度の高い人的資源と体制が必要であるが，施設やチーム間での熟練度にはいまだ大きな差があるのも現状である．

　ECMOが離脱できるほどに状態が改善した場合，通常は離脱してから閉鎖手術を行う．人工呼吸管理が安定して行える限り手術を急ぐ必要はなく，またECMO時間を可及的に短くしたい思いと，ECMO使用に伴う血液凝固の問題を避けたい思いもある．一方，呼吸循環動態が安定しているECMO下での手術を好む施設もある．

▶術　中

　先天性横隔膜ヘルニアの手術は，しばしばNICUまたは手術室で行われる．特に，ECMOやHFOを使用している場合や循環状態が安定しない場合は，NICUで手術を行うことがある．しかし，その他の場合は外科的に込み入った手技が可能なため，手術室へ移送して手術する．

1. 高用量のフェンタニル（$>12\,\mu g/kg$）を静注して，麻酔を導入し，維持する．酸素／空気で換気して酸素飽和度を保つ．耐えられるようであれば，セボフルランを低濃度流す．胸腔内に陥入したガスを含んだ内臓をさらに拡大する危険があるので，N_2O を投与してはいけない．

2. 気道内圧をモニターする．気道内圧を $20\,cmH_2O$ 以上に上げてはいけない（気道内圧が高くなり過ぎると，肺をさらに損傷する．また反対側の気胸を誘発する．

Chapter 13 ● 一般および胸・腹部手術の麻酔

HFO を使用する.
3. ヘルニア整復後,患側の肺を膨らませようと試みてはならない（肺損傷を助長する）.
4. 血液ガス,酸塩基平衡を頻回に測定し,必要に応じて補正する.
5. 右手と下肢の SpO_2 の解離のモニターは重要である.
ECMO 装着状態で手術を受ける患児では,
1. 筋弛緩薬とオピオイドを追加投与するのが従来の方法であった.しかし ECMO 装着児は,フェンタニルに耐性となり,手術に対する心血管系の反応を抑えるには,非常に大量のフェンタニルが必要である.そこで,血圧,心拍数をモニターしながら,低濃度のセボフルランを ECMO の酸素供給に加える方法もある.
2. 手術体位をとるときに,ECMO のカニューレが屈曲しないように注意する.
3. ECMO 上での手術は,ヘパリン化に伴う出血の問題もあり,できるだけ避けるべきであるが,もし行う場合は ECMO からの離脱のめどが立っているときに限るべきである.ただ,ヘパリン化されているが,実際に過剰な出血になることは少ない.

▶術 後
1. 積極的な呼吸管理を継続するために PICU に患児を移す.施設の実情にもよるが,ECMO などの体外循環や外科処置を伴う心血管循環管理は NICU では行わないことが多い.
2. 不幸なことであるが,集中治療で頑張って助けた患児が何年も酸素依存性であったりもする.

気管食道瘻・食道閉鎖症（TEF）

TEF および関係する食道閉鎖（EA）は種々の組み合わせで出現する.頻度は出生 3,000 例に対して 1 症例である.羊水過多症があり,早期出生が多い.EA は,十二指腸閉鎖を合併する場合がある.

最も多い型（約 9 割）は,食道閉鎖に気管と食道遠位部瘻との組み合わせである（1型,図 13-1：C 型とも呼ばれる）.この状態は,新生児に初めて哺乳したときに,窒息症状を呈して発見されることが多いが,理想的には出生前に超音波検査で,または生下時に柔らかいネラトンカテーテルが胃まで入らないことで診断されるべきである.単純 X 線写真で診断が確定する.上部食道盲端でカテーテルが反転している,また胃内に気泡があれば気管食道瘻の存在を示している.誤嚥させるとさらに肺が損傷されるので,造影剤は使用しない.

気管食道瘻を伴わない食道閉鎖症もあり（2型,図 13-1：A 型とも呼ばれる）,頻度は 2 番目に多い.上部食道盲端と下部食道盲端のギャップが広いことがある.カテーテルを食道経由で胃に挿入できず,胃内に気泡はない.上部食道盲端から肺への誤嚥がただちに危険である.手術を待つ間,上部食道盲端を持続吸引しておく.

3 番目に多いのは H 型で,食道は閉鎖しておらず,瘻だけがある（3型,図 13-1）.診断が難しく,発見が遅れる.多くの場合,頻回の呼吸器系感染の病歴がある.造影剤を使ったり,内視鏡検査をしても気管食道瘻の位置を確認することは困難なことがある.位置が確認できたら,頸部からの切開で気管食道瘻を結紮できる.

3 ● 新生児期に手術を必要とする先天性奇形症例

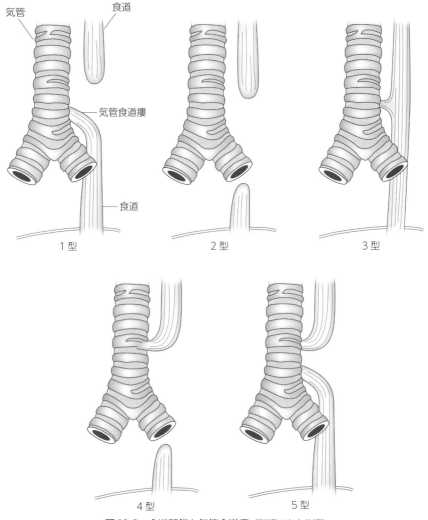

図 13-1 食道閉鎖と気管食道瘻（説明は本文参照）

　その他にも，いろいろとまれな解剖学的組み合わせがある．気管狭窄を伴うものもある．明らかな気管狭窄症状はなくとも，上部気道の通常粘膜上皮が扁平上皮であることなど，発生学的に気管の病変はあるものと考えた対応が大切である．

■ 随伴症
1. 早期産（30～40％）
2. 先天性心疾患（22％）

Chapter 13 ● 一般および胸・腹部手術の麻酔

3. その他の消化器系奇形（幽門狭窄など）
4. 腎・泌尿生殖器系の異常
5. VATER association：椎骨欠損，鎖肛，気管食道瘻・食道閉鎖，尺骨異形成，腎異形成／VACTERL association：VATER に心臓疾患，四肢欠損が加わったもの
6. 気管軟化症，その他の気管異常（気管狭窄など）

■ 手 術

患児の全身状態および奇形の型によって手術法が決まる．
1. 一次的根治手術（気管食道瘻結紮，食道吻合）が好まれる．
2. 段階的手術（胃瘻造設後瘻切断または気管食道瘻結紮，のちに食道修復）．患者の状態で時にこのアプローチが必要となる．

最近は，早い段階で一次的根治手術を行う傾向にある．通常，手術に先立ち硬性気管支鏡検査を行い，気管食道瘻の位置，および別な異常が気管にないかを確認する．これは，気管支ファイバースコープ（細径）でも行える．瘻孔組織は脆弱であり，気管支ファイバースコープ（FOB）を中に通さないように注意する．

■ 麻酔上の問題点

1. 早期産，随伴疾患（先天性心疾患）の合併が管理を複雑にする．
2. 誤嚥による肺合併症．
3. 気管食道瘻に挿管する可能性がある．
4. 気管食道瘻を通じて麻酔ガスが胃を膨らませる．
5. 手術中の圧迫により，換気障害をきたしうる．
6. 声門下狭窄や気管狭窄を伴うことがある．
7. TEF 児の気管は，大動脈と食道の間で圧迫され，哺乳時にさまざまな問題が生じる．主に術後で，生後2〜4ヵ月頃にみられるが，哺乳中に突然発作的に，無反応，チアノーゼ，徐脈，蒼白，無呼吸状態となる窒息発作（dying spell）が知られる．柔軟気管の後壁が，拡張した食道に押され，前壁は大動脈があるため圧迫閉塞させられるためである．通常は，大動脈固定術が有効だが，外ステントによる気管壁の補強が必要となる．

■ 麻酔管理：一次的根治手術

1. 通常の新生児症例に必要な配慮をする．

▶ 術 前

1. 患児を半坐位で看護する．
2. 食道の近位盲端を持続的に吸引し，分泌物の誤嚥を防ぐ．
3. 肺合併症を軽減させるために，呼吸管理を精力的に行う（しかし，気管食道瘻を結紮しなければ肺の状態はほとんど改善しない．したがって，肺の状態が改善しないからといって手術を遅らせるのは不適当である）．
4. 他の合併症がないかをよく検査する．心エコー法で先天性心疾患の有無を確認する．

3 ● 新生児期に手術を必要とする先天性奇形症例

5. 確実な点滴路を確保する．輸血を準備する．
6. 維持輸液を開始する．新生児では，生後24時間の水分必要量は少なく，また食道閉鎖では電解質喪失がないので，脱水がそれほど大きな問題とはならない点に留意する．
7. 呼吸窮迫症候群の早期産児で肺のコンプライアンスが低いと，気管から胃への空気の漏れで胃が著しく拡張してしまう（胃瘻が作られていれば，そこから外への漏れが激しい）．気道内圧がかからないので，換気ができない．大量の胃内空気により胃破裂，気腹が起こることもある．サーファクタント治療の導入により，呼吸窮迫症候群の乳児での胃大拡張のリスクはなくなった．気管食道瘻からのガス漏れに対処するさまざまな方策が提案されている．
   a. 胃瘻からバルーンカテーテルを下部食道に逆行性に挿入する．
   b. FOBを用いて気管食道瘻にバルーンカテーテルを挿入する．
   c. 呼吸窮迫症候群を伴って気道内圧が高い患児では，早期に気管食道瘻の単純結紮がよく行われている．手術は短時間で終わる．患児の呼吸機能が改善したら食道を再建する．
8. 声門下狭窄の可能性を考えて，細めの気管チューブも準備しておく．
9. VATSで行う場合は，片肺換気手術の配慮をする．

▶術 中
1. 上部食道盲端を吸引する．
2. 通常のモニターを装着し，換気をモニターするために片耳胸壁聴診器を左胸部の中腋窩線上に装着する．
3. 気道を確保するには以下の2つの方法がある．
   a. 手術に先立ち気管支鏡検査を施行する場合，セボフルラン-酸素で麻酔を導入する．自発呼吸は残す．麻酔が深くなったら，喉頭鏡を用いて喉頭に1%リドカインを噴霧する（最大量2 mg/kg）．再びマスクを当てて，外科医に気管支鏡の挿入を許可する前に2～3分間麻酔を維持する．
   b. 気管支鏡検査が予定されていなければ，フェンタニル（0.5～1.0 μg/kg）とミダゾラム（25 μg/kg）とで鎮静し，喉頭にリドカインを噴霧する．
   これに引き続き，
   a. チューブの切端を背側に向けて気管挿管する（瘻孔挿管を防ぐため）．
   b. 硬性気管支鏡検査が予定されているときは，気管に気管支鏡が挿入されたら，気管支鏡の側枝に麻酔回路を接続し，自発呼吸または軽い補助呼吸で麻酔を維持する．気管支鏡操作が終了したら，チューブの切端を背側に向けて気管チューブを気管内に挿入する．
   c. FOB検査が予定されているときは，瘻孔挿管を防ぐために，チューブの切端を背側に向けて気管チューブを気管に挿入する．気管チューブにアダプターを取り付け，アダプターからチューブ内にFOBを挿入する．検査中は，軽く換気を補助する．
4. 気管挿管直後に，いったん気管チューブを右主気管支に押し込み，次いでゆっくり

Chapter 13 ● 一般および胸・腹部手術の麻酔

引き抜いて，左肺野そして肺野全体の換気を確かめる．換気が不十分ならば抜管し，酸素を投与した後，再挿管する．こうすることで，チューブの先端を，瘻孔より遠位だが気管分岐部の直上に置くことができる．しかし，患児によっては，瘻孔が分岐部にあったりする．その場合，瘻孔を介して胃に送気しないように，気管チューブを回転させてチューブの切端が前を向くようにする．もっと複雑な気管チューブの位置決めの方法も報告されてはいるが実際的ではない．手術体位をとった後に換気を再確認する．側孔からの漏れを最小限にするために，Murphy eye が付いていない気管チューブを使用するのが望ましい．

5. チューブの綿密な位置決めで瘻孔換気を防ぐ努力は重要だが，実際には常に，瘻孔は気管分岐部直上にあると考えて対処する．決して人工呼吸器を使ったり，暴力的に麻酔バッグを握ったりしない．胃部が膨らまないのを確認しながら，軽く数本の指でバッグを挟むようにして，軽く，短く用手換気を行う（浅くて速い補助：rapid and shallow）．

6. 気管挿管が成功したら，酸素を投与して，分泌物を吸引する．

7. 麻酔は酸素-空気にセボフルランを加えて，自発呼吸か軽い補助呼吸で維持する．吸入麻酔薬に耐えられないときには，少量のフェンタニル（$10\sim12\,\mu g/kg$ まで）で代用する．

8. 自発呼吸が不十分ならば，胃の上を聴診しながら胃が膨れてこないかに注意して調節呼吸を始める．もし，どうしても胃が膨らむようならば，気管食道瘻結紮まで自発的に呼吸させる．しかし換気が不十分だと思われたら，筋弛緩薬投与も考慮する．

9. 操作中は換気に細心の注意を払う．圧排により，太い気道でさえ屈曲してしまう危険性がある．特に，瘻を操作しているときが危ない．術者の手術操作により気管挿管チューブ自体が屈曲，閉塞される場合もある．

10. 気管食道瘻結紮後は，筋弛緩薬を投与して，通常と同様に調節呼吸とする．

11. VATS が気管食道瘻修復手術で有用ではないかとの考えもある．ビデオの画面で見ながら手術するので，非常に精密に食道を手術することができる．この場合は，気管チューブを気管支に挿入し片肺換気とすることは必ずしも必要ない．CO_2 が $5\,cmH_2O$ の圧で胸腔に注入されるので，胸腔内圧上昇により実質的に片肺麻酔となって，手術側の肺は圧縮されて手術野が見えるようになっている．この間は，換気は困難で吸入酸素濃度を高くしなければならない．この方法では，気管支挿管により起こりうる上葉の持続性無気肺が避けられるので有利との考え方もある．

▶術 後

1. 肺が清明で，覚醒して活発に動いていれば，手術室で抜管できる場合がある．再挿管で気管修復部が損傷されるのを防ぐために，数日間気管チューブと胃食道チューブを留置しておくことを好む術者もいる．

2. 肺合併症があったり，換気状態に不安が残るときは，調節換気を続ける．

3. 挿入深度の印を明確に付けた柔らかいカテーテルで咽頭を吸引する．カテーテル先端は，吻合部に達して（損傷して）はいけない（二重管で咽頭の持続吸引を行う）．

4. 長期の集中的呼吸管理が必要である（術後は嚥下機能が正常でなく，頻回に誤嚥が

起こりやすい).

5. 手術の予後は, 合併奇形の有無, 肺合併症の有無, および患児の成熟度にかかっている. 成熟児で, 合併奇形がなく, 肺合併症がなければ, 予後は良好である.

6. 手術時に仙骨裂孔から仙骨硬膜外カテーテルを胸部まで挿入しておき, 術後の鎮痛を得ることも可能である. 局所麻酔薬の投与量は注意して管理する (Chapter 5, p.175 参照).

■ 段階的手術

まず局所麻酔下または全身麻酔下で胃瘻を造設する. 第二段階の管理 (気管食道瘻結紮) は前述に準じて行う. その後の手術 (食道閉鎖解除) は, 患児の状態が改善したのちに行われる.

■ 晩期合併症

1. 気管食道瘻の手術を受けた患児では, かつての気管食道瘻の部位に憩室形成がみられることがあり, 後の麻酔時に憩室に挿管する可能性があるので注意する.

2. 気管軟骨構造が異常で, 気管食道瘻の術後乳児期に気管軟化症の症状をきたすことがある. 喘鳴, 呼吸困難, チアノーゼ ("dying spells") が授乳時に起こるのが特徴的である. これは, 軟化気管が拡張した食道と大動脈弓との間で圧迫されるからである. 症状が重篤であれば大動脈固定術, 外スプリントを用いた気管形成術などの手術が必要となる. これらの患児では, しばしばクループのときのような深い犬吠様咳嗽が認められる.

3. 食道吻合部に狭窄が起きて, 食べ物が食道に詰まることがある (食道にホットドッグ). この場合, 食道の拡張を繰り返して行わなければならないこともある. 成長してから, 狭窄部を切除して腸や胃を使って置換する.

先天性喉頭気管食道裂

これは非常にまれな奇形で喉頭後壁に裂があり食道と交通している. この裂がどこまで遠位に延びているかで, 4つの型に分類されている. 1型では裂は喉頭に限局している. 2型は気管まで, 3型は気管分岐部まで, 4型は気管支にまで裂が広がっている.

1型の軽症例では初めは診断がつかないことがあり, 後になって, 嗄れ声の啼泣, 哺乳時のチアノーゼ発作, 反復性誤嚥性肺炎を呈してくる. 1型, 2型の裂は, 内視鏡下に修復できる. この場合, 手術部位への到達が容易なように, 患児は自発呼吸下で気管チューブの挿入なしで手術を受ける. この病態は, 経験を積んだ小児麻酔科医が挿管時に泣き声がしないことや, 何度喉頭鏡を正しくかけても食道挿管になってしまうことなどで気づき発見される場合がある.

裂が大きい場合, 重篤な呼吸障害がすぐに現れる. 呼吸障害は, 胃管を通すと (エアウェイ代わりに機能し) よくなることがあるが, 胃管が気管に迷入する場合もあり注意する. 誤嚥による肺障害が強い. 早期の気管切開, 胃瘻造設が救命処置となる.

Chapter 13 ● 一般および胸・腹部手術の麻酔

■ 麻酔管理

1. 他に問題となるような先天性疾患がないかを術前に慎重に評価する.
2. 通常の新生児症例に必要な配慮をする.
3. セボフルラン吸入で,麻酔を導入する.
4. 確実な静脈路を確保し,分泌物を抑えるためにアトロピンを静注する.
5. 喉頭と気管とを十分に局所麻酔する(1%リドカイン5mg/kg).
6. 懸垂喉頭鏡をセットアップする.
7. セボフルランを鼻咽頭チューブから吹送,またはプロポフォール/レミフェンタニル持続注入,またはこれらの組み合わせで麻酔を維持する.
8. 酸素/空気を投与するが,電気メスを使うときは,吸入酸素濃度を低めに保ち火災の危険を少なくする.
9. 術後は,呼吸維持のためにBiPAP(高圧相と低圧相との2つの圧を設定できるCPAP)を使うこともある.柔らかい栄養チューブを胃内に留置する.

注意:この麻酔方法(自発呼吸,気管挿管なし,吸入麻酔,気道への十分な局所麻酔)は,喉頭と上部気管の内視鏡手術にはきわめて有用である.ただ,頭の周りから麻酔ガスが排出される.過剰に神経質になることはないが,麻酔科医は何百例もの症例で吸入することから,身近な余剰ガス対策は行う.開放空間に流れるので容易ではないが,以下の対策が行える.単純な指標は,「臭いが強ければ吸入している」である.

1) 患者の呼吸部位を考えて麻酔ガスを流し,無駄にガスを流さない.
2) 頭上の手術灯など,天井から下方への整流を妨げないように配置する.
3) 太い吸引管を数本,手術台上で患者頭部脇に置き,開放吸引としておく(余剰ガス源に余裕がなければ,通常の吸引源).
4) 麻酔ガスは重く下に流れるため,麻酔中は当然ながら立ったままとし,不用意にガス源に顔を近づけない.

覚醒したり動いたりしないように,麻酔は一定のレベルに保つ必要がある.長い手術では,十分量の局所麻酔薬を満遍なく適用し,途中で再適用を考える.この方法で,セボフルランで麻酔を深く一定に保つのは容易でなく,5%以上の高濃度吹きつけに加えて,プロポフォール間欠投与が必要な場合がある.プロポフォール(+レミフェンタニル)持続静注を使ったTIVAもよい選択肢である.

3型,4型は切開手術が必要である.根治術は,頸および胸部からの到達が必要となる.術中の確実な気道管理が必須で,修復にあたっては麻酔科医と外科医との密な協調が不可欠である.食道にカフ付きチューブを挿入して,胃を換気しないようにすることも試みられている.食道換気を避けるために,分岐した気管チューブを使用した報告がある.まれではあるが,気管分岐部まで病変が及んでいれば,人工心肺が必要となる.

先天性肥厚性幽門狭窄症

本症は乳児の典型的な外科的疾患である.出生300例に1例の頻度で,また第1子男児に多いという特徴もある.幽門括約筋の肥厚による閉塞で,持続性嘔吐が起こり,脱水,低クロール血症,アルカローシスに陥る.最近では早期に診断がつけられ,約半数の患者で電解質・代謝系指標は正常である.

病歴と幽門部にオリーブの大きさの腫瘤を触知することで診断がつく．腹部超音波検査で確定する．

■随伴症

1. 黄疸（2%）：グルクロニルトランスフェラーゼ欠損による．特別な治療は不要で，幽門筋切開術後に黄疸は消失する．

■手術

1. 幽門筋切開術（pyloromyotomy）：通常，腹腔鏡下で行われる（p.362 参照）．

■麻酔上の問題点

1. 術前に完全に脱水，電解質異常が補正されているかを確認（幽門筋切開術は緊急に行わなければならない手術ではない）．
2. 嘔吐・誤嚥の危険性がある．
3. 内視鏡下手術の特別配慮事項（p.362）参照．

■麻酔管理

1. 通常の新生児症例に必要な配慮をする．

▶術 前

1. 胃管を挿入し，持続吸引する．
2. 脱水，電解質異常の補正：補正には 1～2 日かかることもある．
   a．糖：生理食塩水（2：1）か生理食塩水を血清電解質値により輸液する．水分・ナトリウム喪失が激しい患児では，生理食塩水を使う．利尿が認められたら，KCl（3 mEq/kg/ 日）を添加する．
   b．脱水症状が臨床的に改善され，電解質，酸塩基平衡が正常となり，また十分な尿量が得られるまで手術は行わない．
3. 術直前に，もう一度十分補液されているかを評価する．
   a．臨床症状（覚醒度，皮膚の緊張感，大泉門の張り，バイタルサイン，湿潤舌，尿量）
   b．生化学：pH 7.3～7.5，Cl＞90，HCO_3＜28 mmol/L であること

▶術 中

1. アトロピンを静注する．
2. 口胃吸引管を挿入して，患者を仰臥位，右および左側臥位にして，胃を吸引する（たとえ持続吸引されていても行う）．
3. マスクで 100％酸素を投与する．
4. 輪状軟骨圧迫をしながら迅速導入．
5. N_2O と吸入麻酔薬，あるいはレミフェンタニルで麻酔を維持する．
6. 筋弛緩薬（またはプロポフォール）を投与して調節呼吸する．筋弛緩薬の選択は，

Chapter 13 ● 一般および胸・腹部手術の麻酔

手術時間の予想（つまり，術者の速さ）による．短時間手術では筋弛緩薬無使用，場合により少量のロクロニウム（0.3 mg/kg）を投与する．

7. 胃内に少量の空気を送り込むように外科医から要請されることがある．

8. 麻酔導入が終わったら，アセトアミノフェン（7.5 mg/kg 静注）を投与する．外科医に長時間作用性局所麻酔薬浸潤を依頼する．特に腹腔鏡手術では，術中オピオイド投与で覚醒が著しく遅延するので避ける．

9. 完全に覚醒してから，側臥位で抜管する．

▶術 後

1. 術後鎮痛が不十分なときは，少量のモルヒネ（0.02〜0.03 mg/kg）を静注する．

2. 経口摂取が十分可能となるまで（通常 24 時間）輸液を維持する．経口摂取が不十分なうちに，糖を含んだ輸液を中止すると低血糖をきたすことが報告されている．

3. 術前の代謝性アルカローシスが脳脊髄液の pH に及ぼす影響で，術後に呼吸抑制を起こすことがある．幽門筋切開術の後で，正期出産児で術後無呼吸を起こした報告がある．術後無呼吸の頻度と，原因は明確ではないが，術後 24 時間は注意深く観察（無呼吸モニター，パルスオキシメータ，カプノメータ）しなければならない．

臍帯ヘルニア，腹壁破裂

どちらも腹部臓器が前腹壁からヘルニアを起こしている．頻度は，地域によって異なるが，腹壁破裂で出生 1 万例に 0.4〜3 症例，臍帯ヘルニアで出生 1 万例に 1.5〜3 症例とされている．

腹壁破裂では臍の側方（通常右側）よりヘルニアを起こしているが，臍帯は正常な位置についており，他の先天性奇形との合併はまれである．しかし，腸管は子宮内で羊水に曝されていて損傷を受けている．左側の腹壁破裂では，腸管以外にも随伴奇形の頻度が高い．

臍帯ヘルニアでは臍帯がヘルニア嚢の先端とつながっており，腹膜と羊膜とで覆われている．また，合併先天奇形が多い（75％前後）．早期産では合併症の頻度が高い．

腹壁欠損の生理学的影響はどちらも同じである．治療方針は，内臓に過度の圧がかからないようにしながら腹壁欠損を閉鎖することにある．腹腔内圧が高いままだと，心肺不全，腎不全，肝機能低下，腸管虚血性損傷が起こることがあり，死亡につながる．

■ 随伴症（臍帯ヘルニア）

1. 臍帯ヘルニアが低出生体重児である割合（30％）

2. 他の消化管奇形（回転異常，横隔膜ヘルニアなど）（25％）

3. 泌尿生殖器異常（25％）

4. 先天性心疾患（10％）

5. ベックウィズ・ウィーデマン症候群（臍帯ヘルニア，巨舌症，過粘稠度，重症低血糖症）．この症候群の患児は通常大きく，肝臓，腎臓，膵臓の巨大内臓症を伴う．

3 ● 新生児期に手術を必要とする先天性奇形症例

■手術

欠損と腹腔の大きさにより，手術法が決まる．

1. 一期的閉鎖（primary closure）：感染の危険や他の胃腸管合併症が少ないので，可能ならば一期的に閉鎖するのがよい．しかし，一期的に閉鎖すると，腹腔内圧が上昇する．腹腔内圧が上昇し過ぎると，術後呼吸不全，心拍出量低下，血圧低下，腸虚血が起こり，肝機能低下，腎機能低下，腸機能低下に陥る．胃内圧あるいは膀胱内圧を測定して，一期的閉鎖の安全性の指標とする．20 mmHg 以上は耐えられない．外科医には，十分に皮下を剝離するなど，腹圧を上げない工夫をしてもらう．少し時間（分単位）が経つと腹圧は下がる場合が多く，時間をかけて段階的に閉じてもらう．
2. 症例によっては，皮膚閉鎖のみ（腹壁全層や筋層は寄せず）とすることもある．
3. 段階的手術：最初補綴囊（生体適合布性サイロ）で覆い，徐々に時間（日時単位）をかけ（麻酔なしで，NICU で）縫い縮めて閉鎖する．
4. 非常に大きな臍帯ヘルニアでは，単にスルファジアジン銀を塗布し，何週〜何ヵ月もかけて上皮化を促し，その後外科的に閉鎖する．

■麻酔上の問題点

1. 露出した内臓から体温，体液が失われる（腹壁破裂でより大きい）．
2. 腸内に体液が漏出していて，さらに内臓が空気に曝されているので，重篤な水分・電解質異常および循環血液量減少性ショックを起こしている．低タンパク血症も起こる（腹壁破裂でより起こりやすい）．
3. 腹壁閉鎖後の腹腔内圧上昇により，換気障害，心拍出量低下，腎不全，肝機能障害に陥ることがある（薬剤，特にフェンタニルの体外排泄が遅延する）．
4. 巨大内臓症の患児では，低血糖の可能性がある．

■麻酔管理

1. 通常の新生児症例に必要な配慮をする．

▶術 前

1. 患児を半坐位で看護し，体温および水分が失われるのを防ぐため露出した臓器を清潔なプラスチックの被膜で覆い，その上をさらにタオルで覆う．
2. 胃チューブを挿入して，腸を減圧する．
3. 血糖値を頻回にチェックする．血糖値が低ければ（40 mg/dL 以下），ブドウ糖を（6〜8 mg/kg/ 分）持続投与する．
   注意：ベックウィズ・ウィーデマン症候群では，インスリン反応が過剰なので，ブドウ糖を一気に投与すると，重篤な反動性低血糖症が起こる危険がある．
4. 循環血液量，電解質，膠質浸透圧を補正する．初期の水分必要量は多く（140 mL/kg/24 時間まで），循環血液量回復には生理食塩水と膠質液（HES）が必要である．
5. 輸血用の血液を準備する．

Chapter 13 ● 一般および胸・腹部手術の麻酔

▶術 中

1. 手術室の温度を 24℃ 以上とし，加温ランプ，強制温熱送風体温維持装置が準備されているかを確認する．
2. 胃チューブを吸引する．
3. マスクで 100% 酸素を投与する．
4. 輪状軟骨圧迫をしながら迅速導入する．ベックウィズ・ウィーデマン症候群は，気管が太いとの報告があるので，太めのチューブやカフ付き気管チューブが必要な可能性がある．また舌が巨大で通常の喉頭鏡操作が困難な可能性もある．ビデオ喉頭鏡の準備，あるいは意識下挿管が適応となりうる．困難気道に備える．
5. 麻酔はセボフルラン-空気-酸素で維持する．
   a．腸がさらに膨張するので N_2O は投与しない．
   b．術後の高い腹腔内圧が肝血流に及ぼす影響で，オピオイド（フェンタニルなど）の代謝は予想より遅れることもありうる．
6. 呼吸調節に通常，筋弛緩薬が必要となる．
7. 一期的閉鎖に耐えられるかの判断をするために腹壁閉鎖時に胃内圧を測定する．胃内圧が 20 mmHg 以上であれば，血行動態が不安定となり腎不全に陥りやすい．調節の目安として，動脈管より遠位で腹部の上と下とで（つまり，左手と左足）で SpO_2 を測定すると腹腔内圧亢進が予測できるとされている．もし，左足の SpO_2 が左手の SpO_2 よりも顕著に低かったり，パルスオキシメータの波形が足で手よりも著しく低い場合には，腹腔内圧が高過ぎると判断される．パルスオキシメータが静脈うっ滞の影響を受けやすく，SpO_2 値が低下したり脈波高が低下したりすることを利用したこの方法は良いアイデアではあるが，用いる装置によっては自動補正機能のため目的は達せられない．実際には，血圧（低下）と心拍数（低下）を監視しながら，段階的に，時間を待ちながら（分単位）で腹壁閉鎖を進める．

▶術 後

1. 自発呼吸の状態をみて，必要ならば経鼻気管チューブに替えて，NICU に移送し，調節呼吸を続ける．調節呼吸は長期にわたることもありうる．
2. 腸機能が回復するまで，胃の持続吸引を続ける．
3. 輸液，ブドウ糖投与を続ける．術後では，輸液必要量が多い．症例によっては，何週間も何ヵ月も腸の機能が障害されているため，長期間の経静脈的な栄養管理が必要となる．

胆道閉鎖症

　新生児の胆汁うっ滞の原因は，胆道閉鎖症が最も多く，頻度は出生 10,000 例に 1 症例とされる．胆道閉鎖症での肝外および肝内の胆管の閉塞は，子宮内から新生児期にかけての炎症過程に起因すると考えられ，一度形成された胆管が後天的に閉塞，破壊，消失したとされる．胆管の閉鎖で肝細胞が障害され，黄疸が悪化し，最終的には肝硬変に陥る．遷延性黄疸，淡黄色（灰白色）便，肝脾腫，直接型高ビリルビン血症，ビリルビン尿などを認め，時にはビタミン K 吸収不良による頭蓋内出血で発症することもあ

る．超音波検査，十二指腸液検査，肝胆道シンチグラム，経皮的肝針生検などは有力な検査だが，診断は開腹，胆道造影によって確定される．放置されるか，葛西手術の不成功例（40％）では肝硬変，慢性肝不全によって死亡する．生後60日以内の，早期に肝門部空腸吻合術（葛西法）に準じた手術の施行が重要である．他の随伴奇形は10％程度である．

■ 随伴症

1. 多脾症：腸回転異常，十二指腸前門脈，内臓逆転位，下大静脈欠損，心疾患，異常肝動脈，先天性胆道拡張症，Alagille 症候群，新生児肝炎症候（群），敗血症など．

■ 手 術

1. 肝門部空腸縫合術（葛西式）：肝外胆管を切除する．肝門部を皮膜レベルで切開し，空腸で Roux-en-Y 脚を造る．手術の成否は手術時期にかかっている．生後90日以降では成功の可能性は低い．この時機を逸した患児はしばしば肝移植にリストアップされる．

■ 麻酔上の問題点

1. 肝機能不全（特に年長児）．
2. 低プロトロンビン血症が進行し，凝固障害が起こる（特に年長児）．
3. それほど多くないが，術中，大量出血の可能性がある．特に日齢が高い場合，肝門部処理によっては 200～300 mL の出血がみられる場合がある．
4. 術中，X 線撮影が必要となりうる．
5. 腹腔鏡を用いたロボット手術の場合がある（前述参照）．
6. 脾機能亢進症による血小板減少症を併発している場合がある．
7. 胆汁排泄が不十分であれば，再手術もある．

■ 麻酔管理

▶術 前

1. 通常の新生児症例に必要な配慮をする．
2. 血液凝固検査をチェックする．また，ビタミン K_1 の投与を受けたかも確認する．
3. 十分量の血液，凍結血漿および血小板が低ければ，血小板輸血が準備されているかを確認する．

▶術 中

1. マスクで 100％酸素を投与する．モニターを装着する．
2. 静脈麻酔薬またはセボフルラン吸入で麻酔を導入する．
3. 筋弛緩薬（ロクロニウム）を投与して気管挿管する．筋弛緩モニターを用いる．
4. 酸素，空気と低濃度セボフルラン麻酔を維持する．フェンタニルかレミフェンタニルを鎮痛薬として用いる．
5. 筋弛緩薬を適宜追加し，調節呼吸を行う．5 cmH$_2$O 程度の PEEP の付加は必須で

Chapter 13 ● 一般および胸・腹部手術の麻酔

ある.

6. 上肢,または頸部に太い静脈路を確保する.胃管を挿入する.

7. 動脈ラインは必要である.肝臓操作中に下大静脈閉塞が起こり,急激な血圧下降の危険性がある.多少頭側を下げた体位にしておくと肝臓操作中の血圧低下が少なくなる可能性がある.

8. ブドウ糖を含む輸液を維持量で投与し,血糖値をモニターする.

9. 体温をモニターする.必要ならば,ラジアントウォーマー,強制温熱送風体温維持装置を他の方法に追加して,低体温を防ぐ.

10. 術後鎮痛の目的で,仙骨あるいは硬膜外カテーテル挿入もよいが,凝固障害がない場合に限る.

▶術 後

1. 長期の静脈栄養が必要となりうる.

2. 上行性胆管炎が多い,門脈圧亢進症も起こる.

3. 多くの場合,後年食道静脈瘤が生じ,出血を繰り返す.

4. 通常,術後人工呼吸管理は不要であるが,出血量が多かった症例では24〜48時間の術後人工換気が必要となることもある.

5. 術後気管挿管で人工換気を継続する場合は,フェンタニルまたはモルヒネ(静注)を適宜鎮痛薬として用いる.抜管した症例では,モルヒネ静注を用いる.仙骨,硬膜外鎮痛を用いる場合,局所麻酔薬の必要量は相当に少ないことに留意する.

新生児の腸閉鎖

新生児の腸閉鎖は種々の病変(十二指腸閉鎖,重複,中腸捻転,回転異常など)や,粘稠な胎便の蓄積(胎便性イレウス)によって起こる.腹腔鏡下手術が一般的である.

■随伴症

1. 未熟性.

2. ダウン症候群および先天性心疾患(40〜50%).

3. 囊胞性線維症(必然的に胎便性イレウスを伴う).

4. 十二指腸閉鎖を伴った声門下狭窄.

■麻酔上の問題点

1. 循環血液量低下,酸塩基平衡異常,電解質異常.

2. 腹部が異常に膨満していることもある.

3. 逆流や誤嚥の危険性が高い.

■麻酔管理

1. 通常の新生児症例に必要な配慮をする.

3 ● 新生児期に手術を必要とする先天性奇形症例

▶術 前
1. 脱水が補正されていること.
2. 酸塩基平衡, 電解質を調べ, 異常があれば, できるだけ補正する.
3. 胃腸管がチューブで十分に減圧されていることを確認する.
4. 輸血の準備を確認する.

▶術 中
1. アトロピンを静注する.
2. 胃チューブにより, 胃内容物を吸引する. サンプチューブを用い, 仰臥位, 左右側臥位にして吸引する.
3. マスクで100%酸素を投与する.
4. 意識下または迅速導入で挿管する, 声門下狭窄に留意する.
5. 麻酔をセボフルラン-空気-酸素で維持する. 腸をさらに拡張させることがあるので, N_2O は投与しない.
6. 筋弛緩薬を少量投与(ロクロニウム 0.1〜0.2 mg/kg 単位)して, 調節呼吸とする. 5 cm H_2O 程度の PEEP を用いる.
7. 術前に水分補充が十分であるように見えても, 患児によっては, 特に小腸閉鎖, 中腸捻転の患児で, 開腹すると血圧が下がることがある. 血圧を回復させるには, かなり大量の輸液(血液や血漿さえも)が必要なことがある. 準備しておく!
8. HES(ボルベン®)10 mL/kg 単位で, 血圧をみながら投与する. 腸管浮腫発生が少ない.
9. 術後鎮痛に, 仙骨カテーテルの利用が有効な場合がある. ただし, この年齢層の局所麻酔薬の使用量は少ないことに注意する.

▶術 後
1. 完全に覚醒し, 体を活発に動かすようになったら, 側臥位で抜管する.
2. 長期にわたる静脈栄養または胃瘻食の投与が必要となりうる.
3. 胎便性イレウスの後は, 長期腸機能不全, 敗血症, 肺炎などが問題となる.

新生児壊死性腸炎

　新生児壊死性腸炎(neonatal necrotizing entercolitis;NEC)は低出生体重児(通常, 在胎 34 週未満)の疾患であり, 腸虚血による腸粘膜損傷が特徴である. 腸穿孔や腹膜炎を起こしたりもする. 重篤な水分・電解質障害, 致死的高カリウム血症, エンドトキシンショック, 腎不全, さらに血小板減少による凝固障害も起こりうる. 進行すると, 多臓器不全に陥る. 病因は明らかではないが, 通常, 出生時仮死, 呼吸窮迫症候群, ショックの既往がある患児に起こる. 早期経腸栄養開始, 過剰輸液, ROP 防止に向けた低めの目標 SpO_2 設定(85〜89%>91〜95%), 感染, および臍帯動脈カテーテル留置なども一因と考えられている. 善玉菌である乳酸菌やビフィズス菌含有の健康飲料が重症度を軽減する可能性がある.

　臨床的には, 腹部膨満, 血性下痢, 体温不安定, 嗜眠傾向が認められ, 無呼吸に陥る

Chapter 13 ● 一般および胸・腹部手術の麻酔

こともある．腹部 X 線写真では腸壁内や門脈内に気泡像が認められることがある．
　内科的には，経腸的栄養投与中止，胃内容物持続吸引，補液，栄養輸液，抗菌薬，貧血補正，凝固障害補正で治療する．ショック治療に，ステロイド，昇圧薬も使う．腸穿孔は手術の適応となる．

■ 麻酔上の問題点
1. 未熟性と呼吸窮迫．
2. ショック，循環血液量不足，電解質異常，凝固障害．
3. 敗血症，アシドーシス，うっ血性心不全．
4. 腸壁内組織間気泡．
5. 抗菌薬と筋弛緩薬との相互作用．

■ 麻酔管理
▶術 前
1. 循環血液・体液の補正：血液，血漿，血小板，晶質液の投与が必要となりうる．サードスペースへの喪失は激しい．量補正のみでは血圧が回復しないときは，強心薬が適応となる．ヘマトクリット，血液ガス，電解質，血糖をチェックする．
2. 凝固系のチェック：血小板減少症は血小板輸血で補正しておく．
3. 重症は敗血症では交換輸血が適応となることもある．酸塩基平衡の補正をする．
4. 無呼吸発作の発現によく注意する．
5. 術中の使用に備えて，ドパミンおよびアドレナリンを準備しておく（乳児に適した濃度で準備して，輸注ポンプにセットする）．
6. 蘇生や低血圧治療に備えて，シリンジでアドレナリンを準備しておく．
7. 血液製剤急速投与による低カルシウム血症に備えて，シリンジでグルコン酸カルシウムか塩化カルシウムを準備しておく．

▶術 中
1. 低出生体重児での特別配慮参照．確実な静脈路と動脈ラインとは必須である．手術開始前にすべてのモニターが問題なく機能しているかを再点検する．
2. フェンタニル（10〜12 μg/kg）を静注し，酸素-空気（飽和度に合わせて酸素濃度を調節する）で換気する（腸壁内気泡拡大のおそれがあるため N_2O は使わない）．
3. 必要に応じて筋弛緩薬を投与する．
4. 臨床症状，検査結果を総合して，術中持続的に輸液療法を続ける．輸液はすべて加温する．
5. 開腹後は，心血管系の安定を維持するには，大量の輸液が必要であることを予想しておく．血圧をよくモニターして，適当な晶質液，膠質液を適量輸注して低血圧を治療する．開腹時低血圧に対し，10 mL/kg 単位での膠質液 HES（ボルベン®）の投与を考慮する．
6. 大量輸血が必要になることを予想し，準備をする．
7. 昇圧薬の必要性に備える（ドパミン，アドレナリン）．ドパミン使用量は20 μg/

4 ● その他の広範な胸・腹部病変と手術

kg/分と高用量の可能性がある.
8. 急速に血液製剤（FFP や血小板）を投与したときには，重度の低カルシウム血症になる前提で対処する.

▶術 後

1. NICU で予想される多臓器不全（心臓，肺，腎臓など）の管理を続ける.

4 ● その他の広範な胸・腹部病変と手術

神経芽細胞腫，神経節細胞腫

　神経芽細胞腫は乳児の悪性固形腫瘍で最も頻度が高い．半数以上は後腹膜腔に発生するが，交感神経幹に沿ってどこにでも発生する．病期は 4 期に分類されている．第 1 期：原発臓器に限局，第 2 期：被膜を破って浸潤，正中線を越えていない，第 3 期：正中線を越えている，第 4 期：転移があるもの．診断時には，半数以上で転移している.
　時には胎児超音波検査で診断されることがある．新生児や乳児では，腹部腫瘤の触診で診断される．年長児では，発熱，体重減少，貧血などの慢性疾患の徴候がしばしば認められる．腫瘍はカテコラミンを分泌するので，高血圧をきたすことがある．また，血管作動性腸管ペプチド（VIP）を分泌し，下痢，脱水，電解質異常を起こす．腫瘍は，他の組織に浸潤して症状を引き起こす．例えば，硬膜外腔に浸潤して神経症状を引き起こす．腫瘍は下大静脈や大動脈などの大血管を取り巻いたり，圧迫したりすることがある．ほとんどの患児で，カテコラミンレベルが高く，尿中カテコラミン代謝物も多い（バニリルマンデル酸陽性）．CT，MRI で腫瘍の位置，転移の有無がわかる.
　第 1・2 期は手術的切除を行う．第 3・4 期は，最初は化学療法か放射線療法，あるいは両方で，その後外科的切除を行う．転移が広範であれば，全身放射線照射，化学療法，そして骨髄移植で治療を行う.

■ 麻酔上の問題点

1. 術中，大量出血が起こりうる（特に，術前に放射線療法を受けた患児）．大血管（下大静脈など）に浸潤していて，急速大量出血や腫瘍塞栓の源となりうる.
2. カテコラミン値は通常高い，高血圧はみかけるが，不整脈はまれである．重症高血圧はまれであるが，これらの患児では，循環血液量が減少していることを疑い褐色細胞腫の術前に準じて準備する.
3. 胸郭内腫瘍は，肺を圧迫して，呼吸不全をきたしうる．また，頸部腫瘍は気管を圧排したり，気道を圧迫しうる.
4. 硬膜外腔に浸潤した腫瘍（亜鈴型腫瘍）では，腹部手術と，椎弓切除による脳神経外科的手術を併せて行う.
5. 神経芽細胞腫の手術中に高熱（悪性高熱症ではない）を認めた報告がある.

Chapter 13 ● 一般および胸・腹部手術の麻酔

■ 麻酔管理

▶術 前

1. 腫瘍の全身状態に及ぼす影響を注意深く評価する．ヘモグロビン値，電解質をチェックする．大血管にかかっていないか，神経学的浸潤がないか，CT，MRIをチェックする．
2. 高血圧の程度，術前の治療でコントロールできているかを評価する．
3. 適当な鎮静薬を指示（ミダゾラム 0.5 mg/kg 経口投与や 0.05 mg/kg 静注など）する．
4. 重要：十分量の輸血用血液を確保し，出血量の測定，加温，大量輸血の方策の準備をする．急速輸血装置があれば準備する．
5. 昇圧薬を，単独で即時使用できるようにあらかじめ準備しておく．
6. 急速に血液製剤（FFP や血小板）を投与したときには，重度の低カルシウム血症があるとの前提で対処する．
7. 外科医と予想される問題について検討しておく．

▶術 中

1. 乳児症例に必要な配慮をする．
2. モニターを装着し，麻酔を導入する．
3. N_2O とフェンタニルを用いたバランス麻酔とする．N_2O が使えない症例では，セボフルランとフェンタニル，またはレミフェンタニルを用いた TIVA とする．
4. 筋弛緩薬としてはロクロニウムを用いる．
5. 上肢，または頸部に太い静脈路を確保する．
6. 通常のモニターに加えて，動脈ライン，膀胱留置カテーテルを挿入する．頸静脈からダブルルーメンのラインを挿入して，輸注路および中心静脈圧測定に利用する．
7. 腫瘍操作中に血圧が上下することがある．セボフルラン濃度を調整するとたいてい対処できる．ごくまれには，少量のフェントラミン（0.2 mg/kg）か，ニトロプルシド（SNP）持続投与が必要なこともある．
8. 急速に加温血液を投与できる準備をしておく．腫瘍が切除されると，通常，血圧が下がる．輸液で血圧を戻す．手術操作で下大静脈流を妨げても低血圧が起こる．
9. 大量輸血が必要になったら，凝固系の検査をして，不足を補う準備をする．
10. 急速に血液製剤（FFP や血小板）を投与したときには，イオン化カルシウム低下があるとの前提で対処する．
11. 症例により，術後鎮痛に仙骨あるいは硬膜外カテーテルが有用とされる．ただ，きわめてまれではあるが，神経芽腫の手術では原因の脊髄横断症状が出る場合があり，慎重な適応判断を行う．

▶術 後

1. ほとんどは手術終了時に抜管できるが，患者が安定していなければ，人工換気を続ける．
2. 術後の十分な鎮痛：硬膜外麻酔がほとんどの患児で最適である．ただ，生後 6 ヵ月以下の乳児では長時間作用性の局所麻酔薬の用量は少ない．

4 ● その他の広範な胸・腹部病変と手術

3. 体内水分血液量，尿量を注意深くモニターして，不足分は補う．
　注意：神経節細胞腫は，交感神経節から発生する良性腫瘍である．他の組織に浸潤することはない．しかし徐々に大きくなるので，周りの組織を圧迫して症状が出てくる．一般に，カテコラミンや他の活性ペプチドは分泌しないが，例外もある．その場合でも，術前のカテコラミンレベルは正常である．腫瘍を操作しているときには高血圧を認めることがある．外科的切除は通常，神経芽細胞腫よりも容易であるが，その大きさ，位置によっては難しい場合もある．多くの場合，腹腔鏡手術で切除治療が可能である．

肺外科

　下記の病状が肺手術の適応となる．
1. 肺膿瘍
2. 気管支拡張症
3. 肺囊胞
4. 気管支囊胞
5. 診断的生検（小児では，通常，ウイルス感染や他の感染を確認したり除外したりするときに行われる）
6. 肺動静脈奇形
7. 肺分画症
8. 肺腫瘍
9. 慢性肺感染症

■ 麻酔上の問題点

1. 開胸になると，換気-血流比に大きな不均衡が生じるので，吸入酸素濃度を上げ，酸素飽和度をモニターする．気道内の血液や分泌物がこの問題を悪化させている．気管チューブを頻回に吸引する．
2. 開胸中は，偶発的に大血管に傷をつけたり，切断したりすると，一時に大出血が起こる．したがって，太い確実な静脈路を確保し，いつでも急速輸血できるように，血液を手術室に準備しておく．また，急速輸血装置をいつでも使える状態にしておく必要がある．手術部位により，下肢への確保が好ましい場合がある．
3. 術後疼痛により，咳嗽，深呼吸が制約されるので，特に小児では無気肺になりやすい．術後の十分な鎮痛を計画する（持続胸部硬膜外カテーテル留置など）．
4. 患児によっては（肺生検の患児など），肺機能が著しく障害されており，呼吸不全に陥っている．これらの患児では，術中に少し輸液量が過剰となっただけでも，術後の肺機能が著しく悪化する．輸液療法には細心の注意を払う．
5. 感染した肺葉や肺を隔離しないと，化膿性病巣（肺膿瘍，気管支拡張症など）からの膿が術中に散布される危険性がある．症例によっては，手術開始前に気管支鏡で溜まった分泌物を取り除いておくとよい．
6. 肺動静脈奇形は，大きな右左短絡を形成し，PaO_2を低下させる．このPaO_2の低下は，吸入酸素濃度を上昇させても改善されない．
7. VATS，片肺換気の方法は，この章の初めに記載した．

389

Chapter 13 ● 一般および胸・腹部手術の麻酔

化膿性病変が一側肺に限局しているときは，頭側を下げた腹臥位（Parry-Brown 位）で開胸することもできる．側臥位では下になった肺が膿性分泌物で汚染されるが，この体位では，膿性分泌物は気管チューブから流出する．

■ 麻酔管理
▶ 術 前
1. 患児を注意深く評価する．
  a．なるべく各種の肺機能を評価する（小児では協力が得られず，限られた検査データしか得られないが）．
  b．血液ガス分析値，その他の値を調べる．患児が予定手術に臨める最良の状態にあるかどうかを判断する．
2. 十分量の輸血が確保されているか，追加交差試験用の血清が保存されているかを確認する．
3. 適切な呼吸療法が指示されているかを確認する．年長児には，術前呼吸訓練の意義と術後呼吸療法が必要なことを説明する．
4. 適当な術前鎮静薬を指示する．肺機能障害患児では，呼吸抑制が起こらないように留意する．ミダゾラム（0.5 mg/kg 経口，0.05 mg/kg 静注）でよい結果が得られている．

▶ 術 中
1. モニターを付ける．
2. マスクで100%酸素を投与する．
3. セボフルラン吸入で麻酔を導入する．もし，静脈路が確保されていれば，プロポフォールかチオペンタールを投与し，引き続き，中時間作用性または長時間作用性筋弛緩薬を投与して，気管挿管を行う．
4. 十分な筋弛緩が得られるまで，100%酸素で換気し，適当な太さのチューブで気管挿管する．適応があれば，気管挿管前に，気管支鏡検査を行う．分離肺換気が必要であれば，前述した方法から選択する（p.365 参照）．
5. 太い確実な静脈路を確保する．
6. 動脈ラインを挿入する（健康児の"小"手術を除いて）．
7. 酸素–空気–セボフルランに麻薬を加えて麻酔を維持する．酸素飽和度を95%以上に保つように，十分な酸素を加える．ガスを含んだ閉鎖腔がなければ，N_2O を使用することも可能である．
8. （$PaCO_2$ 35～40 mmHg となるよう）調節呼吸する．
9. 開胸の体位をとったのち，再度，肺全野が換気されているか点検する．
10. 術中，必要に応じて気管チューブ内を吸引し，分泌物を除去する．
11. 片肺麻酔の場合，酸素飽和度を95%以上に保つように吸入酸素濃度を調節する．
12. 開胸中は定期的に肺を十分に膨らませる．また閉胸時には，肺が再拡張するのを観察しながら，高い吸気圧で大きな換気を数回繰り返す．術者は，空気漏れがないかを確認するために，術野を生理食塩水で満たして麻酔科医に大きな換気を要請する

4 ● その他の広範な胸・腹部病変と手術

ことがある.

13. 閉胸になったら,胸腔ドレーンが適正に接続されていることを確認する(可能なら閉胸前に肋間神経ブロックを行っておく.外科医に胸腔内から直視下で関係する数肋間神経を1肋間あたり1〜2 mLのブピバカインで浸潤ブロックしてもらう).

14. 手術が終了したら,抜管の前に,患児が覚醒しており,反応でき,十分な自発呼吸があることを確認する.疑問が残るなら,抜管せず,人工換気を必要な期間続ける.

▶術 後

1. 鎮痛:ブピバカインあるいはロピバカインとフェンタニルを使った胸部硬膜外麻酔が理想的であり,硬膜外カテーテルを72時間まで留置することもできる.肋間神経ブロックに麻薬持続静注またはPCAの組み合わせも使える〔静脈内PCAは,専用のポンプを用い,通常モルヒネ持続注入20 μg/kg/時,ボーラス1 mL(20 μg/kg),ロックアウト時間15分で設定する〕.

2. 胸腔ドレーンが詰まっておらず,持続吸引装置に接続されているかを確認する.

3. 換気状態評価のため,必要に応じて動脈血ガス分析を指示する.

4. 胸部X線写真を撮り,気胸や無気肺がないかを点検する.

5. 輸血が適量かを評価するために,ヘモグロビン,ヘマトクリット値を指示する.

前縦隔腫瘍

　前縦隔は胸骨後面,心囊,剣状突起,胸骨角により囲まれている.前縦隔腫瘍は中縦隔内の臓器〔気管／気管支,心臓(肺動脈,右房)〕を圧迫することがあり,そのため臓器の機能が失われたり,生命を脅かすような臓器不全症状が出現する.

　小児の縦隔腫瘍としては,以下の4腫瘍が多い.

1. リンパ腫,ホジキン病など

2. 奇形腫

3. 甲状腺腫

4. 胸腺腫(比較的まれ)

　中縦隔や後縦隔からも腫瘍が発生する(神経芽細胞腫,神経節細胞腫,類皮囊腫など)が,通常は麻酔管理上特に問題とはならない.

　前縦隔腫瘍の患児は頸部リンパ節生検,ポート留置,放射線学的検査,腫瘍の切除で麻酔が必要となる.局所麻酔か全身麻酔かを判断する.全身麻酔では危険だと判断した場合でも,局所麻酔に鎮静を加える可能性がある場合には,必ず麻酔科医が立ち会うようにすべきである.そして,麻酔科医も不用意に鎮静をすべきでない.意識下鎮静処置で始まった頸部リンパ節生検であっても,本当に深刻な結果になりうる.

■ 麻酔上の問題点

1. 呼吸困難の既往がない患児でも,麻酔中に突然,急性気道閉塞を起こしうる.睡眠時に呼吸に問題がなくとも,覚醒時に仰臥位や側臥位で問題なくとも,麻酔・鎮静では気道閉塞が起きうる.自然睡眠と麻酔・鎮静時の気道の挙動はまったく異なる.

2. 場合によっては,気管挿管によっても閉塞を取り除くことができず,気管支挿管で

換気を維持しなければならないことがある．このことは，肺門部リンパ節が巨大に肥大している患児や腫瘍の圧迫作用による気管軟化症，また気管気管支管外圧迫で起こりやすい．単純な小手術でも全身麻酔がきわめて危険なことがある．

3. 前縦隔腫瘍は心臓（右房と肺動脈）を圧迫して，心室への血液の戻りを妨げ，急激な血圧低下および突然の二酸化炭素曲線の消失を引き起こすことがある．

4. 縦隔の手術では，大量出血がありうる．

5. 重症筋無力症の患児には，特別の配慮が必要である．

6. 意識下鎮静処置で始まった頸部リンパ節生検が，深刻な結果になった場合が知られている．ほどよい鎮静レベルでとどめることは難しく，いつ深鎮静，呼吸抑制が起きてもおかしくない．

■ 麻酔管理

▶術 前

1. 患児を注意深く評価する．特に，気道および心臓血管系に潜在的な問題がないかを調べる．夜間咳嗽や枕数段を重ねた高さでの起坐呼吸は典型的な上気道障害の症状である．起坐呼吸は潜在的大惨事の徴候である．体位性呼吸困難がないか，呼吸が楽なのはどの体位かを聞き取る．上大静脈閉塞の徴候や上体浮腫を探す．顔面全体の浮腫，嗄声，咳嗽など非特異的な症状が，上大静脈閉塞の症状の可能性がある．

2. 症例によっては，12 時間のステロイドや放射線治療で腫瘍の大きさが縮小されるまで手術を延期するのが最良の方策の場合がある．この件について，外科医および腫瘍科医師と相談する．

3. 放射線検査，肺機能検査の評価

   a．胸部正面 X 線写真で気管圧迫，気管偏位，鞘状気管（気管軟化症を疑わせる）を診断する．

   b．CT で，腫瘍がどの程度気道を障害しているかを評価する．もし気道が 50％以上狭くなっているようであれば，最大限の注意が必要である〔術前ステロイド治療や局所麻酔下手術（鎮静薬は使わない）を考慮する〕．主気管支が圧迫されているようであれば不吉なサインである．心臓や大血管が腫瘍で圧迫される危険はないかを調べる．

   c．心エコーで，心臓の構造（右房や肺動脈圧迫）や心外膜（心嚢液貯留，収縮性心内膜炎）が侵されていないか評価する．

   d．強制呼気流量／容量曲線（小さい子どもは協力が十分でないことがほとんどであるが）で，呼気流速が 50％以上低下しているときは，最大限の注意が必要である（前述参照）．

4. 縦隔手術では，十分な血液がただちに入手可能かを確認する．また，追加の血液が入手可能かも確認する．

5. 気道閉塞の危険性があるときは，鎮静薬の前投薬は指示しない．

6. 気道に問題がありそうなときは，各種の気管チューブ，スタイレット，喉頭鏡のブレード，それに気管支鏡を準備しておく．硬性気管支鏡に習熟した外科医の立ち会いのもとに麻酔を導入する．

4 ● その他の広範な胸・腹部病変と手術

▶術 中

注意：非常に大きな前縦隔腫瘍のために仰臥位で体位のとれない患児の頸部リンパ節生検は問題が多い．術前12時間のステロイド，放射線治療を考慮すべきである．坐位で局所麻酔でのリンパ節針生検を試みる．これが不可能であったり，別な手術が予定されているときは，患児を左側臥位とし，吸入麻酔薬を用いて全身麻酔を導入することもできる．

全身麻酔のとき：

1. 局所麻酔薬またはN_2Oを用いて点滴路を確保する．
2. 覚醒状態で患児が手術体位に耐えられるかを確認する．麻酔は自発呼吸を維持しながらセボフルランで導入する．
3. 呼吸音，カプノメータ，酸素飽和度を用いて換気を連続的にモニターし，体位変換するごとに必ず再点検する．もし気管挿管前に，気道が閉塞したり，カプノメータの波形が消失したら，
   - a．気管挿管し，体位を左側臥位にする．これで，バイタルサインが戻らなければ，体位を腹臥位とする．腹臥位では，重力で縦隔組織にかかる腫瘍の負荷が取り除ける．仰臥位で全身麻酔を導入してバイタルサインが消失したら，体位を変換しない別な方法として，外科医が剣状突起と胸骨上窩にタオルクリップをかけて胸骨を持ち上げて縦隔内組織への圧迫を除く方法もある．
   - b．閉塞部を越すまで気管チューブ先端を進める．必要であれば，気管支までチューブを進める．
   - c．これがだめなら，硬性気管支鏡を挿入する．
   - d．極端なときには，緊急開胸が必要である．
4. 頸部リンパ節生検は，100%酸素-セボフルランで麻酔を維持する．局所麻酔浸潤を十分に行ってもらい，手術侵襲を控えめにして，自然な自発呼吸を維持できるようにする．
5. 手術操作中，心調律を注意深くモニターする．
6. 適応があれば，適切な部位の肋間神経ブロックを外科医に依頼する．
7. 手術が終了したら，抜管の前に換気が十分かを評価する．
8. 換気が不十分であれば，挿管のままとし，PICUへ移送する．

▶術 後

1. 病態によっては，回復室看護師に，特定の体位では気道閉塞や心臓機能障害が起こりうることを説明する．
2. 維持輸液，術後鎮痛を指示する．
3. 輸血が必要だったときは，ヘマトクリット値を調べる．
4. 胸部X線写真を撮影し，気胸がないかを調べる．
5. 不安が残れば，患児をPICUへ移し，厳重に観察，モニターする．

重症筋無力症

本症は，幼・小児では以下の3型に分類される．

Chapter 13 ● 一般および胸・腹部手術の麻酔

1. 一過性新生児筋無力症（transient neonatal myasthenia）：重症筋無力症の母親から生まれた新生児に起こる．生後数時間で，低筋緊張，哺乳困難などが発症する．数週間内に改善するが，その間は抗コリンエステラーゼ薬による治療が必要である．
2. 若年性重症筋無力症（juvenile myasthenia gravis）：（自己免疫性筋無力症）小児期または思春期に発病する．全身性または眼筋に限局する場合がある．通常，異常疲労感，四肢脱力感，眼瞼下垂が認められる．診断は，反復神経刺激に対する筋活動電位に減衰の証明，または抗コリンエステラーゼ薬（エドロホニウム）投与後の筋力回復で確定する．
3. 先天性筋無力症候群（congenital myasthenic syndrome）：種々の神経筋伝達の障害により乳児・小児期に症状が現れる．複雑な試験をしなければ，自己免疫性筋無力症との鑑別は困難である．

■随伴症

1. 甲状腺機能亢進症を伴うことがある．

■治 療

1. 抗コリンエステラーゼ薬による治療は，症状は軽快するが，分泌物が問題となることがある．ピリドスチグミンが第一選択である．
2. 血漿交換や免疫グロブリン静脈内投与により，一時的な改善は得られる．これにより手術の必要性は減る可能性がある．
3. 症例によっては，プレドニゾロンとアザチオプリンが症状を改善することが証明されている．
4. 胸腺摘出術により寛解の可能性が増す（特に症状発現後早期に施行した場合）．

■手 術

他の療法に反応しない重篤な全身性重症筋無力症では，たとえ胸腺腫がなくても胸腺摘出術（thymectomy）が施される．若い患者で，胸腺の過形成を伴った場合に，最も症状の改善がみられる．拡大胸腺摘出術（つまり完全胸腺摘出術）が手術手技として推奨されている．この手術は，今では低侵襲手術で施行されている．低侵襲手術は，創部痛に関わる術後の問題を大幅に軽減するので，筋無力症児には適した方法である．

筋無力症児が，その他の処置を受けるときも同様に扱うが，術後鎮痛に区域麻酔を用いる．

■麻酔上の問題点

1. 筋力低下により換気不全をきたすことがある．
2. 抗コリンエステラーゼ薬の投与により，気道分泌物が増加する．
3. 筋力が突然低下することがある．
   a．筋無力性クリーゼ
   b．コリン性クリーゼ（発汗，流涎，気管支分泌物，縮瞳，呼吸不全を伴う筋弛緩）：抗コリンエステラーゼ薬の過量投与のために引き起こされる．

4 • その他の広範な胸・腹部病変と手術

4. 術後の疼痛により換気が抑制される．区域麻酔（硬膜外麻酔など）による術後鎮痛が最適である．
5. 術後の胸部理学療法は，過剰では患児を急激に疲弊させてしまいかねない．
6. 非脱分極性筋弛緩薬に対して極端に過敏なことがある．小児患者では，吸入麻酔薬だけで，筋弛緩薬を用いないで問題なく管理ができる．

■ 麻酔管理

▶ 術 前
1. 患児は入院して安静下とし，抗コリンエステラーゼ薬を減量または中止する．
2. 輸血用の血液が確保されているかを確認する．
3. 軽い前投薬のみを投与する．オピオイドは用いない．
4. 術前の症状が激しいときは，血漿交換療法（プラズマフェレーシス）が有効なことがある．
5. 小児神経科医にコンサルトする．

▶ 術 中
1. 麻酔はセボフルランの吸入，または少し多めのチオペンタール（5〜6 mg/kg）かプロポフォール（4〜5 mg/kg）の静注で導入する．
2. N_2O-セボフルラン，または全静脈麻酔（プロポフォールとレミフェンタニル）で麻酔を深くする．
3. いかなる筋弛緩薬も投与しない：麻酔を適当な深度にし，喉頭に局所麻酔薬を噴霧してから挿管する．非脱分極性筋弛緩薬の作用にはとても敏感である．VATS 手術では，ダブルルーメンチューブかブロッカーが必要である（前述参照）．
4. 調節呼吸を行う．全静脈麻酔か N_2O-セボフルランで麻酔を維持する．
5. 輸血を想定して，確実な静脈路を確保する．
6. 胸部手術が予定されていれば，胸部硬膜外麻酔は，術後痛に対して有効で，麻酔中のセボフルランの投与も少なくする．
7. 手術が終了したら，麻酔を覚まし，挿管したまま自発的に呼吸させる．肺活量を測定し，十分なら（>20 mL/kg）慎重に抜管する．

▶ 術 後
1. PICU での管理とし，呼吸を重点的に観察する．
2. 抗コリンエステラーゼ薬を減量または中止する（コリン性クリーゼの可能性を少なくするため）．
3. 抗コリンエステラーゼ療法の指針としてテンシロン試験（エドロホニウム 初回 0.2 mg/kg，あるいは 1〜2 mg/kg を 1 分間隔で最大 10 mg まで）を定期的に行う（少量のエドロホニウムで筋力が改善することを確認する）．改善がみられないときは，コリン性クリーゼが差し迫っていることを示す．
4. オピオイド投与は控えめに行う：区域神経ブロック（持続硬膜外麻酔など）が望ましい．

Chapter 13 ● 一般および胸・腹部手術の麻酔

5. 患児が疲れ過ぎないように，胸部理学療法は十分に注意して行う（テンシロン試験後の筋力が増したときに併せて行う）．
6. 疲労したり，大量の分泌物の貯留が起こるようなら，気管挿管して調節換気とする．

脾摘出術

特発性血小板減少性紫斑病（p.579）を参照のこと．

褐色細胞腫

本腫瘍の小児での発症はまれ（全症例の5%以下）である．副腎髄質に発生し，20%が両側性である．ほとんどは良性腫瘍であり，悪性腫瘍は5〜10%である．約50%は優性遺伝（神経線維腫症1と多内分泌腺腫瘍）であり，残りは孤発性である．主要症状は，頭痛，嘔気・嘔吐，持続性または（頻度は少ないが）間欠的高血圧症である．腹痛もみられる．褐色細胞腫の診断がつかないと，術前の準備が不十分な患児に，腹痛のため不必要でかつ危険な試験開腹が行われたりする．

現在は，尿中のカテコラミン（またはその代謝物VMA）の増加ではなく，血中のメタネフリンとノルメタネフリンの濃度を測定して診断を確定する．腫瘍からの分泌は主にはノルアドレナリンであり，血管収縮を伴った持続性高血圧により，血管内血液量は減少し，ヘマトクリット値は上昇する．傍神経節腫は褐色細胞腫と類似で，どちらも血管作動性ペプチドを分泌する．

近年の腹腔鏡手術の進歩により，腫瘍が両側性の場合，副腎髄質の重要組織を残存させ副腎機能を保つ手法が行われるが，20%ほどまでの再発率がある．

■ 随伴症
1. 神経線維腫症1
2. 甲状腺腫瘍
3. 多発性内分泌腺腫症（シップル症候群など）

■ 麻酔上の問題点

注意：準備がなされていない患者での麻酔は非常に危険である——極端な血圧の変動が起こりうる．カテコラミン過剰産生・分泌がもたらす病態への対応が麻酔管理上の要点である．大きく，ノルアドレナリン型（大部分）とアドレナリン型があるが，いずれも腫瘍摘出までは血管収縮のため循環血液量が大幅に縮小されているが，腫瘍摘出とともに一気に血管収縮が解け，循環血液量減少と血圧低下が前面に出てくる．これに，外科刺激，腫瘍刺激によるカテコラミン放出と外科出血が循環動態に影響を与えて麻酔管理を複雑にする．

手術の進行を注意深く追い，刻々の病態を掌握する．そして血圧，心拍数調整に対する薬剤の薬理学的な特性を考え，あらかじめ対応を綿密に計画しておく必要がある．

かつては，術前長期間にわたり，長時間作用性のα遮断薬（フェノキシベンザミン）を投与して，あらかじめ循環血液量増加を試みる方法が主流であったが，腫瘍摘出後の血圧管理に難渋した．より調節性のあるα遮断薬，血管拡張薬が使えるようになった

4 ● その他の広範な胸・腹部病変と手術

こともあり，現在では麻酔直前あるいは麻酔導入後に，循環動態をモニターしながら短時間に循環血液量増加を行う方法も試みられ，特に小児麻酔領域では主流である．

1. 血圧と血液量を管理するのが困難である．
2. 多発性腫瘍の場所を探して摘出するときには，広範な手術と大量出血が予想される．
3. カテコラミン放出を増加させる薬剤（ケタミンなど），心筋の感受性を高める麻酔薬（かつてはハロタン），高血圧発作を誘発する可能性のある薬剤（ドロペリドール），ヒスタミンを遊離する薬剤（モルヒネなど）は，腫瘍摘出までは避ける．
4. 多く麻酔関連薬剤（セボフルラン，N_2O，プロポフォール，フェンタニル，レミフェンタニル，ロクロニウムなど）は，安全に使用できる．幸い危険な心不整脈は，小児ではきわめてまれである．
5. HES 130/0.4/9（ボルベン®）は，急速で効果的な循環血液量増量に最適である．必要なら，腫瘍への直接介入前に，吸入麻酔薬，血管拡張薬と併用して，20 mL/kg程度の負荷を行う．
6. 術前の十分な鎮静と滑らかな導入でカテコラミンの放出が予防できる．

■ 麻酔管理

1. 腫瘍の部位を調べる検査にも，摘出時と同様に全身麻酔が必要なことがある．検査時でも，手術時と同じ心構えが必要である．

▶ 術前

1. 数日間 α 遮断薬（フェノキシベンザミン 0.25〜1.0 mg/kg/ 日など）を投与し，
   a．血圧が常時正常か，中等度の起立性低血圧の徴候，症状が認められる
   b．ヘマトクリット値が低くなる（血管内血液量の増加を意味する）
   まで投薬を続ける．
   小児では，β 遮断薬を使うのは禁忌である．α 遮断が不十分なところで（完全に遮断することは事実上無理），β を遮断すると心不全に陥ることがある．
   ごくまれに，学童，思春期の患者で，短時間作用性の β 遮断薬（エスモロール）投与が有用な場合がある．その場合，頻脈に対し 2 分間で 500 µg/kg 投与の後，50〜250 µg/kg/ 分が使われる．
2. こうした術前循環血液量増量が行えない場合（日本ではこの場合がほとんど）や，行えなかった場合もあり，主治医と協議し，場合により麻酔導入前後での急速な循環血液量増量も考慮する．
3. 輸血用の血液が十分確保されているかを確認する．
4. 血圧の変化や不整脈に対処できるように，必要な薬を手元に準備しておく．これには，以下の薬を含む．
   a．フェントラミン：血圧を下げるため（通常必要となる）
   b．イソプロテレノール：心拍数を増加させるため
   c．ノルアドレナリン，あるいはフェニレフリン：血圧を上げるため
   d．硫酸マグネシウム 20〜50 mg/kg を 20 分で：血圧を下げるため
   e．レミフェンタニル（麻酔のベースとして）：血圧と心拍数を調節するため

397

Chapter 13●一般および胸・腹部手術の麻酔

5. 不安を取り除くために，病棟で前投薬（ミダゾラム，経口 1 mg/kg，最大 20 mg もしくは 0.05〜0.1 mg/kg 静注）を投与する．

▶術　中

1. 手術準備室に到着した患児が不安そうであれば，追加のミダゾラム（0.05 mg/kg）を静注（適宜追加）して，望ましいレベルの鎮静が得られるのを待って入室させる．
2. モニター類を付ける．
3. 効果を確認しながらプロポフォールかチオペンタールを静注し麻酔を導入する．
4. ロクロニウム 0.6〜1.0 mg/kg またはベクロニウム 0.1 mg/kg を静注する．
5. N_2O-O_2-セボフルランを，通常必要な濃度で換気する．
6. リドカイン 1.5 mg/kg およびフェンタニル 2〜5 μg/kg を静注する．筋弛緩が十分に得られたら気管挿管する．
7. 麻酔は N_2O-O_2-セボフルランで維持し，調節呼吸とする．
8. モニターとして動脈ラインと中心静脈ラインとを挿入する．硬膜外カテーテルを留置して，術中除痛補助，循環動態安定，術後鎮痛を図るのもよい．硬膜外ブロックが効いてきたら，必要に応じて輸液できるように準備する．またフェニレフリン，あるいはノルアドレナリンを持続投与できるように備えておく．
9. 手術開始時にフェンタニル 5 μg/kg 投与，以降 2 μg/kg/ 時で持続静注する．あるいは，麻酔維持用の「独立したライン」で，レミフェンタニル（0.05〜0.15 μg/kg/ 分）で投与開始する（以後心拍数，血圧調整にも使う）．
10. 腫瘍が摘出されたとき：
    a．急速輸液をし，血圧を保つ．大量輸液が必要なことがある．
    b．中心静脈圧を 9〜11 cmH_2O に維持する．定期的にヘマトクリット値を調べる．
    c．高血圧が持続すれば，また別の腫瘍があることが疑われる．
11. 手術の進行に伴い血管が結紮されていくに従い，血圧や心拍の変動は少なめに，静かになっていく．それまで，急激な血圧上昇に対する対応に追われていた状況から一転し，それまでの降圧薬の蓄積もあり，なかなか血圧が上がらない状況がしばらく続く．この変化は，個々の腫瘍の性状もあるが，術前の α 遮断薬の影響もあり，さまざまである．
12. 腫瘍の摘出が完了した場合：
    a．セボフルランを中止する．
    b．使用していれば，レミフェンタニルも大幅に減量する．
    c．通常，手術終了まで，麻酔は N_2O-O_2-フェンタニル-筋弛緩薬で維持する．
    d．場合により，低用量ドパミンなどで血圧を上げておく必要がある．
    e．重要：腫瘍摘出の状況とそれまで用いてきた降圧薬の状況によって，一転して一時的に昇圧が重要な局面がありうることを想定しておく．

▶術　後

1. 頻回に血糖値を調べる（カテコラミン低下，二次性反動性インスリン過剰症のため低血糖が起こりがちである）．

4 ● その他の広範な胸・腹部病変と手術

2. ブドウ糖を添加の維持輸液を行う.
3. フェノキシベンザミンの効果が消退するに従い，ヘマトクリット値が上昇すること
   を予想しておく.
4. 必要に応じて，硬膜外麻酔による鎮痛を続けるなり，鎮痛薬を指示する.

ウィルムス腫瘍（腎芽腫）

　ウィルムス腫瘍は小児の後腹膜腫瘍の半数を占める，通常腹部腫瘤として現れる．ス
テージ1：一側性の腎臓（〜40％），ステージ2：局所の腎臓外侵出はあるが切除可能
（〜23％），ステージ3：腎臓外侵出のため切除不可能，リンパ節転移（〜23％），ス
テージ4：肝臓，脳，骨転移（〜10％），ステージ5：両腎性（〜5％）．胎生5週頃出現
する腎芽組織に発生し，がん抑制遺伝子領域であるWT1（11p13領域），WT2
（11p15領域）と呼ばれる遺伝子異常が見つかる悪性腫瘍である．両側性腫瘍が約5％
あるものの，多くは片側性で左右差はない.
　症状は，腹痛と発熱が頻発し，高血圧がみられることもある．これは腫瘍で圧迫さ
れ，腎組織が虚血状態になったために起こると考えられているが，障害された腎臓を全
摘しても，血圧は高いままのこともある．近年，腹腔鏡下手術，後腹膜アプローチ（よ
り術後疼痛が少ない），あるいは部分切除（腎組織温存）などが試みられている.

■ 随伴症

　片側肥大症（hemihypertrophy），先天性虹彩欠損症〔無虹彩症（aniridia）〕，ベック
ウィズ・ウィーデマン症候群，ソトス症候群，デニス・ドラッシュ症候群，ファンコニ
貧血など.

■ 麻酔上の問題点

1. 術中，大量出血が起こりうる．動脈ライン，中心静脈ラインを確保して，循環動態
   をモニターする（Chapter 17参照）.
2. 手術操作で下大静脈が屈曲して，突然，心拍出量低下をきたしうる.
3. 巨大腫瘍では，胸・腹部アプローチが必要となる.
4. 腫瘍が大きいため，また術前の全身放射線照射のために，肺機能が障害されている
   ことがある.
5. 60％の症例で，レニン分泌のため高血圧が認められる．症例によっては，血圧上昇
   が激しく，術前，術中に治療が必要になることがある．術前にはアンジオテンシン
   変換酵素阻害薬（カプトプリルなど）やβ遮断薬が最適とされている.
6. まれには，腫瘍が下大静脈に浸潤しており，術中に腫瘍栓塞が起こり，急激な
   ショック状態（血圧低下）となる.
7. 凝固障害，獲得性フォンウィルブランド病がウィルムス腫瘍に伴い起こることがあ
   る．これらは，腫瘍切除後に改善する．出血時間を正常化するために，濃縮第Ⅷ因
   子の投与が必要になることもある.
8. 貧血が多い.
9. 巨大な腹部腫瘍があると，胃内容排出時間が長くなり，麻酔導入時に逆流しやすい.

399

Chapter 13 ● 一般および胸・腹部手術の麻酔

■ 麻酔管理
▶術 前
1. 十分量の輸血用の血液製剤が準備されているかを確認する.
2. 患者の腹部を触診してはならない（物理的に腫瘍崩壊を助長する可能性がある）.
3. 麻酔導入時の胃酸誤嚥の危険を少なくするために，制酸薬，メトクロプラミドの使用を考慮する.
4. 急速大量出血を予測して，準備をしておく.
5. 昇圧薬が必要となることを想定しておく．昇圧薬を準備して，緊急時にすぐに使えるようにセットしておく.
6. 急速な血液製剤（FFP や血小板）の投与が必要になったときは，重度の低カルシウム血症の可能性を想定する.
7. 急激な血圧低下に備える.
8. 発作的な高血圧に対し，硫酸マグネシウム（25〜50 mg/kg，20 分かけて静注）を考慮する.
9. レミフェンタニル麻酔での速度調整で，心拍数，血圧を調整する.
10. 術後鎮痛目的で硬膜外麻酔を行う.

▶術 中
1. モニターを装着，麻酔を導入する．迅速導入が望ましい.
2. 太い静脈路を上肢，頸部に確保する.
3. セボフルランと筋弛緩薬（ロクロニウム），あるいは低濃度セボフルランとレミフェンタニル（独立ライン）で麻酔を維持する.
4. 動脈ラインを確保する．中心静脈路にダブルルーメンカテーテルを挿入して，ボリューム管理のモニタリングを行うとともに，昇圧薬および血管拡張薬の確実な投与経路とする.
5. 血圧の急激な下降（下大静脈付近の手術操作による屈曲によって起こる）に注意し，起きたらただちに操作を止めさせる.
6. 高血圧が問題となる場合（まれ）は，セボフルランの吸入濃度を高めるか，レミフェンタニル増量で対処する．また，マグネシウム，エスモロール投与も考慮する.

　注意：術創を閉めるときにもかなり出血することがあり，出血に見合うだけの輸血を続ける．腫瘍が摘出されてレニン活性が下がり，それも低血圧をもたらす可能性がある．（腫瘍が摘出されても気を抜いてはならない！）

▶術 後
1. 高血圧が持続して，治療（ヒドララジンなど）が必要となりうる.
2. 術部に出血が続き，輸血の持続が必要なこともある.
3. 硬膜外カテーテル利用で鎮痛を行う.

急性腹症

　小児の急性腹症としては，急性虫垂炎，腸重積，メッケル憩室穿孔が多い.

4 ● その他の広範な胸・腹部病変と手術

■虫垂炎

　小児期の急性腹症の原因としては，虫垂炎が最も多い．麻酔科医にとっての注意点は，嘔気・嘔吐による水分・電解質異常と敗血症，高熱の存在である．全身麻酔の前に十分な補液で脱水の治療を行っておく．

■腸重積

　腸重積は，乳児から5歳の小児の腸閉塞の原因としてよくみられる．腸の一部が遠位の腸の中に入り込み虚血となり，壊死に陥る．ウイルス感染により肥大したパイエル板が腸重積を引き起こしていると考えられる．病状の進行により，自然整復から腸穿孔，汎発性腹膜炎，敗血症性ショックまでの幅広い病態をとる．

　診断は超音波検査が容易になったが，注腸造影で診断が確定でき，また同時に腸重積も整復できることから，現在でも中心のアプローチである．かつては造影剤にバリウムが用いられたが，腹腔に漏出した場合の化学性腹膜炎が重篤であり，また造影溶液による体温低下や準備の手間もあり，空気注入による整復も簡便で普及した．ただ，造影性が劣ることや，簡便ではあるが手技に熟練度が必要なことから，現在では6倍希釈のガストログラフィン（原液は浸透圧がきわめて高く禁忌）による造影が主に用いられる．合併症が軽そうな空気注入であるが，漏出した場合の緊張性気腹などの重篤な合併症もある．基本的に，希釈ガストログラフィンと空気整復に，整復度の明らかな差異は認められていないため，選択は各施設の判断である．

　いずれの場合でも，注腸で整復できなかったときは，全身麻酔下で水圧をかけて整復を試みるか，開腹（用手整復あるいは腸切除）となる．吸入麻酔薬は，腹筋を弛緩し，平滑筋活動を抑制し，内臓血流量を減少させるので整復しやすくなる．整復に，空気ではなく酸素の圧も利用される．この場合，ガス塞栓症の危険があり N_2O は使用しない．腹膜炎，整復不成功，反復性腸重積では，開腹術あるいは腹腔鏡下手術が適応となる．時にはかなりの出血や隠された出血が，腸重積内に起こることがある．患児によっては，輸血が必要になる．

■メッケル憩室

　メッケル憩室は臍腸管の一部が残存したもので，人口の〜2%でみられる．憩室は，出血点，穿孔点，腸閉塞点となりやすい．憩室内の異所性胃粘膜から大出血が起こり，循環血液量減少性ショックに陥ることがある．

■麻酔上の問題点

1. フルストマック：たとえ患児が数時間，食べたり飲んだりしていなくとも，嘔吐したとしても，胃が空になっていると思ってはならない．
2. 嘔吐が続くと，水分電解質異常が起こる．
3. 発熱していることもある．熱が高いと，酸素代謝率が亢進しているので，万が一換気できなくなったときには，すぐ低酸素状態に陥ってしまう．また，体温が1℃上昇すると，維持水分必要量は10〜12%増える．
4. 特に腸重積の場合は，相当な高熱が長時間持続している場合がある．

401

Chapter 13 ● 一般および胸・腹部手術の麻酔

■ 麻酔管理

▶ 術 前

1. 全身状態を注意深く評価する．循環血液量，水分摂取量，血清電解質，尿量を調べる．欠乏量を補い，尿量が保たれるように輸液する．
2. 輸血用血液が交差試験を済ませ手術室に届いているか確認する．
3. 発熱しているときは，アトロピン，スコポラミンは避ける．
4. 迅速導入（Chapter 4 参照）の用具を準備点検し，経験を積んだ介助者を頼む．

▶ 術 中

1. 確実な静脈路があることを確認する．
2. モニター類を付ける．
3. あらかじめ 100% 酸素を投与する．
4. 迅速導入を行う．静脈麻酔導入薬と筋弛緩薬とを投与する．
5. 術後鎮痛のために，硬膜外カテーテルを留置する．
6. 麻酔を O_2-N_2O-セボフルラン-非脱分極性筋弛緩薬で維持する．
7. 熱がある患児は，術中の冷却で恩恵を被るかもしれない．吸入麻酔薬，筋弛緩薬は冷却を促進している．
8. 手術が終了したら，麻酔薬の投与を中止し，筋弛緩薬を拮抗する．
9. 患児が完全覚醒したことを確かめて，側臥位で抜管する．

▶ 術 後

1. 必要に応じて鎮痛薬を指示する．硬膜外からの局所麻酔薬投与を 48～72 時間続ける．
2. 術後も体温をモニターする．発熱が持続するようであれば，冷却する．

精巣捻転

精巣保護のために緊急手術が必要である．多くの場合，患児の術前準備は不完全なため，フルストマックであると想定する．

■ 麻酔管理

▶ 術 前

1. 迅速導入（Chapter 4 参照）の用具を準備点検し，経験を積んだ介助者を頼む．

▶ 術中・術後

1. 急性腹症に準ずる．

臓器移植

日本でも，移植医療は小児の領域でも増えつつあるが，少数の専門施設でしか行われない．脳死移植のみの心移植，さらには，生体移植もある肺，肝移植でも当面この状況が続くと思われる．死体腎移植に関しては，もう少し幅広い施設で行われているが，生

体肝移植は実施施設が限られ，麻酔科医が日常的に経験する医療ではない．

　臓器移植先進国の麻酔科医は，提供される臓器を摘出するまで最善の状態に保つように，臓器提供者の管理に深く関わっている．また脳死判定基準の策定や実施に，麻酔科医，集中治療医，小児科医が中心的な役割を有しているが，日本ではそうではない．脳死は看取りの医療も含めた一般医療の中の話であるべきである．しかし日本では，脳外科医，救急科医，移植医が中心であり，特に小児科医の関わりは少ない．

　臓器移植法では，「臓器移植に限り脳死を人の死とする」であり，「移植のための脳死判定」である．これが"Opt out"（「臓器提供にNOの意思表示をしない限りYESである」）となった現在でも，臓器提供が伸び悩んでいる理由の一つである．脳死判定自体は，よく話題に上がる無呼吸テストも含め，医学的にはそう難しいことではないが，日本では臓器提供と一緒に議論されるために，一般には遠い存在となっている．脳死判定の考えは，そもそも看取りの医療にこそ必要であることが認識されてほしい．

　生体肝移植では，臓器提供者と移植患者は隣り合わせであり，麻酔科医は両方の患者の管理に関わる．

■ 脳死の判定

　器質的病変があり，深昏睡状態，刺激に対して無反応で，脳幹機能を含む全脳の機能喪失が不可逆的であると判断された場合に脳死と判定される．無呼吸テストは必須である．日本では平坦脳波の存在が求められているが，世界的にはそれが積極的に必須でない国もある．脳死判定が，個々の脳細胞死の確認を求めているわけではないこと，現在の医療環境で外的電気干渉なしの記録が難しいことも背景にある．

　日本では積極的に行われていないが，世界的には提供臓器不足の解消に向けたさまざまな試みがなされている．手術室内で延命処置を中止し，心停止あるいは著しい血圧低下を待って臓器摘出を行う場合，院外心停止患者からの臓器摘出，あるいは心停止後に体外循環で臓器機能の改善を図る場合，さらには新生児からの提供などである．

　繰り返しになるが，最初に移植ありきではなく，まず脳死判定があり，それに続いての選択肢の一つに臓器提供がある，との考えが確立されることが必要である．

■ 臓器提供者の管理

　脳死に陥ると，生体に生理学的変化が起こり，その変化は提供臓器の生存に悪影響を及ぼすことから，提供臓器の機能保持に向けて集中治療が行われる．専門医が限られる小児集中治療では，小児麻酔科医が臓器提供者の管理に深く関わる場合が多いが，公式の脳死判定手順には関わらないようにする．脳死判定を行った麻酔科医は，その患者の麻酔を担当しない，という原則がある．摘出する臓器（肝臓か心臓かなど）により治療方針が異なるので，摘出外科チームと方針を打ち合わせる必要がある．延命治療差し控え後，あるいは院外心停止症例などでは特に重要である．

　現在の日本では，日本臓器移植ネットワークから委託を受けた医師（メディカルコンサルタント：MC）から臓器提供者の管理への助言を受けられるが，主体は提供施設であり，施設（あるいは施設がMCの助言を受けるなどして依頼した）麻酔科医が麻酔を行う．ドナー臓器の機能を温存するための積極管理は，第2回の脳死判定以降で，か

Chapter 13 ● 一般および胸・腹部手術の麻酔

つ家族の臓器提供への同意が得られてから開始される．ただ，脳死判定作業開始への（すなわち臓器移植への）家族の同意が得られてから以降，家族の了承があれば一般的な介入（人工呼吸器の条件変更，抗菌薬の投与など）は行われる．

　脳死が起こると，

1. 循環動態不安定：広範に血管が拡張するので，臓器提供者は血色がよくなり（突然これが起きる場合がある），低血圧に陥る場合がある．脳蘇生の目的で投与された利尿薬による循環血液量減少もこの低血圧の一因である．時には，心機能も抑制されている．脳幹機能が失われたり，頭蓋内圧亢進があると，高血圧も認められる．重症例では，低血圧から高血圧への大きな血圧変動を認めることがある．

2. 中枢性尿崩症：多尿，脱水，高浸透圧症，高ナトリウム血症が起こる．

3. 心不整脈：頭蓋内圧変化，電解質異常，心筋障害により心房性・心室性不整脈が多発する．

4. 低体温：中枢性体温調節喪失による．

5. 凝固障害：壊死脳から放出された物質による DIC に起因する．

　これらの変化に対応するために，

1. 速やかに循環血液量を回復する．大量の生理食塩水，酢酸かリンゲルあるいはボルベン®輸液（20～40 mL/kg）が必要である．しかし，過剰投与は避けなければならない．
    a．高ナトリウム血症を避けるため Na>150 mEq/L では5%ブドウ糖が使われる場合があるが，高血糖を避けることも重要であり，低ブドウ糖含有リンゲル液でもよい．
    b．循環血液量を補充する．ボルベン®輸液（あるいは5%アルブミン）を投与して，中心静脈圧を8 cmH$_2$O 以上に保ち尿量を維持する．
    c．ヘマトクリット値が30%未満ならば濃厚赤血球を使う．低体温にならないように，これらの輸血／輸液は温めて投与する．

2. 循環血液量を補充しても血圧が回復しないときは，電解質（Ca^{2+}）をチェックした後に昇圧薬治療を開始する．
    a．ドパミンが第一選択である．5～15 μg/kg/分．
    b．アドレナリン 0.1 μg/kg/分まで．
    　虚血損傷を起こさないよう，可能なら臓器摘出前に昇圧薬を減量するか中止する．心臓提供者に対するドパミンは，循環動態を安定させる量に限って使用する．ドパミンの過剰投与は心筋のエネルギーを枯渇させて心筋損傷を起こす．20 μg/kg/分以上の投与は禁忌である．

3. 腎機能は輸液負荷で維持する．
    a．尿量が1 mL/kg/時未満になったら，フロセミド1 mg/kg を投与する．
    b．尿崩症対策：デスモプレシン（DDAVP）1～4 μg を静注するか，尿量をみながらバソプレシンを0.5～2.0 単位/kg/時で静脈内投与する．
    c．高ナトリウム血症，低カリウム血症を補正する適当な電解質液を投与する．

4. 肝臓の酸素化，灌流を保って肝機能を維持する．

4 ● その他の広範な胸・腹部病変と手術

5. その他の維持対策
    a. 食道温，直腸温を測定し，正常体温を維持する．
    b. 頻回に検査して，酸塩基平衡，電解質を補正する．
    c. 最適換気を維持する（肺の状態の変化に留意する）．
    d. 清潔操作に注意する．予防的抗菌薬の投与が指示されることもある．臓器摘出直前に血液培養を採取する．

■ 肝臓移植

　生体拒否反応コントロールが大幅に進歩し，外科手技，麻酔管理が向上したおかげで，乳児・小児でも肝臓移植が可能となった．適当な大きさの提供臓器が少ないのが限界となっていたが，現在では生体部分肝移植や死体肝分割移植が選択肢として可能である．小児の肝移植の多い適応は，

1. 胆道閉鎖症
2. 代謝性疾患（α_1-アンチトリプシン欠損症など）
3. 肝臓腫瘍：体重 10 kg 以上ある 1 歳以上の患児で，肝臓移植の成績が著しくよい．
4. 肝毒性薬剤の過量：（アセトアミノフェン中毒）
5. 肝硬変

■ 麻酔上の問題点

1. 大量輸血を必要とするような大量出血が起こる．病変肝臓の摘出，癒着や既往手術痕の処理を含め側副血行路処理が大きく関わり，患者の状態に加えて術者の技量の影響が大きい．代謝疾患での肝移植の場合など，側副血行路がまったく形成されていない場合もあり，肝血流遮断が血行動態に及ぼす影響は多様なため，一時的に下大静脈・門脈-上大静脈バイパスの設置が必要な場合がある．
2. 術中の循環の不安定は，既存心筋疾患に加えて，機械的要因（手術操作），電解質（カリウム，カルシウム）異常，アシドーシス，肝性脳症，再灌流時の血管作動性・心毒性因子の放出に起因する．
3. 術前の肝機能障害による凝固障害に加え，大量出血，大量輸血が加わり，凝固障害はさらに悪化する．劇症型肝炎のように，全身の臓器不全状態の場合もあり，PICU だけでなく多部門を巻き込む場合もある．
4. 代謝障害が起こる．低体温，低血糖（まれ），高血糖（比較的多い），炭酸水素ナトリウム治療による高ナトリウム血症，クエン酸による低カルシウム血症，再灌流時の高カリウム血症．
5. 肺機能も肝疾患のために相当に障害され（肝肺症候群），高度の低酸素血症に陥っていることもある．PPHTN（Portopulmonary Hypertension）は，年長児に存在する場合があり，超音波検査や右心カテーテル検査が必要である．軽度の場合肝臓移植が成功すると改善するが，重度であれば術前に治療すべきである．不可逆的に重度の PPHTN は肝臓移植の禁忌である．腹水や胸水のため，拘束性病態がある．
6. 腎機能障害がある．もともとの腎尿細管障害による肝腎症候群．
7. 頭蓋内圧亢進を伴った肝性昏睡の結果としての，意識障害，中枢神経機能不全．

Chapter 13 ● 一般および胸・腹部手術の麻酔

8. 肝臓摘出までは出血が問題であるが，肝臓移植以後はむしろ抗凝固が必要である．摘出前の FFP や血小板投与は慎重に行う．

9. 肝臓摘出までの，低アルブミン値を無理に補正する必要はない．急速な腹水吸引の補正が必要にならないように，外科医に協力を依頼する．アルブミンの使用は不要であり，膠質液が必要な場合，HES（ボルベン®）で対応する．

■ 麻酔管理

▶術 前

1. 術前の肝血管造影に全身麻酔が必要なこともある．あらかじめ術前評価がなされていれば理想的であるが，脳死移植では，患児は臓器が入手できたときに緊急入院となるため，麻酔上問題となる急性疾患がないか注意深く患児を診察し，凝固系を評価して，できるだけ補正する．

2. PPHTN や心筋症の可能性がある場合，術前超音波検査が必要である．

3. 手術当日，麻酔上問題となる急性疾患がないか，注意深く患児を診察し，凝固系を評価する．BUN，クレアチニン，電解質（特にカリウムは高い場合と低い場合がある），血糖値，アルブミン，カルシウムイオン，マグネシウムなど，異常があればできるだけ補正する．胸水確認用に胸部 X 線を撮影する．

4. 腸管準備．

5. 免疫抑制療法：ステロイド大量療法と，シクロスポリン A を投与する．

6. 2 歳半未満で，腹部手術の既往があり，またプロトロンビン時間延長，急性肝疾患，出血性静脈瘤，脳症がある場合，出血量が多い．必要な血液製剤の利用を確認する．急速輸血装置を準備しておく．INR 値は出血量予測に役立つ．

7. 凝固障害がある場合，筋肉内投与を避ける．ミダゾラム（経口か静注）の前投薬がよい．

8. 誤嚥の危険性がある．術前絶食が行えていない可能性，胃内貯留時間延長，腹部膨満がリスクファクターであり，RSI を計画に入れておく．

9. 患児，家族に精神的支援が必要である．

10. 頻回（1 時間ごと）の血糖値，電解質，酸塩基平衡，ヘマトクリット，凝固因子測定に備えておく．

11. ドパミン，アドレナリンを患児の体重に合わせて希釈し持続注入の準備をしておく．

12. フェンタニルと筋弛緩薬（ロクロニウム）の準備（持続注入）をする．

13. 蘇生薬（希釈済みアドレナリン，塩化カルシウム，グルクロン酸カルシウム，炭酸水素ナトリウム）を準備しておく．

▶術 中

第 1 期：切除前の病的肝臓の授動術

1. 基本モニターを装着し，迅速導入法で麻酔を導入する．導入用の静脈路を確保するときは，下肢に確保する．

2. 空気–酸素–セボフルラン（反応を見ながら）にフェンタニルあるいはレミフェンタニルを補助的に使って麻酔を続ける．吸入ガスは加湿する．N_2O は，腸を拡張さ

せ，術中に空気栓塞が起きた場合に危険なので，使用は禁忌である．$PaCO_2$ は正常状態を保つように調節呼吸，無気肺防止に PEEP を用いる．

3. ロクロニウムで筋弛緩を維持する．フェンタニル，レミフェンタニル，ロクロニウム，ドパミンを含むすべての薬剤を中心静脈路から投与する．筋弛緩モニター下に持続投与する．

4. 最低 3 本の太い点滴路を上肢，頸部に確保する（乳児には 20 G，小児には 14 か 16 G のカテーテル）．ダブル／トリプルルーメン中心静脈ラインを留置，血液加温器，急速輸血の準備をしておく．当然ながら超音波エコーを使用し，確実に行う．動脈ライン挿入（術中腹部大動脈が遮断されることもあるので，橈骨動脈に挿入する）．膀胱カテーテルを留置する．食道・直腸体温計プローブを挿入する．管の抵抗が大きいので，多ルーメン中心静脈ラインは，急速輸血には適していない．したがって，太い末梢静脈路（2 本以上），急速輸血用カテーテルまたはイントロデューサシースは必須である．PPHTN がある場合，右心機能評価のために TEE 使用を勧めるが，乳児症例では食道出血の可能性への配慮も必要である．

5. 慎重に手術体位をとる．当て物を十分にする．強制温熱送風体温維持装置で頭部と下肢を覆う．

6. 血液ガス，電解質，血糖，イオン化カルシウム，ヘマトクリット，血小板数，PT，PTT を頻回に測る準備をする．手術室に測定機器を置いて，できるだけ頻回に検査する．トロンボエラストグラムなどの他の凝固試験も補充療法の指針として有用である．

7. 過去の手術の腹腔内癒着の程度によるが，肝臓を授動しているときに大量出血が起こりやすい（特に以前に葛西手術を受けている場合）．中心静脈圧，血圧，尿量，ヘマトクリットを保つように輸血する．静脈圧が低いほうが手術がしやすいので，術者は一般的に中心静脈圧を低めに保つことを好むが，特別に低めに保つ利点はない．

8. 低血圧は，肝臓の操作による下大静脈血流障害で起こるが，イオン化カルシウム低下によっても起こる．マンニトール 0.5 g/kg を，肝静脈，門脈，肝動脈遮断前に投与して利尿を促してもよい．

第 2 期（無肝期）：

1. 下大静脈が遮断されると，下半身からの静脈血は，静脈静脈バイパスを用いない限り，側副吻合路を通って心臓に戻る．静脈静脈バイパスでは静脈還流は保たれるが，低体温，血栓塞栓症，空気塞栓症の危険を伴う．しかし，バイパスを用いると出血量を減らしたり，術中の内臓血流，腎血流を改善するので，成功率を上げる可能性がある．10〜15 kg 以下の乳児では，通常，静脈静脈バイパスは使わない．細いカニューレで流量を維持するのが難しく，また乳児は下大静脈遮断によく耐えられる．

2. 無肝期には低血糖が問題になると考えられたが，輸血や輸液中にブドウ糖が入っていて血糖は高く保たれ，通常，問題にはなっていない．頻回に血糖を測定する．

3. この時期には，FFP 投与によるイオン化カルシウムやマグネシウムの低下，アシドーシスが起こりやすい．肝によるマグネシウム代謝が行われないためであるが，

407

Chapter 13 ● 一般および胸・腹部手術の麻酔

移植患者ではすでに肝機能は荒廃しており，無肝期以前も同様な状態である場合が多い．

第3期：

1. 提供された肝臓の再灌流時は，肝移植の麻酔中最も困難な生理学的変化が起こることがある．つまり，重篤低血圧，不整脈，心ブロック，心停止が起こることがある．これらの原因は，急激な酸塩基平衡，電解質の変化に加え，虚血状態にあった組織が再灌流で血管作動性，心毒性因子を放出するためと考えられている．

2. これらの変化を最小限に食い止めるため，以下の対策をとる．
   a. 術者とよく連携し，再灌流のタイミングを予測し，「著しいショックが生じる」前提で，少なくとも10分前くらいからは準備を始め，再灌流のタイミングですべてが最適の状態になるようにする（起きてからの対応では遅い）．
   b. あらかじめカルシウム，炭酸水素ナトリウムを投与し，再灌流前に，イオン化カルシウムおよび重炭酸イオン（pH）のレベルを上げておく．
   c. 膠質液（ボルベン®）で循環血液量を補充し中心静脈圧を10 mmHg以上に維持する．さらに追加で量補正ができるように準備しておく．
   d. 電解質異常を早期に発見して，迅速な補正を行う．
   e. 昇圧薬もあらかじめ準備しておき，ライン内を満たしたり，パンピング用のシリンジなどを取り付け，必要時すぐに注入できるようにしておく．

3. 第3期にも出血が続くことがある．移植肝の血管血栓症を避けるため，血小板補充は，通常，第3期になるまで開始しない．

4. 凝固検査結果だけではなく，術野の状態を観察して，凝固障害の治療を行う．血液がじわじわと滲み出るようであれば，不足凝固成分の補充療法を開始する．

5. 手術後半になると高血圧がよく起こる．しばしば，オピオイドを追加したり，降圧薬を投与しても血圧は下がらない．これは種々の原因（循環血液量過多，腎機能不全，シクロスポリン，ステロイド療法）によると考えられている．塩分制限，利尿薬，アンジオテンシン変換酵素阻害薬で治療される．

6. 移植した肝の大きさに加え腸拡張で閉腹が難しいことがある．横隔膜が挙上して換気が障害される．極端な場合には（臍帯ヘルニアのように），一時的にシリコン製の補綴囊で覆い閉腹することもある．

▶術 後

1. 血行動態が安定し，他に問題がなければ手術室抜管が好ましいが数時間の人工呼吸時間短縮を目指す意味はない．術後，どこでどのように管理するかは，チームで判断する．手術が長引き患児が冷たく安定していないときは，気管挿管のままICUに戻し，人工呼吸管理とする．呼吸器系の問題は多く，積極的に治療する．

2. 出血が続くこと，血栓による肝灌流不全，胆道閉塞，血栓洗い出しなどで手術室に戻る場合は少なくない．また，施設によっては，血流確認のために繰り返して腹部超音波検査が行われ，患者の呼吸に負担がかかる場合もある．

3. しばしば腎機能不全のため高血圧が持続する．酸塩基平衡，電解質異常が起こるの

で，治療する．

4. 感染の危険が高いので，清潔操作が必須である．
5. 痙攣などの神経学的合併症は少なくない．
6. 頭痛，発熱，全身倦怠感，嘔気，腹痛があり，急性拒否反応が7〜14日で起こることがある．肝酵素が上昇し，合成機能が消滅することがある．免疫抑制療法の変更が必要である．家族からの生体肝移植では，肝移植に伴う免疫学的問題は少なくなる可能性はある．
7. 生体肝移植では，常に患児と臓器提供者の2人の患者がいて，複雑な情緒的な背景があることを忘れてはいけない．余裕があればドナーにも声がけを行い，レシピエントの状態を教えてあげる配慮も必要である．

5 ● 一般に行われる小手術

注意：定時手術の中にも，全身麻酔時に問題を起こす症例があるので注意する．

1. 貧血や上気道感染（Chapter 6 参照）．
2. 低出生体重児既往，呼吸窮迫症候群の病歴のある症例：これらの症例は，現在，一見健康そうに見えても，完全に正常と考えてはいけない．Chapter 6 を参照する．

舌小帯離断術（division of "tongue-tie"）

舌下帯が短過ぎて，舌を頬溝付近まで回せないようであれば，舌小体を外科的に離断したほうがよい．これは，通常，外来手術で行われる．

■ 麻酔上の問題点

1. 小手術であるが，口腔が術野となる．外科医は口腔へのよい視野を要求する一方，麻酔科医は気道を確保しなければならない．
2. 舌を自由に動かせるようにするには，さまざまな方法がある．舌下帯を把持し，挟み，または電気メスで切る．縫合することもある．

■ 麻酔管理

▶術 前

1. 前投薬：通常は不要だが，必要なときは鎮静薬（ジアゼパム，あるいはミダゾラム経口）を投与する．

▶術 中

1. セボフルラン吸入，またはプロポフォール静注で麻酔を導入する．
2. 電気メスで舌下帯を処理しないときは，O_2-N_2O-セボフルラン（8%）で深い麻酔を維持し，舌下帯が処理されている間は，（フェイスマスクを外して）麻酔回路のエルボーコネクタを口の上で保持する．または，RAEチューブの先端をカットし口角から挿入して，先が口咽頭に位置するようにし麻酔ガスを吹送する．（これらの方法は，余剰ガスの排出に工夫が必要である）．電気メスを使うときは，気道火

409

Chapter 13 ● 一般および胸・腹部手術の麻酔

災の危険に注意する．酸素と空気の混合ガスを使い，吸入酸素濃度を最低に保つ．
それでなければ，気管挿管することもできる．静脈麻酔法は，（余剰ガスの排除が
不要であるため）最も適した方法であろう．プロポフォールを間欠的に投与する．
3. 咽頭の血液を吸引する．術後鎮痛のためリドカインゲルを舌下の傷に塗る．
4. 患者が完全に覚醒したら，抜管して，回復室に移す．

▶術 後
1. 通常，さらなる鎮痛薬は不要である．

鼠径ヘルニア修復術

　鼠径ヘルニア手術は，小児一般外科手術で最も多い手術である．乳児の鼠径ヘルニア
は嵌頓しやすいので，手術を不用意に延期しないほうがよい．ヘルニアが嵌頓した場
合，基本的に保存的に対応し，ほぼ全例で整復できる．その場合，24～48時間後に修
復手術を行う．嵌頓ではなく，絞扼ヘルニアとなれば腸管壁の血行障害が生じ，腸管壊
死を生じるが，その頻度はきわめて低い．ただ，腸切除が必要となる症例もあり，その
場合は，開腹術と変わらない．嵌頓しやすいから絞扼されやすいわけではない．
　鼠径ヘルニアは両側で発生するが，男児では右側が多いが，女児では左右差はない．
そして一方の手術後反対側に出現する割合は5～20％とされる．
　最近では腹腔鏡下修復も行われる．皮膚切開創の目立ちにくさや術後疼痛に関して
は，従来法でも十分に軽いが，反対側のヘルニア孔を観察し，手術できる利点がある．
ただ長期的な予後（再発率）に関しては，まだ十分なデータがない．
　低出生体重児で呼吸窮迫のあった乳児での鼠径ヘルニアは比較的多く，残存肺疾患の
病歴があれば，麻酔後無呼吸の発生率が高いことから，成熟出生乳児の術後無呼吸リス
クとは明確に区別して考えるべきである．少なくとも受胎後週数45週までは手術を避
け，手術した場合には必ず24時間は呼吸を厳密にモニターする．脊髄くも膜下麻酔な
ど，全身麻酔を避けて区域麻酔下で手術を行う方法も提唱されているが，一般論とし
て，NICUで呼吸管理を受けた乳児では，手術を生後6ヵ月以降に延期するのが好まし
い．詳しくはChapter 4「早期産児のための特別な配慮」（p.166）を参照のこと．

■麻酔管理
▶術 前
1. 患児の全身状態を注意深く評価する．
2. 早期産で生まれた既往の乳児では，出生時週数，受胎後週数，呼吸管理歴を詳細に
　 把握し，術後呼吸モニターが確実になされる手配を確認する（Chapter 4参照）．

▶術 中
　鼠径ヘルニア修復術の麻酔法は，外科医の技量により選択する．一側の鼠径ヘルニア
修復を10分以内で完了する小児外科医もいれば，1時間以上かかる外科医もいる．手
術が速ければ，マスクかLMAでの吸入麻酔または脊髄くも膜下麻酔が適している．手
術が長ければ気管挿管全身麻酔が無難である．

410

通常は LMA を用いた N_2O-セボフルラン麻酔に，手術開始前に腸骨鼠径・腸骨下腹神経ブロックを併用する．ヘルニア囊処理時が手術のヤマで最も深度が要求される．腸骨鼠径・腸骨下腹神経ブロックを手術前に麻酔科医が施行するが，この場合，どちら側を行うかをカルテまたは術者に必ず確認し，決して手術予定表や麻酔記録で早とちりしないこと．

確かに鼠径ヘルニアは右側が多いが，どちら側の手術か，あるいは両側かは外科医と家族が話し合って決めるため，手術部位に関しては麻酔科医の情報が最新とは限らない．そして麻酔科医が外科医の手術側判断を誤って誘導してはいけない．

1. 全身麻酔での管理：吸入麻酔，またはプロポフォールかチオペンタール静注で麻酔を導入する．N_2O-O_2-セボフルラン，自発呼吸で，マスクで麻酔を維持する．
2. 手術が長いときは，LMA あるいは気管挿管麻酔とする．気管挿管の場合は，筋弛緩薬を投与，N_2O-O_2・O_2-セボフルランで維持，調節呼吸とする．外科医によっては，ヘルニア孔を介して腹腔鏡を入れ，反対側の手術の必要性を評価する場合がある．この場合，気腹圧は相当に低くてよい．
3. 手術側に腸骨鼠径・腸骨下腹神経ブロックまたは仙骨ブロックを行う．術者が，神経が露出されているときにブロックを施行することも可能である．術後の発熱予防，術後鎮痛増強のためアセトアミノフェン 10〜15 mg/kg（乳児では 7.5 mg/kg）を経口か静注，あるいは 30〜40 mg/kg を皮膚切開の前に直腸内投与してもよい．術後の嘔気・嘔吐（PONV）が増えるので，オピオイドは一般的には避けている．

▶術 後
1. 必要に応じてさらに鎮痛薬を指示する．術中に神経ブロックをした場合，アセトアミノフェンの経口でも十分な場合が多い．

精巣固定術

麻酔管理は鼠径ヘルニア修復術に準ずる．

麻酔導入後で手術開始前に仙骨ブロックを行い，術後鎮痛を得る．腸骨鼠径・腸骨下腹神経ブロックでは効果が十分でない．

環状切除

この手術の医学的な適応はそう多くなく，日本ではあまり多い手術ではない．ただ，宗教上（ユダヤ教，イスラム教）の儀式，伝統あるいは習慣の面はあり，現在でも多く行われる国や地域（米国では乳児の半数以上で行われる社会）がある．米国小児科学会では，手術の判断は両親に委ね，実施する場合には全身麻酔を推奨している．その場合，多くは日帰り手術で行われる．

■ 麻酔上の問題点
1. 術後疼痛の管理．

Chapter 13 ● 一般および胸・腹部手術の麻酔

■ 麻酔管理

▶術 前

1. 患児の全身状態を注意深く評価する.

▶術 中

1. 麻酔導入・維持：鼠径ヘルニア修復術に準じる. 通常，マスク麻酔か LMA 麻酔で対応できる.
2. 術後鎮痛
   a. 陰茎背神経ブロック：0.25％ブピバカイン（アドレナリン添加は禁忌），最大 2 mg/kg.
   b. 陰茎基部の環状ブロック.
   c. 創部にリドカインゼリーを塗布する.

▶術 後

1. まれであるが，区域麻酔の効果が不十分な場合，麻薬性鎮痛薬を指示する（モルヒネ 0.05〜0.10 mg/kg 静注など）. 鎮痛が得られるまで必要に応じて回復室で繰り返し投与してもよい.

参考文献

1) Abt P, Kashyap R, Orloff M, et al: Pediatric liver and kidney transplantation with allografts from DCD donors: a review of UNOS data. Transplantation, 82: 1708-1711, 2006.
2) Adams SD, Stanton MP: Malrotation and intestinal atresias. Early Hum Dev, 90: 921-925, 2014.
3) Ahmed Z, Danielso L, Albeiruti R, et al: Blood transfusion in patients treated with surgeryfor necrotizing enterocolitis. Paediatr Anaesth, 25: 196-199, 2015.
4) Anderson TA, Bekker P, Vagefi PA: Anesthetic considerations in organ procurement surgery: a narrative review. Can J Anaesth, 62: 529-539, 2015.
5) Anghelescu DL, Burgoyne LL, Liu T, et al: Clinical and diagnostic imaging findings predict anesthetic complications in children presenting with malignant mediastinal masses. Paediatr Anaesth, 17: 1090-1098, 2007.
6) Bagshaw O: A combination of total intravenous anesthesia and thoracic epidural for thymectomy in juvenile myasthenia gravis. Paediatr Anaesth, 17: 370-374, 2007.
7) Batra YK, Rajeev S, Rao KL: Anesthesia management of a ganglioneuroma with seizures presenting as pheochromocytoma. Paediatr Anaesth, 17: 479-483, 2007.
8) Bergholz R, Boettcher M, Reinshagen K, et al: Complex gastroschisis is a different entity to simple gastroschisis affecting morbidity and mortality-a systematic review and meta-analysis. J Pediatr Surg, 49: 1527-1532, 2014.
9) Bosenberg AT, Brown RA: Management of congenital diaphragmatic hernia. Curr Opin Anaesthesiol, 21: 323-331, 2008.
10) Broemling N, Campbell F: Anesthetic management of congenital tracheoesophageal fistula. Paediatr Anaesth, 21: 1092-1099, 2011.
11) Chan KW, Lee KH, Mou JW, et al: Laparoscopic management of complicated Meckel's diverticulum in children: a 10-year review. Surg Endosc, 22: 1509-1512, 2008.

5 ● 一般に行われる小手術

12) Charles E, Scales A, Brierley J: The potential for neonatal organ donation in a children's hospital. Arch Dis Child Fetal Neonatal Ed, 99: F225-229, 2014.

13) Chen QJ, Gao ZG, Tou JF, et al: Congenital duodenal obstruction in neonates: a decade's experience from one center. World J Pediatr, 10: 238-244, 2014.

14) Choudhry DK: Single-lung ventilation in pediatric anesthesia. Anesthesiol Clin N Am, 23: 693-708, 2005.

15) Coggins SA, Wynn JL, Weitkamp JH: Infectious causes of necrotizing enterocolitis. Clin Perinatol, 42: 133-154, 2015.

16) Collard V, Segura LG, Daaboul DG, et al: Retrograde intubation during laryngeal cleft repair on cardiopulmonary bypass. J Anesthm, 26: 273-274, 2012.

17) Dariel A, Poocharoen W, de Silva N, et al: Secondary plastic closure of gastroschisis is associated with a lower incidence of mechanical ventilation. Eur J Pediatr Surg, 25: 34-40, 2015.

18) Davidson A: Anesthetic management of common pediatric emergencies. Curr Opin Anaesthiol, 26: 304-309, 2013.

19) Della Marina A, Trippe H, Lutz S, et al: Juvenile myasthenia gravis: recommendations for diagnostic approaches and treatment. Neuropediatrics, 45: 75-83, 2014.

20) Dhanani S, Hornby L, Ward R, et al: Vital signs after cardiac arrest following withdrawal of life-sustaining therapy: a multicenter prospective observational study. Crit Care Med, 42: 2358-2369, 2014.

21) Disma N, Mameli L, Pini-Prato A, et al: One lung ventilation with Arndt pediatric bronchial blocker for thoracoscopic surgery in children: a unicentric experience. Paediatr Anaesth, 21: 465-467, 2011.

22) Ein SH, Pullerits J, Creighton R, et al: Pediatric pheochromocytoma. A 36-year review. Pediatr Surg Int, 12: 595-598, 1997.

23) Ein SH, Palder SB, Filler RM: Babies with esophageal and duodenal atresia: a 30-year review of a multifaceted problem. J Pediatr Surg, 41: 530-532, 2006.

24) Esposito C, Giurin I, Alicchio F, et al: Unilateral inguinal hernia: laparoscopic or inguinal approach. Decision making strategy: a prospective study. Eur J Pediatr, 171: 989-991, 2012.

25) Fraga JC, Rothenberg S, Kiel E, et al: Video-assisted thoracic surgery resection for pediatric mediastinal neurogenic tumors. J Pediatr Surg, 47: 1349-1353, 2012.

26) Garey CL, Laituri CA, Valusek PA, et al: Management of anterior mediastinal masses in children. Eur J Pediatr Surg, 21: 310-313, 2011.

27) Geniets B, van de Ven CP, Maat AP, et al: Intraoperative transesophageal echocardiography for mediastinal mass surgery improves anesthetic management in pediatric patients. Paediatr Anaesth, 21: 1276-1278, 2011.

28) Gleason JM, Lorenzo AJ, Bowlin PR, et al: Innovations in the management of Wilms' tumor. Ther Adv Urol, 6: 165-176, 2014.

29) Gluer S, Schwerk N, Reismann M, et al: Thoracoscopic biopsy in children with diffuse parenchymal lung disease. Pediatr Pulmonol, 43: 992-996, 2008.

30) Goldstein SD, Culbertson NT, Garrett D, et al: Thymectomy for myasthenia gravis in children: a comparison of open and thoracoscopic approaches. J Pediatr Surg, 50: 92-97, 2015.

31) Golianu B, Hammer GB: Pediatric thoracic anesthesia. Curr Opin Anaesthiol, 18: 5-11, 2005.

32) Gupta RK, Parelkar SV, Oak SN, et al: Early experience with thoracoscopic repair of congenital diaphragmatic hernias in pediatric age group: results and lessons learned. Pediatr Surg Int, 27: 563-566, 2011.

33) Hack HA: The perioperative management of children with phaeochromocytoma. Paediatr Anaesth, 10: 463-476, 2000.

34) Huang CJ, Cheng KW, Chen CL, et al: Predictive factors for pediatric patients requiring massive blood transfusion during living donor liver transplantation. Ann Transplant, 18: 443-447, 2013.

413

Chapter 13 ● 一般および胸・腹部手術の麻酔

35) Iodice F, Harban F, Walker I: Anesthetic management of a child with bilateral congenital lobar emphysema. Paediatr Anaesth, 18: 340-341, 2008.

36) Islam S: Advances in surgery for abdominal wall defects: gastroschisis and omphalocele. Clin Perinatol, 39: 375-386, 2012.

37) Jacob J, Kamitsuka M, Clark RH, et al: Etiologies of NICU deaths. Pediatrics, 135: e59-65, 2015.

38) Jagannathan N, Sohn L, Sawardekar A, et al: Unilateral groin surgery in children: will the addition of an ultrasound-guided ilioinguinal nerve block enhance the duration of analgesia of a single-shot caudal block? Paediatr Anaesth, 19: 892-898, 2009.

39) Johnston DR, Watters K, Ferrari LR, et al: Laryngeal cleft: evaluation and management. Int J Pediatr Otorhinolaryngol, 78: 905-911, 2014.

40) Klein JD, Turner CG, Kamran SC, et al: Pediatric postoperative intussusception in the minimally invasive surgery era: a 13-year, single center experience. J Am Coll Surg, 216: 1089-1093, 2013.

41) Krosnar S, Baxter A: Thoracoscopic repair of esophageal atresia with tracheoesophageal fistula: anesthetic and intensive care management of a series of eight neonates. Paediatr Anaesth, 15: 541-546, 2005.

42) Lakshminarayanan B, Lakhoo K: Abdominal wall defects. Early Hum Dev, 90: 917-920, 2014.

43) Lerman J: Anterior mediastinal masses in children. Sem Anesth Periop Med Pain, 26: 133-140, 2007.

44) Lerman J, Kondo, Y, Suzuki Y, et al: General Abdominal and Urologic Surgery. The Practice of Pediatric Anesthesia, 5th ed(2009 年版); Coté CJ, Lerman J, Todres ID: Chapter 27, pp.569-589, Elsevier, 2013.

45) Lopes RI, Denes FT, Bissoli J, et al: Laparoscopic adrenalectomy in children. J Pediatr Urol, 8: 379-385, 2012.

46) McDougall RJ: Paediatric emergencies. Anaesthesia, 68 Suppl 1: 61-71, 2013.

47) Niemarkt HJ, de Meij TG, van de Velde ME, et al: Necrotizing enterocolitis: a clinical review on diagnostic biomarkers and the role of the intestinal microbiota. Infl amm Bowel Dis, 21: 436-444, 2015.

48) Nio M, Wada M, Sasaki H, et al: Effects of age at Kasai portoenterostomy on the surgical outcome: a review of the literature. Surg Today, 45: 813-818, 2015.

49) O'Sullivan MJ, Mislovic B, Alexander E: Dorsal penile nerve block for male pediatric circumcision-randomized comparison of ultrasound-guided vs anatomical landmark technique. Paediatr Anaesth, 21: 1214-1248, 2011.

50) Olsen M, Avery N, Khurana S, et al: Pneumoperitoneum for neonatal laparoscopy: how safe is it? Paediatr Anaesth, 23: 457-459, 2013.

51) Oomen M, Bakx R, Peeters B, et al: Laparoscopic pyloromyotomy, the tail of the learning curve. Surg Endosc, 27: 3705-3709, 2013.

52) Overcash RT, DeUgarte DA, Stephenson ML, et al: Factors associated with gastroschisis outcomes. Obstet Gynecol, 124: 551-557, 2014.

53) Ozier Y, Klinck JR: Anesthetic management of hepatic transplantation. Curr Opin Anesthesiol, 21: 391-400, 2008.

54) Papparella A, Nino F, Noviello C, et al: Laparoscopic approach to Meckel's diverticulum. World J Gastroenterol, 20: 8173-8178, 2014.

55) Peters B, Oomen MW, Bakx R, et al: Advances in infantile hypertrophic pyloric stenosis. Expert Rev Gastroenterol Hepatol, 8: 533-541, 2014.

56) Rahman N, Lakhoo K: Comparison between open and thoracoscopic resection of congenital lung lesions. J Pediatr Surg, 44: 333-336, 2009.

57) Ranells JD, Carver JD, Kirby RS: Infantile hypertrophic pyloric stenosis: epidemiology, genetics, and clinical update. Adv Pediatr, 58: 195-206, 2011.

5 ● 一般に行われる小手術

58）Rojas-Pena A, Sall LE, Gravel MT, et al: Donation after circulatory determination of death: the University of Michigan experience with extracorporeal support. Transplantation, 98: 328-334, 2014.

59）Ryan DP, Doody DP: Management of congenital tracheal anomalies and laryngotracheoesophageal clefts. Semin Pediatr Surg, 23: 257-260, 2014.

60）Seefelder C, Sparks JW, Chirnomas D, et al: Perioperative management of a child with severe hypertension from a catecholamine secreting neuroblastoma. Paediatr Anaesth, 15: 606-610, 2005.

61）Shen Y, Drum M, Roth S: The prevalence of perioperative visual loss in the United States: a 10-year study from 1996 to 2005 of spinal, orthopedic, cardiac, and general surgery. Anesth Analg, 109: 1534-1545, 2009.

62）Sola C, Choquet O, Prodhomme O, et al: Management of mediastinal syndromes in pediatrics: a new challenge of ultrasound guidance to avoid high-risk general anesthesia. Paediatr Anaesth, 24: 534-537, 2014.

63）Soler X, Myo Bui CC, Aronsen LA, et al: Current issues in pediatric liver transplantation. Int Anesthesiol Clin, 50: 54-65, 2012.

64）St Peter SD, Valusek PA, Hill S, et al: Laparoscopic adrenalectomy in children: a multicenter experience. J Laparoendosc Adv Surg Tech A, 21: 647-649, 2011.

65）Stayer SA, Liu Y: Pulmonary hypertension of the newborn. Best Pract Res Clin Anaesthesiol, 24: 375-386, 2010.

66）Terrin G, Scipione A, De Curtis M: Update in pathogenesis and prospective in treatment of necrotizing enterocolitis. Biomed Res Int, 2014: 543765, 2014.

67）Tobias JD: Anaesthesia for neonatal thoracic surgery. Best Pract Res Clin Anaesthesiol, 18: 303-320, 2004.

68）Vacanti JP, Crone RK, Murphy JD, et al: The pulmonary hemodynamic response to perioperative anesthesia in the treatment of highrisk infants with congenital diaphragmatic hernia. J Pediatr Surg, 19: 672-679, 1984.

69）Wang X, Qiao ZW, Zhou ZJ, et al: Postoperative morphine concentration in infants with or without biliary atresia and its association with hepatic blood flow. Anaesthesia, 69: 583-590, 2014.

70）White MC, Stoddart PA: Anesthesia for thymectomy in children with myasthenia gravis. Paediatr Anaesth, 14: 625-635, 2004.

71）Whyte SD, Mark Ansermino J: Anesthetic considerations in the management of Wilms tumor. Paediatr Anaesth, 16: 504-513, 2006.

72）Wilson CA, Wilmshurst SL, Black AE: Anesthetic techniques to facilitate lung lavage for pulmonary alveolar proteinosis in children-new airway techniques and a review of the literature. Paediatr Anaesth, 25: 546-553, 2015.

73）唐木千晶，笠原群生，清水直樹ほか：小児劇症肝不全の集学的管理と生体肝移植適応．日本集中治療医学会雑誌，16：279-288，2009.

74）西村欣也，長谷浩吉，名出めぐみほか：先天性横隔膜ヘルニアに対する待期手術の経験．日本臨床麻酔学会誌，9：447-451，1989.

75）宮坂勝之：改正臓器移植法と小児脳死診断 脳死概念は看取りの医療にこそ必要．LiSA，別冊19巻：22-29，2012.

76）宮坂勝之，三川 宏，中條俊夫ほか：先天性横隔膜ヘルニアの患者管理—緊急手術は本当に必要か．小児外科，16：1417-1422，1984.

CHAPTER

14 心臓外科手術および循環器内科領域の麻酔

Cardiovascular Surgery and Cardiologic Procedures

　小児の心臓手術は，ほぼ全症例，先天性心疾患（congenital heart disease；CHD）に対する手術である．CHD の頻度は，出生 1,000 例に対し 6 症例である．次に示した疾患（**表 14-1**）で，CHD 全体のほぼ 90％を占める．種々の CHD の分類法があるが，下記の分類が麻酔科医にとっては最も有用である．

1 ● 先天性心疾患の小児

先天性心疾患（CHD）の診断

　現在では，多くの乳幼児の CHD は出生前に診断されている．しかし，新生児期を通じて見過ごされたり，ずっと後になるまで診断されない場合もある．新生児の CHD の診断は時にとても難しい．

1. 周産期では心臓雑音はしばしば聴取されるが，必ずしも問題となる心疾患があるわけではない．
2. 逆に，大きな心雑音が聴取されなくても，重篤な心疾患が存在することがある．
3. 新生児の移行期循環も診断を困難にしている．肺血管抵抗（PVR）が高いので左右短絡量の増加は限られて目立たず，また動脈管開存症（PDA）により，下半身への血流を保っているため大動脈縮窄症や大動脈遮断症は見逃されてしまう．

表 14-1　先天性心疾患（CHD）の頻度

	出生 1,000 対	対全 CHD（%）
心室中隔欠損症（VSD）	2.62	34
心房中隔欠損症（ASD）	1.64	13
動脈管開存症（PDA）	0.87	10
肺動脈狭窄症（PS）	0.5	8
ファロー四徴症（TOF）	0.34	5
大動脈縮窄症（CoA）	0.34	5
大血管転位症（TGA）	0.31	5
大動脈狭窄症（AS）	0.22	4

注：地域差，人種差がある．
（Van der Linde D, Konings EE, Slager MA, et al: Birth Prevalence of Congenital Heart Disease Worldwide. J Am Coll Cardiol, 58: 2241-2247, 2011）

Chapter 14 ● 心臓外科手術および循環器内科領域の麻酔

新生児で CHD を疑わせる徴候には，心雑音，チアノーゼ，頻呼吸，顕著な前胸部拍動，跳躍性末梢脈，肝腫，経口摂取障害，チアノーゼ発作，X 線写真上の心拡大がある．心エコーで確定診断がつく場合がほとんどであり，CHD が疑われたら必ず実施する．特に CHD の併発が多い疾患（食道閉鎖，横隔膜ヘルニア，臍帯ヘルニアなど）の新生児は，循環器専門医の心エコーによるスクリーニングを受けるべきであり，見つかった心奇形によってはさらなる検査（心臓カテーテル検査，CT，MRI，核医学検査など）が必要になる．

年長児の CHD は，学校健診での心雑音から見つかる場合や，運動が制限されていたり，呼吸器感染症を繰り返したり，胸痛や失神がある，などの症状で見つかる場合がある．CHD は，心血管系の成長発達だけでなく，全身の成長発達に大きな影響を与える．

全身に及ぼす影響

■ 体重増加不良と発育遅延

身長，体重は通常平均以下である．CHD の小児，特にチアノーゼ性心疾患では，発育遅延がみられる．心不全状態にあり，呼吸仕事量，心臓仕事量が増加した状態では，年齢相応の成長発達に必要な代謝率を保つことができない．そして，感染，発熱，寒冷などの付加的な代謝必要性増加に対応できず，対応不全（破綻）状態になる．

呼吸器系に及ぼす影響

CHD は呼吸機能に大きな影響を及ぼす．

■ 肺血流量の増加

拡大した血管，肥大した心房・心室が気道を圧迫することがある．肺血流量の増加は，細気道閉塞，コンプライアンス低下，抵抗増加，換気血流比不均衡をきたす．肺間質での水分増加や肺水腫によりさらに呼吸仕事量が増加する．肺血管に慢性的に過剰の血液が流れていると，時間の経過とともに，血管の構造変化により不可逆性肺高血圧症が起こる．肺血管は，中膜が肥厚し，筋層が末梢側に延びていき，正常ならば筋層がない細動脈も筋層で囲まれてしまう．早期に肺動脈絞扼術（PA バンディング）や根治手術を行うと，これらの肺血管の変化を防ぎうる．早期に根治手術を施行することが多い．

■ 肺血流量の減少

肺血流量が減少していると，ガス交換効率が悪いため二酸化炭素を排出するのに分時換気量を多くしなければならない．呼気終末二酸化炭素分圧（$PetCO_2$）と動脈血二酸化炭素分圧（$PaCO_2$）との較差が拡大する．吸入麻酔薬の血液への取り込みは遅れるが，肺胞の濃度（肺胞呼気終末濃度）は急速に上昇する．つまり，吸入麻酔薬の呼気濃度が血中濃度を反映しない．このため，右左短絡性のチアノーゼ性心疾患では，麻酔の吸入導入では効き始めは遅れるが，途中で一気に深くなる場合がある（逆に静脈導入での効果発現は急速である）．チアノーゼがあると，低酸素に対する換気応答は鈍い．

418

心臓に及ぼす影響

個々の心疾患の特徴（p.30 参照）に加えて，CHD では心臓にその他の変化が起こる．
1. 閉塞性疾患では，患側の心室に圧負荷がかかる．この心室は，肥大し，コンプライアンスが低下し，1回拍出量を増加させることが困難になる．心筋虚血をきたし，虚血による不整脈も起こる．
2. 短絡量が多かったり弁閉鎖不全があると，心室に著しい量負荷がかかる．この心室は，初期には1回拍出量を増加することで対処しようとするが，晩期には拡張して機能不全に陥る．拡張した心室では，半径が大きくなり，室内圧の変化を起こすためには高い壁圧が必要である（ラプラスの法則）．そのため，心筋抑制薬に非常に影響されやすく，負荷の増大には対処できない．
3. 大動脈拡張期血圧が低く心拍数が多いと，PDA などの患児では心筋が虚血になりやすい．

血液に及ぼす影響

■チアノーゼ性心疾患児での多血症と血液凝固障害

チアノーゼがあると血液に多血症，循環血液量増加などの代償的変化が起こる．ヘマトクリット値（Hct）が高いと，心筋内あるいは脳内の血栓による微小循環の悪化や膿瘍形成が起こりやすい．チアノーゼ性 CHD では，血小板減少，血小板機能不全，凝固因子不足などにより二次的に凝固障害が起こる．

肝臓，腎臓に及ぼす影響

■臓器灌流の障害，薬物クリアランスの低下

チアノーゼ性 CHD，特にうっ血性心不全があるときは肝機能，腎機能が障害される．内臓の血流量が減少し，肝臓や腎臓での薬物の排泄が遅れる（モルヒネのクリアランスは CHD 児で減少している）．

2 ● 麻酔管理上の基本事項

病態生理的理解

1. 右左短絡があると：
   a．PaO_2 が低い．吸入酸素濃度を上げても，ほとんど高くならない．
   b．吸入麻酔薬の血液への取り込みが遅延する．
   c．静脈空気栓塞から全身性（体循環系）栓塞が起こる危険がきわめて高い．輸液中に気泡が残っていないように厳重に管理する．
   d．肺を経由しないため，腕・脳循環時間が短く，静注薬を過量投与する危険がある．また，静脈麻酔薬が急速に効果を発揮する．
   e．換気効率，ガス交換効率が悪い．正常な $PaCO_2$ を保つには，換気量を増やさなければならない（覚醒時であれ，全身麻酔下であれ）．

Chapter 14 ● 心臓外科手術および循環器内科領域の麻酔

f．$PaCO_2$-$PetCO_2$ 較差が大きい．つまり，$PetCO_2$ は，動脈 $PaCO_2$ よりも相当低い（正常でも $PetCO_2$＜$PaCO_2$ ではあるが，差は 5 mmHg 程度）．

g．血液濃縮
・チアノーゼ性疾患でみられる多血症（Hct＞55％）は，特に脱水や静脈うっ滞が加わると，血行を悪くし，心臓負荷を増加，血栓形成リスク，脳膿瘍形成リスクを上げる．しかし，急速な血液希釈（Hct＜40％）は，循環虚脱を起こすことから，その患児の平常時の Hct を保つことが重要である．
・鉄欠乏性貧血があるが，鉄剤投与によく反応する．

h．血液凝固障害がよくみられる．

2. 左右短絡があると：

a．肺血管血流量が過量，しかし初期では，換気効率も，ガス交換効率もよい．

b．晩期には，肺血管抵抗が高くなる（PAH）．不可逆性肺高血圧症となってしまえば，患児が持つ心疾患の手術適応が制限される．

c．やがて，うっ血性心不全（CHF）に陥る．

d．肺高血圧発作：左右短絡が大きな患児（総動脈幹症，総房室管症など）では，術中，術後に肺高血圧発作を起こす可能性がある（どんな左右短絡疾患の乳幼児でも発作の可能性がある）．肺高血圧発作での突然の PVR 上昇は，多くは刺激がもたらした突然のカテコラミン放出が誘因で，低酸素，高二酸化炭素，急性右心不全，心筋虚血，心停止に至る悪循環である．対応としては，術中の十分な麻酔・鎮痛，術後の過剰な刺激の回避，一定の過換気（$PaCO_2$ 25～30 mmHg），フェンタニル（2～5 μg/kg/時），ニトロプルシド（SNP 0.5～5 μg/kg/分）持続投与，NO 吸入療法がある．術後管理では，気管吸引のような強い刺激のある処置の前に，予防的に 100％酸素投与下で，フェンタニル（10 μg/kg）またはリドカイン（0.5～1 mg/kg）などの静脈内投与が有効である．

3. 閉塞性疾患があると：

a．心拍出量の固定により，代謝亢進や末梢血管抵抗低下を代償できない．

b．心筋肥大．おそらく心筋灌流が不十分である（特に内心膜下域）．心室コンプライアンスが低下すると，心拍出量は高い充満圧に依存するようになる．

c．うっ血性心不全（CHF）．

d．突然発生する重症不整脈．

4. 複雑な"混合"病変：

a．動静脈血は体循環血になるまでの間にさまざまなレベルで混合される．加えて，時に心内外での流路閉塞がある．

b．動脈血の酸素化と十分な組織灌流は，基本的に肺循環と体循環の血流のバランスによって決まる．

c．肺循環の血流が過剰であると，酸素化は十分に保てるが，体循環量（心拍出量）は減り代謝性アシドーシスになる．肺循環が低下すると体循環は保てるが，重篤な低酸素血症，チアノーゼになる．

5. 動脈管依存の破綻
患児によっては〔心室中隔欠損のない大血管転位症（TGA），大動脈弓離断症，左

2 ● 麻酔管理上の基本事項

心低形成症（HLHS）など］，手術まで血液の短絡路は開存している動脈管に依存している．そのような患児では，プロスタグランジン E_1（PGE_1）を用いて，動脈管を開存させておく．必要な手術が行われるまでは，PGE_1 を 0.05〜0.1 $\mu g/kg/$分で静脈内持続投与しておく．

6. うっ血性心不全
   a．心筋機能が抑制され，後負荷増加や薬剤の心筋抑制作用に耐えられない．循環時間が延長する．
   b．肺水腫，肺コンプライアンスが低下する．無呼吸で急速に酸素飽和度が低下する．
   c．肝・腎機能障害，電解質のバランス異常が起こる．

基本事項

1. 心血管系の負荷を小さくする．
   a．十分量の前投薬で不安，興奮を軽減し，酸素需要を低減する．
   b．迅速に円滑に麻酔導入を行い，泣かせたり，もがかせたりしない．
   c．十分量の鎮痛薬，麻酔薬を投与する．高用量の麻酔類の麻酔時使用および良好な術後鎮痛は，神経内分泌面，代謝反応面で外科侵襲によい影響を与え，生存率を向上させる．
   d．PAH は治療し，防止する（前述参照）．

2. 心筋機能，心拍出量を保つ．
   a．心筋抑制をきたす薬剤使用を避ける．
   b．心臓充満圧を最適にする輸液を行う．
   c．心筋への灌流と酸素供給を十分にする．
   ・収縮期と拡張期の長さ（持続時間）は，心筋灌流を保つうえで重要な要因である．特に左右短絡病態（大動脈根部の拡張期圧低下＝冠灌流圧の低下）や心室肥大がある場合には重要である．頻脈，低血圧，貧血は避ける．一方，過大な高血圧は心内膜下心筋の血流を障害するので，好ましくない．
   ・酸素供給に十分な Hct を保つ．特にチアノーゼ性心疾患児は，高 Hct（Hct >40〜50％）に依存している．重篤な貧血は心内膜下心筋虚血を生じさせうる．

3. 換気を個々の患児の必要性に合わせる．
   治療上 PVR 増加への対応として過換気が必要な場合を除き，正常換気を維持する．低二酸化炭素血症（低 $PaCO_2$）により：
   a．心拍出量が低下する．
   b．血管収縮が起こり体血管抵抗（SVR）が増加する．
   c．PVR 低下が左右短絡量を増加させる．
   d．酸素解離曲線を左方移動させ，組織での酸素供給を低下させる．
   e．心筋血流量を下げる．
   f．カリウム値を下げ，不整脈を発生させやすくする．
   g．脳血流量が低下する．

421

Chapter 14 ● 心臓外科手術および循環器内科領域の麻酔

4. 心内短絡の悪化を防止する.
  a. SVR に影響しない麻酔薬を使用する.
  b. 陽圧換気の短絡への影響に注意する. 胸腔内圧上昇を避ける一方, 最適な PEEP で十分な肺容量を保つ必要はある. PVR は至適肺容量で最小に保たれ, それ以上でも以下でも PVR は上昇する.
  c. 心筋抑制度を容易に調整できる吸入麻酔薬は, 過動心室筋が血流閉塞, 短絡増加をもたらしている状態〔TOF, 特発性肥厚性大動脈弁下狭窄症 (IHSS) など〕では有用である.
  d. 患児が体肺短絡に依存している場合, 体血圧低下は酸素化低下をもたらす.
  e. 貧血は左右短絡量を増加させる. 逆に輸血による Hct 増加は左右短絡量を減らす. 血液の粘稠度変化は SVR より PVR に重大な影響を及ぼす.
  f. PVR あるいは SVR を調整する薬剤あるいは手段を用意しておく.
5. 十分量の筋弛緩薬を投与し, 体動, 呼吸運動を完全に制御する.
  特に心臓が開かれている間には, 空気塞栓を防ぐために必須である. CHD の患児では, 通常より非脱分極性筋弛緩薬が最大効果を発揮するまでの時間は長く, 気管挿管まで長い時間マスク換気が必要である.
6. 正常体温を維持する.
  低体温麻酔を考慮していない限り, 寒冷ストレスを避ける. チアノーゼ性心疾患の新生児は特に体温調節ができず, 室温が低いと急速に体温が低下する. 静脈穿刺が難しくなり, 代謝性アシドーシスの誘因にもなる.
7. ヘパリンは, 成人よりも乳幼児で, より大きな分布用量とクリアランスを持っている. 初回投与量の増量が必要で, 人工心肺 (CPB) 前には活性化凝固時間 (ACT) は 480 秒以上が必要である. ヘパリンレベルは 30 分ごとにチェックする.
  ACT 480 秒は CPB 前値としてよく使われているが, 血液希釈され低体温である乳児の血栓形成防止としては不十分ではないか (ACT 値が過大評価の傾向) と考え, 600 秒を提唱しているグループもある. カオリン使用の ACT はセライト使用の ACT より再現性が高いとされる. 血中ヘパリン濃度測定のほうがヘパリン化モニターとしては好ましいと考え, そちらを使用している施設もある.
8. CPB 中の心筋保護
  a. 大動脈遮断後, 心筋保護液を 100〜150 mmHg の圧力で冠循環に注入する. 最適な心筋保護液組成については議論があり, 小児と成人でも違いがある. 基本的に高カリウム濃度, ブドウ糖添加, pH 緩衝剤という組成であるが, カルシウムチャネル拮抗薬や活性酸素捕捉薬の添加も提案されている. 理想的な心筋保護液は:
    ・即時の心停止誘導とエネルギー枯渇防止
    ・嫌気性代謝の基剤提供
    ・組織の代謝性アシドーシスを緩衝
    ・浸透圧で組織浮腫防止
    ・細胞膜を安定化
    ・再灌流障害を防止

血液心筋保護液が多くの施設で好まれている．反復注入は $15 \sim 20$ 分間隔で行われる．無難な選択に思えるが，取り扱いも含めて課題も少なくない．心筋も含め臓器保護には多くの研究が進行中である．人工の HES 製剤がアルブミンより優れた特性を持つ場合があるように，循環停止，低体温という非生理学的な状況で，本当に血液が最適であるかも含め研究の進展に期待したい．

- b．低体温．開心術中の心臓は，手術室の温度，手術灯からの熱，外科操作などの影響で復温されがちな傾向がある．手術が長時間に及ぶ場合には，冷却心筋保護液の反復注入と心臓周囲からの冷却液により心筋を確実に保護する目的で丁寧な冷却が必要である．横隔神経損傷（冷却液，電気メス，機械的損傷など）に注意してもらう．
- c．CPB 前のステロイド投与が心筋保護に役立つと考え投与する施設もある．
- d．一定時間の遮断後には適切な再灌流液が用いられる．遮断中の代謝物を洗い流し，心筋の再灌流傷害を防止する．加温され，アルカリ性で，少量のイオン化カルシウムと少し高めのカリウムを含む溶液が使われる．実際には，再灌流直前に加温血液心筋保護液が用いられる．

術前評価，術前準備

1. あらかじめ過去の麻酔記録と問題点を把握し，両親から病歴を聴取する．カルテには，心臓に直接関係する情報や手術に関わる情報は多いが，麻酔に関する情報，特に患児や両親の日常生活や情緒面に関わる情報は少ない．多くのチームメンバーにより，ベルトコンベヤー式に診療が進んでいることに不安を抱いている患者家族は少なくない．
2. 麻酔管理に影響する心臓以外の合併奇形や症候群を把握し，麻酔管理を難しくするような随伴症，先天異常がないかを調べる（ダウン症，口蓋裂，声門下狭窄など）．
3. 独自に理学的所見をとることが特に大切である．心血管系，呼吸系，耳，鼻，咽喉頭，歯，および静脈（静脈路確保の可能性を念頭に）に注意を払う．心不全徴候として，乳児では頻呼吸，発汗，肝腫大を見逃さない．周術期に問題となるような急性呼吸器系疾患がないか特に注意する．最近，明らかな下気道感染症があれば，この期間は肺合併症が起こりやすいので，予定手術は $2 \sim 3$ 週間延期する．
4. 心臓専門医の記載，最新の心エコー，心臓カテーテル検査のデータを確認する．現在の病態生理を理解する．潜在異常および所見を麻酔記録用紙に記載する．
5. CHD 患児の多くは，数種類の薬を定期的に服用している．プロプラノロールやその他の β 遮断薬（反跳現象があるため）や抗不整脈薬は通常，手術当日も投与する．特別な例を除いて，通常ジギタリス製剤，利尿薬は術当日は投与を中止する．麻酔に関係する投与薬剤について：
   - a．利尿薬は，循環血液量減少と電解質異常（低カリウム，低カルシウム，低マグネシウム）をもたらし，特に低体温やジギタリス製剤との関連で周術期に不整脈を惹起させる．
   - b．ジギタリス製剤は，今ではほとんど使われなくなったが，小児では特に中毒症状を示しやすい．もし使われている場合には最新の血中濃度をチェック（治療

Chapter 14 ● 心臓外科手術および循環器内科領域の麻酔

　　域 0.8〜2.0 ng/mL）する.
　　c．ACE 阻害薬は，特に手術当日に投与されていると，麻酔導入時に治療抵抗性
　　　　の著しい低血圧を示す場合がある.
　　d．β 遮断薬は，心筋収縮力を抑制するが，抗不整脈薬として，あるいはファロー
　　　　四徴症（TOF）の高度チアノーゼ発作（Tet Spell）防止薬として用いられ
　　　　る．急に止めるべきではなく，手術当日も投与される.
　　e．カルシウムチャネル拮抗薬は，小児，思春期の患者ではときどき使われるだけ
　　　　であり，主に PAH に対して使われる．乳児では持続性の心筋抑制を生じる.
　　　　β 遮断薬とカルシウムチャネル拮抗薬は一緒に使うべきではない．もしカルシ
　　　　ウムチャネル拮抗薬が使われている場合，手術前日に中止する.
　　f．血小板機能抑制薬またはワルファリンによる抗凝固療法は，出血のリスクを増
　　　　加させるが，血栓予防薬として不可欠である．時にヘパリンブリッジング（一
　　　　時的に未分画ヘパリンで代替する）が使われるが，施設により異なる.

6. 患児が（心不全が強く）手術室へ移動する間も酸素吸入や坐位を保つことが必要な
　　ときには，明確にこれらのことを指示する.

7. 術後の疼痛管理の計画をあらかじめ立てる．早期に抜管できる患児では，脊髄くも
　　膜下腔，または硬膜外オピオイドが最も便利であろう．ただ，抗凝固療法を行って
　　いる場合には，慎重に判断する．ほとんどの患児は，オピオイドの持続静脈内注
　　入，PCA で管理する.

前投薬

1. CHD の患児では，興奮，不安，号泣を少なくする（酸素消費量を減少させる）た
　　めに，十分な術前鎮静が必要である．したがって，不安感の強い年長児には術前夜
　　に鎮静薬を指示する．6 ヵ月〜1 歳以上のすべての患児に，術前鎮静を指示する.

2. 最近では，経口前投薬が好まれる：
　　a．ミダゾラム 0.5〜1.0 mg/kg 経口（最大量 20 mg）は非常に効果的で，10〜30
　　　　分で最大効果を認める.

3. EMLA クリームを点滴路確保予定部位に塗っておき，閉鎖式ドレッシングで覆っ
　　ておく．ドレッシングはクリームの効果が認められるまで貼っておき，麻酔導入前
　　に除去する．パッチ製剤でもよいが，確実な効果のために 60 分は貼っておく必要
　　がある.

4. Hct が高いチアノーゼ性心疾患児では，術前 2 時間前まで規則的に経口的に水分を
　　与えて，脱水を防ぐ．または，術前の経口摂取禁止時期に維持輸液を投与する.

血液準備

　心臓外科手術の場合はすべて，血液は手術室内にすぐ使える状態で準備しておく．血
液の準備は外科医が責任を負う施設は多い．しかし，実際に輸血を行うのは麻酔科医で
あり，手術前日には麻酔科医も手術時刻まで血液，血液製剤が準備できるかを確認する.

3 ● 麻酔管理

■ 特別な血液準備が必要な条件

1. チアノーゼ性患児（Hb＞16 g/dL）：血漿も準備する．

2. 乳児：採血 3 日以内で，サイトメガロウイルス（CMV）のスクリーニングが終わっていることを確認する．乳児では，高カリウム血症の危険を回避するために，洗浄赤血球を使う．患児（免疫不全，DiGeorge 症候群，移植後など）によっては，照射赤血球，あるいは白血球除去血の準備が必要である．

3. CPB を要する乳児：濃厚赤血球浮遊液，新鮮凍結血漿（FFP），血小板（体重 5 kg あたり 1 単位），施設によってはクリオプレシピテート（自家調剤）が指示されているかを確認する．新鮮全血は特によく人工心肺後の出血を減少すると報告されている．ただし，新鮮全血は入手困難である．

  クリオプレシピテートは，正常の 5〜8 倍のフィブリノゲン濃度があり，歴史（1964 年〜）も古く海外では広く用いられているが，日本では薬害問題の歴史もあり，これまで使用は限定的であった．現在は院内調剤として使用している施設がある．フィブリノゲンはフィブリン血栓形成の最終基質であり，大量出血，大量輸血による希釈，あるいは DIC などの消費性凝固障害，そして血友病などで不足する．補充には a）新鮮全血，あるいは FFP，b）これを濃縮したクリオプレシピテート，c）さまざまな濃縮フィブリノゲン製剤（遺伝子組み替え第Ⅷ因子濃縮製剤など）が用いられるが，日本ではもっぱら FFP が用いられている．

  最も自然な FFP ではあるが，フィブリノゲンは希釈もあり正常濃度以下であり，出血や手術時の急速な補充には容量負荷や肺障害などの合併症の懸念があり，また解凍後 3 時間以内の使用が必要である．濃縮製剤は，正常の 25 倍ほどの濃度を有するが，供給が限られ高価であることもあり，日本では手術や出血時の使用は現在承認されていない．

4. 長時間（1.5 時間以上）の人工心肺が予想される症例：FFP，血小板，あるいはクリオプレシピテートが指示されているかを確認する．

5. 年長児で Hct が高い場合は，充填液に血液を用いないで血液希釈をすることで比較的小手術では輸血を避けられる．CPB 後に，限外濾過（modified ultrafiltration）で充填液を除去して，Hct を回復する．または，CPB 回路液を回収し，洗浄，血球回収をして術後使用する．ただし，これらの方法では，凝固因子は回復しない！（万一に備えて，血液は指示しておく）．

3 ● 麻酔管理

麻酔管理一般

▶術 前

1. 患児の入室前に，麻酔器，モニター装置を点検する．

2. 緊急用に次の薬剤を準備する．

  a．炭酸水素ナトリウム 8.4％溶液：20 mL

  b．アトロピン 0.1 mg/mL に希釈：5 mL

425

Chapter 14 ● 心臓外科手術および循環器内科領域の麻酔

　　c．塩化カルシウム 10％溶液：10 mL
　　d．アドレナリン 1 万倍希釈液：10 mL
　　e．フェニレフリン 0.1 mg/mL：10 mL
　　強心薬の溶液を準備し，インフュージョンポンプにセットし，開始量にセットしておく．水分過負荷を起こさずに治療量が投与できる濃度に調製する．バランス電解質液のルートに接続し，確実に患者に投与できるようにセットする．実際には，乳児では，1〜2 mL/時で必要量が投与できる濃度に調整する（Appendix C 参照）．
3. 指示どおりに前投薬が投与されたか，その効果は十分かを確認する．
4. 患児が入室したらただちにそっと基本モニターを装着する：パルスオキシメータ（一つは，人差し指を避けて手の指または耳に，もう一つは足指に装着する），片耳胸壁聴診器，血圧計，心電図．心拍数，調律，血圧を記録する．必要以上に時間をかけない．特に患児の不安が強い場合は，注意深く迅速に行う．

▶術　中

1. マスクで酸素を投与する．マスクを直接顔に付けないで少し離して高流量で流す．また，マスクは眼の上を通過させず，視野の外（通常は下顎の方向）から，手でマスクを作る形でそっと近づける．
2. 麻酔導入方法：チアノーゼがある患児であっても，適正に行えば導入方法によって，それほど大きな差異はない．チアノーゼ性心疾患児でも，SpO_2 は上昇する．麻酔科医は，個々の患児に適切と考えられる方法を選択する．
3. 通常は静脈導入が好まれ，麻薬性鎮痛薬の分割投与，緩徐なプロポフォール投与，そして挿管量の十分な非脱分極性筋弛緩薬を用いる．この方法では，十分換気でき，気道の確保が迅速で，安定した状態で導入できる．適度に鎮静し，EMLA クリームを使うと静脈確保が容易にできる．上手に行えば，静脈路を確保する利点が，患児を驚かせるかもしれない欠点を上回る．ケタミンも過去にはよく使われていたが，筋肉注射は患児を泣かせて興奮させがちである．また，ケタミンは脳酸素消費量（$CMRO_2$）を増加させる．
　　大多数の症例では，フェンタニル 2〜5 µg/kg を投与後，プロポフォール（3〜5 mg/kg）をゆっくりと静注すれば，心血管系にほとんど影響を与えずに，スムーズに麻酔を導入できる．乳児では，徐脈を避けるため，フェンタニル投与前にアトロピン少量（0.01 mg/kg）を静注しておく．一方，不安定な重症患者では，プロポフォールを避けて，フェンタニル 5〜10 µg/kg まで投与して効果発現を待った後に，ミダゾラムを分割投与で 0.2 mg/kg まで投与して麻酔を導入してもよい．筋弛緩薬投与前に，フェンタニルを大量かつ急速に投与すると，無呼吸，胸壁硬直をもたらすので注意する．自発呼吸患児でのフェンタニル投与は 1〜2 µg/kg 単位で分割投与が安全である．
4. 静注する薬は，少量をゆっくりと注入する（右左短絡があると効果が非常に早く出る．しかし，循環時間が遅ければ，それほど速くない）．あせらずに，期待した効果が現れるのを待ち，過量投与を心がける．
5. 気管挿管：挿管量の非脱分極性筋弛緩薬を投与して，筋肉が弛緩するまで換気す

る．ロクロニウム $0.5 \sim 1\,\mathrm{mg/kg}$ で 3 分以内に挿管に適した弛緩が得られる．また，心血管系に与える影響も少ない．

　　注意：CHD では，声門下狭窄合併の可能性を念頭に，細めの気管チューブも準備しておく．特に挿管既往のある症例では，場合により前回使用の気管チューブが使用できない場合がある．

6. カフ付きのチューブを使う必要はない．しかし，もし使用する場合には，カフ部が声門および声門下部を容易に通過しなければいけない．容易に通過しないようであれば細いチューブに入れ替える．チューブの位置および両肺の換気を確認する．通常の人工換気の設定では，乳児では漏れを防ぐためにカフを膨らませる必要はない．

7. 麻酔は N_2O-O_2 または空気-O_2 の適量混合で維持する（50% 以上の酸素はほとんど必要としない．大きな右左短絡があれば，F_IO_2 を上昇させても PaO_2 は変化しない）．N_2O の肺血管抵抗に及ぼす影響はさほど大きくはないが，肺高血圧がある患児では，N_2O は避けたほうがよい．

8. 心機能が良好で簡単な手術ならば，低濃度吸入麻酔薬が使える．その他の複雑な症例では，オピオイドを適切な量投与する．

9. 望ましい二酸化炭素分圧になるように調節換気する．チアノーゼがない患児では，呼気終末二酸化炭素分圧（$PetCO_2$）は $PaCO_2$ をよく反映する．しかし，チアノーゼがある患児では，$PetCO_2$ は $PaCO_2$ より相当に低く出ることがある．$PaCO_2$ を測定して，$PetCO_2$ と比較する．そして，$PetCO_2$ で傾向を追う．
カフなし気管チューブ使用で，PEEP を適用しているとこの差はさらに著しい．数呼吸 PEEP を外すなどでカプノメータ値を $PaCO_2$ により近づけることは可能であるが，いずれにしても，乳児のチアノーゼ性心疾患では特に絶対値で評価しない．

10. 鼻咽頭および直腸または膀胱で体温を測定する．食道エコーが予定されているときは，食道聴診器は挿入しない．

11. 確実な太さの静脈路，動脈ライン，ダブルルーメンカテーテルで中心静脈路を確保する（Chapter 4 参照）．膀胱留置の導尿カテーテルを挿入する．年長児で早期抜管が予定されているときは，可能ならば，静脈路と動脈路を同じ上肢に確保する（通常，左上肢）．そうすると，ラインが入っていないほうの手で PCA ポンプを操作できる．

12. 維持輸液は Chapter 4 で概説したように行う．輸液はすべて輸液ポンプで投与量をコントロールする．術前に赤血球増多症があれば，出血を補うのは膠質液（ボルベン®）がよい．特に体肺短絡手術を受けているときは，術後 Hct を $35 \sim 40\%$ にするのが望ましい．血液加温器を使用する．

13. 術後早期に抜管できそうな患児では，硬膜外腔または脊髄くも膜下腔オピオイド投与を考慮する（Chapter 5 参照）．

開心術

1. 前述の"麻酔管理一般"に従う．近赤外線スペクトロメトリ（NIRS）や経頭蓋ドプラー（TCD）が施設にあれば脳循環をモニターできるが，年齢に適合したセンサー類と，特に TCD では機器使用に研修と経験が必要である．年長児，思春期児

Chapter 14 ● 心臓外科手術および循環器内科領域の麻酔

ではBIS/SedLineなどの脳波由来のモニターが，特にCPBの加温時の術中麻酔深度維持に役立つ．

2. 経食道心エコープローブ（TEE）が食道に挿入されるときは，換気，酸素飽和度，呼気二酸化炭素濃度曲線，および血圧を慎重に監視する．換気が障害されたり，気管チューブが屈曲したり抜去されたり，特に乳児では大血管が圧迫されることがある．また，自律神経反射を誘発したりもする．TEE挿入は決して低侵襲ではないことを忘れない．

TEEは小児の術中に非常に有用で，広く用いられてきている．正確に解剖，病態生理が把握でき，修復が適当か，ただちに評価できる．術中に残存短絡を検出できる．弁の機能，心室充満，収縮力を評価できる．導管や短絡の血流も測れる．3 kg以下の乳児にでも使える食道心エコーのプローブもある．

3. 麻酔維持は：

a. 動脈血酸素飽和度が適当なレベルに保たれるようなN_2O-O_2混合ガスを吸入させる．N_2Oが禁忌なら，空気-O_2混合ガスを使う．ごくまれには，肺血管収縮を保ち肺に血液が流れすぎないように（単心室病態），F_IO_2を0.21かそれに近く保つことが必要な場合がある．換気は正常範囲に保つ．

吸気にN_2を添加してまでF_IO_2を0.21以下に保つ必要はないとの考えもある．もしN_2を用いる場合には同時に吸気ガスのO_2濃度をモニターする．また，換気を適正に保たないと，肺胞気のO_2濃度はさらに低下する．

b. 耐えられるようならば，疾患によってはセボフルラン2%を使ってもよい．十分量のフェンタニルを補助として静脈内投与する．

c. 心不全の病歴があり，前負荷軽減が有利な患児（左右短絡があるVSDなど），あるいは動的心室流出路閉塞があり調節性心筋抑制が有利な場合（ファロー四徴症，大動脈弁下狭窄など）などではセボフルランを浅く流すとよい．

吸入麻酔薬を調節呼吸下で用いる場合は，麻酔深度が深くなりすぎないように注意する．

4. 適宜筋弛緩薬を追加する．人工心肺開始前には，体動が起こらないように多めに投与する．

5. 輸液：絶食期間の不足を補い，1 mL/kg/時程度の尿量を保つように，乳酸リンゲル液などを体重に応じて輸液する．人工心肺前にさらに"輸液負荷"しても利点がないとされている．ブドウ糖を含んだ輸液は避ける．脳低酸素・虚血の場合に血糖が高いと脳障害の程度が悪化する可能性が指摘されている．新生児，乳児では，低血糖あるいは高血糖にならないように，血糖をモニターする．

6. ガーゼ，吸引，覆布の出血量，血液検査の血液量の総計を常に計算して，出血量を補っておく．開胸時や心臓の周りの剥離（再手術など）で出血が多くない限り，体外循環前に輸血が必要になることはまれである．出血が予想されるときは，胸骨縦切開前に，血液加温器を通してボルベンあるいは乳酸・酢酸リンゲル液が急速静注できるようにセットしておく．また，血液を手術室に準備しておく．

a. Hctは術前の値に近く保つように努める．血管内容量は中心静脈圧を保てる量を目標とする．

b．術前の Hct が非常に高かったときは，初めは出血を人工膠質液（ボルベン®）で補う．しかし，人工心肺前に希釈しすぎないように留意する．希釈しすぎると酸素運搬が障害される．

c．乳児では，静脈カニュレーション時にかなりカニューレ内に脱血されることがある．この血液量は，通常体外循環回路の大動脈カニューレから輸血する．

7．チアノーゼ性 CHD 患児および再手術を受ける患児では，出血を抑えるためにトラネキサム酸などの抗線維素溶解薬を投与すると有用な場合がある．

8．心臓付近を操作しているときは，ECG と血圧を厳重に監視する．不整脈が多発するが，たいていは問題とならない．血圧低下，不整脈が続くときは，状態が改善するまで術者に手術操作の中断を要請する．低血圧が続くようであれば，循環血液量減少，心筋収縮力の劣化，心筋虚血を考える．考えられる原因に従い，輸液，昇圧薬，あるいは冠灌流を改善する外科的処置などで対応する．

9．N$_2$O を使っているときは，空気栓塞が起きた場合に問題にならないように，カニュレーション前に N$_2$O の投与を中止する．

10．活性凝固時間（activated clotting time：ACT）の基本値を測定する．カニュレーション前にヘパリンの初回量を投与する．ヘパリン投与量は製品によって異なるが，300〜400 単位/kg を投与する．初回量投与の 2〜3 分後に ACT を測定する．CPB 開始前には少なくとも ACT が 480 秒以上であることを確認する．生後数ヵ月の乳児では，ヘパリンをさらに投与しなければならないことがある．より年長児と比べて，小さい乳児では，必要量はばらつきが大きい．

11．CPB が開始されたら，全身が十分に灌流できるようにポンプ流量を増やす．CPB の開始時には，十分に準備していてもさまざまなことが生じうる．まれではあるが，注意が必要なのは，CPB からの空気泡の注入と急激な低血圧であり，開始から循環が一巡するまでは緩徐な回転数にとどめてもらい，麻酔科医も送血カニューレの色や空気には注目する．

CPB 中の灌流に関して，特に重要な脳の灌流と酸素化を把握できるのは麻酔科医だけである．特にいったん大動脈が遮断されると，心臓外科医も灌流技士も判断材料を持たない．遠心ポンプが多用され，CPB 装置が示す回転数と圧，あるいは回路内の酸素化や血液ガス測定値だけでは患児への送血を把握できないことはあまり理解されていない．無拍動の状態ではパルスオキシメータも機能しない．患児の動脈ラインからの採血値，NIRS，そして直接の患児観察が重要である．大動脈遮断中は心臓の色もあまり変化しない．大切なのは脳への酸素供給である．

12．灌流が十分であるかは NIRS モニター，尿量，および酸塩基平衡を繰り返し測定し代謝性アシドーシスが生じていないことで判断する．チアノーゼ性 CHD 患児では体外循環の初期には灌流圧が低いことがある．これは，血管床の増加（チアノーゼ性 CHD 患児は血管が太い）と低粘稠性充填液に起因している．ファロー四徴症では肺への側副路が発達している．初期には，高流量を必要とするが，特に冷却が進行すると，体血圧は徐々に上昇する．通常，血管収縮薬は必要ないが，低血圧が持続するときは血管収縮薬の使用も考慮する．

灌流圧が低いときは，上大静脈（SVC）圧がゼロか，ほぼゼロであることがきわ

Chapter 14 ● 心臓外科手術および循環器内科領域の麻酔

めて重要である．灌流圧が低いときに頸静脈圧が高いと，脳血流量に悪影響を及ぼす．SVC 圧上昇は，SVC への脱血カニューレの位置異常による場合がほとんどであり，中心静脈圧，あるいは NIRS を注意深くモニターし，即座に外科医に知らせる．

13. 部分体外循環中は，100%酸素で換気する．空気塞栓を悪化させる可能性があるので N$_2$O は使わない．

14. 完全体外循環中は：
   a．低圧で肺を膨らませておく．
   b．常温体外循環では，1.0%前後（0.5〜2.0%）のセボフルランを人工肺に加えて麻酔を維持し，灌流を改善する．または，フェンタニルを追加する．フェンタニルはプラスチックの人工心肺回路に吸着するので，体外循環中は濃度が徐々に低下する．低体温体外循環中は，吸入麻酔薬を人工肺に加えない．体温が低下していると，吸入麻酔薬の組織溶解度が増しているので，再加温（復温），人工心肺離脱時に心筋抑制作用が残っている可能性がある．体外循環終了 15 分前には，あるいは CPB で復温中は吸入麻酔薬を中止し，静脈麻酔薬で対応する．

15. 麻酔が十分でも高血圧を呈する場合には，フェントラミン（0.2 mg/kg）投与により治療する．低体温体外循環中にカテコラミンが分泌されることが小児で証明されている．フェントラミンはその α 遮断効果で灌流を改善し，代謝性アシドーシスの発生を遅らせる．

16. 体外循環中（部分，完全）は，30 分ごとに ACT を測定し，480 秒以上になるようにヘパリンを適宜追加する．

17. 体外循環中 30 分ごと，ならびに体外循環終了直前に，酸塩基平衡，電解質，Hct 用の採血をする．小さな乳児では，血糖値を測定する．

18. 人工心肺離脱前に：
   a．肺を加圧，気管・気管支の吸引，両肺の動きを観察し換気を確認，さらに両肺が完全に再拡張していることを確認する．
   b．心拍が遅かったり，洞調律でないときは，ペーシングを始める．乳児，小児では，この時点で十分な心拍出量を得るためには，心房収縮が必要である．房室伝導が正常であれば，心房ペーシングで心拍数を上げることができる．房室伝導が異常であれば，"房室順次ペーシング（sequential pacing）"が必要となる．房室ブロックがあっても，心房収縮を感知して，心室をペーシングすることが通常は可能である．
   c．心機能が障害されているときは，人工心肺離脱に十分に先立って強心薬を開始する．ドパミン，ミルリノン，ドブタミン，そしてこれらを低用量のアドレナリンと組み合わせるなどして使う．
   d．心機能が著しく障害されているときは，アドレナリン 0.01〜0.1 µg/kg/分で開始する．
   e．新生児や乳児では，特に輸血，血液製剤が投与された場合，カルシウム代謝が障害されていることを忘れない．血液製剤を投与したときに低血圧を認めた

ら，ただちに塩化カルシウム投与で治療する．乳児では塩化カルシウム持続投与（5 mg/kg/時）もよい．

19. 肺高血圧がある患児では，人工心肺離脱前に：
    a．圧測定と治療のために，肺動脈ラインを挿入する．
    b．100%酸素で，軽度に過換気する．
    c．十分な麻酔，鎮痛を保つ．
    d．代謝性アシドーシスがあれば補正する．
    e．肺動脈圧が軽度に上昇している場合，患児によっては，人工心肺離脱に先立ってミルリノン（50 μg/kg）初回投与後，0.5 μg/kg/分で開始しておくと有用である．
    f．高い肺血管抵抗をコントロールするために，必要に応じて NO の吸入を併用する．

20. 体外循環が終了したら：
    a．必要なら，心機能を改善するために塩化カルシウムを投与する（カルシウム製剤は，心臓が正常調律に戻る前に投与してはいけない）．
    b．中心静脈圧または左房圧が十分になるまで（疾患により 8〜12 mmHg）CPB から血液，赤血球を送血する．心病変と修復にもよるが，CPB 直後の心室コンプライアンスは悪く，また急速に変化し，CPB 前の数値は参考にならない．体外循環中の Hct は通常低いが，濃厚赤血球輸血の必要性は，年齢，術式，心機能，出血の有無で決まる．複雑心奇形の新生児，乳児の場合，体外循環が終了した後は赤血球を投与して Hct 35〜40%が目標値である．小さな乳児では，凝固因子の補充を別途考える．年長児では，特に単純な手術を受けたときは，低い Hct で人工心肺から離脱して，利尿薬（フロセミド）を投与，そして体外循環回路内液を濃縮して静注する．このようにすると，輸血をしないでも手術が可能である．

21. 心拍数，調律に問題がなくても低血圧が続くときは：
    a．ドパミン投与量（5〜10 μg/kg/分）を調節する．成人，年長児と比べて，乳児では高濃度のドパミンを要する．
    b．ドブタミン（5〜10 μg/kg/分）を追加してもよい．ドブタミンも心筋収縮力を増すが，小児では心拍数を増し，体血管抵抗を低下させる．
    c．患児によっては，特に乳児で，カルシウム投与で心臓の働きが改善する．DiGeorge 症候群の患児では，カルシウム投与が必要である．
    d．上記で効果がないときは，アドレナリン 0.1〜0.5 μg/kg/分を試みる．

22. 人工心肺離脱後に限外濾過（modified ultrafiltration）を行い，過剰血管内水分の除去と Hct 上昇を図ってもよい．体外循環回路を利用して大動脈カニューレから脱血し，限外濾過器を通して右房に戻す．限外濾過により血液から水分および体外循環中に放出された炎症性物質が除去できる可能性がある．限外濾過により，出血が少なくなり，術後の心肺機能が改善すると示唆されている．

23. 患児の状態が安定し，カニューレを抜去したら，プロタミンをゆっくりと投与する．乳児では希釈しての投与がよい．体外循環開始前に投与したヘパリン量（100

単位/kg）と同じプロタミン（mg/kg）の量を投与する方法が一般的に行われている．計算投与量の50%が投与されたところで，外科医にはCPB吸引の使用を止めてもらい，通常の壁吸引に切り替え，CPB回路内血液の凝固を防止する．プロタミン投与で血圧が下がったときは，普通はカルシウムの投与と輸液投与で回復する．プロタミンでヘパリンを拮抗し，心機能と充満圧を評価して良好であれば，CPB用カニューレ類を抜去する．

24. プロタミン投与2〜3分に，ACT，電解質，血液ガスの採血を行う．必要に応じてプロタミン追加投与，ACTを繰り返す．術野のガーゼに凝血塊がわずかでもあるのかを観察する．術野観察で，外科的出血か，血小板機能不足か，凝固因子不足であるのかが推測できる．

25. 出血が止まらないとき：凝固検査をチェックし，血小板（1単位/5 kg），新鮮凍結血漿（20 mL/kg），クリオプレシピテート（もしあれば），あるいは他の凝固因子製剤（遺伝子組み替え第VII因子など）を可能であれば投与する．

    注意：以下の場合は，血小板や他の凝固因子不足による持続性出血が予想される．
    a．長時間の人工心肺使用
    b．チアノーゼ性CHDの患児
    c．新生児，乳児：回路充填液量が循環血液量に比して大きい
    d．胸骨再切開，再開心術
    閉胸前にすべての出血が止められていること．

26. 複雑な心内修復後では，症例によっては，胸骨を閉鎖しないで心臓をプラスチックの膜で覆うこともある．心筋浮腫があると，胸骨を開放したままにしておくことで，胸骨を閉鎖したときの心肺機能に及ぼす悪影響が回避できる．また，中心静脈は低下しても，血圧は上昇し，尿量も増加することが証明されている．タンポナーデへの対応や緊急のECMO導入も容易に行える．心筋機能が改善し，閉胸しても耐えられると判断した時点で，胸骨を閉鎖する．

27. CHDの種類，手術経過により，手術終了時に，すぐ気管チューブを抜去するか，さらに換気補助を続けるかを決める．疾患，術中経過を考えて判断する．

28. 心疾患によっては，短期入院の傾向が確立しており，低侵襲手術法とも組み合わされている．簡単な手術（心房中隔欠損閉鎖，大動脈弁下膜切除など）では，手術室で気管チューブを抜去して，ICU滞在時間も短い．そのような症例では：
    a．覚醒の速やかな麻酔方法を選択する．過量のオピオイドや超長時間作用性筋弛緩薬を使わない．
    b．十分な術後鎮痛を計画する．仙骨硬膜外腔モルヒネ1回投与は安全，効果的で簡単である（Chapter 5参照）．ただ，体外循環下で手術を受ける患児への硬膜外カテーテル留置は問題もあり，合併症が生じた場合には深刻である．利点は提示されているが，危険性についてはまだまだ検討の余地があり，どこでもルーチンに行うことは勧めない．
    c．人工心肺後に過剰の人工心肺回路充填液を限外濾過で除去する．施設の状況によっては，患児をICUに移動してから気管チューブを抜去（到着後ただちに，あるいは短時間後）したほうがよい．これも一概に画一的に行うべきでは

ない.

d. 特に大きな左右短絡病変を持った乳児の術後は, PAH 発作のリスクが高い. 手術が順調であっても, しばらく大きな刺激を避ける利点はある.

e. 血行動態が許せば, ミルリノン (0.5〜0.75 μg/kg/分) を投与する. 圧力負荷が加わった右室で心筋灌流 (冠灌流) の維持は重要である.

f. NO 吸入療法. NO は選択的肺血管拡張作用を持ち PVR 調整にはきわめて有用である. NOx 発生を避けるため, 気管チューブの直近で, 20〜80 ppm の濃度で流すが, 特別の機器とモニターが必要であり, 高価な治療でもある (工業用の NO ガスと流量計類を組み合わせての使用は安全性への懸念と倫理面での問題がある). したがって, F_IO_2 も必要範囲にとどめる. 高濃度 NO 投与はメトヘモグロビン血症発生の可能性があり, モニターが必要である. そして, 排気, 室内環境への配慮も必要である. NO の効果には耐性も知られる一方, 急速な濃度低下, 停止は, 著しい PAH 発作の発来をもたらすため, 緩徐に濃度を下げる必要がある.

29. 多くの患児は, 術後換気補助が必要である.

a. 換気補助が必要な状況:
 i. 吸入酸素濃度が高くても, 低酸素血症がある
 ii. 低心拍出量
 iii. 肺高血圧, 肺高血圧発作の可能性が高い
 iv. 肺のコンプライアンスが低いとき
 v. 持続性不整脈
 vi. 低体温 (34℃以下)
 vii. 出血が続いているとき

b. そのような患児では:
 i. 間欠的強制換気と呼気終末陽圧, 圧支持換気 (IMV + PEEP + PSV) が有用で, 強制換気は従圧設定が好ましい. 術直後は, 調節換気と PEEP に特に意味がある. この時期では, 肺容量が低下しやすいし, 肺水分が増加する傾向がある (特に乳児). 強制換気であれば, 呼吸抑制の心配をしないで十分量のオピオイド投与による鎮痛も可能である.
 ii. 筋弛緩薬はリバースしない.
 iii. 術後の人工換気を経鼻気管挿管でするか経口気管挿管でするかは, 施設により異なるが, とりわけ乳幼児では経鼻挿管を勧める. 小児は経鼻気管挿管によく耐えられ, 経鼻挿管ではチューブの屈曲が少なく事故抜管率も低い. これは, 特に TEE が用いられる場合重要である. またチューブが歯で噛まれる心配がない. 経鼻挿管のほうが, チューブを正確に固定しやすい. 経鼻挿管では, 中耳や副鼻腔の炎症を助長すると指摘されているが, 乳幼児では大きな問題とはならない. 経口挿管でよい結果を得ている施設もある.

   注意:経鼻挿管で ICU 管理するときは, 特に年長児では術中は経口挿管で維持し手術終了後に経鼻挿管に換えるのが一般的である. 初めから経

鼻挿管にしていると，ヘパリンを使ったときに，術中に鼻出血をきたすことがある．一方，乳幼児では丁寧に行えば鼻出血が問題になることはなく，麻酔の最初から経鼻挿管にしておく．こうすることで，手術終了時の血行動態が不安定な時期に余計なストレスを加えることがない．また，術中の TEE 使用にも安心して対応できる．経鼻挿管では，鼻孔縁，鼻中隔に圧がかからないよう注意する．壊死，潰瘍，そして瘢痕が起こる．患児の状態が安定していると判断されたときのみ，経鼻気管チューブに換える．状態が不安定なときは，あえて経鼻にはせず，経口気管チューブで人工換気する．ただ，経口挿管から経鼻挿管への切り替えは，患児へのストレスを最小に行うことが可能である（「経鼻気管挿管」，p.109 参照）．

30. ICU への移送（すべての患児で）：
    a．片耳胸壁聴診器使用．暖かな毛布で患児を覆う．
    b．アンビューバッグとマスク，酸素ボンベと流量計，吸引器，昇圧薬，懐中電灯などを準備する．
    c．突然の出血に対応できるように，1 パックの血液（または，適当な輸液）を点滴ラインにつないでおくとよい．
    d．マスクで酸素を投与する．挿管されているときは，酸素で調節呼吸を続ける．ICU へ移送中に酸素が不足しないよう，酸素ボンベに酸素が十分量入っているか，出発前に麻酔科医が直接再確認する．
    e．バッテリー式モニターで，モニターしながら移送する．
       ・パルスオキシメータ
       ・ECG
       ・動脈圧，CVP 圧
       ・カプノメータ
    f．バッテリー式シリンジポンプで強心薬や血管拡張薬を持続投与する．ICU への移送中や移送後にこれらの薬剤投与が誤って中断されないように注意する．
    g．NO あるいは ECMO が使われている場合，ICU まで電源が中断しないように注意する（ドラム型コードリール，あるいはバッテリー台車などを使用）．

循環停止を併用した超低体温麻酔法（Deep Hypothermia with Circulatory Arrest；DHCA）

　DHCA は，心臓手術を受ける新生児・乳児症例で適応となる．脳の血流を完全に止めてもよい状態まで冷却するので，大動脈起始部を含む手術に特に有利である．以前は，心臓が完全に止まった状態で，カニューレ類の邪魔なく手術が行えるために，新生児，乳児期の手術が行いやすいことも利点とされた．

　1960 年代までは，全身麻酔下（エーテル麻酔）で，自然心拍のまま全身を氷水槽に浸して低体温（体温 20℃付近）にして，30 分程度の循環停止下で開心術を行う方法（表面冷却単純低体温法）も行われていたが，1965 年に，京都大学の日笠らにより人工心肺による冷却と加温を組み合わせた超低体温法が乳児開心術で用いられて以降，1970 年代には Kyoto Technique として世界的に広まった．実際に体温 15℃で 90 分以上の循環遮断が得られ，乳児開心術の成績を飛躍的に向上させた．

3 ● 麻酔管理

人工心肺により血液を冷却して低体温にする．超低体温循環停止法と持続灌流法（循環停止を伴わない）との安全性については論争があるが，DHCA は多くの患児で安全に行われており，手術を受けた乳児が成人になって脳障害をきたしている率が高いとはされていない．しかし，今では多くの施設では超低体温循環停止時間を制限し，大動脈再建手術中はできるだけ順行性脳灌流を用いるようになっている．

■麻酔管理

上記の一般管理と同じであるが，以下の点を変える．

1. 高血糖では，完全循環停止中の脳障害の危険が高くなるので，ブドウ糖を含んだ輸液は投与しない．血糖は測定し，低血糖があれば治療する．大量のフェンタニル（>50 μg/kg）を投与することにより，低体温体外循環中の代謝反応として起こる血糖上昇を抑制する可能性がある．

2. メチルプレドニゾロンナトリウム 15〜30 mg/kg を体外循環冷却前に，緩徐に静脈内投与する．十分量の筋弛緩薬を投与しておく（循環停止になったら，薬の追加投与はできない）．

3. フェニトインナトリウム 5 mg/kg を脳保護薬として人工心肺の充填液に加える．

4. 体外循環開始後は，食道温と流入血液温との差が 10℃ 以上にならないよう注意する．冷却マットを 10℃ にセットする．室温を下げる，頭の周りを氷で冷やす．

5. 超低体温時の血液ガス，酸塩基平衡の最善の管理については意見が分かれている．

   a．"アルファスタット"法は患児の実際の体温にかかわらず 37℃ でガス分析を測定する（つまり，実際の体温で補正すると pH はアルカリ性）．この方法は成人では多くの施設で好まれている．冷却中は血液ガス分析値で二酸化炭素分圧は正常か低めになる．

   b．"ピーエイチ（pH）スタット"法は血液ガス分析を患児の実際の体温で補正する．この方法では，冷却時に二酸化炭素を人工肺に添加する必要がある．脳血流量が増加して，冷却の均等化がなされ酸素搬送も改善され，乳児では神経学的結末が改善する利点がある．小児患者ではこの方法が推奨されている（体温 28℃ で $PaCO_2$ 40 mmHg にするためには，37℃ での値で 60 mmHg に調整する）．

6. フェントラミン 0.2 mg/kg を投与して，組織灌流を改善し，迅速に均一に冷却して，再加温時のアシドーシスを最小限度にとどめる．

7. 食道温が 16℃ 以下，直腸温が 20℃ 以下になったら，体外循環を停止する．血液を人工肺に排出して，静脈カニューレを抜去する．

8. 循環停止時間を測定する．各温度での安全循環停止時間は未知であるが，通常中心温 15〜18℃ で循環停止を 20〜30 分に限るのが望ましい．

9. 肺に空気・酸素で 5 cmH₂O の圧を持続的にかけ，肺を若干膨らませておく．人工呼吸器は止める（間欠的換気は行わない）．

10. 修復が完了したら，静脈カニューレを再挿入し，食道温 37℃ まで患児を再加温する．人工心肺ポンプからの血液温は決して 39℃ を超えてはならない．また，体温を 37℃ 以上に上げてはいけない．

11. 再加温中の代謝性アシドーシスは補正しない．加温によって患児の代謝が元に戻る

Chapter 14 ● 心臓外科手術および循環器内科領域の麻酔

と自然に補正される．炭酸水素ナトリウムを投与すると，術後に代謝性アルカローシスをきたす．

12. 体外循環冷却，再加温時に Hct を 30％に保つと，さらに血液希釈して Hct を下げたときよりも神経機能保存がよいことが示唆されている．

4 ● 心臓手術後管理の原則

呼吸器系

乳幼児の心臓手術後の呼吸器系の状態は以下の因子によって左右される．

1. 術前の状態
   - a．年少児（特に乳児）の呼吸器系の未成熟性
   - b．これまでに行われた呼吸管理の気道，肺への影響
   - c．心疾患の肺への影響
2. 麻酔，手術，体外循環の影響
   - a．肺容量の減少
   - b．肺水分量の増加
3. a．無気肺
   - b．横隔神経麻痺
   - c．胸水貯留

心臓外科術後の大多数の患児で，調節呼吸および／または呼気終末陽圧（PEEP）やCPAP が有効である．肺容量が正常に戻るのを促進し，ガス交換を改善する．呼吸器系の状態が改善してきたら，徐々に酸素濃度，PEEP，CPAP を下げていく．肺水分量を減らすのに利尿薬が適応となることもある．PAH の患児では，肺血管抵抗を調節する特別な処置が必要となることがある．

心血管系

心臓手術後の心血管系の状態は以下の因子によって左右される．

1. 術前の状態．
   - a．乳児の心臓と循環器系の未成熟性
   - b．心疾患の心血管系への影響
2. 麻酔，手術，体外循環の影響．これらは以下の因子により左右される．
   - a．麻酔および手術時間
   - b．体外循環時間
   - c．人為的心停止期間
   - d．心筋保護法の成否

簡単な小手術を除いて，心臓手術後の心機能は悪化していると考えられる．この心機能の悪化は術後数時間進行するが，おそらくは心筋の浮腫，その他の変化によるもので

あろう．その結果，心室のコンプライアンス・収縮力が低下する．この時点の治療方針は：

1. 充満圧の適正化．乳児期では心室のコンプライアンスは低いうえ，心臓手術後では全症例で低下するので，高い充満圧（8～12 mmHg）が必要となろう．

2. 心拍数と調律の適正化．必要であれば，房室順次ペーシングにより，さらに効果的に達成することができる．洞調律（つまり心房収縮）は心拍出量を有意に増加させる．

3. 後負荷軽減．心室機能不全患児に血管拡張薬を使用すると，心仕事量や動脈血圧にほとんど変化をきたすことなく心拍出量を増加させることができる．血管拡張薬を使用するときは，適当な輸液によって前負荷を保っておく．ニトロプルシド（SNP）が血管拡張の目的で最もよく使われている（開始量 0.5～2 μg/kg/分，5 μg/kg/分まで増量）．代わりに，ミルリノンを用いて後負荷を軽減してもよい．施設によっては，日本では使えないがフェノキシベンザミンを投与して長時間にわたりアドレナリン作用を遮断している（**注意**：ファロー四徴症根治術後などの右心室機能障害児では，患児によっては左心室後負荷軽減にうまく耐えられない）．

4. 強心薬：低心拍出量状態が以上の方法によっても続いているときは，強心薬に頼ることが必要となる．

   a．輸液ポンプ（シリンジポンプなど）でドパミンを 5～10 μg/kg/分の速度で注入する．乳幼児でもドパミンは心拍出量を増加させることが証明されているが，
      i．成人より多い量が必要である．
      ii．血管拡張作用は成人より弱い．したがって，通常血管拡張薬（ニトロプルシドかミルリノン）の併用が必要となる．肺高血圧を伴った患児では，ドパミンとニトロプルシド（SNP）との併用は肺血管抵抗を下げるためにも効果があるとされている．しかし，そのためには，通常患児を人工心肺から離脱させた直後から投与しておく．

   b．カルシウムを点滴して血清イオン化カルシウムを正常域の高め（1.0～1.2 mmol/dL）に保つ．

   c．上記の治療にかかわらず，重篤低心拍出量が改善しないときには，アドレナリン 0.05～1 μg/kg/分を試みる．

輸液・電解質

1. 特に心機能不全がある場合，ヘモグロビン値を正常近く（14～15 g/dL）に保つように輸血する．

2. 酸塩基平衡を調べ，アシドーシスは重炭酸で補正する．

3. 膠質液（ボルベン®），バランス電解質液（乳酸リンゲル液など）を尿量および中心静脈圧が維持できる量で注入する．循環指標が維持できていれば過剰に尿量を増やさない．

4. 尿量が 1 mL/kg/時以上得られれば，KCl を 2 mEq/kg/日添加する．

5. 利尿薬での積極治療を受けている患児では特に，周術期に低マグネシウム血症が起こりうる．必要に応じて，硫酸マグネシウム 1 mEq/kg/日を点滴に添加する．

Chapter 14 ● 心臓外科手術および循環器内科領域の麻酔

6. 血圧下降なしに尿量が低下（＜1 mL/kg/時）したときは，輸液量が適正か再検討し，輸液を負荷してみる．それでも尿が出ないときは，利尿薬（フロセミド1～2 mg/kg静注）を指示する．

ICUでの術後管理

1. ICUで人工呼吸器に接続したら肺を聴診して，換気が十分か確認する．適切な吸入酸素濃度を指示し，落ち着いたらすぐに動脈血ガス分析で換気と酸素化を確認する．
2. 鎮痛を確実にする．区域麻酔鎮痛を行っていないときは，オピオイド，鎮静薬を指示する．
    a．モルヒネは2時間ごとに静注することもできるが，持続静注するのが望ましい（小児：10～30 µg/kg/時，乳児：5～15 µg/kg/時）．
    b．ミダゾラム（60～120 µg/kg/時）持続投与か必要に応じて2時間ごとに0.1 mg/kgを静注する．
3. 維持輸液：バランス電解質液で開始する．尿量が1 mL/kg/時以上あればKCl 2 mEq/kg/24時間を添加する．尿量が1 mL/kg/時以下であればKClは添加しない．
4. ドレーンからの出血をチェックする．この出血およびさらに出血する分は，濃厚赤血球と新鮮凍結血漿で補う．
5. 胸部X線写真を撮る（正側二方向）．気胸，血胸，無気肺がないかを注意深く調べる．気管チューブの先端が，気管分岐部からある程度上で，気管の中部にあることを確認する．中心静脈ライン，肺動脈ラインなど，各種ラインの位置を確かめる．中心静脈ラインの先端が上大静脈右房接合部の高さにあることを確認する．中心静脈ラインの先端が心房内で低い位置にあると心穿孔の合併症の危険がある．針などの残留やドレーンの位置にも注意する．
6. 出血が続くときは，血液凝固検査を指示する．凝固検査の結果に従い，適応により新鮮凍結血漿，血小板濃縮液，クリオプレシピテートなどを投与する．

5 ● 各種心臓手術の麻酔

動脈管結紮

　動脈管開存症は，典型的には，CHFやNECなどを伴わない人工呼吸器から離脱困難な低出生体重児，あるいは典型的な連続性雑音を有し比較的無症状の年長児で外科的介入の適応となる．カテーテル閉鎖術，結紮術，クリッピング，切離術が選択肢であるが，離断術はあまり行われなくなった．

年長児

　乳児期後半あるいは幼児期以降では，動脈管開存症（PDA）は心臓検査室でのカテーテル閉鎖術，あるいはVATSによる結紮術として行われる（p.364参照）．乳児の場

5 ● 各種心臓手術の麻酔

合，動脈管が太い場合は，通常の開胸手術が必要である．

1. 年長児で他に合併症のない PDA は麻酔上特別な問題はない．患児は無症状であるが，肺高血圧，心不全，亜急性心内膜炎，動脈瘤などの将来の潜在的合併症を予防するために動脈管の結紮（または切離），あるいはカテーテル閉塞術が必要である．
2. VATS では，出血に対処するために開胸手術になる可能性を踏まえて準備する．太い確実な静脈路を確保する．予防的抗菌薬を投与する．
3. 動脈ラインは必須ではない．血圧は，右上肢で測定する．まれに動脈管からの出血で，左鎖骨下動脈を遮断することがある．酸素飽和度は，右手と足との 2 ヵ所で測定する．
4. VATS 後では，小切開部に局所麻酔薬を浸潤させるだけで十分な鎮痛が得られる．開胸手術では，肋間神経ブロックか，超音波ガイド傍脊椎ブロックが有用である．これらの症例は術後 ICU で管理される．乳幼児では全身麻酔導入後に仙骨硬膜外腔にモルヒネを 1 回投与しておくと，外科医による肋間神経ブロックと合わせて，術後には良好な鎮痛が得られるが，効果発現に時間がかかる．同じく術後は ICU で管理する．
5. 以下の点に注意してモニターする．
   a．迷走神経付近操作時の徐脈．
   b．動脈管結紮後のバイタルサインの変化．普通持続性雑音は消失するが，柔らかい収縮雑音は残る．この時点で若干拡張期圧が上昇するが，大幅な血圧の変化はまれである．

   　注意：外科操作で血圧が大きく変化するようであれば，結紮する血管を誤った可能性がある．手術進行をよく観察し，外科医と連携し，外科医に適切な情報を与える．もし大動脈が誤って結紮されると，（上肢の）血圧が上昇し，足に装着しているパルスオキシメータの信号音が消失する．もし，肺動脈が誤って結紮されたときは，動脈管の持続性雑音が残っている．もし，気管支が誤って結紮されたときは，気道内圧が上昇し，雑音は変化せず残っている．
6. 通常，出血量は少なく，輸血はほとんど必要でない．しかし，大血管を傷つけると突然の大出血が起こる．したがって，手術室に輸血が準備されているか確認しておく．

■ 術後管理
1. 通常の開胸術後管理を行う．十分な鎮痛で深呼吸を促す．
2. 動脈管結紮術中に，まれに胸管を損傷することがある．乳び胸が起これば，ドレナージが必要になる．乳びがどんどん失われるので，栄養が問題になる．リンパ流量を減らすために，経口摂取を完全に止め，静脈圧を上げないことが基本である．
3. 動脈管付近の左反回喉頭神経を損傷することはまれである．

Chapter 14 ● 心臓外科手術および循環器内科領域の麻酔

早期産児

　早期産児，特に体重1,500 g以下で動脈管の開存が多い．未熟性に加えて，呼吸窮迫症候群，輸液過剰，新生児仮死，低酸素症およびアシドーシスが重なって動脈管の閉鎖が起こらないからである．動脈管が開存していると，大きな左右短絡で肺血管うっ血とうっ血性心不全を引き起こす．臨床的には，頻呼吸，肝腫および"反跳脈"などが認められる．

　典型的雑音の聴取，X線写真上の肺血管陰影の増強，エコー診断による左房：大動脈比の増大で診断を確定する．動脈管が開存していると，呼吸窮迫症候群の乳児の人工呼吸器からの離脱は困難な場合が多い．

■ 動脈管開存症（PDA）の治療

1. 内科的治療．プロスタグランジン阻害薬であるインドメタシンを数日間0.1〜0.4 mg/kg静脈内投与すると動脈管が閉鎖することがある．インドメタシンは腎障害を起こしたり，骨髄を抑制したりするので，腎不全や凝固障害のある患児では禁忌である．超低出生体重児（＜1,000 g）では，成熟した新生児に比べて内科的治療の成功率は低い．
2. 外科的治療（クリッピング）．インドメタシン療法が成功しなかったり，禁忌のときに行われる（腎障害が予見される場合）．

■ 麻酔上の問題点

1. 低出生体重児での特別配慮事項参照．
2. 突然の出血に備える．動脈管は非常に薄く，裂けやすい．
3. 状況によっては，低出生体重児をNICUで手術することもある．そうすると，患児移送の問題をすべて回避できる．人工呼吸器（HFOなど）を継続して使用できる．しかし，麻酔科医はNICUで麻酔を安全に施行できるように準備しなければならない．手術室には必ずある機器機材がNICUにはないことがあり，救急薬剤類にしても同様である．周囲に十分広いスペースを確保し，人の動きも制限する必要がある．電気メス使用時にもパルスオキシメータと心電図モニターとが作動するかを確認する．
4. 術前管理
   - a．患児の詳細な術前評価．貧血があれば，うっ血性心不全を助長しているかもしれない．このようなときは，赤血球輸血をすると心臓の状態がかなり改善することがある．Hctが上昇すると，心筋酸素化が改善され，左右短絡量が低下する．
   - b．手術室で手術をする場合は，体温保持のため暖かい移送用保育器で人工換気を続けながら手術室に移動する．
   - c．前投薬は不要である．
5. 術中管理
   - a．患児を手術台に移す前に，手術室が暖めてあり（27℃以上），保温装置が準備

5●各種心臓手術の麻酔

されているかを確認する.
- b．モニターを装着する．動脈血酸素飽和度は，管前部（右手）および足で測定する．血圧は右上肢で測定する（前述参照）.
- c．気道確保：
  - ・気管挿管されているときは，気管チューブが確実に固定されているか，内腔が閉塞していないか，位置は問題ないかを確認する．問題があれば，新しいチューブで再挿管する.
  - ・気管挿管されていないときは，アトロピン 0.02 mg/kg，フェンタニル 10 μg/kg，ロクロニウム 1 mg/kg を静注して，100％酸素で3分間換気して，気管挿管を行う（左右短絡が大きいときには，高濃度酸素投与は慎重に行う）.
- d．フェンタニル 10～25 μg/kg 静注とアトロピン 0.01～0.02 mg/kg で麻酔を導入し，N_2O（動脈血酸素飽和度が保たれる濃度で），セボフルラン 1.0～1.5％で維持する.
- e．通常はロクロニウム 0.3 mg/kg を投与して調節呼吸を容易にし体動を抑えるが，不要な場合もある.
- f．確実な点滴路を確保する．通常出血量はほとんど問題とならないが，血管が破れると大出血をきたし，致命的な場合がある.
- g．維持輸液は少なく保つ．術前に十分輸液されていることが多いし，またこの手術では"third space"に体液が失われることはない.
- h．動脈管付近を操作しているときは，用手換気がよい．ほとんどの場合，肺がうっ血していて，コンプライアンスが低い．外科手術を容易にするために，相当な肺の圧排が行われるため，酸素濃度を上げる必要もある．心拍出や酸素化を阻害するような操作がないかを注意して観察する．血圧が下がったり，突然酸素飽和度が低下し，酸素濃度を上げたり用手換気でも対応できない場合は，術者に鉤を外してもらう.
  - ・術者が胸腔内から肋間神経をブロックするとよい.
6．術後管理
- a．多くの場合，術後も人工換気を続けなければならない．開胸手術後の呼吸器合併症（無気肺など）に注意して呼吸を管理する必要がある.
- b．動脈管結紮後の呼吸状態の改善の程度は，術前の状態に肺血管うっ滞や肺疾患（呼吸窮迫症候群や気管支肺異形成）がどの程度関与していたかにより決まる.

血管輪離断，異常無名動脈懸垂固定

　大血管の奇形は，気管，気管支，食道を絞扼したり，圧迫したりする．典型的には，重複大動脈弓，動脈管開存や動脈管索を含め輪を形成している血管輪，それに鎖骨下動脈走行異常がある．血管輪により強く圧迫されると，乳児期初期に喘鳴や哺乳困難が起こる.

　血管輪の乳児はしばしば特徴的な弓なり緊張体位をとる．バリウム嚥下の胸部X線写真で診断が強く疑われる．異常血管が気管支を圧迫すると肺葉にガスがトラップ

441

Chapter 14 ● 心臓外科手術および循環器内科領域の麻酔

（air trapping）され，その結果，肺葉が肺気腫に陥り，隣接肺も圧迫される．加えてダイナミック CT や心臓 MRI で，詳細な解剖や外科手術（大動脈固定術，単純結紮術，複雑な再建術）を決定できる．血管が気道を圧迫している乳児では突然心肺停止 "dying spell" を起こしやすい（「気管食道瘻・食道閉鎖症（TEF）」，p.372 参照）．

■ 麻酔上の問題点

1. 呼吸不全がありうる．
   a．慢性や反復性呼吸器感染症により呼吸機能が低下する．
   b．血管の圧迫により肺葉が肺気腫に陥り，健全肺組織を圧迫する．
2. 気道圧迫が分岐部または主気管支であったりする．この場合，通常のように気管挿管してチューブの位置を気管内に正しく留置しても閉塞は除くことができない．
3. 重篤な症状を防ぐために術前に気管挿管が必要となる場合がある．PEEP 付加により，血管圧迫による肺葉の空気のトラップが軽減されることも多いが，そうでない場合もある．そして，いったん挿管すると外科的な処置なしに抜管できない場合が多い．
4. 血管輪の乳児に食道内聴診器を挿入して急性気道閉塞を起こした症例が報告されている．
5. VATS で施行されることもある（p.364 参照）．問題があれば開胸手術になるので，準備をしておく．

■ 麻酔管理

▶術 前

1. 慎重に患者モニターを行う．乳児では，突然心肺停止 "dying spell" を起こしやすいこと，通常の気管挿管は無効の可能性を周知しておく．
2. 強力に呼吸管理をし，肺を最良の状態にもっていく．一番楽に呼吸できる体位をとらせておく．
3. 気道圧迫の部位を評価するために気管支鏡検査が行われる．気管支鏡は気管支分泌物の吸引に有用である．

▶術 中

1. 挿管し，閉塞部位を越して気道を確保する．閉塞が気管中央部にあれば比較的容易である．閉塞部が下部または分岐部の場合は：
   a．特別に長い気管チューブを主気管支まで挿入する．側孔が付いていないチューブでは，反対側の気管支が換気できるように側孔を付ける．または，
   b．硬性気管支鏡で換気する（直視下で正確に挿入でき，必要ならば，術中に位置を調整できるが，換気機能をもった硬性気管支鏡がない施設では，通常の気管チューブを用いて，細径のファイバースコープで位置の確認ができる）．
2. 右橈骨動脈に挿入した動脈ラインで血圧をモニターする．大血管の手術では大出血する可能性があるので，太い静脈路を確保する．
3. 大動脈固定術の際は，気管支鏡を用いて圧迫の解除が可能かどうかを確かめる．気

5 ● 各種心臓手術の麻酔

管の圧迫の状況は，自発呼吸下で咳をしているときに判断する．調節呼吸下（手術中は）では，気管が広がっていて，問題がないようにみえてしまう．

4. 術中に気道を検査するときは，吸入麻酔薬を使い，気管支鏡を挿入する前に，喉頭と気管内にリドカインを噴霧する．術中やその他のときは補助または調節呼吸とする．この場合，筋弛緩薬は使用しない．

5. 多くの場合，患者の肺の状態が悪く自発呼吸へはこだわれない．その場合，術直後の自発呼吸下の検査は，ICU での呼吸管理の後に，翌日以降に行うこともある．手術室で十分な鎮静下（あるいは吸入麻酔下）で，自発呼吸下に細径気管支ファイバースコープで観察する．

6. 複雑な気管形成術（スライド気管形成術など）を最初から行う場合もある．

▶術 後

1. 最低 24 時間は高湿のクルペットに収容し，看護する．

2. 閉塞が残っているときは，経鼻気管挿管を 24 時間続け，再評価する．

3. 部分的な閉塞は，肩の下に 2～5 cm の支持枕を入れると改善することがある．

4. 気管支鏡後のクループにアドレナリン吸入，デキサメタゾンを使うことがある．

5. 複雑な気管形成術の後は，気管壁にかかる張力を軽減するため，通常数日間は頭頸部を特殊な体位（頭を前屈し，下顎は少し突き出す）を保ち固定する．

大動脈縮窄切除（CoA）

　以前は，大動脈縮窄症（CoA）は，動脈管に対する縮窄の位置により前管型，傍管型，後管型に分類されていたが，今ではすべての大動脈縮窄は傍管型とみなされている．

　しかし，CoA には 2 つの異なる発症が認められると認識しておくのが有用である．乳児型では，通常，合併奇形（心室中隔欠損症や動脈管開存症など）があり，生後 6 ヵ月以下の乳児の心不全として現れる．成人型は，通常，入学前の学童で上肢の高血圧症の存在によって診断されることが多い．

　今は通常バルーン血管形成により大動脈縮窄は治療されるが，施設の方針により外科的切除も患児によっては施行されている．どちらの方法が勝るかは議論が尽きないが，以下についてはおおよその合意ができている．再縮窄はバルーン血管形成の治療で最良の結果が得られ，縮窄部が長い症例では外科的治療で最良の結果が得られる．バルーン血管形成では患児が動かないように全身麻酔が必要となる（「治療的心臓カテーテル法」，p.462 参照）．

　今では大動脈縮窄は一生の疾患として認識されている．本疾患の患児はのちになっても，高血圧および高血圧の合併症がついてまわる．これは，レニン・アンジオテンシン系や圧受容体の変化によると考えられていて，術前に長い間高血圧が続いていた患児で，より重症である．

■ 前管型（乳児型）

▶麻酔上の問題点

1. ほとんどの患児で重症心不全があり，強心薬と利尿薬の投与を受けている．術前の

Chapter 14 ● 心臓外科手術および循環器内科領域の麻酔

呼吸補助も症例によっては必要である.

2. 他の重篤な心血管系奇形を合併することが多い.

3. 下半身への血流は動脈管に依存している. そのため, 手術的に修復するまでは, プロスタグランジン持続投与（0.05〜0.15 μg/kg/分）で動脈管を開存させておく.

4. 大動脈弓の低形成も合併する. 低形成が著しいときは体外循環下での修復が必要となる（後述参照）.

麻酔管理

▶術 前

1. 血液ガス分析の異常は, 可能な限り補正する. プロスタグランジン投与を続ける.

2. 循環補助薬（アドレナリン, ドパミンなど）を手元に準備しておく. これらは, 術中に必要となることがある.

3. 手術室に十分量の輸血が準備されているかを執刀前に確認する.

▶術 中

1. 脳保護のため, 34℃の自然冷却（頭頸部だけを体表から冷やす）が用いられる.

2. 大動脈が遮断されているときは, 収縮期血圧が100 mmHg を超えないようにする. 症例によっては（まれではあるが）血圧調節に薬剤が必要となる. 低濃度のセボフルランを流して, 血圧をモニターしながら吸入濃度を調節する. 通常, 遮断前やバルーン血管形成前に少量のヘパリン（1 mg/kg）を投与する. ACT が 250 秒以上に延長したことを確認する.

3. 大動脈遮断解除時には, 循環補助が十分にできるよう用意しておく. 輸液や強心薬が必要なことがある.

4. 動脈管が結紮され大動脈が修復されたら, プロスタグランジンの投与を中止してもよい.

▶術 後

時に重篤な術後経過をとることがある. したがって:

1. 気管挿管したまま ICU へ搬送し, 術後管理を行う.

2. 最低 48〜72 時間は調節呼吸を行う.

■後管型（成人型）

▶麻酔上の問題点

1. 大動脈遮断中, 脊髄への血流障害が起こりうる. したがって, 大動脈遠位にも適切な平均血圧（45 mmHg 程度）を維持する.

2. 大動脈遮断中には, 近位大動脈の著しい高血圧が起こりうる. この場合, 治療が必要である.

3. 術後に高血圧が問題となりやすい. 周術期に, 短時間作用性β遮断薬を使って血圧を調節する. しかし, ニトロプルシド（SNP）の持続投与が必要なこともある.

4. 輸血は（もちろん）準備するが, ほとんどの症例で輸血は不要である（側副路から

の出血は，大人ほど激しくない）．

5. 非常にまれではあるが，大動脈遮断中に近位側の重篤な血圧上昇が調節できなかっ
   たり，遠位部の血圧が低すぎたりするときは，吻合部をバイパスするために一時的
   にシャントを作る必要がある．また，左心バイパスを使うこともある．

麻酔管理

▶術 前

1. 右上肢で血圧，動脈血酸素飽和度を測定する．足にも，第2のパルスオキシメータ
   のプローブを付ける．
2. 左腕以外に確実な静脈路を確保する．
3. 術後鎮痛管理の目的で，モルヒネ，ブピバカイン投与用に，仙骨・硬膜外カテーテ
   ルの留置を考えてよいが，CoA の手術では対麻痺の可能性があり，慎重に判断す
   る．

▶術 中

1. 麻酔は N_2O-セボフルランで維持する．筋弛緩薬は，ロクロニウムを使う．
2. 右橈骨動脈に動脈ラインを挿入する．中心静脈ラインを確保する．高血圧を調節す
   る薬剤は中心静脈ラインから注入する．
3. 大動脈遮断中の血圧を調節する必要があるときは，セボフルランの吸入濃度を上げ
   る．（収縮期）血圧は，140 mmHg 以上にならないようにするが，140 mmHg 以下
   であればそれ以下に下げようとする必要はない．遮断中の大動脈遠位部血圧は，大
   動脈近位部の血圧に比例している．遠位部血圧は，できるだけ平均 45 mmHg 以上
   に保ち脊髄への灌流を保つ．
4. 術者は遠位の遮断を最初に解除し，次に（ゆっくりと）近位を解除する．血圧に注
   意し，低血圧が起こったら輸液する．これで血圧が回復しないときには，術者に一
   時的に近位を部分遮断するようにしてもらう．血圧は，しばらくは低いが，手術が
   終了するころには通常よりも高くなっている．術後高血圧治療の準備として：
   a．必要に応じて，ニトロプルシド（1～10 μg/kg/分）で血圧を調節する．
   b．エスモロール：初回量 100～500 μg/kg を 1 分かけて投与，引き続き 50～
       100 μg/kg/分で持続静脈投与で血圧を調整する．
5. 通常は，出血量は少なく，輸血は必要ない．
6. 通常は，術後人工呼吸管理は必要なく，多くの場合，手術後抜管できる．

▶術 後

1. ICU で管理する．出血に注意し，胸腔ドレーン出血量を測定し，臨床症状を観察
   する．
2. 通常，術後数日間は高血圧が持続する．重症な場合は，ニトロプルシド（SNP），
   エスモロールでの治療が必要である（上記参照）．動脈炎の予防には，高血圧の予
   防が不可欠である（下記参照）．
3. とてもまれだが，術後経過中に大動脈縮窄切除後症候群の合併がある．これは，腸

Chapter 14 ● 心臓外科手術および循環器内科領域の麻酔

間膜動脈の拍動幅増大により腸間膜動脈炎が起こり，イレウスが引き起こされる．重症例では，腸切除が必要となりうる．

4. その他の重篤な術後合併症としては，反回喉頭神経麻痺，横隔神経麻痺，乳び胸，脊髄虚血による対麻痺がある．幸いにも，手術中に生じた脊髄虚血による対麻痺の頻度は非常に低い．

5. 年数を経たのち，再縮窄を起こすことがある．乳児期に手術を受けた症例ではその頻度は高い．再手術は，技術的に非常に困難で，出血も多い．そのため，今では通常，バルーン血管形成術で対処する．

大動脈弓離断

この疾患は，VSDを伴うことが多く，またDiGeorge症候群が多くみられる．超低体温循環停止を伴った体外循環下で修復が必要である．プロスタグランジンを持続投与して，手術まで動脈管を開存させておく．

肺血流量増加を目的とした姑息的手術

1. Blalock-Taussig手術（体動脈と肺動脈との吻合）．大動脈か腕頭動脈と肺動脈中心部との間に人工血管グラフトを吻合するブラロック変法が頻用されている．

2. Potts手術（下行大動脈と肺動脈との吻合），Waterston手術（上行大動脈と肺動脈との吻合）は現在ではほとんど行われない．これらの手術では，血流が多くなりすぎる傾向があり，一側肺浮腫をきたしたりするためである．

これらの手術は，ファロー四徴症，三尖弁閉鎖，右側心臓の障害により肺血流量が低下している病態の乳幼児などで適応となる．肺血流量を増やし肺動脈の成長を刺激する目的で，通常は乳児期に行われる．のちに根治手術が行われる．乳児期に先天性心疾患の根治手術を施行することが多くなったので，これらの短絡手術は少なくなった．

■ 麻酔上の問題点

1. これらの患児の多くは通常高度な低酸素血症があり，赤血球増多症を呈する．

2. 吻合時に肺動脈が部分的に閉塞されるので，一時的ではあるが，さらに肺血流量の低下をきたす．

3. ほとんど問題となることはないが，赤血球増多症患児では凝固障害をきたしていることがある．

4. 乳児では，手術で作ったシャントの内腔が細く，血栓で閉塞されやすい．少量のヘパリンを使ったり，適正な輸液療法でシャント閉塞を予防する．

■ 麻酔管理

▶術 前

1. 心臓カテーテル室での，肺動脈血流を増やす目的でのPDA拡大や肺動脈弁狭窄や閉鎖の拡張が奏効しなかった場合の緊急，準緊急手術として行われる．

2. 呼吸器系の状態が患児にとって最良な状態であること，活動性感染，最近の上気道感染がないことを確かめる．

5 ● 各種心臓手術の麻酔

3. β遮断薬は，リバウンドを避けるため，手術当日まで続ける．
4. 術前2時間までは，水分を自由に摂取させる．そうできない場合，ヘモグロビンが16 g/dL 以上ある患児には，術前の経口摂取禁止中は維持輸液を指示する．

▶術 中
1. 管理一般は p.425 参照．
2. 静脈麻酔薬で導入する（これらの患児のほとんどに右左短絡がある）．少量のケタミンかプロポフォール，フェンタニル，ロクロニウムが好まれる．
3. 動脈ラインは，左橈骨動脈（ごくまれであるが，シャントと反対側の鎖骨下動脈）または大腿動脈に確保する．
4. 麻酔はセボフルランと少なくとも50%以上の酸素で維持する．
   a．吸入麻酔薬は，右心室収縮力を低下させるので流出路閉塞が弱まる．このため，ファロー四徴症では有用であったが，今はセボフルランを使う．
   b．TOF児が，術中に酸素飽和度が低下したら，緩徐にエスモロール（500 μg/kg），少量のフェニレフリン（1〜10 μg/kg）投与で対処する．
   c．まれだが，セボフルランで血圧が下がりすぎた場合は，フェンタニルに切り替える．
5. 肺動脈遮断直前に100%酸素にし，肺をよく膨らませ，筋弛緩薬を追加する．
6. 遮断しても酸素化に問題ないことを確認してから，外科医に吻合開始を許可する（いったん肺動脈に切開が入ったら，吻合が終了するまでは遮断は解除できない）．
7. 吻合中に，血圧下降，徐脈をきたしたら，吻合が完了し，遮断が解除されるまで強心薬（アドレナリン1〜5 μg/kg，塩化カルシウム10 mg/kgなど）を注入する．
8. 通常の吻合は，人工血管を使ったブラロック変法で行われる．乳児では，通常シャント血栓予防のため少量のヘパリン（100 単位/kg）を投与する．遮断解除後に輸液を負荷すると，シャント流量を増やす可能性がある．
9. 必要なら出血は5%アルブミンで補い，Hct 値を低下させる．

▶術 後
1. 新しい心雑音が聴取できるかをチェックする（あれば，短絡手術が成功している）．
2. 手術室で抜管するのが望ましい．自発呼吸による低い胸腔内圧は新しく造設されたシャントの流れをよくする可能性がある．
3. ジギタリス量を見直す．以前よりも増量が必要なことがある（右室仕事量が増加して，さらに拡張期血圧が低くなったので心筋灌流が障害されてしまい，右心不全が起こりうる）．
4. 吻合が小さく，血栓で閉塞されそうなときは，適量のヘパリンを術後数日間投与する．

肺血流量減少を図る姑息的手術
　大きな左右短絡がある幼児で，肺血流量を減少させるために，肺動脈絞扼術（PAバンディング）が行われる．これにより，体灌流が増し，肺血管うっ血を軽減し，恒久的

447

Chapter 14 ● 心臓外科手術および循環器内科領域の麻酔

肺高血圧の発生を防ぐ．新生児において，緊急手術として行われることが多い．

■ 麻酔上の問題点

患児の多くは，重症うっ血性心不全である．

■ 麻酔管理

▶術 前

1. 管理一般は p.425 参照．
2. うっ血性心不全がうまくコントロールされているかを確認する．
3. 全身状態を改善するため，手術前にあらゆる方策をとる．数時間の陽圧換気（＋PEEP）で効果がある場合もある．

▶術 中

1. 心筋抑制薬を避ける．
2. 肺動脈を狭めていくときは，慎重にバイタルサインをモニターする．絞扼術が適切であれば，
   a．全身の血圧が上昇して，酸素飽和度は若干低下する．
   b．遠位肺動脈圧は体血圧の 30〜50％に下がる．
   c．呼気終末二酸化炭素分圧（$PetCO_2$）がほんの少しだけ低下する．大幅な低下は，絞扼がきつすぎることを意味する．
   d．絞めすぎると，急激な血圧低下，酸素飽和度低下，カプノメータ波形の消失がみられる．カプノメータ波形変化は最も信頼できる指標である．
   e．外科医のさじ加減ではあるが，ほんの少しきつく感じる程度にバンドを絞めても，外科医が手を離して 1〜2 分程度でカプノメータ波形が元に戻る．それがしばしば適正な肺動脈絞扼である．
   f．メインストリームのカプノメータ（cap-ONE）を使うと，時間の遅れなく $PetCO_2$ を知ることができ，外科医がバンドをリアルタイムで調整できる．肺動脈に直接針をさして圧測定を行う場合があるが，手術操作中の安定測定は難しい．

▶術 後

1. 数日間，調節呼吸が必要となりうる．

6 ● 開心術の麻酔各論

これまで述べてきた開心術の麻酔管理の補充として，各心疾患の麻酔管理上の注意点などを述べる．

心房中隔欠損（二次孔欠損）

二次孔欠損は，心房中隔欠損（ASD）の中では最も多いタイプで，卵円孔部に位置

する．小さな単純 ASD は今では通常心臓カテーテル室で"Umbrella"具（p.462 参照）
を用いて閉鎖される．大きな ASD は手術的に閉鎖されるが，低侵襲手技（小切開法）
が用いられる．他のタイプの ASD では，僧帽弁裂（一次孔欠損），部分肺静脈還流異
常（静脈洞タイプ，SVC と右房の接合部）を伴う場合がある．その場合は肺静脈血が
左房に流れるような調整が必要となり，単純な ASD の手術時間が少し延長する．

1. 単純な二次孔欠損 ASD では，手術終了時に抜管できるような麻酔法を計画する．
   患児の年齢や状態によって，さまざまな追い越し車線法"fast-track"が提唱され
   ている．麻酔を導入した後で手術が始まる前に，仙骨硬膜外腔にモルヒネ（33 µg/
   kg）を 1 回注入法で投与しておくと術後早期，24 時間程度の鎮痛が得られる．た
   だ，ヘパリンが用いられる開心術症例で，体外循環前とはいえ硬膜外腔穿刺，カ
   テーテル留置を行うのは慎重にすべきだとの考えもある．その場合は PCA の利用
   を勧めたい．

2. 外科的 ASD 閉鎖は，左室に空気が入って体循環に抽出されないように，心停止
   （心筋保護）液または人工的心室細動（心筋の直接電気刺激により容易に施行でき
   るが心筋細胞自体を障害する可能性がある）を用いて行われる．体外循環中は，筋
   弛緩を十分に効かせておき，心房が開いているときに患児が呼吸をしないようにす
   る．もし自発的に呼吸をすると，左心系に空気を引き込むことになりかねない．心
   臓にカニューレを入れるときには，追加の筋弛緩薬を投与する．

3. 欠損部閉鎖の最後の縫合を閉めるときに，術者が肺を膨らませておくように要求す
   ることがある．肺を膨らませると肺静脈血が左房に流れる．左心系に空気が残存し
   ないようにするためである．

4. 体外循環時間は短く，体外循環離脱後に強心薬を使うことはほとんどない．

総肺静脈還流異常（total anomalous pulmonary venous drainage；TAPVD）

右心房や右心房に接続している静脈に肺静脈血が還流する異常には，3 種類の型があ
る．

1. 上心臓型（50%）：肺静脈血が左上大静脈に流れ込む．
2. 心臓型（30%）：肺静脈血が冠状静脈洞や右心房に流れ込む．
3. 下心臓型（10%）：横隔膜の下で，共通静脈幹を介して，肺静脈血が下大静脈に流
   れ込む．

TAPVD の患児は，新生児期早期に，重篤なチアノーゼ，アシドーシスを呈する．肺
静脈の閉塞があると肺水腫，心不全を起こす．生存は普通 ASD，卵円孔（PFO）開存
を通る右左短絡に依存している．心臓カテーテル室で，バルーンで ASD を拡げること
がしばしば必要である．肺静脈に閉塞があると，状態は悪化する．重篤であれば緊急手
術が必要である．

■ 特別留意事項

1. 肺静脈が閉塞していると，肺浮腫，肺高血圧，心不全が起こる．
2. 肺水腫治療，酸素化改善のため術前人工換気が必要となりうる．
3. 左房，左室が小さく，左心室コンプライアンスが低下していることがある．体外循

Chapter 14 ● 心臓外科手術および循環器内科領域の麻酔

環後に強力な強心薬治療が必要である.

4. 肺血管は中膜が厚く,修復後も肺血管抵抗は高いことがある.

■麻酔計画

1. PEEP をかけ人工換気をする.酸塩基平衡を頻回にチェックする.
2. 大量オピオイド麻酔が好まれる.
3. 修復後,左心室が心拍出量を保つには,強心薬と前負荷軽減療法が必要なこともある.水分過剰にならないように,左心房圧は高くならないようにする.
4. 肺血管抵抗を低下させたり,肺高血圧危機を予防する対策をとる.肺動脈圧をモニターする.必要ならばすぐに使えるように,NO を準備しておく.
5. TEE は静脈血還流をさらに阻害し,肺高血圧発作を引き起こすので禁忌である.

三心房心

左心房内に膜があり,肺静脈還流を妨げている.体外循環下で膜切除が必要である.まれな疾患である.また成人期まで発見されない場合がある.

心室中隔欠損

単一欠損としては最も頻度が高い(CHD の 20%).VSD の位置で疾患を分類している.欠損の位置により,合併症も異なる.

1. Ⅰ型(心室上稜上部型,5%):大動脈弁輪下に欠損があり,隣接する弁尖を障害して大動脈閉鎖不全を引き起こす.また,狭い大動脈峡部とも関係している.
2. Ⅱ型(心室上稜下部型,最も多い80%):膜様中隔部に欠損があり,しばしば欠損は大きく,短絡量も多い.
3. Ⅲ型(共通房室弁口型,11%):三尖弁下に欠損がある.
4. Ⅳ型(筋性中隔型,4%):欠損は複数のことあり("スイスチーズ"欠損).

心室欠損の生理学的影響は,その大きさにより規定される.欠損が大きければ(非制限的)左右短絡量も多く,心不全が早期に起こり,やがて肺血管閉塞性疾患(PVOD)に陥る.欠損が小さければ(制限的),左右短絡量は少なく,生理学的影響は無視できる.大きな欠損は,肺血管閉塞性疾患を予防するために,早期に手術する.ハイブリッド治療(外科治療と放射線カテーテル治療技術の併用)が,特に小さな欠損閉鎖に用いられる(ハイブリッド法はさまざまな疾患の治療に用いられている.乳児の小さな心臓で,膜様部心室中隔のように複数の欠損孔がある場合,血管内からのカテーテル操作は難しい.開胸後,右心室壁から直接傘付きカテーテルを入れて TEE やイメージ下で閉塞すれば,人工心肺を使わずに閉鎖が可能である).

■特別留意事項

1. 心不全が強い患児は,術前から気管挿管して人工換気管理を行う.
2. 心不全がある患児は,心筋抑制薬に耐えられない.
3. 術後の伝導障害に備える.一過性伝導障害は,おそらく縫合周囲の浮腫に起因している.

6 ● 開心術の麻酔各論

4. 小さな乳児で大きな左右短絡がある場合は，術後に肺血管危機（PAH 発作）が起こることがある．

■ 麻酔計画

1. 心筋抑制薬は避ける．大量オピオイド麻酔が好まれる．薬物は反応をみて緩徐に投与する．
2. 両方向性短絡のことが多い．気泡が静脈ラインに入らないように気をつける．
3. 肺血管抵抗を維持して左右短絡量が増えるのを避ける．過換気を避ける．体血管抵抗を若干下げるとよいかもしれない（低濃度のセボフルランなど）．
4. 手術後の伝導異常にはペーシングの準備をする．
5. 欠損が大きい場合，体外循環後には，肺血管抵抗を下げ肺血管危機（PAH 発作）を防止する方策をとる．

房室中隔欠損症（atrioventricular septal defect；AVSD）

　ダウン症候群に合併の頻度が高い．完全型（ASD，VSD，房室弁裂）と，部分型（ASD 一次孔欠損，僧帽弁裂）に分かれる．特徴的な血行動態として，大きな左右シャントがあり肺高血圧をきたす．また，僧帽弁閉鎖不全をきたす．乳児期の早期外科的修復が好まれる．

■ 特別留意事項

1. しばしばダウン症候群を合併している（Chapter 6 参照）．
2. 術後は肺高血圧が問題になりやすい．トランスジューサーを用意し，肺動脈圧を測定し，治療する．強力な強心薬治療が必要となることもある．
3. 外科的修復後には，伝導障害が多く持続する．ペースメーカー植え込みが必要なこともある．
4. 僧帽弁機能障害が術後早期，晩期に起こりうる．僧帽弁修復の再手術が必要なこともある．

ファロー四徴症（TOF）

　大きな VSD と右室流出路閉塞により，右左短絡が多い．大動脈騎乗，右心室肥大が認められる．右室閉塞は，漏斗部（50％），弁部（10％），肺動脈部（10％），複合型（30％）である．急性に動的漏斗部閉塞が強くなると，酸素飽和度低下発作（ファロー発作）が起こる．現在では，乳児期に根治術を行う．肺動脈の発達が悪い患児では，まず体循環肺循環シャント術を行い，後に根治術を施行する．

■ 特別留意事項

1. 術前の十分な鎮静，麻酔深度を十分に保ち，手術刺激からの反応を抑えることが，"ファロー発作"の予防に大切である．体血管抵抗を有意に低下させる薬物（吸入麻酔薬）は避ける．大量オピオイド麻酔が好まれる．薬は注意深く反応をみて投与する．

451

Chapter 14 ● 心臓外科手術および循環器内科領域の麻酔

2. ただ，低濃度吸入麻酔薬は，漏斗部筋肉を抑制するので，右左短絡量の増加による酸素飽和度低下を防止でき，"ファロー発作"の予防に有利である．

3. 術中の"ファロー発作"は酸素，輸液，エスモロール 0.5 mg/kg 緩徐静注，フェニレフリン 1〜10 μg/kg 静注で体血管抵抗を上げる．

4. 人工心肺後は，右室が肥厚してコンプライアンスが低いので，高い充満圧が必要なことがある．まれには，伝導障害に対して房室ペーシングが必要となる．接合部異所性頻拍は，通常，軽度冷却，鎮静，強心薬の低減，抗不整脈（アミオダロン，プロカインアミド）で治療する．

5. 右心室拍出量が全体の心拍出量の制限因子となっているので，左心室前負荷軽減にはうまく耐えられない．新生児では，場合により小さな両心房間血液交通（ASD，PFO）は閉じず，あるいは交通路を作り，右室圧を逃がし左室充満圧を保つ．

大血管転位

新生児で最も多いチアノーゼ性 CHD である．大動脈が右心室から，肺動脈が左心室から出ている．肺循環と体循環が分離されていて，平行している．卵円孔開存，ASD，VSD，PDA を介しての血液混合に生存は依存している．治療しなければ，大血管転位の患児の 90％は 1 年以内に死亡する．現在の外科的治療は，動脈転換手術である．この手術は，新生児期に中隔欠損のない患児で施行する．しかし，もっと後には，大きな心室中隔欠損と肺動脈弁下閉塞がある患児でも施行可能である．

■ 特別留意事項

1. 中隔欠損がない新生児では卵円孔開存，PDA で血液が混合している．動脈管が閉じると，極端な低酸素状態になる．バルーン心房中隔裂開術で混合を改善している．早期に手術するようであれば，プロスタグランジンを用いて動脈管を開存しておく．

2. 有効な肺血流，体血流は，両者の循環を短絡する血液量に限られている．

■ 麻酔計画

1. 心筋機能と心拍出量を保つ麻酔の方法を選択する．大量オピオイド麻酔が好まれる．

2. 高濃度の酸素で過換気すると肺血管抵抗（PVR）が下がり，肺血流量が増加する．したがって，血液混合，動脈飽和度が改善する．

3. プロスタグランジン E_1 投与は続けるべきである．ただ，人工心肺後は PDA は結紮する（人工心肺中に肺出血をもたらすため）．

4. 人工心肺後は，再移植した冠動脈によく血流がいく方策をとる．人工心肺離脱前からニトログリセリン（1 μg/kg/分）の持続注入を始める．

5. 最適な前負荷を保つ．これまで，低い PVR にしか曝されてこなかった左室のために，冠循環と後負荷軽減のバランスをとる．このモニターに ECG 上での ST 変化が使えればよいが，実際には役に立たない！

6. 多数縫合線があり，出血を想定しておく．凝固障害（新生児の体外循環後では多い）対策の血液製剤を指示する．血小板，新鮮凍結血漿，クリオプレシピテートが

452

必要である.

大動脈狭窄

　重症大動脈狭窄があると，新生児は重篤な心不全に陥る．大動脈狭窄の年長児では，無症状のこともあるが，狭心症，失神，突然死の危険が増している．大動脈狭窄は，弁下狭窄，弁狭窄（約80%），弁上狭窄（しばしば，ウィリアムス症候群に伴っている，Appendix A参照）に分かれる．新生児期の重症ASは今では通常バルーン拡張術で治療される．大動脈弁輪が狭かったり，他の心疾患を合併しているときは手術が必要となることもある．下記に述べる原則は，これらの患児に心臓カテーテル室で麻酔を施行するときにも当てはまる.

■ 特別留意事項

1. 重症大動脈狭窄（critical AS）の乳児は，血圧が低く，灌流が悪く，アシドーシスに傾いていて，呼吸窮迫状態で，肝腫がある．動脈管が閉鎖すると，この疾患が顕性になってくる．左室は肥厚していて，虚血，不整脈に陥りやすい．内膜下線維弾性症も認められる．強力な蘇生治療と，早期の手術が必要であるが，死亡率は高い.
2. 年長児の大動脈弁性狭窄では，大動脈弁は二尖弁で，狭窄弁前後の圧較差が大きいにもかかわらず，心機能は通常良好である.

■ 麻酔計画（乳児）

1. 患児は動脈管を開存させるためのプロスタグランジンの持続注入を受けているので，これが中断しないように慎重に扱う.
2. 大量オピオイドとロクロニウムによる麻酔が好まれる.
3. 体温を慎重に維持する.
4. 特に冷却中に，心臓への手術操作が行われると重篤な不整脈（心室細動）が起こる.

■ 麻酔計画（年長児）

1. 心拍数を一定に保つことを目標とする．徐脈，頻脈を避け，体血管抵抗および大動脈起始部圧の低下を予防する．オピオイドとロクロニウムで通常満足できる結果が得られる.
2. 大動脈弁下狭窄では動的閉塞を和らげるのに吸入麻酔薬が有利である.
3. 大動脈弁上狭窄，ウィリアムス症候群の患児では気管挿管が難しいことがある.
4. 大動脈弁切開術後には高血圧が多く，エスモロールとニトロプルシド（SNP）の混合投与が必要になることもある.

左心低形成症候群（hypoplastic left heart syndrome；HLHS）

　左心室と上行大動脈が低形成で，左心室は機能していない．右心室拍出機能と，開存している動脈管からの体への血流・大動脈弓への逆行性血流に，出生後生存できるか否かがかかっている．右心房で血液が混ざる（ASD，卵円孔開存経由）．肺にどれだけ血液が流れるか，体にどれだけ血液が流れるかは，心房内血液交通量，体血管抵抗と肺血

Chapter 14 ● 心臓外科手術および循環器内科領域の麻酔

管抵抗とのバランスに依存している．この症候群の治療は，段階的な手術で，単心室の血行動態にすることである．心臓移植が必要になる場合は，

1. 第1期手術（ノーウッド手術）：肺動脈離断，右心室を再建大動脈弓に接続（新大動脈は肺動脈と大動脈から作られている．肺動脈弁を温存し，大動脈弁として機能させる），心房中隔作製，人工血管を使った Blalock-Taussig シャント（無名動脈または鎖骨下動脈を肺動脈へ）．変形第1期手術として，右室と肺動脈の間にシャントを造設する変法も行われ，心筋灌流の改善が見込まれている（佐野変法）．

2. 第2期手術：両方向性グレン手術（上大静脈と右肺動脈吻合）または偏半フォンタン手術（および，Blalock-Taussig シャントの取り除き）．血流の一部を直接肺に流す手術で，右心室の負荷を軽減する．

3. 第3期手術：心房内側副トンネルか，心外 Gortex 導管で下大静脈を肺動脈に接続してフォンタン手術を完成させ，体循環と肺循環を連続循環にする．肺動脈に送血する心室はなく窓付きの導管・トンネルが右心系の圧を逃がす．

■ 特別留意事項

1. 術前管理は肺血流量と体血流量をほぼ等しく保つよう努める．これが容易に行えるかどうかは，奇形の状態，心房間交通の程度による．
   a．心房間交通に制限なく流量が多い場合は，肺血流量が多すぎて，体血流量が不足して，代謝性アシドーシスが生じる．
   b．心房間交通にかなり制限があれば（この制限がある症例が多い），室内空気を呼吸しているときは肺血流量と体血流量がほぼ等しくなる．このグループの乳児は，（換気や酸素化の状態が変化しないように）そのままの状態を保つようにする．
   c．心房間交通がなかったり，ごく少ない場合は，肺血流量が少なく，出生直後から著しく低酸素状態に陥る．このグループの乳児は，生存はただちに心臓カテーテル室でバルーンによる ASD 拡大術（BAS）と早期手術が必要である．

2. 全例で，動脈管開存を保つためプロスタグランジン E_1 を持続注入する．

3. 患児によっては，心拍出量，体灌流量を増やすために強心薬が必要となる．しかし，体血管抵抗を不利な方向に向けないように留意する．

■ ノーウッド第1期手術の麻酔計画

1. 手術室への行き帰り，吸入酸素濃度・換気条件が変わらないように十分に注意する．移動中は酸素ブレンダーは使いにくいので，用手空気換気をアンビューバッグで行える場合もあるが，バッグが硬く繊細な換気調節が行えないので，移動用人工呼吸器を使うのがよい．用手換気ではつい力が入ると，換気が過剰になって肺血管抵抗が低下し，体循環が不足して状態が極端に悪化することがある．

2. 心臓移植を受ける患児も，ノーウッド手術を受ける患児も，人工心肺前の管理は，同じである．肺血管抵抗の管理は，体血管抵抗比のバランスを保つように換気と酸素化の程度を調節する．動脈酸素飽和度は 80% 程度にする．症例によっては，吸入酸素濃度を 21% 以下にするために吸気ガスに窒素を加えることもあったが，最

近はあまり行われない．安定した濃度供給が難しいこと，二酸化炭素投与でより好ましい結果が得られるため，空気を用い過換気を避け，安定した換気維持が基本である．早急に肺血管抵抗を上昇させる必要があるときは，慎重に二酸化炭素を加える（通常は換気を下げる）．

3. 大量オピオイド麻酔が好まれる．しかしフェンタニル（$50 \sim 75\,\mu g/kg$）は反応をみながら緩徐に投与する．手術刺激とバランスをとりながら，低血圧を避ける．筋弛緩薬は，ロクロニウムでよい．

4. ノーウッド手術の人工心肺後では，シャントの太さによっては，肺血管抵抗を高く保ち，肺血流量を制限する方策が引き続き必要となる．動脈血酸素飽和度は70〜80%を想定する．

5. ごくまれではあるが，肺血流量が不十分で患児が極度に低酸素状態に陥っているときは，シャントを太くする必要がある．

フォンタン手術（Fontan）

フォンタン手術やその変法手術は，今ではHLHSだけでなく，単心室構造を持つその他のCHD病変でも使われる．SVCが直接肺動脈に吻合（Glenn手術）され，IVCからの静脈血は心房内の側副トンネルか心外導管を通って肺動脈に向けられる．これにより，一つの心室の動力学的エネルギーが，肺と全身の血管床の血流を交じり合わさずに直列に流す，直列循環が形成される．

■ 特別留意事項

1. フォンタン手術後は，全心拍出量が体循環に流れる．体から戻ってきた静脈還流圧により肺循環が流れる．したがって，肺循環抵抗が低いことが決定的因子である．短絡がないので酸素化も良好で，心室負荷も少ない．

2. 手術が成功するためには，肺血管抵抗が低くなければならない（肺血管抵抗<4 Wood単位/m^2）．また，肺血管抵抗が上昇してもいけない．しかし，中程度に肺血管抵抗が上昇した患児にフォンタン手術を行うときには，大静脈と肺動脈との間に血液の逃げ道孔を残しておく．この孔から右左短絡が起こり，右心房圧の上昇を防ぐ．チアノーゼは起こるが，心室充満と心拍出量は維持される．

3. フォンタン手術後は，胸膜滲出，心膜滲出が発生しやすい．長期間ドレナージが必要なこともある．

4. 形成性気管支炎による急性気道閉塞が起こることがある．フォンタン術後の患児では，気管支鏡で膜を除去する必要がある．この膜は，静脈圧が高いために産生されると考えられている．

■ 麻酔計画

1. 術前に確実な静脈路を数本確保しておく．術後は浮腫で静脈確保が難しい．

2. 術後のモニターに，信頼のおける中心静脈ラインが必要である．外科医が心房に直接カテーテルを入れ肺血管床前後の圧較差（SVC－左心房圧）を確認する．

3. 人工心肺終了前に，洞調律であることを確認する．そうでなければ順次ペーシング

Chapter 14 ● 心臓外科手術および循環器内科領域の麻酔

（sequential pacing）を始めていること．過換気にする．吸気相を短く，最大吸気圧を最小限に，そして肺容量を適度に保つのに必要なだけの PEEP をかける．

4. 人工心肺後は，肺血流量を保つために中心静脈圧を 14〜16 mmHg に，左心房圧は 4〜8 mmHg に保つ．肺血管床前後の圧較差を 10 mmHg 以内にする．

5. 肺血流は，早期に自発呼吸に戻し，気管チューブを抜去するのがよいとされている．

6. 水分貯留が起こり，末梢浮腫，胸膜滲出，心膜滲出，腹水が多い．タンパク喪失性腸症も起こる．

三尖弁閉鎖症

　本疾患では，右心房と右心室の間に交通がない．右心室は通常低形成である．心房での適度の交通（卵円孔開存か ASD）があり，体循環から肺循環への短絡（VSD か PDA）があることが生存の条件である．新生児期に何らかの処置が必要である．心房中隔欠損をバルーン中隔裂開術での拡大が必要となりうる．肺血流が少ない患児では，体循環-肺動脈短絡（ブラロック変法）を作る．肺血量が多く，うっ血性心不全，体循環低灌流に陥っている患児では肺動脈絞扼術が必要である．その後時間が経って成長し，肺血管が発達し，肺血管抵抗が低下すると，単心室循環に向かう手術（両方向性 Glenn，Fontan 手術）が可能となる．

総動脈幹症

　肺動脈が大動脈と完全に分かれなかったときにみられ，2 つの大血管の間に血流がある．分類は：

1. 1 型：総動脈幹からいったん肺動脈幹を形成して肺動脈が分岐する．
2. 2 型：総動脈幹の背側から左右の肺動脈が分岐する．
3. 3 型：総動脈幹の側方から左右の肺動脈が分岐する．

　この 3 タイプはさらに，VSD があるタイプ（A 型）と VSD がないタイプ（B 型）とに分けられる．

■ 特別留意事項

1. 25％の症例で DiGeorge 症候群を合併している（Appendix A 参照）．DiGeorge 症候群では Ca^{2+} レベルをモニターする．免疫不全があり，照射赤血球液を使う．
2. 高肺血流量のため肺血管危機が起こりやすい．
3. 大動脈拡張期圧が低いので冠動脈血流量が不十分で，心筋虚血が起こることがある．
4. 動脈幹弁は半月状で，通常閉鎖が不全である．

■ 麻酔計画

1. 術前から人工換気，強心薬治療を受けていることがある．
2. 体血管抵抗，肺血管抵抗を保ち，大動脈拡張期圧および冠血流量を維持する．したがって，過換気，過剰酸素，血管拡張薬を避ける．
3. 大量オピオイド麻酔が好まれる．

7●心臓移植

4. 人工心肺後，術後は，肺血管危機を予防する方策をとる．

7 ● 心臓移植

乳児，小児の心臓移植の適応

1. 重度先天性心奇形（左心低形成症候群など），既手術での根治が不成功で今後の手術の適応がない先天性心疾患．
2. 心筋症：進行性で寛解の見込みがないとき．
3. 切除不能な心筋腫瘍（まれ）．

基本事項

1. 心臓移植に患児が適しているかどうかを決定する最も大切な要因は，術前の肺血管抵抗である．新生児は肺血管抵抗が高い．しかし，新生児からの移植心臓はこれに対応できるであろう．また肺血管抵抗は生後1週間のうちに下がることが期待できる．年長児では，肺血管抵抗を下げる方策をとる．肺血管抵抗が下がらないときは，心肺移植を考慮する．
2. 心臓移植のその他の禁忌：重篤な肝疾患，腎疾患，中枢神経疾患，慢性感染症（肝炎，CMV感染，HIV感染など）．
3. 心臓移植後継続治療が必要なので，家族および社会環境が安定していることが望ましい．

■ 臓器提供者管理

提供者からの心臓摘出の麻酔管理は Chapter 13 を参照．

■ 心臓移植を受ける患者の麻酔管理：特別留意事項

1. 基本管理は他の開心術と同様である．しかし，患児は緊急に入院してきて，術前に絶食していないことがある．フルストマックの想定が必要である．迅速導入を予定しているときは，心血管系に過大な負担がかからないように薬品および投与量を慎重に検討する．ケタミンは，循環予備能の少ない患者に有用であるが，慢性の心筋症やカテコラミン貯蔵が枯渇している場合には注意する．
2. 拒絶反応防止の治療として経口的にシクロスポリンが投与されて時間が経っていないときは，導入時に胃内容を吸引しない．
3. ほとんどの患児は，心機能が非常に悪く，心臓は拡大している．頻脈，徐脈や心筋抑制をきたさないように留意する．フェンタニル-O_2-ミダゾラム-ロクロニウム麻酔が通常好まれる．強心薬やプロスタグランジン E_1 は注意深く続ける．患児によっては，手術開始後にさらに強心薬が必要になることがある．
4. 以前に心臓手術を受けている患児では，トラネキサム酸を投与して術後出血を少なくする．
5. 肺血管抵抗が高い患児は，さらに肺血管収縮が起こらないように予防処置をとる．

457

Chapter 14 ● 心臓外科手術および循環器内科領域の麻酔

6. 左心低形成症候群の新生児は，CPB 前はノーウッド手術に準じて管理する．

7. CPB 離脱前に，ドパミン，ドブタミン，イソプロテレノール，ニトロプルシド（SNP）をすぐに始められるように，回路を充満して準備しておく．

8. 人工心肺離脱時，クランプが外され再灌流が始まったら，ただちにメチルプレドニゾロン 15 mg/kg を投与する．他の抗拒否反応薬も必要に応じて投与する．この時点で，しばしば洞性頻脈がみられる．2 つの心房ペースメーカーの働きが観察されることがある（一つは患児の心房の残り部分から，もう一つは移植された心房から）．洞調律がみられないときは，房室ペーシングを始める．洞性徐脈は通常イソプロテレノールによく反応する．必要に応じて心機能を良好に維持するために他の強心薬（ドパミンなど）を開始する（後述参照）．

9. 肺血管抵抗を下げる方策を続ける．

10. 移植された心臓（神経支配がない）の特徴を理解する．
    a. 心臓薬はその直接作用のみ効果がある．アトロピンを投与しても心拍数は増えない，抗コリンエステラーゼ薬は心拍数に影響を与えない．アドレナリン，イソプロテレノール，ノルアドレナリンのすべては心拍数を増す．ドパミン，ドブタミンは心筋収縮力を効果的に増強する．
    b. 充満圧を高めると，フランク・スターリング機構により，1 回拍出量が増す．中心静脈圧 10～12 mmHg が通常至適圧である．循環血液量低下には耐えられない．
    c. 呼吸サイクルやバルサルバ操作では心拍数の変化はない．
    d. 小児では不整脈は少ない．しかし，心臓に直接作用と間接作用を持つ抗不整脈薬に対する反応は変わっている．
       ・ジゴキシン，プロカインアミドは，正常では心臓に対して直接作用と間接作用の混合作用を呈する．神経支配を受けていない心臓では，反応が予想しづらい．
       ・リドカイン，フェニトイン，β 遮断薬，カルシウムチャネル拮抗薬の効果は直接作用なので，正常の心臓と同じように働く．

8 ● 心肺移植，肺移植

小児の肺移植は通常人工心肺の補助を受けて行われ，基本的には心肺移植と同様に扱う．

適 応

1. 心肺移植：
   a. アイゼンメンジャー症候群
   b. 肺血管病変（pulmonary vascular disease）を伴う他の CHD
   c. 複雑心奇形，手の施しようのない肺血管発達不全
2. 肺移植：
   a. 原発性肺高血圧症

b．肺線維症

c．嚢胞性線維症

■臓器提供者の麻酔管理

基本的管理は Chapter 13 参照．肺移植の臓器提供者を選択するのは非常に難しい．

1. 明らかな肺疾患，感染，最近の誤嚥や心肺蘇生，人工換気による肺損傷や肺水腫は除外する．FIO_2 0.4，最大吸気圧 30 cmH$_2$O 以内，1 回換気量 15 mL/kg，PEEP 5 cmH$_2$O の換気条件で，PaO_2 が 100 mmHg 以上あれば，その肺は移植に適するとされている．

2. 提供肺は移植を受ける患児の胸郭の大きさに合っていなければならない．大きすぎると，無気肺になる．同じ大きさか少し小さい肺は移植できる．場合によっては，肺葉移植または提供肺を小さくして移植する．

3. 肺を摘出する前に，メチルプレドニゾロン 30 mg/kg を投与する．また，体動脈血圧が 10～20％低下するまでプロスタグランジン E$_1$（25 ng/kg/分）の静注を増やす．こうすると，肺停止液を注入する前に肺血管拡張が最大になる．

4. 心停止液，肺停止液を注入する．気管遮断前に肺を膨らませておく．

5. 患児によっては，生きている親族から肺組織をもらうこともある（両親から肺葉を 1 つずつ子どもに移植など）．

■心肺移植・肺移植を受ける患者の麻酔管理：特別留意事項

1. 重症な呼吸疾患の年長患児では不安が強いことがある．よくモニターしながら術前の鎮静薬投与を考慮する（ミダゾラム，ロラゼパム静注，経口）．

2. 麻酔導入前に，指示された免疫抑制薬と抗菌薬が投与されているかを確認する．

3. 開心術の麻酔と同じように，麻酔を導入して維持する．しかし，進行している肺疾患があることを忘れない．

4. 気管挿管：できればカフ付きチューブを使う．カフが声門のすぐ下にくるようにチューブを固定する．嚢胞性線維症の患児では，肺切除中に頻回に気管チューブを吸引する．

5. すべての操作は無菌的に行う．入っている静脈カテーテルはすべて抜去する．厳重な無菌操作下で新しい静脈路を確保する．麻酔導入後に，肺動脈カテーテルを挿入する．

6. 輸液は基本流量に制限する．

7. 術後出血を少なくするため，麻酔導入後に，抗線溶療法（イプシロン-アミノカプロン酸かトラネキサム酸）を開始する．

8. 術後の最適な疼痛管理を計画する．

9. 人工心肺中に，気管チューブを清潔操作で新しい消毒済み気管チューブに交換する．肺感染症がある患児（嚢胞性線維症など）では呼吸回路をすべて交換する．さらに，肺が切除されたら，近位気管と気管支をトブラマイシン液で洗浄する．新しい気管が再建吻合されたら，気管支ファイバースコープで気管吻合の確かさを確認する．

Chapter 14 ● 心臓外科手術および循環器内科領域の麻酔

10. ドパミン，ドブタミン，プロスタグランジン E_1 の静注の準備をしておく．肺感染症がある患児では，フェニレフリン静注の準備もする（後述参照）．NO も準備しておく．

11. CPB からの離脱で，再灌流が始まったらメチルプレドニゾロン 15 mg/kg とフロセミド 0.5〜0.75 mg/kg を投与する．必要に応じて強心薬を投与する．アルブテロール吸入，強力利尿薬治療で肺機能の改善を図る．

12. 動脈血酸素飽和度が 93％程度に保てるように吸入酸素濃度を調節し，肺の酸素障害を防ぐ．1 回換気量を 15 mL/kg で若干過換気にして，肺血流量を維持する．PEEP 6〜10 cmH$_2$O をかけて，肺容量を適度に保ち，肺血管抵抗を低く保ち，肺浮腫を防ぐ．

13. 重症肺感染症（嚢胞性線維症）の既往のある患児では，敗血症の症状（心機能は良好でも，低血圧）を呈することがある．そのような症例では，ノルアドレナリンの持続投与や低用量のバソプレシンが必要になる．

14. 移植後の肺高血圧は吸入ガスに NO を加えて治療する．

15. 特に患児が以前に開胸手術を受けているときは，大量出血が予想される．輸血，血液製剤を準備しておく．

16. 横隔神経，迷走神経，反回喉頭神経損傷による術後の合併症が起こりうる．

9 ● 循環器内科処置

心臓カテーテル検査

普通は，定時検査なので，年長児では検査前教育が効果的である．心臓カテーテル室を訪れ，どのような操作が行われるかを知っておく．心臓カテーテル検査は，全身麻酔，または局所麻酔，区域麻酔と鎮静を組み合わせた方法で行われる．信頼できる心臓カテーテル検査のデータが得られるためには：

1. 循環動態は一定に保ち，できるだけ変化しないようにする．

2. 検査の吸入酸素濃度を一定にすることは，循環器科医にとって諸指標計算の都合上好ましい．次に，酸素の血管抵抗などへの影響を排除するために室内空気下が好まれる．患児がいつも安定して安全であるとは限らない．麻酔科医は患者の安全を基準に判断する．

3. 自発呼吸が好まれる．人工換気下では，陽圧が心内短絡に変化をきたしたり，心内圧が修飾される可能性がある．一方，麻酔科医と循環器科医が生理学を共有すれば，不規則，不安定な自発呼吸状態の検査よりは，麻酔による一定の酸素濃度と安定した補助，または陽圧呼吸の状態でも検査はでき，患者に有利な場合さえある．

4. 患児を生理学的によい状態に保つ（正常体温，脱水がない）．

5. 空気呼吸自発呼吸下で患者に最適とは限らない．空気呼吸下の鎮静では，二酸化炭素濃度が高くなれば，肺胞気の酸素濃度は大きく下がる可能性がある．鎮静下検査ではカプノメータ（cap-ONE マスク）を使う．カテーテル検査時以外で，穿刺や他の処置などで患者がストレスに曝されている場合には酸素を投与する必要があ

460

る．あくまで患者に最適な吸入酸素濃度を選択する．

6. 適切に設定した調節換気と安定した吸入酸素濃度が，患児にとっても検査にとっても好ましい場合は多い．患児の重症化に伴い，循環器科医が何を求めているかを理解し，それを患児に適した対応にするのが麻酔科医の役割である．

7. 検査前の十分な経口摂取，および絶食時間を配慮する．

■ 麻酔上の問題点

1. 患児によっては，重症で心不全に陥っている．

2. 心臓カテーテル検査中に特に不整脈が起こると，状態はさらに悪化することがある．

3. 造影剤が副作用を起こすことがある．注入開始後5分間は目を離さない．

4. 肺高血圧がある患児は心臓カテーテル検査中に重篤な合併症が起こりやすいので，特別な配慮が必要である．

5. 常に心臓穿孔により心タンポナーデが起こりうることを忘れてはならない．

■ 麻酔管理

患児を鎮静して検査をするときには，以下の方法が効果的である．

1. EMLA クリームを使い静脈路を確保する．

2. モニターを装着する（片耳胸壁聴診器，心電図，パルスオキシメータ，血圧カフ，体温プローブ，cap-ONE マスク）．ドプラー血流計がもしあれば，動脈に当てておくと，1拍ごとの心臓の動きを知るよいモニターになる（片耳胸壁聴診器が使えない場合）．不整脈がある場合，酸素飽和度が著しく低い（$SpO_2 < 80\%$）場合，SpO_2の数値はあてにならない．

3. 体温が低下しないように，特に小さな乳児で，温度環境を整える（赤外線ランプ，強制送風加温ブランケットなど）．多くの検査室では診断装置類の豪華さのわりには，循環系以外の患者モニター，患者の快適性や麻酔科医の利便性は考えられていないため別途準備が必要となる．

4. 鎮静薬を静注する．プロポフォール単独の静注，またはプロポフォールに少量のミダゾラムを併用して静注する方法が最も便利である．局所麻酔や区域麻酔を併用すると，眠らせておくのはほんの少量ですむ．心血管系のパラメータは安定している．LMA を用い吸入酸素濃度を一定に保ちカプノメータを用いて適切な換気の維持を確認する方法もよい．

5. 小さい乳児では，"糖水おしゃぶり"のみで対処できることがある．

6. 仙骨麻酔も利用価値がある．特に両側の大腿部でカニュレーションが必要なときや，太いカテーテル（バルーン拡張カテーテルなど）を挿入するときに利用できる．

7. 動脈造影をするときは，患児は動いてはいけない．必要に応じて鎮静薬を追加する．造影剤は高浸透圧であり（非イオン性の造影剤はあまり浸透圧が高くないが），赤血球凝縮を起こしたり，まれにはアナフィラキシーを起こしたりする．造影剤の総投与量を注意深く計算する．特に乳児では，推奨量を超えないようにする．

8. 心臓カテーテル検査は暗くした部屋で施行されることもある．

9. 適応があれば，同様の麻酔法（プロポフォール静注）で筋弛緩薬（ロクロニウムな

Chapter 14 ● 心臓外科手術および循環器内科領域の麻酔

ど）を投与する．気管挿管し，検査中は人工換気を行う．適正な換気と吸入酸素濃度を保つ．

10. 患児によっては，過換気，高酸素症，NO 吸入に対する肺循環の反応の検査も行われる．

11. 心臓カテーテル後のケア：鎮静効果が消失して，患児がスムーズに覚醒するまで注意深く監視する．穿刺部位からの出血，挫傷を避けるために患児は静かに横臥していなければならない．このためにさらに鎮静が必要になることもある．穿刺部からの出血，動脈カニュレーション部より遠位の脈拍の存在を定期的にチェックする．覚醒して，バイタルサインが安定し，血管合併症がなければ，回復室から退室させる．

治療的心臓カテーテル法（interventional cardiology）

　最近は日本でも，複雑な治療的心臓カテーテル法に麻酔科医が関わる場合が増えている．これまでは小児科医，あるいは小児循環器科医が鎮静を行う場合が多く，関心が循環器系のパラメータと病気の診断に向けられ，患者自身の観察や呼吸状態，無痛，快適性に向けられることには限界があった．また，診断に熱中するあまり必要に応じた迅速な治療的対応が遅れることもあった．多くの心臓カテーテル室が，診断検査機器中心の構築で，患者の快適性もさることながら，麻酔科医が十分に働きやすい状況ではない．

　通常の心臓カテーテル検査もそうであるが，特に治療的心臓カテーテル法では，長時間にわたる処置が必要なうえ，いったん合併症が起きた場合には重大で致死的な問題が発生する頻度が高い（10〜20%）．気管挿管下の全身麻酔で，心臓麻酔に準じた対応が必須であり，N_2O-O_2-フェンタニル-筋弛緩薬に，必要に応じて仙骨麻酔や区域麻酔を追加した麻酔法を選択し，術後も ICU で抜管後の経過観察あるいは呼吸管理の続行も考慮する．麻酔科医が関与することで合併症が防止できる．麻酔科医は常に患者サイドに立った対応をすべきであり，診断医と一緒に造影画面だけに注意力が注がれることがないようにする．

麻酔科医が関わる治療的心臓カテーテル法の手技としては，下記のものがある．
1. 肺動脈弁，大動脈弁，僧帽弁バルーン拡大術，大動脈再縮窄バルーン拡大術
2. 動脈管閉鎖
3. 心中隔欠損類の閉鎖，その他瘻孔閉鎖
4. 導管や肺動静脈へのステント留置やバルーン拡大術
5. 経皮的肺動脈弁留置
6. 側副血管のコイル閉塞術

■ 麻酔上の問題点

1. 患児の状態が非常に悪いことがある．
2. バルーンを膨らませているときなど，大切なときに患児が動いてはいけない．
3. 合併症が起きたら緊急開胸心手術になる可能性がある．心穿孔，血管破損，それに閉塞用具が予定部位から外れてしまうこともある．弁バルーン拡大術中には特に合

併症が多い．心臓外科のバックアップが必要である．そして，心臓手術に準じた麻酔管理を行う．

4. 薄暗い部屋で麻酔を担当しなければならず患者の観察が難しい．麻酔科医が困る暗さは，患児にとっても好ましくない．

5. パラメータを測定するため，循環動態を一定にしておかなければならない．

6. 同時に TEE を行い，結果を確認することもある．乳幼児では経鼻気管挿管が好ましい場合がある．

■患児管理

1. 心臓手術時と同じように準備してモニターを装着する．太く信頼のできる静脈路2本を確保する．強心薬やシリンジポンプを準備する．除細動パッドを貼付しておく．

2. 年長児のごく簡単な手技では，自発呼吸下のプロポフォール鎮静と局所麻酔で管理できる．

3. もっと複雑な手術（狭窄弁のバルーン拡大術，心中隔欠損"傘"閉鎖など）では，気管挿管して，筋弛緩薬，調節呼吸がよい．循環器系の変動が予測されない場合，プロポフォール静注で維持できる．バルーン拡張術やステント留置では，致死的な不整脈の発生に備えておく．

4. 合併症が起きたら患児を手術室に搬送する計画を立てておく．急速輸血用の血液をすぐ使える状態にしておく．

5. 治療的心臓カテーテル法の間は，出血や心タンポナーデの徴候を常に監視する．
   a. 心穿孔では，低血圧，異所性収縮を伴った頻脈がみられる．
   b. 心タンポナーデが起こると，低血圧，X線透視で心臓の動きが減弱しているのが認められる．心エコーで診断が確定する．いずれの場合も，心膜穿刺を行う．心穿孔からの持続出血は，開胸手術が必要である．

6. 肺高血圧がある患児では，特別な配慮が必要である．
   a. 心臓カテーテル検査中に，酸素負荷や NO 吸入に対する肺血管の反応を評価することがある．
   b. 肺血管抵抗が上昇するのを防止するように麻酔を管理する．
      i. 鎮静が過剰になると呼吸抑制を引き起こし，$PaCO_2$ 上昇，気道閉塞，低酸素血症が起こってしまうので，過剰鎮静を避ける．低換気には早期に対処する．
      ii. 疼痛刺激の強いときや，気道内操作時には十分な深さの麻酔を維持する．重篤な肺高血圧がある患児では，可能ならば気管挿管を避けたい．ただ，浅い麻酔は禁物であり，必要な場合は ICU 管理を前提に，十分な鎮痛を行う．

10 ● 電気生理学的検査

小児では，電気生理学的検査，高周波カテーテルを用いた不整脈治療の側副伝導路切断術でも麻酔や鎮静が必要である．これらの手技は，側副伝導路高周波カテーテル切断

Chapter 14 ● 心臓外科手術および循環器内科領域の麻酔

時を除いて疼痛を伴うものではないが，時間がかかり（膀胱留置カテーテルを挿入する），体動も避けるべきである．そのため，気管挿管全身麻酔，調節呼吸が用いられる．

不整脈を誘発し側副伝導路を見つけるためにイソプロテレノールが使われる．そのような側副伝導路を高周波カテーテルで切断するのが目的なら，除細動器のパッドを患児に貼っておき，抗不整脈薬を手元に置いておく．

麻酔薬や鎮静薬の心伝導系に及ぼす影響を考えなければならない．麻酔薬によっては（吸入麻酔薬類）心伝導系に及ぼす影響がその他の麻酔薬（プロポフォール）よりも強い．プロポフォールの深い鎮静／麻酔やN$_2$O-低濃度セボフルラン麻酔は電気生理学的検査を妨げないし，上室性頻脈や心室性頻脈を誘発する閾値を変えない．したがって，これらの薬は，電気生理学的検査時にも使える．

11 ● カルディオバージョン（Cardioversion）

カルディオバージョンは除細動とは異なり，適応も異なる．致死性不整脈を誘発することなく，有効にショックを与えるため，QRSと同期させT波上での通電（放電）を避けるところは除細動と違う．また，カルディオバージョンでは通常は0.5〜1.0 J/kgの少ない通電量を用いる．最近では二相性の装置が，心筋損傷が少なく効果も大きいことから好まれている．

カルディオバージョンは通常緊急処置である．不整脈が重篤だと心拍出量が低下してショックに陥る．病棟など，十分な設備が整っていない場所で，十分な準備なく麻酔を行うことになる場合も多く緊張が強いられるが，特にフルストマック状態での麻酔では，麻酔科医は患者の安全を第一に，覚醒まで時間がかかることを承知のうえでも，スキサメトニウム使用を避けた迅速導入を行う．カルディオバージョンが成功すれば患者の状態が改善する．この場合でもSOAPIMの準備（吸引，酸素，バッグマスク，薬剤，静脈路，モニター）は必須である．

注意：同期ボタン（切り替えスイッチ）：カルディオバージョンと除細動は，同期機能を使うか否かと通電量が少なめであること以外に電気的に差異はないため同一の装置が用いられ，機能切り替えスイッチ（同期ボタン）がある．同期機能がOFFの場合は，ボタンを押すと，どんな場合でもただちに放電発射する．同期機能がONの場合，QRSが検知されない限り，ボタンを押しても一切発射放電されない．つまり，除細動が必要な心室細動の患者では放電されない（AEDは，基本非同期の装置）．

これを防ぐために，基本的に常に「非同期」状態に戻る設定にしている施設が多いはずであるが，循環器科医が使う施設や病棟では，基本同期機能ONの施設もありうる．

麻酔管理

▶準備

1. 準備ができるまで100%酸素をマスクで投与する．

どこで行うとしてもSOAPIMの準備（吸引，酸素，バッグマスク，薬剤，静脈路，モニター）をする．

464

2. 患児が絶食していたか確認する（後述参照）.

3. 必要な用具を準備点検する.

4. モニター装着. どの場所で行うとしても下記は必須.

　　a．片耳胸壁聴診器

　　b．パルスオキシメータ，血圧カフ

　　c．心電図

5. 静脈路を確保する.

▶術 中

1. 100%酸素をマスクで続ける.

2. 除細動の準備ができたら，ミダゾラム静注であらかじめ鎮静し，入眠量のプロポフォール（または，心機能が悪ければケタミン）で麻酔を導入する.

3. フルストマックの疑いがあるときは：

　　a．酸素を続け，SOAPIM の準備を行う.

　　b．アトロピンを 0.02 mg/kg 静注する.

　　c．プロポフォール 2.5～3.5 mg/kg かケタミン 1～2 mg/kg，ロクロニウム 0.6 mg/kg を静注する.

　　d．迅速導入をし，気道を確保する.

4. 麻酔導入後に十分に酸素投与したら，除細動する.

　　a．必要に応じてプロポフォールまたはケタミンを追加投与する.

▶術 後

1. 筋弛緩が回復できる状態まで呼吸を補助する. 場合により鎮静を追加する.

2. 心電図などで数時間はしっかりモニターする.

3. 気管挿管をしたときは，患児が十分に覚醒してから気管チューブを抜去する.

12 ● 心臓 MRI 時の麻酔

　MRI 検査により心臓の解剖がマッピングできるので，非常に重要な検査であり，CHD では非常に有用である. 放射線を使わないことからも，今後その使用の増加が期待されるが，現状の MRI 装置は，まだ患者の安全，患者への処置，他の診断治療機器の使用を考えた設計になっていないため，多大な不都合がある（p.528 参照）. 皮肉なことに，MRI が最も有用と思われる重症 PICU 患者などで，MRI は利用されていない.

　年長児では，無鎮静，あるいは局所麻酔だけでも検査が行える場合もあるが，患者環境は劣悪（明るさ，騒音，閉鎖空間，拘束時間など）である. 痛みを伴わない場合は，鎮静（プロポフォールなど）でも検査ができるが，検査中の患者モニター（特に呼吸状態）が不十分になりがちである. 状態の安定しない乳児や年少児，そして画質向上に無呼吸や体動排除が重要な症例では，気管挿管全身麻酔が必要である.

　放射線曝露の問題がないため，MRI の麻酔に関わる多くの問題は，検査中麻酔科医が室内にとどまり観察を続けることで対応可能であるが，多くの検査室ではそれへの配

465

Chapter 14 ● 心臓外科手術および循環器内科領域の麻酔

慮がない．室内立ち合いが健康被害をもたらすという根拠はない．

麻酔上の問題点

1. MRI 室での麻酔／鎮静で必要な配慮をすべて励行する（p.528 参照）．気管挿管全身麻酔では，MRI 室で作動する人工呼吸器，輸液ポンプ類などがなければならない．
2. 個々の心疾患に対する配慮も必要である．
3. 気管挿管が必要なときで，潜在的に困難気道が予想される場合は，手術室で気管挿管して，その後患児を MRI 室に移送する．適切に人員配置されていて，モニターが整っている回復室で患児を覚醒させる．

麻酔管理

1. 麻酔導入前にすべてのモニターを装着して，正しく作動していることを確認する．
2. 患児の生理学的状態に応じた麻酔方法を選択する．安定した患児ではセボフルランの吸入またはプロポフォールの効果を確認しながらの静注で麻酔が導入できる．潜在的に不安定な患児では，オピオイド鎮痛薬（レミフェンタニルなど）と少量のミダゾラムでの管理も可能である．
3. 作用時間が短いのでシスアトラクリウムが筋弛緩薬としては好まれる．
4. 個々の心疾患に応じた酸素濃度で肺を換気し，検査に必要な無呼吸時間に備える．
5. 無呼吸の間は酸素飽和度とカプノメータを注意深くモニターする．現在，MRI 下で用いられるカプノメータはサンプルタイプであり，実際の無呼吸の検出には 10 秒近くのタイムラグが避けられない．MRI 対応のメインストリームタイプも近く使用可能となる予定だが，それによりリアルタイムに無呼吸検出が可能となる．
6. MRI 検査中，麻酔科医はできるだけ検査室内（5 ガウスの立ち入り制限区域外）にとどまることを推奨する．異変や検査中断を迅速に室外に知らせる手段を準備する．

13 ● 先天性心疾患症例での非心臓手術の麻酔

　CHD は他の先天性奇形と合併していることが多く，新生児期や乳児期に心臓以外の先天性奇形の手術を受けることがある．CHD の年長児では，心臓以外の手術（歯科処置など）でしばしば麻酔が必要になる．麻酔科医は，種々の手術で CHD を持った患児の管理を依頼される．心疾患は修復されていないこともあるし，姑息手術のみが施されていることもある．また修復が完了している場合もある．しかし，たとえ CHD の完全修復が終了していても，予防的抗菌薬投与（p.341 参照），心ブロックのための心臓ペースメーカーや残存障害の存在など，いろいろと問題がある．複雑心疾患の修復後では，周術期には修復後の生理機能（フォンタン手術後など）に特別な配慮を払わなければいけない．術中の不整脈の発生は，より深刻な突然の心臓障害の潜在を疑わせるものであり，患児の循環器担当医に報告することを忘れてはならない．

　加えて忘れてならないのは，成人化した CHD 患者の存在である．思春期患者の頃からその存在は顕著になるが，今や小児期患者より患者数は多く，増え続けている．小児期の外科的な修復の長期的な影響や修復の限界，長期の心機能制限の情緒的な問題，生活

466

習慣病の影もある．北米の主要病院の中には，こうした患者がすでに入院手術患者の20％にも達している施設もあるとされる．特に問題となるのは，姑息的な修復やFontan術後患者のような，肺体循環が直列にならんだ単心室循環患者の存在であり，例えば腹腔鏡手術のような，通常は低侵襲と考えられる循環動態にむしろ大きな影響をもたらす可能性さえある．この領域の知見は少なく，専門家もまだ少ない．また出生前診断の増加もあり，治療方針の変遷もあり，成人期のCHDの疾病構造も今後大きく変化する可能性がある．患者は成人であるものの，小児麻酔科医の助言が求められる可能性は高い．麻酔科医の視点での成人先天性心疾患の理解と研究促進は，重要な課題である．

患児が先天性心疾患（CHD）を持っていることを見つける

まず問題となるのは，CHDを持っているかどうかである．最近は出生前診断も増えてきているが，新生児期に発見されない場合も多い．病院出産であれば，退院までに一度はパルスオキシメータがつけられてCHDが見つかる場合も多いが，個人医院，助産院などではまれであることも関連している．奇形を持って手術にくるような新生児（気管食道瘻，横隔膜ヘルニア，臍帯ヘルニアなど）の場合，CHDが合併する割合は高いので，麻酔前に心エコー検査でスクリーニングすべきである．

年長児では，以前に見過ごされ診断がついていない心雑音が麻酔の前に見つかることがある．ここで問題になるのは，問題になるような心疾患があるのか，循環器専門医に紹介する必要があるのかである．まず最初に，患児は通常の運動に耐えられるかを見極めることである．Marfan症候群のように，思春期になっても疑われず，診断されていない場合もある．しかし，麻酔科医が，患者家族が治療対象とは考えてこなかった漏斗胸の存在に気づき，精査につながったこともある．一方，制限なしに元気に活動している患児が麻酔中に問題になるような重篤な心疾患を持っていることはほとんどありえない．理学所見では，心雑音の特性を分析する．

1. 無害性雑音は柔らかで，収縮期性，放射せず，体位により変化しやすく，運動で消失し，心疾患の特徴的雑音とは異なり，健常な子どもで聞こえる．
2. 非無害性雑音に含まれる雑音としては，拡張期性雑音，汎収縮性雑音，収縮後期雑音，顕著な雑音，連続性雑音（静脈コマ音を除く），伝播性雑音がある．

健常な小児で柔らかく無害性心雑音と思われる心雑音が聴取されても，通常手術は延期しない．Roger雑音のように，大きくて粗々しくても，実は病変は小さいということもある．しかし，以前に診断がついていなかった心疾患を疑わせる心雑音が確実に聴取されたときには，予定手術は延期して，循環器専門医の評価を受ける．緊急手術では，心疾患合併の可能性を考慮して麻酔を管理する．予防的抗菌薬投与，適切なモニタリングを行う．

■ 麻酔管理の原則

▶術 前

1. 非心臓手術中に起こりうる問題の多くは，心臓手術中のそれとほとんど変わらない．したがって，各心臓疾患に対する配慮は同じである．大手術では，心臓手術と同じモニターが必要である．

Chapter 14 ● 心臓外科手術および循環器内科領域の麻酔

2. 患児の心疾患の病態生理を明確に理解し，患児の状態をよく評価する．この章の導入部（p.417）を参考に，CHD 患児でどのような生理学的変化があるかを理解する．

3. 患児が服用している薬をチェックし，服用時間に関して両親と話をして，手術当日まで続けるか中止するかを指示する．

4. 特にチアノーゼ性心疾患では，水分制限をしすぎないようにする．麻酔導入 2 時間前までは，水分を積極的に摂らせるように両親に指導する．経口的に水分が摂れないときには，静脈路を確保して輸液する．

5. 適切な術前鎮静を指示するが，呼吸抑制を避ける．患児は鎮静状態にあっても，生理機能の抑制があってはいけない．経口ミダゾラムが理想的であるが，鎮静されたらパルスオキシメータとカプノメータでモニターを続ける．静脈留置針穿刺予定部位に EMLA クリームを塗布する．

6. 除細動器（適当なサイズのパドルを含めて）など救急蘇生器具の手術室での準備を確認する．

7. チアノーゼ性心疾患では多血症の合併症として凝固障害が多いので，凝固系の状態をチェックする．

8. 心血管系への悪影響を最小限にとどめるように慎重に麻酔計画を立てる．
    a. 特にうっ血性心不全の既往や傾向があるときは，強力な吸入麻酔薬やその他の心機能抑制薬は細心の注意を払って慎重に使用する．
    b. 肺血管抵抗，体血管抵抗に大きな変化をきたさないようにする．
        i. 慎重に換気と酸素化を維持する．
        ii. 血管拡張薬を避ける（セボフルラン 0.5％以上の濃度など）．
        iii. 喉頭鏡操作は愛護的に行い，丁寧に気管挿管を行う．
        iv. 手術や麻酔的操作の前に十分に鎮痛する．
        v. 肺高血圧症の患児にはきわめて慎重に対処する．合併症が発生しやすいことを認識する．肺血管危機（肺高血圧クリーゼ）〔p.420 参照〕を誘発しないようにする．

9. 適応があれば適切な予防的抗菌薬を指示する（**表 14-2**）．また，歯科治療を受ける際の抗菌薬投与を参考にする（p.341 参照）．胃腸や泌尿生殖器手術を受ける患児に対する感染性心内膜炎予防のための型どおりの予防的抗菌薬療法は，今は推奨されていない．しかし，疑いがあれば最新情報を循環器科医に確認すべきである．

10. 低侵襲ビデオ補助下手術が種々の手術に応用されていて，心疾患を有する患児も術後痛軽減，迅速な回復などの恩恵を受けることができる．しかし，個々の心疾患に対する必要事項に加えて，これらの手術に対する特別配慮事項（p.362）に留意する．腹腔内圧が 10 mmHg 未満に保たれていれば，ほとんどの患児はこれらの手術に耐えられる．

11. フォンタン手術を受けた患児は特別配慮が必要である．最も大切な点は前負荷を一定に保ち，心筋抑制を予防し，肺血管抵抗を良好な状態に保つことである．自発呼吸が最良であるが，IPPV が必要なときは胸腔内圧を最小限に保つように（吸気時間を短く，最大吸気圧を制限，PEEP を最小限に）設定する．輸液療法を慎重にモニターし，前負荷を維持する．

468

13 ● 先天性心疾患症例での非心臓手術の麻酔

表 14-2　心疾患患児での抗菌薬投与処方

歯科処置，口腔内手術，経鼻挿管を含む気道器材挿入処置の場合
一般的小児経口投与処方（人工弁，人工血管，ステントや他のハイリスク*を有する患児など）： 　アモキシシリン 50 mg/kg を手術 1 時間前に経口投与（最大量 2 g） アモキシシリン / ペニシリンにアレルギーのある患児の場合： 　術前 1 時間前にクリンダマイシン 20 mg/kg，経口投与 抗菌薬経口投与が不可能な場合の代替処方： 　術前 30 分にアンピシリン 50 mg/kg 静注または筋注 アンピシリン / ペニシリンにアレルギーがあり，かつ抗菌薬経口投与が不可能な場合： 　術前 30 分に，クリンダマイシン 20 mg/kg 静注 MRSA 感染児の場合： 　バンコマイシン 20 mg/kg（最大 1 g）を，術前 1 時間前から 1 時間かけて静脈内投与
胃消化管，泌尿器処置，カテーテル挿入など ハイリスク児の一般処方： 　アンピシリン 50 mg/kg（最大 2 g）およびゲンタマイシン 1.5 mg/kg 静注（最大 120 mg） 　〔静注または筋注〕を術前 30 分に投与．6 時間後にアンピシリン 25 mg/kg（静注または筋注） 　またはアモキシシリン 25 mg/kg 経口投与 ペニシリンにアレルギーがあるハイリスク児： 　バンコマイシン 20 mg/kg（最大 1 g）静注およびゲンタマイシン 1.5 mg/kg（最大 80 mg）静 　注，術前 1 時間前に投与 中程度リスク患児での代替処方： 　術前 1 時間前にアモキシシリン 50 mg/kg 経口投与，または術前 30 分前にアンピシリン 　50 mg/kg（静注または筋注）

*SBE（亜急性細菌性内膜炎）発生のハイリスク要因は，人工弁や人工血管（ゴアテックスシャントなど）を有する患者，特にファロー四徴症に代表されるチアノーゼ疾患（Wilson W ら：参考文献参照）．（施設の循環器科医と最新情報を確認する）

▶術 中

1. 麻酔を導入する前に，すべてのモニターを装着する．
2. 確実な静脈路を確保するが，奇異性塞栓発生のリスクを考えておく．右左短絡のある患児では，静脈ラインから気泡を完全に抜くのは当然であるが，他の患児でも両方向性短絡の可能性がある．気泡除去機能のある輸液フィルターを利用する．
3. 100％酸素をマスクで投与する．ただし手術前の単心室や大きな VSD 患者では高酸素濃度が好ましくない場合がある．
4. プロポフォールあるいはケタミン静注で麻酔を導入する．セボフルランの吸入麻酔導入もよいが，循環抑制や呼吸閉塞による低酸素血症，肺高血圧症発作に注意する．
5. まったくの小手術（鼓膜切開など）を除いて，全症例に気管挿管麻酔を行う．適切な筋弛緩薬を投与するが，循環時間が延びているため，筋弛緩の発現までは時間がかかる．
6. 重症でない心疾患で小手術の場合は，患児は低濃度の吸入麻酔によく耐える．O_2-N_2O-セボフルランで自発呼吸または補助呼吸で麻酔を維持する．より重症な患児やうっ血性心不全の既往のある患児の場合，心筋抑制性強力揮発性麻酔薬には耐

469

Chapter 14 ● 心臓外科手術および循環器内科領域の麻酔

えられない．これらの患児は，大量オピオイド-ミダゾラム-筋弛緩薬（ロクロニウ
ム），調節呼吸で管理する．

7. 適切な吸入酸素濃度で，酸素飽和度を慎重にモニターする．パルスオキシメータは
80％以下のような低い飽和度では信頼度に欠けるので，安全な方向に誤差を見積
もっておく．

8. 非心臓手術でも大手術の場合には，心臓手術に準じて動脈ラインなどのモニターを
使用する．過去の手術（体肺短絡手術の場合など）の部位を考え，血圧計のカフを
取り付ける場所を決める．

9. 右左短絡を有する症例では低肺血流量のためカプノメータの信頼性は低く，$PaCO_2$
より$PetCO_2$値は低めに表示される．しかし，$PetCO_2$値により肺血流量の貴重な
情報が得られる．例えば，ファロー四徴症児で$PetCO_2$値が低下すれば，肺血流量
がさらに低下したことを意味し，チアノーゼ発作の前兆である．

10. 出血および体液不足・喪失を正確に補う．

▶術 後

1. 麻酔の影響から完全に回復するまで，ECGとパルスオキシメータを含むモニター
を継続する．必要に応じて，患児を集中治療室か回復室に移送する．

2. 完全覚醒まで酸素をフェイスマスクで投与する．チアノーゼ性心疾患の患者は低酸
素に対する換気応答が低下している．

3. 十分な疼痛管理を行う．疼痛や不穏状態は酸素消費量を増加させる．

4. 経口摂取が十分になるまで輸液を続けるが，過剰輸液に注意する．

参考文献

1) Agarwal HS, Wolfram KB, Saville BR, et al: Postoperative complications and association with out-
comes in pediatric cardiac surgery. J Thorac Cardiovasc Surg, 148: 609-616, 2014.

2) Andropoulos DB, Ahmad HB, Haq T, et al: The association between brain injury, perioperative an-
esthetic exposure, and 12-month neurodevelopmental outcomes after neonatal cardiac surgery: a
retrospective cohort study. Paediatr Anaesth, 24: 266-274, 2014.

3) Balmer C, Barron D, Wright JG, et al: Experience with intraoperative ultrasound in paediatric car-
diac surgery. Cardiol Young, 16: 455-462, 2006.

4) Bobhate P, Guo L, Jain S, et al: Cardiac catheterization in children with pulmonary hypertensive
vascular disease. Pediatr Cardiol, 36: 873-879, 2015.

5) Christensen RE, Gholami AS, Reynolds PI, et al: Anaesthetic management and outcomes after non-
cardiac surgery in patients with hypoplastic left heart syndrome: a retrospective review. Eur J
Anaesthesiol, 29: 425-430, 2012.

6) Doshi RR, Qu JZ: Preoperative and postoperative anesthetic assessment for pediatric cardiac sur-
gery patients. Int Anesthesiol Clin, 42: 1-13, 2004.

7) Gottlieb EA, Andropoulos DB: Anesthesia for the patient with congenital heart disease presenting
for noncardiac surgery. Curr Opin Anaesthesiol, 26: 318-326, 2013.

8) Harris KC, Holowachuk S, Pitfield S, et al: Should early extubation be the goal for children after
congenital cardiac surgery? J Thorac Cardiovasc Surg, 148: 2642-2647, 2014.

9) Hikasa Y, Shirotani H, Mori C, et al: Open heart surgery in infants with an aid of hypothermic anes-

thesia. Nihon Geka Hokan, 36: 495-508, 1967.

10) Holtby HM: Anesthetic considerations for neonates undergoing modified Blalock-Taussig shunt and variations. Paediatr Anaesth, 24: 114-119, 2014.

11) Keski-Nisula J, Suominen PK, Olkkola KT, et al: Effect of timing and route of methylprednisolone administration during pediatric cardiac surgical procedures. Ann Thorac Surg, 99: 180-185, 2015.

12) Lam JE, Lin EP, Alexy R, et al: Anesthesia and the pediatric cardiac catheterization suite: a review. Paediatr Anaesth, 25: 127-134, 2015.

13) Lynch J, Pehora C, Holtby H, et al: Cardiac arrest upon induction of anesthesia in children with cardiomyopathy: an analysis of incidence and risk factors. Paediatr Anaesth, 21: 951-957, 2011.

14) Rosenthal DN, Hammer GB: Cardiomyopathy and heart failure in children: anesthetic implications. Paediatr Anaesth, 21: 577-584, 2011.

15) Schlunt ML, Brauer SD: Anesthetic management for the pediatric patient undergoing deep hypothermic circulatory arrest. Semin Cardiothorac Vasc Anesth, 11: 16-22, 2007.

16) Schure AY, Kussman BD: Pediatric heart transplantation: demographics, outcomes and anesthetic implications. Paediatr Anaesth, 21: 594-603, 2011.

17) Slater B, Rangel S, Ramamoorthy C, et al: Outcomes after laparoscopic surgery in neonates with hypoplastic left heart syndrome. J Pediatr Surg, 42: 1118-1121, 2007.

18) Stockton E, Hughes M, Broadhead M, et al: A prospective audit of safety issues associated with general anesthesia for pediatric cardiac magnetic resonance imaging. Paediatr Anaesth, 22: 1087-1093, 2012.

19) Sumpelmann R, Osthaus WA: The pediatric cardiac patient presenting for noncardiac surgery. Curr Opin Anaesthesiol, 20: 216-220, 2007.

20) Taylor KL, Holtby H, Macpherson B: Laparoscopic surgery in the pediatric patient post Fontan procedure. Paediatr Anaesth, 16: 591-595, 2006.

21) Taylor K, Moulton D, Zhao XY, et al: The impact of targeted therapies for pulmonary hypertension on pediatric intraoperative morbidity and mortality. Anesth Analg, 120: 420-426, 2015.

22) Twite MD, Friesen RH: The anesthetic management of children with pulmonary hypertension in the cardiac catheterization laboratory. Anesthesiol Clin, 32: 157-173, 2014.

23) Twite MD, Ing RJ: Tetralogy of Fallot: perioperative anesthetic management of children and adults. Semin Cardiothorac Vasc Anesth, 16: 97-105, 2012.

24) Williams GD, Ramamoorthy C: Brain monitoring and protection during pediatric cardiac surgery. Semin Cardiothorac Vasc Anesth, 11: 23-33, 2007.

25) Wilson W, Taubert KA, Gewitz M, et al: Prevention of infective endocarditis: guidelines from the American Heart Association: a guideline from the American Heart Association Rheumatic Fever, Endocarditis, and Kawasaki Disease Committee, Council on Cardiovascular Disease in the Young, and the Council on Clinical Cardiology, Council on Cardiovascular Surgery and Anesthesia, and the Quality of Care and Outcomes Research Interdisciplinary Working Group. Circulation, 116: 1736-1754, 2007.

CHAPTER

15 整形外科手術

Orthopedic Surgery

　整形外科手術を受ける患児は，複数の先天性奇形や神経筋疾患を伴っていることが多い（Appendix A 参照）．基礎疾患，特に筋力低下があれば，小手術でも重篤な麻酔合併症が起こりうる．また頻度は低いものの悪性高熱症の発症も，整形外科症例で多い．

　整形外科手術では駆血帯がよく用いられ，出血量の低減に大きく貢献している．しかし，駆血帯は局所を一定時間虚血状態にし，また駆血帯の圧力が皮膚や神経を損傷する可能性は常に念頭に置き適用する必要がある．また，まれではあるが，適切に血管が処理されていなければ，駆血帯解除後に出血も生じうる．

　駆血帯適用前には，十分に局所の血液を排除（駆血）してから止血（駆血）帯を適用する．適用する場合，まず当該手術部位を高く（あるいは手術台自体を低く）して，エスマルヒ駆血帯で末梢から十分に駆血した後にカフを膨らませる．カフ圧は収縮期血圧より少し余裕（手術刺激で血圧が上がる分）をもって高ければよいが，実際には必要以上に高い圧をかけている場合が多い．これには，カフ幅が相対的に狭いことも関係している．あまり高い圧をかけると組織断裂，神経損傷などを引き起こす可能性がある．駆血帯の適用方法は，外科医と手術室看護師の間で機械的に決められる場合が多い．しかし，患者への侵襲が少なくない処置であり，麻酔科医も，行われている処置に十分に注意を払う必要がある．

1 基本事項

1. 整形外科的奇形のある患児は繰り返し手術を受けるため，入院期間が長くなりがちである．思いやりが特に大切で十分な術前鎮静を考慮する．
2. 基礎疾患により麻酔薬の選択を考える．病歴を慎重に調べる．神経筋疾患は特に問題となる．一般論として，ミオパチーの患児には筋弛緩薬投与を避ける（Appendix A 参照）．特にスキサメトニウムは筋疾患の患児には投与しない．基礎疾患と術中神経モニタリングの種類により使用する薬剤を選択する．
3. 脊椎の大手術では，特別な注意が必要である．手術が広範で大出血することがあるため，大量輸血に備えておく．症例によっては，術前採血自己血輸血や急性等容量血液希釈が利用できる．アミノカプロン酸およびトラネキサム酸は脊椎手術で出血量を減少させる．
4. 悪性高熱症はまれであるが，整形外科的疾患を持った患児では発生頻度が高い．初期症状に注意すること（Chapter 6 参照）．
5. 駆血帯使用手術では出血量はきわめて少ない．しかし，駆血帯を使用しない他の手術，骨の手術（寛骨骨切り術など）ではかなり出血するので，確実な静脈路を確保

Chapter 15 ● 整形外科手術

し，輸血の準備をしておく．自己血冷凍保存による自己血輸血のよい適応になる．

a．駆血していると，通常，脈拍数と血圧とが徐々に上昇してくる．この正確な原因は不明であるが，交感神経刺激によるとされている．問題は，駆血を解除したときに，急に血圧が下がるところにある．駆血による血圧上昇を強力な吸入麻酔薬の濃度を上げて対処していると，駆血解除時に急激な血圧低下をみることがある．したがって，駆血しているときは強力な揮発性麻酔薬の濃度に注意して，駆血解除前に吸入濃度を下げる．

b．通常，小児では，駆血解除に対する血行動態の反応は臨床的に問題とならない．しかし，塩基欠乏，二酸化炭素分圧上昇による動脈血 pH の一過性低下は起こる．これは，長時間駆血後や両側駆血帯同時使用後に著明である．一般的対処は，

・駆血帯の両側同時適用は避ける．もちろん同時解除をしてはならない．
・駆血時間を 75 分以内に制限する．
・駆血解除前後には，調節呼吸をしてアシドーシスの呼吸性要因を除く．
・代謝性や呼吸性のアシドーシスを代償しにくい患児（腎疾患，肺疾患）では，段階的に駆血を解除し，SpO_2 と $PetCO_2$ とを慎重にモニターする．
・小児では，駆血による重篤な合併症は非常にまれである．しかし，駆血解除時に肥満児で肺塞栓症が起きた報告がある．そのような症例では，ヘパリンの皮下投与を考慮するとともに，駆血解除後の心肺機能を厳重に観察する．
・駆血を解除したらすぐに駆血帯を脱着する．駆血解除後でも駆血帯の残圧により四肢の血流が阻害され重篤な合併症（切断を余儀なくされた）が起きている．

c．駆血帯使用には外科的な利点がある一方，神経損傷や解除時の血行動態の影響などの偶発症も少なからずある．適応をルーチン，あるいは外科医任せにせず，麻酔科医も使用に伴う病態を把握しておく．

6. 整形外科手術では激しい術後痛を伴う．可能であれば区域麻酔を使った術後疼痛管理を計画する．使い捨て持続注入器具を使った持続末梢神経ブロックも四肢や体幹手術後の疼痛管理に使用できる．

7. 整形外科的損傷は筋区画症候群（compartment syndrome：コンパートメント）を伴うことがある．特に，上腕骨顆上骨折，前腕骨折，脛骨骨折で多くみられる．効果的に鎮痛を行うと，この症候群の発症徴候（つまり，痛みの増強）を見逃してしまうのではないかとの懸念がある．四肢を容易に検査できないとき（ギプスを巻いているとき）にはこの懸念はより問題となる．しかし，コンパートメント症候群は非常にまれであり，また術後疼痛管理がその発見を遅らせるという根拠もない．すべての患児に十分な術後鎮痛を提供すべきである．看護師による頻回なチェック，鎮痛薬の必要量の増加への気づき，抑えきれない痛み，手術部位から離れた痛みなどが，筋区画の圧の測定を促し診断につながる．

8. 下肢の手術後に，麻薬を混合した局所麻酔薬を用いて区域麻酔で治療を受けている患児では，尿閉が起こることがある．このことを回復室のスタッフに説明しておき，必要に応じて対策をとる．

3 ● 四肢骨折

9. 脳性麻痺の患児は頻回に整形外科手術を受ける．これらの患児は特別な配慮が必要である（Chapter 6 参照）．
10. デュシェンヌ型筋ジストロフィーの患児が側弯症の大手術を受けることがあり，心肺機能の慎重な評価が必要で，また通常以上に出血する可能性を予想する（下記および Appendix A 参照）．

2 ● 種々の整形外科手術と麻酔上の注意点

股関節造影

乳児で大腿骨頭および他の股関節の状況を評価するために，股関節造影が行われる．手技の一環として，造影剤注入前に，針先が確実に関節腔内に入っていることを確認するために少量の空気を関節内に注入することがある．この処置で，重篤な空気塞栓症，心停止が起きている．

対策：股関節造影では，空気の注入が予定されているかを確認する．空気を注入しているときは患児を厳重に観察し，亜酸化窒素（N_2O）は中止し，空気塞栓の徴候がないかをモニターする．挿管されていなくとも，カプノメータの使用は不可欠である．

内反足

内反足の患児ではミオパチーの頻度が高いので注意を要する．患児を注意深く診察するとともに既往歴を注意深く読み，ミオパチーの徴候がないかを調べる．ミオパチーの可能性が疑われるなら，麻酔方法を適切に変更する．

症例によっては，静脈内鎮静と区域麻酔との組み合わせで最適の状態で内反足の手術が管理できる．仙骨麻酔は術中管理を容易にし，術後鎮痛にも効果がある．

3 ● 四肢骨折

閉鎖性四肢骨折

上肢の損傷は多い．患児の多くは年長児であり，区域麻酔が可能である．その場合，
1. ブロックが確実に得られるように，十分量の局所麻酔薬を使用する．
2. 手術開始予定時間に十分先立ってブロックを施行する．これにより，ブロックの効果が確立する時間が十分取れる．
3. ブロックの効果がしっかり確認されるまで，外科医には骨折四肢を触らないよう伝える．
4. 補助の鎮静が必要な場合，ミダゾラムがよい選択である．

■ 前腕骨折

1. 腋窩から腕神経叢をブロックする．局所麻酔薬の選択，投与量は Chapter 5 を参照のこと．超音波ガイド法や神経刺激装置により，腕神経叢ブロックの成功率が向上

475

Chapter 15 ● 整形外科手術

した.

2. 経静脈ブロック法は前腕近位の骨折整復には通常不十分であるが，遠位骨折にはとても効果がある．駆血された前腕近位にギプスを巻くことができる．

■大腿骨骨折

1. リドカインかブピバカインを用いての大腿神経ブロックは容易に施行でき，牽引具を装着するときの疼痛や筋痙攣を除くことができる．
2. 大腿神経ブロック時に神経鞘にカテーテルを挿入し，持続ブロックが可能である（「持続大腿神経ブロック」，p.195 参照）．

■全身麻酔

　骨折から時間が経っていない患児ではフルストマックであるとみなして，迅速導入を行う．麻酔からの覚醒時に嘔吐が生じやすいので，患児が完全に覚醒してから側臥位で抜管する．

■術 後

1. 整形外科手術の後の術後痛はかなり激しいことがある．鎮痛薬の全身投与か，区域麻酔，またはその組み合わせで術後の痛みに対処する．

　　a．アセトアミノフェンと非ステロイド性抗炎症薬（NSAIDs）との組み合わせは，いずれかの単独よりもより効果的である．アセトアミノフェン，イブプロフェン，あるいはジクロフェナクと必要に応じた量のオピオイドで補うのが，基本的疼痛対策処方として適している．標準的客観的方法を用いて疼痛を評価する（Chapter 7 参照）．

　　b．PCA も 4～5 歳以上の小児で適している（Chapter 7 参照）．

　　c．脊髄幹ブロックや末梢神経ブロックによる区域麻酔法を施行する．可能ならば，合併症が少ないので末梢神経ブロックを選択する．小児では通例として全身麻酔下でブロックを施行したりカテーテルを挿入している．また，できれば末梢神経ブロックおよびカテーテル留置は超音波ガイド下，そして電気刺激併用で施行する．

　　d．末梢神経ブロックおよびカテーテル留置は手術室で施行し，使い捨て注入ポンプを用いて回復室，病棟，さらに在宅でも疼痛対策が可能である．持続末梢神経ブロックを在宅でも継続するか否かは，家庭環境および両親の心構えおよび能力により決定する．術後の持続末梢神経ブロックは 0.2％ロピバカイン 0.1 mL/kg/ 時が使われている．

4 ● 後側弯症

　15％は先天性であるが，後天性のものが多い（特発性 65％，神経筋疾患による二次的変化 20％）．特発性側弯症の 80％は女児に発症する．肺機能が障害される場合があり，併発疾患（ミオパチー，脳性麻痺）がある患児では障害が強く，車椅子での生活の

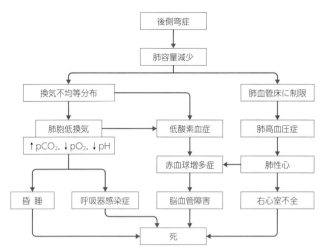

図 15-1 後側弯症の病態生理（呼吸・循環に及ぼす影響）
肺胞低換気が悪化すると，低酸素症に陥り，肺高血圧，右心不全を併発する．
(Courtesy Henry Levison, MD, Former Director of Respiratory Physiology, The Hospital for Sick Children, Toronto)

ため身体的に虚弱なことがある．

肺機能

　肺機能の変化は原因疾患，側弯症の進行速度，弯曲の程度に関係している．側弯症の心肺系に及ぼす影響を図 15-1 に要約する．
　若年者の特発性側弯症の患児では，脊椎や骨盤，胸壁の変形による美容上の障害が最も問題となる．特に，急速な成長に伴い，弯曲が著しく増強するためである．この段階では，呼吸障害はあまりみられないが，肺機能検査では異常を示すことがある．種々の肺容量は正常でも運動能力が低下していることがある．側弯が重症になると安静時でも呼吸機能に影響が出てくる．
　弯曲の程度が65％以下の特発性側弯症の症例の大多数で，呼吸機能はほぼ正常である．先天性側弯症や麻痺性疾患に由来する弯曲のある患児では，呼吸機能は障害されていることが多い．
　肺機能障害は，閉塞性ではなく拘束性であり，胸壁コンプライアンスが減少している．肺活量，総肺気量の大幅な減少，機能的残気量（FRC）の多少の減少をみる．残気量は維持される傾向にある．胸壁の弾性抵抗が高くなると，呼吸の仕事量が増加する．長期間の強度の肺圧迫は，ガス交換を障害する．しかし，このガス交換障害は，治療を受けていない患児が末期になって初めて明らかとなる．

ハイリスクな側弯症児

　介護を容易にし，心肺機能の低下の進行を止める目的で，重度身障児に側弯症の手術

Chapter 15 ● 整形外科手術

が推奨されることがある．このような症例では，周術期の合併症の発生率は非常に高い．外科手術により進行は止められるが，呼吸機能は必ずしも改善しないため長期にわたる積極的術後集中治療が必要になりがちである．しかし，患児および介助者の多くは，手術は最終的には価値があったと判断している．これらの患児では術前準備が十分になされていることが重要である．

1. 栄養状態を評価し，完全静脈栄養法（TPN）や胃瘻などで栄養状態を最適化する．
2. 理学療法や抗菌薬で改善できる可逆的疾患を見つけ出すために呼吸器系統を評価する．神経筋疾患があり術前の$FEV_{1.0}$が予測値の40％以下の患児は，術後人工換気が必要になる可能性が高い．
3. 心エコーにより心臓の状態（心筋収縮力，右室機能など）を評価して，それに応じて術前治療を開始する．
4. 術後は患児が小児集中治療室（PICU）へ収容される必要があることをあらかじめ関係者に連絡しておく．PICUスタッフは心肺機能だけでなく，日常生活の様子も含め患児の術前の状態を熟知しておくべきである．

■ 手術手技

1. 後方脊椎固定：骨が癒合するまで，形態に合わせた金属棒を用いて術後脊椎を安定させる．柔軟脊椎の患児では，後側弯症は後方脊椎固定のみで矯正可能なことがある．幼小児では，成長に伴い調整ができるように調節可能棒を用いることがある．
2. 患児によっては，椎間板や半側椎骨を切除して側弯を矯正する前胸腹アプローチが必要となる．この手術は開放切開法的または内視鏡下に施行され，内視鏡下の場合はその特別な配慮が必要となる（Chapter 13 参照）．
3. 多くの場合，前方を解除して引き続き後方で固定する2つの手技を併せて行っている．したがって，手術時間は長く，また出血量も多い．

■ 麻酔上の問題点

1. 麻酔管理では，以下の点に留意する．
  a. 弯曲の原因と程度：弯曲の程度が強いほど肺機能は障害されているので，術後の呼吸不全の可能性は高くなる．
    神経筋疾患により二次的に生じた側弯症の場合：
    ・脊椎の弯曲の機械的な原因による呼吸障害に加えて，原疾患自体が呼吸筋に及ぼす影響がさらに加わる．術後の呼吸不全が多い．
    ・出血が多いことがある．これはミオパチー（デュシェンヌ型筋ジストロフィーなど）に関連した血管反応および血小板粘着性の変化が関与している可能性がある．
    ・デュシェンヌ型筋ジストロフィーの年長児では心筋症を発症していることもある．
    ・筋ジストロフィーがあれば使える薬剤が制限される（横紋筋融解症を予防するためにスキサメトニウムおよび吸入麻酔薬を避ける）．非脱分極性筋弛緩薬の投与が必要であれば，反応をみながら投与する．

4 ● 後側弯症

b．呼吸・循環障害の程度：
　・この疾患の心肺機能への影響を安定させる，すなわち進行を止める目的で脊椎奇形を矯正するが，手術しても心肺機能が改善されるとは限らない（この認識はきわめて重要である）．
　・術後早期には肺機能がさらに低下することを予想すべきで，術後の人工呼吸管理が必要となることが多い．
c．予定されている矯正術の種類：
　ⅰ．後方固定術のみ
　ⅱ．前方固定および後方固定

2．以下の事項が抜け落ちないように術前の評価をする．
　a．詳細な病歴と理学所見から，何ができるか，気力，他に問題となる内科疾患はないかを評価し認識する．
　b．血液検査，凝固機能，生化学検査，輸血用交差試験を行う．
　c．血液ガス分析を含めた肺機能検査を行う（乳児では協力が得られないので，肺機能検査は困難なことが多い）．
　d．著しい弯曲がある場合や合併ミオパチーがある患者では，全員（特に思春期）に心筋機能評価のため心エコーを行う．

3．呼吸障害の徴候（安静時頻呼吸，著明な肺活量低下，血液ガス分析値異常，効果的咳嗽不能など）に注意する．術後は低換気，分泌物貯留，そして無気肺が，疼痛，鎮静薬類，不動・安静などのために多発し，既存の問題をさらに複雑化する．

4．術後集中呼吸管理（場合によっては調節呼吸）ができれば，重症呼吸障害も手術の禁忌とはならない．脊椎変形の固定はさらなる呼吸機能の低下を予防するうえで必須である（しかし，固定してもすぐには呼吸機能の大幅な改善は望めない）．

5．肺活量が正常の40％以下の患児，あるいはコブ角（Cobb angle：X線写真上で弯曲の上下で最も傾斜した椎体の傾き角）が69°以上では，術後重篤な呼吸器合併症を起こしやすく，術後人工換気が必要となる確率が高い．

後方よりの矯正術

■ 麻酔上の問題点

1．肺機能は相当に障害されている．現症をよく評価し，急性の呼吸器系の問題がなく最善の状態であることを確認する．腹臥位となるので，抜けないように気管チューブの固定は特に厳重にする．術前に骨外矯正装置で弯曲が矯正されている場合は気管挿管は難しい．気管支ファイバースコープ挿管が必要となる場合がある．

2．家族に動脈ラインや中心静脈ライン，（予想される場合）術後の人工換気，集中治療室での管理，術中の覚醒試験の可能性について説明する．

3．大量出血（推定循環血液量の50％を超えることもある）が予想される．大半の出血は，脊椎静脈からの出血である．前腹部に圧迫がかかると，脊椎静脈がうっ血して出血をきたす．出血量は手術の範囲（何椎体を接合するか）と，手術の速さと，術者の腕に大きく左右される．認識されている神経筋疾患による二次的の側弯症の患児のほうが，特発性側弯症の患児よりも出血量が多い．他人の輸血を避ける方法を

479

考慮する.

a．術前自己血保存法：冷凍保存を用いれば，学童以下の症例でも自己血保存が可能である．

b．術中の急性等容量性血液希釈法（acute normovolemic hemodilution）も慎重に行えば利用できる（術前4週間から硫酸第一鉄とビタミンCを毎日経口投与し，2週間前から週2回エリスロポエチンを筋注しておくと，この方法が最適に行える．しかし，術前にヘマトクリット値が55％を超えてはならない）.

c．吸引血からセルセーバーで赤血球を回収する方法も利用できる．しかし，大量のセルセーバー回収血を輸血すると，凝固因子が希釈されて凝固障害が起こる．出血量が循環血液量を上回るときは，新鮮冷凍血漿も投与する．

4．脊髄機能を術中モニターする．

体性感覚誘発電位（somatosensory-evoked potentials；SSEPs）に加えて，手術部位よりも上部の脊髄を刺激して肢筋電図を記録する運動誘発電位（motor-evoked potentials；MEPs）を測定する．

誘発電位のモニターを妨げないように，吸入麻酔薬は0.5 MAC以下に保つが，オピオイドは大量に投与しても問題がなさそうであり，ベンゾジアゼピンの健忘作用も使える．N_2Oは誘発電位の振幅を小さくするので，通常は避ける．麻酔法としてはプロポフォール／麻薬持続注入がおそらく最適である．MEPs試験中は，最小限の筋弛緩状態が望ましい（TOF刺激で2〜4反応程度）．ほとんどの電気生理学者は気管挿管に中時間作用性筋弛緩薬を使用しても，その後，手術中に筋弛緩薬を投与しなければ問題はないとしているが，検査時の筋弛緩の程度はよく話し合っておく．TIVA中は麻酔深度の評価が困難であるため，BIS/SedLineモニターの利用を勧める．MEPs検査時にはオーラルエアウェイ（バイトブロック）を入れ，舌，唇裂傷を避ける．

多様の神経生理モニター法があるが，覚醒試験がやはり必要なことがありうる（外科的偶発事故やモニタリングシステムの故障など）．幸いなことに，神経生理学的モニタリングが可能な麻酔方法は，必要が生じて覚醒試験が行われるときにも速やかに対応できる．手術終了時には，ただちに覚醒していて知覚および運動機能の試験ができるようにする．何らかの知覚または運動欠損があれば，ただちに術者に報告する．

【覚醒試験】

手術中に一時的に麻酔を醒まし，神経反射などの検査を行ったり，患者に指示を出しながら，話すなり手足や口を動かしてもらうことで機能を確認したりすること．この施行には，患者の協力，適切な局所麻酔，神経ブロックによる鎮痛，きわめて調節性のよい麻酔薬，そして声門上器具の適切な使用が不可欠である．検査や動作確認に影響を及ぼさない薬剤の使用が求められるが，一方で患者の安楽や生命を損なう麻酔であってはならず，覚醒させる程度も含め，外科医との綿密な連携が必要である．

5．術後の疼痛は激しいため，術中に投与しておくと，オピオイドのくも膜下腔投与で良好な術後鎮痛が得られる．また術中の血圧調節が容易になり，出血量の減少にも

4●後側弯症

貢献する．くも膜下腔にオピオイドを投与しないときは，患児および家族と相談して硬膜外鎮痛か PCA のどちらを利用するかを決定する．

6. 失明はまれ（＜0.2％）ではあるが，脊椎手術後の深刻な合併症である．
   a．眼球損傷では角膜剥離が最も多い．頻度ははるかに少ないが，後部虚血性視神経症（posterior ischemic optic neuropathy；PION）による失明も発生している（後部虚血性視神経症による失明の頻度は前部虚血性視神経症による失明の 3 倍である）．中心網膜動脈閉塞（central retinal artery occlusion；CRAO）も，特に腹臥位で手術が行われるので，時にまれではあるが発生している．
   b．年齢：小児患者（＜18 歳）ではまれにしか発生しない．
   c．虚血性視神経症による失明に関連した因子として，術前貧血，長時間手術，術中低血圧，低ヘマトクリット値，および大量出血が含まれる．中心網膜動脈閉塞は顔面・眼窩の直接圧迫に起因する．
   d．脊椎手術後失明発生の証明はされていないが，可能性がある因子として術中晶質液過剰投与がある．術中に晶質液を過剰に投与すると，眼内圧上昇と傍眼窩浮腫が起こることが知られている．
   e．**注意**：虚血性視神経症による失明では 44％が回復している．しかし，中心網膜動脈閉塞による失明の回復は 0％である．

術中失明の危険を少なくするためにとるべき方法：
1. 患児の状態を注意深く評価する．予定されている手術が非常に長時間（＞6 時間）である場合や大量出血（＞推定血液量の 45％）が見込まれるときは，段階的手術を奨励する．また，術前視力検査を考慮する（ベースラインを知っておく）．
2. 注意深く体位をとる．
   a．眼を圧迫しないようにする：術中に頻回にチェックし，これを麻酔記録用紙に記載する．
   b．頭の位置は中間前方位（頸を屈曲しない，頸を伸ばさない，頸を回旋しない）として，心臓の高さよりも低くならないようにする．
3. ヘマトクリット値を頻回に測定して，術中にヘマトクリット値が大幅に低下しないようにする．
4. 中心静脈圧をモニターしながら，循環血液量を維持するように平衡晶質液あるいは膠質液（酢酸リンゲル液，HES など）を投与する．
5. 脊椎外科手術では低血圧麻酔法は容認されている方法であるが，低血圧のベースラインから著しく血圧が低下するのは避ける（つまり，基準平均血圧の 20〜25％以内の低下，または最低の収縮期血圧が 80〜90 mmHg を下回らない）．
   覚醒後，患児の視力をチェックし，少しでも問題があれば眼科医に相談する．

■ 麻酔管理

▶術　前
1. 術前にどのようなことが起こるのかをよく説明し不安を除いておけば，前投薬はミダゾラム経口投与で十分である．青春期の患児にはロラゼパム 1〜2 mg 経口投与

Chapter 15 ● 整形外科手術

が非常に効果的である.

2. 呼吸障害患児に呼吸抑制薬を投与しない.

3. 緊急時に備えて，必要な器具，薬剤を準備する.

4. 輸血，輸液を確認する.

5. 関連検査結果，心エコー検査，肺機能検査を確認する.

▶術 中

1. halo-loop traction が装着されているときには，連結桿をいつでも外せるように，取り外しの器具を常に手元に置いておく.

2. 気管挿管：

   a．問題がない場合は，プロポフォールと少量の非脱分極性筋弛緩薬（ロクロニウム 0.3〜0.4 mg/kg）で導入，気管挿管する.誘発電位モニタリングが予定されているときは，患児が筋弛緩状態から回復するのを待ち，後脛骨神経上の刺激電極の位置と機能を確認する.

   b．骨外装置装着患児では，喉頭鏡がうまく使えないことが多い.

     ・困難気道用カートを用意する.

     ・気管挿管して気道が確保されるまでは，筋弛緩薬を投与しない.

     ・年長児では納得が得られ，"覚醒下"ファイバースコープ挿管の協力が得られる場合がある.

     ・適当な気管挿管法を選択する（覚醒，鎮静下，または全身麻酔下の気管支ファイバースコープ挿管など）.

   c．腹臥位，体位変換など，予期せぬ気管チューブ抜去の可能性が高い.経鼻挿管固定が可能であれば理想的だが，それができない場合でも固定は確実に行い，常に観察できる状態を保つ.持続口腔内吸引は，唾液によるテープの緩みを低減する.

3. 麻酔維持：

麻酔の維持にはいくつかの方法があるが，低濃度吸入麻酔薬と麻薬（N_2O は SSEPs に影響するので避ける）か，プロポフォールとオピオイド（TIVA）が使われる.

   a．オピオイド持続静注

     i．フェンタニル初回量：5 μg/kg，持続投与量：3 μg/kg/ 時

     ii．モルヒネ初回量：100 μg/kg，持続投与量：10〜30 μg/kg/ 時

     iii．レミフェンタニル：持続投与量，0.1 μg/kg/ 分，血圧調節のため必要に応じて投与量を増減する

   b．必要に応じて，血圧調整のために低濃度のセボフルラン（1〜1.5%）を適宜追加する.この方法では，神経生理モニタリングに支障がない.MEPs を測定するときには，気管挿管時を除いて筋弛緩薬を避ける.

   c．TIVA は，多様式神経生理モニタリングが予定されているときに，有用な方法である.プロポフォールを持続静注する.プロポフォールは経頭蓋運動誘発電位の振幅を低下させるが，MEPs は許容内でモニター可能である.プロポフォールは通常レミフェンタニルと一緒に次のように投与される.

プロポフォール $100\sim150\,\mu g/kg/$ 分 と レミフェンタニル $0.1\sim0.3\,\mu g/kg/$ 分

BIS/SedLine を参考にプロポフォール投与量を調節する．レミフェンタニルは循環動態パラメータを基に調節する．また，この TIVA 中のミダゾラム投与は術中覚醒予防効果が期待できる．

d．N_2O は，神経生理モニタリングを障害するので，通常投与しない．

e．経鼻胃管を留置し，オーラルエアウェイ（バイトブロック）を挿入し，MEPs 測定中の唇，舌損傷による出血を防止する．

4．腹部に圧が加わらないようにする．出血量を少なくとどめるには，腹部減圧を考えた術中の正しい腹臥位が重要である．体位が不適当だと腹部に圧がかかり脊椎静脈怒張により大出血しやすい．側弯手術用フレーム（Hall-Relton フレームなど）を活用する．眼に圧がかかっていないかを確認し，術後失明予防対策に従う（前述参照）．

5．手術全経過中モニターを続ける．

a．換気：食道聴診器，気道内圧，$PetCO_2$

b．循環：心電図，パルスオキシメータ，動脈ライン，中心静脈圧

c．体温：直腸または食道温

d．筋弛緩状態：末梢神経刺激装置（筋弛緩モニター）

e．出血量：重量法，目盛り付き吸引瓶

f．尿量：膀胱留置カテーテル

g．体性感覚誘発電位（SSEPs），運動誘発電位（MEPs）測定：矯正前，中，後

h．血液・生化学検査：手術時間，手術侵襲に応じて酸塩基平衡，血液ガス分析，ヘマトクリット値，凝固を測定する．

i．頭頸部の位置：眼に圧がかかっていないかを定期的に確認し，記録を残す．

6．出血量を少なくするには：

a．適正体位（前述 4. 参照）．

b．術者が，創部深くに，大量の希釈アドレナリン添加生理食塩水を浸潤させ，$1:500,000$ 液が 500 mL 近く使われることもある．看護師にはアドレナリン濃度の確認，外科医には使用途中の経過報告を求め，使用量には注意を払う．

c．調節換気：低換気，血管拡張を避けるように $PaCO_2$ を $30\sim35$ mmHg に維持する．

d．外科手技（確実なパッキング，慎重な骨膜下剥離）．

e．軽度低血圧麻酔法を併用できるが，平均動脈圧はベースライン圧からの変動幅で $20\sim25\%$ 以内に保つ．腹臥位では，脊髄は心臓よりも上にあり，低血圧では，特に脊髄の伸展操作中などで脊髄虚血を引き起こし，下肢麻痺を起こしかねない．低血圧法と血液希釈法を併用すべきでなく，安易に低血圧麻酔を選ぶべきではない．腹臥位患者の低血圧や心停止に対する「蘇生」処置は，きわめて煩雑で困難である．

注意：腹臥位症例での心停止

この場合の心停止は，出血性ショックに引き続くものが大半であり，通常の

Chapter 15 ● 整形外科手術

ALSのアルゴリズムとは異なり，輸血・輸液，止血，術野カバー，体位変換，そしてCPRへと続く特別なアプローチが求められる．各施設で，整形外科医も交えて対応策を検討し，麻酔の危機管理でのCognitive Aidの一つとして別途用意常備するとよい．

f．急性等容量性血液希釈法〔acute normovolemic hemodilution（輸血を少なくするその他の方法）〕は次のように実施する．

・ヘマトクリット値が30％となるように計算した血液量を採取する．術前のヘマトクリット値と推定血液量（mL）を使って採血量を計算する．

$$血液採取量 = （術前 Hct － 30）\times 推定血液量（mL）/ 術前 Hct$$

・麻酔が導入され各種ラインが挿入されたあと，動脈ラインから血液の重さを測りながらCPD液加血液バッグに採血し保存する．
・血液採取中，採取量の1.5倍量のHES 130/0.4/9（ボルベン®）を輸液する．あるいは加温した3倍量の酢酸リンゲル液でもよい．
・手術の進行に応じて，採取した血液を輸血する．この方法では，術中はヘマトクリット値の低い血液が失われ，患児自身の赤血球，凝固因子，血小板は輸血用に保存される．
・PaO_2，pH，血漿乳酸値を測定し，組織への酸素供給に問題がないことを確かめる．
・アミノカプロン酸およびトラネキサム酸は広範な脊椎手術や再手術で出血量を減らすために推奨されている．選択した薬を麻酔導入後で皮膚切開前に開始し，手術終了まで持続的に投与する．

7．伸張圧迫用具装着後や他の操作後に神経生理モニタリングの記録に変化が生じたり，技術的な問題で記録が得られないとき，また術者が脊髄の機能確認を希望するときは，覚醒試験を行うことがある．

a．吸入麻酔薬投与またはTIVA持続投与を中止する．筋弛緩モニターで筋弛緩の程度（筋弛緩していれば）をチェックする．合併症を誘発するので筋弛緩を完全に拮抗するのは望ましくない（下記参照）．

b．換気を減少させ$PaCO_2$を正常レベルに戻す．創部を生理食塩水で満たし空気塞栓の可能性を減少させる．患児に足指を動かすように指示する（自発的に足の背屈，底屈ができれば，脊髄が障害されていないことが確認できる）．ミダゾラム（0.1 mg/kg）とプロポフォール（3〜5 mg/kg）の静注を用いて，もう一度入眠させる．あまり覚醒させすぎると，体動が激しくてフレームからずれてしまう危険があり，人工呼吸器に抗して自発呼吸努力をし，空気塞栓が起きた報告がある．

前方よりの矯正術

腰部弯曲治療のため，側面から脊椎弯曲凸側に到達する．開胸またはVATSで，横隔膜を末梢付着部で切断し，脊椎へ到達する．

注意：この横隔膜や胸郭への手術侵襲により術後呼吸不全の危険が高くなっている．

麻酔管理は“後方よりの矯正術”と同様だが，以下の点のみを変える．

1. 下方肺に選択的気管支挿管をすると，胸部上部の弯曲部に到達しやすくなる（術中，血液ガス分析で本法の継続が可能かどうかを判断する．普通は継続可能である）．Arndt 気管支ブロッカーがこの手術の麻酔で有用であるとされている．

2. 両側肺を換気するときは，術野側の肺はパッキング，鈎により換気不全となる．ときどき，肺を膨らませる（長時間の無気肺を防ぐ）．

脊椎骨切り術

楔状切除を伴う脊椎骨切り術では，変形した脊椎の局所切除を行う．この手術では，脊椎，硬膜外静脈叢に近いため，大量の出血が起こりうる．止血が困難なこともある．

出血量の測定は，以下による．

1. 重量法（ガーゼ重量，吸引量）
2. 連続的な中心静脈圧および動脈ラインによる直接動脈圧測定
3. 臨床観察（尿量など）

大量輸血（＞循環血液量）が必要であれば：

1. 溶かしたばかりの新鮮凍結血漿に赤血球濃厚液を混ぜて使う．
2. 血液も輸液もすべて温める．
3. 凝固因子，特に血小板数をモニターする．
4. 血小板数が 10 万 /mm^3 以下となったら，体重 5 kg あたり 1 単位の血小板濃厚液を取り寄せる．血小板数が 5 万 /mm^3 以下となったら血小板濃厚液を投与する．
5. 酸塩基平衡を調べ，アシドーシスを補正する．
6. 輸血や FFP の急速投与などによっても低血圧が改善しないなど，クエン酸中毒が疑われたら，塩化カルシウム（10 mg/kg）かグルコン酸カルシウム（30 mg/kg）を静注し，必要に応じて繰り返す．
7. 大量輸血プロトコルを発動させる（Chapter 17 参照）．

■ 側弯症手術後の管理

1. 術前の肺機能が良好な特発性側弯症患児の術後管理：
   a．手術室を出る前に，患児は覚醒して抜管されていること．回復室までの移動中に酸素投与，SpO$_2$ モニター，呼吸モニターを行う．
   ・脚，足が動くかを確認する．
   ・全肺野に呼吸音が聴こえるかを確認する（脊椎手術では気胸が起こることがある）．
   b．回復室に到着したら：
   ・マスクで 40％酸素を投与する．
   ・術中経過を詳細に回復室スタッフに申し送る．
   ・必要に応じて，鎮痛を追加する（モルヒネ持続注入，PCA 開始など）．レミフェンタニルを使った全静脈麻酔では，術後のモルヒネ必要量が増加することが証明されている．

Chapter 15 ● 整形外科手術

・胸部，脊椎の単純 X 線写真：肺野の点検，特に気胸の有無.
　・ヘモグロビン値，ヘマトクリット値を調べ，結果に応じて輸血する.
　c．最低 12 時間は仰臥位に保つ．理学療法の指示をする（呼吸訓練励行）.
　d．暖かい環境で患児を看護する（広範な術野，過換気，空調などにより，対応しないと体温が術中に 1〜2℃低下する）.
2．心肺機能が低下した神経筋疾患を有するハイリスク患児の術後管理：
　a．気管挿管，人工換気で患児を PICU に移送する．数日の人工呼吸管理を予定する．PICU に到着したら胸部 X 線写真を撮り，気管チューブ先端の位置を確認する.
　b．術中経過を詳細に PICU スタッフに申し送る.
　c．術後呼吸不全の原因は：
　　・基礎にある神経筋疾患，筋弛緩薬の残留効果
　　・急性状況（気胸，血胸，胸水など）
　　・分泌物貯留，無気肺（疼痛，鎮痛薬，不動）
　　・周術期の胃内容物誤嚥
　　・胸郭換気力学の術後変化
　　・脂肪栓塞症候群（まれではあるが，致死的なこともある）
　d．側弯症手術後のその他の内科的合併症：
　　a．抗利尿ホルモン不適合分泌症候群（SIADH）
　　b．胸腹部疾病：膵炎，胆石症，上腸間膜動脈症候群，イレウス，気胸，血胸，乳び胸

■ 呼吸管理の継続

1．陽圧換気は数日間必要となることもある.
2．患児によっては，非侵襲的陽圧換気法による補助換気を継続することで早期の気管チューブの抜去が可能な場合がある.

参考文献

1) Aarons CE, Fernandez MD, Willsey M, et al: Bier block regional anesthesia and casting for forearm fractures: safety in the pediatric emergency department setting. J Pediatr Orthop, 34: 45-49, 2014.
2) Abu-Kishk I, Kozer E, Hod-Feins R, et al: Pediatric scoliosis surgery—is postoperative intensive care unit admission really necessary? Paediatr Anaesth, 23: 271-277, 2013.
3) Anschel DJ, Aherne A, Soto RG, et al: Successful intraoperative spinal cord monitoring during scoliosis surgery using a total intravenous anesthetic regimen including dexmedetomidine. J Clin Neurophysiol, 25: 56-61, 2008.
4) Baig MN, Lubow M, Immesoette P, et al: Vision loss after spine surgery: review of the literature and recommendations. Neurosurg Focus, 23: E15, 2007.
5) Bird GT, Hall M, Nel L, et al: Effectiveness of Arndt endobronchial blockers in pediatric scoliosis surgery: a case series. Paediatr Anaesth, 17: 289-294, 2007.
6) Boretsky KR: Regional anesthesia in pediatrics: marching forward. Curr Opin Anaesthesiol, 27: 556-560, 2014.

4 ● 後側弯症

7）Dadure C, Capdevila X: Peripheral catheter techniques. Paediatr Anaesth, 22: 93-101, 2012.
8）Dadure C, Bringuier S, Raux O, et al: Continuous peripheral nerve blocks for postoperative analgesia in children: feasibility and side effects in a cohort study of 339 catheters. Can J Anaesth, 56: 843-850, 2009.
9）Dalens B: Some current controversies in paediatric regional anaesthesia. Curr Opin Anaesthesiol, 19: 301-308, 2006.
10）Gibson PR: Anaesthesia for correction of scoliosis in children. Anaesth Intensive Care, 32: 548-559, 2004.
11）Hiller A, Meretoja OA, Korpela R, et al: The analgesic efficacy of acetaminophen, ketoprofen, or their combination for pediatric surgical patients having soft tissue or orthopedic procedures. Anesth Analg, 102: 1365-1371, 2006.
12）Jain A, Puvanesarajah V, Menga EN, et al: Unplanned hospital readmissions and reoperations after pediatric spinal function surgery. Spine (Phila Pa 1976), 40: 856-862, 2015.
13）Johnson DJ, Chalkiadis GA: Does epidural analgesia delay the diagnosis of lower limb compartment syndrome in children? Paediatr Anaesth, 19: 83-91, 2009.
14）Jöhr M: Regional anaesthesia in neonates, infants and children: an educational review. Eur J Anaesthesiol, 32: 289-297, 2015.
15）Kang GR, Suh SW, Lee IO: Preoperative predictors of postoperative pulmonary complications in neuromuscular scoliosis. J Orthop Sci, 16: 139-147, 2011.
16）Lamdan R, Sadun A, Shamir MY: Near-fatal air embolus during arthrography of the hip in a baby aged four months. J Bone Joint Surg Br, 89: 240-241, 2007.
17）Martin DP, Bhalla T, Thung A, et al: A preliminary study of volatile agents or total intravenous anesthesia for neurophysiological monitoring during posterior spinal fusion in adolescents with idiopathic scoliosis. Spine (Phila Pa 1976), 39: E1318-1324, 2014.
18）Muenster T, Mueller C, Forst J, et al: Anaesthetic management in patients with Duchenne muscular dystrophy undergoing orthopaedic surgery: a review of 232 cases. Eur J Anaesthesiol, 29: 489-494, 2012.
19）Pelosi L, Lamb J, Grevitt M, et al: Combined monitoring of motor and somatosensory evoked potentials in orthopaedic spinal surgery. Clin Neurophysiol, 113: 1082-1091, 2002.
20）American Society of Anesthesiologists Task Force on Perioperative Visual Loss: Practice advisory for perioperative visual loss associated with spine surgery: an updated report by the American Society of Anesthesiologists Task Force on Perioperative Visual Loss. Anesthesiology, 116: 274-285, 2012.
21）Roth S: Perioperative visual loss: what do we know, what can we do? Br J Anaesth, 103 (Suppl 1): i31-40, 2009.
22）Samdani AF, Belin EJ, Bennett JT, et al: Major perioperative complications after spine surgery in patients with cerebral palsy: assessment of risk factors. Eur Spine Jm, 25: 795-800, 2016.
23）Schwartz DM, Auerbach JD, Dormans JP, et al: Neurophysiological detection of impending spinal cord injury during scoliosis surgery. J Bone Joint Surg Am, 89: 2440-2449, 2007.
24）Sethna NF, Zurakowski D, Brustowicz RM, et al: Tranexamic acid reduces intraoperative blood loss in pediatric patients undergoing scoliosis surgery. Anesthesiology, 102: 727-732, 2005.
25）Shen Y, Drum M, Roth S: The prevalence of perioperative visual loss in the United States: a 10-year study from 1996 to 2005 of spinal, orthopedic, cardiac, and general surgery. Anesth Analg, 109: 1534-1545, 2009.
26）Sinicina I, Bise K, Hetterich R, et al: Tourniquet use in childhood: a harmless procedure? Paediatr Anaesth, 17: 167-170, 2007.
27）Tamkus A, Rice K: The incidence of bite injuries associated with trancranial motorevoked potential

Chapter 15 ● 整形外科手術

monitoring. Anesth Analg, 115: 663-667, 2012.

28) Zhuang Q, Wang S, Zhang J, et al: How to make the best use of intraoperative motor evoked potential monitoring? Experience in 1162 consecutive spinal deformity surgical procedures. Spine(Phila Pa 1976), 39: E1425-1432, 2014.

CHAPTER
16 泌尿器科検査および手術の麻酔
Urologic Investigation and Surgery

1 ● 基本事項

　患児の腎機能の状態および併発している他の疾患の過程により，麻酔のリスクは左右される.

1. 下部尿路の検査，手術を受ける症例の多くは，腎機能に問題はない.
2. 腎生検を受ける患児の多くは，軽度な腎障害がある（麻酔のリスクが高くなるほどではない）.
3. 腎不全の患児は重症で，麻酔上多くの問題がある.
4. 腎不全は特殊疾患・症候群の一症状のこともあるので注意する（Appendix A 参照）.
5. 性器の手術は小児患者にとって精神的な影響が強い．確実な術後鎮痛は，これらの影響を最小限にとどめる可能性がある.
6. 今では，多くの泌尿器科手術は内視鏡下に行われる．腹腔鏡手術時と同様の注意が必要である（Chapter 13．p.361 参照）.

2 ● 腎機能が正常な小児

麻酔管理——小手術・検査

　膀胱鏡検査，逆行性腎盂造影，環状切開術，尿道下裂手術などの小手術・検査では全身麻酔が必要であり，短時間の検査や手術は，併発疾患がない限り，欧米ではほとんど日帰り麻酔で行われる．個々の施設の症例が多くなく，小児の日帰り麻酔の体制が必ずしも十分に整っていない日本の病院では，安全を考えると日帰り手術が得策でない場合もある．患児は親元の環境にいるのが一番幸せであるという原則を踏まえて，できうる最善のアプローチを行う.

▶術　前
1. 患児によっては，特に繰り返し手術を受けて不安が強い場合には，経口鎮静薬（ミダゾラム，ジアゼパム）が役立つ.

▶術　中
1. 麻酔はセボフルランまたは静脈麻酔薬で導入する.
2. 麻酔は N_2O-O_2-セボフルランで，マスクか LMA または気管挿管で維持する.
3. できる限り区域麻酔で術後鎮痛を図る（Chapter 5 参照）．手術開始前にブロックす

Chapter 16 ● 泌尿器科検査および手術の麻酔

れば，術中に使用する麻酔薬の量は少なくてすむので患児の覚醒は速やかで，かつ痛みもない．

　a．環状切開術：アドレナリンを添加していないブピバカインで陰茎神経ブロックを施行する（Chapter 5参照）．血管収縮作用があるのでロピバカインはこの陰茎神経ブロックには使用してはいけないが，環状ブロックには使用できる．ブロックの作用を補強するためにEMLAクリームを切開部に塗布する考えもある．しかし添付文書では，EMLAクリームの性器皮膚および粘膜への使用の注意喚起を行っている．局所麻酔薬の粘膜からの吸収がきわめて速いうえに，塗布面積が無制限に広がることで，局所麻酔薬中毒やメトヘモグロビン血症の発症が否定できないからである．EMLAクリームは静脈穿刺のような，健康な皮膚で面積が限られた場所での使用にとどめるべきである．

　b．尿道下裂修復術では，仙骨麻酔を施行する（Chapter 5参照）．

▶術　後

1. 補助鎮痛薬を必要に応じて投与する．区域麻酔が効いていると，ほとんど何もいらない．日帰り患児は通常回復1時間後に帰宅させる．自宅に戻ってからブロックが切れると鎮痛薬が必要になると予想する．両親に適切な鎮痛薬（アセトアミノフェンなど）を痛みが出る前に投与するように指示する．

麻酔管理——泌尿生殖器系大手術

■手術手技

　上記小手術の麻酔管理に加えて：

1. 気管挿管し，筋弛緩薬を用い，調節呼吸する．
2. 出血に備える：確実な太い静脈路を確保する．出血量を慎重に測定し，必要に応じて輸液する．
3. 術後鎮痛のために，区域麻酔を併用する．例えば，尿管再移植術では，仙骨麻酔で術後数時間の鎮痛が得られる．また硬膜外腔にカテーテルを留置すれば3日間は鎮痛が得られる．肋間神経ブロック，あるいは腰部硬膜外ブロック（こちらが望ましい）で腎臓の手術の術後鎮痛が得られる．ブロックの効果が手術開始前に確立するようにする．
4. 拡張尿管がある患児では，術後高血圧を呈することがある．術後高血圧に対して治療が必要なこともある．
5. ウィルムス腫瘍の特別配慮事項に関してはChapter 13を参照のこと．

3 ● 腎機能低下または腎不全の小児

　これらの小児は，生理的にも情緒的にも障害があり，特別配慮が必要である．

麻酔上の問題点

1. 貧血（通常，正色素性，正赤血球性貧血）があっても，腎臓専門医の標準的治療下

では，それほど貧血は強くない．しかし，強い貧血は避けるのが移植前治療の方針である．腎不全での貧血の原因は：

a．エリスロポエチン産生低下．エリスロポエチンがなければ，ヘモグロビン値は7〜9g/dL以上にならない．遺伝子組換えヒトエリスロポエチンでの治療も尿毒症が重症であれば効果は弱い．

b．赤血球生存時間減少，溶血亢進．

c．挫傷性亢進，毛細血管脆弱により微細な外傷で出血する．

d．鉄，葉酸欠乏．

e．BUN上昇による骨髄抑制．

貧血があると貧血に対する代償機構が働き，心拍出量増加および赤血球2,3-DPG増加があるが，2,3-DPGの増加はわずかである．P_{50}値は腎機能が正常の小児と変わりがない．

エリスロポエチンと鉄の補給，そしてビタミンCの治療でヘモグロビン値は10g/dL近くに上昇し，腎移植が成功するとさらにヘモグロビン値が上昇する．輸血は，移植後のグラフト生着率をよくするとされるが，確定的な証拠はない．

2. 凝固障害の原因は：

a．毛細血管脆弱性亢進

b．血小板機能不全（粘着能低下）

c．骨髄抑制による血小板減少症

d．凝固カスケードの異常

e．薬剤（ヘパリン，アスピリン，新しい抗凝固薬，腎排泄の異常など）

凝固障害があったとしても腎障害が引き起こす障害は，通常問題になるほどではないので，硬膜外腔カテーテル留置が禁忌になることはない．しかし，特に薬剤因性の凝固障害は，患者の状況によって程度が変わりやすいうえに，起きる合併症は重大であることから，慎重な病歴評価を行う．

3. 酸塩基平衡異常：

a．小児は成人よりも酸の産生が多い．あるいは，重炭酸の排泄閾値が未熟で低いともいわれ，血漿重炭酸の正常値が成人より低く，正常でもややアシドーシスの状態である．尿のアンモニア産生が低下すると，代謝性アシドーシスが著明になる．血漿重炭酸はさらに12〜15mEq/Lに低下する．ある程度は，呼吸性アルカローシスで代償される．

b．安定性慢性腎不全では，H^+イオンが骨由来のCa^{2+}や細胞内のK^+と置き換わる．

4. 水分，電解質の異常．透析（特に血液透析）を受けている患児は，循環血液量が不足しがちである．最終血液透析のタイミングが大切である．循環血液量が不足していると，麻酔導入時に，吸入麻酔薬や静脈薬投与で急激な血圧の下降をみることがある．腎臓チームから患児の循環血液量について（いつの最終の透析で何Lの水分を除いたなど）情報を得ておく．

a．"ナトリウム喪失型"：多嚢性腎，重症腎盂腎炎（尿細管障害が糸球体の障害に比して極度に激しい）．

Chapter 16 ● 泌尿器科検査および手術の麻酔

ⅰ．正常または若干低血圧．

ⅱ．浮腫はまれ．

ⅲ．症例によっては低カリウム血症．

ⅳ．Na と水分摂取増加で腎機能回復．塩分摂取を制限すると，短時間で高度低ナトリウム血症に陥ることがある．

b．"ナトリウム蓄積型"：糸球体腎炎の患児に多い．塩分貯留，高血圧，浮腫により心不全を起こしやすい．

c．K^+ 移動：H^+ が細胞内 K^+ と置き換わる：

・高カリウム血症．

・筋肉・神経興奮性低下．心筋が障害されているとき，特に問題となる．さらに，突然の K^+ 上昇（スキサメトニウム投与時やアシドーシス増悪など）により心停止も起こりうる．

d．Ca^{2+} 移動：

・Ca^{2+} が長い間 H^+ で置換され続けると，骨多孔症が起こりうる．

e．陰イオンの変化：

・血漿 HCO_3^- は減少．

・血漿 SO_4^- は増加，血漿 HPO_4^- と血漿 Cl^- は増加．

5. 心血管系の問題：

a．高血圧：細胞外液調整機構異常，水分過剰，レニン・アンジオテンシン・アルドステロン系異常に起因する．

・高血圧が Na と水との貯留に由来している患児では，血圧は保存的に調節できる（注意深く塩分制限するなど）．

・患児によっては，透析中に Na，水分量を調節することで血圧が下げられる．

・その他の患児では，利尿薬，血管拡張薬による薬物療法が必要である．

・少数例では，大量の降圧薬投与によっても高血圧をコントロールできない（レニンの過剰産生が原因と考えられる）．網膜症，脳症をきたし，両側腎摘が余儀なくされることもある．

・高血圧危機が手術期に起こることがある．治療の第一選択はエスモロール（短時間作用型 β 遮断薬）の持続注入である．

b．進行した腎不全では高血圧，容量過負荷，貧血，電解質異常，動静脈瘻の影響により心不全に陥る．

・ジギタリス治療は調節が困難である．

・心膜滲出，心タンポナーデが起こることもある．

c．慢性腎不全では二次的に心筋が脂肪変性をきたすことがある．

6. 肺うっ血：

a．$A\text{-}aDO_2$（肺胞-動脈血酸素分圧較差）の拡大．

b．Na・水分貯留，左心不全，低タンパク血症により，"尿毒症肺（uremic lung）"が起こりやすくなっている．

c．胸膜滲出が起こることもある．

3 • 腎機能低下または腎不全の小児

7. 胃腸障害：

    a．食欲不振，嘔気・嘔吐（消化管で細菌が尿素をアンモニアに分解するため）が，水分，電解質，酸塩基平衡異常にさらに拍車をかける．胃内容が空になる時間も延長しがちである．

8. 数多くの薬剤投与：

    a．患児の多くは長期のステロイド投与を受けており，このため骨形成異常やクッシング様症状，尿糖などを示す．術前後にステロイド投与を続ける．

    b．多種類の降圧薬が投与されていて，麻酔下で心血管系が不安定となりやすい．術前にβ遮断薬は中止しない．ただ，ACE阻害薬（リシノプリルなど）は中止する．

    c．強力な利尿薬の治療はK^+不足となりやすく，不整脈を起こしやすくなる（特にジギタリスが投与されている患者）．

    d．抗菌薬（ゲンタマイシンなど）は非脱分極性筋弛緩薬の作用を延長させることがある．

    e．代謝抑制薬類（アザチオプリンなど）はタンパク結合性がきわめて高い．他のタンパク結合性の薬物のタンパク質を切り離してしまうために，それらの薬剤の生体内での薬効を増加させる可能性がある．

    f．腎不全は，腎依存性でない他の薬剤類の排泄に影響する．肝のシトクロム系の代謝への影響やその他のまだ解明されていない機序による．

9. 免疫抑制の影響：感染の危険があり，注意深い無菌操作を励行する．

10. 生活の質の劣化，精神的に不安定な患者および家族：

    a．慢性衰弱性疾患に起因する．

    b．尿毒症および死を意識して，いっそう不安となる．

  要約すると，これらの患児では，

1. 酸素運搬能低下：これがすでに負担がかかっている心血管系に依存している．

2. 心不全（不顕性，顕性）：

    a．高血圧，循環血液量増加，貧血で左心不全．

    b．右心不全（晩期）．

3. 心停止の危険が高い（高カリウム血症，アシドーシスのため）．

4. 血液，輸液，電解質投与の安全域が狭い．

5. 長期降圧薬投与により心血管系が不安定である．

6. 凝固障害．

7. 易感染性．

8. ちょっとした不快感にも耐えられない（指先のプリック，ベッドを移るなど）．

  注意：腎機能障害児の多くは，定期的な血液透析のため，通常，腕に動静脈シャントや動静脈瘻がある．これらの機能が周術期に損なわれないようにする．シャントや瘻がある腕を下にして側臥位にしてはいけない．また，血圧カフもそちら側の腕に巻いてはいけない．もちろん静脈穿刺も避ける．

Chapter 16 ● 泌尿器科検査および手術の麻酔

■ 術前評価・準備

以下の精神的・身体的側面に十分な注意を払う．

1. 透析を受けている患児には，通常手術 12〜18 時間前に透析を行う．透析後の水分バランス，電解質，体重をチェックする．

2. 患児の不安や不快感を増やさないように，あらかじめ麻酔法を計画しておく．

3. 精神的準備や励ましだけでなく，鎮静前投薬投与が特に有用である．

4. 検査結果の検討：

   a．ヘモグロビン値：必要と判断されたときには輸血をする．腎移植前の患児にとっては輸血がよいこともある．濃厚赤血球液がよい．しかし，輸血は一過性の効果のみである．

   b．血清 K^+ 値：5 mEq/L 以下で許容する．たとえ緊急時であっても，6 mEq/L 以上は許容できない．

    ・血清 K^+ が高いときは透析してから手術をする．

    ・緊急手術の場合，ブドウ糖 0.5 g/kg とレギュラーインスリン 0.1 単位 /kg（10%ブドウ糖液 5 mL/kg にインスリン 0.1 単位 /kg を混合）を急速に投与して K^+ を下げる（インスリンは最大 10 単位まで）．次いでインスリン 0.1 単位 /kg/ 時の持続注入量を 10%ブドウ糖・0.45 生理食塩水に混合し維持速度で持続注入する（インスリン効果開始には 15 分ほどかかる）．高カリウム血症の治療では，不整脈の有無を問わず，塩化カルシウム，炭酸水素ナトリウム，過換気，サルブタモール吸入なども適宜行う．

   c．酸塩基平衡：

    i．pH 7.32 以上で許容する．必要ならば，たとえ血清 Na^+ 値が高くても炭酸水素ナトリウム（$NaHCO_3^-$）でアシドーシスを補正する．

    ii．アシドーシスの補正は，慎重に時間をかけて行う．血清 Ca^{2+} が低いときに急速に pH を補正すると Ca^{2+} のさらなる低下によりテタニーや痙攣が誘発される．

■ 麻酔管理

1. 無菌操作に留意する．

2. 全身状態の悪い患児の短時間手術（腹膜透析カテーテル挿入など）は，精神的に安定していて協力が得られるなら，鎮静薬と局所麻酔（1〜2%リドカイン，アドレナリン無添加，最大量 3 mg/kg）とする．

3. その他の患児や，問題がありそうなときは，全身麻酔で行う．

4. 腎不全のときの麻酔薬：

   a．オピオイドに対する反応は一定しないので用心して使う．ペチジン（メペリジン）は，代謝産物が痙攣を誘発する可能性があり，禁忌である．モルヒネの活性代謝物（モルヒネの M6G）は排泄／透析できないので，モルヒネは作用が延長する．対照的に，フェンタニルは代謝物が不活性なので比較的安全に使える．レミフェンタニルが理想の術中オピオイドかもしれない．

   b．プロポフォールやチオペンタールは少量を注意して使う（結合するタンパク質

が少ないので，タンパク非結合の活性部分が多くなるため）．ケタミンはあまり血圧を低下させない可能性がある．

c．肺から放出されるので吸入麻酔薬が最も便利である．セボフルランのフッ化物腎毒性は問題ではない．

d．非脱分極性筋弛緩薬：ロクロニウムが第一選択である．ベクロニウムは腎不全の有無にかかわらず，作用発現はより遅いが作用時間はほぼ同じである．

e．血清 K^+ 値が 5.5 mEq/L 以下であれば，単一量としてはスキサメトニウムも使えるとされるが，まったく利点はない（スキサメトニウム投与後に血清 K^+ 値は 0.5〜1 mEq/L 上昇するが，腎不全患児では，慢性的に K^+ が高いので心電図の変化は起こらない．しかし，もし末梢神経障害があれば，スキサメトニウム投与後に血清 K^+ 値が大きく上昇して不整脈が生じることがある）．

f．腎不全患児で局所麻酔薬はあまり詳細には調べられていないが，単一注入法であれば，普通量を使っても大丈夫であろう．しかし，局所麻酔薬のクリアランスが延長していれば，追加投与や持続投与には危険が伴う．

g．ロピバカインは，薬物動態学的に腎不全の影響を受けないため，長期持続投与も安全である．

▶術 前
1．薬物必要量は，腎機能が正常な小児と比較して，腎不全患児では個人差がより大きい．反応をみながら注意深く投与する．
2．降圧薬を術前中止してはいけない．ただし，ACE 阻害薬は中止する．
3．必要に応じて前投薬を投与する（ミダゾラム経口，静注など）．
4．手術前に投与されたすべての薬剤をチェックし，術前の最終投与量も調べる．
5．シャント，瘻の造設部位を確認する．この部分に，血圧計用のカフも含め圧が加わらないようにし，ドプラー血流計で機能をモニターする．
6．手術室に必要なすべての麻酔補助薬などがあるかを確認する．
7．十分量の輸血，その他の輸液（洗浄赤血球も必要に応じて）が準備されていることを確認する．

▶術 中
1．マスクで 100%酸素を投与する．
2．モニター類を装着する．
　a．片耳胸壁聴診器
　b．心電図，パルスオキシメータ，カプノメータ
　c．自動血圧計：シャントや瘻のある肢を避ける
3．シャントや瘻のある肢は手術中でも触れられるようにし，常に閉塞していないかを確認する．
4．プロポフォール（2〜4 mg/kg）かチオペンタール（2〜3 mg/kg）で麻酔を導入し，続いて N_2O-O_2-セボフルラン麻酔で維持する．脱水があるときや透析直後などではケタミン（1〜2 mg/kg）の使用を考える．

Chapter 16 ● 泌尿器科検査および手術の麻酔

5. 気管挿管：
   a．ロクロニウムを気管挿管に使う．筋弛緩モニターを使う．
   b．スキサメトニウムは血清 K^+ 値が 5.5 mEq/L 以下の場合で単回投与に限り使用できるが，あえて使用する利点はない．

6. 麻酔は，N_2O-O_2-セボフルランで維持し，非脱分極性筋弛緩薬を使う．

7. 全症例調節呼吸とし，その患児の通常の $PaCO_2$ レベルを維持する．カプノメータ値は通常 $PaCO_2$ 値より 5 mmHg 程低い値を示す．導入前の安静自発呼吸時の Pet-CO_2 値があれば，それを参考にする．軽度に過換気して，代謝性アシドーシスを代償し，K^+ を細胞内に戻す場合もある．

8. 輸液し，循環血液量を適正に保ち，血圧，末梢循環，動静脈瘻，シャントの開存を維持する．
   a．平衡電解質液投与で，術前の不足を補充し，術中の維持液とする．ただし，K^+ を含む電解質液（乳酸リンゲル液など）は避ける．また，根拠は曖昧だが，透析患者では添付文書上 HES 130/0.4/9（ボルベン®）は使えない．日本では，長年にわたり透析患者に HES は問題なく使われてきている．また，すでに腎機能が荒廃し，透析が機能している患者であり，HES の代謝排泄に影響する要因がない患者であり，本来使用は問題ない．しかし，経緯はともかく，いったん禁忌とされると，その根拠を否定する治験そのものが組めないという悪循環に陥っている．数十年前に使われた超高分子量，高濃度の人工膠質液が腎障害をもたらした歴史があり，その影響だと考えられるが，膠質液としてボルベン®にアルブミン以上の問題は報告されていない．
   b．少量の出血は，生理食塩水や 1/2 生理食塩水など，K^+ を含まない輸液剤で補う．
   c．かなり出血したときは，洗浄赤血球と減塩アルブミン（salt-poor albumin）で補う．
      ・ヘモグロビン値（Hb），ヘマトクリット値（Hct）を調べ，Hct を 30％ 以下に保つ．
      ・過剰輸血を避ける．

9. 手術終了時に筋弛緩薬のリバースを行う．完全覚醒と筋力の回復を確認する．筋弛緩モニターを使う．

▶術 後

1. 換気，酸素化が適正かチェックする．
2. オピオイドは反応をみながら注意深く投与する（モルヒネを反復投与すると，腎不全患児ではモルヒネおよびその代謝物が蓄積する．モルヒネの活性代謝物である M6G は透析では除去できない）．効果をみて，必要ならば追加する．
3. シャントや瘻の開存を確認し，記録する．
4. Hb，Hct，電解質，血液ガス分析を調べる．
5. 専門医に術後の管理を相談する．

4 ● 腎移植

　慢性腎不全患児は腎移植によりほぼ正常な生活を送れるようになる．しかし，移植臓器の供給が非常に不足している．したがって麻酔科医は，移植腎の生着には最大の努力を払うべきであり，細部にまで注意する．

麻酔管理

▶術 前

1. 一般管理は腎不全患児に準ずる．
2. 腎臓専門医，泌尿器科医の意見を参考にして，患児の現在の状況（水分バランス，電解質，酸塩基平衡，腎機能，心肺機能，凝固機能）を的確に把握する．
3. 患児が最良の状態でないときは（循環血液量過量など），手術は透析が終わるまで延期する．基本的目標は，摘出腎臓を 24 時間以内に移植することにある．日本では，摘出臓器の虚血許容時間はそれぞれ，心（4 時間），肺（8 時間），肝・小腸（12 時間），膵・腎（24 時間），角膜（48 時間）とされ，実際に搬送に使える時間は最大でも，これより 2〜3 時間短くなる．（日本臓器移植ネットワーク，2019 年現在）
4. 免疫抑制薬の投与計画（量，投与時間など）を確認しておく．典型的には，シクロスポリン，メチルプレドニゾロン，アザチオプリンが投与される．抗菌薬も投与される．

▶術 中

1. 一般管理は腎不全患児に準ずる．
2. 麻酔導入後：
   - a．中心静脈圧（CVP）ライン挿入．
   - b．CVP ラインの位置を圧曲線，または胸部 X 線写真で確認する．
   - c．CVP を若干高め（8〜12 mmHg）に維持し，利尿を促す．開始維持液としては乳酸 / 酢酸 / 重炭酸リンゲル液が好まれている．K^+ は含まれてはいるが生理食塩水よりアシドーシス，高カリウム血症をきたしにくいとされる．また移植後の循環動態の安定と過剰水分負荷を避けるためにボルベン® を使う施設もある．
   - d．麻酔科医の視点では，輸液の目標は，術前の不足および術中の喪失を補い，過剰な水分貯留を避けながら適切な循環動態を保つことにある．しかし伝統的な，大量の輸液，大量の尿量排泄にこだわる移植医もいる．ボルベン® の適切な使用も含め，日頃から相互の理解を深めておく必要がある．
3. 動脈ライン挿入は複雑でない症例では必須ではない．橈骨動脈を穿刺しないで残しておくと，将来患児が別なシャントが必要になったときに有利である．
   - a．外シャント（Scribner シャント）があるときは，動脈端を血圧モニターに静脈端を輸液ルートとして使えるが，厳重な無菌操作が必要である．麻酔中の使用には，伝統的な抵抗感があり，リスクベネフィットを移植医とあらかじめ議

Chapter 16 ● 泌尿器科検査および手術の麻酔

論しておくことを勧める.

b．動脈ラインが適応なら，橈骨動脈（動静脈瘻がある腕と反対側）にカニューレを挿入する．22 G 以下のカニューレを使い，血管損傷を最小にするため術後すぐに抜去する.

4．問題になるような凝固障害がなければ，硬膜外腔にカテーテルを留置して術中から局所麻酔薬を投与する．これで，手術時の全身麻酔を浅く保つことができ，循環動態が安定する．術後にカテーテルから局所麻酔薬を持続投与すれば良好な術後鎮痛が得られる.

5．手術終了時に Hct が 35～40％になるように濃厚赤血球液を輸血する．慢性腎不全の患児は，"third space" に水分が大量に失われやすい．Hct を高めに保ったり，膠質液投与でこれを抑え，移植臓器の生着を促す.

6．遮断解除前で血管吻合中に，フロセミド 1 mg/kg，マンニトール 1 g/kg を静注する．遮断解除時に血圧低下を予想し，急速輸液ができるように準備しておく．遮断解除直前に赤血球の輸血を要求する術者もいる.

7．遮断解除前に腎臓への灌流を確保する目的で，収縮期血圧を術前の 100～120％に，CVP を 14 mmHg 以上に保つのが望ましい．麻酔を浅くし，必要に応じてドパミンを 5 μg/kg/ 分で流す．この時期に収縮期血圧を高くして，移植臓器への灌流を増加させ，速やかによい機能が得られ，生着の機会が増すようにする．10 分以内に移植腎が機能し始めれば生着の可能性が高い.

8．腎臓の保存液は K⁺ が高い：まれに，遮断解除後の高カリウム血症，アシドーシスで心停止が起きている．患児では，この危険は大きい.

9．大きな成人の腎臓を小さな乳児に移植すると問題もある．移植医には移植前に腎臓灌流液をよく洗い流しておいてもらう．移植腎臓の血管腔を満たすために，遮断が解除される際に，急速に輸液を行う．遮断解除前に，あらかじめ CVP を 15～20 mmHg まで上げておく．乳児では，高カリウム血症（腎臓保存液による），アシドーシス（大動脈，腸骨動脈遮断解除による）の危険が高い．酸塩基平衡を頻回にチェックして，予測的に，あるいは必要に応じて塩化カルシウムと炭酸水素ナトリウムを投与する．ドパミン投与速度もあらかじめ上げておく.

10．良好な利尿が得られるように CVP を保つ（15～18 mmHg 程度に）．十分な中心静脈圧があるのに，利尿が得られない場合は：

a．フロセミド 1～4 mg/kg を投与する.

b．必要なら，20％マンニトール 0.5～1 g/kg を加える.

11．"third space loss" を補うため輸液量が多い（通常の 3～5 倍，10～20 mL/kg/ 時）ことを予想しておく.

12．手術終了時に，血清電解質を測定する：

a．利尿が十分ならば，K⁺ は正常範囲内にあるはずである.

b．血清 K⁺ が 6 mEq/L 以上で，尿量が少ないときは，過換気を続け，透析するか，ブドウ糖とインスリンで治療する.

13．輸液量が多いので，肺水腫の危険がある．その場合は，術後も調節呼吸を続ける.

▶術 後

1. 一般管理は腎不全患児に準ずる．十分な術後鎮痛を提供する．そのためには，硬膜外鎮痛が最も適している．

2. 肺の状態をパルスオキシメータ，カプノメータ，血液ガス，胸部X線写真でモニターする．大きな腎臓の移植を受けた乳児は肺合併症が多い（特に無気肺）．これは，腹部手術に加えて，移植腎が横隔膜を押し上げていること，輸液量が多いことが関係している．利尿を促すために多めの輸液をするので，肺水腫が起こることがある．このため，場合によってはPICUで肺水腫の治療が必要なこともある．

3. 移植腎の機能は：

   a．糸球体機能は，初めは正常だが腎臓が腫脹するので，その後の48時間で低下する．この時期は，輸液量を多くしないと利尿は保てない．

   b．常に多少の腎尿細管障害はあり，利尿により水分とナトリウムが失われる．これを補うために，水とナトリウムを補給する．その他の電解質は，血清電解質の値によって補充する．

   c．48時間以降輸液を負荷しても尿量が減少するときは，機械的（血管）問題か，腎臓の拒否反応が起こっているかである．

4. 年少児では，低血糖が腎移植後晩期の合併症として報告されている．これは，β遮断薬の使用と関係があるとされている．

参考文献

1) Aalten J, Bemelman FJ, van den Berg-Loonen EM, et al: Pre-kidney-transplant blood transfusions do not improve transplantation outcome: a Dutch national study. Nephrol Dial Transplant, 24: 2559-2566, 2009.

2) Coupe N, O'Brien M, Gibson P, et al: Anesthesia for pediatric renal transplantation with and without epidural analgesia—a review of 7 years experience. Paediatr Anaesth, 15: 220-228, 2005.

3) Driessen JJ, Robertson EN, Van Egmond J, et al: Time-course of action of rocuronium 0.3 mg·kg^{-1} in children with and without endstage renal failure. Paediatr Anaesth, 12: 507-510, 2002.

4) Jalal DI, Chonchol M, Targher G: Disorders of hemostasis associated with chronic kidney disease. Semin Thromb Hemost, 36: 34-40, 2010.

5) Kaw D, Malhotra D: Platelet dysfunction and end-stage renal disease. Semin Dial, 19: 317-322, 2006.

6) Lalande L, Charpiat B, Leboucher G, et al: Consequences of renal failure on non-renal clearance of drugs. Clin Pharmacokinet, 53: 521-532, 2014.

7) Lutz J, Menke J, Sollinger D, et al: Haemostasis in chronic kidney disease. Nephrol Dial Transplant, 29: 29-40, 2014.

8) Macdougall IC, Obrador GT: How important is transfusion avoidance in 2013? Nephrol Dial Transplant, 28: 1092-1099, 2013.

9) Moser JJ, Veale PM, McAllister DL, et al: A systematic review and quantitative analysis of neurocognitive outcomes in children with four chronic illnesses. Paediatr Anaesth, 23: 1084-1096, 2013.

10) Obrador GT, Macdougall IC: Effect of red cell transfusions on future kidney transplantation. Clin J Am Soc Nephrol, 8: 852-860, 2013.

11) Pere PJ, Ekstrand A, Salonen M, et al: Pharmacokinetics of ropivacaine in patients with chronic renal failure. Br J Anaesth, 106: 512-521, 2011.

Chapter 16 ● 泌尿器科検査および手術の麻酔

12) Philips BJ, Lane K, Dixon J, et al: The effects of acute renal failure on drug metabolism. Expert Opin Drug Metab Toxicol, 10: 11-23, 2014.

13) Shah VR, Butala BP, Parikh GP, et al: Combined epidural and general anesthesia for paediatric renal transplantation—a single center experience. Transplant Proc, 40: 3451-3454, 2008.

14) Tozzi AE, Mazzotti E, Di Ciommo VM, et al: Quality of life in a cohort of patients diagnosed with renal failure in childhood and who received renal transplant. Pediatr Transplant, 16: 840-845, 2012.

15) Uejima T: Anesthetic management of the pediatric patient undergoing solid organ transplantation. Anesthesiol Clin North America, 22: 809-826, 2004.

16) Wiedebusch S, Konrad M, Foppe H, et al: Health-related quality of life, psychosocial strains, and coping in parents of children with chronic renal failure. Pediatr Nephrol, 25: 1477-1485, 2010.

CHAPTER
17 外傷，火傷，熱傷患児の管理

Trauma, Including Acute Burns and Scalds

　小児は事故に遭いやすい．1〜14歳の死亡の第一の原因は外傷である．外傷はそれほど重症でなくとも，症例によっては緊急麻酔が必要となる．このような場合は，麻酔自体のリスクのほうが大きいことさえある．

　事故で負傷した患児の大多数は，元来健康であり，成人ほどには既往歴に考慮を払わなくてもよいが，できるだけ早く病歴をとる．救急室に広範外傷の患児が運び込まれたときから，麻酔科医が治療チームの一員として参加することで，手術室で待機しているより情報伝達の時間遅れや不足を最小限にでき，救急処置をしながら，患児の麻酔に対する評価をして，何をするべきか検討できる．

　外傷治療の基本は，一次評価，二次評価，そして必要な治療，の3ステップである．

　一次評価では，a. 気道，b. 呼吸，c. 循環，d. 中枢神経障害（GCS：グラスゴーコーマスケール），e. 環境（状況，体温）と脱衣（出血，創傷）で，完全に脱衣して評価するが，体温低下に配慮するとともに，患者，医療者の安全（二次災害防止）を考える．

　二次評価では，追加の外傷部の診察や診断検査など，より命への切迫度の低い評価，手術室あるいはICUへの患者移送，そして必要な治療というステップになる．

1 ● 広範外傷

　診断および治療を手早く同時に行う．麻酔中も中断せずに，積極的に救命処置を続ける．麻酔科医にとって大きな問題となるのは，次の点である．
1. 安全な気道確保と適正換気の維持．
2. 十分な臓器への灌流と酸素供給．輸液と輸血．
3. 脳損傷の患児では，脳灌流圧の維持．
4. 体温保持．

　注意：損傷はしばしば多発性である．外傷が1ヵ所，1臓器に限局しているようでも，常に他に外傷がある可能性を考える．大腿骨骨折は明らかな外傷だが，診断されていない肝破裂は致命的である．

初期緊急処置

1. 気道を確保し，適正換気をして，酸素化を保つ．
2. 心血管系の評価：
　　a. 循環血液量が減少していれば，補正する．
　　b. 十分な心機能の維持，改善が必要である．

Chapter 17 ● 外傷, 火傷, 熱傷患児の管理

3. 入院後ただちに, 血液型判定, 交差試験用の採血を行う. 大量輸血が予想されるときは, ただちに血液センターに通知しておく (**表 17-1**).

■ **気道確保**

頭部, 顔面の受傷では気道閉塞が起こりやすく, 予後に重大な影響を与える.

1. 頭部外傷の患児が運び込まれたら, ただちにマスクで酸素を投与する. 躊躇しない.
2. 意識が低下している患児で, 下顎挙上などで気道確保が容易でないときや, 咽頭反射がないときは, 即刻気管挿管する.
3. 意識のない患児でのオーラルエアウェイの使用は慎重に行う. 嘔吐を誘発し, 胃内容物誤嚥から気道を保護しない.
4. すべての外傷で頸椎損傷を疑わなければならない. 砂嚢やバキュームマットなどで頸を固定する. 頸を動かしてはならない. X線写真上で所見がなくても頸椎損傷が起こっていることがあり注意が必要である (これは SCIWORA: spinal cord injury without radiographic abnormalities として知られている). 気道確保が第一優先ではあるが, 頸椎損傷に注意を払い, すべての気道確保処置は頸椎損傷があるものとして扱う (下記参照). LMA 挿入は, 困難気道者では救命的な処置であるが, 挿入時の頸椎損傷防止の必要性はなくならない.
5. 特に顔面外傷では, 口腔, 咽頭, 気管に異物 (歯, 骨片など) が存在する可能性があり, 留意する.
6. "意識下" 気管挿管は, 適切な局所麻酔薬の適用下 (十分な口腔内の咽頭喉頭部に

表 17-1　大量輸血プロトコル : 緊急使用血液製剤準備

プロトコル	準 備 (単位)			
	赤血球	血 漿	血小板	クリオプレシピテート
成人	6	4	One5-pack	One5-pack
小児				
0〜10 kg	1	1	1	1
11〜20 kg	2	2	2	2
21〜30 kg	3	3	3	3
41〜50 kg	4	4	4	4
>50 kg	5	5	One5-pack	One5-pack

血液の「単位」は, 国によってさまざまである. この表で示されている (単位) は米国の採血基準である約 450 g の全血 (比重 1.060) が基準になっているが, 献血者のヘマトクリット値および採血バッグに加えられた抗凝固薬の量により総量には幅がある. 米国での赤血球濃厚液 1 単位は約 220 mL, 日本での 1 単位は約 120 mL である. 血小板の場合, 米国では 1 pack が約 40 mL となるので, この表で One5-pack とは, 5 pack (約 200 mL), 日本では血小板 10 単位 (約 200 mL) に相当する. 日本の献血採血は, 1 回 200〜400 mL であるが, 日本の 1 単位は 200 mL 採血に基づいている. 〈http://www.jrc.or.jp/mr/blood_product/〉
(Transfusion Committee: Massive Transfusion Protocol, 2012 〈http://surgery.med.umich.edu/pediatric/trauma/protocols/MassiveTransfusion Protocol4113.pdf〉より改変)

加え，輪状甲状間膜穿刺による声門下気管内への局所麻酔薬適用が必須）に施行すれば最も安全な方法であるが，熟練した麻酔科医の技量が必要である．また患児の協力が必要であり，年少児や時間が限られた状況では難しい．不適切な施行では著明な頭蓋内圧の上昇をきたし，頭部外傷に悪影響を与えかねない．

7. すべての外傷患者はフルストマックだと考え，迅速導入気管挿管（RSI）により気道確保を行う．RSIではリドカイン1〜2 mg/kg投与後，硫酸アトロピン0.01 mg/kg，プロポフォール2〜3 mg/kg（あるいはチオペンタール5 mg/kg），筋弛緩薬（通常はロクロニウム1.2 mg/kg）を静注し挿管する．ただしこの方法は，循環血液量が減少していると安全ではない．そのようなときは，ケタミン（頭蓋内圧が亢進しているときは要注意），またはミダゾラム＋リドカインで麻酔を導入する．

8. RSIに際しては，不測の事態に備え，通常のSOAPIMの準備に加え，気管チューブ類，喉頭鏡類と吸引器類を2系統は準備する．この他の気管挿管器具，あるいはProSeal LMAなどの代替手段を準備しておく．

9. RSI直前の鎮静・鎮痛薬の投与は，基本的に行わない．わずかな薬剤投与が意識低下や呼吸停止をもたらす可能性が否定できない．投与する場合には微量を緩徐に，時間をかけて行うが（フェンタニル0.5〜1.0 μg/kg単位の静注反復など），慎重に判断する．

10. 筋弛緩薬はロクロニウム（1.2 mg/kg）を使う（気管挿管に至る速さだけの比較ではスキサメトニウムの利点は揺るがないが，ロクロニウムの高用量使用で臨床的な差異は無視できる範囲である．また小児では，スキサメトニウムは胃内圧上昇による逆流誤嚥の可能性や脳圧上昇を起こしにくいが，ロクロニウムではそれはまったく問題にならない．多くの場合，筋弛緩効果が速やかに消失することは利点にならないが，必要な場合はスガマデクスが使用できる）．

11. RSI時の頸椎保護は，いずれの筋弛緩薬使用でも重要な問題である．挿管時に，頸部に過剰な牽引をかけない．また輪状軟骨圧迫は「相対的禁忌」であることも念頭に置く．通常の喉頭鏡法以外に，気管支ファイバースコープによる経鼻挿管，従来型ブレードを使ったビデオ喉頭鏡による挿管（McGRATHなど），AWS喉頭鏡（日本光電）を使った挿管，開口・頸部操作を最小にできるスタイレット挿管が可能なMVS喉頭鏡（MPI）など，さまざまな選択肢があるが，日頃から慣れ親しんだ方法でなければ，緊急時に役立たない．

12. 事故の後は嘔吐，誤嚥が頻発する．挿管直後に全肺野を聴診し，必要に応じて気管吸引を行う．胸部X線写真で気管チューブの位置，異常所見の有無を精査する．

13. 胃管を挿入して胃を空虚にする．特に胸や腹部外傷では，急性胃拡張が多いので重要である．外傷が比較的軽くても，空気を飲み込んで胃が拡張してしまい換気を障害したり，嘔吐，誤嚥を誘発したりする．頭蓋底骨折が疑われるときは，鼻から胃管を入れてはいけない．

14. 気胸，血胸に注意する．

■ 輸液・輸血療法

太い静脈路を確保する．腹部や胸部外傷の患児では，下大静脈の流れがあてにならな

Chapter 17 ● 外傷, 火傷, 熱傷患児の管理

いことがあるので, 静脈路は上肢または頸部に確保する. 損傷の場所が特定できない場合には, 上下肢から静脈路を確保する. 輸液はすべて加温する. 外傷がある患児は急激に低体温に陥る.

20 G 以上の太さの静脈留置針を使って太い静脈に経皮的に留置するのが望ましいが, 90秒以内の確保が難しい場合は, 骨髄針 (Easy-IO) の使用を考える. 他に静脈路がなければ, 内頸静脈穿刺や鎖骨下静脈穿刺で静脈路を確保する. しかし, 気胸や血胸が起きると, 患児の呼吸・循環状態がさらに悪化するので, 注意が必要である. また, 頭部外傷患者では内頸静脈の利用は避ける. 中心静脈路はさらなる患者管理で有用である. しかし末梢ラインからの急速輸液の後, 初期急性輸液蘇生が終了して安定してから, 中心静脈路を確保することもできる.

適正循環血液量確保の指標:
1. 心血管指標:
   a. すべての年齢で, 頻脈は循環血液量減少を示唆する. 乳児で心拍数140以上, 年長児で100以上は, 循環血液量減少が疑われる.
   b. 乳児では, 収縮期血圧は血管内血液量と平行して変化するので, 収縮期血圧は循環血液量のよい指標となる.
   c. 思春期児では, 成人と同じように, 循環血液量の減少により早期に静脈容量血管の収縮が起こる. したがって, 血液量の20%を失っても, 収縮期血圧はほぼ正常なことがある. 中心静脈圧もまた初期には維持されていることがある. 血管収縮によっても心臓への静脈還流が保持できなくなると, 代償できなくなる. ここで中心静脈は急速に低下してくるので, 血液量補充の指標として信頼性が増す. 仰臥位の健康な小児では, 中心静脈の2～3mmHgの低下は, 循環血液量の25%の喪失であったりもする.
2. 一般外観:意識の錯乱やわけのわからない行動, 顔面蒼白, まだらな皮膚, 発汗, 皮膚冷感, 特に四肢冷感は循環血液量低下の徴候である. 皮膚温と深部体温を同時に測定すれば, 循環血液量不足の定量化は可能である. 温度差が大きければ血管収縮を意味し, 血液量が正常に戻るにつれて皮膚血流量も改善し, 温度差が減少する.
3. 尿量の測定:重症外傷の患児には必ず膀胱留置カテーテルを挿入する. 尿量＞1 mL/kg/時は, 十分な腎血流と, 十分な血液量の指標だと考えられる.
4. 血液ガスなど:循環血液量減少による組織灌流障害で代謝性アシドーシス (乳酸アシドーシス) が起こる. 循環血液量を十分に補充すると, この代謝性アシドーシスは補正される. 重度のアシドーシス (適正換気にもかかわらず pH＜7.2 など) が心機能を障害しているときを除いて, 炭酸水素ナトリウムの投与は勧められない.

■ 輸血・輸液剤の選択

輸血・輸液剤の投与の選択は, ①何が適応か, ②何が入手可能かにある.

最初の輸液蘇生の目的は, 血管内容量の回復であり, 本来の構成要素である自然の血液で補えればよいと思われる. しかし実際には, 失血や循環血液量の減少に伴う生体の変化, あるいはいったん体外に取り出された血液の性状変化もあり, それが必ずしも理

504

想的とも限らないし，現実的な選択肢でもない．したがって，初期段階血管内容量の回復は血液製剤ではなく，平衡電解質液，あるいは人工膠質液（ボルベン®）で行われるべきである．それは，この段階で血液製剤が使われても，止血されるまでの投与は体内に残らない可能性があり，大事な資源の浪費となりうるからでもある．

その点，平衡電解質液は，細胞外液と近似の電解質組成と晶質浸透圧であり好ましい．ただ，膠質浸透圧はまったく補えないため，血管内にとどまる時間が短く，大量投与が必要となり，その水分排泄も必要となるため，浮腫として体内に蓄積される問題がある．その点，人工膠質液は，アルブミンと近似の膠質浸透圧を持ちながら血液製剤ではない利点があり，平衡電解質液より長く血管内にとどまり，また投与量も少なくてよい可能性があり有利である．

可能な限り，非交差試験万能供血者血液の輸血を避ける（迅速交差試験は20分でできる）．出血が多量で胸郭内に貯留しているときは，自家輸血の可能性を考慮する．一般に，初期には平衡電解質液（乳酸リンゲル液など）を用いた循環血液量増量が用いられるが，大量の投与は（＞100 mL/kg），のちに呼吸不全や希釈性凝固障害をきたすことがある．著しい低血圧では，最初に20 mL/kgを急速に注入し，以後これを繰り返す．頭部外傷症例では，脳浮腫の危険を少なくするために循環血液不足補正には生食（等張性）が用いられる．

人工膠質液も使用できるが，長年，投与量制限（10 mL/kg）のためあまり使われてこなかったが，最近のHES製剤のボルベン®（トウモロコシ由来デンプン）は，凝固を障害しないうえに，現在では小児でも50 mL/kgまで使えることから適応範囲は広がった．アルブミンが適応であればHES製剤も適応であるといえ，実際に乳児の開心術や肝移植の麻酔などでも使われている．膠質浸透圧を保つHES製剤の利点を生かした使用方法で，腸管浮腫をきたしにくい開腹手術の麻酔も可能である．ただHES製剤には腎障害を発生させた製品があった長い負の歴史があり，高価なアルブミンもあまり気にしないで使える日本の保険医療制度も関係して，日本ではまだ十分に活用されているとはいえない．デキストランも人工膠質液の一種であるが，血液凝固障害と，交差試験の妨げになる可能性があり救急医療ではあまり使われない．

5％アルブミンによる循環血液量の補充も高価であるが，循環血液量減少性ショックの初期治療としては有効である．しかし大量投与は肺への漏出をもたらし肺機能障害を起こす危惧があるが，アルブミン自体の問題というわけではない．投与されたHES製剤の一部は細網内皮系に長時間残存し，これは時にみられる皮膚瘙痒感の原因だとされている．

膠質浸透圧の維持は，循環血液量の維持にとって重要な役割を持つが，その補充は生理食塩水や平衡電解質液ではできない．輸血や新鮮凍結血漿製剤は，希釈のため正常より1～2割程度低めであり，またヘモグロビンや凝固製剤の有効活用，血液製剤の安定供給の面からも好ましくない．現在，効果的に行える手段はアルブミンとボルベン®であるが，特にボルベン®がそれを有効かつ安全に行えることが示されてきている．

アルブミンはヒト由来の物質であり安心感がある反面，それゆえに対ウイルス，プリオン対策経費に加え，資源確保や安定供給の面での課題がある．実際，日本は世界の中でも突出してアルブミン大量使用国，輸入国であり，政府も法律を制定してまで，安全

Chapter 17 ● 外傷, 火傷, 熱傷患児の管理

な血液製剤の安定供給を訴えている. ボルベン®はほとんどのアルブミン使用を代替できる可能性を有している.

投与後生体内でアルブミンとほぼ同じ分子量（約6万）で機能することが知られているボルベン®だが, これが開発されるまでに開発されてきたHES製剤（海外）は大分子量製剤が中心であり, 出血素因, 腎障害素因が常に問題となってきた歴史がある. 一流科学誌に掲載された研究論文の中にも, いまだにその先入感にバイアスされた結論が導かれて影響を与えている例がある（CHEST study: N Engl J Med, 367: 1901-1911, 2012）. アルブミン製剤が高価な日本とそうでない地域（国々）とでの解釈が違うのも当然である. 論文の短いサマリーだけを読むと大きな誤解に陥る. ボルベン®と生理食塩水は使用目的が異なる. そしてアルブミン使用の適応だと考えられる場面では, まずボルベン®使用を考えるのが妥当だと考える.

初期輸液蘇生時には, 明らかな低血糖患者を除きブドウ糖を含んだ輸液は投与しない. 大量投与が高血糖（>200 mg/dL）につながり, 頭部外傷などで脳低酸素／虚血が起きたときに神経障害の程度を悪化させる危険性があるからである.

■ 輸血の適応

残念ながら, 外傷の出血量を正確に測ることはほとんどできない. 血管内から大量に出血して, 血腫になっている場合（大腿骨骨折など）もあり, また後腹膜血腫の中や体腔内に貯留していることもある. したがって, 輸血量は臨床判断を基に決定する. 循環血液量減少の臨床症状が改善されるまで補液し, ヘマトクリット値が~21から25%以上となるように輸血する.

年少児で明らかに循環血液量減少の徴候（蒼白, 発汗, 低血圧）を示しているときは, 最低血液量の25%は失っていると考える. 緊急時には, 患児の体重を推定（**表17-2**）し, 正常血液量を70 mL/kgとして循環血液量を計算する. この推定循環血液量の25%にあたる量をまず急速に補充投与し, のちにもう一度状況を判断する. 血圧を維持するのにさらに輸液・輸血をしなければならなかったり, 一度安定した時期があり, その後に再び悪化したときは出血が続いていると考える.

循環血液量分を喪失した患児では, 希釈性凝固障害を防ぐためにFFP投与が必要である. その場合は濃厚赤血球と溶かしたばかりのFFPを混ぜて使うのもよい.

■ 大量輸血

小児では, 30 mL/kgを超えた濃厚赤血球液の輸血は大量出血プロトコルの発動とな

表17-2　年齢からの推定体重

年 齢（歳）	推定体重（kg）
<1	0.5×月齢(月) +4
1~7	2×年齢(歳) +9
8~12	3×年齢(歳)

(Graves L, et al: Resuscitation, 85: 392-396, 2014)

る．胸・腹部外傷後では，推定血液量（EBV）の250％も輸血が必要なことがある．**表17-1**（p.502参照）に，ミシガン大学で作られた，大量輸血プロトコルの中で，体重を基にした血液センターからの輸血製剤の配達組み合わせを示した．

推定血液量の200％（140 mL/kg）を急速に輸血すると，種々の問題が起こる．

1. 低体温とそれに伴う不整脈．輸血，輸液を40℃に温める．
2. 凝固障害
   - a．希釈性の血小板数減少，機能障害
     1. 循環血液量の50％を補充するごとに血小板数を検査する．
     2. 血小板数が5万/mm³以下であれば，血小板輸血とする（0.1〜0.3単位/kg）．一般に，最初の循環血液量1回分の喪失で，〜40％の血小板が失われる．
        2回目で〜20％，3回目で〜10％が失われる．
        3回分の喪失の後では，最初の〜30％の血小板しか残っていない．
   - b．凝固因子不足
     1. プロトロンビン時間（PT），部分トロンボプラスチン時間（PTT）を測定する．
     2. これらの値が延長しているときは，解凍直後のFFPを投与（20 mL/kg）する．（通常これらの値は，循環血液量の1〜1.5倍喪失したときに延長する．1.5倍以上の喪失の場合は，さらなる喪失の1/3をFFPで補う）
   - c．播種性血管内凝固（disseminated intravascular coagulation；DIC）
     1. 種々の場所より出血し始める（以前の静脈穿刺部位など）．
     2. PT，PTT，凝血塊融解時間，フィブリノーゲン，fibrin split product値を測定する．
     3. PT，PTTが延長しており，フィブリノーゲンが低く，fibrin split products が存在するときはDICを考える．
     4. DICが疑われたら，可能ならば血液専門医の助力を求める．治療は原因除去（循環血液量減少ショックや低体温の治療など），凝固因子の補充，場合によってヘパリン投与を含む．
3. アシドーシス
   - a．頻回に血液酸塩基平衡を測定する．
   - b．代謝性アシドーシスを炭酸水素ナトリウムで補正する（呼吸機能が保たれていれば）．
4. クエン酸中毒（クエン酸加血液，血漿輸血による）
   - a．成人よりも乳児，幼少児で，より問題となる．
   - b．循環血液量回復後も低血圧が続く．**（注意：FFP，濃厚血小板血漿には容量あたりでは全血よりもクエン酸が多く含まれている．FFPを1 mL/kg/分を超える速度で投与すると，臨床的に問題となる低カルシウム血症が起こる）**
   - c．イオン化カルシウム測定，または臨床的には心電図の心拍数補正QT間隔延長で診断される．低血圧が循環血液量補充によっても回復しないときは，診断的テストとして塩化カルシウム（10 mg/kg）の静注は問題がない．

Chapter 17 ● 外傷, 火傷, 熱傷患児の管理

d．10％塩化カルシウム（10～30 mg/kg）を心電図を見ながらゆっくり投与し補正する．FFP を急速に投与するときは，カルシウム製剤を少量頻回（塩化カルシウム5～10 mg/kg，グルクロン酸カルシウム15～30 mg/kg）に投与して重篤な低カルシウム血症を予防する．

5．血清カリウム値変動：血清カリウム値を定期的に測定する．特に心拍出量が低下していたり，古い血液の投与や，急速輸血装置の使用で重篤な高カリウム血症が起こる．心電図上の高い T 波，心室被刺激性亢進，心室頻脈など高カリウム血症の影響が心臓に現れる．高カリウム血症の影響は，急性には塩化カルシウム10～30 mg/kg の緩徐静脈内投与，炭酸水素ナトリウム1～2 mmol/kg，および過換気，β作動薬で治療する．重篤な場合は，ブドウ糖，インスリン，ケイキサレート®も併せて投与する．意外なことであるが，まれに低カリウム血症が，大量輸血後に起こることがある．

6．外傷後の肺障害：進行性肺コンプライアンス低下，ガス交換障害，X 線写真上のびまん性肺浸潤などで特徴づけられる．原因としては以下のことが考えられている：

a．平衡電解質液過剰，アルブミン過剰投与
    1．必要に応じて利尿薬（フロセミド1 mg/kg）を投与する．

b．輸血に含まれる微小塊（血小板，白血球凝集塊）が肺血管に詰まり，肺微小栓塞症をきたす．
    1．すべての血液製剤はフィルターを通す．

c．肺胞・毛細管膜の損傷
    1．これにより低圧肺水腫が起こる．
    2．ステロイド大量療法が予防的な効果があるとの説もある．

自己血輸血：場合によっては，外傷患児は自家輸血により命が助かることもある．完全適合の温かい血液が得られ，一部の凝固障害が避けられるなどの利点がある．腸管損傷が疑われるときは，腹腔からの血液を使ってはいけない．

頭部外傷

小児では頭部外傷が非常に多く，死亡・障害の大きな原因となっている．しかし多くの場合，迅速かつ効果的な治療が行われていれば，これらの小児を助けられるはずである．小児では，成人よりも塊損傷を起こしづらいが，広範充血，浮腫のため頭蓋内圧が亢進しやすい．最大限の回復を得るためには，この二次性脳損傷を最小限にとどめなければならない．早期に積極的に脳の酸素化，頭蓋内圧（ICP）調整，脳灌流圧（平均血圧―ICP）調整を行い，脳浮腫をできるだけ防ぐ．グラスゴーコーマスケール（GCS）は初期の評価で最も頻用されている評価法である（**表 17-3**）．言語機能が完成されていない小児では，小児 GCS を使う．

グラスゴーコーマスケール（GCS）と小児 GCS

意識が低下すると（GCS＜8）気道閉塞が起こりやすく，予後に重大な影響を与える．最優先は気道を確保し，酸素化を図り，適正に換気することである．気道の開放と

1 ● 広範外傷

表 17-3 グラスゴーコーマスケール（GCS）と小児 GCS

通常の GCS	点 数	小児 GCS
開眼機能		
自発的に開眼	4	自発的に開眼
強く呼びかけると開眼	3	強く呼びかけると開眼
痛み刺激で開眼	2	痛み刺激で開眼
痛み刺激でも開眼しない	1	痛み刺激でも開眼しない
言語機能		
見当識が保たれている	5	ご機嫌
会話は成立するが見当識が混乱	4	不機嫌な泣き方
意味のない単語のみ	3	痛みに対して泣く
意味のない発音	2	痛みに対してうめく
発語みられず	1	反応なし
運動機能		
命令に従って四肢を動かす	6	自発的な動き
痛み刺激に対して手で払いのける	5	触ると退避する
指への痛み刺激に対して四肢を引っ込める	4	痛みに対して退避する
痛み刺激に対して緩徐な屈曲運動	3	痛みに対して異常屈曲を示す
痛み刺激に対して緩徐な伸展運動	2	痛みに対して異常伸展を示す
運動みられず	1	反応なし

それぞれの機能の点数を合計して 3～15 点で評価する．8 点以下は重症．
小児 GCS はおおよそ 2 歳未満で適用．

換気に少しでも懸念があれば：

1. 酸素投与，速やかに気管挿管する．経口気管挿管とする．気管挿管に対する心血管系の反応を抑制するために適切な薬物を投与する（前述参照）．頭蓋底骨折患児では経鼻気管挿管（または経鼻胃管）は禁忌である（篩状板の穿孔が起こることがある）．頸椎損傷の可能性を疑う（後述 SCIWORA を参照）．

2. 調節呼吸で適正換気とし，損傷をさらに評価する．過度の過換気は脳虚血を助長するおそれがあり，$PaCO_2$ が 30 mmHg 以下にならないようにする．カフなしあるいはカフを膨らませない気管チューブで，PEEP が適用された場合，$PetCO_2$ と $PaCO_2$ の乖離は大きくなることがあるので，動脈血ガス分析で $PaCO_2$ を確認する．

3. 必要に応じて麻酔を維持する．麻酔は静脈麻酔（プロポフォール-オピオイド-筋弛緩薬）により維持するのが好ましい．頭蓋内圧の上昇の可能性を避けるため吸入麻酔薬は 1 MAC 以下の濃度での使用に制限する．脳灌流圧（CPP）を保つために平均血圧を維持する．

4. 血行動態を安定させ CPP を適正に保つ．ブドウ糖を含まない等張性輸液（生理食

Chapter 17 ● 外傷, 火傷, 熱傷患児の管理

塩水）を慎重に用いる．過剰輸液は脳浮腫を引き起こす．昇圧薬が必要な場合，
フェニレフリンがよい選択である．

CT および MRI の利用で，小児の頭蓋内損傷の部位診断が正確にできるようになっ
た．そのため，試験的バーホールが不要となった．GCS が 13 以下の患児や嘔吐してい
る患児は，一般的に CT か MRI の適応である．広範脳損傷も特徴的所見が得られるの
で，開頭の必要がなくなり，早期に下記のような特別な治療を開始することができるよ
うになった．

1. 頭蓋内圧モニター（ICP モニター）：通常，硬膜外ボルトを使い外部トランス
   デューサに接続する．ICP モニターは，GCS 8 以下の患児での測定が推奨されてい
   る．ICP が測定できると，CPP が計算でき，適正レベルで維持が可能となる（下記
   参照）．

$$脳灌流圧（CPP）= 平均動脈圧（MAP）- 頭蓋内圧（ICP）$$

2. ICP および CPP をコントロールする治療：
   a. 適切な体位：35〜45°頭部挙上，顔は正面を向かせる（頭部外傷患児には外頸
      や内頸静脈ラインを挿入しない）．
   b. 利尿薬：マンニトール，フロセミド．
   c. 高張食塩水輸注を場合により考慮する．
   d. バルビツレート（チオペンタール 2〜4 mg/kg）：成人よりも小児で ICP 調整
      に効果的，痙攣の治療にも有効であるが，長期間投与の蓄積効果，循環抑制効
      果が問題となる．厳密な循環管理が必要である．米国では使用できない．
   e. プロポフォールの間欠投与も ICP 調整と痙攣防止には有効である．持続投与
      も有効であるが，PRIS の発生との兼ね合いで，議論がある．
   f. 調節呼吸：ICP と CPP のデータを基に調節するのが望ましい．過度の過換気
      （$PaCO_2 < 30$ mmHg）は，かえって害になり，もはや勧められない．

3. 適正な CPP（0〜5 歳 >40 mmHg，6〜17 歳 >50 mmHg），ヘモグロビン，動脈血
   酸素化を維持する．循環血液量補充にはブドウ糖を含まない等張または高張食塩水
   を用いる．低血圧治療にはドパミンが必要なこともある（下記注意参照）．二次性脳
   障害を悪化させうるので高血糖は避ける．常に生理的および生化学的指標を基に輸
   液治療を行う．頭部外傷後では内分泌機能（特に下垂体／視床下部）が障害される
   ことがある，そのため：
   a. 尿崩症，大量の尿量と高ナトリウム血症が起きる．
   b. 抗利尿ホルモン分泌異常症候群（SIADA），乏尿と低ナトリウム血症が起こる．
   c. 高血糖，頭部外傷後には通常カテコラミン放出により高血糖が起こる．高血糖
      治療の意義については意見が分かれている．あとで低血糖をきたすことがあ
      り，治療を要する．

4. 痙攣コントロール，臨床的，および脳波モニター上で確認する．

5. 体温調節：
   a. 高体温を予防する，脳損傷では通常体温が上昇するので早くから対応を準備
      する．

510

b. 重症外傷脳損傷患児の中程度低体温（32〜33℃）の適応に関しては議論が多いところだが，高体温にするのはよくないことでは一致している．そこで33℃を目標に設定するのが無難である．

6. ICP調整のあらゆる手段が奏効しない場合，減圧開頭術が適応となる．減圧開頭術が行われる場合，特に著しいミッドラインシフトがあると，硬膜開創時に突然著しい低血圧になる場合があり，注意する．

注意：頭部外傷は通常ショックを起こさない．頭部外傷の患児を管理したり，麻酔するときは，他の臓器に損傷がないかを注意する．循環血液量減少の徴候（頻脈や低血圧）を，頭部外傷に起因するものと判断してはいけない．頻脈や低血圧があるときは，頭皮からの出血やその他の部位（腹腔，胸腔，四肢）の出血を念入りに調べる．常に他の部位の出血を見逃していないかを注意する．緊急で脳外科の麻酔を担当しているときは，心血管系を十分注意してモニターし，（あらかじめ目盛り付きテープを敷いておき，ときどき腹囲を測るなど）他の部位での出血を見逃さないよう測定を続ける．

頸椎損傷

小児でも，考えられていた以上に放射線検査上では異常を伴わない脊髄損傷（spinal cord injury without radiographic abnormalities；SCIWORA）が多いことが知られている．

交通事故ではしばしば，小児に高位頸椎損傷が起こる．成人では，低位頸椎や高位胸椎が絡んでいるのと対照的である．重篤な高位頸部脊髄損傷では無呼吸，心停止が起こりうる．このような患児は，心肺停止状態で病院に搬送されてくることがある．

脊髄損傷を避け，速やかに安全に気管挿管をすることが麻酔科医の任務である．重症頭部損傷から患児が回復できるかどうかは，気道閉塞の速やかな解除，換気の調節が鍵である．最近では，患児によっては事故の際にすでに脊髄に損傷が起こってしまい，傷害された脊髄損傷の予後は，それ以後の気管挿管の手技によっては影響を受けないとの考え方もある．

直視下挿管以外の気管挿管法は小児では難しく時間もかかる．慎重に行えば脊髄に損傷を起こさずに可能であり，受傷児では注意深い直接喉頭鏡下での気管挿管が推奨される．用手的にインライン安定化で不必要に頭や頸を動かさない．頸椎損傷では輪状軟骨圧迫は相対的禁忌とされているが，誤嚥を防ぐ適当な手段を講じる．軽度の圧迫にとどめる，上体挙上とする，介助者が腹部を圧迫しない，胃管を留置しておかない，スキサメトニウムを使わない，過度の加圧換気を行わない，などが伝統的に用いられる手段である．ビデオ喉頭鏡類の使用も有効である．確実に機能する太い吸引嘴管（二系統）の用意は，常に最も重要である．

胸腹部外傷

小児では，鈍的腹部外傷は通常保存的に管理されることが多い．脾臓や肝臓からの出血はスキャン法などで評価でき，普通自然に消失する．保存的対応でも輸血必要量も手術と比べて多くなく，臓器本来の機能を保持できる可能性もある．穿孔性損傷，循環が不安定になるような持続性出血では手術が必要である．内視鏡下に腹腔内損傷を評価す

Chapter 17 ● 外傷, 火傷, 熱傷患児の管理

ることもある.

　胸腹部外傷の初期評価では, 外傷の生理的影響と麻酔が及ぼす影響を考慮する. 胸部外傷では, 肺挫傷の程度, 血気胸の存在, 出血量, および安全な気道確保 (気管破裂がないか) に注意を払う.

■ 麻酔上の問題点

1. 大量出血, 大量輸血 (Chapter 4, および p.502 **表 17-1** 参照).
2. "フルストマック" (食物, 血液) の危険性がある. 腹部外傷患児では, 常にカフ付き気管チューブを使用する.
3. 心呼吸系障害 (横隔膜外傷, 胸部外傷): 鈍的胸部外傷では重篤な肺挫傷や不整脈が起こることがある. 野球やソフトボールの打球を胸に受けての心臓振盪が心室細動をもたらした例からも推察される.

■ 緊急処置

1. 輸血の準備:
   a. 太い静脈路を上肢, 頸に確保する. 必要ならば静脈切開骨髄針留置も考える.
   b. 血液型判定, 交差試験用に採血し, 大量輸血の可能性を血液センターに知らせる.
   c. 別の上肢の静脈または頸静脈より中心静脈ラインを挿入する (頭部外傷があるときは大腿静脈を使う). 中心静脈圧を測定し, 輸血路とする. また, 昇圧薬のルートとしても使える.
   d. 尿道カテーテル挿入. 腎灌流の評価目的もあるが, 血尿は腎の破裂や損傷の指標ともなる.
2. 循環血液量減少性ショックの程度を判定する.
3. 適切な輸液を開始する. 最初から血液加温器で温める. 初回量としてボルベン®あるいは平衡電解質液 20 mL/kg 投与を考慮する.
4. 大量の冷たい輸液 (血液) を中心静脈路から投与しない. 心停止の原因となる.

■ 麻酔管理

▶術 前

1. 導入前に, 循環血液量の回復に努力する (外科的止血ができるまで不可能なこともある).
2. 十分量の血液が手術室に準備できていることを確認する.
3. 通常, 前投薬は不要である. 時に少量の麻薬は有効である.
4. 循環血液量が減少しているとき, 必要な薬剤は, 静脈路から, 少量に分け, 分割反復投与する (筋注投与では効果を発しない. 通常量全量投与では一気に強い効果が出過ぎることがある).
5. 急速に温かい輸血や輸液ができるように急速輸注装置を準備する.
6. 適切な昇圧薬およびシリンジポンプを複数準備する. 各昇圧薬は独立して投与調整ができるように, また遅滞なく患児に到達するように配慮する.

1 ● 広範外傷

7. 動脈ライン，中心静脈ラインの圧を測定するために，トランスデューサを準備する．
8. 麻酔深度のトレンドをモニターするために BIS/SedLine などの使用を考慮する．ただ，こうした装置の乳幼児での有用性は確立されておらず，ケタミンやセボフルランでは数値の奇異的な変化も知られる．数値をうのみにすることなく，原脳波波形なども参照しながら利用する．

▶術 中
導入：
1. 迅速導入／気管挿管のための薬剤，器具をすべて準備（二系統）し，点検する（上記参照）．
2. 導入前に，手術室で改めて患児の状態を評価する（患児搬入までに大きな変化がありうる）．
3. マスクで酸素を投与する．
4. 静脈路を点検する（緩みがないか，漏れはないか，必要な逆止弁が入っているか，三方活栓が止まっていないか）．
5. モニター類を装着する．
6. 循環血液量減少持続を考慮：
   a. 循環血液量が回復していれば，プロポフォール（3 mg/kg まで）かチオペンタール（4 mg/kg まで），硫酸アトロピン（20 µg/kg），ロクロニウム（1.2 mg/kg）静注で麻酔を導入する．これらの薬は，太い静脈カニューレのなるべく近くから投与し，エクステンション内にとどまり，薬が患児に達するのが遅れるのを避ける．
   b. 循環血液量が回復できなかった場合で，緊急に麻酔が必要なときは，プロポフォールの代わりに，血圧が下がりにくいケタミン（2 mg/kg）を用いる．
7. 挿管しやすいように，患児を水平，仰臥位にする（カフ付き気管チューブの挿入が容易になるように）．
8. 挿管前に肺を膨らませない（換気で嘔吐を誘発することがある）．頸椎損傷の疑いがなければ，適当な太さの気管チューブが気管に挿入され，カフが膨らむまで，介助者に輪状軟骨圧迫を行わせる．頸椎損傷が除外されていなければ，輪状軟骨圧迫は禁忌とする考えもあるが慎重に行えば問題ない．
9. 瀕死の患児には，アトロピン以外の薬を挿管前に投与してはいけない．極少量のフェンタニル，ミダゾラムを例外とする考えもあるが，きわめて例外的である．

▶維 持
1. 酸素，フェンタニル，非脱分極性筋弛緩薬（ロクロニウム）で維持する．N_2O は，閉鎖腔（腸，気胸など）を拡張させるので避ける．最初だけ揮発性麻酔薬を低濃度で加えるか，低用量でプロポフォールを持続投与する．外傷患者では術中覚醒を避けるために，ミダゾラムを静注する．調節呼吸で揮発性麻酔薬を投与すると，麻酔深度は思いのほか深くなるので，濃度調節は慎重に行う．
2. $PaCO_2$ をほぼ正常に保つように調節呼吸する．循環血液量が回復していない場合

Chapter 17 ● 外傷, 火傷, 熱傷患児の管理

は, PEEP を避ける. 呼気/吸気比を調節して, 平均胸腔内圧を低くする. 加温加湿器を使う.

3. 換気, 心拍数, 心調律, 体温, 血圧, 中心静脈圧, パルスオキシメータ, PetCO$_2$, 尿量をモニターする. 年長児では, 有用なトレンド情報が BIS/SedLine モニターで得られるかもしれない (乳幼児での有用性は確認されていない).

4. 動脈ラインを挿入し, 直接動脈の測定, 酸塩基平衡, 血液ガス分析, ヘマトクリット値, 凝固試験の採血に用いる.

5. ダブルルーメンの中心静脈ラインを挿入する. これで, 中心静脈圧測定と, 薬物注入とを同時に行える.

6. 慎重に体温を保持する. 強制温熱送風体温維持装置を使う.

7. 腹部外傷で大量の輸液・輸血蘇生が必要な患児の開腹時では, 突然の低血圧にあらかじめ注意する. 外科医に, 特に最初の開腹時の慎重な開創, そして排液を依頼し, 段階的にしてもらう. 麻酔科医も術野から目を離してはいけない.

▶術 後

1. 胸部外傷や呼吸機能障害, あるいは腹部に圧迫応急止血の必要性がなければ, 筋弛緩薬を完全にリバースし, 患児が覚醒したら, 側臥位で抜管する.

2. 胸部外傷や呼吸機能障害があったり, まだ覚醒していなかったり, 不安定だったりすれば呼吸補助を続け, のちに ICU で再評価する.

3. 術後の疼痛対策を立てる.

■ 特別注意事項

1. 肝損傷 (顕性, 不顕性):肝で代謝される薬剤は排泄半減期が延長されていることがある. 過量投与を予防するために, 肝臓の代謝に依存している薬物 (バルビツレート, オピオイド) の反復投与使用は注意する. 代わりに, 肺や腎からあまり代謝されずに排泄される薬剤 (理論的にはイソフルラン, デスフルラン, ロクロニウム, レミフェンタニルなど) を用いることが推奨されるが, 実際にはセボフルランが問題なく使用されている.

2. 腎損傷 (顕性, 不顕性):循環動態が不安定でない限り腎損傷は保存的に治療されることが多い. 循環動態が不安定なときは, 大量輸液・輸血の準備が必要である. 長時間にわたる循環血液量の減少, 低血圧の合併症として急性腎不全がある外傷患児では特別の注意が必要である. 平均動脈血圧をよい値に維持し, マンニトール (0.25 mg/kg) を投与し, 主に腎から排泄される薬剤は避ける (かつてはパンクロニウムを避ける必要があったが, 今では使えない).

3. 横隔膜破裂:鈍的腹部外傷で横隔膜が破裂することは, 成人よりも小児で多いが, 呼吸障害があまり強くない (あるいは受傷初期に人工呼吸管理が行われる場合もあり) ので, 見逃されやすい. 経胸腹的の修復が必要となる.

   a. 胃管を挿入し, 上部消化管を減圧する.

   b. 横隔膜破裂のように, 胸郭に腸が多く入り込んでいるときを含め, 胸部損傷では, N$_2$O は禁忌である.

514

1 ● 広範外傷

4. 胸壁・肺損傷：
   a. 年少児では，肋骨は比較的柔らかく，骨折することは少ない．しかし，外傷で肋骨肋軟骨接合部が分裂することもあり，後肋骨骨折に関連して "flail chest" となることがある．これで低換気に陥るようであれば，ただちに挿管し，調節呼吸とする．
   b. 胸壁損傷では，たとえ肋骨骨折がなくても，通常肺挫傷を伴っている．これにより，損傷肺で短絡する血液が増加するので，酸素投与や，場合によっては陽圧換気が必要となる．
   c. 気胸，血胸，またはその両者が起こりうる．これらが疑われるときには，麻酔開始前に適当な弁または水面下密封の胸腔ドレーンを挿入する．喘ぎ呼吸の患児では気胸を疑う．小児では，肋骨骨折がなくても気胸が起こることがある．
5. 気管，気管支の損傷（顕性，不顕性）：
   a. 損傷が疑われたり，顔面，頸，胸部に皮下気腫があるときは，気管支鏡で損傷の程度を調べる．
   b. O_2-セボフルランまたはプロポフォール静注で麻酔を導入する（咳やいきみを避け，静かに深くする）．自発呼吸を維持し，陽圧換気を避ける．陽圧換気では，空気漏れが増加する．N_2O を使わない．穿孔創があれば，清潔ドレッシングで覆う．
   c. リドカイン 1.5 mg/kg を静注し，3 分間待ち，喉頭鏡をかけて喉頭にリドカインを噴霧する．次に，気管支鏡を挿入する．
   d. 気管支鏡検査中は，気管支鏡からセボフルラン，100%酸素を投与する．別な方法としては，プロポフォールを持続注入する方法がある．または，両者を併用することもある．実際には，気管支鏡からの換気は安定しないことも多く，プロポフォールを補助的に使うのがよい．
   e. 開胸が必要で，損傷が片側の気管支に限局しているときは，ファイバースコープガイド下で健側の主気管支に正確に挿管する（Chapter 4 参照）．片肺換気中は，100%酸素を投与する．
   f. 気管損傷がある場合，すぐに外科的に修復せず，気管チューブを分岐部付近まで深く挿入して待つこともある．その場合，両側の換気を確認し，自発呼吸で管理する．気管切開が必要となる場合もある．
6. 心臓，心膜の損傷：小児ではまれである．しかし，重篤な胸部外傷に伴って起こりうる．心挫傷では，心エコーやスキャンで感知できる心室機能の変化が生じることがある．この場合，心電図で非特異的な ST 変化がみられる場合もあるが，認められないこともある．これらの変化の臨床的意義についてはまだよくわかっていない．
7. 大血管損傷は成人よりも小児で少ない．それは，縦隔構成物がより柔軟で移動性があることによる．しかし，縦隔が拡大して，緊急検査，あるいは開胸が必要なこともある．
   a. 心嚢血腫による心タンポナーデが起きているときは，心拍出量が固定していて，薬剤による末梢血管抵抗の変化を代償できない．そのため，麻酔の導入には細心の注意を要する．

515

Chapter 17 ● 外傷, 火傷, 熱傷患児の管理

　　b．心嚢血腫で血圧の低い患児では, 局所麻酔下で心膜ドレナージを行ってから全
　　　　身麻酔を導入する. 心タンポナーデが軽いときは, ケタミンで導入することも
　　　　可能である. (**注意**：心膜が切開されるまでは, 患児を坐位か上体挙上位に保
　　　　ち, 自発呼吸を維持して静脈還流を増強する)

火傷, 熱傷

　小児は, 火傷や熱傷の犠牲となりやすい. 日本では, 子どもが保温ポットを倒した全
身熱傷事故がいまだに後を絶たない. 小さな子どもでは思いのほか広範囲の熱傷にな
る. 広範な熱傷は全身に重大な影響を与える. 大量の水分移動が起こり, 血漿タンパク
質が失われる. 各臓器が影響を受ける.
　急性熱傷に対する生理的反応は早期 (第1日から第3日まで) と晩期 (第4日以降)
とに分類される (**表17-4**).

1. 熱傷直後では, 上気道, 肺が直接損傷されると, 浮腫, 気管支痙攣, 壊死塊により
気道閉塞が起こる. のちには, 感染 (肺炎), ARDS, 肺血管変化により肺機能が
影響を受ける.

2. 循環血液量低下や心筋抑制因子放出により心血管系は早期に心機能低下をきたす.
受傷3日目以降は代謝亢進状態になり, 酸素供給を維持するために心拍出量が増え
る (通常の2～3倍). この状態は, 患児が完全に皮膚移植を受けるまで継続する
(**表17-4**).

3. ミオグロビン, ヘモグロビンが全身をめぐり腎臓は直接傷害を受ける. 循環血液量
減少は, 低酸素症と相まって急性尿細管損傷を生じさせる. 受傷3日目以降心拍出
量が著明に増加し, それに伴い糸球体濾過率も向上すると, 腎臓から排泄される多
くの薬物の半減期が大幅に短くなる. さらに, 広範熱傷損傷の約50％で高血圧が
みられる. この高血圧は, レニン, 内因性カテコラミン, 心房性ナトリウム利尿因
子 (ANF), およびアルドステロン産生が関与している. 患児によっては, この高
血圧を調節するためにβ遮断薬か, カルシウムチャネル拮抗薬が必要となる.

4. 低血圧, 低酸素血症, 吸入毒素, 敗血症により肝臓は障害を受ける. 第4日以降
は, 肝血流量が著しく増加し肝臓で代謝される薬物の排泄が促進される.

5. 熱傷貧血 (エリスロポエチン産生減少), 血小板減少症が起こる, 消費性凝固障害
が起こることもある. のちに, 著しい血小板増加症とフィブリノーゲンの増加がみ
られることがある. 急な血小板数減少がみられ, それは敗血症発症の前兆でもある
ので注意を要する.

6. 胃拡張, イレウス, ストレス潰瘍による出血などが起きることもある. 適切な制酸
療法を行う.
　初期の段階で麻酔科医が関係するものとしては：

1. 気道管理, 輸液蘇生.

2. 胸壁の動きを改善したり, 四肢や指趾の血流を改善するために筋膜切開 (電気熱
傷) や瘢痕切除術 (炎や熱湯熱傷) が行われる.

3. 壊死組織除去術, 皮膚移植.

1 ● 広範外傷

表 17-4　熱傷の全身的影響

組織系	早 期	晩 期
心血管系	循環血液量減少，心筋抑制因子による心拍出量低下	敗血症により心拍出量増加 心拍出量は通常の2〜3倍（代謝亢進） 高血圧
呼吸器系	浮腫による上気道閉塞 浮腫，気管支痙攣，吸入物による下気道閉塞 FRC 低下 肺コンプライアンス低下 胸壁コンプライアンス低下	気管支肺炎 気管狭窄 胸壁コンプライアンス低下
腎臓系	GFR 減少 a) 循環血液量減少により b) ミオグロビン尿症 c) ヘモグロビン尿症 尿細管機能低下	心拍出量増加により GFR 増加 細尿管機能低下
肝臓系	循環血液量低下，低酸素血症，肝毒素により肝機能低下	肝炎 代謝亢進，酵素誘導，心拍出量増加により肝機能亢進 敗血症，薬物相互作用により肝機能低下
造血系	血小板減少症 Fibrin split products 増加，消費性凝固障害，貧血	血小板増加 凝固因子増加
神経系	脳症 痙攣 頭蓋内圧亢進	脳症 痙攣 集中治療室精神病
皮膚	体温，体液，電解質喪失増大	皮膚拘縮，瘢痕形成，困難気道
代謝系	イオン化カルシウム低下	酸素消費量増加 二酸化炭素産生増加，糖新生増加 イオン化カルシウム低下
薬物動態	分布量の変化 タンパク結合の変化 薬物動態の変化 薬力学の変化	オピオイド，鎮静薬に対する耐性 酵素誘導，受容体感受性変化 薬物相互作用

早期：受傷後 24〜72 時間，晩期：受傷後数日から数週間.
（表 34-2．A Practice of Anesthesia for Infants and Children. Coté CJ, Lerman J, Anderson BJ, eds., Philadelphia, 5th ed, Elsevier, 2013 より許可を得て転載）

■ 麻酔上の問題点

1. 気道，肺の損傷により，気道閉塞，重篤肺内シャント，および呼吸不全が起こる．短時間で上気道周囲組織に浮腫が起こり，気管挿管が非常に困難となる（可及的速やかに気管挿管する）．締め切られた場所（家，自動車）での火災（吸入温度は

Chapter 17 ● 外傷，火傷，熱傷患児の管理

540℃に達する）や，焦げた顔毛・眉毛が認められるときは気道熱傷を疑う．これらの患児は巨舌，巨口蓋垂，喉頭蓋炎，およびクループを同時に発症していることがある．

気道熱傷では，早期にカフ付きチューブで気管挿管をしておくのが推奨される．気道確保の遅れは，浮腫腫脹のため，挿管不可能状態をもたらしかねない．熱による障害は上気道に限局されているが，NO_2 や SO_2 などのプラスチック燃焼物は気管気管支の末梢にまで吸入され，そこで水と結合して硫酸，硝酸となって遠位気道熱傷を引き起こす．線毛上皮およびその他の呼吸保護機構が失われてしまうので，早期に感染症に罹患し，また気道が閉塞しやすい．気管支痙攣も頻発する．

アルデヒド酸化物は肺浮腫を引き起こし，吸入シアン化物はシトクロム酸化酵素系を阻害する．

2. 熱傷で最も多い酸素運搬障害の原因は一酸化炭素中毒である．100％酸素を投与して治療すると，一酸化炭素の除去半減期を4時間から30分に減少させることができる．

3. 体液バランス維持，腎機能維持：熱傷時の輸液量を計算する数種類の輸液計算式が使われている．これらは熱傷部位（発赤部位を除く）を基にしている．Parkland計算式は，維持水分量のほかに，熱傷部位が体表面積の1％ごとに乳酸リンゲル液を4mL/kg投与する．このうちの半量を最初の8時間に投与し，残りの半量を16時間かけて投与する．この計算式では，体重10kg未満の患児では，必要量を少なく算出してしまうのが問題であり，通常の維持水分量も加えるべきである．さらに，頭が体表面の20％を占めるよちよち歩きの小児には"9のルール"は当てはまらない（熱傷の程度を軽く推定しがちである）ので注意が必要である．多くの輸液蘇生計算式が使用されていて，いずれも有効である．詳細については参考文献（Fabia R, et al: Adv in Pediatrics, 56: 219-248, 2009）を参考にしてほしい．

臨床の現場では，輸液療法は患児の臨床経過，生化学検査をみながら，頻回に調節する．輸液計算式はあくまで参考であり，基本的には，循環指標と尿量を指標とする．

4. 急性に胃が拡張しやすく，逆流の危険が高まる．胃管で胃内容を吸引しておき，麻酔の導入，覚醒時に誤嚥に注意する．空腸栄養チューブは抜去しない．

5. 体温保持：正常の皮膚が欠損すると，体温を保持することが非常に難しくなる．手術室温を最高（32℃）に上げる．すべてのドレッシング材を一度に外してはいけない（これは体温保持だけでなく疼痛や体液喪失への対応のためにも重要である）．

6. 熱傷の範囲が広いと：
   a．モニタリングが困難である．
   b．静脈路確保部位が限定される．鎖骨下静脈ラインや大腿静脈ラインが頻用される．上腕からのPICCも用いられる．

7. 熱傷が胸郭全周に及ぶと，換気が大幅に制限され，胸壁コンプライアンスを回復するのに何本もの瘢痕切開が必要となる．

8. 感染の危険がある．侵襲操作時には無菌法を厳重に守る．

9. 電撃傷：電流は神経血管に沿って流れるため，仕切り症候群（compartment syn-

1 ● 広範外傷

drome）をきたす．四肢を守るために迅速に複数の筋膜切開を入れる必要がある．
電撃の入口部と出口部を精査し，その間の組織は損傷された可能性を前提に治療
する．

■ 麻酔管理
▶ 術 前
1. 締め切られた場所での火災や，炭化水素の火災では，気道熱傷を疑う．
    a. 顔面火傷（焦げた眉毛など）の有無を調べる．
    b. 気道を慎重に評価する．小児で気道熱傷があると，咽頭・喉頭組織の腫脹があ
       り，挿管が困難となるうえ，呼吸困難の発来も早い．
    c. 気道熱傷の患児では，上気道の浮腫がひどくなる前に早期に気管挿管してお
       く．絆創膏は熱傷組織には接着しないので，気管チューブは布製気管切開固定
       テープで慎重に固定する．消えないインクで適正挿入距離の印を付けておき，
       のちのドレッシング交換時に抜けたりしないようにする．再挿管は不可能だと
       考え，万全に事故抜管を避ける．
    d. すでに挿管されている場合でも，固定とチューブ先端の位置は慎重に再確認
       する．
2. 補液，輸血が十分かチェックする：
    a. ヘマトクリット 25〜30％以上，血清アルブミン 2 g/dL 以上に保つ．手術室に
       十分な血液製剤が準備されていることを確認する．
    b. 導尿して，尿量は 1 mL/kg/時以上を保つ．
    c. 凝固障害を引き起こす凝固因子不足が証明されれば，FFP，血小板が必要と
       なる．
       輸液蘇生時のブドウ糖含有輸液の大量使用は注意が必要である．熱傷に伴い高
       浸透圧性高血糖性非ケトン性昏睡が起こることがある．経静脈栄養が行われて
       いる場合は，投与量を 2/3 に減らして高血糖を防ぐ．
3. 手術室の温度を少なくとも 32℃とし，加温ブランケットやヒーターを準備する．
   麻酔ガスを加湿する．輸血，輸液は加温して投与する．
4. 患児がオピオイドの投与を受けたかを調べる．手術室へ移送時の疼痛を予防するた
   めに鎮痛薬および鎮静薬を投与する．

▶ 術 中
気管挿管全身麻酔での注意点：
1. 循環血液量が減少している疑いのあるときは，プロポフォールやチオペンタールは
   少なめに使う．広範熱傷では，ケタミンが有用である．手術台に移動するときに痛
   みを感じなくてもすむように，通常，熱傷の患児はベッド上で麻酔を導入する．
2. スキサメトニウムは禁忌である（受傷 24 時間以後）．筋肉から大量のカリウムを放
   出させ，心停止を引き起こす．
3. 熱傷範囲に比例して非脱分極性筋弛緩薬の必要量が増加する．効果をみながら，適
   宜追加投与する．筋弛緩状態はモニターする．大量投与後の拮抗は問題ない．

Chapter 17 ● 外傷，火傷，熱傷患児の管理

4. 広範熱傷患児では，急性期は強力な吸入麻酔薬で低血圧が起こりがちである．逆に，高血圧が強い場合には吸入麻酔薬が血圧調節に役立つことがある．一般に，高用量の麻薬類にセボフルランを少し流す方法が用いられる．一方，火傷や熱傷の患児の麻酔管理として，プロポフォール持続注入と麻薬類あるいはケタミンによるTIVAは，とても単純でよい．

熱傷ドレッシング交換には，下記の方法で効果を評価しながら施行する：
a．アトロピン（0.02 mg/kg）とミダゾラム（50〜100 µg/kg）静注に引き続き，ケタミン（1〜2 mg/kg）を静注投与し，必要に応じてケタミンを追加する．
b．静脈が確保されていない場合，アトロピン（0.02 mg/kg）とケタミン（4〜6 mg/kg）筋注で麻酔を導入，さらにミダゾラム（50〜100 µg/kg）を筋注する．静脈路を確保した後，麻酔維持は，ケタミン（1〜2 mg/kg）静注を，患者の様子をみながら繰り返す．
c．プロポフォール（1 mg/kg）とケタミン（1〜2 mg/kg）を併用し，以後プロポフォール持続で麻酔維持をする方法もある．

すべての患児で：
1. 慎重にモニターする（センサーの位置は，熱傷部位により工夫する必要がある）．
a．心拍数：食道聴診器，心電図（末梢または食道誘導），カプノメータ，パルスオキシメータを使用する．パルスオキシメータのセンサーを装着する場所がないときは，舌や口角に装着することができる．
b．血圧：血圧カフが巻けるところがあれば，清潔血圧カフを用いて計る．重篤熱傷では動脈ラインを挿入する．
c．体温：食道温，直腸温．
d．出血量：出血量の推定はしばしば困難である．心血管系のパラメータと尿量を参考に輸液・輸血する．出血量は全層の焼痂の切除が少ない．術者が術野の皮下組織にアドレナリン添加生食（1：2,000,000＝0.5 µg/mL）を浸潤させると出血量を減らせる．チューメセント法で大量の溶液が注入されるときは，水分過負荷に気をつける．この液が血管内に吸収されると，あとで肺水腫が起こる危険がある．
e．中心静脈圧：感染の危険と必要性を検討する（血圧が測定可能ならば，中心静脈圧の測定は必ずしも必要ではない）．広範熱傷では中心静脈ラインしか静脈ラインが確保できないこともまれではない．細いラインでは，輸血には抵抗が大きすぎて，大量に出血したときには不十分である（中心静脈ラインから冷たい血液を急速に投与してはいけない）．手術時のみに短期にシングルルーメンのカテーテルを大腿静脈に挿入し，手術終了後に抜去することも選択肢とする．
2. 慎重に出血量を補う．大量輸血が必要になりうる．大量輸血に伴う凝固障害に備える．
3. 低カルシウム血症：熱傷患者で慢性イオン化カルシウム低下症が知られている．血漿，血小板液は，単位容量あたり全血よりも多くのクエン酸を含んでいる．予期せ

ぬ低血圧が起こったときには，塩化カルシウム（5〜10 mg/kg）またはグルコン酸カルシウム（15〜30 mg/kg）を投与する．1 mL/kg/分以上の速度で輸血が必要なときは，低カルシウム血症を予想して，急速輸血中にカルシウムを投与する．

▶術　後

1. 維持輸液を指示する．
   - a．水分：尿量を1 mL/kg/時以上に保つ．
   - b．血液：ヘマトクリット値を25〜30％に保つ．
   - c．血漿：総血清タンパクを3 g/dL 以上に保つ．
   - d．電解質補給：電解質検査の結果に応じて行う．
2. 鎮痛薬を持続注入で投与する．熱傷患者には十分な鎮痛薬が安全に投与されるような看護観察を指示する．非常に広範な熱傷の患児では，長期間にわたりケタミンと，場合によるデクスメデトミジンとの併用投与で効果が認められている．オピオイドや鎮静薬に対する耐性が急速に出現する．広範な熱傷の患児では，十分な鎮痛を得るためには1〜3 mg/kg/時ものモルヒネやミダゾラム投与が必要なことは普通にみられる．手術中はさらに鎮痛薬の投与が必要である．
3. 呼吸不全が起きていないか厳重に観察する（当初，胸部が清明であっても，最初の24時間に呼吸不全が発症することがある）．通常，呼吸不全の診断は聴診しての水泡音とSpO_2の低下でなされる．β_2アドレナリン作動性薬の吸入が役に立つこともある．重症気道熱傷では，壊死粘膜による突然の気道閉塞に注意が必要である．気管支鏡が必要な場合もある．
4. ラニチジン，制酸薬を投与してストレス潰瘍から守る．熱傷患者では酸分泌を抑制するために通常以上の量が必要なことがある．
5. 顔面熱傷で，ある程度の期間，集中治療室で気管挿管をされていた患児は，抜管後喘鳴をきたしやすい．特に，抜管前に気管チューブの周りに漏れがないときは，抜管後24〜48時間は厳重に監視する．喘鳴にはアドレナリン吸入，ヘリウム/酸素，または再挿管で対処する．
6. 長期間オピオイドやベンゾジアゼピン投与で，のちに禁断症状が出ることがある．メサドン経口投与と緩徐なベンゾジアゼピン離脱がこのリスクを低下させる．

銃　創

　日本では少ないが，子どもが親の所有する銃を暴発させ負傷する事故は起きている．最近の高速銃による事故では，弾丸が通った周囲の組織が広範囲にわたって損傷を受ける．特に損傷が上胸部や頸領域で起きたときには，組織腫脹が気道周辺に及び危険に曝される．このため，一見患児の状態が安定していても，気道の解剖が変形する前にできるだけ早く気道を確保する必要があり，また輸血の準備も必要である．腹部や胸部外傷では，開創時に溜まっていた血液が一気に失われて血圧が低下することがあり，切開前に上肢に確実な静脈路を確保しておく．また昇圧薬が必要となることもある．

Chapter 17 ● 外傷, 火傷, 熱傷患児の管理

2 ● 軽度外傷

軽度の外傷であっても, 常に "フルストマック" と考える. 気管挿管ではなくマスクあるいは LMA による麻酔での誤嚥事故は少なくない. 事故の後は, 胃が空虚になるのがかなり遅れる. 受傷後 8 時間以上絶食させていても, 酸性胃内容物が大量に残っていることがある. どのくらい経口摂取, 受傷, 麻酔導入に間隔をとれば安全かは予想がつかない.

通常の絶食時間を待っても, やはり区域麻酔で行うか, 輪状軟骨圧迫を行って SSI で全身麻酔を導入するのがよい. メトクロプラミドは, 胃内容排出時間 (gastric emptying time) を短縮するが, 緊急に手術するときを除いて, 絶食せずに区域麻酔や全身麻酔を行わない. 区域麻酔が不十分で全身麻酔に切り替えざるを得ない場合は, 成人よりも小児で多い.

血管圧迫を伴う骨折では, 緊急手術が必要となりうるが, その他の多くの軽度外傷では, 患児は 1 時間後には帰宅することもあり, それほど緊急でない症例が多い. 麻酔法はいろいろと選択の余地がある. また手術は都合のよいときに行える. このため, 安全で, 不快感の少ない, 小児に適した麻酔法を選択できる. ただし, 原則は "フルストマック" と考え, 局所麻酔, 区域麻酔で行う場合でも, 麻酔前の絶食時間は守る. そして, 安易に鎮静薬を併用投与してはいけない.

参考文献

1) Auerbach M, Roney L, Aysseh A, et al: In situ pediatric trauma simulation: assessing the impact and feasibility of an interdisciplinary pediatric in situ trauma care quality improvement simulation program. Pediatr Emerg Care, 30: 884-891, 2014.

2) Bhalla T, Dewhirst E, Sawardekar A, et al: Perioperative management of the pediatric patient with traumatic brain injury. Paediatr Anaesth, 22: 627-640, 2012.

3) Bricker SWR, McLuckie A, Nightingale DA: Gastric aspirates after trauma in children. Anaesthesia, 44: 721-724, 1989.

4) Caruso TJ, Janik LS, Fuzaylov G: Airway management of recovered pediatric patients with severe head and neck burns: a review. Paediatr Anaesth, 22: 462-468, 2012.

5) Fabia R, Groner JI: Advances in the care of children with burns. Adv in Pediatrics, 56: 219-248, 2009.

6) Fuzaylov G, Fidkowski CW: Anesthetic considerations for major burn injury in pediatric patients. Paediatr Anaesth, 19: 202-211, 2009.

7) Graham J, Davidson AJ: Anaesthesia for major orthopaedic surgery in a child with an acute tracheobronchial injury. Anaesth Intens Care, 34: 88-92, 2006.

8) Hardcastle N, Benzon HA, Vavilala MS: Update on the 2012 guidelines for the management of pediatric traumatic brain injury—information for the anesthesiologist. Paediatr Anaesth, 24: 703-710, 2014.

9) Martin C, Falcone Jr RA: Pediatric traumatic brain injury: an update of research to understand and improve outcomes. Curr Opin Pediatr, 20: 294-299, 2008.

10) Moppett IK: Traumatic brain injury: assessment, resuscitation and early management. Br J Anaesth, 99: 18-31, 2007.

11) Retrouvey H, Shahrokhi S: Pain and the thermally injured patient-a review of current therapies. J

Burn Care Res, 36: 315-323, 2015.

12) Ryan ML, Thorson CM, Otero CA, et al: Pediatric facial trauma: a review of guidelines for assessment, evaluation, and management in the emergency department. J Craniofac Surg, 22: 1183-1189, 2011.

13) Shank ES, Sheridan RL, Ryan CM, et al: Hemodynamic responses to dexmedetomidine in critically injured intubated pediatric burned patients: a preliminary study. J Burn Care Res, 34: 311-317, 2013.

14) Shen X, Hu CB, Ye M, et al: Propofol-remifentanil intravenous anesthesia and spontaneous ventilation for airway foreign body removal in children with preoperative respiratory impairment. Paediatr Anaesth, 22: 1166-1170, 2012.

15) Sheridan RL: Comprehensive treatment of burns. Curr Prob Surg, 38: 657-756, 2001.

16) Tome R, Somri M, Teszler CB, et al: Delayed ventricular fibrillation following blunt chest trauma in a 4-year-old child. Paediatr Anaesth,16: 484-486, 2006.

17) Tosun Z, Esmaoglu A, Coruh A: Propofol-ketamine vs propofol-fentanyl combinations for deep sedation and analgesia in pediatric patients undergoing burn dressing changes. Paediatr Anaesth, 18: 43-47, 2008.

18) Tovar JA, Vazquez JJ: Management of chest trauma in children. Paediatr Respir Rev, 14: 86-91, 2013.

19) White MC, Karsli C: Long-term use of an intravenous ketamine infusion in a child with significant burns. Paediatr Anaesth, 17: 1102-1104, 2007.

20) Zhang BF, Wang J, Liu ZW, et al: Meta-analysis of the efficacy and safety of therapeutic hypothermia in children with actue traumatic brain injury. World Neurosurg, 83: 567-573, 2015.

CHAPTER

18 手術室を離れての麻酔

Anesthesia Outside the Operating Room

1 ● 手術室を離れての麻酔

　医療安全意識の高まりで，日本でも，小児専門病院では小児麻酔科医が手術室の外で，乳児や小児の種々の検査や手技の麻酔や鎮静を担当することが多くなっている．痛みや苦痛を我慢させる弊害や，小児では心停止からの対応よりも呼吸抑制への対応が重要で，それが「片手間仕事」ではすまされないことも，徐々に理解されてきてはいる．しかし，この理解が社会共通の認識になるのは容易でなく時間がかかる．麻酔科医も含め，医療者の中でも認識の相違は大きい．麻酔科医は手術室の中の業務で手一杯と考え，手術室外の患者の安全の問題に口すら出さない．法律上，医師であれば誰でも麻酔を行えることもあり，麻酔と鎮静の区別すら曖昧であり，明治以来続いた診療科縦割りの弊害は，患者の意識にまで及んでいる．麻酔科医は，手術室外の社会への医療安全啓発に積極的に関わる必要がある．

　外科手術の麻酔を麻酔科医が行うのが社会通念化したのも 2000 年前後に起きた重大医療事故以降の話である．BLS/PALS が導入されたのは 2002 年の国立成育医療センター（当時）開設時であるが，日本小児科学会では重要性が認識されず，日本小児集中治療研究会（JSPICC）によって導入された．米国小児科学会がすでに 1985 年，CT など鎮静検査への小児科医の関わり方を本書の著者でもある Coté らがガイドライン化し，専従の患者看視者設置と深鎮静・麻酔とそれ以外の鎮静の切り分けを提唱したことを考えると，実に 30 年を超える時間差がある．

　AED 普及キャンペーンの浸透で，国民全体の BLS や ALS に対する関心が高まり，心停止への関心度は上がったが，あくまで心停止が起きてからの対応であり，実際に胸骨圧迫からすべてが始まるかの様相である．唯一 PALS は，呼吸停止前の患者観察を重視してきたが，それでも「鎮静患者では，専従の観察者を置き，5 分ごとにバイタルサインを観察，記録し，異常を見つけたら初期対応をしながら麻酔科医に報告する」という，麻酔であったら当然な基本を前面に出せない状況が続いている．

　その背景は，現在の病院が，患者の安全ではなく診療医の都合を中心に構築されているからであり，典型的な例は，MRI 室内で院内最重症な患者に全身麻酔が行えないことに代表される．麻酔科が横並びの一診療科でとどまる限り，日本の医療は変わらない．時間はかかろうとも，麻酔科医は，院内すべての鎮静患者が安全に施行される体制を目指すべきである．もちろん今の体制を抜本的に変える必要がある．麻酔科医の人的資源を最大限に活用できるような建物の構築や施設，運用導線を管理者に提案し，同僚の医療者とともに，患者に安全な病院作りは，麻酔科医のみが発案できる．

　日本ではいまだに主治医の片手間鎮静検査は続いている．そして多くの麻酔科医資源

Chapter 18 ● 手術室を離れての麻酔

が，手術室外のさまざまな場所に分散している．MRI やハイブリッド手術室のように，麻酔科医の役割に配慮がない手術室がたこ足のように作られている．そしてこの間に患者のさらなる重症化や患者に施す医療の高度化もある．重症患者分散による治療効率低下解消を ICU 化で推進した麻酔科医は，今度は麻酔科資源の分散対策を講ずる必要がある．未来ある小児患者のためにも，小児麻酔科医は，主治医となる小児科医や他の医療関係者への医療安全の啓発を推し進める必要がある．

手術室を離れての麻酔のための用具

各部署に，麻酔に必要な用具，蘇生に必要な用具が必要で，動作が確認されていなければならない．移動用麻酔カートでの対応も可能である．
全身麻酔を行う場所には：
1. 酸素配管，予備酸素ボンベ（ボンベ酸素残量チェック），IPPV の用具
2. 吸入麻酔薬を使う場合は，ガス排除装置
3. 壁吸引，吸引用具
4. 適度な照明
5. 電源コンセント（手術室仕様）
6. 手術室への緊急連絡手段
7. 必要時麻酔したまま患児を移送できる用具
8. 患児を準備回復させる部屋および要員（ガイドラインの基準に見合う*）
9. 機能が動作確認された蘇生カート，除細動器（手元にあること）

さらに，麻酔や検査処置中に必要な薬品用具がそろっていなければならない．
1. パルスオキシメータ，心電図，カプノメータ，血圧計，体温計，筋弛緩モニター
2. 気道確保用具：各年齢別フェイスマスク，喉頭鏡ブレード，気管チューブ，オーラルエアウェイ，LMA，吸引カテーテル，呼吸回路
3. 麻酔用具，輸液ポンプなど（定期保守されていること）
4. 麻酔鎮静関連薬品，注射器，静脈留置針，輸液バッグ，点滴セット
5. 緊急蘇生薬品
6. さらに，必要に応じて体温維持装置（心臓カテーテル室での強制温風加温器など）

2 ● 手術室を離れての麻酔（遠隔麻酔）実施上の決まり

手術室外で患児に麻酔をするときには，同僚麻酔科医，麻酔科的資源から離れた場所であることの影響を十分に考える必要がある．緊急，準緊急麻酔症例もある．手術室と変わらない処置が，不十分な体制で行われる可能性が常にあり，現状では普段以上の周到さが求められる．人的な不利に加え，始業点検で，医療ガスが中央配管でないこと，

---

*Guidelines for monitoring and management of pediatric patients before, during, and after sedation for diagnostic and therapeutic procedures: update 2016. Coté CJ, Wilson S, American Academy of Pediatrics, American Academy of Pediatric Dentistry. Pediatrics, 138(1): e20161212, 2016.

526

麻酔器が無停電電源への接続でないこと，緊急用の器材資材（アンビューバッグ，困難気道用カートなど）が完備されてないことなどが及ぼす影響の周到な確認が必要で，研修医や非常勤医には任せられない．また，手術室患者と同様の術前評価が必要で，遠隔麻酔を理由に省けることはない．

次のステップを踏む．

1. 鎮静／麻酔実施直前に，完全な麻酔前評価を行い記録する．
2. インフォームドコンセントを得る．また連続処置の同意が得られている場合にはそれを確認する（連日照射など）．
3. 麻酔記録を完全に記載する．遠隔麻酔が多い施設では，電子麻酔記録などは手術室と同一システムの導入を目指す．
4. 適正人員が配置され，用具が整っている回復場所で麻酔から覚ますか，通常の回復室に移送する（患者移動は麻酔科医の責任で行う）．
5. 回復室記録を完全に記載する．
6. 帰室前には，麻酔科医がチェックし，帰室許可を出す．

基本事項

1. 手術室でなくても行えるために，麻酔科に依頼せずに主治医科が外来や病棟で行っている小処置や検査が中心となる．麻酔科が関与しないために，通常は局所麻酔あるいは無麻酔で行われるもので，麻酔を行える特定の検査室や治療室を持たない症例，病棟での比較的侵襲的な処置などが含まれ，放射線照射，腰椎穿刺，骨髄穿刺などがある．処置によっては，安全のために手術室で施行したほうがよいと思われる場合もあり，適所で実施されるように手配するのも麻酔科医の役割である．
2. 麻酔後に影響が少ない方法を選択する．
   a. 回復が遷延せず，覚醒後嘔気・嘔吐を伴わない短時間作用性薬を用いる（麻薬性鎮痛薬，バルビツレート，ケタミンは避ける）．プロポフォールはよい．
   b. ほとんどの患児では，酸素マスク，鼻カニューレと頸の伸展支持で管理できる．時に，オーラルまたはネーザルエアウェイが必要となる．LMAも有用な手段である．最終的に上記の方法でも気道が閉塞してしまうときは，気管挿管が必要となる．原則として，抜管後気道合併症を避け回復までの時間を短縮するために，手術室を離れての麻酔では可能ならば気管挿管を避ける．
   c. 反復して麻酔が必要なときは，中心静脈ラインやロック（生理食塩水）した末梢静脈路など，長持ちする点滴路を確保しておく．
   d. 手術室と同様に患児をモニターする．

3 ● 検査などの麻酔

CT（computed tomography）

1. CT検査では，スキャン中に患児の体動がないようにしなければならない．しかし，最近のCTはスキャン時間が非常に短いので，ほとんどの検査は（造影剤を必

Chapter 18 ● 手術室を離れての麻酔

要としたとしても）10分以内に完了する．このため，多くの患児では麻酔なしで管理できる．麻酔が必要なときもスキャン時間に合わせて調整する．乳児は，検査中シーツなどでくくって抑制しておくと鎮静なしでも検査ができる．知能が正常な年長児は，スキャンの時間が短いので，検査に協力でき，鎮静や麻酔は必要がない．しばしば乳児や3歳未満の年少児，精神遅滞児では鎮静が必要である．全身麻酔が必要となることはごくまれである．重篤な随伴症や外傷があったときには全身麻酔が必要となる．

2. 多くの患児で静脈麻酔薬による鎮静で管理できる．

a. 多くは鎮静や麻酔なしで行える．検査時間自体が短いことから，気道確保を伴わない鎮静（ミダゾラムやトリクロリールの経口や坐薬など）は，前後の時間が長くなり，勧められない．

b. プロポフォールあるいは，セボフルランの吸入全身麻酔で行い，LMAを用いる．CT検査は造影検査を伴うことが多く，静脈路確保が必要なためセボフルランは有用である．

c. あらかじめ点滴が確保されていれば，プロポフォール持続注入もよい．この場合，短時間麻酔であっても，LMA使用が有利であり，覚醒も速やかである．

d. プロポフォール持続注入をLMAなしで行う場合でも，標準麻酔モニターで監視して，気道確保，人工呼吸用具は手元に置く．麻酔科医がいないから，麻酔器がないから選択する方法と考えられがちであり，啓発が必要である．

e. CT検査では放射線曝露を恐れて，介助者が室外に出る場合があり，アナフィラキシー発作発症が見落とされる可能性がある．造影剤の注入を看護師や技士任せにせず，担当医には造影剤投与開始から5分間は絶対に検査室を離れないように伝える．アナフィラキシーの第一選択はアドレナリン0.01 mg/kg（0.01 mL/kg）筋注または静注である．

3. 全身麻酔が必要なときは，全体がプラスチックの呼吸回路を使う．金属性の部分があるとCT像に悪影響が出る．気管切開チューブや，LMAの種類によってはカフに金属のバネが入っていてアーチファクトを引き起こすことがあるので，避ける．

4. CT像を強めるために造影剤を静注することがある．ごくまれに，造影剤に対する反応が起こる．腎機能が低下している患児では投与量を制限するように気をつける．アナフィラキシー発症は，造影剤注入開始後5分以内に予兆がある場合がほとんどである．

MRI（magnetic resonance imaging）

通常，正確な部位診断を下すためにMRIを使うが，MRIスキャン像からは疾患による生理学的変化に関する貴重な情報も得られる．特にCHD児で，血管系の奇形を検査するためのMRI（magnetic resonance angiography；MRA）を施行する頻度が増している．CHD児の鎮静／麻酔は特別の配慮が必要である．

現在は，MRI検査室での診断が主流であるが，MRI下治療が開始されるのは時間の問題であろう．またMRIの高機能化に伴い，放射線曝露という制限因子があるCTとは異なり，検査時間は長くなっても，短縮することはなく，非侵襲性が重要な小児では

その先鞭を切って重要な領域になると思われる．現状の MRI 適合機器の性能には限度があり，小児や重症患者では安心して使えない．本来 MRI 装置を通常用いられている患者モニターなどの医療機器に適合させるべきであるが（麻酔適合 MRI），実情はほど遠い．患者も十分に観察できないような薄暗い部屋，効きすぎた冷房，そして何よりもあの耳をつんざく騒音の中で患者にずっと付き添うのは，放射線技師でも診断医でも主治医でもなく，麻酔科医である．まったく医療者が付き添わず，検査中患者の観察がビデオモニター画面任せの場合も多い．静かで動かないことを確認するビデオモニター確認と，しっかり呼吸を確認するモニターの役割の違いはあまり認識されていない．"麻酔適合 MRI"の概念を普及させたい．完全に非鉄磁性体環境は難しくとも，シーリングペンダントへの麻酔機器類や医療ガス配管類の固定，光ファイバーによる情報経路の設置など，初めから麻酔のことを頭に入れておけば，磁力に関してできることは多い．

　MRI システムの基本構成部分は強力な超伝導磁石で，この磁石の中に患者を入れてスキャンを行う．磁力以外にも，放送局なみの強力な電磁波も発生させる．この検査の問題点は：

1. 狭い検査空間に入れられるので，緊急事態が起きたとしても患児に近づく方法が制限される．せっかく室内や本体に楽しい工夫がなされても，患児の目に入らない．検査中のかなりの狭さに，閉所恐怖症が引き起こされることもある．磁石内はかなりうるさく（95 dB 程度），振動もあり，それも恐怖感を与える．このため，乳児や小児が MRI を受けるときには，深い鎮静か全身麻酔が必要となることがある．年長児では MRI 対応のノイズキャンセルヘッドフォンが有用である．

2. 患者に関しては，鉄磁性体物を含む製品が患児に埋め込まれていたり一緒に搬入されたりしていないことの確認は必須である．麻酔科医自身が詳細を把握できないが，主治医，放射線科医，放射線技師がスクリーニング済みであることは確認し，麻酔記録に記載する．麻酔中の異変と関連がある可能性がある．これらの製品には，磁石に吸い寄せられて危険（心臓ペースメーカーなど），位置がずれて隣接組織を著しく損傷する（血管クリップなど），磁界で機能が正常に働かなくなるなどの可能性がある．

3. 麻酔科医が使ったり持ち込むものには MRI の磁力により機能しなくなる可能性があるものと，吸着により患者や医療従事者，あるいは MRI 自体に身体的，物的な損傷を与える可能性がある．持ち込む酸素ボンベ，点滴架台，喉頭鏡（ブレード，バッテリー），処置台などは，すべて非鉄磁性体の必要がある．同じステンレスでも鉄磁性体の場合とそうでない場合があり，見ただけではわからないため，手近なマグネットボタンなどで吸着されるか試しておく．

4. 酸素ボンベの砲弾化はよく知られている．酸素ボンベには軽量な FRP（繊維強化プラスチック）製のものもある．ただ，取り付ける減圧弁や流量計が鉄磁性体であっては意味をなさない．金属であってもチタンだけでなく，アルミニウム，銅，真鍮は非鉄磁性体である．また鉄であってもステンレス（SUS304, 316）は非鉄磁性体の場合もある．固定されていたり，射出物化しない構造であれば MRI 室内で使われる製品（車輪のベアリングなど）もある．

Chapter 18 ● 手術室を離れての麻酔

5. 磁界の影響で, 心電図モニターに使っているリード線, パルスオキシメータケーブルや体温プローブに電流が流れることがある. このために熱が発生し, 患児が熱傷を負うことも起こりうる. 電流の流れを最小限にするために, 患児の皮膚とこれらのケーブルとが直接接触しないようにする, ケーブルがループを作らないようにする, またこれらのケーブルを（脇からではなく）MRI 装置内腔中心から出すようにする. 現在の心電図ケーブルの多くは炭素繊維電極である. 熱傷の危険がない MRI 適合モニター装置や心電図, 光ケーブル使用のパルスオキシメータ（残念ながら重症乳幼児での性能は不十分）などが利用できる. 入れ墨に鉄磁性体金属を含む色素が含まれていた場合には, 入れ墨をしている年長児で入れ墨の部分に灼熱感を感じることがある. 一部の気化器の濃度の信頼性が低下することが知られている. これは, 温度補償機構で使っているバイメタルに影響があるためと考えられている. 吸入麻酔薬を使用するときは, 気化器の精度を確認するために呼気ガス麻酔濃度が望ましい.

6. 磁力は MRI から少し離れれば急速に低下するが, MRI が発する電磁波は強力であり, 室内にある人工呼吸器などの電子機器の動作に影響を与える. 一番問題となるのは, シリンジポンプであり, 動作停止や動作異常が起こるが, これに対応したシリンジポンプはきわめて高価である. この影響を避けるために, 輸液ポンプは MRI スキャン室の外に置くこともできる. 点滴チューブを長くしてスキャン室の壁の導管を通して利用することができる. ただし, 点滴チューブを長くすると抵抗が増すので, 輸液ポンプの機種によっては薬物投与速度に影響が出ることがありうる. チューブを長くしても問題なく働くか, あらかじめチェックしておく.

7. MRI 検査中の体動は, やり直しにつながるが, 幸い呼吸による動きは読影に影響しないようである.

8. ICU の重症患者が MRI 検査を受ける機会は増えており, MRI 下での手術なども行われるが, 現状では多くの MRI 検査室が, 酸素や吸引は配管, 信号ケーブル用のダクトなど, そして MRI 対応の機器使用を考えた設計になっていない. 容易ではないが, 輸液ポンプやモニター機器, 人工呼吸器などを室外に置くか, MRI 本体から十分に離す, あるいはシールドするなどの対応が必要となる.

9. 気道確保が困難な症例の場合, まず手術室で気管挿管し, 全身麻酔後に十分なモニター下で MRI 室に移送する.

10. 蘇生が必要になったとしても, すべての蘇生用具を MRI 室に持ち込むことはできないため, その場合の対応はあらかじめ考えておく. 蘇生が必要なときは, 患児を急いで MRI 室の外に出し, 蘇生用具が整っている隣部屋で対応する. 検査中麻酔科医が検査室内で観察を続ければ, 迅速な対応が可能である.

11. 従来の 1.5 テスラ（T）の環境でシールドされて安全に作動していた電子機器類が, 機種によっては 3 T の環境では安全性や信頼性に問題が生じる可能性がある. 設置されているシールドおよび磁石から用具までの距離が非常に大切である. MRI 対応の麻酔器であっても, MRI 本体にあまり近づけると警報が発せられる場合がある. 麻酔科医は, 自施設の MRI の安全対策について熟知していなければならない.

3 ● 検査などの麻酔

12. 放射線曝露とは大きく違い安全であることが災いしてか研究が少なく，磁場の安全限界は世界的には設定されていない．研究用には 8 T までの MRI があるが，臨床用では 1.5〜3 T の MRI が用いられている．自然界の磁場は 0.05〜0.1 mT であるので，実に地磁気の数万倍の磁界の安全性の中で医療が行われている．

13. MRI 装置の周辺には通常 5 ガウス（G，0.5 mT）の立ち入り制限区域が設定されている（日本医学放射線学会の指針 ver.4 など）が，これは身体への健康被害ではなく，金属の吸着や磁気カードなどへの影響を前提に考えられたものであり，人体に危険という意味ではない．FDA は妊娠初期の妊婦の MRI 検査を避けるように勧告しているが，胎児の奇形が増えるという根拠があるわけではない．また妊娠中の医療従事者の業務関与については勧告されていない．

14. 血管の MRI イメージを増強するために造影剤としてガドリニウム（ガドペンテト酸ジメグルミン）が頻用されている．この造影剤の軽い副作用としてめまい，悪心があるが，ごくまれにアナフィラキシーを起こすことも知られている．腎障害の患児に投与すると，この造影剤は腎臓から排泄されないで体内に貯留してしまい，重篤な合併症を引き起こすことがある．重篤な合併症としては，多臓器障害を伴った腎原性全身線維症（NSF）が知られている．したがって，この造影剤は腎障害の患児や腎機能が未熟な患児（2 歳未満，または GFR が 30 mL/分/1.73 m^2 未満）では禁忌である．（**注意**：現在，放射線科には，体重，BUN 値に応じたガドリニウム投与量のガイドライン，注意事項があるので参考にすること）

■ MRI 中の患者モニター

鎮静・麻酔下で MRI スキャン中は患児のモニターが必須である．プラスチック製の片耳胸壁聴診器，食道聴診器（体温測定プローブが付いていないもの）は使える．MRI 検査室内では MRI 適合機器が必須とされる．**MRI の磁力に引っ張られないかということに加えて，MRI 下で機能するか MRI 画像に影響を与えないかという三面での考慮が必要である**．現在の MRI 装置は，MRI 室内で使われる関連医療機器への配慮がない．またほとんどの MRI 装置の購入や検査室の設計に麻酔科医が関わっていないと思われる．麻酔あるいは ICU 対応 MRI といった患者に配慮した MRI の登場が待たれるが，その必要性は麻酔科医が訴えない限り認識されない．

1. 鎮静中は MRI 対応パルスオキシメータを使うことが推奨されるが，残念ながら現状の磁気や電気を通す材料を使わない光ファイバーセンサーケーブルを用いた MRI 対応機器の機能は，安全ではあるが，体動のある循環があまりよくない小児では実際的でない．多くの ICU 用パルスオキシメータは，装置を MRI 本体から十分に（5 G ラインの外）に離して置けば機能する．ただ，プローブやケーブルをガントリー内に入れないことや，患児からのケーブルが輪（熱傷を起こす）を作らないように注意を払う．施設によっては，一律に使用させない決まりが作られている場合がある．

2. カプノメータも，装置を本体から離せば使え，有用である．サンプル用チューブを鼻，あるいは呼吸回路に接続するが，距離が長くなると，時間遅れや波形の歪みが避けられない．そうした問題がない画期的なメインストリーム型も開発され，現

531

Chapter 18 ● 手術室を離れての麻酔

在，認可申請中であるとのことで期待される．

3. ナイロンのコネクタを使ってほとんどの非観血的血圧計で血圧を計ることができるが，装置はMRI本体から十分に離して置く必要がある．

4. 非鉄磁性の留め具やケーブル，電極を使うことで心電図をモニターできる．MRI環境で心電図の波形は乱れることがあり，精密なST計測には使えないが，その他のパラメータはあまり影響を受けない．ただ，心拍数はパルスオキシメータのほうがより信頼度が高い．

5. 体温は，電磁高周波フィルタを使ったプローブや体温ストリップを貼付することで，測定することができる．患児をMRI室の冷たい空気から保護する必要があるが，一方でMRIスキャン中に体温は若干上昇することも報告されている．

6. 高価であるが，これまで記したMRI対応のモニター類がセットで市販されていて，スレーブモニターや赤外線通信の活用などで，上手く設定すれば麻酔科医が室内にとどまらなくてもよい環境も作り出せる．ただ，すでに出来上がったMRI室にこれらのモニターや麻酔記録などを後付けでフルに組み入れるのは，不可能ではないが困難である．

MRI下での患者管理

患児をMRIスキャン中に動かないようにするには，静脈内鎮静／麻酔または（LMAか気管挿管での）全身麻酔による．比較的元気のよい患児に静脈内鎮静／麻酔は適している．特にLMAを用いた全身麻酔は，よい選択肢である．状態の悪い患児や新生児では気管挿管全身麻酔が必要である．MRI対応のカプノメータが使えるようになることはありがたい．

CTとは異なり，放射線を出さないMRI検査では，麻酔科医は検査中も室内にとどまり観察を続けることが可能であり，可及的にそうすべきである．騒音，室温，照度などを含め，必ずしも観察者にとって快適な環境とはいえないが，患者安全の視点では重要だと考える．

■ 静脈麻酔薬による深い鎮静／麻酔

プロポフォールの持続静脈内投与法は安全で確実な鎮静方法である．

1. 全身麻酔時と同様な経口摂取の制限を行う．

2. モニターを装着する．MRI検査テーブル上で，仰臥位でプロポフォールを初回量2～3mg/kg静脈内投与して鎮静し，そのあと初期設定250μg/kg/分で持続投与する．シリンジポンプはMRI室で使用できる機種を使うか，またはMRI室の外に置く．局所麻酔クリーム（EMLA）を用いて静脈路確保をする．静脈路が確保されていないときには，セボフルランで麻酔を導入して静脈路を確保したのちにTIVAに変換するか，プロポフォールと使用できればN_2Oを併用する．

3. 患児が動くようなら，プロポフォールをさらに1mg/kg追加投与するか，プロポフォールの持続注入速度を上げて対処する．麻酔の初めの段階で，認知機能に問題のある患児や乳児で体動を防ぐためには，400μg/kg/分までの速度でプロポフォールを投与しなければならないこともある．

3 ● 検査などの麻酔

4. 15〜20 分後には，持続投与のスピードを 200 $\mu g/kg$/分に下げる．さらに 15〜20 分後に，150 $\mu g/kg$/分に調節する．

5. MRI 検査用の頭部支持具を使用すると，MRI 台上では頸部が少し前屈するため，背中に枕を入れる必要がある．検査中は，マスク，鼻カニューレ，LMA などで酸素を投与する．換気モニターに $PetCO_2$ を用いるが，LMA が用いられていると安定した測定が行える．LMA が使われない場合，静脈カテーテルを鼻カニューレやフェイスマスクの孔から鼻孔か口のそばに留置して CO_2 をサンプリングすることができる．または，酸素投与鼻カニューレから同時に呼気ガスをサンプリングすることができる製品がある（cap-ONE はこの目的で優れているが，2019 年現在，まだ MRI 対応ではないが認可申請中である）．

6. 通常プロポフォール鎮静中，気道は十分に保たれているが，気道閉塞が起きた場合は：

   a．スキャン台に患児を寝かせたときに気道閉塞が起きたら，頭の位置を直し，肩首の下に小さい枕を置く．口腔内吸引を行う．

   b．気道閉塞が続くようなら，オーラルエアウェイ／ネーザルエアウェイか LMA を挿入する．

   c．それでも気道閉塞が解除されずに，換気／酸素化が不十分であれば，気管挿管を選択する．

7. スキャンが終了したら，プロポフォール投与を中止する．人員および機器の整った小児回復室で回復させる．普通 20〜30 分で完全に覚醒する．

■ 全身麻酔

1. 特に中枢神経系疾患の患児，多発外傷の患児など状態の悪い患児では，気管挿管／LMA 全身麻酔で調節換気により管理する．また，腹部 MRI が必要な症例，検査目的でしばしば呼吸停止が必要な患者でも気管挿管全身麻酔が適応となる．MRIスキャン中の全身麻酔薬は，施設の設備が許容する限り，あらゆる選択肢が可能である．患児の必要性に従って選択する．**注意**：MRI スキャン中は疼痛や刺激がないので，深い麻酔や麻薬類の使用は避ける．

2. 静脈路を持たない症例でよく使う方法は，セボフルラン，N_2O，O_2 で麻酔を導入した後，1 mg/kg のプロポフォール静注により自発呼吸を損なわないで LMA を挿入し，セボフルランを 1.5〜2.5 ％に下げ，50 ％の N_2O で自発呼吸を維持する．5 cmPEEP をかけてもよい．検査終了に伴い 0.5〜1.0 mg/kg のプロポフォールを追加投与し，LMA を抜去する．これは喉頭痙攣や覚醒時せん妄を防ぐ目的である．

3. 困難気道が疑われる患児は，設備と人員の整った手術室で気管挿管して，全身麻酔下で MRI 室に移送する．非鉄磁性体製の酸素ボンベと流量計付きのストレッチャー，麻酔回路（通常は T ピース），バッテリーで作動する移動用モニター（心電図，SpO_2，観血的または非観血的血圧モニター）が必要である．移動中に $PetCO_2$ をモニターするのが望ましい．事故抜管に備えて，マスクと自己膨張式バッグ（アンビューバッグ），挿管の用具を持って MRI 室に患児を移す．

533

Chapter 18 ● 手術室を離れての麻酔

心臓 MRI イメージに対する特別配慮事項（Chapter 14 参照）

MRI 室での心臓のイメージングにより先天性疾患の解剖が明確に展示されるようになり，その診断価値は高い．堅実なイメージを得るためには，標準の呼吸相に合わせ，心電図で心臓の周期に合わせてスキャンする ECG 同期法（ECG gated）が用いられる．同様にこれは，自発呼吸に合わせる呼吸同期法でも行える．心臓 MRI 検査を受ける患児の麻酔や鎮静に際しては，まず患児の先天性心疾患がどのようなものであるかを理解する．疾患に応じて十分なモニタリングを計画する．多くの症例で，低濃度のセボフルランを投与した筋弛緩下気管挿管麻酔にして，患者を一時的に無呼吸にする必要がある．これをプロポフォールだけの深麻酔で行うことも可能である．どの方法をとるかは，患者の重症度，疾患のタイプ，そして循環器科医の希望を考慮して決める．

その他の放射線検査の麻酔

脳血管造影は時間がかかるうえに不快で，動いてはいけないので，小児ではしばしば全身麻酔が必要である．

麻酔上の問題点

1. 頭蓋内圧の亢進がありうる．
2. 放射線検査中，特殊な体位や患児を傾けたりすることが必要となる．
3. 乳児では，体温保持が難しい．
4. 特に腎機能が悪い乳児で造影剤の総量（mg/kg）に注意を払う．低イオン性造影剤が好まれる．造影剤に対する反応が起こることがある．現在は非イオン性造影剤を使うので反応はごくまれである．
5. 神経学的状態が評価できるように，麻酔からは速やかに回復させることが必要である．

麻酔管理

▶術 前
1. 神経学的状態および基本的健康状態をよく評価する．
2. アレルギー，喘息，造影剤に対する反応の既往歴を調べる．
3. 頭蓋内圧が亢進しているときは，前投薬を投与しない．

▶術 中
1. 静脈麻酔薬での導入が好まれる．プロポフォールかチオペンタールを投与し，続いて筋弛緩薬を投与する．
2. 頭蓋内圧が亢進しているときは，喉頭展開，気管挿管による血圧の上昇を緩和するために，リドカイン 1.5 mg/kg およびフェンタニル 2 μg/kg を静注する．
3. 気管チューブを挿入する．体位や体位変換で経口チューブが屈曲する可能性があるときは，経鼻挿管か，らせん入りチューブを使用する．
4. セボフルランまたはプロポフォール持続注入で麻酔を維持する（放射線検査が長引

3 ● 検査などの麻酔

いたときには，セボフルランでの麻酔のほうが覚醒は早い可能性がある）．

脳動脈造影（cerebral arteriography）

1. 腫瘍や動静脈奇形が疑われるときは，麻酔を N_2O-低濃度吸入麻酔薬-筋弛緩薬で維持する．$PaCO_2$ が 30 mmHg（ガス分析で確認する）となるように調節呼吸する．この程度の低炭酸ガス血症では，正常な血管は収縮するが異常血管は拡張したままなので，映像が鮮明となる．

     注意：動静脈奇形が疑われるときは，術前管理，麻酔導入（Chapter 8 参照）に記載してある方法に準ずる．
2. 造影剤，フラッシュ液の総量を，特に乳児では，正確に記載する．動静脈奇形の乳児などでは輸液過剰とならないように注意する．
3. 頸動脈に造影剤を注入したときには，圧受容器が刺激され一過性の徐脈，低血圧が起こることがある．アトロピンが予防に効果的である．

▶ 術 後

1. 患児が覚醒してから，あるいは覚醒していなくても開放気道が保たれている状態で回復室に移動する．血管造影後では，通常血腫予防のために血管穿刺部位を圧迫しておく．患児がよく鎮静されていて動かないほうが圧迫しやすい．
2. 通常，少量のオピオイドとミダゾラムで鎮静すると落ち着き，穿刺部位の血栓が飛ぶことを防げる．
3. 動脈穿刺部位を頻回に点検する．四肢の動脈が使用された場合は，その肢への血流を点検する．

その他の起こりうる合併症

　一般の麻酔で起こる合併症に加えて，放射線学的脳神経検査の麻酔では，種々の問題が起こりうる．

1. 低体温：体位の変換が頻回で，ブランケットや加温ランプが役に立たない．血管造影室の室温が低いことも原因である．
2. 急激な頭蓋内圧亢進，脳幹の陥入が起こる．通常，徐脈を伴う．このような事態が発生したときには下記で対応する．
     a ．強制過換気．
     b ．緊急脳室穿刺の施行．
     c ．利尿薬（マンニトール $0.5 \sim 1$ g/kg またはフロセミド $0.5 \sim 1$ mg/kg）．徐脈に対して十分量のアトロピンを投与する．
3. 造影剤に対するアレルギー反応（蕁麻疹，気管支痙攣，低血圧）．ヨードを含んだ非イオン性の造影剤（イオパミドールなど）がもっぱら使用されている．これらの造影剤では副作用の頻度は低いが，アレルギーや喘息の既往がある患児では副作用が起こる危険性を忘れてはいけない．
4. 塞栓用の糊（glue）やコイルが目的としていない脳血管を塞いでしまうと脳卒中が起こりうる．

535

Chapter 18 ● 手術室を離れての麻酔

■ 造影剤に対する反応

1. 小児では，造影剤に対する反応はまれであるが，麻酔を担当する者は常にこの可能性を念頭に置いて準備しなければならない.

2. 軽度なアレルギー反応（皮疹など）はジフェンヒドラミン 1 mg/kg を筋注または静注で治療するが，麻酔科医は，喘鳴や血圧低下を伴うアナフィラキシーショックの発来に注意すべきである. その場合にはアドレナリン投与が第一選択であり，抗ヒスタミン薬やステロイド投与に時間を割かず，同時に気道確保，酸素投与と輸液を全開にする.

3. 重篤なアナフィラキシーショックが起きたときは，迅速に積極的な治療が必要である. 多くは注入開始後 5 分以内に予兆がある.

    a．酸素で換気. 必要に応じて心肺蘇生.

    b．**アドレナリン 10 μg/kg 静注**，引続きアドレナリン 0.05〜0.2 μg/kg/分で持続静脈内投与する. 注射用のアドレナリンは，0.1%（1 mL＝1 mg＝1,000 μg）.

    注意：静脈路がない状態でアナフィラキシーショックが起きた際（食物アレルギー，ハチ刺され）では，小児では 1,000 倍アドレナリン（原液）で 0.15 mL の筋注，成人では 0.3 mL の筋注を行う（皮下注ではなく筋注であること）. 患者が緊急時自己注射用に持ち歩く製品（エピペン®）があり，小児用と成人用では，それぞれ 0.15 mL，0.3 mL が充填されている. ただし，エピペン® は高価であるうえ，保管期間が 1 年，血管内注射を避ける吸引試験が行えない，三角筋などへの注射ができない，用量の調整ができないなど，手術室での使用には不向きである. 麻酔中のアナフィラキシー発症は，静脈確保，酸素投与はなされている状態であり，あえて筋注にする必要はないが，投与量には注意する.

    c．血圧が維持できる量の輸液を投与する.

    d．ヒドロコルチゾン 10 mg/kg 静注.

    e．H₁受容体拮抗薬（ジフェンヒドラミン 1〜2 mg/kg 静注），H₂受容体拮抗薬（ラニチジン 1.5 mg/kg 静注）.

    f．ICU への搬送.

4 ● 放射線治療

　乳児や年少児では，放射線治療の間，動かないようにするために鎮静や全身麻酔が必要となる. 治療は，毎日または 1 日 2 回，何日も繰り返すことがある. したがって，患児の日常生活のパターンや栄養を障害せず，また精神的に優しい方法を選択しなければならない. プロポフォールの静脈内鎮静法が効果的であるが，麻酔科医が関わる必要がある. 特に放射線治療に際しては，麻酔を必要とする小児の治療を経験している専門家が少ないため，しばしば患者不在の治療計画が作られる. 麻酔科医は患者側に立った治療計画を提案すべきである. 腫瘍科，放射線科主導の専門家のプロトコルに麻酔科医が加わっていることは少なく，いわゆる"エビデンス"にも，麻酔との関連や患者の生活の質の視点が欠如している.

　1 日複数回の照射が必要だとされる場合，治療効果のためなのか治療日数を短縮する

ためなのかが明確でない．例えば 12 時間間隔とすることが重要なのか，単に分割することに意義があるか，間隔はどのくらいあけるべきか，あるいは縮められるかなどは，腫瘍生物学的だけでなく患者の生活の質の面でも検討が必要であるが，診療科の都合が優先されがちである．麻酔科医からみると，1 日複数回にすることで，麻酔のリスクの増加に加え，患者搬送の問題，待ち時間，食事制限時間など，麻酔だけでなく患者側への負担はきわめて大きくなる．時には 1 日 2 回だけが一人歩きし，都合で 4～5 時間間隔になったり，週末休みになったりするなどの予定が作られる．であれば，もっと患者の都合を考えた照射計画も組めそうである．

　また，照射中に体位変換を求められることがある．麻酔中の体位変換も多大なリスクを伴うものである．本当に必要なのか，それを避ける方法はないのか，あるいは 1 回の麻酔の中で本当に行わなければならないのかなどの疑問を治療医と議論すべきである．常にもの言えぬ患者の代弁者として患者サイドに立った提案をし，医療の改善につなげるのも麻酔科医の大切な役割である．

　短期間に反復した静脈路使用が不可欠であり，この目的のために新たに静脈路確保をする場合もあり，その場合には局所麻酔薬クリーム（EMLA）を使用し，反復穿刺の不快感を避ける方法（生理食塩水ロックあるいは PICC）を考える（下記参照）．しかし多くの患児では治療期間は治療目的で中心静脈ライン（PICC あるいはポートなど）が確保されている．この中心静脈ラインを投薬ルートとして使用できるが，それが可能であることを知らない主治医，看護師も多く，あらかじめ了解を得ておく必要がある．

　ただし，実際に使用する際には以下のことに注意し，励行しなければならない：

1. カテーテル感染を予防するために無菌操作を厳重に励行する．
2. 治療後にはカテーテル内のプロポフォールをフラッシュしておく．カテーテル内にプロポフォールが残っていると，感染しやすかったり，回復室や病棟，または家庭で時間が経ってから中心静脈ラインをフラッシュしたときに予期せぬ無呼吸が起こったりする危険性がある．
3. 適切なフラッシュシステムで，システムが正しく働くように保持する．また，血液の逆流，凝固を防ぐ丁寧な取り扱いを行う．

　留置されている中心静脈ライン類が利用できないときは，最初の治療の際に局所麻酔薬クリーム（EMLA）を用い静脈路を確保する．静脈路はシーネとロック（生理食塩水あるいはヘパリン）で保持しておき，その後の治療時にも使うが，患者・患者家族の慣れもあり，取り扱いは施設の看護師の日常的な方法をあまり変えないほうがよい．

　プロポフォールは持続で使うが，体位をとるときに両親がいれば，プロポフォールの 1 回静脈内投与で終了する場合もある．状況によっては，頭部への放射線照射では固定フレームが利用されるが，驚くべきことに，そのままで気道をかなり確実に維持できる．放射線治療前の CT スキャン時に小児に合わせて作った FRP 製のマスクも位置を保持するので体位固定に利用できる．

　治療中は部屋に入れないので，カプノメータを含む，通常の麻酔のフルモニターが必要だが，通常は閉鎖回路テレビジョンでこれらすべてのパラメータの画面をモニターする．MRI とは違い電子機器への影響はなくすべての電子機器が使えるが，照射中の室

Chapter 18 ● 手術室を離れての麻酔

外で電子情報を使える設備が整っていない場合が多い．そのような場合，電子モニター機器の表示画面を，ビデオカメラの画像として有線で室外で見る方法をとることが可能である．

終了後は適切な回復室観察を行う．短時間で終われば回復は速やかである．プロポフォールを使えば回復は速やかで，患児の食欲もすぐに戻る．

5 ● 侵襲的小児科的検査・治療（腫瘍科）

小児で腰椎穿刺，骨髄吸引，その他の疼痛を伴う検査・治療を行うときは，鎮静，鎮痛が不可欠である．悪性疾患で何回もこれらの検査・治療を受ける患児にとっては特に重要である．治療開始時からよく計画を立てておく．鎮静薬，鎮痛薬の使用以外にも，種々考慮しなければならないことがある：

1. 患児，両親には検査・治療についてよく説明し，何をされるのかをよく理解してもらう．心理的準備および行動訓練はとても効果的である．日帰り治療では特に重要である．
2. 予定した検査・治療は心地良い環境で行う．両親に患児に付き添うように勧める．合併症に備えて酸素，吸引，救急蘇生セットを準備しておく．これらは見えないようにカバーしておくが，すぐ使えるようにしておく．
3. 入院患者では，患児の病室やベッドで不快な処置をしない，食事や楽しい時間に処置を介在させない，あらゆる穿刺疼痛を伴う処置に鎮痛（局所麻酔，局所麻酔薬クリーム，全身麻酔など）を考慮する，遊戯療法士を介在させるなどの環境や方針を定めておく．
4. 回復を観察する部屋を確保し，患児が目覚めるときに両親が付き添えるようにする．

一般的方法

1. 絶食期間は全身麻酔施行時に準じる．
2. 患児の最近の健康状態を注意深く評価する．手技について十分に両親に説明し了承を得る．同意書はファイルしておく．特に連日，あるいは同一日の反復した処置になる場合があるので確認が煩雑にならないようにする．
3. 静脈路（Hickman line など）が確保されていなければ，外来に患児が到着した時点で，局所麻酔薬クリーム（EMLA）を静脈穿刺部位に塗っておき静脈穿刺に備える．Hickman line が使えるときには，無菌操作を厳重に励行する．
4. 患児が不安そうであれば，前投薬としてミダゾラムを経口投与する．
5. 検査・治療時にはプロポフォール静脈内投与を行うが，必要に応じてフェンタニルを少量投与する．ほとんどの場合，局所麻酔を適切に行えば，プロポフォールのみで十分である．術後の嘔気・嘔吐の危険が高まるので，オピオイドを避けるのが望ましい（特に日帰り治療の場合）．少量のケタミン（0.25〜1 mg/kg）をプロポフォールに追加して鎮痛作用を付加することも可能である．日帰り症例の場合，少量のケタミンの補助的静注だけにとどめる．これにより嘔吐の頻度を増やすことはないが，麻酔からの回復が若干遅延することがある．

538

5 ● 侵襲的小児科的検査・治療（腫瘍科）

6. 検査・治療中は標準の麻酔モニタリングを励行する．検査処置とは独立して専従で，患者安全と苦痛軽減を講じられる仕組みを確立しておく．
7. 各年齢に応じたサイズの気道確保・人工換気の用具は手元に準備しておく．
8. 換気状態を注意深く観察する．プロポフォールを使っているときは，側臥位にしたり，枕の上で腹臥位にすれば，気管挿管をしなくても気道が確保できる．部分的気道閉塞が起きたときは，普通は頭の位置を調節したり，オーラルエアウェイを挿入すると対処できることが多い．プロポフォール深鎮静／麻酔では，エアウェイ挿入によく耐えられる．LMA を使えばより確実である．いずれにしても，全身麻酔ととらえての対処が必要である．

消化管内視鏡下検査，処置

　乳幼児，小児では，上部／下部消化管内視鏡検査や，食道静脈瘤硬化療法，経皮内視鏡下胃瘻造設などで麻酔が必要である．日本の小児消化管内視鏡の使用は，治療処置的な要素が多いこと，いったん挿入したら丁寧に精査するのが特徴であり，外来で短時間でさっと覗く内視鏡検査は限られている．また，検査が側臥位で行われ，胃，口腔内容を気管内に誤嚥する可能性が少ないことから，気管挿管をしない方法も行える．しかし小児では，そもそも食道逆流などの機能異常や，食道静脈瘤損傷の出血の可能性などが高い．内視鏡による気道圧迫や閉塞，気道刺激による喉咽頭反射惹起の危険性を考えると，気管挿管を避ける利点は少ない．

胃十二指腸内視鏡検査

　前述のとおり上部消化管内視鏡下治療の麻酔方法には，気管挿管するかしないかの二通りあるが，基本的に小児では気管挿管する方法を勧める．小児では食道が短いうえに，患児の多くは胃食道逆流症の既往があり，誤嚥しにくい体位をとるとはいえ，胃内容物の逆流は防ぎにくい．

　術前の禁食，胃液の酸性度緩和，迅速な気道の確保を確実に励行する．気管挿管の場合，内視鏡刺激の咳き込みやバッキングを軽減するためにリドカインで喉頭を噴霧しておくこともできる．維持はプロポフォール±レミフェンタニル持続投与で患児の反応により量を調節する，またはセボフルランなどが使える．すべての患児で，側臥位での神経圧迫を予防する．検査の終わりには，できるだけ食道／胃から空気を抜いてもらう．不用意な胃内への空気注入は呼吸抑制，肺容量減少，誤嚥をきたし大変危険なため術者に注意を促す必要がある．

　これらの検査はほとんどの場合，側臥位，それもほぼ左側臥位（側臥位であれば液体は喉頭には入らないで口から外に出やすい）で施行され，かつ上手に行えば胃／食道に内視鏡が挿入され呼吸を障害しないし，内視鏡で容易に胃内の液体を除去することもできるという理由で，気管挿管をしないで気道を維持することも可能ではある．そのような症例では，吸入麻酔薬での麻酔導入後に静脈路を確保して，麻酔はプロポフォールの間欠投与（1～1.5 mg/kg），またはプロポフォール持続投与±レミフェンタニルで維持する．この方法は，手慣れた内視鏡医が，逆流，嘔吐，大量出血の危険がない患児でのみ施行すべきである．

539

Chapter 18 ● 手術室を離れての麻酔

小児の胃十二指腸ファイバースコープは気管周囲筋を圧迫して上気道閉塞を引き起こ
すので，乳児（＜10 kg）の胃十二指腸内視鏡検査は気管挿管で管理する．重度の肥満
の場合，気道に解剖学的異常のある場合，内視鏡が空気通過を阻害する可能性があり，
やはり気管挿管すべきである．同様に，静脈瘤への薬液注入が予定されているときは，
年齢にかかわらず，気管チューブで気道を確保し，太い静脈路を確保する．

気管挿管を避ける方法として，麻酔を導入し，咽喉頭部の局所麻酔散布を行った後に
内視鏡を挿入し，その後 LMA を挿入するという方法もある．第三の方法としては，ま
ず LMA で麻酔を開始した後に，LMA の空気を完全に抜いて消化管内視鏡を挿入，そ
の後カフを再度膨らませる方法もある．LMA を用いる方法は，用いない方法より，上
部気道は安定し，またカプノメータの測定が容易だという利点はある．特に，胃内に
CO_2 を送入する場合には有用な方法であるが，内視鏡による気管圧迫や胃内容の誤嚥か
ら気道を完全に守ることができない欠点は残る．

検査が終了したら，すべての症例で内視鏡を抜去する前に胃内容を吸引する．患児が
覚醒してから気管チューブを取り除く．また，胃腸管カメラ（PillCam）を胃に挿入す
るときは，気道は気管挿管で確保しておくのが最も安全な方法である．それは，このカ
メラはかなりの大きさで，偶発的に気道を閉塞する可能性があるからである．

大腸内視鏡検査

大腸内視鏡検査は，胃十二指腸内視鏡検査に引き続いて行われることもあれば，単独
で行われることもある．前者の場合は，同じ方法で麻酔を維持するか，70% N_2O と O_2
でフェイスマスクまたは LMA で管理するが，左結腸曲や右結腸曲をスコープが通過す
るときには刺激が強く，プロポフォールを 1 回または 2 回追加投与する必要があるかも
しれない．

後者の場合は，全身麻酔は必要であるが，通常，気管挿管は不必要である．麻酔は，
プロポフォール持続注入と鼻カニューレあるいはフェイスマスクによる酸素投与，ある
いは全身麻酔導入後 LMA か気管チューブを介したセボフルラン吸入麻酔とする．患児
の体位は，左側臥位または仰臥位であり，適切に神経圧迫を予防しなければならない．
内視鏡検査時の腸内送気でどの程度腹部膨満が起きているかをモニターする．検査の終
わりには，できるだけ多くの空気を吸引してもらう．腸内送気の問題を軽減するため
に，空気の代わりに吸収の良い CO_2 ガスが使われる場合がある．カプノメータ使用時
に，患者のゲップが影響するが，問題はない．

経皮内視鏡下胃瘻造設術（percutaneous endoscopic gastrostomy；PEG）

PEG の挿入は，気管挿管による全身麻酔に，胃瘻造設部位の皮膚の，長時間作用性
局所麻酔薬での浸潤が必要である．

6 ● 日本の小児の鎮静下検査処置と小児麻酔科医

小児の鎮静鎮痛下検査処置は，日本ではほとんど小児科医によって行われてきてい
る．鎮静鎮痛は片手間仕事であるため，無麻酔で行われたり，十分な鎮痛が施されてい

ない可能性がある．いまだに，痛い静脈注射は「我慢」が社会的に容認されている日本では，問題意識は生じにくい．しかし，欧米の中心的な小児医療専門施設では，患者鎮静は麻酔科医の重要な業務である．日本では，MRI のように，検査そのものが非侵襲的なために，患者家族や主治医が麻酔科依頼を考えもしない場合もあるが，治療的心臓カテーテル法や骨髄穿刺のような侵襲的なものであっても同様である．こうした患者の大半が重篤な基礎疾患を持ち，強力な鎮静薬が片手間で投与されていることを考えると，麻酔科医としては心穏やかではない．そのような中，日本小児麻酔学会・日本小児放射線学会・日本小児科学会の３学会から，MRI 検査時の鎮静のガイドラインが出された．術前患者評価に続き，専従の鎮静担当者，カプノメータを含む患者モニター，5分ごとのバイタルサインの記録などを含み，今の日本では画期的な内容である．MRI 検査時だけに限定せざるを得なかった限界はあるものの，このガイドラインが浸透することで，小児の鎮静すべてに同様の考えが広まる第一歩になることが期待される．

　安全と医療の質の両面から麻酔科医が関与すべきだとの考えは徐々に広まってきており，現状の日本の小児科医も「麻酔科医がやってくれるなら頼みたい」という状況にはなったといえる．しかし現在，麻酔科医は手術室の中だけでも忙しい．痛みの専門家でありながら術後の鎮痛は外科医任せ，患者の安全の専門家でありながら安全は小児科医任せの現状は，患者にとって不幸である．

　現状打開のためには，麻酔科医は，手術室にとどまって何でも一人でこなす孤高の存在から，麻酔科医療の理解を広げ，周囲の協力を取り入れて，患者の苦痛を安全かつ快適に緩和するという本来の目的に向かう必要がある．特にこうした需要の多い小児麻酔の知識を研修の過程で身に付けるとともに，各診療科の要望に対応できる体制を作っていかなければならない．小児科医への BLS/PALS の教育，周麻酔期看護師の導入，鎮静ガイドラインの啓発，あるいはこの『日本版 小児麻酔マニュアル』の最後でこの情報を発信し，若い世代に知ってもらうのも大切な役割であると考えている．

　調節性のよい麻酔鎮痛薬の登場は，気管挿管麻酔，あるいは非挿管での鎮静鎮痛の調節性と利便性を格段に上げた．しかし強力なだけに，専従の患者看視と評価はより重要になった．患者にとって重要なことは，担当医が集中して確実な診断処置を安全に施行できる環境が提供されることである．麻酔科医はまさにそのために存在する．

参考文献

1) Association of Anaesthetists of Great Britain and Ireland, Farling PA, Flynn PA, et al: Safety in magnetic resonance units: an update. Anaesthesia, 65: 766-770, 2010.

2) Bartkowska-Śniatkowska A, Rosada-Kurasinska J, Zielinska M, et al: Procedural sedation and analgesia for gastrointestinal endoscopy in infants and children: how, with what, and by whom? Anaesthesiol Intens Ther, 46: 109-115, 2014.

3) Castagnini HE, van Eijs F, Salevsky FC, et al: Sevoflurane for interventional neuroradiology procedures is associated with more rapid early recovery than propofol. Can J Anaesth, 51: 486-491, 2004.

4) Chung HK, Lightdale JR: Sedation and monitoring in the pediatric patient during gastrointestinal endoscopy. Gastrointest Endoscopy Clin N Am, 26: 507-525, 2016.

5) Coté CJ: Strategies for preventing sedation accidents. Pediatr Ann, 34: 625-633, 2005.

Chapter 18 ● 手術室を離れての麻酔

6) Coté CJ, Notterman DA, Karl HW, et al: Adverse sedation events in pediatrics: a critical incident analysis of contributing factors. Pediatrics, 105(4 Pt 1): 805-814, 2000.

7) Dar AQ, Shah ZA: Anesthesia and sedation in pediatric gastrointestinal endoscopic procedures: a review. World J Gastrointest Endosc, 2: 257-262, 2010.

8) Gooden CK: The child in MRI and CT; considerations and techniques. Int Anesth Clinics, 47: 15-23, 2009.

9) Hussein SA: Anesthesia for pediatric endoscopies. Int Anesthesiol Clin, 44: 81-93, 2006.

10) Jain R, Petrillo-Albarano T, Parks WJ, et al: Efficacy and safety of deep sedation by nonanesthesiologists for cardiac MRI in children. Pediatr Radiol, 43: 605-611, 2013.

11) McFarlan CS, Anderson BJ, Short TG: The use of propofol infusions in paediatric anaesthesia: a practical guide. Paediatr Anaesth, 9: 209-216, 1999.

12) Metzner J, Posner KL, Domino KB: The risk and safety of anesthesia at remote locations: the US closed claims analysis. Curr Opin Anaesthesiol, 22: 502-508, 2009.

13) Miyasaka K, Kondo Y, Tamura T, et al: Anesthesia-compatible magnetic resonance imaging. Anesthesiology, 102: 235, 2005. author reply 235-236, discussion 236.

14) Schulte-Uentrop L, Goepfert MS: Anaesthesia or sedation for MRI in children. Curr Opin Anaesthesiol, 23: 513-517, 2010.

15) van Beek EJ, Leroy PL: Safe and effective procedural sedation for gastrointestinal endoscopy in children. J Pediatr Gastroenterol Nutr, 54: 171-185, 2012.

16) 日本小児科学会・日本小児麻酔学会・日本小児放射線学会：MRI 検査時の鎮静に関する共同提言 (2015 年 1 月修正版). 日本小児科学会雑誌, 117：1172-1201, 2013.

17) 宮坂勝之：小児麻酔でのモニター, 麻酔, 45 (Suppl)：S6-S13, 1996.

18) 宮坂勝之 訳・編・著：日本版 PALS スタディガイド 改訂版, エルゼビア・ジャパン, 2013.

APPENDIX

特殊疾患・症候群の麻酔*
Anesthesia Implications of Syndromes and Unusual Disorders

　ここでは，多くの一般的あるいはまれな症候群を取り上げ，簡単な解説と安全な小児麻酔のための麻酔上の問題点を要約した．また，非常にまれな症候群でも麻酔管理上で注意が必要なものは含めた．多くの症候群には共通の特徴があり，正確に症候群を同定するのは困難であるが，本欄の記載を注意深く読み，できる限り引用してある文献を読んでから麻酔を担当してほしい．説明の後に最新の優れた情報源を載せてある．まれな症候群では，非英語の雑誌にしか載っていないこともあったが，英語の要約が付いているものは載せた．小児の文献がなく，成人の文献の情報が有用と考えられたときには，ごくまれに成人の疾患の文献を載せている．紙面の制約があり，すべての病態の完全な総説を載せることはできなかったが，最新の文献・症例報告を収録するように努めた．

　1万以上の症候群が報告されており，当然このリストは完全ではない．新しい症候群が次々と報告されており，従来の症候群は遺伝学上さらに詳しく研究されている．しかし，麻酔科医は，まだ報告されていない麻酔上の問題点や合併症を経験する可能性がある．症候群の種類やその麻酔上の問題点が不明な場合は，すべての関連疾患を考慮に入れて麻酔計画を立てるべきである．

　これらの症候群の多くで，特に困難気道や心疾患管理などの問題が繰り返し報告されており，麻酔法を選択する上で常に考慮しなければならない．特に呼吸のモニターに関しては，酸素投与中のパルスオキシメータの限界を理解し，カプノメータ（抜管直後から）の使用を必須としてほしい．困難気道や心疾患の問題に関しては，本書の他のChapterを参照してほしい．得られた情報を，担当麻酔科医の普段の麻酔方法や経験に照らし合わせて問題の症候群に応用する．問題になる例としては，腎機能不全患児に放射線造影剤を投与するときなどがある．典型的な問題点の記載を読めば，個々の症例で新しい薬や新しい方法を安全に使えるかどうかが判断できる．

参考文献
1) Kliegman RM, Stanton BMD, Geme JSt, et al, eds.: Nelson textbook of pediatrics, 19th ed., Elsevier-Saunders, 2011. http://www.nelsonpediatrics.com.
2) Baum VC, O'Flaherty JE: Anesthesia for genetic, metabolic, & dysmorphic syndromes of childhood, 2nd ed., Lippincott Williams & Wilkins, 2007.
3) Bissonnette B, Luginbuehl I, Marciniak B, et al, eds.: Syndromes: rapid recognition and perioperative implications, McGraw-Hill Medical Publishing Division, 2006.
4) Fleisher LA: Anesthesia and uncommon diseases, 5th ed., Elsevier-Saunders, 2005.
5) Jones KL, Jones MC, Casanelles MDC, eds.: Smith's recognizable patterns of human malformation, 7th ed., Elsevier, 2013.

---

* Jones AEP, Pelton DA: Can Anaesth Soc J, 23: 207-226, 1976 を大幅に増補，改訂．

Appendix A ● 特殊疾患・症候群の麻酔

疾患名	分類内容	麻酔上の問題点
Achondroplasia （軟骨形成不全症）	小人症の最も多い原因. 4番染色体の線維芽細胞成長因子（FGFR3）の欠損.軟骨内骨化が遅れ長管骨が短い.大後頭孔,脊髄狭窄が起こることあり.睡眠時無呼吸は脳幹圧迫に関連している可能性あり.後頭下頭蓋骨切除術,椎弓切除,脳脊髄液シャント術が必要となることあり.	通常,気管挿管は容易であるが,困難なこともある.気管挿管チューブのサイズは,（年齢ではなく）体重により決めるのがよい.多くの場合,年齢よりも細いチューブが必要.頸の動きに注意.頸の過伸展を避ける.弛緩過剰皮膚のため静脈路確保困難.坐位での手術は合併症が多い.

Krishnan BS, Eipe N, Korula G: Anaesthetic management of a patient with achondroplasia. Paediatr Anaesth, 13: 547-549, 2003.

Acrocephalopolysyndac-tyly （尖頭多合指症）	Carpenter症候群,Saethre-Chotzen症候群を参照.	

Acrocephalosyndactyly （尖頭合指症）	Apert症候群を参照.	

Adrenogenital症候群 （副腎性器症候群）	ヒドロコルチゾン産生不能：女性の男性化.塩分喪失がなくても全例にヒドロコルチゾンの投与必須.	術前に電解質を確認.手術のための麻酔でなくても（MRIや他の検査など）,補充副腎皮質ステロイドが投与されたかを確認.

Abel M, von Petrykowski W: Perioperative substitution therapy in congenital adrenogenital syndrome with salt loss. Anaesthesist, 33: 374-376, 1984.

Adrenoleukodystrophy （副腎白質ジストロフィー）	Leukodystrophyを参照.	

Aicardi症候群	脳梁欠損,網膜絡膜症,乳児痙攣.著明な筋緊張,嗜眠状態.反復性嚥下性肺炎.	筋弛緩薬の使用,筋弛緩残留に注意.その他,特別の推奨なし.

Mayhew J: Anesthesia in a child with Aicardi syndrome. Paediatr Anaesth, 17: 1223, 2007.
Terakawa Y, Miwa T, Mizuno Y, et al: Anesthetic management of a child with Aicardi syndrome undergoing laparoscopic Nissen's fundoplication: A case report. J Anesth, 25: 123-126, 2011.

Appendix A ● 特殊疾患・症候群の麻酔

疾患名	分類内容	麻酔上の問題点
Alagille 症候群	胆汁うっ滞を伴った胆管疾患. 心臓（97％），筋骨格系（椎体を含む），眼球，顔面，神経学的異常も伴うことあり. 発現形態種々な常染色体優性遺伝. 重症例は肝移植.	術前に心エコー評価. 術前にビリルビン，血液凝固能，ビタミンKレベル確認. 肝脾腫で胃食道逆流現象の危険，誤嚥予防のため迅速導入. 肝代謝性薬物の使用は慎重に. 肝血流量を減少させる薬物は避ける. イソフルランは肝血流量に最も影響が少ないが，セボフルランも安全に用いられている. 硬膜外麻酔をオピオイド麻酔よりも好む麻酔科医もいるが，血液凝固系の状態，椎体奇形（X線写真を確認）の有無を再確認して硬膜外麻酔の適応は慎重に考えるべきである. 移送，体位に注意：（ビタミンD不足による）骨粗鬆症の可能性.

Marshall L, Mayhew JF: Anesthesia for a child with Alagille syndrome. Paediatr Anaesth, 15: 256-257, 2005.

疾患名	分類内容	麻酔上の問題点
Albers-Schönberg 病（marble bone disease：大理石骨病, osteopetrosis：骨化石症）	破骨細胞と骨過成長の障害. 成長障害と低カルシウム血症による痙攣を伴う乳児悪性型が1歳未満に認められる. 嗜眠，大頭蓋症，前頭隆起，真性口呼吸（鼻咽頭骨過成長）が多く認められる. 水頭症，気脳症の可能性. 脆弱骨，病的骨折. 骨髄硬化による貧血：肝脾腫.	当日朝に抗痙攣薬を投与する. 術前にHctとCa^{2+}レベルを確認. 移動，体位，抑制帯使用に注意. ネーザルエアウェイは確実性に欠ける：麻酔導入で閉塞することあり. エアウェイとLMAを準備. 注意：関節可動制限.

Ozer AB, Erhan OL, Demirel I, et al: Administration of general anaesthesia to a paediatric patient with osteopetrosis. BMJ Case Rep, 2012.

疾患名	分類内容	麻酔上の問題点
Albright-Butler 症候群	腎尿細管性アシドーシス, 低カリウム血症，骨軟化症，くる病，腎結石. アルカリとカリウム補充で治療.	電解質を確認，正常値に補正する. 腎障害：腎排泄性薬物および輸液治療に注意.

Unwin RJ, Capasso G: The renal tubular acidoses. J R Soc Med, 94: 221-225, 2001.

（次ページへ続く）

Appendix A ● 特殊疾患・症候群の麻酔

疾患名	分類内容	麻酔上の問題点
Albright hereditary osteodystrophy （Albright 遺伝性骨形成異常症，pseudohypoparathyroidism：偽上皮小体機能低下）	異所性骨化，発育遅延，低カルシウム血症：ECG で伝導障害，神経筋障害，痙攣も起こりうる．白内障手術を受けることあり．	術前に ECG，電解質を確認．低カルシウム血症を悪化させるので過換気，呼吸性アルカローシスを避ける．QT 間隔延長，伝導障害に注目し ECG をモニター．筋弛緩薬は特に慎重に．筋弛緩効果残留の可能性．

Sunder RA, Singh M: Pseudohypoparathyroidism: a series of three cases and an unusual presentation of ocular tetany. Anaesthesia, 61: 394-398, 2006.

疾患名	分類内容	麻酔上の問題点
Aldrich 症候群	Wiskott-Aldrich 症候群を参照．	
Alexander 病	Leukodystrophy を参照．	
Alpha-mannosidosis （α-マンノシドーシス）	ライソゾーム病（約 40 種類ある）の一つ．発育遅延，筋肉と骨格系異常，精神症状，肺機能障害，不安定で短い頸椎．	気道評価，挿管時頸部固定装具使用，困難気道準備：通常問題ない．制吐薬処方推奨．

Hallas P, Borgwardt LG, Roed J, et al: Anesthesia for patients with alpha-mannosidosis: a case series of 10 patients. Paediatr Anaesth, 21: 1269-1270, 2011.

疾患名	分類内容	麻酔上の問題点
Alport 症候群	腎炎と神経性聾：腎障害の程度はまちまち．20～30 代で腎不全．腎移植の手術を受けることあり．	腎排泄性薬物の使用に注意．房室伝導障害が起こりうるため ECG を確認．

Ferrari F, Nascimento P Jr, Vianna PT: Complete atrioventricular block during renal transplantation in a patient with Alport's syndrome: case report. Sao Paulo Med J, 119: 184-186, 2001.

疾患名	分類内容	麻酔上の問題点
Alström 症候群	肥満，7 歳までに盲，聾，思春期以降に糖尿病，糸球体硬化症，肝腎機能不全，拡張性心筋症．	肝機能を確認．糖尿病，肥満に特に注意．腎排泄性薬物の使用に注意．高濃度吸入麻酔薬に注意，頻脈を避ける．

Awazu M, Tanaka T, Sato S, et al: Hepatic dysfunction in two sibs with Alstrom syndrome: case report and review of the literature. Am J Med Genet, 69: 13-16, 1997.

Corbetti F, Razzolini R, Bettini V, et al: Alstrom syndrome: cardiac magnetic resonance findings. Int J Cardiol, 167: 1257-1263, 2013.

疾患名	分類内容	麻酔上の問題点
Amaurotic familial idiocy （家族性黒内障性白痴）	Gangliosidosis GM2（Tay-Sachs 病）を参照．	
Amyotonica congenita （先天性筋無緊張症），infantile muscular atrophy （乳児性筋萎縮症）	前角細胞変性	（筋組織量減少により）チオペンタール，プロポフォールおよび呼吸抑制薬投与量に敏感．可能ならば筋弛緩薬を避ける：非脱分極性筋弛緩薬に対する反応が予想できない．

Appendix A ● 特殊疾患・症候群の麻酔

疾患名	分類内容	麻酔上の問題点
Amyotrophic lateral sclerosis (筋萎縮性側索硬化症)	運動ニューロン変性．進行性筋力低下，呼吸不全．誤嚥性肺炎を引き起こしやすい．	基本的呼吸状態を確認（肺活量測定）．スキサメトニウムは禁忌：K^+放出により心停止する可能性．チオペンタール，プロポフォール，筋弛緩薬は最小投与量を使用．ロクロニウム，スガマデクスも使える．筋弛緩モニター使用．呼吸抑制薬を避ける．区域麻酔を考慮．

Moser B, Lirk P, Lechner M, et al: General anaesthesia in a patient with motor neuron disease. Eur J Anaesthesiol, 21: 921-923, 2004.
Prabhakar A, Owen CP, Kaye AD: Anesthetic management of the patient with amyotrophic lateral sclerosis. J Anesth, 27: 909-918, 2013.

疾患名	分類内容	麻酔上の問題点
Analbuminemia (無アルブミン血症)	極端に低いアルブミン（4〜100 mg/100 mL）．	アルブミンに結合する薬剤に敏感（プロポフォール，チオペンタール，ベクロニウムなど）．

Koot BGP, Houwen R, Pot DJ, et al: Congenital analbuminemia biochemical and clinical implications. A case report and literature review. Eur J Pediatr, 163: 664-670, 2004.

疾患名	分類内容	麻酔上の問題点
Analphalipoproteinemia (無 α-リポタンパク血症)	Tangier 病を参照．	
Andersen 病 （糖原病第Ⅳ型：glycogen storage disease type Ⅳ）	glucosyl transferase（分枝形成酵素）欠損．早期重症肝病変：肝不全，脾腫，出血傾向．	凝固因子を確認：過度出血は新鮮凍結血漿で治療．麻酔下の低血糖症の可能性．血糖値測定と周術期ブドウ糖輸液．

De Armendi A, Patel V, Mayhew JF: Anesthetic management in a child with Glycogen Storage Disease IV. Paediatr Anaesth, 20: 475, 2010.

疾患名	分類内容	麻酔上の問題点
Andersen 症候群	周期性四肢麻痺，QT 間隔延長，重症顔中部低形成→相対的下顎前突出：下顎構造，下顎角異常（三角顔貌），後側弯症．	気道に問題がありうる：マスク換気，困難気道の可能性．困難気道用カート用意，呼吸状態評価．QT 間隔延長症候群に注意．スキサメトニウムを避ける．

Young DA: Anesthesia for the child with Andersen's syndrome. Paediatr Anaesth, 15: 1019-1020, 2005.

（次ページへ続く）

547

Appendix A ● 特殊疾患・症候群の麻酔

疾患名	分類内容	麻酔上の問題点
Angelman 症候群	発育遅延, 頭蓋顔面奇形, 垂涎, 運動失調, 痙攣, 発作性大笑い, 筋萎縮. 75％で母親の15q染色体の遺伝的障害でGABA$_{A\beta}$サブユニット受容体に影響があり, 麻酔薬に対する反応を変える可能性. 迷走神経緊張亢進.	通常, 協調性に欠ける. 抗痙攣薬継続. 静脈催眠薬（GABA$_{A\beta}$）と筋弛緩薬（ミオパチー）に注意. プロポフォールが有用の可能性. 吸入麻酔薬, オピオイドに対する反応は正常. 困難気道の可能性. 迷走神経過活動制限のため予防的アトロピン投与.

Bevinetto CM, Kaye AD: Perioperative considerations in the patient with Angelman syndrome. J Clin Anesth, 26: 75-79, 2014.

疾患名	分類内容	麻酔上の問題点
Angioedema（血管性浮腫）〔hereditary angioneurotic edema：遺伝性血管神経性浮腫〕	四肢, 顔, 体幹, 気道, 内臓に突発的に褐色浮腫が4時間から1週間出現. 第11染色体の突然変異. 小児期発症で特発性と区別可能. 病因：1）C1 esterase inhibitor 欠損（正常の20％まで減少）, または2）機能不全C1 esterase inhibitor が正常値. 血管作動性物質蓄積→血管透過性亢進→浮腫. 通常無痛：前駆性局所性穿痛や"きつい感じ"も起こりうる. しばしば, 外傷, 振動で誘発. 腹痛, 下痢を伴うことあり：血液濃縮により低血圧, ショック, 咽頭浮腫（通常徐々に発生）. 死因はほとんど喉頭浮腫：死亡率33％にも. 長期治療は抗線溶剤とホルモン剤.	補体測定結果, Hct, 水分バランス, 治療歴, 薬剤反応歴を確認. 変声, 発音障害に注意.\n予防（特に歯科手術）：術前, C1 inhibitor 補充療法, さもなくば新鮮凍結血漿1〜3日投与. 術中, 術後, イプシロン-アミノカプロン酸IV静注継続. アンドロゲンが効果的.\n急性発作：アドレナリン, ステロイド, 抗ヒスタミン薬（診断が真性アナフィラキシーのとき）, 新鮮凍結血漿または精製C1 inhibitor.\n咽頭浮腫発生：気管挿管（24〜72時間挿管しておく）. 気管挿管が不可能なら, 気管切開.\n麻酔：できるだけ区域麻酔. エアウェイ, 気管チューブ挿入に細心の注意.

Wall RT, Frank M, Hahn M: A review of 25 patients with hereditary angioedema requiring surgery. Anesthesiology, 71: 309-311, 1989.

Riedl M: Hereditary angioedema therapies in the United States: Movement toward an international treatment consensus. Clin Ther, 34: 623-630, 2012.

Williams AH, Craig TJ: Perioperative management for patients with hereditary angioedema. Allergy Rhinol (Providence), 6: 50-55, 2015.

疾患名	分類内容	麻酔上の問題点
Angio-osteohypertrophy（血管骨肥大症）	Klippel-Trénaunay-Weber 症候群を参照.	

Appendix A ● 特殊疾患・症候群の麻酔

疾患名	分類内容	麻酔上の問題点
Anhidrotic ectodermal dysplasia (無汗性外胚葉性異形成)	Christ-Siemens-Touraine 症候群を参照.	
Antley-Bixler 症候群	劣性遺伝の骨軟骨疾患：頭蓋癒合症，顔正中低形成，後鼻腔閉鎖，関節拘縮．心，消化管，腎異常を伴うことあり．気道閉塞の早期対策（気管切開を含む）が必要なことあり．新生児期に頭蓋癒合症の大手術が必要.	呼吸合併症，困難気道の可能性．困難気道用カート用意．体位に注意．四肢変形が強いと静脈路の確保困難.

Boswell D, Mayhew J: Anesthesia for an infant with Antley-Bixler syndrome. Paediatr Anaesth, 17: 497-498, 2007.

疾患名	分類内容	麻酔上の問題点
Apert 症候群 (尖頭合指症： acrocephalosyndactyly)	発育遅延．上顎形成不全，眼球突出．合指症．頭蓋骨癒合症：頭蓋内圧亢進を伴うことあり，頸椎癒合．気管が細く気管軟骨が癒合していることがある（"竹様気管"）．CHDを伴うことあり.	マスク麻酔が困難な可能性：LMA 準備，経口挿管はほとんど問題ない．鼻腔狭窄のため経鼻挿管は困難な可能性．気管チューブ周囲にリーク確認．頭蓋内圧亢進の可能性．気道合併症が多い：最近の上気道感染症に注意.

Barnett S, Moloney C, Bingham R: Perioperative complications in children with Apert syndrome: a review of 509 anesthetics. Paediatr Anaesth, 21: 72-77, 2011.

疾患名	分類内容	麻酔上の問題点
Arachnodactyly (くも指症)	Marfan 症候群を参照.	
Arima 症候群	先天性黒内障，精神運動遅滞を伴った脳幹の奇形，多嚢胞腎のため腎機能低下，不全．肝不全のこともある.	慢性腎不全があれば術前血清電解質を確認．腎排泄性薬物に注意．術中の高カリウム血症で心電図に変化が生じると治療を要する.

Koizuka S, Nishikawa K-I, Nemoto H, et al: Intraoperative QRS-interval changes caused by hyperkalaemia in an infant with Arima syndrome. Paediatr Anaesth, 8: 425-428, 1998.

（次ページへ続く）

Appendix A ● 特殊疾患・症候群の麻酔

疾患名	分類内容	麻酔上の問題点
Arthrogryposis multiplex（多発性関節拘縮症）	多発性先天性関節拘縮硬直：10％にCHD．術中に頻脈，代謝亢進，体温上昇が認められることがあるが，悪性高熱の古典的生化学的，遺伝マーカーはない．	チオペンタール/プロポフォール必要量低下：筋肉は脂肪で置換されている．非脱分極性筋弛緩薬に感受性が高い．顎運動制限による気道確保/困難気道，困難気道用カート用意．原因不明の頻脈，体温上昇がしばしば認められる（悪性高熱は発症しない）．体温をモニターして冷却の用意．

Chowdhuri R, Samui S, Kundu AK: Anesthetic management of a neonate with arthrogryposis multiplex congenita for emergency laparotomy. J Anaesthesiol Clin Pharmacol, 27: 244-246, 2011.

疾患名	分類内容	麻酔上の問題点
Asplenia 症候群（無脾症候群）	無脾：内臓位置異常，（単心室など）複雑心血管奇形；多くでチアノーゼ，心不全．重症感染症の感受性大．	術前心エコーを含め心血管状態評価．適応があれば亜急性細菌性心内膜炎（SBE）予防．清潔操作，逆隔離．心抑制薬を避ける：ケタミン，ミダゾラム，フェンタニルを推奨．

Uchida K, Ando T, Okuda C: Anesthetic management of an infant with a single ventricle（asplenia syndrome）for non-cardiac surgery. Masui, 41: 1793-1797, 1992.

疾患名	分類内容	麻酔上の問題点
Ataxia telangiectasia（運動失調毛細管拡張症）	小脳性失調，皮膚・結膜毛細管拡張：血清IgAまたはIgE減少．免疫欠陥→反復性肺・副鼻腔感染：気管支拡張症．重症貧血もありうる．網内系悪性腫瘍（約10％）．	Hb値，Hct値，必要に応じ呼吸機能検査．貧血治療．適応があれば予防的抗菌薬投与．厳重な無菌法（逆隔離）．術後酸素投与が必要となる可能性．

Lockman JL, Iskander AJ, Bembea M, et al: Anesthetic and perioperative risk in the patient with Ataxia-Telangiectasia. Pediatr Anesth, 22: 256-262, 2012.

疾患名	分類内容	麻酔上の問題点
Bardet-Biedl 症候群	発育遅延，色素性網膜症，多指症，肥満，性腺発育不全，糖尿病，高血圧（Laurence-Moon 症候群に特徴的な痙性対麻痺はない）．腎異常，CHDを伴うことあり．	術前心臓（心エコー），腎臓（BUN/クレアチニン），内分泌，水分状態の評価．適応があればSBE予防．造影剤は注意して使用．二分喉頭蓋の可能性．

Bauman ML, Hogan GR: Laurence-Moon-Biedl syndrome. Am J Dis Child, 126: 119-126, 1973.

Chittoodan S, Crowe S: Day care general anaesthesia for a child with Bardet-Biedl syndrome. Case Rep Med: ii, 2010.

Appendix A ● 特殊疾患・症候群の麻酔

疾患名	分類内容	麻酔上の問題点
Bartter's 症候群	低K・低Cl性代謝性アルカローシス，血圧は正常であるが循環血液量減少．Cl再吸収障害，尿にK喪失．傍糸球体組織過形成，アルドステロン分泌亢進，プロスタグランジン産生過剰，レニン・アンジオテンシン・アルドステロン系活性亢進．	酸塩基平衡を確認，電解質異常補正困難．循環動態不安定，侵襲的モニターが必要の可能性．電解質，循環血液量に注意．区域麻酔が適している．

Kannan S, Delph Y, Moseley HS: Anaesthetic management of a child with Bartter's syndrome. Can J Anaesth, 42: 808-812, 1995.

疾患名	分類内容	麻酔上の問題点
Beare-Stevenson 症候群	クローバーの葉形頭蓋，水頭症，眼球突出，後鼻孔閉鎖，口蓋裂，頭蓋骨癒合症，花環状皮膚，および性器異常を伴う頭蓋骨癒合症．	気道維持，困難気道の可能性．困難気道用カート用意．皮膚の変化により静脈路確保困難．頸を動かすときに注意．適応があれば用手頸椎固定を行う．点眼し（テープなどで）眼を閉じ保護する．術後換気状態観察．

Upmeyer S, Bothwell M, Tobias JD: Perioperative care of a patient with Beare-Stevenson syndrome. Paediatr Anaesth, 15: 1131-1136, 2005.

疾患名	分類内容	麻酔上の問題点
Becker 症候群	Duchenne muscular dystrophy を参照．	

(次ページへ続く)

551

Appendix A ● 特殊疾患・症候群の麻酔

疾患名	分類内容	麻酔上の問題点
Beckwith 症候群 (Bechwith-Wiedemann 症候群，乳児巨人症：infantile giagntism)	遺伝子障害によるまれな疾患で，遺伝形式は種々．生下時体重＞4,000 g：巨大舌症，眼球突出；臍帯ヘルニア，内臓巨大症，過粘稠度症候群，臍帯ヘルニア，CHD そして低血糖が多くみられる（新生児低血糖参照）．口蓋裂を合併することあり，口蓋裂修復時には舌縮小術も施行する．舌縮小術を施行しないと重篤な気道閉塞が起こる危険あり．	術前心エコーで CHD 除外，巨大舌による気道の問題（マスク換気困難）と困難気道．困難気道用カート用意．年齢に比して気管が太い，カフ付きチューブ使用を考慮．頻回に血糖値をモニター，低血糖の治療はブドウ糖の緩徐点滴（ボーラス投与では反動性低血糖をきたす）．術後の気道閉塞にはネーザルエアウェイが有用．高 Hct 値で瀉血が必要なことあり．

Suan C, Ojeda R, Garcia-Perla JL, et al: Anaesthesia and the Beckwith-Wiedemann syndrome. Paediatr Anaesth, 6: 231-233, 1996.

Kimura Y, Kamada Y, Kimura S: Anesthetic management of two cases of Beckwith-Wiedemann syndrome. J Anesth, 22: 93-95, 2008.

Eaton J, Atiles R, Tuchman JB: GlideScope for management of the difficult airway in a child with Beckwith-Wiedemann syndrome. Paediatr Anaesth, 19: 696-698, 2009.

Batra M, Valecha UK: Anesthetic management of tongue reduction in a case of Beckwith-Wiedemann syndrome. J Anaesthesiol Clin Pharmacol, 30: 562-564, 2014.

疾患名	分類内容	麻酔上の問題点
Behçet 症候群	口腔内巨大潰瘍（通常，初発症状，食道まで及ぶことあり），外陰部潰瘍：ブドウ膜炎，光彩炎，結膜炎，皮膚病変，非侵食性関節炎．血管炎，心筋・中枢神経系が侵されることもある．皮膚穿刺部敗血症の危険など．	心臓が侵されていないか，術前の心エコーと ECG．無菌操作．ステロイド投与歴がありうる：栄養状態が悪いことあり．咽頭瘢痕により困難気道となりうる．困難気道用カート用意．

Turner ME: Anaesthetic difficulties associated with Behçet's syndrome. Case report. Br J Anaesth, 44: 100-102, 1972.

Salihoglu Z, Dikmen Y, Demiroluk S, et al: Oral aphthous ulcers after difficult intubation in a patient with Behcet's disease. Anaesthesia, 57: 620-621, 2002.

疾患名	分類内容	麻酔上の問題点
Binder 症候群	上顎鼻異形成：重症例は外科的形成が必要．	上顎前方移動，上顎・下顎鋼線固定により，術中，術後に気道に問題が起こりうる．

Chummun S, McLean NR, Nugent M, et al: Binder syndrome. J Craniofac Surg, 23: 986-990, 2012.

Appendix A ● 特殊疾患・症候群の麻酔

疾患名	分類内容	麻酔上の問題点
Blackfan-Diamond 症候群	先天性特発性赤血球無形成. 肝・脾腫大：脾機能亢進症, 血小板減少症. 頭蓋顔面異常と心奇形の可能性. ステロイドと繰り返し輸血で治療, ヘモクロマトーシスを起こすことあり. 骨髄移植が成功することあり. 悪性腫瘍（白血病）の頻度が高い.	術前心エコー検査. 術前凝固検査：貧血治療, 血小板輸血準備, ステロイド追加投与. ヘモクロマトーシスを考慮.
Bland-White-Garland 症候群	左冠動脈が主肺動脈幹より起始する冠動脈奇形. 心筋虚血で急性心不全. 早期に外科治療を行わなければ死亡.	術前心エコー. 冠動脈疾患患者と同様の麻酔. 左心不全で人工心肺離脱に強力治療必要の可能性.

Kleinschmidt S, Grueness V, Molter G: The Bland-White-Garland syndrome: clinical picture and anaesthesiological management. Paediatr Anaesth, 6: 65-68, 1996.

Minkovich LL, Brister SJ, Slinger PD: Transesophageal echocardiography in adult-type Bland-White-Garland syndrome. Anesth Analg, 104: 1348-1349, 2007.

Bowen 症候群	Cerebrohepatorenal 症候群を参照.	
Brachmann-de Lange 症候群	発達遅延, 頭蓋顔面・心・消化管奇形, 多毛症, 斜視を伴った精神遅滞. 胃食道逆流と誤嚥で頻回肺感染.	術前心エコー, 肺の状態を確認. 気道確保困難・困難気道を予想する. 困難気道用カート用意. 適応があればSBE予防.

Fernández-García R, Pérez Mencía T, Gutiérrez-Jodra A, et al: Anesthetic management with laryngeal mask in a child with Brachmann-de Lange syndrome. Paediatr Anaesth, 16: 698-700, 2006.

Branchio-Oto-Renal (BOR) 症候群 (鰓耳腎症候群) 〔Melnick-Fraser 症候群〕	鰓溝性囊胞・瘻, 聾, 耳介前孔, 外耳奇形, 腎奇形.	心拍数を注意してモニター. セボフルラン麻酔下でアトロピンやアドレナリンの治療を要する徐脈のエピソードあり.

Taylor MH, Wilton NC: Bradycardia with sevoflurane in siblings with Branchio-oto-renal syndrome. Paediatr Anaesth, 17: 80-83, 2007.

（次ページへ続く）

Appendix A ● 特殊疾患・症候群の麻酔

疾患名	分類内容	麻酔上の問題点
Brugada 症候群	西洋ではまれだが，東南アジアでより多い．心筋のNaチャネル障害が原因．心臓の解剖は正常だが，前胸部誘導でST部分上昇，不完全右脚ブロック．心室性頻脈や心室細動が起こりやすい．	副交感神経系刺激を避ける（抗コリン薬使用，筋弛緩薬リバースに注意）．Naチャネルに影響する薬（局所麻酔薬）に注意．チオペンタール/プロポフォール，吸入麻酔薬はおそらく大丈夫．体温を正常に維持する．術中は除細動パットを装着．術後心電図モニター．

Baty L, Hollister J, Tobias JD: Perioperative management of a 7-year-old child with Brugada syndrome. J Intens Care Med, 23: 210-214, 2008.

Flamée P, De Asmundis C, Bhutia JT, et al: Safe single-dose administration of propofol in patients with established Brugada syndrome: a retrospective database analysis. Pacing Clin Electrophysiol, 36: 1516-1521, 2013.

Fuyuta M, Nakao S, Takai N, et al: Sudden cardiac arrest during general anesthesia in an undiagnosed Brugada patient. J Cardiothorac Vasc Anesth, 27: 1334-1336, 2013.

Camurati-Engelmann 病 （進行性長管骨骨幹形成不全）	長管骨や頭蓋骨の皮質肥厚，骨格痛，筋力低下，脳神経圧迫，病的骨折．	困難気道の可能性（カート用意）．体位どり，体位変換に注意．筋弛緩薬使用注意．

Passariello M, Almenrader N: Anesthesia for a child with Camurati-Engelmann disease. Pediatr Anesth, 23: 464-465, 2013.

Canavan 病	Leukodystrophy を参照．	

Cantrell 五徴症	臍より上の腹壁腹直筋欠損，胸骨・横隔膜非形成，心膜欠損，心奇形；中隔欠損，弁欠損．重症呼吸窮迫，低酸素血症に陥りやすい．	術前の心エコーで心臓評価．不整脈のモニター．非心臓手術で全身麻酔に仙骨麻酔の併用成功例が報告されている．

Saito T, Suzuki A, Takahata O, et al: Anesthetic management of a patient with Cantrell's pentalogy diagnosed prenatally. Can Anesth Soc J, 51: 946-947, 2004.

Capillary angioma with thrombocytopenic purpura （血小板減少性紫斑病を伴った毛細血管症候群）	Kasabach-Merritt 症候群を参照．	

Appendix A ● 特殊疾患・症候群の麻酔

疾患名	分類内容	麻酔上の問題点
Carcinoid 腫瘍 (カルチノイド腫瘍，類癌腫)	(血管作動性ペプチドを分泌する) カルチノイド腫瘍は成人でより多くみられるが，小児でもみられる．虫垂に多いが，他の場所（精巣，気管支，消化管）でも発生する．通常，組織検査で診断される．カルチノイド症候群（発赤，低血圧など）は小児では非常にまれだが，悪性カルチノイド腫瘍ではみられることがある．心線維症（カルチノイド心臓病）がみられる場合がある．	術前心エコー検査で，弁膜症を検索．緩徐でストレスフリーな麻酔導入と維持．交感神経系刺激薬（ケタミンなど）やヒスタミン遊離薬（モルヒネ，ペチジンなど）は避ける．周術期のクリーゼ予防に，オクトレオチドが選択薬となる．

Mancuso K, Kaye AD, Boudreaux JP, et al: Carcinoid syndrome and perioperative anesthetic considerations. J Clin Anesth, 23: 329-341, 2011.

Castillo JG, Silvay G, Solis J: Current concepts in diagnosis and perioperative management of carcinoid heart disease. Semin Cardiothorac Vasc Anesth, 17: 212-223, 2013.

疾患名	分類内容	麻酔上の問題点
Cardioauditory 症候群 (心聴覚症候群)	Jervell-Lange-Nielsen 症候群を参照．	
Carpenter 症候群 (尖頭多合指症：acrocephalopolysyndactyly)	肥満，発育遅延，塔状頭蓋，特異顔貌，合指症，四肢奇形，CHD，性腺発育不全．	術前心エコー．適応があればSBE 予防．下顎発育不全のため困難気道となりうる．困難気道用カート用意．

Batra YK, Rajeev S, Nishtala S, et al: Anesthetic implications of Carpenter syndrome (Acrocephalopolysyndactyly type II). Paediatr Anaesth, 18: 1235-1237, 2008.

Kadakia S, Helman SN, Healy NJ, et al: Carpenter syndrome: a review for the craniofacial surgeon. J Craniofac Surg, 25: 1653-1657, 2014.

疾患名	分類内容	麻酔上の問題点
Central core 病 (筋中心核病，筋中心軸病)	筋ジストロフィー：筋萎縮のない筋緊張低下．悪性高熱症の危険性が高い．	術前，呼吸状態を慎重に評価．チオペンタール，プロポフォール，呼吸抑制薬に敏感：筋弛緩薬慎重使用（術後人工換気が必要になりうる）．スキサメトニウムは使用禁忌．悪性高熱症を誘発する可能性のある薬剤は投与しない（Chapter 6 参照）．

Brislin RP, Theroux MC: Core myopathies and malignant hyperthermia susceptibility: a review. Paediatr Anaesth, 23: 834-841, 2013.

Klingler W, Rueffert H, Lehmann-Horn F, et al: Core myopathies and risk of malignant hyperthermia. Anesth Analg, 109: 1167-1173, 2009.

(次ページへ続く)

Appendix A ● 特殊疾患・症候群の麻酔

疾患名	分類内容	麻酔上の問題点
Cerebrohepatorenal 症候群 （脳肝腎症候群，Bowen 症 候群，Zellweger 症候群）	新生児黄疸，肝腫，多嚢性 腎，筋緊張低下，凝固障害，身体醜形．発育遅延．CHD を伴うことあり．筋緊張低下 と胃食道逆流症のため肺炎を 繰り返しやすい．	術前心エコー検査．呼吸状態 の慎重評価，困難気道用カー ト用意．低プロトロンビン血 症の治療，FFP 投与は外科 的出血量を低下させる可能性 あり．薬物代謝障害．筋弛緩 薬や腎より排泄される薬物は 少量ずつ使用．筋弛緩薬は確 実に拮抗する．

Platis CM, Kachko L, Peled E, et al: Anesthesia for the child with Zellweger syndrome: a case report. Paediatr Anaesth, 16: 361-362, 2006.

Catch 22 症候群	DiGeorge 症候群参照．	
Charcot-Marie-Tooth 症候群 （腓骨筋萎縮：peroneal muscular atrophy）	遺伝性多発性神経障害．脚と 腕の筋力低下．心臓：不整 脈，伝導障害，心筋症．本症 候群患者 2 人で悪性高熱症の 報告があるが，因果関係は確 立していない．	術前心エコー検査．非脱分極 性筋弛緩に対する反応は通常 正常．不整脈に注意．悪性高 熱症誘発薬剤も多くの患者で 問題なく使用されている．

Antognini JF: Anaesthesia for Charcot-Marie-Tooth disease: a review of 86 cases. Can J Anaesth, 39: 398-400, 1992.

CHARGE 連合	視神経脈絡膜欠損，CHD，後鼻孔閉鎖，腎臓異常，生殖 器低形成，耳欠損の組み合わ せ．	術前心エコー検査．気道確保 困難・困難気道，成長に伴い 困難気道度が増す．困難気道 用カート用意．腎機能障害の 可能性．

Stack CG, Wyse RK: Incidence and management of airway problems in the CHARGE Association. Anaesthesia, 46: 582-585, 1991.
Hara Y, Hirota K, Fukuda K: Successful airway management with use of a laryngeal mask airway in a patient with CHARGE syndrome. J Anesth, 23: 630-632, 2009.

Chédiak-Higashi 症候群	好中球機能不全．組織球多臓 器浸潤．限局性白皮症，免疫 不全，汎血球減少症，肝脾 腫，反復性細菌感染．神経疾 患，発育遅延．ステロイド，細胞毒性薬を投与して寛解を 導入する．	無菌法（逆隔離）．使い捨て 用具を使う．反復性肺感染の ため肺機能障害．術後合併症 を予防する積極的治療が必 要．追加ステロイド投与．血 小板減少のため血小板輸血が 必要となりうる．

Ulsoy H, Erciyes N, Ovali E, et al: Anesthesia in Che'diak-Higashi syndrome — case report. Middle East J Anaesthesiol, 13: 101-105, 1995.

Appendix A ● 特殊疾患・症候群の麻酔

疾患名	分類内容	麻酔上の問題点
Cherubism（ケルブム症）	上下顎骨線維性異形成，口腔内腫瘍により呼吸困難を起こしうる．	気管挿管が極度に困難なことあり：急性呼吸不全では，気管切開も必要．困難気道用カート用意．口腔内腫瘍手術中大量出血の可能性．

Monclus E, Garces A, Artes D, et al: Oral to nasal tube exchange under fibroscopic view: a new technique for nasal intubation in a predicted difficult airway. Paediatr Anaesth, 18: 663-666, 2008.

疾患名	分類内容	麻酔上の問題点
Chotzen 症候群	Saethre-Chotzen 症候群を参照．	

疾患名	分類内容	麻酔上の問題点
Christ-Siemens-Touraine 症候群 (無汗性外胚葉性異形成 anhidrotic ectodermal dysplasia)	無発汗・無流涙．発汗による体温調節不能→熱不耐症．粘液産生不全→持続性呼吸器感染症．	下顎発育不全により気管挿管が困難なことあり．困難気道用カート用意．体温をモニターして全身冷却の用意．吸入ガスの加湿．術前・術後胸部理学療法．

Hotta M, Koitabashi T, Umemura N, et al: Anesthetic management of a patient with hypohidrotic ectodermal dysplasia. Masui, 49: 414-416, 2000.

Kuriakose R, Balakrishnan M: Anesthetic problems in Christ Siemens Touraine syndrome — a case report. Middle East J Anaesthesiol, 18: 647-650, 2005.

疾患名	分類内容	麻酔上の問題点
Chronic granulomatous disease (慢性肉芽腫)	遺伝性白血球機能異常：非病原菌（細菌，真菌）による反復感染，病的炎症．呼吸機能低下．多臓器浸潤．95％に肝腫，高度肝障害で門脈圧亢進症．血小板減少症も起こる．胃腸障害で逆流と誤嚥が起こりやすい．骨髄移植で治療効果がみられうる．	術前呼吸機能評価．凝固系を確認．無菌法（逆隔離）．迅速導入を考慮．肝代謝性薬物は慎重投与．

Wall RT, Buzzanell CA, Epstein TA, et al: Anesthetic considerations in patients with chronic granulomatous disease. J ClinAnesth, 2: 306-311, 1990.

Qasim W, Gennery R: Gene therapy for primary immunodeficiencies: current status and future prospects. Drugs, 74: 963-969, 2014.

Mahdaviani SA, Mohajerani SA, Rezaei N, et al: Pulmonary manifestations of chronic granulomatous disease. Expert Rev Clin Immunol, 9: 153-160, 2013.

（次ページへ続く）

Appendix A ● 特殊疾患・症候群の麻酔

疾患名	分類内容	麻酔上の問題点
CINCA 症候群	慢性乳児期発症神経皮膚関節症候群．乳児期に発症する発熱および皮膚・関節炎症を繰り返す遺伝性自己炎症症候群．進行性発育遅延および筋消耗を認めることあり．異常顔貌を伴うことあり．	麻酔および手術の侵襲が炎症を悪化させる危惧．この点からプロポフォールとレミフェンタニルのTIVAが推奨されている．筋弛緩薬は慎重投与．困難気道の可能性．困難気道用カート用意．

Höhne C, Burkhardt U: Anesthesia in an infant with a CINCA syndrome. Paediatr Anaesth, 18: 575-577, 2008.

Paccaud Y, Berthet G, Von Scheven-Gête A, et al: Neonatal treatment of CINCA syndrome. Pediatr Rheumatol Online J, 12: 52, 2014.

疾患名	分類内容	麻酔上の問題点
Cockayne 症候群	醜形小人症，発育遅延，早老現象：小児期初期に発現．著明な上顎，巨大歯，陥没眼．運動失調，末梢神経障害，屈曲拘縮．高血圧，動脈硬化症，腎疾患を伴う．多くは30代までに死亡．	困難気道．困難気道用カート用意．LMAをあらかじめ挿入して，気管支ファイバースコープで挿管．声門下狭窄があり，細いチューブ（年齢体重があてにならない）が必要となる．体位をとるのが難しい．随伴心血管・腎疾患の問題，術前心電図で心筋虚血/梗塞を認めることあり．

Raghavendran S, Brown KA, Buu N: Perioperative management of patients with Cockayne syndrome — recognition of accelerated aging with growth arrest. Paediatr Anaesth, 18: 360-361, 2008.

Rapin I: Disorders of nucleotide excision repair. Handb Clin Neurol, 113: 1637-1650, 2013.

疾患名	分類内容	麻酔上の問題点
Collagen diseases（膠原病）（皮膚筋炎：dermatomyositis，結節性多発動脈炎：polyarteritis nodosa，関節リウマチ：rheumatoid arthritis，全身性エリテマトーデス：systemic lupus erythematosus）	種々の臓器浸潤を伴う全身性結合織疾患．骨粗鬆症，筋肉内脂肪浸潤，貧血，線維肺浸潤．腎障害も多い．しばしば，ステロイド療法中．	側頭下顎関節炎，輪状披裂関節炎により気道確保困難・困難気道．困難気道用カート用意．骨切り術，骨折，小外傷後の脂肪塞栓の危険．ステロイド補充療法．

Smith BL: Anaesthesia for patients with juvenile chronic arthritis（Still's disease）. Anaesthesia, 53: 314, 1998.

LaMont LE, Doyle SM: Orthopedic aspects of collagen disorders. Curr Opin Pediatr, 26: 79-84, 2014.

Appendix A ● 特殊疾患・症候群の麻酔

疾患名	分類内容	麻酔上の問題点
Congenital heart block (先天性心ブロック)	CHDの1％以下を占める，他のCHDと合併することもあり．房室結節とヒス束との間，またはヒス束で伝導障害．上室性不整脈が起こることあり．多くて20％が心不全，ストークス・アダム発作を起こす．心拍数55未満は乳児では耐えられない，変時性薬にほとんど反応しない．	術前心臓チームへのコンサルテーションを強く勧める．不整脈や房室ブロック悪化の危険があり，術前に一時的経静脈的ペースメーカー挿入が勧められる．新生児ではこれに臍静脈が使える．代替でパットを用いた経皮ペーシングもある．乳児では，経食道ペーシングはあまり有効ではない．心拍数を増やす傾向がありセボフルランが有用の可能性．

Kussman BD, Madril DR, Thiagarajan RR, et al: Anesthetic management of the neonate with congenital complete heart block: a 16-year review. Paediatr Anaesth, 15: 1059-1066, 2005.

疾患名	分類内容	麻酔上の問題点
Congenital insensitivity to pain and anhidrosis (CIPA) (先天性無痛無汗症)	神経成長因子欠損によるまれな常染色体性疾患．疼痛および熱に対し無知覚，無発汗，発育遅延の可能性．高体温が起こる．胃排出時間の遅れが報告されている．	痛覚はないが敏感な触覚，不快感を遮断するために手術には麻酔が必要．思春期患者では，BISモニターで過量投与を予防できる可能性があるが，若年患者での有用性は確立されていない．体温の慎重観察と正常体温維持．抗コリン作動性薬を避ける必要はない．RSIが推奨される．

Brandes IF, Stuth EA: Use of BIS monitor in a child with congenital insensitivity to pain with anhidrosis. Paediatr Anaesth, 16: 466-470, 2006.

Zlotnik A, Gruenbaum SE, Rozet I, et al: Risk of aspiration during anesthesia in patients with congenital insensitivity to pain with anhidrosis: case reports and review of the literature. J Anesth, 24: 778-782, 2010.

（次ページへ続く）

Appendix A ● 特殊疾患・症候群の麻酔

疾患名	分類内容	麻酔上の問題点
Conradi 症候群 (点状骨端軟骨異形成：chon-drodysplasia epiphysealis punctata，先天性石灰化軟骨異形成：chondrodysplasia calcificans congenita，コアラ熊症候群：koala bear syndrome)	拘縮を伴った軟骨ジストロフィー，鞍鼻，巨または小頭症，小顎症，発育遅延：小人症，先天性白内障．症例により CHD，腎奇形．	術前心エコー評価．困難気道の可能性．困難気道用カート用意．

Tasker WG, Mastri AR, Gold AP: Chondrodystrophia calcificans congenita（dysplasia epiphysealis punctata）: recognition of the clinical picture. Am J Dis Child, 119: 122-127, 1970.

Porter FD, Herman GE: Malformation syndromes caused by disorders of cholesterol synthesis. J Lipid Res, 52: 6-34, 2011.

Cori 病	von Gierke 病を参照．	
Cornelia de Lange 症候群	低身長，小頭症，精神遅滞，多毛で眉が濃い特有の顔貌．短・異形四肢，乳頭低形成，肋骨・胸骨欠損．低毛髪線，薄口唇，下向き（"鱈"）口．低音唸り様啼泣．30 % で CHD．頻回誤嚥，易感染性（免疫系障害）．ミダゾラムで呼吸抑制症例の報告．	術前心エコー評価．無菌法励行．困難気道あり．困難気道用カート用意．麻酔導入で気道閉塞が起こりやすい．ミダゾラムを避ける．

Tsusaki B, Mayhew JF: Anaesthetic implications of Cornelia de Lange syndrome. Paediatr Anaesth, 8: 181, 1998.

Stevic M, Milojevic I, Bokun Z, et al: Unpredictable drug reaction in a child with Cornelia de Lange syndrome. Int J Clin Pharm, 37: 1-3, 2015.

Boyle MI, Jespersgaard C, Brøndum-Nielsen K, et al: Cornelia de Lange syndrome. Clin Genet, 88: 1-12, 2015.

Costello 症候群	精神遅滞と発育遅延，粗い顔貌，たるんだ皮膚（頸部，手掌，足底），乳頭腫（口，鼻，肛門）．心臓の障害があることも多い．30 % で CHD．肥大性心筋症が20%．下垂体機能低下，甲状腺機能低下，副腎機能低下を含む内分泌系の問題．低血糖も起こる．短頸，後鼻腔閉鎖，巨大舌，喉頭乳腺腫などの潜在的気道問題．	術前心エコー評価．内分泌機能評価．気道に注意．困難気道用カート用意．術後の呼吸状態監視．長い手術では術中血糖確認．

Katcher K, Bothwell M, Tobias JD: Anaesthetic implications of Costello syndrome. Paediatr Anaesth, 13: 257-262, 2003.

Appendix A ● 特殊疾患・症候群の麻酔

疾患名	分類内容	麻酔上の問題点
Cretinism (クレチン病) 〔先天性甲状腺機能低下症： congenital hypothyroid- ism〕	甲状腺腫：甲状腺ホルモン合成障害による甲状腺機能低下症．巨大舌．呼吸中枢は抑制に敏感．CO_2の蓄積多い．低血糖，低ナトリウム血症，低血圧，心拍出量低下．発育遅延予防のために早期にレボチロキシンでの治療が必須．	可能ならば術前に甲状腺機能低下，貧血の治療．レボチロキシン静脈内投与治療も役立つ可能性．巨大舌による気道閉塞．困難気道用カート用意．注意深く体温をモニター．強制温風送風加温ブランケットの使用．心筋抑制薬は避ける．輸血は慎重に行う：心筋弛緩により過量輸血に耐えられない．

Mason KP, Koka BV, Eldredge EA, et al: Perioperative considerations in a hypothyroid infant with hepatic haemangioma. Paediatr Anaesth, 11: 228-232, 2001.

Grosse SD, Van Vliet G: Prevention of intellectual disability through screening for congenital hypothyroidism: how much and at what level? Arch Dis Child, 96: 374-379, 2011.

Krude H, Kühnen P, Biebermann H: Treatment of congenital thyroid dysfunction: Achievements and challenges. Best PractRes Clin Endocrinol Metab, 29: 399-413, 2015.

Cri du chat (猫鳴き症候群)	5p染色体異常による発育遅延，異常（猫様）啼泣，小頭症，丸顔，両眼開離症．症例により，耳異常，小顎，小喉頭蓋，小喉頭．CHDを伴うこともある．	術前心エコー評価．気道障害：喘鳴，喉頭軟化症．気管挿管が困難なことあり，細めの気管チューブが必要なことあり．困難気道用カート用意．抜管後の気道閉塞の危険．

Brislin RP, Stayer SA, Schwartz RE: Anaesthetic considerations for the patient with cri du chat syndrome. Paediatr Anaesth, 5: 139-141, 1995.

dos Santos KM, de Rezende DC, Borges ZD: Anesthetic management of a patient with Cri Du Chat syndrome. Case report. Rev Bras Anestesiol, 60: 630-633, 350-351, 2010.

Crouzon 症候群	頭蓋骨癒合症，両眼開離症，オウム様鼻，上顎形成不全，眼球突出．染色体性骨異常により頭蓋縫合早期癒合，頭蓋内圧亢進．	眼球保護が重要．マスク換気困難，下顎前方突出，オーラルエアウェイ使用．困難気道用カート用意．気管挿管は通常容易．術後気道閉塞が多い：選択的気管切開の適応も検討．上顎伸延手術の外固定装置により，術後さらに気道管理が困難となりうる．口腔へのアクセスが困難となり，開口障害が起こる．

Payne JF, Cranston AJ: Postoperative airway problems in a child with Crouzon's syndrome. Paediatr Anaesth, 5: 331-333, 1995.

Roche J, Frawley G, Heggie A: Difficult tracheal intubation induced by maxillary distraction devices in craniosynostosis syndromes. Paediatr Anaesth, 12: 227-234, 2002.

(次ページへ続く)

Appendix A ● 特殊疾患・症候群の麻酔

疾患名	分類内容	麻酔上の問題点
Cutis laxa (弛緩性皮膚)	弾性線維性変性：垂下皮膚，多発ヘルニア．反復性呼吸器感染症，肺気腫，肺性心，動脈脆弱．	術前肺機能検査．呼吸状態を慎重に評価．無菌法．組織脆弱のため静脈路の維持困難．喉頭周囲過剰軟部組織による気道閉塞．困難気道用カート用意．

Pandey R, Garg R, Manikandan R, et al: Perianesthetic management of generalized congenital cutis laxa syndrome associated with pulmonary stenosis undergoing inguinal hernia repair. Paediatr Anaesth, 18: 907-909, 2008.

Dandy-Walker 症候群	水頭症（p.270）を参照．	

Deletion 9p 症候群 (9p 欠失症候群)	9p 染色体短腕部分欠失は発育遅延，三角頭蓋症，顔貌異常，小口症，口蓋裂，後鼻腔狭窄，心疾患，腎疾患を伴う．胃食道逆流および誤嚥で肺感染を繰り返す．	気道維持困難・困難気道：細い気管チューブが必要なことあり．困難気道用カート用意．迅速な気道反射回復のために短時間作用性薬を使用．

Cakmakkaya OS, Bakan M, Altintas F, et al: Anesthetic management in a child with deletion 9p syndrome. Paediatr Anaesth, 17: 88-89, 2007.

Dermatomyositis (皮膚筋炎)	Collagen disease（膠原病）を参照．	

DiGeorge 症候群 (Catch 22 症候群，22q 欠失症候群，第3・4鰓弓/咽頭嚢症候群 Catch 22 syndrome, deletion 22q syndrome, Velocardiofacial syndrome, third and fourth brachial arch/pharyngeal pouch syndrome)	大動脈弓，心臓異常，胸腺，上皮小体欠如，上皮小体機能低下症，低カルシウム血症，テタニー，喘鳴．しばしば第22番染色体欠損．免疫不全：真菌，ウイルス易感染性；反復性呼吸器感染症．胸腺移植による治療．	術前心エコー評価．無菌法（逆隔離）．輸血用血液を放射線前処理（30 Gy）し，移植片対宿主反応を防ぐ．カルシウム濃度確認，カルシウムの静脈内持続注入が必要なことあり．アドレナリン添加局所麻酔薬に注意，遷延性頻拍の報告あり．挿管注意：気管軟化症，短気管症あり．

Singh VP, Agarwal RC, Sanyal S, et al: Anesthesia for DiGeorge's syndrome. J Cardiothorac Vasc Anesth, 11: 811, 1997.

Huang RY, Shapiro NL: Structural airway anomalies in patients with DiGeorge syndrome: a current review. Am J Otolaryngol, 21: 326-330, 2000.

Yeoh TY, Scavonetto F, Hamlin RJ, et al: Perioperative management of patients with DiGeorge syndrome undergoing cardiac surgery. J Cardiothorac Vasc Anesth, 28: 983-989, 2014.

Donohue 症候群	Leprechaunism（妖精症）を参照．	

Down 症候群 (trisomy 21 症候群， 蒙古症：mongolism)	Chapter 6 を参照．	

Appendix A ● 特殊疾患・症候群の麻酔

疾患名	分類内容	麻酔上の問題点
Duchenne muscular dystrophy (Duchenne 型筋ジストロフィー)	進行性筋肉偽肥大，多くは心筋も障害される．圧倒的に男性に多い．軽症型の Becker 症候群は女性でみられる．遺伝：21 番染色体におけるジストロフィン遺伝子の X 染色体劣性突然変異．2〜6 歳までは非顕性のことあり，多くは 20 歳未満で死亡．	術前心エコー評価，特に思春期児で行う．スキサメトニウムは禁忌（高カリウム血症性心停止が起こりうる）．乳児期には診断されていないことがあるので，6 歳未満の男児では突然の心停止を避けるためにスキサメトニウムを避ける．吸入麻酔薬は横紋筋融解を起こすことあり．TIVA がよりよい選択とする考えもある．容易に呼吸抑制をきたす．循環・呼吸抑制を抑えるために反応をみながら注意深く薬剤を使用する．非脱分極性筋弛緩薬は注意深く投与し，筋弛緩をモニターする．可能な限り区域麻酔を使う．術後人工呼吸が必要の可能性．

Yemen TA, McClain C: Muscular dystrophy, anesthesia and the safety of inhalational agents revisited; again. Paediatr Anaesth, 16: 105-108, 2006.

Segura LG, Lorenz JD, Weingarten TN, et al: Anesthesia and Duchenne or Becker muscular dystrophy: review of 117 anesthetic exposures. Pediatr Anesth, 23: 855-864, 2013.

Kako H, Corridore M, Kean J: Dexmedetomidine and ketamine sedation for muscle biopsies in patients with Duchenne muscular dystrophy. Paediatr Anaesth, 24: 851-856, 2014.

Brunklaus A, Parish E, Muntoni F, et al: The value of cardiac MRI versus echocardiography in the pre-operative assessment of patients with Duchenne muscular dystrophy. Eur J Paediatr Neurol, 19: 395-401, 2015.

疾患名	分類内容	麻酔上の問題点
Dutch-Kentucky 症候群	Trismus-pseudocamptodactyly（開口障害–偽屈指症）を参照．	

（次ページへ続く）

563

Appendix A ● 特殊疾患・症候群の麻酔

疾患名	分類内容	麻酔上の問題点
EEC 症候群 （欠指，外胚葉性形成異常，口唇裂と口蓋裂 ectrodactyly, ectodermal dysplasia, and cleft lip and palate)	先天性複合奇形．ロブスター爪変形，外胚葉性組織すべての形成異常（中枢神経系を含む），体温調節機構不全（発汗減少症，体温中枢障害）．流涙減少，結膜炎，眼瞼炎．口唇裂，口蓋裂，気道感染，泌尿生殖器異常，低栄養，貧血．8%で発育遅延．	栄養状態，貧血の程度評価．術前の胸部理学療法励行，抗コリン薬（アトロピン）を避ける（発汗に影響する）．皮膚の扱い慎重に，体位，当てものに配慮．眼を保護．口蓋裂があり困難気道なことあり．困難気道用カート用意．加温/冷却ブランケットなどを用いて注意深く体温調節．

Mizushima A, Satoyoshi M: Anaesthetic problems in a child with ectrodactyly, ectodermal dysplasia and cleft lip palate: the EEC syndrome. Anaesthesia, 47: 137-140, 1992.

Edwards 症候群 (trisomy 18 [E])	精神遅滞と形態異常：80%で小顎症，筋緊張低下．95%でCHD，50〜80％で腎奇形．ほとんどが乳児期に死亡．	術前心エコー評価．気道維持困難/困難気道がありうる．困難気道用カート用意．腎排泄性薬物の使用は慎重に．

Courrèges P, Nieuviarts R, Lecoutre D: Anaesthetic management for Edward's syndrome. Paediatr Anaesth, 13: 267-269, 2003.

Ehlers-Danlos 症候群 （ゴム様皮膚：Cutis hyper-elastica)	膠原線維異常：過弾性，脆弱組織；解離性大動脈瘤，血管脆弱：ECG 伝導障害．出血傾向；ヘルニア．心・肺・消化管奇形を伴うことあり．	術前心電図．静脈路の維持困難，点滴の合併症予防困難．脆弱組織，凝固障害による出血の可能性．自然気胸が起こりうる．ECG で伝導障害モニター．頸の運動に注意．出血の危険があり脊髄神経幹ブロックは相対的禁忌．

Lane D: Anaesthetic implications of vascular type Ehlers-Danlos syndrome. Anaesth Intensive Care, 34: 501-505, 2006.

Appendix A ● 特殊疾患・症候群の麻酔

疾患名	分類内容	麻酔上の問題点
Eisenmenger 症候群	高肺血管抵抗（肺高血圧症），心内または心外右左短絡の組み合わせ．呼吸困難，易疲労性，チアノーゼ，太鼓ばち指，心不全．Down 症候群でしばしばみられる．	術前心エコー評価と循環器科へのコンサルテーション．右左心臓短絡の重症度評価：低酸素症，高二酸化炭素症やアシドーシスで短絡が増加することあり．吸入麻酔薬の使用は慎重に．静脈麻酔での導入は効果が急速に現れるので緩徐投与で導入する．大幅に肺血管抵抗を上昇させたり（高二酸化炭素症，低酸素症，アシドーシスなど），体血管抵抗を低下させる（高用量チオペンタール，高用量プロポフォール，SNP など血管拡張薬）薬物投与や不適切気道管理を避ける．胸腔内圧を最小限に保ちながら肺容量を維持するために慎重に陽圧換気を施行．輸液管理は慎重に：循環血液量減少には耐えられない，逆に過剰輸血は右心室不全を引き起こす．赤血球増加は血液の粘稠性を増すが，血液希釈は酸素運搬能を低下させるので血液希釈は慎重に．潜在的問題は多いが，麻酔管理がよければこれらの患児は麻酔によく耐えている．硬膜外麻酔も利用されている．

Lyons B, Motherway C, Casey W, et al: The anaesthetic management of the child with Eisenmenger's syndrome. Can J Anaesth, 42: 904-909, 1995.

Bennett JM, Ehrenfeld JM, Markham L, et al: Anesthetic management and outcomes for patients with pulmonary hypertension and intracardiac shunts and Eisenmenger syndrome: a review of institutional experience. J Clin Anesth, 26: 286-293, 2014.

Elfin facies 症候群 （小妖精顔貌症候群）	Williams 症候群を参照．	

（次ページへ続く）

Appendix A ● 特殊疾患・症候群の麻酔

疾患名	分類内容	麻酔上の問題点
Ellis-van Creveld 症候群 (軟骨外胚葉/中胚葉異形成： chondroectodermal/ mesoectodermal dyspla- sia)	外胚葉性欠損による骨性小人症：50％に CHD. 胸壁異常があり呼吸機能低下. 短四肢, 多指症と爪低形成. 上顎異常, 口唇裂, 口蓋裂, 釘状牙, 肝脾腫を伴うことあり. 多くは乳児期に死亡.	術前心エコー評価. 気管挿管は通常と変わらないこともあるが, 気道の問題で気管挿管が困難なこともある. 気道評価を慎重にして, 困難気道に備える. 困難気道カート用意.

Abeles AI, Tobias JD: Anesthetic implications of Ellis-van Creveld syndrome. J Clin Anesth, 20: 618-621, 2008.

Eosinophilic granuloma (好酸球性肉芽腫)	Histiocytosis X (原因不明性組織球増殖症) を参照.	
Epidermolysis bullosa (表皮水疱症) 〔Herlitz 症候群〕	皮膚, 粘膜の小創部より表皮-真皮接合部分離が起こり, びらん, 疱疹を生じる. 種々の型が知られている：単純型表皮水疱症 (優生遺伝, 17 番染色体) は比較的軽症で治癒もはやく瘢痕もほとんど残さない. 致死型表皮水疱症 (劣性遺伝, 12 番染色体) は重症で, 生下時から認められ, 広範に瘢痕ができ, 通常 2 歳までに (しばしば敗血症で) 死亡する. 栄養障害型表皮水疱症 (劣性遺伝, 染色体12) はまれではあるが重症である. 創治癒は遅く広範な瘢痕ができる. 咽頭, 喉頭, 食道に狭窄をきたすことがある. 指が癒合する ("mitten-hand"). 栄養不足で発育遅延, 貧血に陥る. 感染が多い.	二次感染防止のため術前予防的抗菌薬投与. ステロイド治療の既往を調べる. 無菌法 (逆隔離). 気道障害：口腔内損傷, 舌癒着, 口腔内瘢痕；水疱形成を回避するため, 可能な限り気管挿管とオーラルエアウェイ使用を避ける. 気管挿管が必要なときは, ゼリーを十分に気管チューブと喉頭鏡に塗る. 摩擦やずれによる皮膚や粘膜への外傷を避ける. 吹送法か, 十分にパットしたマスクでの吸入麻酔. またはプロポフォールかケタミンで静脈麻酔. 駆血帯使用は慎重に. (皮膚が脱落することがあるので) テープで眼瞼を閉じない, 点眼薬を使用. 絆創膏を使わない (患児/家族は使えるテープがあればどのテープかを知っていることが多い)：パルスオキシメータのプローブは潤滑剤を塗布したガーゼ包帯で保持可能. 心電図のパットは外科的潤滑剤で覆い患児の下に置く. 四肢手術には区域麻酔が適している.

Herod J, Denyer J, Goldman A, et al: Epidermolysis bullosa in children: pathophysiology, anaesthesia and pain management. Paediatr Anaesth, 12: 388-397, 2002.

Saraf SV, Mandawade NJ, Gore SK, et al: Epidermolysis bullosa: Careful monitoring and no touch principle for anesthesia management. J Anaesthesiol Clin Pharmacol, 29: 390-393, 2013.

Appendix A ● 特殊疾患・症候群の麻酔

疾患名	分類内容	麻酔上の問題点
Erythema multiforme （多形性紅斑）	Stevens-Johnson 症候群を参照.	
Eulenburg periodic paralysis （Eulenburg 周期性麻痺）	paramyotonia congenita（先天性異常筋緊張症）を参照.	
Escobar 症候群 （多発性翼状片症候群： multiple pterygium syndrome）	常染色体劣性遺伝性進行性疾患：多発関節拘縮，顔面および性器異常，高度後側弯症. 正常知能.	気道維持困難・困難気道は成長に伴い，より困難となる. 困難気道用カート用意. 点滴路確保可能域が限られていることあり. 当てものをして体位どりを慎重に. 変形があっても硬膜外麻酔が適切なことあり.

Kuzma PJ, Calkins MD, Kline MD, et al: The anesthetic management of patients with multiple pterygium syndrome. Anesth Analg, 83: 430-432, 1996.

Kachko L, Platis CM, Konen O, et al: Lumbar epidural anesthesia for the child with Escobar syndrome. Paediatr Anaesth, 16: 700-702, 2006.

Sertoz N, Gunay H, Karaman S: Anesthetic approach to a patient with multiple pterygium（Escobar）syndrome. Pediatr Anesth, 22: 490-492, 2012.

Mathew S, Chaudhuri S, Arun Kumar H, et al: Airway management in Escobar syndrome: A formidable challenge. Indian J Anaesth, 57: 603-605, 2013.

疾患名	分類内容	麻酔上の問題点
Fabry disease （びまん性体幹被角血管腫： angiokeratoma corporis diffusum）	X 染色体連結脂肪蓄積病. 血管に脂肪が蓄積し，周期的に強度な疼痛，発熱をきたす. 角膜混濁，浅黒い毛細血管拡張：特に陰部，臀部. 高血圧，心筋虚血，腎不全.	術前心エコーで心筋機能検査. ECG で，心筋虚血評価. BUN，クレアチニンで腎機能評価. 腎機能不全があれば，腎排泄性薬物の使用は慎重に.

Woolley J, Pichel AC: Peri-operative considerations for Anderson-Fabry disease. Anaesthesia, 63: 101-102, 2008.

疾患名	分類内容	麻酔上の問題点
Familial dysautonomia （家族性自律神経失調症）	Riley-Day 症候群を参照.	
Familial osteodysplasia （家族性骨異形成）	Andersen 症候群を参照.	

（次ページへ続く）

Appendix A ● 特殊疾患・症候群の麻酔

疾患名	分類内容	麻酔上の問題点
Familial periodic paralysis （家族性周期性四肢麻痺）	血清 K 障害（低または高カリウム血症）による周期性筋力低下．低カリウム血症群の筋力低下は，筋肉中大量 K 取り込みによる血清 K 低下による．	血清 K 血糖値，ECG をモニター：K 値，血糖を正常範囲に保つ．筋弛緩薬は避ける．スキサメトニウムで高カリウム血症．体温保持．糖液過剰投与を避ける．成人でプロポフォールとレミフェンタニルの TIVA がうまく使えた報告あり．区域麻酔が有用．

Kim JB: Channelopathies. Korean J Pediatr, 57: 1-18, 2014.

Bandschapp O, Iaizzo PA: Pathophysiologic and anesthetic considerations for patients with myotonia congenita or periodic paralyses. Paediatr Anaesth, 23: 824-833, 2013.

疾患名	分類内容	麻酔上の問題点
Fanconi 症候群 （腎尿細管性アシドーシスを伴った貧血：anemia with renal tubular acidosis）	通常，シスチン症による．近位尿細管障害：腎機能低下：アシドーシス，K 喪失，脱水．年長児ではシスチン沈着により甲状腺，膵臓の機能不全をきたす．10 代で腎移植を受けることあり．	電解質，酸塩基平衡障害補正：腎排泄性薬物の使用は慎重に．筋弛緩薬としては，シスアトラクリウムが好まれるがロクロニウムも可．筋弛緩モニター使用．他の代謝・内分泌障害の可能性に留意．

Ray TL, Tobias JD: Perioperative care of the patient with nephropathic cystinosis. Paediatr Anaesth, 14: 878-885, 2004.

Pandey R, Garg R, Chakravarty C: Lowe's syndrome with Fanconi syndrome for ocular surgery: perioperative anesthetic considerations. J Clin Anesth, 22: 635-637, 2010.

疾患名	分類内容	麻酔上の問題点
Farber disease （脂肪肉芽腫症：lipogranulomatosis）	スフィンゴミエリン沈着：広範な臓器脂肪肉芽腫症，特に中枢神経系．全身的に沈着すると，心不全，腎不全に陥る．	術前に心肺・腎機能を慎重に評価．口腔，咽頭，喉頭にスフィンゴミエリン沈着：困難気道．困難気道用カート用意．

Asada A, Tatekawa S, Terai T, et al: The anesthetic implications of a patient with Farber's lipogranulomatosis. Anesthesiology, 80: 206-209, 1994.

疾患名	分類内容	麻酔上の問題点
Favism （ソラマメ中毒症） 〔glucose-6-phosphate dehydrogenase (G-6-PD) 欠損症〕glucose-6-phosphate dehydrogenase (G-6-PD)deficiency	自然に，または薬物，ソラマメ，感染により誘発される溶血性貧血．	溶血を起こす薬剤（アスピリン，フェナセチン，スルホンアミド，キニジン，メチレンブルーなど）を投与しない．ミダゾラム，セボフルラン，N_2O，ロクロニウムは使用可能．貧血：必要に応じて輸血．

Wada R, Hino H, Ando Y: Case of laparoscopic cholecystectomy in a patient with glucose-6-dehydrogenase deficiency. Masui, 57: 200-202, 2008.

Elyassi AR, Rowshan HH: Perioperative management of the glucose-6-phosphate dehydrogenase deficient patient: a review of literature. Anesth Prog, 56: 86-91, 2009.

Appendix A ● 特殊疾患・症候群の麻酔

疾患名	分類内容	麻酔上の問題点
Fetal alcohol 症候群 （胎児アルコール中毒症候群）	妊婦の大量アルコール摂取による乳児異常：発育遅延，知能障害，頭蓋顔面異常（小頭症，小眼球症，上唇低形成，平坦上顎），心疾患（特にVSDが多い），腎奇形，鼠径ヘルニア.	術前心エコーで評価. 困難気道の可能性，困難気道用カート用意. 腎機能の評価.

Clarren SK, Smith DW: The fetal alcohol syndrome. N Engl J Med, 298: 1063-1067, 1978.

Finucaine BT: Difficult intubation associated with the fetal alcohol syndrome. Can Anaesth Soc J, 27: 574-575, 1980.

Burd L, Deal E, Rios R, et al: Congenital heart defects and fetal alcohol spectrum disorders. Congenit Heart Dis, 2: 250-255, 2007.

Fibrodysplasia ossificans progressiva （進行性化骨性線維異形成）	Myositis ossificans（化骨性筋炎）を参照.	
Focal dermal hypoplasia （巣状皮膚形成不全） 〔Goltz 症候群〕	種々の特徴，多発性粘膜皮膚乳頭腫症. 個体発生囊胞，骨の巨大細胞腫瘍.	気道内乳頭腫による換気困難の可能性. 困難気道の可能性，困難気道用カート用意.

Holtzman RS: Airway involvement and anesthesia management in Goltz syndrome. J Clin Anesth, 3: 422-425, 1991.

Gosavi KS, Mundada SD: Anaesthetic management in Gorlin-Goltz syndrome. Indian J Anaesth, 56: 394-396, 2012.

Forbes disease（糖原病第Ⅲ型：glycogen storage disease typeⅢ）	von Gierke 病を参照.	
Freeman-Sheldon 症候群 （Freeman-Sheldon "口笛顔貌" 症候群：Whistling face syndrome）	進行性先天性ミオパチー，筋異形成. 常染色体性またはX染色体性劣性遺伝. 顔筋の緊張亢進，線維化. 両眼開離症，小口症，小顎症. ミオパチーのため四肢屈曲拘縮. 斜視，鼠径ヘルニアが多い. 晩年，後側弯症による拘束性肺疾患. まれだが悪性高熱症が合併.	小口症および小顎症による極端な困難気道：筋弛緩薬でも硬い顔筋は弛緩しない. ハロタンまたはスキサメトニウムで筋硬直が起こることあり. 四肢屈曲拘縮のため点滴部位が制限される. 肺機能低下（晩年）. 小口症が重症でなければLMAを利用しての気管支ファイバースコープ挿管. 術中・術後疼痛対策に区域麻酔が有効な可能性あり. 悪性高熱症を誘発しない薬剤を使う.

Madi-Jebara S, EI-Hajj C, Jawish D, et al: Anesthetic management of a patient with Freeman-Sheldon syndrome: case report. J Clin Anesth, 219: 460-462, 2007.

Hamilton T, Sathyamoorthy M: A case of Freeman-Sheldon syndrome. Anesthetic challenges. J Miss State Med Assoc, 57: 6-8, 2016.

Evans TA, Flores RL, Tholpady SS, et al: Malignant hyperthermia in a 3-year-old child with microstomia. J Craniofac Surg, 26: 217-219, 2015.

（次ページへ続く）

Appendix A ● 特殊疾患・症候群の麻酔

疾患名	分類内容	麻酔上の問題点
Friedreich ataxia (Friedreich 失調症)	小脳, 脊髄側・後柱の進行性変性:側弯症, 心筋変性, 心筋線維症→心不全, 重症不整脈. 耐糖能低下:10%は糖尿病.	術前代謝状態と心エコー検査を慎重に評価. 心抑制薬に注意:心電図を注意深くモニター. プロポフォールとレミフェンタニルによる TIVA が推奨されている. BIS の反応は正常. 筋弛緩薬への反応は不確定. 可能なら筋弛緩薬を避ける. さもなければ, 筋弛緩モニターを使いながらのシスアトラクリウム (あるいはロクロニウム) 使用可能.

Pancaro C, Renz D: Anesthetic management in Friedreich's ataxia. Paediatr Anaesth, 15: 433-434, 2005.

疾患名	分類内容	麻酔上の問題点
Gangliosidosis (リン脂質蓄積症) GM1, type 1 GM1, type 2 GM2 (Tay-Sachs 病: Sandhoff 病)	いずれのタイプも致死性. 保存的治療のみ. ・乳児期に急性発症. 急激神経症状進行, 重症骨異常:肺浸潤多い. 2歳までに死亡. ・乳児期発症. 進行性精神運動障害:盲, 痙攣. Ashkenazi ユダヤ人家系に多い. 全身的変化は少ない. 5歳 (多くは2歳) までに死亡. (Tay-Sachs 病, Sandhoff 病). ・若年発症型 (まれ):同様症状. 発症緩やか. 10歳までに心肺不全により死亡.	進行性神経欠損症状のため呼吸合併症:循環・呼吸状態は慎重に評価.

Maegawa GH, Stockley T, Tropak M, et al: The natural history of juvenile or subacute GM2 gangliosidosis: 21 new cases and literature review of 134 previously reported. Pediatrics, 118: e1550-1562, 2006.

Venugopalan P, Joshi SN: Cardiac involvement in infantile Sandhoff disease. J Paediatr Child Health, 38: 98-100, 2002.

疾患名	分類内容	麻酔上の問題点
GAPO 症候群 (growth retardation, alopecia, pseudo-anodontia, and optic atrophy)	発育遅延, 稀毛禿頭症, 巨舌症, 視神経萎縮, 頭蓋骨形成不全, 乳歯萌出遅延がみられ, 心筋症, 肺高血圧症, 緑内障を伴う.	術前心機能評価 (心エコー検査), 困難気道 (顔面異常, 巨舌, 短頸) 準備, 経鼻ファイバースコープ挿管困難, 経口挿管, 坐位で呼吸改善.

Sinha R, Trikha A, Laha A, et al: Anesthetic management of a patient with GAPO syndrome for glaucoma surgery. Paediatr Anaesth, 21: 910-912, 2011.

Nanda A, Al-Ateeqi WA, Al-Khawari MA, et al: GAPO syndrome: a report of two siblings and a review of literature. Pediatr Dermatol, 27: 156-161, 2010.

Appendix A ● 特殊疾患・症候群の麻酔

疾患名	分類内容	麻酔上の問題点
Gardner 症候群	家族性大腸ポリポーシス：骨腫瘍，皮脂囊，線維腫，消化管腺癌や腸重積の併発．	特別な麻酔上の問題の報告はないが，出血性ポリープで貧血．

Alkhouri N, Franciosi JP, Mamula P: Familial adenomatous polyposis in children and adolescents. J Pediatr Gastroenterol Nutr, 51: 727-732, 2010.

疾患名	分類内容	麻酔上の問題点
Gaucher 病	中枢神経系，肝，脾などに，リソソーム酵素グルコセレブロシダーゼ欠損によりセレブロシド沈着．血清酸性ホスファターゼ上昇．心臓病変も．誤嚥性肺疾患（偽球麻痺）：肝脾腫，脾機能亢進症による血小板減少症も起こりうる．明確な神経症状があれば（神経細胞障害2型，3型），通常，乳児期に死亡．非神経細胞障害型（1型）では，より慢性で，骨疼痛，骨折などを伴う．酵素補充療法が限定的効果．	呼吸機能慎重評価：誤嚥に注意．気管挿管は通常問題ないが，開口障害や頸・気道にセレブロシド沈着があれば困難気道の可能性あり．外科的出血が大きな問題となることあり，凝固障害を治療し，貧血を補正する．

Ioscovich A, Briskin A, Abrahamov A, et al: Uncomplicated outcome after anesthesia for pediatric patients with Gaucher disease. Can J Anaesth, 52: 845-847, 2005.

Kaplan P, Baris H, De Meirleir L, et al: Revised recommendations for the management of Gaucher disease in children. Eur J Pediatr, 172: 447-458, 2013.

疾患名	分類内容	麻酔上の問題点
Glanzmann 病 （血小板無力症： thromboasthenia)	血小板機能異常→軽度血小板減少性紫斑病：高エネルギーリン酸系異常．いかなる手術でも，かなりの出血の危険．	出血に対する特殊治療法なし：血小板輸血効果は少ない．遺伝子組み換え活性第Ⅶ因子と抗血栓溶解薬との組み合わせによる治療が効果的である可能性．ステロイド投与歴．

Gunaydin B, Ozkose Z, Pezek S: Recombinant activated factor VII and epsilon aminocaproic acid treatment of a patient with Glanzmann's thrombasthenia for nasal polipectomy. J Anesth, 21: 106-107, 2007.

疾患名	分類内容	麻酔上の問題点
Glucose-6-phosphate dehydrogenase （G-6-PD 欠損症) (G-6-PD) deficiency	Favism（ソラマメ中毒症）を参照．	

（次ページへ続く）

Appendix A ● 特殊疾患・症候群の麻酔

疾患名	分類内容	麻酔上の問題点
Glycogen storage disease （糖原病） Type Ⅰ Type Ⅱ Type Ⅲ（Cori disease; Forbes disease） Type Ⅳ Type Ⅴ Type Ⅵ（Hers disease） Type Ⅶ Type Ⅷ	第Ⅰ型：von Gierke 病を参照. 第Ⅱ型：Pompe 病を参照. 第Ⅲ型（Cori 病, Forbes 病）：von Gierke 病を参照. 第Ⅳ型：Andersen 病を参照. 第Ⅴ型：McArdle 病を参照. 第Ⅵ型（Hers 病）：von Gierke 病を参照. 第Ⅶ型：muscle phosphofructokinase deficiency を参照. 第Ⅷ型：hepatic phosphorylase kinase deficiency を参照.	
Goldenhar 症候群 （眼耳介脊椎症候群：oculoauriculovertebral syndrome，片側性小顔面：hemifacial microsomia）	片側下顎形成不全, 20％に CHD. 22 染色体トリソミーによる胚奇形. 脊椎異常により頸の伸展が妨げられる可能性.	術前心エコー評価. 気道の問題：麻酔が導入されると, マスク保持, 気道維持困難. 気管挿管がきわめて困難なことがあるが, 容易なこともある（片側または左半分障害）. 右側頭下顎関節と下顎骨とが障害されていたり, 両側性であれば, 困難気道の程度が増す. LMA（あれば Proseal, しかし LMA 留置が成功しない可能性がある）, 気管支ファイバースコープ, 困難気道用カート用意. LMA 留置が困難な場合あり. プロポフォールとレミフェンタニルとの TIVA で迅速に覚醒の可能性あり. 覚醒後抜管.

Nargozian C, Ririe DG, Bennun RD, et al: Hemifacial microstomia: anatomical prediction of difficult intubation. Pediatr Anesth, 9: 393-398, 1999.

Altintas F, Cakmakkaya OS: General anesthesia for a child with Goldenhar syndrome. Paediatr Anaesth, 15: 529-530, 2005.

Milne AD, Dower AM, Hackmann T: Airway management using the pediatric GlideScope in a child with Goldenhar syndrome and atypical plasma cholinesterase. Paediatr Anaesth, 17: 484-487, 2007.

Ozlü O, Simsek S, Alacakir H, et al: Goldenhar syndrome and intubation with the fiberoptic bronchoscope. Paediatr Anaesth, 18: 793-794, 2008.

Aydogan MS, Begec Z, Erdogan MA, et al: Airway management using the ProSeal laryngeal mask airway in a child with Goldenhar syndrome. Eur Rev Med Pharmacol Sci, 16: 559-561, 2012.

Appendix A ● 特殊疾患・症候群の麻酔

疾患名	分類内容	麻酔上の問題点
Goltz 症候群	focal dermal hypoplasia（巣状皮膚形成不全）を参照.（Gorlin-Goltz 症候群も参照）	
Gonadal dysgenesis（性腺形成不全）	Turner 症候群を参照.	
Gorham 症候群（骨消失病：disappearing bone disease)	広範囲骨溶解とリンパ管腫症.神経・呼吸合併症を伴った病的骨折と骨変形.重度の後側弯症を伴うことあり.骨障害に関する問題：頸椎亜脱臼,胸郭変形による呼吸不全.胸水や乳び胸もみられる.知能は正常.	困難気道の可能性.困難気道用カート用意.頸椎損傷警戒.乳び胸による低タンパク血症があれば,タンパク結合性薬剤の慎重使用.筋線維束性攣縮による骨折を避けるためスキサメトニウムは使用しない.移送,体位どりは慎重に.術後人工換気が必要なことあり.

Szabo C, Habre W: Gorham syndrome: anaesthetic management. Anaesthesia, 55: 157-159, 2000.

| Gorlin-Chaudhry-Moss 症候群 | 頭蓋顔面異骨症,動脈管開存症,多毛症,大陰唇形成不全,歯・眼異常,知能正常. | 頭部非対称：気道確保困難.困難気道用カート用意.LMA 留置が困難な場合あり. |

Ortalli G, Tiberio I, Mammana G: Gorlin-Goltz syndrome. Observation of a case. English abstract. Minerva Anesthesiol, 57: 161-163, 1991.

| Gorlin-Goltz 症候群（基底細胞母斑症候群：basal cell nevus syndrome) | 多発性母斑様基底細胞癌,両眼開離症,下顎突出症,多発性顎嚢,線維肉腫,後側弯症,頸椎・胸椎不完全分節；先天性水頭症,精神遅滞など. | 体位,挿管には十分注意：頸部運動に制限あり.頭蓋内圧亢進が見逃されることあり. |

Debu A, Sleth JC, Girard C, et al: The use of subcutaneous infusion tumescent anesthesia in photodynamic therapy pain control. Paediatr Anaesth, 22: 600-601, 2012.

| Grönblad-Strandberg 症候群（弾力線維性偽黄色腫：pseudoxanthoma elasticum) | 皮膚・眼・心血管系弾力組織変性：動脈破裂,特に消化管において：高血圧,動脈石灰化,脳・冠動脈閉塞. | 術前心血管系状態評価心電図と心エコー.冠動脈疾患に準じた管理.静脈路の維持困難.頻脈,高血圧を避ける（動脈瘤破裂）.動脈ラインは避ける（血管損傷）.鼻胃チューブ挿入を避ける（出血）. |

Krechel SL, Ramirez-Inawat RC, Fabian LW: Anesthetic considerations in pseudoxanthoma elasticum. Anesth Analg, 60: 344-347, 1981.

（次ページへ続く）

Appendix A ● 特殊疾患・症候群の麻酔

疾患名	分類内容	麻酔上の問題点
Guillain-Barré 症候群〔急性（特発性）多発神経炎：acute (idiopathic) poly-neuritis〕	急性多発性神経病：進行性末梢性神経炎，通常脳神経を侵す；低換気および低血圧を伴う球麻痺．感染・手術後に発症することあり．進行抑制のため血漿交換や免疫療法による早期治療がきわめて望ましい．気管切開，間欠的陽圧換気が必要となりうる．	多発性神経炎発症後最低3ヵ月か下位運動ニューロン障害が解消するまではスキサメトニウムは禁忌（K放出の危険性）．血行動態不安定．術後に筋力低下および腱反射消失，多発性神経炎症状などで最初の症状が現れることあり．ロクロニウムは慎重投与．

Jones GD, Wilmshurst JM, Sykes K, et al: Guillain-Barré syndrome: delayed diagnosis following anaesthesia. Paediatr Anaesth, 9: 539-542, 1999.

Hughes RA, Swan AV, van Doorn PA: Intravenous immunoglobulin for Guillain-Barré syndrome. Cochrane Database Syst Rev, 19: CD002063, 2014.

疾患名	分類内容	麻酔上の問題点
Hallervorden-Spatz 病	常染色体劣性遺伝脳幹神経節障害：認知症，失調症，舞踏病に陥る．斜頸，脊椎弯曲，咬痙がみられる．体位変換で気道閉塞・酸素飽和度低下のエピソードが起こりうる．定位視床切断術によりかなり神経症状が改善することあり．	術前呼吸器系の状態を十分に評価．吸入麻酔薬で導入すると，異常体位や咬痙が軽減し，挿管が容易になる．スキサメトニウムを避ける（K上昇と硬直増強することあり）．（困難気道では）急速導入を避ける．困難気道用カート用意．通常の麻酔薬に対する反応は正常．他の麻酔薬への反応は正常．

Keegan MT, Flick RP, Matsumoto JY, et al: Anesthetic management for two-stage computer-assisted, stereotactic thalamotomy in a child with Hallervorden-Spatz Disease. J Neurosurg Anesthesiol, 12: 107-111, 2000.

Sinha R, Biyani G, Bhattacharjee S: Anaesthetic management of a child with panthothenate kinase-associated neurodegeneration. Indian J Anaesth, 59: 43-46, 2015.

疾患名	分類内容	麻酔上の問題点
Hand-Schüller-Christian 症候群	Histiocytosis X を参照．	

疾患名	分類内容	麻酔上の問題点
Harlequin 症候群	体を二分する分画線を伴った皮膚色変化．偏側交感神経節障害による顔面半分の発汗，紅潮．	通常の麻酔で禁忌はない．交感神経節障害により頸部手術時に顔面半分の紅潮が起こることあり．

Kil HK, Kim WO, Cho JE, et al: Transient postoperative harlequin syndrome combined with Horner's syndrome in a pediatric patient after neck mass excision. Paediatr Anaesth, 17: 597-598, 2007.

Appendix A ● 特殊疾患・症候群の麻酔

疾患名	分類内容	麻酔上の問題点
Hecht-Beals 症候群	発育遅延, くも指, 後側弯症, 先天性多発関節拘縮.	開口制限による困難気道：術前には明らかでない. 困難気道用カート用意.

Nagata O, Tateoka A, Shiro R, et al: Anaesthetic management of two paediatric patients with Hecht-Beals syndrome. Paediatr Anaesth, 9: 444-447, 1999.

Kumar A, Chandran R, Khanna P, et al: Successful difficult airway management in a child with Hecht-Beals syndrome. Indian J Anesth, 56: 591-592, 2012.

Hemangioma with thrombocytopenia (血小板減少症を伴った血管腫)	Kasabach-Merritt 症候群を参照.	

Hemolytic uremic 症候群 (溶血尿毒症症候群)	通常1〜2歳で起こる：前駆感染症(通常, 消化管感染)に引き続き, 急に腎不全, 溶血性貧血, 血小板減少症が起こる. 全身的に障害されることもある. 心血管系：重度高血圧, 心筋炎, うっ血性心不全：呼吸器系=呼吸不全. 中枢神経系：抑制が進行して嗜眠状態, 痙攣, 昏睡に陥る. 肝機能不全, 痙攣, 昏睡を伴う肝脾腫. 凝固障害：血小板減少症, 血小板機能低下, プロトロンビン時間延長, 出血時間延長. 輸血, 血液透析で治療. その他は対症療法.	手術当日朝の抗痙攣薬投与を確認. 術前心エコーとECG検査で心機能, 心筋炎の症候チェック. 系統的な肺機能の評価が必要. 電解質異常, 酸塩基平衡異常, 凝固異常を補正. (消化管機能不全のため)"フルストマック"の危険あり. 迅速導入が必要. 肝, 腎機能の影響を受けない麻酔薬, 筋弛緩薬がよい (理論的にはイソフルラン, デスフルラン, シスアトラクリウムがよいが, セボフルラン, ロクロニウムも安全に使える). 術中, 術後持続的に生化学的検査が必要.

Johnson GD, Rosales JK: The haemolytic uraemic syndrome and anesthesia. Can J Anaesth, 34: 196-199, 1987.

Grisaru S: Management of hemolytic-uremic syndrome in children. Int J Nephrol Renovasc Dis, 7: 231-239, 2014.

(次ページへ続く)

Appendix A ● 特殊疾患・症候群の麻酔

疾患名	分類内容	麻酔上の問題点
Hepatic phosphorylase kinase deficiency (肝ホスホリラーゼキナーゼ欠損症)〔糖原病第Ⅷ型：glycogen storage disease type Ⅷ〕	肝腫：肝グリコーゲン濃度増加．やや発育遅延，運動発達遅滞．軽度から中程度の低血糖が起こりうる．食事制限で多くの患児は無症状で普通の生活をしている．時に，より重篤な低血糖とアシドーシスを呈する．非常にまれだが，この種の一型が重篤新生児低血糖症を起こすことあり．	術前に代謝状態と病歴とを注意深く評価．麻酔合併症の報告なし．周術期に血糖（適応があれば酸塩基平衡も）をモニターし，必要ならグルコース含有輸液剤を用いる．

Tuchman M, Brown BI, Burke BA, et al: Clinical and laboratory observations in a child with hepatic phosphorylase kinase deficiency. Metabolism, 35: 627-633, 1986.

Echaniz-Laguna A, Akman HO, Mohr M, et al: Muscle phosphorylase b kinase deficiency revisited. Neuromuscul Disord, 20: 125-127, 2010.

Herlitz 症候群	epidermolysis bullosa（表皮水疱症）を参照．	

Hermansky-Pudlak 症候群	白皮症：血小板機能異常性出血傾向．致死的肺線維症．	凝固機能モニター．肺気機能の評価．術中，血小板輸血が必要となりうる．

Haddadin AS, Ayoub CM, Sevarino FB, et al: Evaluation of hemostasis by the Clot Signature Analyzer: a potentially valuable device for the anesthesiologist. J Clin Monit Comp, 15: 125-129, 1999.

Bin Saeedan M, Faheem Mohammed S, Mohammed TL: Hermansky-pudlak syndrome: high-resolution computed tomography findings and literature review. Curr Probl Diagn Radiol, 44: 383-385, 2015.

Hers 病	von Gierke 病を参照．	

Histiocytosis X (原因不明性組織球増殖症)〔好酸球性肉芽腫：eosino-philic granuloma: Hand-Schüller-Christian 症候群, Letterer-Siwe 病〕	溶骨性骨病変，内臓（喉頭，肺，肝，脾）病変．臨床経過は急性白血病に似る．脾機能亢進症，汎血球減少症，貧血，紫斑病，出血；肝浸潤．呼吸器-広範肺門浸潤：呼吸不全，肺性心．歯肉炎，壊死→無歯．トルコ鞍浸潤で尿崩症．化学療法または放射線療法，あるいは併用中．	貧血，凝固障害の補正．心肺機能の慎重な評価．電解質，水分バランス評価．ステロイド投与歴．喉頭線維症：困難気道もありうる．困難気道用カート用意．動揺歯に注意．

Broscheit J, Eichelbroenner O, Greim C, et al: Anesthetic management of a patient with histiocytosis X and pulmonary complications during Caesarean section. Eur J Anaesthesiol, 21: 919-921, 2004.

Howard JE, Dwivedi RC, Masterson L, et al: Langerhans cell sarcoma: a systematic review. Cancer Treat Rev, 41: 320-331, 2015.

Appendix A ● 特殊疾患・症候群の麻酔

疾患名	分類内容	麻酔上の問題点
Holt-Oram 症候群 (心手症候群：heart-hand syndrome)	上肢異常：80％に CHD（通常，心房中隔欠損），解剖学的正常心臓でも不整脈が起こることがある．不整脈，肺栓塞，冠閉塞による突然死の危険．	心疾患の術前評価（適応により心電図と心エコー）．上肢の静脈系が異常なことがあり静脈確保が難しい．血圧計のカフを巻きにくい．

Shono S, Higa K, Kumano K, et al: Holt-Oram syndrome. Br J Anaesth, 80: 856-857, 1998.
Singh A, Pathania VS, Girotra S, et al: Anesthetic implications in Holt-Oram Syndrome. Ann Cardiac Anaesth, 16: 157-158, 2013.

Homocystinuria (ホモシスチン尿症)	内膜肥厚による血栓塞栓症：水晶体偏位，骨粗鬆症，後側弯症．低血糖が起こることあり．血管造影が血栓症，特に脳血栓症を誘発することあり．	水分投与で尿量維持．血栓塞栓症防止策を血液内科医と相談．弾性ストッキングで静脈うっ滞予防．ブドウ糖を持続投与し血糖値をモニター．N_2O を避ける（ホモシスチンからメチオニンへの転換が阻害されホモシスチンの濃度が上昇する）．

Lowe S, Johnson DA, Tobias JD: Anesthetic implications of the child with homocystinuria. J Clinical Anesth, 6: 142-144, 1994.
Koblin DD: Homocystinuria and administration of nitrous oxide. J Clinical Anesth, 7: 176, 1995.
Asghar A, Ali FM: Anaesthetic management of a young patient with homocystinuria. J Coll Physicians Surg Pak, 22: 720-722, 2012.

Hunter 症候群 (ムコ多糖類症：mucopolysaccharidosis 第Ⅱ型)	Hurler 症候群に似ているが，軽症（p.578 参照）．ムコ多糖類症も参照．	Hurler 症候群と同様の管理．巨大舌による困難気道．LMA による気道確保は必ずしも成功しない．困難気道用カート用意．麻酔からの覚醒遅延，気道閉塞後肺水腫が報告されている．

Busoni P, Fognani G: Failure of the laryngeal mask to secure the airway in a patient with Hunter's syndrome (mucopolysaccharidosis type II). Paediatr Anaesth, 9: 153-155, 1999.
Kreidstein A, Boorin MR, Crespi P, et al: Delayed awakening from general anaesthesia in a patient with Hunter syndrome. Can J Anaesth, 41: 423-426, 1994.

（次ページへ続く）

Appendix A ● 特殊疾患・症候群の麻酔

疾患名	分類内容	麻酔上の問題点
Hurler 症候群 （ムコ多糖類症：mucopoly- saccharidosis 第ⅠH型, 旧Ⅰ型）	精神遅滞，怪人様顔貌 gar- goyle facies，聾，関節拘縮， 小人症，漏斗胸，後側弯症. 異常気管気管支軟骨：若年性 重症冠動脈疾患，弁および心 筋障害．肝脾腫．多くは心肺 不全で 10 歳以前に死亡．7 歳以降は突然死が多い．ムコ 多糖類症も参照.	術前心電図・心エコーにより 心機能評価．術前予防的抗菌 薬投与と胸部理学療法．重篤 な冠疾患，心筋障害があれば 頻脈は好ましくなく，アトロ ピンは避ける．リンパ様組織 喉頭浸潤による上気道閉塞. 頸の動きに注意：第2頸脊椎 突起低形成；環軸亜脱臼が起 こりうる．小顎症，短頸，側 頭下顎関節可動制限により困 難気道．ビデオ喉頭鏡，困難 気道用カート用意．特に年長 児で気管挿管はより難しくな る傾向．オーラル，ネーザル エアウェイで気道閉塞が改善 されない可能性．LMA は留 置できても，気道閉塞が改善 されないことあり. プロポフォール，セボフルラ ン，非脱分極性筋弛緩薬が好 まれる．硬膜外麻酔が効かな いことあり（リンパ様組織沈 着のため）．知能障害に加え 体力があり暴れるので，麻酔 導入，術後管理が困難．家族 や介護者の付き添いが有用.

Belani KG, Krivit W, Carpenter BL, et al: Children with mucopolysaccharidosis: perioperative care, morbidity, mortality, and new findings. J Ped Surg, 28: 403–408, 1993.

Gurumurthy T, Shailaja S, Kishan S, et al: Management of an anticipated difficult airway in Hurler's syndrome. J Anaesthesiol Clin Pharmacol, 30: 558–561, 2014.

Hurler-Scheie compound 症候群 （type Ⅰ HS）	Scheie 症候群を参照.	
Hutchinson-Gilford 症候群	Progeria（早老症）を参照.	
Hyalinosis, cutaneous-mu-cosal （皮膚粘膜硝子変性症）	Urbach-Wiethe disease を参照.	
Hyperekplexia （過剰驚愕症）	Stiff baby 症候群を参照.	

Appendix A ● 特殊疾患・症候群の麻酔

疾患名	分類内容	麻酔上の問題点
Hyperpyrexia/ hyperthermia, malignant (悪性高熱症)	Chapter 6（p.213）参照.	
I-cell disease（I 細胞病）（ムコリピド症：mucolipi-doses）	発育遅延，Hurler 症候群様骨変化，重症関節運動制限，慢性呼吸器疾患：心疾患，弁不全が多い．環軸亜脱臼．小児初期に死亡が多いが，20〜30 歳までの生存例もみられる.	術前心評価：心エコーと心電図．肺機能評価．挿管・気道確保困難，顎運動制限，頸部・胸郭硬直．頸の動きに注意：用手頸椎固定が必要．ビデオ喉頭鏡などの用意. 特に推奨される麻酔薬はない．人工呼吸からの離脱困難がありうる.

M Mahfouz AK, George G, Al-Bahlani SS, et al: Difficult intubation management in a child with I-cell disease. Saudi J Anaesth, 4: 105-107, 2010.

Idiopathic thrombocyto-penic purpura （特発性血小板減少性紫斑病）	抗血小板因子が存在し脾臓内の血小板が破壊され，血小板減少症で出血の可能性がある自己免疫疾患．急性，慢性のことあり．血小板減少，出血が起こる．重篤消化管出血や頭蓋内出血は小児ではまれ．通常 2〜3 週間で回復．ステロイド大量療法とγグロブリンで血小板数が増加（手術に向けてなど）．小児では，脾摘はほとんど推奨されない.	ステロイド投与歴．血小板数が極端に低いことがあるが，血小板輸血は効果がない．NSAIDs を投与しない．筋肉内注射は避ける．（脾摘が行われるときは，血小板は脾摘後に投与） 術前の肺炎球菌予防ワクチン投与は必須．脾摘後の予防的抗菌薬投与が必要な可能性.

British Committee for Standards in Haematology General Haematology Task Force: Guidelines for the investigation and management of idiopathic thrombocytopenic purpura in adults, children and in pregnancy. Br J Haematol, 120: 574-596, 2003.

Ivemark 症候群	Asplenia 症候群（無脾症候群）を参照.	

（次ページへ続く）

Appendix A ● 特殊疾患・症候群の麻酔

疾患名	分類内容	麻酔上の問題点
Jervell-Lange-Nielsen 症候群 (Romano-Ward 症候群, congenital long QT syndrome：先天性 QT 延長症候群)	先天性聾，心伝導障害：不整脈，失神（てんかんと誤診される），心電図：巨大 T 波，QT 間隔延長．突然死が起こる．麻酔下で重篤不整脈（心室細動）．薬物療法の結果，QT 延長症候群が起こることあり．	術前 ECG を中心に，心機能を精査：循環器専門医と相談．全身麻酔が不整脈を誘発することあり；β 遮断薬の前処置で不整脈の危険軽減．アトロピン，デスフルランを避ける（セボフルランは使える）．プロポフォールは調律障害を改善する場合あり．プロポフォール，レミフェンタニル（または，他のオピオイド）の TIVA が最適の可能性あり．成人では，QT 間隔を短縮するために左星状神経節ブロックが推奨されている．心室細動は，リドカイン，除細動に反応することあり．β 遮断薬の副作用の低血糖に注意．

Curry TB, Gaver R, White RD: Acquired long QT syndrome and elective anesthesia in children. Paediatr Anaesth, 16: 471-478, 2006.

Saussine M, Massad I, Raczka F, et al: Torsade de pointes during sevoflurane anesthesia in a child with congenital long QT syndrome. Paediatr Anaesth, 16: 63-65, 2006.

Kim HS, Kim JT, Kim CS, et al: Effects of sevoflurane on QT parameters in children with congenital sensorineural hearing loss. Anaesthesia, 64: 3-8, 2009.

Aypar E, Karagoz AH, Ozer S, et al: The effects of sevoflurane and desflurane anesthesia on QTc interval and cardiac rhythm in children. Paediatr Anaesth, 17: 563-567, 2007.

Juvenile hyaline fibromatosis (若年性硝子線維腫症)	常染色体劣性遺伝病．多発性皮下小結節．大小関節の屈曲拘縮，放射線透過性骨破壊（特に大腿骨，上腕骨），歯肉肥厚．全身的には，肋膜，肺，腎臓，消化管にも及ぶ．血管や神経も巻き込まれる．知能は正常．	術前臓器障害確認．歯肉肥厚，頸および側頭骨上顎関節可動制限により困難気道．困難気道用カート用意．注意して体位をとり，当てものをする．

Norman B, Soni N, Madden N: Anaesthesia and juvenile hyaline fibromatosis. Br J Anaesth, 76: 163-166, 1996.

Seefelder C, Ko JH, Padwa BL: Fibreoptic intubation for massive gingival hyperplasia in juvenile hyaline fibromatosis. Paediatr Anaesth, 10: 682-684, 2000.

Appendix A ● 特殊疾患・症候群の麻酔

疾患名	分類内容	麻酔上の問題点
Jeune 症候群 (窒息性胸部ジストロフィー：asphyxiating thoracic dystrophy)	新生児期に窒息に陥る重症胸郭奇形. 頸椎管の狭窄と頸椎不安定が高率でみられる. 胸郭低形成, 肺低形成を伴う. 知能は正常で軽症型が年長児でみられることあり. 網膜低形成, 失明の可能性. 腎嚢胞性変化→腎不全.	高圧換気を避ける (肺低形成). 胸郭拡大手術後に長期人工換気 (場合により在宅管理) が必要. 腎排泄性薬物の使用に注意. 胸郭拡大術自体の有効性は疑問.

Borland LM: Anesthesia for children with Jeune's syndrome (asphyxiating thoracic dystrophy). Anesthesiology, 66: 86-88, 1987.

Campbell RM Jr: Spine deformities in rare congenital syndromes: clinical issues. Spine (Phila Pa 1976), 34: 1815-1827, 2009.

Saletti D, Grigio TR, Tonelli D, et al: Case report: anesthesia in patients with asphyxiating thoracic dystrophy: Jeune syndrome. Rev Bras Anesth, 62: 424-431, 2012.

疾患名	分類内容	麻酔上の問題点
Joubert 症候群 (Mohr 症候群変種, 家族性小脳虫部無形成：Mohr syndrome variant, familial cerebellar vermis agenesis)	まれな常染色体劣性疾患. 小脳虫部異形成, 無形成と脳幹嚢胞. 筋緊張低下, 運動失調, 発作的眼球運動, 舌突出. 発育遅延, 異常呼吸：交代性頻呼吸無呼吸発作. 小児期初期に死亡もある.	周術期の生命の危険を伴う呼吸障害. 麻酔薬, オピオイドに非常に敏感. 吸入導入, 調節呼吸, 局所または区域麻酔. 術後無呼吸モニター, カフェインが役に立つ可能性.

Sriganesh K, Vinay B, Jena S, et al: Anesthetic management of patients with Joubert syndrome: a retrospective analysis of a single-institutional case series. Pediatr Anesth, 24: 1180-1184, 2014.

疾患名	分類内容	麻酔上の問題点
Kabuki 症候群 (歌舞伎症候群)	発育遅延, 頭蓋顔面奇形：50 % で CHD, 25 % で腎疾患. 筋緊張低下があっても筋生検では正常. 多くで側弯が起こる.	術前心エコー検査. 気道管理が困難なことがあるが, その他の特別な麻酔上の問題は報告されていない. 困難気道用カート用意.

Johnson G, Mayhew JF: Anesthesia for a child with Kabuki syndrome. Paediatr Anaesth, 17: 900-901, 2007.

Dentici ML, Di Pede A, Lepri FR, et al: Kabuki syndrome: clinical and molecular diagnosis in the first year of life. Arch Dis Child, 100: 158-164, 2015.

疾患名	分類内容	麻酔上の問題点
Kartagener 症候群	右胸心, 内臓逆位. 不動性線毛, 粘液線毛浄化作用欠損, 副鼻腔炎, 気管支拡張症, 内視鏡式上顎洞手術がよく行われる. 免疫障害.	術前胸部理学療法. 無菌法 (逆隔離). 呼吸状態を評価. 場合により肺葉切除時には障害肺葉を隔離し, 分泌物の流出を防ぐ必要がある.

Sahajananda H, Sanjay OP, Thomas J, et al: General anaesthesia for lobectomy in an 8-year-old child with Kartagener's syndrome. Paediatr Anaesth, 13: 714-717, 2003.

Burduk PK, Wawrzyniak K, Kazmierczak W, et al: Kartagener's syndrome — anaesthetic considerations for ENT surgery. Otolaryngol Pol, 66: 291-294, 2012.

(次ページへ続く)

Appendix A ● 特殊疾患・症候群の麻酔

疾患名	分類内容	麻酔上の問題点
Kasabach-Merritt 症候群	突然血管腫増大：血小板減少症，低フィブリノーゲン症→紫斑，出血，貧血，線溶亢進．放射線治療（手術は DIC を誘発しうる）．血管塞栓術，ステロイド，化学療法，そしてエベロリムスやシロリムスなど DES に用いられる薬剤．治療により腫瘍が破壊される．	手術が予定されているなら，大量出血に対応する準備！動脈ラインなど侵襲的なモニターが必要． 貧血補正，循環血液量不足補正，凝固障害の補正．FFP，血小板輸血．ステロイドが役立つ可能性．

Kawahara M, Takeshita T, Akita S: Anesthetic management of a patient with Kasabach-Merritt syndrome. Anesth Prog, 34: 17-19, 1987.

Kumar S, Taneja B, Saxena KN, et al: Anaesthetic management of a neonate with Kasabach-Merritt syndrome. Indian J Anaesth, 57: 292-294, 2013.

Appendix A ● 特殊疾患・症候群の麻酔

疾患名	分類内容	麻酔上の問題点
Kawasaki 症候群 (川崎病)， 皮膚粘膜リンパ腺症候群 (mucocutaneous lymph node syndrome)	川崎富作が報告（1967年）．原因不明の血管炎による熱性発疹性疾患で心臓も侵す（心臓全壁炎，弁不全，不整脈，冠動脈瘤を伴う冠動脈炎）．1歳をピークに主に4歳以下の乳幼児で男児に多い．感染性はないが流行性，季節性あり，年間1.6万人ほどで増加傾向．6大症状が診断基準：1) 5日以上続く発熱（38℃以上），2) 不定形発疹，3) 両側眼球結膜充，4) 口唇紅潮，苺舌，口腔内発赤，5) 四肢末端皮膚（初期は硬性浮腫や指先紅斑，回復期に指先膜様落屑），6) 片側頸部リンパ節腫脹．アスピリンと大量γグロブリンが用いられ，死亡率は0.01％に低下．20％で無症状性心電図変化から広範心筋梗塞までの心臓病変．冠動脈径が4～6 mm を超えると心臓カテーテル検査．多くは保存的，場合によりバルーン拡大，あるいは内胸動脈グラフト手術．胆道系の合併症で開腹術が必要となることあり．頭痛，痙攣，死亡も含む CNS 血管炎の報告あり．	心臓の状態については循環器内科にコンサルト．心エコーによる術前動脈瘤の評価が重要．急性期患児ではステロイド投与の既往を確認：罹患後3ヵ月は定時手術を避ける．心臓所見がない場合は，麻酔上特別な注意はないが，服用薬剤（アスピリンなど）があれば，その作用に注意．抗痙攣薬が投与されていれば，手術当日の朝に投与する．心筋抑制薬は避け，冠動脈疾患患児の麻酔に準じる．心筋虚血のモニター（V_5，第Ⅱ誘導）．血管作動薬，抗不整脈薬の準備．交感神経ブロックで四肢の虚血変化が改善することあり．セボフルランが問題なく使われている．サリチル酸により術中出血増加の危険性． 約2割にみられる胆嚢肥大の原因は外科的適応（胆嚢炎，胆嚢破裂，腹膜炎）でない場合がほとんどで避けるべきだが，敗血性ショックと鑑別されないと急性期に開腹術が行われ，麻酔管理に難渋する．

Morrison JE, Anderson M, Chan KC, et al: A 15-year review of children with Kawasaki's syndrome having general anesthesia or deep sedation. Paediatr Anaesth, 15: 1053-1058, 2005.
Duzova A, Bakkaloglu A: Central nervous system involvement in pediatric rheumatic diseases: current concepts in treatment. Curr Pharm Des, 14: 1295-1301, 2008.

疾患名	分類内容	麻酔上の問題点
Kenny-Caffey 症候群	知能正常．小人症，大頭症，胸部骨格異常，貧血，低カルシウム血症，反復誤嚥，下顎低形成もみられる．	困難気道のことあり．困難気道用カート用意．気道確保には，LMA 使用も選択肢．周術期はイオン化カルシウム値をモニター．

Janke EL, Fletcher JE, Lewis IH: Anaesthetic management of the Kenny-Caffey syndrome using the laryngeal mask. Paediatr Anaesth, 6: 235-238, 1996.

（次ページへ続く）

Appendix A ● 特殊疾患・症候群の麻酔

疾患名	分類内容	麻酔上の問題点
Ketonuria, branched chain （分岐鎖ケトン尿症）	Maple syrup urine disease （カエデシロップ尿症）を参照.	
Klinefelter 症候群 （精管変性を伴った異数性染 色体症：gonosomal aneu- ploidy with tubular dys- genesis)	男性のみにみられる．性染色 体異常（47XY, XXY）．出生 時不明瞭な性器．長身，知能 低下，行動問題，性腺機能低 下症，骨粗鬆症により椎骨圧 縮．糖尿病の合併もある．思 春期に男性ホルモン補充療法 開始.	糖尿病以外，麻酔上の問題点 報告なし．脊髄損傷を避ける よう慎重に体位をとる（骨粗 鬆症).

Wattendorf DJ, Muenke M: Klinefelter syndrome. Am Fam Physician, 72: 2259-2262, 2005.

Klippel-Feil 症候群	先天性複数頸椎癒合症→頸部 硬直．新生児では後頭脳脊髄 瘤を伴うこともある．Ar- nold-Chiari 奇形，側弯症を 伴うこともある．肋骨異常， 心疾患，腎疾患と関連してい ることがたまにある.	術前心エコーと腎機能評価. 頸が動かないので挿管は非常 に困難：可能な限り意識下挿 管！　または筋弛緩薬を使わ ず，吸入麻酔薬による導入. LMA の用意．完全覚醒する まで抜管しない．困難気道用 カート用意.

Stallmer ML, Vanaharam V, Mashour GA: Congenital cervical spine fusion and airway management: a case series of Klippel-Feil syndrome. J Clin Anesth, 20: 447-451, 2008.

Klippel-Trénaunay-Weber 症候群 （血管骨過形成：angio-os- teohypertrophy)	隣接骨肥大を伴った血管腫 症：血小板減少症．動静脈 瘻，貧血により高心拍出量と なり，心不全に陥りうる：内 臓血管腫症に随伴した血小板 減少症．大頭症，側弯症，漏 斗胸．血管腫からの大量出血 がありうる.	術前心臓を注意深く評価．出 血性病態補正．大量輸血の可 能性．気道の慎重評価．通 常，挿管は容易だが，困難気 道用カートは用意する.

Barbara DW, Wilson JL: Anesthesia for surgery related to Klippel-Trenaunay syndrome: a review of 136 anesthetics. Anesth Analg, 113: 98-102, 2011.

Krabbe 病 （球様細胞性白色異栄養症： globoid cell leukodystro- phy)	Leukodystrophy を参照.	
Lamellar ichthyosis （葉状魚鱗癬）	皮膚角質層の機能異常病変. 魚鱗癬を伴う．重篤な歯科疾 患を伴う場合あり.	開口制限，困難気道用カート 用意．LMA が有用．体温調 節困難．加温ブランケットな ど使用．静脈確保，固定困難.

Hegde HV, Annigeri VM, Pai VV: Anesthetic challenges in lamellar ichthyosis. Paediatr Anaesth, 22: 492-494, 2012.

Appendix A ● 特殊疾患・症候群の麻酔

疾患名	分類内容	麻酔上の問題点
Larsen 症候群	多発性先天性脱臼（膝，肘，股関節），特徴的顔貌．水頭症，口蓋裂，平坦な顔，上向きの鼻．結合組織異常（肋骨，喉頭蓋，披裂軟骨脆弱，気管軟化症）．頸椎異常，不安定な後側弯症．慢性呼吸性障害．CHD.	術前心疾患，呼吸状態評価．頸椎不安定．挿管が困難なことあり，声門下狭窄もありうる．困難気道用カート用意．挿管時頸，頸椎の不安定性に注意．頭蓋内圧亢進もありうる．

Malik P, Choudhry DK: Larsen syndrome and its anaesthetic considerations. Paediatr Anaesth, 12: 632-636, 2002.

Laurence-Moon-Biedl 症候群	発育遅延，色素性網膜症，性腺機能減退症，痙性対麻痺（Bardet-Biedl 症候群に特徴的な多指症，肥満はない）．腎異常，CHD の合併もある．	術前心エコー検査と腎機能評価．CHD があれば適切な検査．腎疾患．

Banman ML, Hogan GR: Laurence-Moon-Biedl syndrome. Report of two unrelated children less than 3 years of age. Am J Dis Child, 126: 119-126, 1973.

Leigh disease （亜急性壊死性脳脊髄障害：subacute necrotizing encephalomyelopathy）	遺伝性神経学的，代謝性疾患．ミトコンドリア筋症．乳児期，小児期に発症．乳児では筋力低下，傾眠，視神経萎縮，聾，錐体路症状を呈する．呼吸パターンが変化し，乳児突然死症候群が起こる可能性がある．ミトコンドリアが侵され細胞内代謝の障害が起こる．年長児では，急性に神経症状が悪化して呼吸不全に陥ることあり．全身麻酔後に呼吸不全で死亡することもある．	術前に，呼吸状態を評価し，急性感染を治療する．水分補給を十分にし，ブドウ糖を輸液し，血糖値をモニターする．生理食塩水を使い，乳酸リンゲル液を避ける．アシドーシスの治療．周術期に換気をモニターする．プロポフォールとレミフェンタニルが種々の手術で利用できる．

Terkawi AS, Wani TM, Al-Shuaibi KM, et al: Anesthetic considerations in Leigh disease: Case report and literature review. Saudi J Anesth, 6: 181-185, 2012.

Gozal D, Goldin E, Shafran-Tikva S, et al: Leigh syndrome: anesthetic management in complicated endoscopic procedures. Paediatr Anaesth, 16: 38-42, 2006.

（次ページへ続く）

Appendix A ● 特殊疾患・症候群の麻酔

疾患名	分類内容	麻酔上の問題点
LEOPARD 症候群	心臓-皮膚症候群の一種：多発性巨大雀斑；両眼開離症，眼瞼下垂，聾．CHD，進行性肥厚性心筋症（95％に肺動脈狭窄）：伝導異常などの心電図異常，重篤不整脈が起こりうる．発育遅延が多い．一部に，鳩胸，側弯症など．泌尿生殖器系奇形（尿道下裂，停留精巣，卵巣形成不全など）．	術前心肺機能評価（心エコーと ECG）と肺機能評価．頻脈，心筋抑制薬を避け，心機能支援と不整脈治療．血管作動薬と抗不整脈薬用意．困難気道のことあり．困難気道用カート用意．

Yeoh TY, Wittwer ED, Weingarten TN, et al: Anesthesia and LEOPARD syndrome: a review of forty-nine anesthetic exposures. J Cardiothorac Vasc Anesth, 28: 1243-1250, 2014.
Torres J, Russo P, Tobias JD: Anaesthetic implications of LEOPARD syndrome. Paediatr Anaesth, 14: 352-356, 2004.

疾患名	分類内容	麻酔上の問題点
Leprechaunism（妖精症）〔Donohue 症候群〕	重症インスリン抵抗性疾患：甲状腺機能低下などの内分泌疾患を伴うインスリン受容体の変異．下顎低形成を伴う小妖精顔貌．発育遅延，内分泌障害，重度精神遅滞．ランゲルハンス島過形成による高インスリン血症により低血糖症．腎尿細管障害→腎機能障害：高カルシウム血症による腎石灰沈着症．肺は異形のことあり．多くは 1 歳以前に死亡．	多臓器疾患の評価．代謝状態を確認：ブドウ糖溶液投与し血糖をモニターする．困難気道のことあり．困難気道用カート用意．腎排泄性薬物は慎重に使用．

Kallo A, Lakatos I, Szijarto L: Leprechaunism（Donohue's syndrome）. J Pediatr, 66: 372-379, 1965.
Simpkin A, Cochran E, Cameron F, et al: Insulin receptor and the kidney: nephrocalcinosis in patients with recessive INSR mutations. Nephron Physiol, 128: 55-61, 2014.

疾患名	分類内容	麻酔上の問題点
Lesch-Nyhan 症候群	プリン代謝異常．男性にみられる．発育遅延，成長遅滞，低栄養，基底核容量減少による舞踏病アテトーシス，強迫的自己破壊の行為．高尿酸血症による腎結石，赤血球破壊，高血圧，痛風性関節症，冠動脈疾患，気管憩室の併発報告あり．20 歳までに腎不全．	腎排泄性薬物は慎重に使用．胃食道逆流に注意，メトクロプラミド投与．行動管理にベンゾジアゼピン．ミダゾラム，チオペンタール，イソフルラン（腎障害に影響されないホフマン分解）が推奨されている．カテコラミンの使用は慎重に．

Larson LO, Wilkins RG: Anesthesia and the Lesch-Nyhan syndrome. Anesthesiology, 63: 197-199, 1985.
Salhotra R, Sharma C, Tyagi A, et al: An unanticipated difficult airway in Lesch-Nyhan syndrome. J Anaesthesiol Clin Pharmacol, 28: 239-241, 2012.

Appendix A ● 特殊疾患・症候群の麻酔

疾患名	分類内容	麻酔上の問題点
Letterer-Siwe disease	Histiocytosis X（原因不明性組織球増殖症）を参照.	
Leukodystrophy （白質萎縮症） 〔Alexander 病，Canavan 病，Krabbe 病，Pelizaeus-Merzbacher 病，副腎白質萎縮症：adrenoleukodystrophy，異染性白質萎縮症：metachromatic leukodystrophy〕	遺伝性アリルスルファターゼA 欠損によるリソソーム貯留障害のミエリン形成異常疾患. 痙性，歩行障害，運動発達未熟，痙攣，錐体外運動，舞踏病アテトーシスを伴う進行性変性疾患. 嚥下障害，胃食道逆流による嚥下性肺炎. 低栄養，貧血. 酸塩基平衡障害.	手術当日朝の抗痙攣薬投与を確認. 術前呼吸状態，抗痙攣薬評価. 口腔内分泌多量，唾液分泌抑制薬投与. 誤嚥の危険. 体位どり，当てものを慎重に. スキサメトニウムを避ける（理論上，高カリウム血症の危険性）. 抗痙攣療法で筋弛緩薬，フェンタニルの必要量が増す. ブドウ糖含有液を使いリンゲル液を使わない. 体温保持. 覚醒してから抜管，術後密にモニター.（注意：副腎白質萎縮症では，副腎機能不全；ステロイド投与. 術後鎮痛には，腰部硬膜外麻酔が適している）MRI 検査にはプロポフォールがよい.

Hernández-Palazón J: Anaesthetic management in children with metachromatic leukodystrophy. Paediatr Anaesth, 13: 733-734, 2003.

Mattioli C, Gemma M, Baldoli C, et al: Sedation for children with metachromatic leukodystrophy undergoing MRI. Paediatr Anaesth, 17: 64-69, 2007.

Lorioli L, Cicalese MP, Silvani P, et al: Abnormalities of acid-base balance and predisposition to metabolic acidosis in Metachromatic Leukodystrophy patients. Mol Genet Metab, 115: 48-52, 2015.

Lipoatrophy with diabetes （糖尿病を伴った脂肪萎縮） 〔Seip 症候群，Berardinelli-Seip 症候群〕	全身脂肪喪失：線維性肝→肝不全，門脈圧亢進症；脾腫，腎障害，糖尿病. 腎不全を伴うことあり. 脾機能亢進症で貧血，血小板減少症. 拡張型心筋症になる場合もある.	術前心エコー，凝固系，腎機能を確認. 糖尿病の注意点：血糖値を確認. 肝や腎で排泄される薬物の使用を慎重に.

Bennett T, Allford M: Delayed emergence from anesthesia in a child with congenital generalized lipodystrophy (Berardinelli-Seip syndrome). Pediatr Anesth, 22: 299-300, 2012.

Khalife WI, Mourtada MC, Khalil J: Dilated cardiomyopathy and myocardial infarction secondary to congenital generalized lipodystrophy. Tex Heart Inst, 35: 196-199, 2008.

Lipogranulomatosis （脂肪肉芽腫症）	Farber 病を参照.	

（次ページへ続く）

Appendix A ● 特殊疾患・症候群の麻酔

疾患名	分類内容	麻酔上の問題点
Loeys-Dietz syndrome （Marfan's 類似疾患）	トランスフォーミング増殖因子-β（TGF-β）に関わる遺伝疾患で，大動脈根部の拡大，高血圧，血管蛇行，関節弛緩，易打撲傷性．頸椎不安定症や局部脊椎後弯症がみられる．	術前頸椎亜脱臼の評価．困難気道の可能性．困難気道用カート用意，頸椎固定装具準備．頻脈，高血圧を避ける．麻酔前からの降圧薬は中止．術中の降圧，昇圧薬は即時使用可能な準備をする．適切であれば，区域麻酔を考慮．

Bunting AC, Bould MD: Hemodynamic instability during anesthesia in an adolescent with Loeys-Dietz syndrome: a case report. Paediatr Anaesth, 24: 1302-1304, 2014.

Fuhrhop SK, McElroy MJ, Dietz HC III, et al: High prevalence of cervical deformity and instability requires surveillance in Loeys-Dietz syndrome. J Bone Joint Surg Am, 97: 411-419, 2015.

Long QT 症候群 （QT 延長症候群）	Jervell-Lange-Nielsen 症候群 （Romano-Ward 症候群）を参照．	

Lowe 症候群 （眼脳腎症候群：oculocere-brorenal syndrome)	男性に発症．白内障，緑内障，発育遅延，筋緊張低下，腎尿細管性アシドーシス，Na/K 喪失症，骨粗鬆症，くる病．糸球体硬化症．	電解質，酸塩基平衡を確認して，アシドーシスおよび低カリウム血症の補正．低血清Ca（ビタミンDおよびCa^{2+}で治療）．非脱分極性筋弛緩薬は減量して使う．筋弛緩モニター使用．オピオイド慎重使用．（血清Kが低下するので）過換気やブドウ糖の過剰投与を避ける．腎排泄性薬物に注意．

Saricaoglu F, Demirtas F, Aypar U: Preoperative and perioperative management of a patient with Lowe syndrome diagnosed to have Fanconi's syndrome. Paediatr Anaesth, 14: 530-532, 2004.

Lupus erythematosus disseminatus （播種状紅斑狼瘡）	Collagen disease（膠原病）を参照．	

Maffucci 症候群	悪性変化を伴った軟骨腫症と血管腫症．病的骨折，血管腫からの消化管出血，起立性低血圧．	移送および体位に注意．血管腫保護，起立性低血圧を呈したり，血管拡張薬に敏感なことあり．気管挿管注意（気道内血管腫）．

Chan SK, Ng SK, Cho AM, et al: Anaesthetic implications of Maffucci's syndrome. Anaesth Intensive Care, 26: 586-589, 1998.

Malignant hyperpyrexia/hyperthermia （悪性高熱症）	Chapter 6 参照．	

Appendix A ● 特殊疾患・症候群の麻酔

疾患名	分類内容	麻酔上の問題点
Mandibulofacial dysostosis （下顎顔面異骨症）	Treacher Collins 症候群を参照.	
Mannosidosis （マンノース症）第Ⅰ型〔重症〕, 第Ⅱ型〔軽症〕	原発性代謝性 α-mannosidases A & B 欠損症→マンノース含有物質がライソゾームに蓄積. 好中球免疫作用不全. 第Ⅰ型（重症）：肝脾腫，重症反復性感染症，早期死亡. 第Ⅱ型（軽症）：聾，発育遅延，Hurler 症候群様骨変化，怪人様顔貌，運動機能不調和，脆弱結合組織.	肝機能不全に留意. 術中・術後の低換気に注意. 気道確認. 気管挿管は通常問題ないが，困難気道用カート用意.

Hallas P, Borgwardt LG, Roed J, et al: Anesthesia for patients with alpha-mannosidosis--a case series of 10 patients. Paediatr Anaesth, 21: 1269-1270, 2011.

Maple syrup urine disease （カエデシロップ尿症，MSUD，分岐鎖ケトン尿症：branched-chain keton-uria)	ロイシン，イソロイシン，バリン代謝不能，分岐鎖アミノ酸蓄積，ケトアシドーシスにより重症神経障害，呼吸障害. 低血糖発作. 生下時よりの食事療法. 感染や外科侵襲のストレスで生じたケトアシドーシスが急性重症発作をもたらし，腹膜灌流，交換輸血も必要.	小児内分泌科医に相談. 術前に酸塩基平衡，血漿アミノ酸を確認. 周術期血清ブドウ糖値を確認，術前にグルコース点滴（最低10～15 mg/kg/分）開始し，食事療法再開まで続ける. 輸液過剰防止. プロポフォールによる TIVA が推奨される.

Kahraman S, Ercan M, Akkus O, et al: Anaesthetic management in maple syrup urine disease. Anaesthesia, 51: 575-578, 1996.

Marfan 症候群 （くも指症：arachnodactyly)	長い指，長顔，高口蓋弓の長身で痩せた患児（男児に多い）. fibrillin 管轄15番染色体上遺伝子突然変異による結合織異常で関節不安定，脱臼（頸椎を含めて），水晶体脱臼，後側弯症，ヘルニア，漏斗胸，肺嚢胞. 突発性気胸の頻度高い（～4%）. 大動脈起始部拡大により大動脈弁不全，動脈瘤，肺動脈弁，僧帽弁も侵す.	術前心エコー評価. 大血管評価. 困難気道. 軸環頸椎部で不安定. 頸椎や側頭下顎関節を障害しないように喉頭鏡は慎重に. 気管軟化症による換気困難が報告されている. 体位に注意，脱臼を避ける. 心筋抑制薬を避ける，（大動脈解離の危険があるので）高血圧を避ける. 調節呼吸では気胸に気をつける.

Keane MG, Pyeritz RE: Medical management of Marfan syndrome. Circ, 117: 2802-2813, 2008.

Oh AY, Kim YH, Kim BK, et al: Unexpected tracheomalacia in Marfan syndrome during general anesthesia for correction of scoliosis. Anesth Analg, 95: 331-332, 2002.

Hiebert JD, Auld BC, Sasaki T, et al: Infant repair of massive aortic aneurysm with prosthetic valved conduit. Ann Thorac Surg, 96: 1070-1072, 2013.

（次ページへ続く）

Appendix A ● 特殊疾患・症候群の麻酔

疾患名	分類内容	麻酔上の問題点
Maroteaux-Lamy 症候群 (ムコ多糖類症：mucopoly-sacharidosis 第Ⅵ型)	知能正常，後側弯症，呼吸予備能低下：慢性肺感染症；脾機能亢進症，貧血，血小板減少症．心筋障害：弁肥厚，心筋症，線維弾性症，伝導障害，20歳までに心不全．	ムコ多糖類症分類を参照．術前心エコー，ECG 評価，呼吸状態,胸部 X 線写真，Hb，血小板数を確認．心抑制薬に注意．脊髄圧迫が起こることもある．困難気道の可能性，困難気道用カート用意．術後人工換気の可能性あり．

Suh SH, Okutani R, Nakasuji M, et al: Anesthesia in a patient with mucopolysaccharidosis type VI (Maroteaux-Lamy syndrome). J Anesth, 24: 945-948, 2010.

Walker RW, Colovic V, Robinson DN, et al: Postobstructive pulmonary oedema during anaesthesia in children with mucopolysaccharidoses. Pediatr Anesth, 13: 441-447, 2003.

Golda A, Jurecka A, Opoka-Winiarska V, et al: A Mucopolysaccharidosis type VI: a cardiologist's guide to diagnosis and treatment. Int J Cardiol, 167: 1-10, 2013.

疾患名	分類内容	麻酔上の問題点
Marshall-Smith 症候群	骨格異形成，顔面異形（小顎症）．筋緊張低下，成長障害．環軸関節不安定の可能性．気道異常により合併症発生．非外傷性骨折．	頸部側面 X 線写真（屈曲,伸展）で環軸関節不安定を除外．気道合併症と困難気道．困難気道用カート用意．喉頭軟化症，気管軟化の合併による換気困難．麻酔導入，回復時にオーラル・ネーザルエアウェイ必要の可能性．筋緊張低下があれば筋弛緩薬慎重使用．脆弱であり体位変換時骨折に注意．

Dernedde G, Pendeville P, Veyckemans F, et al: Anaesthetic management of a child with Marshall-Smith syndrome. Can J Anaesth, 45: 660-663, 1998.

Antila H, Laitio T, Aantaa R, et al: Difficult airway in a patient with Marshall-Smith syndrome. Paediatr Anaesth, 8: 429-432, 1998.

Appendix A ● 特殊疾患・症候群の麻酔

疾患名	分類内容	麻酔上の問題点
Mastocytosis 症候群 (肥満細胞症候群) 〔色素性蕁麻疹： urticaria pigmentosa〕	ヒスタミン，ヘパリン含有肥満細胞の異常凝集：褐色様赤色斑状丘疹性発疹が体幹に出る．外傷，体温変化，アルコール，薬剤（サリチル酸，モルヒネ，パパベリン，ポリミキシン，バンコマイシン，アトロピンなど）で肥満細胞変性をきたし，全身性ヒスタミン，ヘパリン放出が起こりうる．多くに胃食道逆流の既往あり．小手術の麻酔でも全身性アナフィラキシーをきたし死亡の報告があるが，多くは問題ない．	肥満細胞変性をきたす刺激や薬剤を避ける．抗ヒスタミン薬（ジフェンヒドラミン，ラニチジン，モンテルカスト）とステロイドでの前投薬が推奨されている．吸入麻酔薬，プロポフォール，ロクロニウム，フェンタニル，レミフェンタニル，ペチジンはおそらく安全．アムホテリシンB，抗コリン薬，デクスメデトミジン，バンコマイシン，スキサメトニウム，ベンゾカイン，プロロプロカイン，テトラカイン，プロカインは避ける．NSAIDsは注意して使用．ヘパリン放出による出血はプロタミンで対処．

Carter MC, Uzzaman A, Scott LM, et al: Pediatric mastocytosis: routine anesthetic management for a complex disease. Anesth Analg, 107: 422-427, 2008.

Klein NJ, Misseldine S: Anesthetic considerations in pediatric mastocytosis: a review. J Anesth, 27: 588-598, 2013.

疾患名	分類内容	麻酔上の問題点
McArdle's myopathy (糖原病第 V 型：glycogen storage disease type V)	筋ホスホリラーゼ欠損，労作で血清乳酸上昇なし．早期，易疲労性：筋痙攣，脱力（全骨格筋障害）に進行．ミオグロビン尿症により腎不全が起こりうる，心筋障害もありうる：ECG異常の報告あり．試験管内での筋収縮試験陽性のこともあるが，臨床的悪性高熱症の報告はない．	術前心エコーと心電図．駆血帯を使用しない：術中，ブドウ糖点滴持続．スキサメトニウムを避ける．輸液により尿量確保．術後振戦防止．心筋抑制薬に注意，ECGモニター．

Bollig G: McArdle's disease（glycogen storage disease type V）and anesthesia — a case report and review of the literature. Paediatr Anaesth, 23: 817-823, 2013.

疾患名	分類内容	麻酔上の問題点
Meckel 症候群 (内臓嚢胞脳奇形：dysencephalia splanchnocystica)	後頭脳ヘルニア，小頭症，小顎症，喉頭蓋裂．CHD, 両側性嚢胞性腎異形成，肝管性増殖，線維症，多指症．ほとんどが乳児期に死亡．	術前心機能評価．気道維持困難・困難気道のことあり．腎排泄性薬物に注意．

Salonen R, Paavola P: Meckel syndrome. J Med Genet, 35: 497-501, 1998.

（次ページへ続く）

Appendix A ● 特殊疾患・症候群の麻酔

疾患名	分類内容	麻酔上の問題点
Medium chain acyl-CoA dehydrogenase deficiency (MCAD, 中鎖アシル CoA 脱水素酵素欠損症)	ミトコンドリア酵素欠損による脂肪酸代謝障害. 低血糖, 痙攣, 昏睡が起こりうる. 頻脈不整脈が報告されカルニチンで治療.	手術当日朝の抗痙攣薬投与を確認. 術前 ECG で不整脈チェック. 長時間の絶食を避ける. 周術期にブドウ糖を持続静脈内投与し, 血糖値を確認する. 脂肪含有量が多いのでプロポフォールは避ける. 乳酸リンゲル液を避け, 生理食塩水を使う.

Justiz AC, Mayhew JF: Anesthesia in a child with medium-chain acyl-CoA dehydrogenase deficiency. Paediatr Anaesth, 16: 1293-1294, 2006.

Median cleft face 症候群 (正中裂顔症候群)	種々な程度の裂顔：前頭骨上の脂肪腫, 皮様嚢腫. 他の大脳内奇形もしばしば存在. 後鼻孔閉鎖もみられる.	随伴奇形の評価. 鼻裂, 口唇裂, 口蓋裂により挿管が困難なことあり. 困難気道用カート用意. 鼻脳ヘルニアもありうるので, 鼻腔処置操作に注意.

Bömelburg T, Lenz W, Eusterbrock T: Median cleft face syndrome in association with hydrocephalus, agenesis of the corpus callosum, holoprosencephaly and choanal atresia. Eur J Pediatr, 146: 301-302, 1987.

Menkes 症候群 (縮れ毛病：kinky hair disease)	X 染色体劣性遺伝の銅代謝異常. 生後 1 ヵ月で発症：発育遅延, 痙攣, 進行性脳変性. 胃食道逆流で肺炎が多く, 誤嚥性肺炎. 数年で痙攣, 肺炎で死亡.	抗痙攣治療評価（抗痙攣薬の血中濃度確認）, 最大有効治療へ. 手術当日朝も抗痙攣薬投与. 胃酸誤嚥の危険. 胃内吸引. 体温低下しやすい. スキサメトニウムは避ける（神経疾患）. 抗痙攣薬は非脱分極型筋弛緩薬の効果に影響. 術後人工換気が必要となることあり.

Passariello M, Almenrader N, Pietropaoli P: Anesthesia for a child with Menkes disease. Pediatr Anesth, 18: 1225-1226, 2008.

Methylmalonyl-coenzyme A mutase deficiency (メチルマロニル補酵素 A 転位酵素欠損症)	常染色体劣性タンパク代謝障害. タンパク代謝で血漿メチルマロン酸値が上昇し, 傾眠, 嘔吐, 脱水, アシドーシス, ケトン血症, 高アンモニウム血症が起こる. タンパク摂取制限, 重炭酸イオン, コバラミン補給で治療. 麻酔, 手術でタンパク代謝が亢進し, 酸血症を引き起こすことあり.	極端な絶食, 消化管内血液蓄積を避ける. 血管内血液量を保つ. 血液ガス, 電解質, アンモニア値をモニター. N_2O を避ける（代謝障害を悪化させる可能性あり）.

Sharar SR, Haberkern CM, Jack R, et al: Anesthetic management of a child with methylmalonyl-coenzyme A mutase deficiency. Anesth Analg, 73: 499-501, 1991.

Appendix A ● 特殊疾患・症候群の麻酔

疾患名	分類内容	麻酔上の問題点
Moebius 症候群 (先天性眼顔面麻痺： oculofacial paralysis, con- genital)	先天性第6・7脳神経麻痺により微笑不能. 四肢変形, 小顎症. 哺乳困難, 誤嚥により慢性肺障害. 悪性高熱症との関連はないが, 1例だけ可能性がある.	術前呼吸状態慎重評価. 困難気道のことあり（通常は問題なし）. 困難気道用カート用意. オピオイドに敏感で, 中枢性無呼吸が起こりうる. 術後換気を注意深くモニター.

Gondipalli P, Tobias JD: Anesthestic implications of Möbius Syndrome. J Clin Anesth, 18: 55-59, 2006.
Fernandes CR, Pinto Filho WA, Cezar LC, et al: Fatal recrudescence of malignant hyperthermia in an infant with Moebius syndrome. Braz J Anesthesiol, 63: 296-300, 2013.

Morquio 症候群 (ムコ多糖類症第Ⅳ型： Mucopolysaccharidosis type Ⅳ)	知能正常. 重症小人症：大動脈弁不全；後側弯症→肺機能障害（20代までに循環・呼吸系症状, 肺高血圧症が発現）. 不安定環軸椎関節→脊髄圧迫：聾. 鼠径ヘルニアが多い. ムコ多糖類症分類を参照.	適応に応じて術前心機能エコー, ECG, 肺(X線)評価. 心抑制薬は慎重投与. 呼吸状態の慎重評価. 術前に環軸椎関節安定性評価. 挿管時頸椎体位保持に注意. 頸部過剰運動を避ける. 困難気道用カート用意. 体位変換時も頸椎保持を行う. 症例によっては区域麻酔がよい.

Morgan KA, Rehman MA, Schwartz RE: Morquio's syndrome and its anaesthetic considerations. Paediatr Anaesth, 12: 641-644, 2002.
Theroux MC, Nerker T, Ditro C, et al: Anesthetic care and perioperative complications of children with Morquio syndrome. Paediatr Anaesth, 22: 901-907, 2012.

Mucopolysaccharidosis VII 〔ムコ多糖類症第Ⅶ型： β-glucuronidase deficiency (β-glucuronidase 欠損症)〕	重度発育遅延. 第Ⅳ型と同様の骨格奇形.	第Ⅳ型と同様.

Moschcowitz 病 (血栓性血小板減少性紫斑病：thorombotic throm- bocytopenic purpura)	溶血性貧血および血小板減少症：細動脈・毛細血管性病変, 神経障害, 腎疾患. 治療：血漿交換, ステロイド；治療抵抗性症例では脾摘.	血小板数, ヘモグロビン検査. BUN/クレアチニン評価. ステロイド療法歴の評価. ステロイド補充の可能性. 筋肉内注射を避ける. 穏やかな麻酔導入と気管挿管（中枢神経出血をきたすおそれがあるので高血圧を避ける）.（出血の危険があり）経鼻気管挿管は禁忌. 腎排泄性薬物に注意. 血小板輸血は避ける（疾患を悪化させる可能性）. 濃厚赤血球, FFP を使う.

Pivalizza EG: Anesthetic management of a patient with thrombotic thrombocytopenic purpura. Anesth Analg, 79: 1203-1205, 1994.

（次ページへ続く）

Appendix A ● 特殊疾患・症候群の麻酔

疾患名	分類内容	麻酔上の問題点
Moyamoya disease (もやもや病)	基底核付近に微細血管網を伴う重症頸動脈狭窄（一吹きの煙）．最初は一時的脳虚血発作として，以後は発作性片麻痺に．治療は，低用量アスピリン，カルシウムイオンチャネル拮抗薬，頭皮動脈を軟膜に植える血管再生術．	低炭酸ガス血症で重症脳虚血を起こすので過換気を避ける．二酸化炭素正常状態を保つ．イソフルランが脳血管拡張薬として有用の可能性．プロポフォールが脳保護の可能性．低体温を避ける．脳灌流圧を保つ．頭皮ブロックは脳外科手術では有用．

Baykan N, Ozgen S, Ustalar ZS, et al: Moyamoya disease and anesthesia. Paediatr Anaesth, 15: 1111-1115, 2005.

Mucopolysaccharidoses (ムコ多糖類症) ⅠH，ⅠHS，Ⅱ，Ⅶ型 Ⅲ型 ⅠS，Ⅳ，Ⅵ型	骨格，知能を侵す． 知能のみを侵す． 骨格のみを侵す． 以前の分類との対比： ⅠH型：Hurler 症候群 ⅠS型：Scheie 症候群； 以前はⅤ型に分類されていた． HS 型：Hurler-Scheie 複合 （Scheie 症候群を参照）． Ⅱ型：Hunter 症候群 Ⅲ型：Sanfilippo 症候群 Ⅳ型：Morquio 症候群 Ⅴ型：（欠番，以前 Scheie 症候群） Ⅵ型：Maroteaux-Lamy 症候群 Ⅶ型：β-glucuronidase 欠損 （Morquio 症候群を参照）．	いずれの型でも，困難気道の可能性あり．LMA でも気道閉塞解除できないことあり．硬膜肥厚，軸椎突起低形成により脊髄圧迫の危険．術前脊髄 MRI 検査推奨の意見あり．心機能不全重症度評価のため術前心エコー・ECG は必須．すべての型で，気道閉塞後肺水腫の危険性あり．早期幹細胞治療で後の気道管理が容易となる可能性あり．

Walker RW, Darowski M, Morris P, et al: Anaesthesia and mucopolysaccharidoses. A review of airway problems in children. Anaesthesia, 49: 1078-1084, 1994.
Frawley G, Fuenzalida D, Donath S, et al: A retrospective audit of anesthetic techniques and complications in children with mucopolysaccharidoses. Paediatr Anaesth, 22: 737-744, 2012.

Multiple endocrine adenomatosis (多発性内分泌腺腫症) 第Ⅰ型 第Ⅱ型	Wermer 症候群を参照． Sipple 症候群を参照．	

Appendix A ● 特殊疾患・症候群の麻酔

疾患名	分類内容	麻酔上の問題点
Muscle, eye, brain disease (MEB) (筋・眼・脳病)	筋ジストロフィー，眼疾患（緑内障，斜視，眼振），発育遅延．重度筋力低下，分泌物貯留，寝たきり．	筋弛緩薬に注意：スキサメトニウム投与でCK高度上昇，高カリウム血症が起こるので，使用を避ける．

Karhunen U: Serum creatine kinase levels after succinylcholine in children with "muscle, eye and brain disease." Can J Anaesth, 35: 90-92, 1988.

Kose EA, Bakar B, Ates G, et al: Anesthesia for a child with Walker-Warburg syndrome. Braz J Anesthesiol, 64: 128-130, 2014.

疾患名	分類内容	麻酔上の問題点
Muscle phosphofructokinase deficiency (筋ホスホフルクトキナーゼ欠損症) 〔糖原病第Ⅶ型：glycogen storage disease type Ⅶ〕 (Tarui病)	グリコーゲンもグルコースもエネルギー源として利用できない．ミオグロビン尿，横紋筋融解，筋攣縮，運動不耐性，高尿酸血症．赤血球寿命短縮（13〜16日）．	血糖値モニター．ブドウ糖を輸液する．特別な麻酔合併症の報告なし．

Toscano A, Musumeci O: Tarui disease and distal glycogenoses: clinical and genetic update. Acta Myologica, 26: 105-107, 2007.

疾患名	分類内容	麻酔上の問題点
Myasthenia congenita (先天性筋無力症)	年長児の重症筋無力症に似る．p.393参照．	呼吸抑制薬や筋弛緩薬を使用しない：術後人工換気も必要となりうる．抗コリンエステラーゼ療法で，コリン性クリーゼが起こる可能性あり．

White MC, Stoddart PA: Anesthesia for thymectomy in children with myasthenia gravis. Paediatr Anaesth, 14: 625-635, 2004.

疾患名	分類内容	麻酔上の問題点
Myofibrillar myopathy	呼吸を含む骨格筋，心筋，平滑筋が関わる進行性の病気．病変筋の，筋拘縮，強直．呼吸不全，心伝導障害，突然死の可能性．	術前心機能検査（心エコー検査）．筋拘縮のため気道確保困難の可能性（困難気道用カート用意）．スキサメトニウム禁忌．他の筋弛緩薬使用注意．悪性高熱症，横紋筋融解のリスクは不明．

Latham GJ, Lopez G: Anesthetic considerations in myofi brillar myopathy. Paediatr Anaesth, 25: 231-238, 2015.

（次ページへ続く）

Appendix A ● 特殊疾患・症候群の麻酔

疾患名	分類内容	麻酔上の問題点
Myositis ossificans （化骨性筋炎） 〔進行性化骨性線維異形成： fibrodysplasia ossificans progressiva〕	腱，筋膜，腱膜，筋肉への骨浸潤．胸部浸潤で胸部コンプライアンス減少：進行性呼吸不全．さらに小外傷が加わると，疾患の進行を助長させる危険．	呼吸状態，ステロイド投与歴を確認．頸部硬直，開口制限があれば，気道確保困難，困難気道．困難気道用カート用意．顎を無理に操作すると局所で疾患を悪化させる危険があり，穏やかな気管支ファイバースコープ挿管の適応．筋肉内注射を避ける．当てものを注意深く使用して，関節や組織への外傷を防ぐ．詳細勧告は www.IFOPA.org を参照．

Tumolo M, Moscatelli A, Silvestri G: Anaesthetic management of a child with fibrodysplasia ossificans progressiva. Br J Anaesth, 97: 701-703, 2006.
Kilmartin E, Grunwald Z, Kaplan FS, et al: General anesthesia for dental procedures in patients with fibrodysplasia ossificans progressiva: a review of 42 cases in 30 patients. Anesth Analg, 118: 298-301, 2014.

疾患名	分類内容	麻酔上の問題点
Myotonia congenita （先天性筋硬直症） 〔Thomsen 病〕	筋収縮後弛緩能力減退：広範筋肉肥大（筋硬直性ジストロフィーに似るが，より良性で非進行性）．非脱分極性筋弛緩薬に対する奇異性反応（全身性筋痙縮）がありうる．（高カリウム血症，咬筋痙攣の可能性あり）スキサメトニウムを避ける．	短・中時間作用性筋弛緩薬を注意深く使用．スキサメトニウムを避ける．吸入麻酔薬を避ける．TIVA が推奨されている：オピオイドは慎重に使用．咳嗽弱く術後呼吸合併症多い．鎮痛目的で区域麻酔が推奨されている．

Bandschapp O, Iaizzo PA: Pathophysiologic and anesthetic considerations for patients with myotonia congenital or periodic paralyses. Pediatr Anesth, 23: 824-833, 2013.

Appendix A ● 特殊疾患・症候群の麻酔

疾患名	分類内容	麻酔上の問題点
Myotonia dystrophica（筋硬直性筋ジストロフィー，Steinert病，myotonic dystrophy）	筋力低下と筋硬直：眼瞼下垂，白内障，前頭部禿；伝導障害と不整脈，心筋症もありうる．肺機能低下，呼吸抑制薬に非常に敏感．食道運動性障害；嚥下障害，胃食道逆流症の傾向あり，誤嚥．年長児では内分泌異常（甲状腺機能低下，糖尿病）もみられる．新生児で，脱力，筋緊張低下がみられることもある．	心機能評価：術前心エコー，ECG．呼吸機能評価．スキサメトニウムは使用しない（50％で筋硬直が起こる）．心筋抑制をきたすことがあり吸入麻酔薬は慎重に使用する．ECGを持続的にモニター．非脱分極性筋弛緩薬にても十分な筋弛緩は得られないことがある．（フェニトインなど）患児の服用している薬と相互作用をきたすことあり．筋弛緩薬の拮抗も慎重に：ネオスチグミンが筋硬直を起こすことがある．スガマデクスが有用．呼吸抑制薬（麻薬類）にきわめて敏感：可能であれば区域麻酔を使用．術後，呼吸器合併症を予期；術後換気補助が必要なことあり．

White RJ, Bass SP: Myotonic dystrophy and paediatric anaesthesia. Paediatr Anaesth, 13: 94-102, 2003.

Veyckemans F, Scholtes JL: Myotonic dystrophies type 1 and 2: anesthetic care. Paediatr Anaesth, 23: 794-803, 2013.

疾患名	分類内容	麻酔上の問題点
Nager症候群	小顎症，魚様顔貌，口蓋裂（Treacher Collins症候群に類似），四肢変形．ファロー四徴症の合併もあり．頸椎奇形．	術前心機能評価（心エコー検査）．適応ならSBE予防．高度困難気道．困難気道用カート用意．極度開口制限のため，気管支ファイバースコープによってのみ挿管可能のことがある．上気道閉塞のため新生児期に気管切開が必要なことあり．術後気道閉塞が起こることあり，慎重に呼吸モニター．

Groeper K, Johnson JO, Braddock SR, et al: Anaesthetic implications of Nager syndrome. Paediatr Anaesth, 12: 365-368, 2002.

（次ページへ続く）

597

Appendix A ● 特殊疾患・症候群の麻酔

疾患名	分類内容	麻酔上の問題点
Nail-patella 症候群 (爪・膝蓋骨症候群) 〔関節骨爪異形成： arthro-osteoonychodys- plasia〕	爪異形成，膝蓋骨欠損または形成不全．脆弱歯牙．"腸骨角"，肘異常，腎障害，ムコ多糖類排泄増加などもありうる．血管運動不安定．遠位知覚変化．	注意して気管挿管（歯が脆弱）．血管作動異常に備える．心拍数と血圧のモニター．腎排泄性薬物に注意．当てものを十分にして慎重に体位変換．異常筋肉付着に注意．

Hennessey TA, Backman SB, Meterissian SH, et al: Nail-Patella syndrome: a case report and anesthetic implications. Can J Anaesth, 54: 835-839, 2007.

疾患名	分類内容	麻酔上の問題点
Nemaline rod myopathy (ネマリン桿ミオパチー)	先天性ミオパチー．筋中心核病と関連の可能性．筋緊張低下，微弱啼泣，哺乳不良の新生児．異形症，小顎症，長い顔，高口蓋弓．運動発達遅滞，体幹，四肢の筋力低下に加え，呼吸筋，咽頭筋の筋力低下があり，呼吸不全，誤嚥性肺炎に陥る．CHD を合併することあり．	気道，心肺機能慎重評価（心エコー検査）．適応があれば，感染に対し術前理学療法，抗菌薬．困難気道のことあり．困難気道用カート用意．急に迷走神経反応が強く出ることあり：アトロピン静注．中枢抑制薬に敏感．スキサメトニウム（異常反応）と吸入麻酔薬は避ける．術後人工換気必要なことあり．筋中心核病との関連から悪性高熱症の可能性が示唆されているが，本症で悪性高熱症の報告はまだない．区域麻酔法が適切かもしれない．TIVA が最適な代用法であろう．

Cunliffe M, Burrows FA: Anaesthetic implications of nemaline rod myopathy. Can Anaesth Soc J, 32: 543-547, 1985.

Shenkman Z, Sheffer O, Erez I, et al: Spinal anesthesia for gastrostomy in an infant with nemaline myopathy. Anesth Analg, 91: 858-859, 2000.

Klingler W, Rueffert H, Lehmann-Horn F, et al: Core myopathies and risk of malignant hyperthermia. Anesth Analg, 109: 1167-1173, 2009.

Appendix A ● 特殊疾患・症候群の麻酔

疾患名	分類内容	麻酔上の問題点
Neonatal hypoglycemia, symptomatic (新生児低血糖症，顕性)	新生児の顕性低血糖症の原因は，1）SFD，2）糖尿病の母親より出生，3）低出生体重児．治療しなければ，痙攣，傾眠，発育遅延：ケトーシスなし．まれには，島細胞腫や膵肥大が原因で，膵亜全摘を必要とする．Beckwith 症候群も参照．	術前にグルコース点滴静注（5〜10 mg/kg/分：輸液ポンプによる持続投与のみ，ボーラス投与はしない），術後は状態が安定するまで，血糖値モニター．（ボーラス投与では，反跳性低血糖を誘発する）．ステロイド，diazoxide，グルカゴンの投与を受けていることもある．〔注意：満期産新生児も時に無症候性 "低血糖症（<40 mg/dL)" を呈することあり〕

Rozance PJ: Update on neonatal hypoglycemia. Curr Opin Endocrinol Diabetes Obes, 21: 45-50, 2014.
Tin W: Defining neonatal hypoglycaemia: a continuing debate. Semin Fetal Neonatal Med, 19: 27-32, 2014.

Nevoid basal cell carcinoma 症候群 (基底細胞母斑症候群)	Gorlin-Goltz 症候群を参照．	
Niemann-Pick 病 (Wolman 病も参照) A，C，D 型と B 型（乳児期発症）	肝脾腫，スフィンゴミエリンおよび他のリン脂質の全身蓄積．骨髄，肝臓，脾臓浸潤で，貧血，血小板減少．肺の広範泡沫細胞（foam cell）浸潤で呼吸不全，肺炎．冠動脈，心臓弁膜病変の可能性． 発育遅延，てんかん，小脳失調．3 歳(A 型)から 15 歳（C 型）までに死亡．B 型は，知能正常，肺疾患（肺胞に泡沫細胞）．	術前心肺機能（心エコーと胸部 X 線），凝固検査と評価．換気困難（肺拘束性疾患，腹水）および術後換気補助の可能性予測．肝代謝性薬物は慎重使用．セボフルランで痙攣の可能性．プロポフォールはおそらく問題ない．体温モニターと管理．

Bujok LS, Bujok G, Knapik P: Niemann-Pick disease: a rare problem in anaesthesiological practice. Paediatr Anaesth, 12: 806-808, 2002.
Miao N, Lu X, O'Grady NP, et al: Niemann-pick disease type C: implications for sedation and anesthesia for diagnostic procedures. J Child Neurol, 27: 1541-1546, 2012.

Noack 症候群 (Pfeiffer 症候群の亜型)	Pfeiffer 症候群を参照．	

（次ページへ続く）

599

Appendix A ● 特殊疾患・症候群の麻酔

疾患名	分類内容	麻酔上の問題点
Noonan 症候群	低身長，翼状頸，両眼開離症，軽度発育遅延．Turner 症候群に類似．CHD（通常，肺動脈弁狭窄），肥大性心筋症，小顎症，水腎症．血小板機能不全．	術前心エコー検査，腎機能（BUN，クレアチニン），凝固機能評価．困難気道ありうる．困難気道用カート用意．腎排泄性薬物に注意．

Aggarwal V, Malik V, Kapoor PM, et al: Noonan syndrome: an anesthesiologist's perspective. Ann Card Anaesth, 14: 214-217, 2011.

Colquitt JL, Noonan JA: Cardiac findings in Noonan syndrome on long-term follow-up. Congenit Heart Dis, 9: 144-150, 2014.

Oculoauriculovertebral 症候群（眼耳介脊椎症候群）	Goldenhar 症候群を参照．	

Oculocerebrorenal 症候群（眼脳腎症候群）	Lowe 症候群を参照．	

Oculodento-osseous dysplasia（ODOD，眼歯骨異形成）	小眼球症，小瞳孔症，前傾鼻孔を伴った小鼻，口蓋裂，歯エナメル異形成，全身的骨形成不全：下顎異形成，厚い肋骨，長骨異常．	鼻，口腔，下顎異形成のため，気道確保困難．脆い歯，困難気道．困難気道用カート用意．

Colreavy F, Colbert S, Dunphy J: Oculodento-osseous dysplasia: review of anaesthetic problems. Paediatr Anaesth, 4: 179-182, 1994.

Oculofacial paralysis, congenital（先天性眼顔面麻痺）	Moebius 症候群を参照．	

Ollier 症候群（軟骨腫症海綿状血管腫を伴う軟骨腫）	Maffucci 症候群参照．海綿状血管腫を伴う骨内の多発性軟骨腫，通常片側．病的骨折．非対称性小人症．25％に骨格，内臓，脳の悪性疾患の可能性あり．	注意して体位をとる．血管腫に関して Maffucci 症候群と同様な麻酔の注意．

Opitz-Frias 症候群（G 症候群，尿道下裂嚥下障害症候群：hypospadias-dysphagia syndrome）	X 染色体連鎖または常染色体優性遺伝で女性より男性が侵される．頭蓋顔，生殖器異常（二裂陰嚢）．嚥下障害，反復性誤嚥，噴門無弛緩症，裂孔ヘルニア．両眼開離症，小顎症，高口蓋弓．喉頭奇形（喉頭気管裂，声門下狭窄を含む），肺低形成．	気道確保困難，小さな喉頭（細い気管チューブを準備）．困難気道用カート用意．胃内容逆流の危険：導入前に胃内容を吸引する．

Bolsin SN, Gillbe C: Opitz-Frias syndrome. A case with potentially hazardous anaesthetic implications. Anaesthesia, 40: 1189-1193, 1985.

Appendix A ● 特殊疾患・症候群の麻酔

疾患名	分類内容	麻酔上の問題点
Oral-facial-digital 症候群 (口顔面指症候群, Mohr 症候群)	口唇裂, 口蓋裂, 二分舌, 上顎・下顎低形成, 指奇形. 水頭症, 多嚢胞性腎. 気管喉頭軟化症の可能性. 脳梁異常 (麻酔からの回復が遅れることあり).	呼吸状態評価. 気道障害, 困難気道のことあり. 困難気道用カート用意. BUN/クレアチニン評価：腎障害の可能性. 腎排泄性薬物に注意.

Gercek A, Dagcinar A, Ozek MM: Anesthetic management of a newborn with Mohr (oro-facial-digital type II) syndrome. Paediatr Anaesth, 17: 603-604, 2007.

疾患名	分類内容	麻酔上の問題点
Osler-Rendu-Weber 症候群 (出血性毛細管拡張症：hemorrhagic telangiectasia)	皮膚および鼻粘膜に最も多い, 多発性毛細血管・静脈拡張. 病変は他の臓器にも及ぶ. 肺, 肝での動静脈瘻多い. 大量喀血の可能性.	貧血：周術期に内出血が起こりうる. 出血のコントロール困難. 静脈が脆弱で点滴路維持困難. 肺機能を確認. 肺動静脈瘻の患児では陽圧換気で酸素化低下の可能性あり.

Sharma D, Pandia MP, Bithal PK: Anaesthetic management of Osler-Weber-Rendu syndrome with coexisting congenital methaemoglobinaemia. Acta Anaesth Scand, 49: 1391-1394, 2005.
Weingarten TN, Hanson JW, Anusionwu KO, et al: Management of patients with hereditary hemorrhagic telangiectasia undergoing general anesthesia: a cohort from a single academic center's experience. J Anesth, 27: 705-711, 2013.

疾患名	分類内容	麻酔上の問題点
Osteogenesis imperfecta (fragilitas ossium) (骨形成不全症, 骨脆弱症)	Ⅰ. 先天性：通常, 死産または生後早期死亡. Ⅱ. 遅発性：病的骨折, 青色強膜, 聾. 骨粗鬆症, →後側弯症→肺病変. 血管脆弱で皮下出血. 歯質不足でう歯, 脆弱歯.	体位 (骨折を引き起こさないように) および挿管に細心の注意. 歯脆弱. 静脈が脆弱で点滴路維持困難. 吸入麻酔薬での麻酔中に高熱 (悪性高熱症ではない) の報告あり：TIVA では体温は不変か低下.

Karabiyik L, Capan Z: Osteogenesis imperfecta: different anaesthetic approaches to two paediatric cases. Paediatr Anaesth, 14: 524-525, 2004.
Ogawa S, Okutani R, Suehiro K: Anesthetic management using total intravenous anesthesia with remifentanil in a child with osteogenesis imperfecta. J Anesth, 23: 123-125, 2009.

疾患名	分類内容	麻酔上の問題点
Osteopetrosis (骨化石症)	Albers-Schönberg 病を参照.	

疾患名	分類内容	麻酔上の問題点
Paramyotonia congenita (先天性異常筋緊張症) (Eulenburg 周期性麻痺：Eulenburg periodic paralysis)	寒冷にて筋緊張：突発性筋無力；高または低 K^+ 血症.	血清 K 値測定. 非脱分極性筋弛緩薬に対する反応予想不能：スキサメトニウムは避ける. (筋緊張性ジストロフィーも参照)

Ay B, Gerçek A, Doğan VI, et al: Pyloromyotomy in a patient with paramyotonia congenita. Anesth Analg, 98: 68-69, 2004.

(次ページへ続く)

Appendix A ● 特殊疾患・症候群の麻酔

疾患名	分類内容	麻酔上の問題点
Patau 症候群 (trisomy 13 症候群)	重篤な発育遅延，精神遅滞，小頭症，小顎症：口唇裂；脊椎異常．CHD（通常，心室中隔欠損，右胸心）．小児期に死亡．	術前心エコー，ECG．適応があれば SBE 予防．困難気道のことあり．困難気道用カート用意．脊椎異常があれば，硬脊麻は避ける．

Pollard RC, Beasley JM: Anaesthesia for patients with trisomy 13 (Patau's syndrome). Paediatr Anaesth, 6: 151-153, 1996.

Cohen IT: Caudal block complication in a patient with trisomy 13. Pediatr Anesth, 16: 213-215, 2006.

Pelizaeus-Merzbacher 病	Leukodystrophy（白質萎縮症）を参照．	

Pendred 症候群	伴性劣性遺伝．聾と甲状腺腫：サイロキシン産生不完全阻止．甲状腺機能正常または低下．甲状腺癌リスク高い．人工内耳移植適応．	術前，甲状腺機能が正常か確認．低下の場合は，クレチンに準じる．

Fraser GR, Morgans ME, Trotter WR: The syndrome of sporadic goitre and congenital deafness. Q J Med, 29: 279-295, 1960.

Choi BY, Muskett J, King KA, et al: Hereditary hearing loss with thyroid abnormalities. Adv Otorhinolaryngol, 70: 43-49, 2011.

Richards ML: Familial syndromes associated with thyroid cancer in the era of personalized medicine. Thyroid, 20: 707-713, 2010.

Periodic paralysis (周期性四肢麻痺)	Familial periodic paralysis（家族性周期性四肢麻痺）および Paramyotonia congenita（先天性異常筋緊張症）を参照．	

Pfeiffer 症候群	クローバー様頭蓋（両側冠状縫合早期癒合），眼球突出，眼間解離，小顎，肘関節拘縮，水頭症．睡眠時閉塞性無呼吸（OSA）の可能性．知能正常．高死亡率．	困難気道に備える（困難気道用カート，グライドスコープ，ファイバースコープ），OSA の場合は麻薬使用を控える．術後呼吸，酸素飽和度モニターを徹底．眼球保護．

Caruselli M, Giretti R, Pallotto R, et al: Intubation using a "bonfils fiberscope" in a patient with Pfeiffer syndrome. J Bronchology Interv Pulmonol, 18: 374-375, 2011.

Gupta A, Ahmed M, Prabhakar C, et al: Unique airway finding in a case of Pfeiffer syndrome and its management. J Anaesthesiol Clin Pharmacol, 27: 414-415, 2011.

Appendix A ● 特殊疾患・症候群の麻酔

疾患名	分類内容	麻酔上の問題点
PHACE 症候群	後頭蓋脳奇形，血管腫，動脈奇形，大動脈縮窄症，眼欠損（PHACE）．両側頸動脈無形成を伴うことあり，脳循環は椎骨動脈経由．気道に血管腫が認められることあり．腎動脈狭窄で高血圧．	術前心評価（心エコー検査）．脳虚血，脳血管障害の危険性．血管解剖を理解する．脳酸素化と機能のモニター．高血圧に対する治療．

Javault A, Metton O, Raisky O, et al: Anesthesia management in a child with PHACE syndrome and agenesis of bilateral internal carotid arteries. Paediatr Anaesth, 17: 989-993, 2007.

Imada T, Okutani R, Oda Y: Anesthesia for aortic reconstruction in a child with PHACE syndrome. J Anesth, 28: 919-923, 2014.

疾患名	分類内容	麻酔上の問題点
Phenylketonuria（フェニルケトン尿症）	フェニルアラニンヒドロキシラーゼ欠損．B_{12} 欠乏のリスク．嘔吐，中枢神経被興奮性亢進，精神遅滞，筋緊張亢進，痙攣．無フェニルアラニン食を維持．うまくコントロールされていなければ巨赤芽球性貧血を伴うことあり．	吸入麻酔薬で導入，維持．調節呼吸．周術期にグルコース点滴，血糖モニター（低血糖の傾向）．フェニルアラニンおよびヘモグロビン濃度が適正（巨赤芽球性貧血がない）かを確認．N_2O は B_{12} 中のコバルトを不可逆的に酸化し，亜急性脊髄変性を起こす可能性があり避ける．オピオイドおよび他の中枢神経系抑制薬に敏感．体温をモニター．てんかんがあれば薬剤を継続．

Dal D, Celiker V: Anesthetic management of a strabismus patient with phenylketonuria. Paediatr Anaesth, 14: 701-702, 2004.

Baum VC: When nitrous oxide is no laughing matter: nitrous oxide and pediatric anesthesia. Paediatr Anaesth, 17: 824-830, 2007.

Flippo TS, Holder WD Jr: Neurologic degeneration associated with nitrous oxide anesthesia in patients with vitamin B12 deficiency. Arch Surg, 128: 1391-1395, 1993.

（次ページへ続く）

Appendix A ● 特殊疾患・症候群の麻酔

疾患名	分類内容	麻酔上の問題点
Pierre Robin 症候群	口蓋裂，小顎症，第一鰓弓発生欠損による舌下垂症．症例によっては CHD．新生児：気道閉塞が起こりやすく肺性心が出現することあり．フレーム上で腹臥位にし，気道を確保．場合によっては舌縫合，気管挿管，気管切開が必要．	術前の，心疾患（心エコー検査）評価．成長により小顎症，気道閉塞が改善することがある．挿管が非常に困難．困難気道用カート用意．リドカインネブライザー吸入の気道完全麻酔で LMA の意識下挿入が容易になる．これで麻酔を導入，LMA を通して気管挿管することも可能．完全覚醒まで抜管しない．

Asai T, Nagata A, Shingu K: Awake tracheal intubation through the laryngeal mask in neonates with upper airway obstruction. Paediatr Anaesth, 18: 77-80, 2008.

Frawley G, Espenell A, Howe P, et al: Anesthetic implications of infants with mandibular hypoplasia treated with mandibular distraction osteogenesis. Paediatr Anaesth, 23: 342-348, 2013.

Cladis F, Kumar A, Grunwaldt L, et al: Pierre Robin Sequence: a perioperative review. Anesth Analg, 119: 400-412, 2014.

Plott 症候群	声帯麻痺，精神運動遅滞，第6脳神経麻痺．安静時喘鳴，呼吸困難，チアノーゼ，窒息発作．	周術期に気道閉塞を予想，誤嚥の危険性高い．
Poland 症候群	胸筋欠損または低形成，胸郭変形．同側合指症か小指症．CHD，腎奇形，消化管奇形を伴うことあり．極型：Moebius 症候群では顔面麻痺合併．啼泣時肺ヘルニア，吸入時に奇異性胸壁運動．	術前に心疾患（心エコー検査），腎疾患（BUN/クレアチニン）の評価．胸壁変形のため調節呼吸が推奨されている．

Sethuraman R, Kannan S, Bala I, et al: Anaesthesia in Poland syndrome. Can J Anaesth, 45: 277-279, 1998.

Soccorso G, Parikh DH, Worrollo S: Customized silicone implant for the correction of acquired and congenital chest wall deformities: A valuable option with pectus excavatum. J Pediatr Surg, 50: 1232-1235, 2015.

Polyarteritis nodosa（結節性多発動脈炎）	Collagen disease（膠原病）を参照．	
Polycystic kidneys（多嚢胞腎）	1/3 の症例で，肝，膵，脾，肺，膀胱，甲状腺に嚢胞併発．15% に脳動脈瘤．	術前腎機能（BUN/クレアチニン）を確認．肺嚢胞で気胸が起こりうる，高い最大吸入圧を避ける．高血圧を避ける（脳動脈瘤合併の可能性）．
Polyneuritis, acute（急性多発神経炎）	Guillain-Barré 症候群を参照．	

Appendix A ● 特殊疾患・症候群の麻酔

疾患名	分類内容	麻酔上の問題点
Pompe 病 (糖原病第 II 型：glycogen storage disease type II)	グリコーゲン筋肉内蓄積-重度筋緊張低下：巨大舌；肥大型心筋症，伝導障害．2歳以前に心肺不全にて死亡．遺伝子組み換えヒト α-グルコシダーゼ（rhGAA）による置換療法が，生存期間延長に有効とされている．	術前心機能評価：心エコー，ECG（調律，ST 変化），適応があれば SBE 予防．呼吸・心抑制薬に細心の注意が必要：頻脈を避け循環血液量を維持．筋弛緩薬は慎重使用．ケタミンが推奨されている．巨大舌による気道閉塞が起こりうる．困難気道用カート用意．TIVA が推奨されている．症例により区域麻酔．

Ing RJ, Cook DR, Bengur RA, et al: Anaesthetic management of infants with glycogen storage disease type II: a physiological approach. Paediatr Anaesth, 14: 514-519, 2004.

Walker RW, Briggs G, Bruce J: Regional anesthetic techniques are an alternative to general anesthesia for infants with Pompe's disease. Paediatr Anaesth, 17: 697-702, 2007.

疾患名	分類内容	麻酔上の問題点
Porphyrias (ポルフィリン症)	麻痺，精神障害：自律神経失調——高血圧，頻脈：薬剤，ストレス，感染症などで誘発される腹痛．高率に糖尿病．	長時間の禁食，脱水を避ける．投与禁忌薬剤：バルビタール製剤（チオペンタールを含む），静脈薬（ケタミン，ヒダントイン，スルホンアミド誘導体，解熱薬，血糖下降薬など）． 下記の Jensen らの文献を参照． 次の薬品は安全に使用されている：アトロピン，プロポフォール（短時間使用），スキサメトニウム，N₂O，セボフルラン，ベクロニウム，フェンタニル，モルヒネ，アドレナリン，ネオスチグミン，抱水クロラール，クロルプロマジン，ブピバカイン．

Jensen NF, Fiddler DS, Striepe V: Anesthetic considerations in porphyrias. Anesth Analg, 80: 591-599, 1995.

Sheppard L, Dorman T: Anesthesia in a child with homozygous porphobilinogen deaminase deficiency: a severe form of acute intermittent porphyria. Paediatr Anaesth, 15: 426-428, 2005.

（次ページへ続く）

Appendix A ● 特殊疾患・症候群の麻酔

疾患名	分類内容	麻酔上の問題点
Prader-Labhart-Willi 症候群	散発性突然変異．父親から遺伝した染色体の細胞遺伝性欠失（Angelman 症候群の同じ遺伝性欠損は，母親から遺伝）．視床型"Pickwickian 症候群"．新生児：筋緊張低下，哺乳力低下，反射消失．第 2 相：過活動性，調節不能性多食症，体温調節障害，発育遅延．極度の肥満により，心肺不全．小口症，小顎症がある可能性．肥満は幼児期を過ぎての問題であり，満腹中枢不全だけで説明はできない．言葉や社会性の発達に比して運動発達が遅れること，発する言葉に比して理解や判断力が伴わないことなどの不釣り合いの問題があり，それは保護者にもわかりにくい．	低血糖の危険：血糖値に注意してモニター，術前，術中，術後にグルコースを点滴静注．肥満のため静脈確保困難．困難気道の可能性．困難気道用カート用意．側弯症，斜視，ヘルニア手術での軽度高体温．悪性高熱症との関連はない．低体温も起こりうる．睡眠時無呼吸多い：術中，術後に補助または調節呼吸が必要なことあり．麻薬類の投与を避けるか，小用量に限る．区域麻酔や NSAIDs との麻薬類の併用も避ける．術後無呼吸モニター．術後気道閉塞に注意．鼻 CPAP が有効．症例によっては，（全身麻酔を併用しない）区域麻酔が術中・術後の管理に有用．（術前体重調整が必要な場合が多い）

Dearlove OR, Dobson A, Super M: Anaesthesia and Prader-Willi syndrome. Paediatr Anaesth, 8: 267-271, 1998.

Lam H, Landsman IS: Are children with Prader Willi syndrome at higher risk for anesthetic complications? Paediatr Anaesth, 24: 457-459, 2014.

Mantadakis E, Spanaki AM, Geromarkaki E, et al: Near demise of a child with Prader-Willi syndrome during elective orchidopexy. Paediatr Anaesth, 16: 790-793, 2006.

疾患名	分類内容	麻酔上の問題点
Progeria （早老症） 〔Hutchinson-Gilford 症候群〕	生後 6 ヵ月から 3 年で始まる早期老齢化：心疾患虚血，高血圧，心拡大．糖尿病もみられる．10 歳以前でも冠動脈疾患で死亡しうる．脆弱皮膚，血管．	冠動脈疾患，心筋虚血の存在に特に注意して術前心臓評価．小口症と後退頸のために困難気道．困難気道用カート用意．心筋虚血性疾患の成人と同様の麻酔管理．頻脈，高血圧を避ける．ブドウ糖含有液静注，血糖値検査．

Capell BC, Collins FS, Nabel EG: Mechanisms of cardiovascular disease in accelerated aging syndromes. Circ Res, 101: 13-26, 2007.

Liessmann CD: Anaesthesia in a child with Hutchinson-Gilford progeria. Paediatr Anaesth, 11: 611-614, 2001.

Hansda U, Agarwal J, Patra C, et al: Extradural hematoma surgery in a child with Hutchinson-Gilford progeria syndrome: Perioperative concerns. J Pediatr Neurosci, 8: 165-167, 2013.

Appendix A ● 特殊疾患・症候群の麻酔

疾患名	分類内容	麻酔上の問題点
Proteus 症候群	結合組織，骨，皮膚病変（母斑）の進行性過剰増殖および脂肪の異常分布を伴った極度に不安定な疾患．囊胞肺疾患．側弯症が多い．椎体異常により頸が長かったりねじれていたりする．血管異常も認められている，静脈血栓症がなくても肺塞栓が起きた報告あり．	囊胞性疾患がないか胸部 X 線写真を確認．囊胞性疾患があれば，気胸予防のために N_2O を避け，最大吸気圧を低く保つ．気道に注意：挿管が非常に困難なことあり．困難気道用カート用意．術後に気道閉塞が起こりうる：換気をモニター．

Cekmen N, Kordan AZ, Tuncer B, et al: Anesthesia for proteus syndrome. Paediatr Anaesth, 14: 689-692, 2004.

Nakane M, Sato M, Hattori H, et al: Perioperative respiratory complications caused by cystic lung malformation in Proteus syndrome. J Anesth, 20: 26-29, 2006.

疾患名	分類内容	麻酔上の問題点
Prune-belly 症候群	腎奇形を伴った腹筋無形成．咳嗽力弱い：術後無気肺，呼吸器感染症，呼吸不全の危険．梅干しのような皺の寄った腹部外観．ほぼ男児で，先天性腹壁形成不全，腎尿路奇形，両側停留精巣が3主徴で，腎不全，呼吸不全を伴い，生後2年までの間の死亡が40%と予後が悪い．時に心疾患も合併する．年長になって排便困難解消や審美的な目的で腹壁縫縮術が行われる場合がある．	術前腎の状態（BUN/クレアチニン）を確認．"full stomach" として取り扱う．挿管し調節呼吸（症例によっては困難気道．慎重な評価必要）．困難気道用カート用意．腎より排泄される筋弛緩薬やその他の薬剤の使用は慎重に．胸部硬膜外麻酔は，術後鎮痛に有用であり，呼吸器合併症予防の可能性あり．

Bariş S, Karakaya D, Ustun E, et al: Complicated airway management in a child with prune-belly syndrome. Paediatr Anaesth, 11: 501-504, 2001.

Henderson AM, Vallis CJ, Sumner E: Anaesthesia in the prune-belly syndrome. A review of 36 cases. Anaesthesia, 42: 54-60, 1987.

疾患名	分類内容	麻酔上の問題点
Pseudohypoparathyroid-ism （偽上皮小体機能低下症）	Albright 遺伝性骨形成異常症を参照．	
Pseudoxanthoma elasticum （弾力線維性偽黄色腫）	Grönblad-Strandberg 症候群を参照．	
Pyle 病 （骨幹端異形成：metaphyseal dysplasia）	頭蓋顔面異常：下顎肥大；脳神経麻痺．	気道の慎重評価：困難気道ありうる．困難気道用カート用意．

（次ページへ続く）

Appendix A ● 特殊疾患・症候群の麻酔

疾患名	分類内容	麻酔上の問題点
Rett 症候群	女児のみで発症する廃疾の神経疾患．低体重，発育遅延，自閉症，痙攣，側弯症，異常疼痛知覚，血管運動不安定，不整脈（QT 延長症候群），きわめて不規則な呼吸：過換気と無呼吸発作が交互に起こる．	術当日朝の抗痙攣薬投与を確認．術前 ECG．肺機能慎重評価．呼吸合併症高リスク．しばしば側弯症の脊椎手術，体知覚誘発反応はモニターできるが，痙攣の既往があれば運動誘発電位が禁忌となることもあり．術後，無呼吸モニターか人工換気必要．痛みに対して不感または敏感．呼吸抑制薬に感受性高い可能性あり．痙攣調節にベンゾジアゼピン．QT 延長症候群に準じた注意：頻脈を避ける．

Dearlove OR, Walker RW: Anaesthesia for Rett syndrome. Paediatr Anaesth, 6: 155-158, 1996.

Downs J, Bergman A, Carter P, et al: Guidelines for management of scoliosis in Rett syndrome patients based on expert consensus and clinical evidence. Spine（Phila Pa 1976), 34: E607-617, 2009.

Karmaniolou I, Krishnan R, Galtrey E, et al: Perioperative management and outcome of patients with Rett syndrome undergoing scoliosis surgery: a retrospective review. J Anesth, 29: 492-498, 2015.

疾患名	分類内容	麻酔上の問題点
Reye 症候群	重症代謝性脳障害，内臓（特に肝臓）脂肪変性：高アミノ酸血症；プロトロンビン時間延長，血中アンモニア上昇，血清トランスアミナーゼ上昇．補助因子として前駆疾患中のアスピリン摂取が疑われた．肝生検により確定診断．治療しなければ，頭蓋内圧上昇し死亡．過去 20 年間発症例はきわめてまれ．	検査および頭蓋内圧の減圧のため麻酔が必要．ステロイドと低体温で治療中のことあり．肝で代謝される薬剤を避ける．調節呼吸，低体温，支持療法を継続．

Schrör K: Aspirin and Reye syndrome: a review of the evidence. Paediatr Drugs, 9: 195-204, 2007.

Pugliese A, Beltramo T, Torre D: Reye's and Reye's-like syndromes. Cell Biochem Funct, 26: 741-746, 2008.

疾患名	分類内容	麻酔上の問題点
Rheumatoid arthritis（リウマチ様関節炎）	Collagen disease（膠原病）を参照．	

Appendix A ● 特殊疾患・症候群の麻酔

疾患名	分類内容	麻酔上の問題点
Rieger 症候群	歯形成不全，眼前房奇形．上顎不全形成など他の発育異常を伴うことあり．	困難気道の可能性あり．困難気道用カート用意．スキサメトニウムを避ける；非脱分極性筋弛緩薬は慎重に使用（反応が予想できない）．筋肉疾患により麻酔法を決定：amyotonica con-genita（先天性筋無緊張症），myotonia congenita（先天性筋硬直症），myotonia dystrophica（筋硬直性ジストロフィー）参照．

Asai T, Matsumoto H, Shingu K: Difficult airway management in a baby with Axenfeld-Rieger syndrome. Paediatr Anaesth, 8: 444, 1998.

（次ページへ続く）

Appendix A ● 特殊疾患・症候群の麻酔

疾患名	分類内容	麻酔上の問題点
Riley-Day 症候群 (家族性自律神経失調症： Familial dysautonomia)	Ashkenazi ユダヤ人にみられる自律神経神経節と知覚ニューロンの劣性疾患. dopamine-β-hydroxylase 欠損症：自律神経失調, 知覚低下, 発作性高血圧・起立性低血圧発作. 情緒不安定, 無流涙, 異常発汗, 哺乳力・嚥下力低下. 反復性誤嚥性肺炎, 慢性肺疾患. ストレスで自律神経失調発作（嘔吐, 大量発汗, 心拍・循環動態不安定）が起こりうる.	長時間の絶食を避ける. ミダゾラムと H_2 受容体拮抗薬で前投薬. 麻酔導入時の親の同伴が役立つ可能性あり. アトロピンは投与可. 経静脈補液必要：循環血液量を維持するように水分喪失を補う（大量出血予想されるときは中心静脈圧モニター）. 麻酔薬に敏感：反応をみて吸入麻酔濃度を注意深く調節；バルビツレート, プロポフォール, オピオイド, 筋弛緩薬は使える. 呼吸中枢は二酸化炭素に無反応：オピオイドの使用は慎重に, 術後調節呼吸が必要となりうる. 導入時および術後の誤嚥の危険. 自律神経失調発作にジアゼパムが通常有効, 胃酸対策にラニチジン, 術後高血圧対策にクロニジンが役立つ可能性あり. 過去には硬膜外麻酔と脊髄くも膜下麻酔は禁忌と考えられていたが, 数症例で心血管系の安定性が増し良好な鎮痛で, 問題なく使用されている. 眼の保護に留意, 点眼し眼を閉じておく.

Ngai J, Kreynin I, Kim JT, et al: Anesthesia management of familial dysautonomia. Paediatr Anaesth, 16: 611-620, 2006.
Ahmed N, Watve MM, Ahmed M: Spinal anesthesia in Riley-Day syndrome (familial dysautonomia). Pediatr Anesth, 18: 1136-1137, 2008.

Robin Pierre 症候群	Pierre Robin 症候群を参照.	
Robinow 症候群 (胎児顔面症候群：fetal face syndrome)	短四肢, 顔面（顔面中部低形成）および脊椎奇形, CHD, 腎疾患, 外陰低形成. Crigler-Najjar 肝病に関連の可能性（両疾患とも近親結婚による）.	術前に, 心臓（心エコー検査）, 腎臓（BUN/クレアチニン）, 肝臓（Crigler-Najjar 肝病が疑われるとき）の機能評価. Crigler-Najjar 肝病があれば, 凝固状態も評価. 困難気道もありうるが, 通常は問題ない. 困難気道用カート用意.

Lirk P, Rieder J, Schuerholz A, et al: Anaesthetic implications of Robinow syndrome. Paediatr Anaesth, 13: 725-727, 2003.

Appendix A ● 特殊疾患・症候群の麻酔

疾患名	分類内容	麻酔上の問題点
Romano-Ward 症候群	Jervell-Lange-Nielsen 症候群を参照.	
Rubinstein-Taybi 症候群	広幅第 1 指趾，発育遅延，小頭症．CHD（通常，肺動脈狭窄）を伴うことあり．呼吸器感染頻発，頻回誤嚥で肺炎，慢性肺疾患．推定頻度：発育遅延施設収容患者 500 人に一人．	術前の心疾患心臓（心エコー検査），肺疾患（胸部 X 線検査）の評価．困難気道を予測．困難気道用カート用意．呼吸抑制薬は慎重に使用．気道分泌物増加．術後の呼吸抑制，無呼吸に注意.

Altintas F, Cakmakkaya S: Anesthetic management of a child with Rubinstein-Taybi syndrome. Paediatr Anaesth, 14: 610-11, 2004.

Agarwal S, Ahmad YH, Talpesh M, et al: Anesthetic management of children with Rubinstein-Taybi syndrome--case reports. Middle East J Anaesthesiol, 21: 309-312, 2011.

Russell-Silver 症候群	Silver-Russell dwarfism を参照.	
Sandhoff 病	Gangliosidosis（リン脂質蓄積症）GM2 を参照.	
Saethre-Chotzen 症候群	尖頭合指症，手と足の合指症を伴う頭蓋骨縫合早期癒合症．下顎低形成，両眼開離，変形耳もみられる．知能は通常正常．TWIST1 遺伝子の変異.	気道に注意．困難気道用カート用意．その他に特別な麻酔上の問題点の報告なし.

Easely D, Mayhew JF: Anesthesia in a child with Saethre-Chotzen syndrome. Paediatr Anaesth, 18: 81, 2008.

Sharma A, Patel N, Arora S, et al: Child with Saethre-Chotzen syndrome: anesthetic management and literature review. Acta Anaesthesiol Belg, 65: 179-182, 2014.

Sanfilippo 症候群 （ムコ多糖類症第Ⅲ型：mucopolysaccharidosis type III)	小児期に中枢神経系機能異常，のちに発育遅延，認知症に陥る．情動障害，激昂．肝脾腫，心障害，大きな骨障害なし.	ムコ多糖類症分類を参照．麻酔上の特別な問題点の報告なし.

Andrade F, Aldámiz-Echevarría L, Llarena M, et al: Sanfilippo syndrome: overall review. Pediatr Int, 57: 331-338, 2015.

Cingi EC, Beebe DS, Whitely CB, et al: Anesthetic care and outcomes in children with Sanfilippo Syndrome Type A. Paediatr Anaesth, 26: 531-538, 2016.

（次ページへ続く）

Appendix A ● 特殊疾患・症候群の麻酔

疾患名	分類内容	麻酔上の問題点
Sanjad-Sakati 症候群 (SSS)	先天性副甲状腺機能低下，低カルシウム血症，高リン酸血症，痙攣，小人症，発育遅延，異形顔貌．反復性肺感染症．アラブ人の家系の子どもに限られる．	手術当日朝，抗痙攣薬投与を確認．術前に呼吸状態（胸部X線検査），電解質とイオン化カルシウムを評価．気道維持，挿管が困難なことあり．困難気道用カート用意．短時間作用性薬物の使用．術後呼吸状態のモニター．

Platis CM, Wasersprung D, Kachko L, et al: Anesthesia management for the child with Sanjad-Sakati syndrome. Paediatr Anaesth, 16: 1189-1192, 2006.

| Scheie 症候群 (ムコ多糖類症第ⅠS型，以前は第Ⅴ型と分類：mucopolysaccaridosis type IS, formerly classified as type V) | 知能正常またはほぼ正常．角膜混濁，ヘルニア：関節硬直，特に手足；動脈弁閉鎖不全症．睡眠時無呼吸もみられることあり． | 術前心臓状態（心エコー）評価．ムコ多糖類症分類を参照．無呼吸発作に注意．麻薬類使用には注意，大幅に減量．体位に注意． |

Perks WH, Cooper RA, Bradbury S, et al: Sleep apnea in Scheie syndrome. Thorax, 35: 85-91, 1980.

| Schwartz Jampel 症候群 | 小人症，小口症，小顎症，口蓋裂，筋緊張で関節可動域制限．長骨屈曲，体温調節異常．通常，知能正常（ある程度の精神遅滞は 25％で認められる）． | 困難気道，困難気道用カート用意．喉頭が前方のことあり．覚醒下，キシロカイン口腔内噴霧下 LMA 挿入後，気管支ファイバースコープによる挿管が推奨されている．スキサメトニウム禁忌：非脱分極性筋弛緩薬に対する異常反応の可能性，吸入麻酔薬を避ける．（myotonia, paramyotonia も参照） |

Ray S, Rubin AP: Anaesthesia in a child with Schwartz-Jampel syndrome. Anaesthesia, 49: 600-602, 1994.

Appendix A ● 特殊疾患・症候群の麻酔

疾患名	分類内容	麻酔上の問題点
Scleroderma（強皮症）	広範皮膚硬化. 顔面片側の萎縮を伴うことあり. 拘縮, 狭窄で形成手術. 心線維症, 肺性心（小児ではまれだが, 多い死亡原因）も伴いうる. 食道拡張で胃食道逆流性疾患が起こる. 小児は成人より侵される臓器が少ない（成人では, 関節炎, 筋炎が多い）. Raynaud 現象はまれ. ステロイド, メトトレキサート, カルシウムチャネル拮抗薬で治療.	術前心機能評価（心エコー検査）. ステロイドおよび他薬剤の投与歴を確認. 顔面, 口の瘢痕：気管確保困難, 困難気道. 困難気道用カート用意. 胸郭拘束：コンプライアンス低. 広範肺線維症：低酸素症. 静脈確保困難（見えない, 触れない, 穿刺困難）. 低体温予防.

Zulian F: Systemic sclerosis and localized scleroderma in childhood. Rheum Dis Clin North Am, 34: 239-255, 2008.

Roberts JG, Sabar R, Gianoli JA, et al: Progressive systemic sclerosis: clinical manifestations and anesthetic considerations. J Clin Anesth, 14: 474-477, 2002.

疾患名	分類内容	麻酔上の問題点
Sebaceous nevi syndrome, linear（線状皮脂母斑）	前額より鼻への線状母斑：水頭症, 発育遅延；大動脈縮窄, 大動脈低形成を伴うことあり.	術前心機能評価（心エコー検査）. 頭蓋内圧が亢進していることあり.
Seckel 症候群	常染色体劣性疾患, 精神遅滞, 小人症, 小頭症（鳥貌）, 上顎突出, 小顎症, 尖った鼻.	マスク換気困難, 困難気道, 静脈路確保困難を予想. 困難気道用カート用意.

Gürkan Y, Hosten T, Dayioglu H, et al: Anesthesia for Seckel syndrome. Pediatr Anesth, 16: 359-360, 2006.

Demiralp G, Mayhew J: Anesthesia in a child with Seckel syndrome. Paediatr Anaesth, 17: 1121, 2007.

Unal Y, Dogan AT, Ozkose Z, et al: Anesthetic management of a patient with Seckel syndrome and implanted pacemaker. Paediatr Anaesth, 18: 676-677, 2008.

疾患名	分類内容	麻酔上の問題点
Seip 症候群	Lipoatrophy with diabetes（糖尿病を伴った脂肪萎縮）を参照.	

（次ページへ続く）

Appendix A ● 特殊疾患・症候群の麻酔

疾患名	分類内容	麻酔上の問題点
Shy-Drager 症候群	起立性低血圧症：中枢および自律神経系広範変性；脈拍と血圧不安定，おそらく圧受容体反応障害のため；発汗減少；カテコラミン，アンジオテンシンに敏感.	強力吸入麻酔薬には注意：正確な水分補充が重要；低血圧は輸液とフェニレフリンで治療；治療抵抗性低血圧にはバソプレシンが最適薬の可能性. 筋弛緩薬は注意して使用.

Hutchinson RC, Sugden JC: Anaesthesia for Shy-Drager syndrome. Anaesthesia 39: 1229-1231, 1984.
Vallejo R, DeSouza G, Lee J: Shy-Drager syndrome and severe unexplained intraoperative hypotension responsive to vasopressin. Anesth Analg, 95: 50-52, 2002.

Silver-Russell dwarfism (Silver-Russell 小人症)	低身長，骨格非対称，小顎症，低生下時体重. ミルクコーヒー斑点，内分泌異常，性機能低下.	マスク換気，困難気道の可能性. 困難気道用カート用意. 血糖値モニター. 低体温になりやすい. 筋弛緩薬は慎重使用，筋弛緩モニター使用.

Dinner M, Goldin EZ, Ward R, et al: Russell-Silver syndrome: anesthetic implications. Anesth Analg, 78: 1197-1199, 1994.
Passier RH, Verwijs E, Driessen JJ: Anaesthesia for orphan disease: management of an infant with Silver-Russell syndrome. Eur J Anaesthesiol, 31: 336-338, 2014.

Sipple 症候群〔多発性内分泌腺腫症第2型：multiple endocrine adenomatosis type 2, 多発性内分泌腫瘍2型：endocrine neoplasia type 2, (MEN 2)〕	以下の3型がある：MEN2A，家族性髄様甲状腺癌，MEN2B. 褐色細胞腫はMEN2A と MEN2B とに多い（75%で両側性）. 髄様甲状腺癌，上皮小体腺腫（MEN2A で多い），多発性内分泌腫瘍. MEN2B は粘膜皮膚神経腫，筋緊張低下も伴う.	褐色細胞腫（p.396）参照. 多発性内分泌疾患に伴う問題. MEN2B では，筋弛緩薬投与を検討する前に筋緊張低下の存在を評価する.

Carney JA: Familial multiple endocrine neoplasia: the first 100 years. Am J Surg Pathol, 29: 254-274, 2005.

Appendix A ● 特殊疾患・症候群の麻酔

疾患名	分類内容	麻酔上の問題点
Sleep apnea 症候群 （睡眠時無呼吸症候群）	睡眠時呼吸障害で以下を含む： 1）中枢性睡眠時無呼吸：中枢神経未熟（SIDS），外傷，感染，腫瘍，特発性中枢性肺胞低換気（Ondine の呪い）に由来．呼吸筋活動なく無呼吸． 2）閉塞性睡眠時無呼吸：肥満，アデノイド扁桃肥大，Pierre Robin 症候群，その他，慢性気道閉塞状態由来．気道閉塞により無呼吸が起き，呼吸筋活動増加を伴う．二酸化炭素に対する反応が低下している．オピオイドによる呼吸抑制が顕著で，鎮痛のためのオピオイド必要量が大幅に低下している． 3）混合型：日中傾眠，大きないびき，浅い眠り，不眠，疲労などが病歴にある．子どもは活動過剰，攻撃的なことあり．	必要に応じ，心エコー検査による右心負荷評価を行う．気道状態慎重評価．術前鎮静薬で SpO_2 低下リスクがわずかながらある．麻酔導入時の急性気道閉塞に注意．困難気道のことあり．麻酔中は挿管，自発呼吸で麻薬類への感受性を確認する．モルヒネ量は，補正体重で正常の $1/2 \sim 1/3$ の場合がある．麻酔中・後のオピオイド使用は慎重に．アセトアミノフェンとイブプロフェン交互の24時間体制での使用でモルヒネ使用量を削減できる．回復室移送前に完全覚醒させる．術後無呼吸を厳重監視． 乳幼児で終夜 PSG は難しい．AHI（無呼吸，低呼吸指数）の重症度とは無関係に，術後数日は呼吸状態が悪化する．酸素投与下では SpO_2 は呼吸のモニターにはならない．カプノメータの使用が必要．

Bandla P, Brooks LJ, Trimarchi T, et al: Obstructive sleep apnea syndrome in children. Anesthesiol Clin North America, 23: 535-549, 2005.

Lerman J: A disquisition on sleep-disordered breathing in children. Paediatr Anaesth, 19（Suppl 1）: 100-108, 2009.

Coté CJ, Posner KL, Domino KB: Death or neurologic injury after tonsillectomy in children with a focus on obstructive sleep apnea: houston, we have a problem! Anesth Analg, 118: 1276-1283, 2014.

疾患名	分類内容	麻酔上の問題点
Smith-Lemli-Opitz 症候群	先天性コレステロール合成障害．小頭症，発育遅延，口蓋裂，生殖器・骨格奇形（小顎症を含む），胸腺低形成，筋緊張低下．易感染性のことあり．	無菌法．気道確保困難，困難気道．困難気道用カート用意，筋弛緩薬使用に注意．吸入麻酔薬で筋硬直の報告があるが，この疾患は悪性高熱症とは関連がなく，横紋筋融解症の合併は報告されていない．TIVA の使用を考慮．

Quezado ZM, Veihmeyer J, Schwartz L, et al: Anesthesia and airway management of pediatric patients with Smith-Lemli-Opitz syndrome. Anesthesiology, 97: 1015-1019, 2002.

（次ページへ続く）

Appendix A ● 特殊疾患・症候群の麻酔

疾患名	分類内容	麻酔上の問題点
Sotos 症候群 （脳性巨人症：cerebral gigantism）	大頭症，脳室拡大だが頭蓋内圧正常．発育遅延．筋緊張低下，小児期に成長が加速．ヘルニアが多い．少数で心臓・泌尿生殖器奇形．免疫反応低下．	術前の心エコーと ECG．適応があれば SBE 予防．無菌操作を注意深く．挿管は容易と報告されている．当てものを十分にして頭の位置決めを慎重に行う．麻酔中の高熱が報告されている（悪性高熱症ではない）：体温をモニターして，適応により冷却する．

Adhami EJ, Cancio-Babu CV: Anaesthesia in a child with Sotos syndrome. Paediatr Anaesth, 13: 835-840, 2003.

Chierichini A, Messina A, Vergari A, et al: Regional anesthesia in a child with Sotos syndrome. Int J Immunol Pharm Regional, 24 (1 Suppl 2): 21-23, 2011.

疾患名	分類内容	麻酔上の問題点
Spinal muscle atrophy	脊髄前角ニューロンの進行性変性のため，進行性筋力低下をきたす．球麻痺が存在することあり．知能と知覚は正常．	困難気道の可能性あり，困難気道用カート用意．胃食道逆流のリスク．スキサメトニウム禁忌．筋弛緩薬使用注意：作用遷延の可能性．血糖値を確認．術後呼吸機能評価，場合により呼吸補助．適切な鎮痛提供（ただし麻薬使用は注意）．区域麻酔は理想的であるが，実施は容易ではない．

Islander G: Anesthesia and spinal muscle atrophy. Paediatr Anaesth, 23: 804-816, 2013.

Appendix A ● 特殊疾患・症候群の麻酔

疾患名	分類内容	麻酔上の問題点
Stevens-Johnson 症候群 (多形性紅斑：erythema multiforme)	蕁麻疹様病変：口腔，眼，陰部びらん．外因子（薬物，感染など）に対する過敏反応か．胸膜疱→気胸．脱水，栄養不良が多い．心筋炎，心囊炎を伴いうる．内科的治療は熱傷の患児と同様，患児によってはステロイドが大量投与されている．	術前に心肺機能（心エコー検査，ECG），水分バランス，肺機能評価．無菌法（逆隔離）．最近のステロイド投与歴を確認．口腔内病変：挿管，食道内聴診器の挿入を避ける，咽頭吸引は愛護的に．ワセリンガーゼを皮膚に当て，軟らかいマスクを使う．気管挿管が必要であれば，当てものを十分にして気管切開テープを使って気管チューブを固定する：接着テープを使わない．モニター困難（皮膚病変），しかし必須；外科用潤滑クリームで覆った ECG パッドを患児の下に置く．手術室を約 35〜37℃ に温める；重篤低体温症の危険．慎重に監視；重篤不整脈，心室細動の危険．点滴必須，可能なら静脈切開は避ける（感染の可能性）．おそらくケタミンが最良の麻酔薬．〔各種薬剤（抗菌薬を含む）の投与を最小にする．一見，元気そうでも潜在的に中毒反応や心臓発作を起こす可能性あり．回復後数ヵ月間は要注意．心臓の検索が必須〕

Smith GB, Shribman AJ: Anaesthesia and severe skin disease. Anaesthesia, 39: 443-455, 1984.
Madan R, Chawla R, Dhar P, et al: Anesthesia in Stevens Johnson syndrome. Indian Pediatr, 26: 1038-1040, 1989.

疾患名	分類内容	麻酔上の問題点
Stickler 症候群	顔面中部低形成，小下顎後退，口蓋裂，"満月様顔"を伴う常染色体優性遺伝性疾患．進行性近視，網膜変性，聴力喪失．脊椎異常と僧帽弁逸脱もよくみられる．	麻酔上の問題は Pierre Robin 症候群の患児と同様．気道維持，気管挿管が非常に困難な可能性．困難気道用カート用意．

Küçükyavuz Z, Ozkaynak O, Tüzüner AM, et al: Difficulties in anesthetic management of patients with micrognathia: report of a patient with Stickler syndrome. Oral Surg Oral Med Oral Pathol Oral Radiol Endod, 102: e33-36, 2006.
Fujii M, Tachibana K, Takeuchi M, et al: Perioperative management of 19 infants undergoing glossopexy（tongue-lip adhesion）procedure: a retrospective study. Paediatr Anaesth, 25: 829-833, 2015.

（次ページへ続く）

Appendix A ● 特殊疾患・症候群の麻酔

疾患名	分類内容	麻酔上の問題点
Stiff baby 症候群 ("驚愕病" hyperekplexia, "startle disease")	まれな遺伝性症候群. 重度筋硬直が生下時に現れ数年間続く. 誇張驚愕反射. 頭と下肢とを体幹に向かって曲げることにより生命を脅かす痙攣を終わらせることができることがある. 窒息, 嘔吐, 嚥下困難が起こることあり. 筋電図で持続性筋活動がみられる.	筋弛緩薬は慎重に使用：効果を注意深くモニター（セボフルランは TOF モニター上, 反応の消退をきたす可能性がある）. スキサメトニウムに抵抗を示すことあり, しかし非脱分極性筋弛緩薬には正常に反応. ネオスチグミンの効果は正常. オピオイドは筋硬直を助長. プロポフォールが使える可能性. 術後無呼吸をモニター.

Garg R, Ramachandran R, Sharma P: Anaesthetic implications of hyperekplexia — 'startle disease'. Anaesth Intensive Care, 36: 254-256, 2008.

Murphy C, Shorten G: Train of four fade in a child with stiff baby syndrome. Paediatr Anaesth, 10: 567-569, 2000.

疾患名	分類内容	麻酔上の問題点
Still 病 (若年性関節リウマチ)	膠原病を参照.	
Sturge-Weber 症候群	三叉神経支配領域の海綿体様血管腫, 通常片側性. 発生中胚葉毛細血管障害. 緑内障, 頭蓋内石灰化, 痙攣, 発育遅延. 喉頭, 気管内浸潤もありうる.	しばしば, 火炎性母斑の治療を受ける. 下気道操作に注意：未診断血管腫がありうる. 気管挿管, 抜管時に高血圧や眼内圧上昇を予防する. しばしば繰り返しレザーで治療. LMA が適する. その他, 特別な麻酔上の問題はない.

Batra RK, Gulaya V, Madan R, et al: Anaesthesia and the Sturge-Weber syndrome. Can J Anaesth, 41: 133-136, 1994.

Ceyhan A, Cakan T, Basar H, et al: Anaesthesia for Sturge-Weber syndrome. Eur J Anaesthesiol, 16: 339-341, 1999.

疾患名	分類内容	麻酔上の問題点
Supravalvar aortic stenosis with idiopathic infantile hypercalcemia (特発性乳児性高カルシウム血症を伴った大動脈弁上狭窄症)	Williams 症候群を参照.	

Appendix A ● 特殊疾患・症候群の麻酔

疾患名	分類内容	麻酔上の問題点
Tangier 病 (無 α-リポタンパク血症: analphalipoproteinemia)	低血漿高密度リポタンパク：コレステロールエステルが橙色扁桃，脾臓，リンパ節に大量に蓄積．貧血，血小板減少症．末梢神経症と異常筋電図；若年性冠動脈疾患（6 歳児で冠動脈に脂質蓄積が認められている）．しかし，小児での虚血性心病変は報告されていない．	術前心臓/冠動脈評価（心エコー検査）．Hb 値と血小板数を確認．心抑制薬，筋弛緩薬は慎重に使用．心筋虚血のモニター．成人の虚血性心疾患と同様に頻脈と高血圧を避ける．

Mentis SW: Tangier disease. Anesth Analg, 83: 427-429, 1996.

Tay-Sachs 病	Gangliosidosis GM2 を参照．	
Thomsen 病	Myotonia congenita（先天性筋硬直症）を参照．	
Telangiectasia, hemor-rhagic (出血性毛細管拡張症)	Osler-Rendu-Weber 症候群を参照．	
Thalassemia major (重症地中海貧血) 〔Cooley 貧血：Cooley anemia〕	遺伝性疾患，あらゆる人種で発生の可能性，しかし地中海沿岸，東南アジアで最も多い．ヘモグロビン産生速度低下，高胎児ヘモグロビン含有率，心機能異常．鉄分過量の評価に MRI が使える．貧血のため頻回輸血，ヘモジデリン沈着をきたす．出生直後よりキレート療法が必要の可能性．脾臓全摘あるいは部分摘出が輸血の必要性を低下させる可能性．	術前心機能評価（心エコー検査，ECG）．ヘモジデリン沈着で心機能，肝機能障害．重度貧血．顔面変形，上顎過成長があれば困難気道もありうる．困難気道用カート用意．貧血患者の麻酔管理は p.225 を参照．脾摘患者では特別な無菌的対応が必要．異型接合型（軽症地中海貧血）は特別麻酔上の問題はない．

Firth PG: Anesthesia and hemoglobinopathies. Anesthesiol Clin, 27: 321-336, 2009.

Thromboasthenia (血小板無力症)	Glanzmann 病を参照．	

（次ページへ続く）

Appendix A ● 特殊疾患・症候群の麻酔

疾患名	分類内容	麻酔上の問題点
Thrombocytopenia with absent radius (TAR 症候群) 〔橈骨欠損を伴う血小板減少症〕	染色体 1.q21.1 欠損と考えられていた. ストレス, 感染, 手術などで誘発される血小板減少. 成人するまでに血小板数は増加し正常に. 30％で CHD（特に TOF と ASD）. また, 気管食道, 腎奇形との関連もある.	CHD があれば, 術前心機能評価（心エコー検査）. 手術, 出血には血小板輸血. 血液内科専門医と相談. 生後 1 年以内の予定手術は避ける（35～40％が頭蓋内出血で死亡）.

Goldfarb CA, Wall L, Manske PR: Radial longitudinal deficiency: the incidence of associated medical and musculoskeletal conditions. J Hand Surg Am, 31: 1176-1182, 2006.

Thrombocytopenia with eczema and repeated infections (湿疹, 反復感染を伴う血小板減少症)	Wiskott-Aldrich 症候群を参照.	

Thrombotic thrombocytopenic purpura (血栓性血小板減少性紫斑病)	Moschcowitz 病を参照.	

Tourette 症候群	小児期発症の複雑神経精神疾患. 集中力欠損疾患から痙攣性反復性運動（激しい筋肉痙動となることもある）へ移行. 醜語症, 反響語症を呈することもある. 片頭痛の頻度が高く, ハロペリドール, クロニジン, ピモジドで治療.	患児, 家族と意思の疎通を図る. 麻酔前も投薬を続ける. 術前鎮静. 特別な麻酔法はない〔例外：ピモジドは QT 延長症候群をきたすことがある（p.588 参照）〕.

Morrison JE Jr, Lockhart CH: Tourette syndrome: anesthetic implications. Anesth Analg, 65: 200-202, 1986.

Yoshikawa F, Takagi T, Fukayama H, et al: Intravenous sedation and general anesthesia for a patient with Gilles de la Tourette's syndrome undergoing dental treatment Acta Anesthsiol Scand, 46: 1279-1280, 2002.

Appendix A ● 特殊疾患・症候群の麻酔

疾患名	分類内容	麻酔上の問題点
Treacher Collins 症候群 （下顎顔面異骨症：mandib- ulofacial dysostosis）	小顎症，傾斜下顎骨，小頬骨 弓無形成，小口症，後鼻孔閉 鎖，眼瞼欠損，小耳症．しば しば口蓋裂，CHD を伴う． 気道管理は年齢が進むとより 困難になる．通常知能は正常 だが聴力障害がある．	術前心機能（心エコー検査） 評価．マスクでの気道確保は 不可能の場合があり，困難気 道もある．困難気道に備えた あらゆる準備をする．外科的 気道確保に備え外科医待機依 頼は妥当である．まずはビデ オ喉頭鏡類を用いるが，リド カイン噴霧による LMA 挿入 を経て，それを使った気管支 ファイバースコープ挿管が新 生児，乳児で有用である．気 管切開が必要な場合あり．

Nargozian CN: The airway in patients with craniofacial abnormalities. Paediatr Anaesth, 14: 53-59, 2004.

Hosking J, Zoanetti D, Carlyle A: Anesthesia for Treacher Collins syndrome: a review of airway management in 240 pediatric cases. Pediatr Anesth, 22: 752-758, 2012.

Frawley G, Espenell A, Howe P, et al: Anesthetic implications of infants with mandibular hypoplasia treated with mandibular distraction osteogenesis. Paediatr Anaesth, 23: 342-348, 2013.

Trismus-pseudocampto- dactyly （開口障害−偽屈指症） 〔Dutch-Kentucky 症候群〕	常染色体優性遺伝．増大下顎 骨筋突起，異常靱帯による開 口制限，手根伸展時の指屈曲 奇形．低身長，足奇形も起こ る．下顎の手術を受けること がある．	挿管は極端に困難．盲目的経 鼻挿管または気管支ファイ バースコープによる挿管が必 要．困難気道用カート用意．

Vaghadia H, Blackstock D: Anaesthetic implications for the trismus pseudocamptodactyly (Dutch-Kentucky or Hecht Beals) syndrome. Can J Anaesth, 35: 80-85, 1988.

Toydemir RM, Chen H, Proud VK, et al: Trismus-pseudocamptodactyly syndrome is caused by recurrent mutation of MYH8. Am J Med Genet A, 140: 2387-2393, 2006.

Trisomies（トリソミー） Trisomy 13 Trisomy 18[E] Trisomy 21	Patau 症候群を参照． Edwards 症候群を参照． Down 症候群を参照．	

（次ページへ続く）

621

Appendix A ● 特殊疾患・症候群の麻酔

疾患名	分類内容	麻酔上の問題点
Tuberous sclerosis（TSC） （結節性硬化症）	体内過誤腫を伴った神経皮膚障害．多臓器疾患：皮脂腺腫，てんかん，発育遅延．頭蓋内石灰化，痙攣．脳，心，肺，腎に腫瘍を伴うことあり；腎盂腎炎と腎不全に陥ることあり．心横紋筋腫は良性であるが，新生児では90％にも発生する．これらの腫瘍は大きさが変化しない（心臓が大きくなるにつれて，問題は少なくなる）か，自然消失する．	手術当日朝に抗痙攣薬投与．術前心機能（心エコー検査），腎機能（BUN/クレアチニン）の評価：心臓腫瘍は自然に消失する傾向があるが，特に乳児では，右室流出路を閉塞したりする．腎排泄性薬物に注意．特にMRI反復（6ヵ月ごと）による造影剤使用に注意．心不整脈と肺囊胞破裂の可能性．術前評価の結果，臓器障害の程度により麻酔方法を検討．痙攣防止のため，体温と二酸化炭素濃度を正常に保つ．術後，抗痙攣薬の濃度を確認．

Diaz JH: Perioperative management of children with congenital phakomatoses. Paediatr Anaesth, 10: 121-128, 2000.

Mettin RR, Merkenschlager A, Bernhard MK, et al: Wide spectrum of clinical manifestations in children with tuberous sclerosis complex — follow-up of 20 children. Brain Dev, 36: 306-314, 2014.

疾患名	分類内容	麻酔上の問題点
Turner 症候群 （性腺形成不全：gonadal dysgenesis）	XO型女性．低身長，小児様生殖器，翼状頸，小顎症もみられる．CHDとして，大動脈縮窄，解離性大動脈瘤（思春期患者）あるいは肺動脈狭窄を伴うこともあり．症例によっては甲状腺機能低下症．50％以上に腎奇形．	術前に心機能（心エコー検査），腎機能評価．困難気道の可能性．困難気道用カート用意．腎排泄性薬物に注意．

Loscalzo ML: Turner syndrome. Pediatr Rev, 29: 219-227, 2008.

Mashour GA, Sunder N, Acquadro MA: Anesthetic management of Turner syndrome: a systematic approach. J Clin Anesth, 17: 128-130, 2005.

Ornek D, Aydin GB, Kahveci K, et al: Anesthetic management of a child with both Marfan syndrome and Turner syndrome. J Anesth, 26: 442-444, 2012.

Wong SC, Cheung M, Zacharin M: Aortic dilatation and dissection in Turner syndrome: what we know, what we are unclear about and what we should do in clinical practice? Int J Adolesc Med Health, 26: 469-488, 2014.

疾患名	分類内容	麻酔上の問題点
Umbilical hernia in infancy （乳児期の臍ヘルニア）	Beckwith 症候群の可能性に留意．	

Appendix A ● 特殊疾患・症候群の麻酔

疾患名	分類内容	麻酔上の問題点
Urbach-Wiethe 病 （皮膚粘膜硝子変性症：cutaneous mucosal hyalinosis）	嗄声，無声（硝子質の喉頭，咽頭沈着），皮膚発疹．舌が肥厚していることあり．粘膜が肥厚，乾燥してもろくなっている．頭蓋内石灰化，てんかんが起こることあり．近親結婚との関連．	手術当日朝に抗痙攣薬投与．術前心（心エコー検査），腎（BUN／クレアチニン）機能評価．抗コリン作動薬を避ける（過度の乾燥）．愛護的喉頭鏡操作と挿管で粘膜損傷を避ける．声帯が肥厚していることもある．気道確保，維持困難の可能性．困難気道用カート用意．気管支ファイバースコープ挿管が必要．てんかんと診断されていれば，イソフルラン，TIVA が推奨される麻酔薬．

Kelly JE, Simpson MT, Jonathan D, et al: Lipoid proteinosis: Urbach-Wiethe disease. Br J Anaesth, 63: 609-611, 1989.

VATER association （VATER 複合奇形） 〔VACTERL association： VACTERL 複合奇形〕	一連奇形の複合．V：vertebral deformities：V：脊椎奇形（先天性側弯症），A：anal atresia：鎖肛，T：tracheoesophageal fistula：気管食道瘻，E：esophageal atresia：食道閉鎖，R：renal anomalies：腎奇形．（VACTERL 複合奇形では，C：cardiac disease 心疾患，L：limb defects 四肢欠損が加わる．）	これらの特徴を持った新生児では，他の合併先天性奇形がないかを評価．術前に心（心エコー検査）・腎（BUN／クレアチニン）機能評価．併発する個々の疾患の問題を考えて麻酔方針を決定．

Jain D, Supriya S, Gurpreet K: Association of difficult airway to VACTERL anomaly: An anesthetic challenge. Anaesth Intensive Care, 17: 192-194, 2013.
Solomon BD: VACTERL／VATER Association. Orphanet J Rare Dis, 16: 56, 2011.

（次ページへ続く）

Appendix A ● 特殊疾患・症候群の麻酔

疾患名	分類内容	麻酔上の問題点
Velocardiofacial 症候群（口蓋垂心顔症候群）	22q 欠失症候群の一表現型変異体．DiGeorge 症候群とは異なる．口蓋垂・咽頭奇形による発語障害，軽度学習障害，CHD（特に心室中隔欠損），特徴的顔貌；広い鼻橋を伴う巨大鼻，縦長顔，狭眼瞼裂，下顎後退．OSA と関連．長期に及ぶ精神障害（特に統合失調症）．	適応に応じて術前心機能評価（心エコー検査）．気道確保困難，困難気道のことあり．困難気道用カート用意．咽頭形成術を受けることあり．喉頭形成術後に閉塞性睡眠時無呼吸を起こし死亡することがある．オピオイド使用量は 1/2～1/3，あるいは麻薬使用削減策（アセトアミノフェンとイブプロフェン交互投与）．術後無呼吸のモニタリングが推奨される．

Gothelf D, Frisch A, Michaelovsky E, et al: Velo-Cardio-Facial Syndrome. J Ment Health Res Intellect Disabil, 2: 149-167, 2009.

Kirschner RE, Baylis AL: Surgical considerations in 22Q11.2 deletion syndrome. Clin Plast Surg, 41: 271-282, 2014.

疾患名	分類内容	麻酔上の問題点
Very long-chain acylcoenzyme A dehydrogenase 欠損症	脂肪酸代謝異常による，低血糖，肝不全，心筋症，横紋筋融解の危険性．	術前心機能（心エコー検査），肝機能検査．絶食期間を最少に保ち，術前糖質含有輸液開始．プロポフォール禁忌（脂肪乳剤含有のため）．スキサメトニウム禁忌．心筋抑制薬を避ける．低濃度セボフルラン，麻薬，区域麻酔，NSAIDs は使用可能．

Redshaw C, Stewart C: Anesthetic agents in patients with very long-chain acyl-coenzyme A dehydrogenase deficiency: a literature review. Paediatr Anaesth, 24: 1115-1119, 2014.

Appendix A ● 特殊疾患・症候群の麻酔

疾患名	分類内容	麻酔上の問題点
von Gierke 病 Type Ⅰ（糖原病第Ⅰ型：glycogen storage disease type Ⅰ）	発育遅延，巨大肝腫，腎過形成，口内炎，乳酸アシドーシス，白血球減少症，出血傾向（血小板凝集機能異常のために鼻出血）．絶食で低血糖，痙攣．重症生化学障害；低血糖はアドレナリン，グルカゴンに不反応．Fanconi 症候群を伴うことあり（Fanconi 症候群を参照）．肝腫瘍，膵炎併発．	術前腎（BUN/クレアチニン），肝評価．術前，術中にグルコース点滴静注持続．乳酸リンゲルを避ける．血糖，酸塩基平衡をモニター．プロポフォールの使用は慎重に：この疾患の患児で術後膵炎の発症が報告されているため．Type Ⅲ〔Cori disease；Forbes disease 糖原病第Ⅲ型（Cori 病，Forbes 病）〕Ⅰ型に類似しているがⅠ型より軽症．Type Ⅵ〔Hers disease 糖原病第Ⅵ型（Hers 病）〕もⅠ型より軽症．

Shenkman Z, Golub Y, Meretyk S, et al: Anaesthetic management of a patient with glycogen storage disease type 1b. Can J Anaesth, 43: 467-470, 1996.

Bustamante SE, Appachi E: Acute pancreatitis after anesthesia with propofol in a child with glycogen storage disease type IA. Paediatr Anaesth, 16: 680-683, 2006.

疾患名	分類内容	麻酔上の問題点
von Hippel-Lindau 症候群	網膜血管腫と小脳血管芽細胞腫：症例によっては褐色細胞腫；肺，膵，肝，副腎，腎に囊胞を伴うことあり．小脳腫瘍，褐色細胞腫による発作性高血圧．	術前肝腎機能評価（BUN/クレアチニン）．褐色細胞腫の検査（尿 VMA）．高血圧発作の可能性．術前は褐色細胞腫と同様の準備を数日間行う．腹腔鏡での取り出しが今では一般的．

Gurunathan U, Korula G: Unsuspected pheochromocytoma: von Hippel-Lindau disease. J Neurosurg Anesthesiol, 16: 26-28, 2004.

Widimský J Jr: Recent advances in the diagnosis and treatment of pheochromocytoma. Kidney Blood Press Res, 29: 321-326, 2006.

（次ページへ続く）

Appendix A ● 特殊疾患・症候群の麻酔

疾患名	分類内容	麻酔上の問題点
von Recklinghausen 病（神経線維腫症：neurofibromatosis)	ミルクコーヒー斑（＞5）：腫瘍，中枢神経系全域に腫瘍，神経幹に随伴した末梢腫瘍.（喉頭内や右室流出路にも腫瘍が発生することあり）；50％で後側弯症，頸が不安定なことあり．線維化肺胞炎"蜂巣状肺"を伴いうる，このため肺の問題が起こりやすい．腎血管不全形成（高血圧）が多い．1％で褐色細胞腫（本疾患の児は尿 VMA の検査をすべきである）．6ヵ月ごとの検査が必要となる場合が多い.	術前肺（胸部 X 線検査），腎（BUN/クレアチニン），心機能（心エコー検査）の評価．腫瘍により挿管が問題なことあり．頸の操作に注意．困難気道用カート用意．挿管時頸部用手固定が必要．筋弛緩薬は作用が延長しうるため，分割して反応をみながら投与．腎が侵されているときは，腎排泄性薬物（特に造影剤）に注意.

Delgado JM, de la Matta Martín M: Anaesthetic implications of von Recklinghausen's neurofibromatosis. Paediatr Anaesth, 12: 374, 2002.

Appendix A ● 特殊疾患・症候群の麻酔

疾患名	分類内容	麻酔上の問題点
von Willebrand 病 （偽血友病：pseudohemo- philia）	出血時間延長（von Wille- brand 因子と第Ⅷ因子活性低 下で血小板粘着能異常），毛細 血管異常．挫傷や出血（月経 過多，鼻出血など）の既往． 血友病と違い女児に多い．明 らかな血液凝固異常症状が， 手術を契機に発見される場合 が少なくない．事後に採血し ても，新鮮凍結血漿が投与さ れていれば，第Ⅷ因子活性低 下は見つかりにくい．数種類 の型が存在し，その型により 治療に対する反応が異なる． デスモプレシン（DDAVP）静 脈内投与は，1 型患者および 2 型患者の一部で効果がある が，その他の患者では状態を 悪化させることがある（血液 内科と相談）．2 型および 3 型の患者は第Ⅷ因子濃縮液投 与を必要とする．出血には新 鮮凍結血漿，クリオプレシピ テート（日本では使える施設 は限られる）で対応．抗線維 素溶解剤が効くこともある．	術前，最適な管理について外 科医，血液内科医とよく打ち 合わせる．アスピリン使用禁 （血小板に対する作用，消化 管出血の可能性）．第Ⅷ因 子，出血時間をモニター，第 Ⅷ因子活性を 50％以上に保 つ．

Allen GC, Armfield DR, Bontempo FA, et al: Adenotonsillectomy in children with von Willebrand disease. Arch Otolaryng Head & Neck Surg, 125: 547-551, 1999.

Maquoi I, Bonhomme V, Born JD, et al: Perioperative management of a child with von Willebrand disease undergoing surgical repair of craniosynostosis: looking at unusual targets. Anesth Analg, 109: 720-724, 2009.

Stone ME, Mazzeffi M, Derham J, et al: Current management of von Willebrand disease and von Willebrand syndrome. Curr Opin Anaesthesiol, 27: 353-358, 2014.

Weaver 症候群	骨過剰成長により頭蓋顔面， 指の異常をきたす．相対的小 顎症，短頸，前方喉頭のため 気管挿管が困難．	気道確保，気管挿管に注意． 困難気道用カート用意．年長 児では，問題は少なくなりう る．

Crawford MW, Rohan D: The upper airway in Weaver syndrome. Paediatr Anaesth, 15: 893-896, 2005.

（次ページへ続く）

Appendix A ● 特殊疾患・症候群の麻酔

疾患名	分類内容	麻酔上の問題点
Weber-Christian 病（慢性非化膿性皮下脂肪層炎：chronic nonsuppurative panniculitis）	脂肪壊死——下記を含む体各部位で起こる．後腹膜組織：慢性副腎不全を起こしうる．心膜：拘束性心膜炎に陥る．髄膜：痙攣を起こす．	術前，心（心エコー検査）・腎機能を確認．熱，寒冷，圧迫による脂肪損傷を避ける．血液量を保ち，心抑制薬や腎排泄性薬物の使用に注意．

Spivak JL, Lindo S, Coleman M: Weber-Christian disease complicated by consumption coagulopathy and microangiopathic hemolytic anemia. Johns Hopkins Med J, 126: 344-349, 1970.

疾患名	分類内容	麻酔上の問題点
Werdnig-Hoffman 病（乳児性筋萎縮症：infantile muscular atrophy）SMA1 型	乳児期に発症，進行性：著しい側弯症．＞95％が生後 24 ヵ月までに胃瘻栄養が必要．胃底部縫縮も誤嚥防止策の一つ．慢性呼吸障害．多くは思春期以前に死亡．	術前に，肺機能状態の評価と筋力低下の程度を評価．スキサメトニウムは禁忌（高カリウム血症のため）．筋弛緩薬，呼吸抑制薬は注意して使用．人工換気が必要となりうる．この場合，人工呼吸器からの離脱が困難なことあり．

Mercuri E, Bertini E, Iannaccone ST: Childhood spinal muscular atrophy: controversies and challenges. Lancet Neurol, 11: 443-452, 2012.

Bach JR: Medical considerations of long-term survival of Werdnig-Hoffmann disease. Am J Phys Med Rehabil, 86: 349-355, 2007.

疾患名	分類内容	麻酔上の問題点
Wermer 症候群〔多発性内分泌腺腫症：multiple endocrine adenomatosis 第 1 型（MEN1）〕	上皮小体機能亢進症，下垂体前葉腫瘍と膵島細胞腫（低血糖），胃潰瘍が多い．気管支系類癌腫（carcinoid）発生の場合．結石による腎不全．毎年 MRI によるフォローアップが行われる．	術前，腎機能，下垂体機能不全，類癌腫存在の評価．特別な管理に関しては，内分泌科医との相談．維持量のブドウ糖を投与し，周術期血糖モニター．慎重に血糖管理．類癌腫も参照（p.555）．

Harrison B: Endocrine surgical aspects of multiple endocrine neoplasia syndromes in children. Horm Res, 68（Suppl 5）: 105-106, 2007.

Peranteau WH, Palladino AA, Bhatti TR, et al: The surgical management of insulinomas in children. J Pediatr Surg, 48: 2517-2524, 2013.

Romero AMA, Morris LF, Rich TA, et al: Preoperative multiple endocrine neoplasia type 1 diagnosis improves the surgical outcomes of pediatric patients with primary hyperparathyroidism. J Pediatr Surg, 49: 546-550, 2014.

Appendix A ● 特殊疾患・症候群の麻酔

疾患名	分類内容	麻酔上の問題点
Werner 症候群	早期老人化：50％に糖尿病，50％に発育遅延，早期白内障．骨髄炎様骨障害，心筋梗塞，心不全．	術前の心機能検査（心エコー検査，ECG）で，心筋虚血，心機能不全に関して評価．もし糖尿病がある場合，その治療プロトコルに沿って治療．麻酔は冠動脈疾患に準じて行い，頻脈と高血圧を避ける．

Capell BC, Collins FS, Nabel EG: Mechanisms of cardiovascular disease in accelerated aging syn-dromes. Circ Res, 101: 13-26, 2007.
Domínguez-Gerpe L, Araujo-Vilar D: Prematurely aged children: molecular alterations leading to Hutchinson-Gilford progeria and Werner syndromes. Curr Aging Sci, 1: 202-212, 2008.

疾患名	分類内容	麻酔上の問題点
West 症候群	乳児痙攣，EEG 上のヒプサルスミア（特異な，無秩序な高振幅徐波と棘波で構成される発作間欠期脳波），精神運動障害．痙攣，神経学的障害，脳回欠損，重度発育遅延．抗痙攣薬による長期治療が必要．ケトン食（糖質を抑え，脂肪代謝のエネルギーを使う）が有効な患者もいる．	手術当日朝に抗痙攣薬を飲ませておく．ケトン食で治療中の場合，ブドウ糖含有輸液，乳酸リンゲル液の使用は行わず，生理食塩水を用いる．ある報告では，"覚醒"時に非常に低い BIS 値が認められるが，麻酔を導入すると奇異性に変化した．麻酔深度のモニターとして BIS は当てにならない．患児が"覚醒"しているかどうかの判断には両親が役立つ．

Valkenburg AJ, de Leeuw TG, Machotta A, et al: Extremely low preanesthetic BIS values in two children with West syndrome and lissencephaly. Pediatr Anaesth, 18: 446-448, 2008.
Kossoff EH, Wang HS: Dietary therapies for epilepsy. Biomed J, 36: 2-8, 2013.
McTague A, Cross JH: Treatment of epileptic encephalopathies. CNS Drugs, 27: 175-184, 2013.

（次ページへ続く）

Appendix A ● 特殊疾患・症候群の麻酔

疾患名	分類内容	麻酔上の問題点
Williams 症候群 （小妖精顔貌症候群：elfin facies syndrome）	CHD（弁上大動脈狭窄），末梢性肺動脈閉塞，発育遅延（IQ 40～80），小妖精様顔貌，小顎症，陽気な性格．固定心拍出量と心筋虚血で呼吸困難と狭心症．麻酔のリスクが非常に高く，蘇生困難．突然死も起こる．高カルシウム血症：低Ca食，ステロイド投与，心臓根治手術．甲状腺機能低下，腎異常が認められることもあり．	術前に，心（心エコー検査，ECG，冠動脈解剖，閉塞の有無など）・腎機能評価，カルシウム検査．ステロイド投与歴を確認．周術期にカルシウム値をモニター．マスク換気，困難気道のことあり．困難気道用カート用意．麻酔導入中の心停止の頻度が高い．慎重に吸入麻酔薬できわめて緩徐に導入し低濃度の吸入麻酔薬で麻酔を維持できるが，静脈麻酔薬による導入でオピオイド併用麻酔が推奨され，好ましい．心抑制薬や頻脈をきたす薬物を避ける．十分量の輸液で低血圧を防止する．経食道心エコーが麻酔管理の補助になりうる．この患者群が，周術期心停調査の中で占める割合が高い．最大限の注意が必要！ 参照ホームページ：www.williams-syndrome.org

Medley J, Russo P, Tobias JD: Perioperative care of the patient with Williams syndrome. Pediatr Anaesth, 15: 243-247, 2005.

Gupta P, Tobias JD, Goyal S, et al: Sudden cardiac death under anesthesia in pediatric patient with Williams syndrome: a case report and review of literature. Ann Cardiac Anesth, 13: 44-48, 2010.

Olsen M, Fahy CJ, Costi DA, et al: Anaesthesia-related haemodynamic complications in Williams syndrome patients: a review of one institution's experience. Anaesth Intensive Care, 42: 619-624, 2014.

疾患名	分類内容	麻酔上の問題点
Wilson 病 （肝レンズ核変性：hepato-lenticular degeneration）	セルロプラスミン減少：銅沈着，特に肝，中枢神経運動核．腎尿細管性アシドーシス：線維症による肝不全．	術前腎（BUN／クレアチニン）と肝の状態を評価．肝，腎の影響を受けにくい筋弛緩薬（シスアトラクリウム）が推奨されるが，実際には筋弛緩モニター下でロクロニウムを安全に使用できる．導入はセボフルラン，維持はイソフルラン，デスフルランが若干好まれるがセボフルランでも問題ない．腎排泄性薬物に注意．

Green DW, Ashley EM: The choice of inhalation anaesthetic for major abdominal surgery in children with liver disease. Paediatr Anaesth, 12: 665-673, 2002.

Kaler SG: Inborn errors of copper metabolism. Handb Clin Neurol, 113: 1745-1754, 2013.

Appendix A ● 特殊疾患・症候群の麻酔

疾患名	分類内容	麻酔上の問題点
Wilson-Mikity 症候群	未熟性（＜1,500 g 出生時体重）：重症慢性肺疾患→嚢胞域を伴った広範肺線維症，間質性肺気腫病変，反復肺感染，誤嚥，右心室不全．肺線維化防止にステロイドが試みられる．病因不明：おそらく酸素中毒か圧力障害．	術前，呼吸状態，心機能（心エコー検査）を確認．ステロイド投与歴ありうるため，補充療法を考慮．術後は，無呼吸に注意して24時間はモニターする．

Stasic AF: Perioperative implications of common respiratory problems. Sem Pediatr Surg, 13: 174-180, 2004.
Hoepker A, Seear M, Petrocheilou A, et al: Wilson-Mikity syndrome: updated diagnostic criteria based on nine cases and a review of the literature. Pediatr Pulmonol, 43: 1004-1012, 2008.

疾患名	分類内容	麻酔上の問題点
Wiskott-Aldrich 症候群	伴性劣性遺伝．血小板産生減少：重症単純疱疹感染（免疫機構不全）易罹患性，湿疹，喘息，リンパ系悪性腫瘍を伴うことあり．全身性疱疹や日和見感染により多くは10歳以前に死亡．	術前に予防的抗菌薬投与が適応となりうる．輸血，血小板輸血が必要となりうる．すべての血液製剤は放射線照射して，移植片対宿主反応を防ぐ．無菌法（逆隔離）．

Notarangelo LD, Miao CH, Ochs HD: Wiskott-Aldrich syndrome. Curr Opin Hematol, 15: 30-36, 2008.
Worth AJ, Booth C, Veys P: Stem cell transplantation for primary immune deficiency. Curr Opin Hematol, 20: 501-508, 2013.

疾患名	分類内容	麻酔上の問題点
Wolff-Parkinson-White (WPW) 症候群	心房心室間異常伝導路．心電図：PR 間隔短縮，40％に相性 QRS 間隔延長．発作性上室性頻脈を起こしやすい．その他の心障害を伴うことあり．本症候群の乳児，特に低出生体重児は発作性上室性頻脈（SVT）が頻発しやすい．CHD に伴うことがある．不整脈が起こりやすい．麻酔導入に際しての SVT が報告されている．アデノシン，β遮断薬，カルシウムチャネル拮抗薬（ベラパミルなど）で対応．	術前に循環器専門医と心臓の状態について見直す．CHD との関わりがあれば，心エコー検査と ECG 精査を行う．アトロピンを避ける．異常伝導路への影響が少ないので，電気生理学的検査時は麻酔薬の選択としてプロポフォールが適している．吸入麻酔薬が必要な際には，セボフルランが使える．

Erb TO, Kanter RJ, Hall JM, et al: Comparison of electrophysiologic effects of propofol and isoflurane-based anesthetics in children undergoing radiofrequency catheter ablation for supraventricular tachycardia. Anesthesiology, 96: 1386-1394, 2002.

（次ページへ続く）

Appendix A ● 特殊疾患・症候群の麻酔

疾患名	分類内容	麻酔上の問題点
Wolman 病 （家族性黄色腫症：familial xanthomatosis）	黄色腫様内臓変化で成長不全：副腎石灰化．肝脾腫，脾機能亢進症，泡沫細胞浸潤（心筋を含む全組織）を伴い，Niemann-Pick 病 に 似る．通常，生後 6 ヵ月以内に死亡．酵素補充療法の治験が続いていて，期待が持てそうである．	保存的治療のみだが，麻酔が必要であれば，心，肺，肝，血液凝固系の評価が必要となる．
Worster-Drought 症候群	小児期発症のてんかんを伴う脳性麻痺の一種．主に，口や喉咽頭周囲の筋の運動に関わり，流涎があり，嚥下，哺乳，発語，咳，鼻をかむ，啼泣などに影響．また軽度の四肢麻痺もない，内反足などの整形外科的手術，胃瘻造設など，そして拘縮解除などが行われる場合がある．行動異常を伴ったり意志疎通が難しかったりする場合もある．診断は 4 歳過ぎにならないと確定できず，正確な発症頻度や病態は確立されていない．	制酸薬，唾液分泌低下薬（アトロピン），鎮静薬投与下で区域麻酔が用いられる場合もあるが，年長児では開口障害や口蓋裂などの合併奇形で挿管が困難な場合がある．困難気道用カート用意．術後無呼吸の発生が知られ，注意深い呼吸モニターが必要．

Chhabra A, Baidya DK: Postoperative cyanotic breath-holding spells in a child with Worster-Drought syndrome. J Anesth, 24: 982-983, 2010.

White SM: Anaesthesia for Worster-Drought syndrome. Eur J Anaesthesiol, 25: 427-428, 2008.

| Zellweger 症候群 | Cerebrohepatorenal syndrome（脳肝腎症候群）を参照． | |

APPENDIX

B 心肺蘇生法，心肺停止防止
（分娩時の新生児蘇生を含む）

Cardiopulmonary Resuscitation, Prevention of Cardiopulmonary Arrest
(Including Neonatal Resuscitation on Delivery)

　心肺蘇生法（cardiopulmonary resuscitation；CPR）は，呼吸・循環機能の回復および神経機能損傷の予防を図る方法である．一次救命処置（BLS）とは，その場にあるもので（2002 年からは AED の使用が含まれるようになった）人工的に換気，循環を行い，より高度の医療行為（つまり，二次救命処置）を得るまで臨床死が生物学的死に陥らないように，心肺機能を回復し，維持するものである．

　成人と同じように，予後不良疾患の末期には蘇生は行わない．このような場合は，あらかじめ蘇生の適応でないことを周知徹底しておく．

　小児では，蘇生成功の定義を神経学的欠損を残さない長期生存とした場合，成人と比べて蘇生成功率は低い．この理由には，小児では心停止が低酸素症によることが多いことが関係している．成人では体内に十分に酸素を持った状態で突然の不整脈からの心停止が主体なためであり，これは思春期の小児でも同様である．心臓が止まるまで低酸素状態が続いていれば，脳にはすでに低酸素による障害が起きていると考えられる．つまり，重度低酸素症が起こる前に呼吸障害を発見して治療することが必要である．

　ACLS が，心停止からの蘇生に軸足があるのに対し，小児二次救命処置法（PALS）では呼吸抑制，呼吸停止の予防と発見に軸足がある．事故や心肺停止の防止から蘇生，搬送，ICU，救命，社会復帰，在宅医療までつながる救命の連鎖（chain of survival）の重要性が強調され，麻酔科医はそのすべてに関与する重要な役割を有する．

黄金律：
小児の蘇生では ABC
呼吸の回復（気道開放＋人工呼吸）が最優先

学童，思春期に心原性心停止はあり CAB＋AED が奏効する場合はある．
しかし，CAB にしても，決して胸骨圧迫だけでよいのではなく，AB が必要である．
鎮静薬による呼吸抑制がもたらした心停止は，胸骨圧迫だけでは蘇生できない．

1 ● 呼吸停止の判断

　小児に限らず「心肺蘇生＝心停止からの蘇生」から「心肺蘇生＝呼吸抑制からの蘇生」へのパラダイムシフトが起きている．呼吸停止で発見すれば心停止より前に蘇生が始められ，心停止があれば必ず呼吸停止するため当然である．ただ，呼吸停止は判断が難しい．ECG のように確実に判断できるモニター機器はなく，目視，聴診による臨床診断であり，瞬時に判断できない．死戦期呼吸のように，呼吸様の体動があっても無呼

Appendix B ● 心肺蘇生法，心肺停止防止（分娩時の新生児蘇生を含む）

吸状態の場合があり，2秒に1回の呼吸でも上気道閉塞では実質無呼吸であり，10秒に1回の呼吸でも安静呼吸の場合もある．胸の動き方だけでは不十分で炭酸ガスの排出が確認される必要がある．

現時点で究極の呼吸の判断は，検出方法に課題はあるが「口あるいは鼻から炭酸ガスが呼出されているか」である．カプノメータの重要性が，長い歴史を経てようやく定着してきたが，いまだ挿管されていない患者での使用には課題が残る．鼻カニューレからのサンプル方式は簡便であるが，口呼吸に対応できず，酸素同時投与での測定が難しい，外れや閉塞などで安定測定が難しい．挿管中は使用されても，最も不安定な抜管直後には使用されない残念な現状がある．

こうした問題を解決した改良フェイスマスク方式のカプノメータ（cap-ONE）もあるが，大きな普及をみるまでに至っていない．目視と片耳胸壁聴診器による呼吸音と心音の連続聴取が最も手近で確実な呼吸モニターであるが，どちらも医療者の意識が呼吸モニターの重要性に十分に向けられていない現状が普及を妨げている．

■ 呼吸モニターのピットフォール

呼吸のモニター，とりわけ呼吸数の記録の重要性が，予期せぬ心停止の防止に重要なことが認識されてきているが，一般病棟だけでなく，術後回復室でも正しく実施されていない．目視による数十秒かけた観察を要し，SpO_2 や心拍数のようにデジタル数値で一瞬に判断できるモニターがないことが要因の一つとされる．回復室では，聴診したり患者に触ること自体が呼吸刺激となり，患者の安静時（何の刺激もないとき）の呼吸状態を反映しないことも，予期しない呼吸停止の前兆を把握できない理由であろう．

体表の動きや音で呼吸数を測定する呼吸モニターの多くは，体動，心拍動，周囲の音や振動の影響を受け，また気道閉塞の検出が難しい可能性があり，高い信頼性が得られない．確実に患者の呼気を検出できるカプノメータは，非侵襲呼吸モニターの切り札である．しかし患者の口，鼻の空気の通り道にセンサーが位置される必要があり，小児では，それには手間がかかり敬遠される．しかし，体動にきわめて弱かった1980年代のパルスオキシメータ導入時と同じく，価値と機能を理解した麻酔科医が，辛抱強く看護者に必要性を正しく認識してもらう努力を惜しまないことで，やがてルーチンの呼吸モニターになる道が開ける．

広く普及したことで，パルスオキシメータの対体動対策はずいぶん進んだ．次はカプノメータの番である．カプノメータが臨床で使われ始めたのは，パルスオキシメータより30年も前のことである．100％が満点の SpO_2 と比べて直感的でないことも，幅広い普及を妨げてきている．日本でも MRI 鎮静のガイドラインにも取り上げられるなど普及の兆しがみられている．

2 ● 心停止の予防

小児の心停止の予防には誘因の認識が大切である．
多い原因：
1. 換気障害（最も多い）：

a．中枢抑制，気道閉塞，原発性肺疾患．

b．逆流，嘔吐により結果的に換気障害が起こる．

c．神経学的・神経筋疾患（神経筋遮断残存や再クラーレ化など）に起因．

2．循環血液量減少．

3．中毒（薬剤，毒物，毒素）．

4．原発性心疾患（一般小児病棟ではこの原因による心停止は少ない）．

予防策：

1．潜在的原因の認識．

2．常に監視を怠らない．

3．呼吸不全の早期発見．

小児での特異な問題点

成人では問題とならないようなことでも，小児では死を招きうる．

1．常に，下記のような原因で上気道閉塞が起こりうる．

a．喉頭痙攣（頻度が高い）：少量の粘液，血液，不十分なまたは賢明でない計画の下に施行された麻酔が誘因となる（Chapter 4，p.102 参照）．

b．肥大したアデノイド組織，肥大扁桃：これらが気道を完全に閉塞することがある．

c．相対的に大きな舌．下記との関係で：

　ⅰ．意識消失に伴い，筋緊張が失われる．

　ⅱ．マスク保持のために，麻酔科医の指で誤って下顎軟部組織や舌が圧排，圧迫される．

　ⅲ．不十分な頭部後屈．

　ⅳ．不十分な下顎挙上．

　ⅴ．早すぎる抜管．

d．哺乳回数が多く，胃内容物逆流が頻回に起こる．

　注意：乳児は舌が大きくもっぱら経鼻呼吸に頼っている．鼻気道の通りが不十分であれば，オーラルエアウェイをすぐに挿入する．

2．さらに，腹部膨満があると，FRC は低下し，換気は抑制される．その理由は，

a．換気圧が高すぎ，胃内に空気を送り込む．

b．部分的上気道閉塞．

c．啼泣や呼吸困難による呑気（乳児では食道が短いことも影響）．

　Fr.10 または 12 のカテーテルで胃内容を吸引，減圧し，呼吸困難の軽減と誤嚥防止を行う．誤嚥防止のため，必要なら気管挿管する．

　禁忌がない限り上体を挙上させ，FRC 低下を軽減させる．

3．循環血液量が小さいので，問題となる循環血液量不足が短時間で起こる．

予防法

▶術　前

1．気管挿管を予定していたり，徐脈をきたす薬剤を使うとき，危険な迷走神経反射を

Appendix B ● 心肺蘇生法, 心肺停止防止（分娩時の新生児蘇生を含む）

誘発しうる手術のときは，全例でアトロピンを投与する．迷走神経反射は強いと心停止を起こすこともある．アトロピンの投与が遅れると，それだけアトロピンの効果発現時間が遅れてしまう．（**注意**：アトロピンは低酸素血症を改善するものではないので，低酸素による徐脈では酸素化の改善が重要である）

2. 小児では気管挿管前に100％酸素を投与する（成人よりも小児，特に乳幼児で酸素飽和度が急激に低下する）．できる限り速やかにスムーズに挿管する．

3. 気管チューブのサイズを慎重に選択，確実に固定し，位置を確認する．CO_2 モニター曲線で確認，両肺を聴診する．チューブが屈曲しないように支持する．これらは，小児では特に大切である．また，カプノメータの重要性は特に強調したい．リークが多く完全な波形が得られなくとも，1回ではなく数回の呼吸で波形が存在することを確認する．心停止症例では呼気波形は出ないが，有効な胸骨圧迫で波形は描出される．

▶**術 中**

1. 気道を確保し，適正に換気する．

2. 常時，モニターする．
   a. 心肺機能：聴診器，心電図，血圧計で．
   b. パルスオキシメータ，カプノメータ（必ずアラームを設定する）．
   c. 体温．
   d. 出血量．

3. 麻酔ガス，揮発性麻酔薬，薬剤を正確に測る：常に薬剤のラベルを読む．

4. 体液喪失量を正確に測定し，速やかに補充する（少量であっても，小児では重要である）．手術の開始を許可する前に，確実で十分に太い点滴路確保を確認する．

5. 血液製剤を急速に投与すると（特に乳児で中心静脈から投与すると）高カリウム血症や低カルシウム血症が起こりうる．

6. 胸部や腹壁への，助手の手や覆い布に寄りかかりによる，不要な圧迫を加えない．

7. 問題が生じたら，ただちに周囲（特に外科医）に告げる．

▶**術 後**

注意：心停止の頻度は術後回復室でも手術室の術中と変わらない．

1. 乳幼児および重症患児では，活発な反応を示すまでは決して抜管しない．

2. できる限り患児を側臥位に保ち，上の足を曲げ，頭を多少後屈させて回復室に移す（扁摘体位，回復体位）．酸素投与下での SpO_2 は換気のモニターとして信頼できない．抜管後のカプノメータの使用が重要である．

3. 回復室では：
   a. まず胸の動きを確認し，次いで SpO_2，非観血血圧，ECG をモニターし，用意があればカプノメータをモニターする．
   b. 基礎内科的問題点，外科的問題点，薬剤の量と投与時間，予想される回復室での問題について回復室看護師に詳しく申し送る．
   c. 気道が開通している安全な体位を維持し，

ⅰ．患児の反応が良好となるまで，フェイスマスクで加湿酸素を投与する．
　　　ⅱ．引き継ぎ時にはバイタルサインが安定していること．
　　d．バイタルサインの安定を確認し，看護師に申し送るまでは，患児のそばを離れない．
　　e．帰室させる前に，薬物による呼吸抑制の危険がなくなっていること，および完全に覚醒していることを確認する．拮抗薬による一時的な覚醒でないことを確かめる．
　　f．新生児，乳幼児では，頻回刺激で呼吸を促さなければならないこともある．
　　g．修正週数 60 週以下の早期産児，および慢性肺疾患の既往のある患児は，すべて無呼吸モニターで監視する．12 時間無呼吸がないことを確認するか，24 時間無呼吸モニターで監視する（Chapter 2 参照）．
　　h．閉塞性睡眠時無呼吸（OSA）の患児は，回復室滞在時間を延長しての観察・モニタリングが必要である．また，オピオイドの呼吸抑制作用に敏感な可能性がある（Chapter 10 参照）．

不整脈の治療

　循環動態に支障をきたしたり，心停止に進行する可能性のある不整脈はただちに治療しなければならない．小児循環器専門医の助言を得るべきである．

■ 上室性頻脈（SVT）

　a．上室性頻脈（上室性頻脈は乳児で 220 拍/分以上，小児で 180 拍/分以上）は，洞性頻脈との鑑別が困難なこともあるが，通常は病歴と心拍数から鑑別が可能である．
　b．循環が安定している上室性頻脈では，早期に小児循環器専門医の助言を得るべきである．迷走神経刺激操作（バルサルバ法，顔に氷を当てるなど）を最初に試みるように推奨されている．アデノシンを投与してみる，これで効果がなければアミオダロンの適応かもしれない（投与量は Appendix C 参照）．循環が不安定であれば，ただちに同期電気的カルジオバージョン（0.5〜1.0 J/kg）を施行する．

■ 心室性頻脈（VT），心室細動（VF）

　a．低血圧を伴う心室性頻脈で脈拍が触知できるときは，ただちに同期カルジオバージョンの施行が推奨されている．循環がそれなりに保たれている患児では，心室頻脈の原因を評価して，カルジオバージョン施行時前の鎮静も考慮する．
　b．無脈性心室性頻脈・心室細動では，ただちに胸骨圧迫を開始し，躊躇せず除細動を施行する．除細動が成功しなかったり，再び心室性頻脈が起こるときは，アミオダロン 5 mg/kg を考慮する．

■ 電気ショックの適応とならない調律〔無収縮＆無脈性電気的活動（PEA）〕

　無収縮と無脈性電気的活動（PEA）は，乳児・小児での心停止で最もよくみられる心電図所見である．無脈性電気的活動は，脈が触れない心電図上のゆっくりとした幅の広い QRS 波の集まりである．心肺蘇生を継続すべきだが，除細動の適応ではない．無

Appendix B ● 心肺蘇生法，心肺停止防止（分娩時の新生児蘇生を含む）

脈性電気的活動の原因を追及しなくてはいけない．

3 ● 心肺蘇生法（小児）

下記は最新の ILCOR 2015 勧告に準拠した小児蘇生法のガイドラインの抜粋である．

一次救命処置

注意：院内での一次救命処置では，速やかにバッグとマスクで換気して，職員への感染の危険を予防する．これらの用具を患児がいる院内各所に確実に配置しておく．口移し人工呼吸を施行せざるを得ないこともまれにはありうる．

酸素の使用できない屋外ではアンビューバッグは有用であるが，酸素が利用できる院内の心停止では，できるだけ T ピースを用いる．このほうが 100％ 酸素を確実に投与でき，かつ肺の状態をよく把握できる．

患児のそばから離れてはならない．助けを呼び，（除細動器を含む）蘇生用具を持ってきてもらう．

ABC より始める：

（**注意**：成人患者で一般向けには蘇生への躊躇心の排除のため CAB が推奨されているが，麻酔科医は気道確保，酸素投与への躊躇は許されない）

A．airway（気道）：閉塞がないかを確認する．顎を前に押し出す．

B．breathing（呼吸）：4 回換気する．できれば，バッグとマスクで．

C．cardiac activity（心活動）：聴診器で確認する．または乳児では上腕動脈，小児では大腿動脈か頸動脈を触知する（市民救助者の場合との違いに留意）．

小児の蘇生に呼ばれたときは，次の順序に従い，状況をただちに判断する：

1．呼吸状態

   a．呼吸運動がある場合：

     ・小児を側臥位（回復体位）とし，気道閉塞を防ぎ，嘔吐した場合の誤嚥のリスクを減らす．

     ・酸素をマスクで投与する（準備ができしだい）．

   b．呼吸運動はあるが，気道閉塞が認められる場合（呼吸音が聴取できず，肋間や季肋部の陥没があり，チアノーゼがあるとき）：

     ・舌を引き出すか，（関節突起の後ろを押して）下顎を前方突出させ，異物を咽頭より除去し，口を若干開けておく．

     ・必要に応じて頸を伸展する（頸部外傷時には注意――しかし，換気が最優先である）．

     ・マスクで酸素を投与する．

     ・胸郭の動き，呼吸音が改善したかを確認する．

2．呼吸運動がない，または換気が不十分な場合

   a．ただちに間欠的陽圧換気を開始する．

   b．蘇生器具が手元に届くまで，口移し人工呼吸を行う（乳幼児では，口と鼻とを一緒に口で覆い，吹き込む）．乳幼児の 1 回換気量は小さく（8〜10 mL/kg），

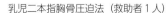

乳児両手包み込み式胸骨圧迫法（救助者2人）　　乳児二本指胸骨圧迫法（救助者1人）

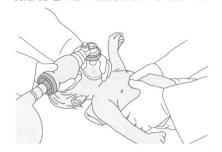
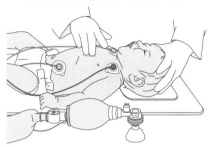

図 B-1　乳児両手包み込み式胸骨圧迫法と乳児二本指胸骨圧迫法

両手包み込み式胸骨圧迫法では，両手で胸郭を包み込み，胸骨中央に両母指のみで圧迫をかける．
二本指胸骨圧迫法では，人指し指と中指を使ってもよい．左手は額に当てて，頭部を後屈させて気道を開放させる．背中にパッドを入れて，胸骨圧迫が逃げないようにする．
(Todres D, Rogers MC: Method of external cardiac massage in the newborn infant. J Pediatr, 86: 781, 1975 より許可を得て転載)

　　軽く吹き込むだけでよい．
　　できるだけ早くバッグとマスクで酸素換気する．各換気で胸が広がるのを確認する．
3. 大腿動脈，頸動脈，上腕動脈で脈が触れない場合〔または，換気・酸素化がされていても心拍数が60拍/分未満，血行不良の徴候（蒼白，チアノーゼ）がある場合〕
　a．ただちに非開胸胸骨圧迫を行う（"速く深く圧迫"）．
　　・圧迫部位：乳児は乳頭間線1横指下．小児では，胸骨下部で剣状突起の1横指上．乳児では，指2本での圧迫も可能．小児では，手掌基部で圧迫する．
　　・圧迫の程度：胸部前後径の1/3から1/2；圧迫と圧迫の間は，胸壁が完全に元の状態に戻るように，完全に圧迫を解除する．
　　・圧迫の頻度：100〜120回/分
　　・換気回数（第一次救命処置——気管挿管されていない気道で）：
　　　 i．施行者が1人のとき：圧迫30回に換気2回．
　　　ii．施行者が2人のとき：圧迫15回に換気2回．
　　　iii．気管挿管されている患児では，心圧迫100回/分に100％酸素での換気8〜10回をただちに開始する．
　　　iv．換気のために圧迫を中断してはいけない．
　　　 v．乳児では，図 B-1 のように両手で胸を保持し，親指で圧迫する．この方法は，前胸骨部圧迫より効果的である．

除細動

　小児で心室細動や無脈性心室性頻脈のときは，速やかに除細動を施行すべきである．突然の予期せぬ心停止は，これらの不整脈であることが多い．ただちに胸骨圧迫を行い除細動の準備をする．除細動前に胸骨圧迫を続けていたほうが蘇生率はよい．

Appendix B ● 心肺蘇生法，心肺停止防止（分娩時の新生児蘇生を含む）

1. 20 kg 以下の乳児・小児では，小児用のパドルを使用する（乳児では直径 4.5 cm，小児では 8 cm）.
2. 患児の大きさにより，通電量を決定する．通電量は 4 J（W・秒）/kg とする.
3. 一度通電したら，ただちに胸骨圧迫を再開し，2 分間続け，評価する.
4. AED の多くの機種で，小児（8 歳以下）の心調律を検出する能力が備わっていて適正なエネルギーを通電できる．小児を扱う施設では，このような条件を備えた AED を設置すべきである．小児用がない場合には，8 歳以下でも成人用を用いてよい.
5. ジギタリスの投与を受けている患児では，初回量はなるべく低くして，徐々に上げていく．心筋に結合したジギタリスがあると，通常の通電量で不可逆性心停止をきたす危険がある.

4 ● 二次救命処置

一次救命処置では完全に蘇生できることは少なく，多くの場合，さらに次の処置が必要となる：

注意：換気は必須であるが，気管挿管は必須ではない！

1. 準備ができしだい，酸素で換気する．心停止時のアシドーシスに対しては，換気と酸素化が最初の治療である.
2. 気管挿管による気道保護，適正ならばカフ付き気管チューブにより気道を保護する（状況によっては，ラリンジアルマスクが有用である）．気管挿管が成功しているかを速やかに確認するためと，胸骨圧迫で十分な肺循環が確保されているかをみるために，呼気中の CO_2 を検出することが推奨されている.
   気管挿管に余計な時間を割かない．換気は必須であるが，気管挿管は必須ではない.
3. ECG による心停止の診断（除細動が必要なこともある）．上記参照.
4. 薬物投与のため静脈路か骨髄路を確保する．今では気管内薬物投与は推奨されていない.
5. 補助薬剤投与，アドレナリンより開始（下記参照）する.
6. さらに，薬物治療，輸液を含む内科的治療を継続する.
7. 酸性胃内容誤嚥による肺損傷を考慮する.
8. 初期神経学的評価：低酸素性脳障害を最小限にとどめるように，初期から継続して治療する.

5 ● 薬物治療

蘇生後の薬剤投与は個々の症例によるが，救急蘇生では標準的プロトコルに従う.

1. アドレナリン．最大の効果を得るためには末梢ラインではなく，できる限り中心静脈ラインより投与する．これが不可能なときは，骨髄内に投与する.
   a．初回量および再投与量：10 μg/kg（原液 **10 倍希釈** 0.1 mL/kg）.
   b．今ではアドレナリンの大量投与（100 μg/kg：**原液** 0.1 mL/kg）は推奨されて

いない（β遮断薬中毒の治療時を除いて）．

2. 遷延性心停止でバソプレシンが有効であった症例があるが，神経学的後遺症を残さずに退院できた症例数は増加していない．バソプレシンは使わない．

3. 持続性低血圧，組織灌流不全では，ドパミンが必要なこともある．反応をみながら5〜20 μg/kg/分で調節する．

4. 今では，炭酸水素ナトリウムのルーチン投与は推奨されていない．しかし，換気，酸素化，胸骨圧迫が適切であっても持続性重度代謝性アシドーシスがあるようであれば，炭酸水素ナトリウムの投与も考える．高カリウム血症，高マグネシウム血症，三環系抗うつ薬中毒の治療に炭酸水素ナトリウムの投与は有効である．

　　注意：炭酸水素ナトリウムを過剰に投与すると，回復後に高浸透圧血症，高ナトリウム血症，低カリウム血症，イオン化カルシウム低下，心機能抑制，重度アルカローシスが起こりうる．0.5〜1.0 mL/kg単位で滴定投与する．

5. カルシウム：高カリウム血症起因性不整脈・心停止およびクエン酸起因性低カルシウム血症の確定的治療時を除いて，カルシウムの投与は推奨されていない．

6. ブドウ糖：低血糖が証明されればブドウ糖静注で治療する．それ以外は，ブドウ糖は投与しない．高血糖（＞200 mg/dL）は低酸素後神経障害を悪化させる危険がある．

投与経路

　アドレナリンは，中心静脈ラインがあればそこから投与する．中心静脈路がないときには，末梢静脈路，骨髄内ラインから投与する．他に手立てがないときのみ，気管チューブを通して気管に投与する．

　心臓・冠動脈を損傷したり，気胸の危険性があるので心腔内投与は施行しない．
（気管内あるいは気管切開チューブからの投与は，吸収されればただちに左心房，左心室，冠動脈へと流れ，非常に有効である．チューブ内に滞ったりして有効性が阻害されないように，十分に奥深く注入するか，量的に多めにするのが"コツ"である）

輸 液

1. できるだけ速やかに太い静脈を確保する（骨髄路の使用も考える）：
　　a．薬物投与路．
　　b．急速輸液路．
　　（心停止では，低酸素で毛細管の透過性が増し，急速に血漿が血管外に漏出し，循環血液量が低下する）

2. 初期は電解質液で補充し，できればのちにコロイド（血漿または全血）を投与する．
　　注意：
　　a．心停止前にうっ血性心不全に陥っていた症例でも，推定血液量の最低10％の輸液が必要である（推定血液量：体重の約1％）．
　　b．回復後，漏出した液が徐々に血管内に戻ってくるので，循環血液量を評価し，必要ならば利尿薬を投与する．

3. ブドウ糖を含む輸液は避ける．ブドウ糖を投与すると高血糖に陥ることがあり，脳

Appendix B ● 心肺蘇生法，心肺停止防止（分娩時の新生児蘇生を含む）

機能障害を悪化させる．低血糖が疑われたら血糖値を測定し，必要に応じて治療する．

継続療法

蘇生後の継続療法が予後を左右する．
1. 過換気は害がある可能性があるので，CO_2 は正常域に保つ．
2. 心肺蘇生後昏睡が続く患児では，12〜24 時間低体温（32〜34℃）で維持することを考慮する．
3. 高体温の予防は必須である（低体温療法に議論はあるが）．
4. 循環状態を改善するため循環支持薬（ドパミンなど）を考慮する．
5. 血糖値を正常に保つ．
6. 輸液補充制限：心血管系が安定したら，電解質液の大量投与を避ける．
7. 痙攣をフェノバルビタール，フェニトインで治療する．
8. 神経専門医への早期頼診．
9. 脳灌流圧を保つ．

6 ● 自動体外式除細動器（automated external defibrillator；AED）

手術室での心停止とは違い，AED は一般市民が成人心停止患者に使用できる工夫がなされていて，心電同期式のカーディオバージョンには使えない．小児用（就学前児）でなくとも ECG 診断機能は有効で，出力減衰機能，小型電極などが使えなくとも，問題ないとされる．ただし，電極を胸の前後に貼るなどの工夫が必要であり，実際にはその場合，胸骨圧迫が行いにくい．講習会での AED の音声指示はわかりやすいが，実際の現場では聞こえない場合がある．ショック後はただちに 2 分間の胸骨圧迫を行う．

注意：「ショックは不要」との指示は，ショックが有効なリズムではないというだけであり **CPR が不要であるとは限らない！** 患者が蘇生されて，正常の洞性リズムである場合ももちろんあるが，無収縮や心室性頻脈で心拍出量が出ていない場合もある．明らかに心室細動があれば，ただちに胸骨圧迫を開始する．再度除細動の指示が出されたらそれに従う．心室細動の再発もあり，しばらく AED も電極も付けたままとする．

現在の AED は，自動体外式除細動器とされるが，いわば半自動であり，使用者が音声指示に従いボタンを押さないと除細動されない．指示が聞こえなかったり，押すのを躊躇したりすると蘇生率が大きく下がる．ECG で適応があれば，警告（人払いなど）を発し，自動的に除細動を実行する完全自動の AED があれば蘇生率は上がるはずである．小型軽量化や胸骨圧迫を中断しなくとも ECG が解析できる技術などが進めば，蘇生施行者は呼吸蘇生に集中でき，それは呼吸蘇生が重要な小児の心肺停止では朗報である．

参考文献

1) Berg MD, Nadkarni VM, Berg RA: Cardiopulmonary resuscitation in children. Curr Opin Crit Care, 14: 254-260, 2008.

7 ● 新生児蘇生

2) Berg MD, Schexnayder SM, Chameides L, et al: Part 13: Pediatric basic life support: 2010 American Heart Association guidelines for cardiopulmonary resuscitation and emergency cardiovascular care. Circulation, 122: S862-875, 2010.

3) Dingeman RS, Mitchell EA, Meyer EC, et al: Parent presence during complex invasive procedures and cardiopulmonary resuscitation: a systematic review of the literature. Pediatrics, 120: 842-854, 2007.

4) Shaffner DH, Heitmiller ES, Deshpande JK: Pediatric perioperative life support. Anesth Analg, 117: 960-979, 2013.

5) Sharman M, Meert KL: What is the right dose of epinephrine? Pediatr Crit Care Med, 6: 592-594, 2005.

6) 清水直樹, 宮坂勝之：小児をめぐる自動体外式除細動器の問題点について. 日本小児科学会雑誌, 108：91-94, 2004.

7 ● 新生児蘇生

出産年齢の高齢化で，麻酔科医が無痛分娩，帝王切開，その他の産科的な処置に関わる機会は増え，母体の管理だけでなく，娩出直後の新生児のケアを麻酔科医が担当したり，補助したりする場合もしばしばある．麻酔科医は，基本的に母親担当ではあるが，新生児科医や助産師は手術室での蘇生には不慣れな場合もあり，必要時に手を差し伸べる心構えを持つ．新生児の蘇生を行うには，子宮外生活への移行期に起こる生理的変化（Chapter 2参照），および出生直後の新生児に影響を与える母体や胎児の病的過程の知識が必要である．

この時期の新生児は，平均で3,000 gであるが，2,500 g未満とされる低出生体重児（LBW）の中でも，1500 g未満は極低出生体重児（VLBW），1,000 g未満は超低出生体重児（ELBW）とされ，日本でも体重だけでは268 g（在胎24週）の極超低出生体重児の存在も知られる．その一方，4 kgを超える巨大児，あるいは4.5 kgを超える超巨大児も時に知られ，海外では6.0 kgを超えるような超巨大児も報告されるなど，体重だけでみても20倍もの違いがある．そしてその背景には，出生児の問題だけでなく，母体の年齢や栄養状態，出生時の在胎週数，多胎の状態，自然分娩か帝王切開かなどが関わり，当然のことながら，産科医や新生児科医は，それぞれに応じた対応をとることになる．麻酔科医は，これらすべてに精通することはできないものの，蘇生にあたっては，体重の大きさや基礎疾患だけではない，こうした要因の存在を認識しておく必要がある．

とはいえ，ほとんどの新生児は手がかからない．満期で生まれ，羊水混濁がなく，呼吸・啼泣していて，筋緊張が良好な新生児は，体を乾かし保温する．その他の特別な処置は必要がない．しかし，なかには重篤な後遺症を残さないために迅速な処置が必要となる新生児もいる．既存母体疾患，胎児疾患および娩出時の出来事が新生児に影響を及ぼす．問題がある新生児はしばしば出生前に発見されている．この場合は，娩出直後に蘇生できるように準備を整えることができる．しかし，出生前には何ら異常がなかった新生児でも出生直後に緊急の処置が必要になることもある．

Appendix B ● 心肺蘇生法，心肺停止防止（分娩時の新生児蘇生を含む）

臍帯早期結紮か遅延結紮か

帝王切開を見慣れた麻酔科医は，娩出とともに臍帯が切り離される光景（早期結紮）が目に焼き付いているが，臍帯早期結紮は出生児に循環血液量の不足，貧血をもたらし，特に早期産児では無視できない．ただ，臍帯拍動の自然消失まで待つ（遅延結紮）と新生児の蘇生処置が遅れ，また場合によっては溶血による黄疸発生頻度を高める．東洋人種では核黄疸へのおそれから，日本の新生児科医は長年遅延結紮には消極的であった．

現在では，蘇生を要としない早産児では 30 秒以上の臍帯遅延結紮が推奨される．在胎 28 週以下の早産児で蘇生処置が必要な場合は，遅延結紮では蘇生処置もできないため，臍帯を 30 cm 程度のところで結紮したあと，蘇生台上で 1 回ミルキングして新生児に送血する（遅延結紮に準じた）方法が標準となった．

低体温防止

早産児は正期産児より低体温（＜36.0℃）に陥りやすい．ラジアントウォーマ下で処置を受ける在胎 32 週未満の早産児では低体温を防止するため 23～25℃の環境温度，暖かいブランケット，プラスチックラッピング（台所用など），頭部キャップ，温熱マットレスなどを組み合わせて体温低下を防止する．手術室は，特に臨時手術で急遽室温を上げても壁面温度や持ち込まれた医療機器が冷えていると放散で熱が奪われる．特に冬場は十分に前から手術室を暖めておく必要がある．また，不必要に室内を人が歩き回ると，気流が乱され，それも体温を低下させる理由になる．

一方，38℃以上の高体温にならないようにもする．

新生児の迅速評価

どのような治療が必要かをただちに評価する．呼吸状態，心拍数，皮膚色を基に判断する．蘇生の過程は：

1. 気道の開通を保つ，体位，呼吸刺激．
2. 換気．
3. 胸骨圧迫．
4. 投薬または循環血液量補充．

新生児蘇生（NCPR）の手技

以下は，最新のガイドライン（NCPR 2015）の基礎情報である．
・出生後 60 秒以内の，「遅滞なき有効な人工呼吸の開始と実践」を根幹とする．
・90％以上の新生児仮死は，刺激とバッグ・マスク換気だけで改善する．
・気管挿管を急ぐことはないし，時間をかけての施行は避けるべきである．
・まず空気で蘇生を開始し，パルスオキシメータをつける．
・皮膚色の改善，SpO_2 の改善がなければ酸素を使用するが 30％以下の濃度から始める．
・SpO_2 の目安：1 分 60％以上，3 分 70％以上，5 分 80％以上，10 分 90％以上．
・胸骨圧迫に先立ち，無呼吸・徐脈に対し，気道開通と換気確保を最優先にする．

7 ● 新生児蘇生

・出生後 60 秒以内のなるべく早い時期に確実に有効な人工呼吸を開始する.
・SpO_2 に加え ECG モニターを装着する.
・無呼吸,心拍数が 100 拍/分未満であれば,人工換気を施行する.
・心拍数が 60 拍/分未満であれば,人工換気を継続し,胸骨圧迫を開始する.
・人工呼吸と胸骨圧迫の比率:1 分間に人工呼吸 30 回と胸骨圧迫 90 回.
・心拍数の再評価:効果的人工換気・胸骨圧迫をしても心拍数が 60 拍/分未満の場合:
　アドレナリン（10〜30 µg/kg 静注）,生理食塩水（10 mL/kg）.
・自発呼吸はあるが,努力呼吸とチアノーゼが続く場合:CPAP の適用.
・中枢性チアノーゼが続き,SpO_2 が低い場合:心疾患の除外診断が必要.

注 意

　バッグ・マスクで有効に換気できなければ,気管挿管を行う（状況によっては,LMA を用いる）.

最初の蘇生:酸素 対 室内空気

　新生児を空気で換気すればよいのか,酸素を付加して換気すればよいのかは,意見の一致をみていない.この時期の新生児が,それまで子宮内の,いわば"低酸素"環境にいたことを考えれば,理論的には納得のいく命題である.しかし,この時期を除き,蘇生の状態で酸素投与は疑いなく適応であり,その遅れは確実に脳障害や生命予後に続くことから,臨床的には難しい問題である.重症児は研究から除外される傾向があり,研究も容易ではない.肺や脳血管への潜在的悪影響に酸素が関連し,酸素のフリーラジカルによる組織障害が原因の可能性がある.新生児蘇生時の酸素の使用と小児がんの発生との関連も指摘されている.動物実験の結果は一定していない.しかし,ヒトでの研究の結果では,空気で蘇生した結果は,酸素を付加して蘇生したときの結果と同等か勝っている場合も多い.したがって,以下のように推奨されている:

1. 呼吸努力がなかったり,不十分であれば,空気による肺膨張・換気を優先する.
2. 換気が確立しても心拍数が遅いまま（60 拍/分以下）であれば,胸骨圧迫で心拍出量を維持する.
3. 中枢性チアノーゼが改善しない新生児では,酸素の付加を考慮する.高酸素症予防のために SpO_2（あるいは ORi）をモニターする.
4. 人工呼吸が必要な早産児では,酸素濃度 30% 以下の低濃度で開始し,SpO_2 をモニターしながら酸素濃度の増減を行う.
5. 特に早期産児では,高濃度（50〜100%）酸素の投与は害があり避けるべきである.
6. 過剰換気と低炭酸ガス症を避ける.

■換気の方針

　新生児の最初の呼吸で,機能的残気量（FRC）が形成される.無呼吸の新生児で,換気を開始し FRC を形成させるための最大圧,加圧時間はわかっていない.圧は 30〜60 cmH$_2$O,換気回数 30〜60 回/分で成功している報告が複数ある.早期産児の肺は過剰に膨張すると損傷を受ける.持続陽圧呼吸療法で病的新生児の肺機能が安定改善する

645

Appendix B ● 心肺蘇生法，心肺停止防止（分娩時の新生児蘇生を含む）

ことがある．気管挿管の必要を少なくして，早期産児においても役立つ．
　最新の勧告は：
1. 有効な換気を確立することが最優先である．
2. 徐脈があれば，心拍数の上昇が適正換気の指標である．
3. 心拍数が上昇しなければ，胸郭の動きを評価する．
4. 気道圧がモニターされていれば，初期の換気圧は 20 cmH$_2$O で十分であるが，満期産児によっては 40 cmH$_2$O を必要とすることもある．
5. 早期産児では，胸郭の動きで認められる肺の過膨張を避ける．初期の換気圧は 20～25 cmH$_2$O で適正である．
6. 人工換気の場合，5 cmH$_2$O を超えない範囲で PEEP をかける．
　自己膨張式蘇生バッグ，流量膨張式蘇生バッグ，T ピースのいずれも使用できる．LMA は第一の気道確保用具としては推奨されないが，気管挿管が成功しなかったり，挿管が "不可能" な場合には有効なことがある．蘇生で持続陽圧呼吸療法は推奨されていない．

■ 胸骨圧迫

　酸素を付加して 30 秒間適正に換気しても心拍数が 60 拍/分未満であれば胸骨圧迫の適応である（ただし，気道開放，換気確保がなされていること）．
1. 胸骨の下 1/3 の部位を，胸郭の 1/3 の深さで，毎分 100 回で胸骨圧迫を施行する．胸郭包み込み両母指圧迫法がより好ましい．
2. 圧迫・換気の比は 3：1．
3. 30 秒ごとに心拍数をチェックする（聴診器で）．
4. 自発心拍数が 60 拍/分に達するまで胸骨圧迫を続ける．
5. SpO$_2$ に加えて ECG の使用が推奨される．

■ 薬物治療

　新生児の蘇生では，薬物投与が適応になることはまれであり，薬物治療で予後が改善するかのデータは欠けている．アドレナリンの大量投与は生存率を下げ，神経学的損傷を増加させる可能性がある．オピオイド嗜癖の母親から生まれた新生児にナロキソンを投与すると痙攣を誘発することがある．
1. 適正な換気・胸骨圧迫にもかかわらず心拍数が 60 拍/分未満では，アドレナリンが適応となる．静脈内投与が推奨されている（0.01～0.03 mg/kg）．アドレナリンの大量投与は推奨されない．気管への投与は推奨されない．
2. ナロキソンは新生児の蘇生には推奨されない．呼吸の抑制はバッグ・マスクで対処すべきである．
3. 炭酸水素ナトリウムは推奨されない．

■ 容量負荷

　出血が疑われた新生児や，蒼白で脈が弱く，他の処置によく反応しない新生児には，容量負荷が適応になる．

7 ● 新生児蘇生

1. 等張晶質液（生理食塩水）10 mL/kg が推奨されている．これを繰り返す必要もある．
2. 注意：早期産児で，急速大量容量負荷と脳室内出血の関連が示されている．

■胎 便

分娩中に（気道から胎便を）吸引しても，胎便吸引症候群の頻度を下げることは証明されなかったので，分娩中吸引は今や推奨されない．

胎便で汚染された活気のない新生児では，呼吸刺激をする前に気管吸引を施行すべきである．胎便で汚染されていても活気がある新生児では吸引の必要はない．

蘇生後のケア

1. 体温調節：高体温は有害であり，死亡率と罹患率を高める．選択的頭部冷却は脳損傷後の脳障害の頻度を減少させる可能性がある．
2. 血糖値をチェックし，低血糖を治療する．

早期産児

非常に小さい新生児では，さらに特別な配慮が必要である．

1. 体温が下がらないように特に注意する．ただちに患児を乾かし，温かいマットの上に寝かせ，加温ランプで温める．加湿酸素を使う．
2. 体重 1,000 g 以上では，酸素を投与し，吸引し，刺激する．
3. 体重 1,000 g 未満では，ほとんど気管挿管と人工換気が必要である．明らかに元気な場合を除き，ただちに挿管できるよう準備する．
4. 呼吸困難がある早期産児は，気管挿管して換気し，酸素化する．

参考文献

1) Finan E, Aylward D, Aziz K: Neonatal resuscitation guidelines update: a case-based review. Paediatr Child Health, 16: 289-294, 2011.
2) Kattwinkel J, Perlman JM, Aziz K, et al: Part 15: Neonatal Resuscitation: 2010 American heart association guidelines for cardiopulmonary resuscitation and emergency cardiovascular care. Circulation, 122: S909-919, 2010.
3) Perlman JM, Wyllie J, Kattwinkel J, et al: Part 7: Neonatal resuscitation: 2015 International Consensus on Cardiopulmonary Resuscitation and Emergency Cardiovascular Care Science with Treatment Recommendations. Circulation, 132: S204-241, 2015.
4) O'Donnell CP, Gibson AT, David PG: Pinching, electrocution, ravens' beaks, and positive pressure ventilation: a brief history of neonatal resuscitation. Arch Dis Child Fetal Neonatal Ed, 91: F369-373, 2006.

APPENDIX C 麻酔関連薬剤通常使用量
Drug Dose

　小児で使われる薬剤全体にそうであるが，特に麻酔関連の薬剤投与に関しては，実際の臨床の使い方が添付文書やガイドラインでは尽くせない場合が多い．適応や用量に関しても，海外での一般的な適応や，国内での何十年にもわたる安全な使い方も，添付文書への反映が容易でない現実がある．医師には，このギャップを埋める裁量権が認められているが，適応に関しては保険診療上の不都合があり，用量多寡や禁忌抵触使用に関しては，起きた副反応や合併症の全責任が麻酔科医に属し，場合によっては説明責任が問われる．

　未承認薬（多くは海外で認められているが日本で使用が認められていない），適応外使用（使用目的に含まれていない，または使用は認められるが医療保険でカバーされない），禁忌（使う場合には，説明責任が伴う），使用注意，慎重使用（注意して使う），そしてハイアラート薬，ハイリスク薬，毒薬，劇薬，麻薬指定，向精神薬等の分類など，多くは薬剤師の管理業務に関わる用語であるが，麻酔科医も知らなければならない用語も多い．原則は使用に際して添付文書を読み，原則から外れた使用である場合はそれを認識し，またそれが患者にも伝わっていることである．

　麻酔に関わる薬剤を初めて使う場合には，添付文書を精読し，疑問は薬剤師に確認する．患者への使用の現場感がなく，添付文書以上の情報はない限界はあるが，責任範囲の明確化には役立つ．添付文書は，大方の医療者にあてたものと理解する．同じ「患者をモニターする」という表現でも，麻酔科医とその他の医療者との間にある具体的な大きな違いは表現されていない．

　ここでは，小児麻酔での実際的な使用量を示した．添付文書に示された用量と異なる場合もあるが，機械的にせず，患者の状況を勘案して投与してほしい．

1 術前

　注意：できる限り筋注は避ける．筋注は痛いし，患児が好まない．2種以上の薬剤を筋注するときは，支障がない限り，混注し筋注回数を減らす．

前投薬

■抗コリン薬

アトロピン：静注 0.01 mg/kg 導入時に（最大量 0.5 mg），筋注 0.02 mg/kg，術前 30〜60 分前（最大量 0.5 mg）．経口 0.02 mg/kg，術前 60〜90 分前．

Appendix C ● 麻酔関連薬剤通常使用量

■ 鎮静薬

ジアゼパム：経口シロップ　0.25〜0.7 mg/kg（最大 15 mg）.

ミダゾラム：経口 0.25〜0.75 mg/kg，点鼻 0.2 mg/kg，注腸 1.0 mg/kg，筋注 0.1〜0.5 mg/kg，静注 0.05〜0.15 mg/kg（必ずモニターしながら）.

デクスメデトミジン：経口 2.5 μg/kg，点鼻 1 μg/kg.（**注意**：点鼻での神経毒性に関するデータはない）

ロラゼパム：思春期患者 経口 1〜2 mg（日本では経口薬のみ）.

ミダゾラム／ケタミン混合：ミダゾラム 0.3〜0.5 mg/kg とケタミン 2〜6 mg/kg およびアトロピン 0.02 mg/kg を経口（この組み合わせでは，かなり深い鎮静に陥ることがあるので，必ず十分な観察ができる場所で使う）.

■ 制酸薬，ヒスタミン H_2 受容体拮抗薬

シメチジン：経口 10 mg/kg，注腸 30 mg/kg，静注 5 mg/kg.

ラニチジン：経口 2〜5 mg/kg，筋注・静注 1.5 mg/kg.

クエン酸ナトリウム：経口 0.4 mg/kg.

胃の通過を速める薬

メトクロプラミド：静注 0.15 mg/kg.（**注意**：アトロピンはメトクロプラミドの効果を遮断するので，アトロピンは麻酔導入時まで投与しない）

皮膚麻酔薬

EMLA（eutectic mixture of local anesthetics）：プリロカイン（2.5 %）とリドカイン（2.5 %）との混合剤．皮膚穿刺の 60〜90 分前に皮膚に塗布し，閉鎖ドレッシングで密封．擦り込まない．塗布量は 10 cm^2 の皮膚に EMLA 1 g．新生児では 1 g，幼児 2〜3 g．静脈穿刺，カテーテル留置，腰椎穿刺，予防接種などで使用できる.
10 cm^2 は 500 円硬貨（直径 26.5 mm＝5.5 cm^2）2 枚分に相当する．背中全体，腕全体に塗布するような使い方は危険である．特に乳児では注意する.
EMLA パッチではあらかじめ直径 35 mm（9.6 cm^2）のディスクに 1 g 浸透させてある.
注意：大量に使うとプリロカインの代謝でメトヘモグロビン血症が起こることがある．皮膚紅潮あるいは蒼白，アレルギー反応などがみられることもある.

2 ● 術 中

麻酔導入（モニター下）

チオペンタール（静注量）：新生児（＜1 ヵ月）3〜4 mg/kg まで，乳児（1 ヵ月〜1 歳）7〜8 mg/kg まで，小児 5〜6 mg/kg まで.

プロポフォール：乳児 1.5〜2 mg/kg（静注量），小児 2〜4 mg/kg（静注量）.

ケタミン：1〜2 mg/kg 静注（急速静注では呼吸が停止する），または 4〜8 mg/kg 筋注（アトロピン 0.01 mg/kg 静注か 0.02 mg/kg 筋注を併用する）.

ミダゾラム：小児（麻酔導入静注量）0.15〜0.6 mg/kg．0.15 mg/kg 単位で緩徐静注．
最大 0.6 mg/kg．

気管挿管補助薬

スキサメトニウム：乳児 2 mg/kg 静注，年長児 1 mg/kg 静注，または 4〜5 mg/kg 筋
注（アトロピン併用のこと）．
注意：さまざまな合併症が多く，なるべく使用しない．
ロクロニウム：0.3〜1.2 mg/kg 静注．
注意：乳児での大量使用は遷延性ブロックに陥ることがある．筋弛緩モニターを使用
する．
ベクロニウム：0.2 mg/kg 静注．
注意：チオペンタール投与直後にロクロニウムやベクロニウムを静脈注射すると，静
脈ラインが詰まってしまうことがある．フラッシュが必要である．
喉頭へのリドカイン噴霧：総量 4 mg/kg まで．
注意：8％スプレー剤は，おおむね一吹き 0.1 mL（8 mg）である．粘膜応用では吸収
が速やかで極量は 5 mg/kg とされることから，4 mg/kg（体重 2 kg あたり一吹き）
は超えない使用にとどめる．

維 持

プロポフォール：血中濃度 3 μg/mL（2〜5 μg）維持が目安だが，小児では TCI は使え
ない．（Chapter 3，p.58 **表 3-4** 参照）
導入量（2〜3 mg/kg）投与後，15 mg/kg/ 時から開始し，15〜20 分間隔で 3 mg/
kg/ 時ずつ漸減し，6 mg/kg/ 時（開始時の半分の速度）で維持投与，時間経過でさ
らに漸減する方法など，TCI に近似させる方法はあるが，患者の状態で判断する．
幼児では多めに使う必要がある．
麻酔に引き続き，術後 ICU での 2〜3 時間の持続投与を除き，長期鎮静の目的では使
わない．
フェンタニル：補助鎮痛薬として 1〜2 μg/kg を必要に応じて静注．
大手術時の静脈内持続投与；負荷量 5 μg/kg，持続投与量 2〜4 μg/kg/時．
モルヒネ：10〜100 μg/kg 静注．
5 歳以上で静脈内持続投与；負荷量 100 μg/kg を 5 分かけて，持続投与量 40〜60 μg/
kg/時．
レミフェンタニル：静注負荷量 0.5〜2 μg/kg．
静脈内持続投与量 0.05〜0.3 μg/kg/分．
アセトアミノフェン：新生児・乳児（10 kg 以下）静注量 7.5 mg/kg，6 時間ごと．
小児静注量 10 mg/kg，6 時間ごと．
2 歳以上 1 日最大投与量 75 mg/kg．肝機能障害患者で注意が
必要．

Appendix C ● 麻酔関連薬剤通常使用量

筋弛緩薬

1. 通常は静注．スキサメトニウムだけは緊急時に筋注することもある．
2. 乳幼児では特に（反応が一定でなく），初回量，追加量は筋弛緩モニターを用いて判定するのが望ましい．
3. 生後10日以内の新生児では初回量を1/3ずつ分割して反応をみながら投与する．
4. 強力な揮発性麻酔薬（特にセボフルラン，イソフルラン）を使っていると，非脱分極性筋弛緩薬の必要量は減少する．
5. 持続投与量は参考量であり，神経筋ブロックモニターに従って量を調節すること．
   ロクロニウム：初回量0.3〜1.2 mg/kg，追加量0.15 mg/kg．
   　　　　　　（通常初回量1 mg/kg，追加量は初回量の1/3）
   　　　　　　持続投与開始量：0.6 mg/kg/時（10 μg/kg/分）．
   ベクロニウム：初回量0.2 mg/kg，追加量は初回量の1/2〜1/3．
   　　　　　　持続投与量：0.1 mg/kg/時．
   スキサメトニウム：小児初回量2 mg/kg．アトロピン前投与必須．
   　　　　　　　　持続投与はできない．緊急時筋注は可能．

筋弛緩薬拮抗薬

アトロピン0.03 mg/kgとネオスチグミン0.1 mg/kgを混合して投与．
　最大量は，ネオスチグミン3.0 mg（6A），アトロピン1.0 mg（2A）．
　既成希釈製剤では，ワゴスチグミン濃度で投与用量を決める．
　筋弛緩モニターと臨床所見で評価する．
スガマデクス（静注）：通常量2 mg/kg，自発呼吸がない場合4 mg/kg．
　緊急使用量16 mg/kg（投与直後に緊急拮抗が必要な，換気困難症例など）．
　必ず筋弛緩モニターを使用する．アナフィラキシー発症（投与開始後10分は患者から離れない）に注意する．高価であり，使用はTOFC出現を待ち最小限にとどめる．

3 ● 術 後

鎮痛薬

アセトアミノフェン：10〜20 mg/kg経口，4〜6時間ごと，1日最大量90〜100 mg/kg．
アセトアミノフェン：新生児・乳児（10 kg以下）　静注量7.5 mg/kg，6時間ごと．
　　　　　　　　　小児静注量10 mg/kg，6時間ごと．1日最大量75 mg/kg．
　　　　　　　　　肝機能障害患者で注意．
モルヒネ：静注または筋注量；小児0.05〜0.1 mg/kg，乳児0.05 mg/kg．
　モルヒネ持続静注：
　　小児：10〜30 μg/kg/時．｛体重（kg）×0.5｝mgを50 mLに溶くと1 mL/時が
　　　　10 μg/kg/時に相当する．1〜3 mL/時（10〜30 μg/kg/時）で持続投与する．
　　乳児：5〜15 μg/kg/時（つまり溶液を0.5〜1.5 mL/時）．

3●術 後

仙骨硬膜外腔・硬膜外腔モルヒネ（防腐剤を含まないモルヒネ）：30 µg/kg（シング
ルショット）．
脊髄くも膜下腔モルヒネ投与量（防腐剤を含まないモルヒネ）：10 µg/kg（シングル
ショット）．
オキシコドン：0.1〜0.2 mg/kg 経口，4 時間ごと．

麻薬拮抗薬

ナロキソン：0.5〜2 µg/kg 静注または筋注．オピオイドの副作用が拮抗されるまで反応
をみながら少量ずつ投与．急速に過量に投与すると，鎮痛作用が失われ，疼痛出現，
極端な不穏が起こる．副作用再燃を予防するために，念のため効果が認められた静注
量（µg）と同じ量を筋注しておく．一般に効果持続時間は 45 分程度である．看護者
にも，一時的な覚醒に惑わされないように伝える．原因探索目的での少量使用は考慮
するが，麻薬過量への対応の原則は，拮抗薬ではなく観察と呼吸補助の継続である．

術後嘔気・嘔吐（PONV）の予防

　世界的に，PONV 防止の主軸はオンダンセトロンであり，ほぼ全例に処方されてい
る状況である．日本もオンダンセトロンは認可されているが，抗がん剤治療に伴う適応
のみであり，PONV 予防への保険適用はない．予防的な処置を原則認めない日本の保
険の仕組みもあるが，術後痛に比して，PONV が患者にもたらす深刻さに日本の麻酔
科医が注意を払ってこなかったこともある．現在，日本小児麻酔学会が適応変更を働き
かけている．

■第一線の制吐薬

デキサメタゾン：0.0625〜0.15 mg/kg（最大 8 mg）
オンダンセトロン：0.05〜0.15 mg/kg（現在，保険適用なし）
メトクロプラミド：0.15 mg/kg

■第二線の制吐薬

ジメンヒドリナート：1 mg/kg 静注，または 2 mg/kg 注腸

補助薬

■抗菌薬

　下記量は術中に 1 回静注する量である．生後 1 週以内の新生児では（肝機能，腎機能
が十分でないため），より少ない量を投与する．小児の通常 1 日最大量をカッコ（　）
に示した．抗菌薬は，副作用を最小限にするため一度に静注するのではなく，数分かけ
て注入する．抗菌薬によっては（バンコマイシンなど）さらに時間をかけて投与する必
要がある．亜急性細菌性心内膜炎に対する予防的抗菌薬投与方式は**表 14-2**（p.469）を
参照のこと．
アンピシリン*：25〜100 mg/kg（300 mg/kg）
セファゾリン：20〜40 mg/kg（100 mg/kg）

Appendix C ● 麻酔関連薬剤通常使用量

セフロキシム：20〜50 mg/kg（240 mg/kg）
クリンダマイシン：5〜10 mg/kg（30 mg/kg）
クロキサシリン：12〜25 mg/kg（100 mg/kg）
エリスロマイシン：2.5〜5 mg/kg（20 mg/kg）
ゲンタマイシン：2.0 mg/kg（7.5 mg/kg）
ベンジルペニシリン*：30,000〜50,000 IU/kg（250,000 IU/kg）
バンコマイシン*：10 mg/kg（60 mg/kg）．最低 1 時間はかけて投与する．

■ステロイド剤
デキサメタゾン：0.2〜0.5 mg/kg 静注（最大量 10 mg）
メチルプレドニゾロン：5〜25 mg/kg 静注，緩徐に 10 分以上かけて
ヒドロコルチゾンコハク酸エステルナトリウム：1〜5 mg/kg 静注，8〜10 分かけて

■心血管薬（効果に合わせて投与量を調節する）
アデノシン：100 μg/kg を急速に一度に静注する．最大量の 0.3 mg/kg，12 mg まで繰り返す．
アミオダロン：負荷量 5 mg/kg（30〜60 分かけて）
塩化カルシウム：5〜15 mg/kg
グルコン酸カルシウム：10〜30 mg/kg
ドパミン：持続静脈内投与 5〜20 μg/kg/分
ドブタミン：持続静脈内投与 5〜20 μg/kg/分
アドレナリン：持続静脈内投与 0.1〜1 μg/kg/分
エスモロール：100〜500 μg/kg 静注．持続静脈内投与 50〜100 μg/kg/分
ヒドララジン：0.1〜0.2 mg/kg 筋注，静注
イソプロテレノール：持続静脈内投与 0.025〜0.1 μg/kg/分
リドカイン：1〜2 mg/kg 静注
ミルリノン：負荷量 50〜100 μg/kg，15〜30 分かけて（血圧低下が認められたら，負荷量を減らす）．負荷量に引き続いて持続静脈内投与 0.5〜1.0 μg/kg/分で維持
ノルアドレナリン：持続静脈内投与 0.1〜1 μg/kg/分
ニトログリセリン：持続静脈内投与 1〜10 μg/kg/分
フェノキシベンザミン：負荷量 0.25 mg/kg を 2〜4 時間かけて 4 回．維持量 0.25 mg/kg，6 時間ごと．
フェントラミン：0.2 mg/kg 静注
フェニレフリン：持続静脈内投与 0.1〜1 μg/kg/分
プロカインアミド：5〜15 mg/kg 静注
プロプラノロール：0.01〜0.1 mg/kg，10 分かけて静注
プロスタグランジン E_1：持続静脈内投与 0.05〜0.1 μg/kg/分（開始量）．（動脈管が開通した後などの維持量は，持続静脈内投与 0.005〜0.4 μg/kg/分と幅が広い）

---

*腎不全では要注意．

ニトロプルシド（SNP）：持続静脈内投与 0.5～10 μg/kg/分
ベラパミル：0.1～0.3 mg/kg 静注（1 歳未満児には投与しない）

注意：エスモロールとランジオロール

どちらも，元祖プロプラノロールより調節性と選択性の高い β_1 遮断薬である．世界的に実績のあるエスモロールに対し，ランジオロールは日本発で，より調節性が良く，心拍数低下効果が高いが血圧を下げにくいという利点があり，日本では圧倒的に多用されている．どちらもコリンエステラーゼで加水分解されるが，エスモロールは血球中，ランジオロールは血漿中という違いがあり，また肝臓ではカルボキシエステラーゼでも分解され，これがより短い半減期に関わっているとされる．エスモロールの持つ血圧低下作用はレニン・アンジオテンシンを介する効果であるとされ，この場合ではエスモロールが第一選択とされるが，ランジオロールも使われる．

■ 利尿薬

エタクリン酸：0.5～1 mg/kg
フロセミド：1 mg/kg
マンニトール：0.5～1.0 g/kg（一過性低血圧を避けるために数分かけて投与）

■ 抗痙攣薬

フェニトイン：負荷量 15～20 mg/kg 緩徐静注．維持量 2.5～5 mg/kg 静注または経口，1 日 2 回
フェノバルビタール：負荷量 10 mg/kg 静注．維持量 1.5～2.5 mg/kg 静注，1 日 2 回

■ 気管支拡張薬

サルブタモール：負荷量 5～6 μg/kg 静注．持続静脈内投与 0.1～1.0 μg/kg/分，エアゾール吸入 100 μg を 6 時間ごと．エアゾールは小児気管チューブを介してはわずか 3～10％しか到達しない．より効果的に投与するために，（吸気時に）カニスタから以下の方法で投与する．（1）スペーサー内へ，（2）気管チューブの途中まで挿入してあるカテーテルから，または（3）CO_2 濃度測定用のポート部分に接続しておいた 60 mL のシリンジにエアゾールを入れて，プランジャーで押し込む．
アミノフィリン：負荷量 5 mg/kg，30 分かけて投与．持続静脈内投与 1 mg/kg/時（最近投与されていない場合）．血中レベルをモニターする（治療濃度 = 10～12 μg/mL）．

■ 局所麻酔薬

推奨安全最大量：

リドカイン，アドレナリン添加なしの場合：5 mg/kg
アドレナリン添加リドカイン：7 mg/kg
ブピバカイン：2.5 mg/kg
ロピバカイン：2.5 mg/kg
テトラカイン（脊髄くも膜下麻酔）：小児 0.2 mg/kg，乳児 0.4～0.6 mg/kg

Appendix C ● 麻酔関連薬剤通常使用量

4 ● 乳児，小児の血管作動薬静脈内持続投与（希釈の仕方）

小児での血管作動薬投与では幅広い調節性が求められるが，同時に複数薬剤投与も少なくないため，投薬に関わる水分負荷を最小にしながら，なおかつ輸液ポンプで調整できる範囲内の速度変化に対応する必要がある．このため，患者の体動や咳などによる静脈圧の変動に影響されず，常に一定の輸液注入速度を保てる微量輸液装置を用いる必要がある．

相当に高い注入圧力を用いたり，圧力変動で容量変化のない輸液チューブやシリンジを用いたりすることで，投与速度変動を最少としているが，注入速度を実測している装置はない．高い注入圧力は，生体組織に悪影響（血管損傷や皮下漏れ）をきたしたり，回路閉塞や輸液中断があったりした場合の警告を遅延させたりする．シリンジポンプ使用時の，血管外漏出や注入による皮膚壊死や薬効の停止は，覆い布下などで静かに進行する深刻な合併症であるが，現状では経時的な直接観察以外に検出方法はない．

通常，微量持続注入の目的ではよくシリンジポンプが用いられる．しかし，シリンジタイプだから正確で確実というわけではない．むしろシリンジ交換による投与中断や投与速度の変動の影響は大きい．また，デジタル設定どおりに機能している保証もない．実際，開始ボタンを押してからすぐに注入開始にならない場合や，用いるシリンジによって速度が一定しないことも知られている．今後，高まる高濃度薬剤の微量持続投与の必要性に対し，注射器交換時にも送液が停止せず，安定して高濃度薬剤を微量投与でき，しかも点滴漏れを迅速に検出できる輸液ポンプの開発が待たれる．それまでは，定期的な血管刺入経路の目視，触診が欠かせない．

それを承知のうえであるが，患者負担を最少とする希釈を考える必要がある．薬品の大半は成人使用を前提にしており，小児と成人の間の薬剤投与量は100倍もの開きがある．麻酔科医の使用する薬剤は，基本的にすべてがハイリスクであり，本来は個々の患者に合わせた組成が薬局から供給されるのが望ましい．しかし，現実は医師あるいは看護師が，ベッドサイドで混合する場合がほとんどである．そのため何を重視するか（希釈をやりやすくする，投与をやりやすくする，患者への負担を最少にする，など）で，多様な方式が存在するが，希釈や投与ミスを防ぐには，少なくとも施設内では統一した方式をとるのが患者安全のためである．

成人医療では，薬剤ごとに画一濃度（あるいは一切希釈をせず）を用いて投与薬剤の希釈ミスなどを防ぐ方法が一般的であるが，患者への輸液負担の点では，小児では難しい．また提案されている多くのシステムが，薬剤師が中心であることから，薬剤混合など準備面での過誤防止に重点が置かれ，ユーザーや患者の立場に配慮したものではない．

ここに示した希釈法は，通常用いられる速度を 1 mL/kg にできるような希釈にして，過量水分負荷を減らすとともに，ベッドサイドの医療者が直感的に薬物投与レベルを判断できることを重視した方法である．希釈混合に伴う過誤が入りやすい方法であり，動作の二重確認や単位の完全呼称を含む慎重な取り扱いを心がける．

ドパミン，ドブタミン：

体重（kg）× 6 = 100 mL 中に希釈する量（mg）；1 mL/時 = 1 µg/kg/分

ただし，新生児や，10 kg 未満の乳児では，以下を使う：

体重（kg）× 30 = 100 mL 中に希釈する量（mg）；1 mL/時 = 5 µg/kg/分

アドレナリン：

体重（kg）× 0.6 = 100 mL 中に希釈する量（mg）；1 mL/時 = 0.1 µg/kg/分

投与量 0.1〜1.0 µg/kg/分

ニトロプルシド（SNP），ニトログリセリン：

体重（kg）× 6 = 100 mL 中に希釈する量（mg）；1 mL/時 = 1 µg/kg/分

イソプロテレノール：

体重（kg）× 0.15 = 100 mL 中に希釈する量（mg）；1 mL/時 = 0.025 µg/kg/分

投与量 0.025〜0.1 µg/kg/分

プロスタグランジン：

体重（kg）× 60 = 20 mL 中に希釈する量（µg）；1 mL/時 = 0.05 µg/kg/分

投与量 0.05〜0.1 µg/kg/分

5 ● 出血を減少させる薬物

　外科的出血に対する止血は，圧迫止血か外科的止血であり，それが制御できる範囲で手術が進められるのが原則である．しかし外科手術の進め方によっては，補助的な薬物使用により出血量を減じられることも報告されている．手術には複数の要因が多様に関わることから，一律に有効性を論じにくい．したがって薬剤の選択や使用方法，使用量も，施設ごとあるいは外科医ごと，さらには時代によっても変化する．麻酔科医としては，薬剤が，患者の心機能，他の薬剤や人工心肺にどのような影響を与えるかを考慮して，外科医の意向を尊重し，できる範囲で客観的な情報を外科医にフィードバックすることを心がける．

デスモプレシン：ある種の血小板疾患では，血小板機能を改善し，出血を抑えるとされる．人工心肺から離脱後，0.3 µg/kg を 20 分かけて緩徐に静脈内に投与する．投与中は，慎重に循環動態をモニターする．

イプシロン–アミノカプロン酸：線溶状態の治療に使う．チアノーゼ性心疾患児の術後出血を少なくする可能性がある．胸骨切開前に投与する．負荷量：40〜100 mg/kg（最大量 5 g），希釈して 20〜60 分かけ緩徐に投与する．これに引き続き，手術中 10〜30 mg/kg/時で持続注入する．

トラネキサム酸：リジン結合部でプラスミノーゲンとプラスミンとの両者に結合し可逆的な複合体を形成する合成薬剤．これによりフィブリン溶解を阻害して出血を減少させる．負荷量：100 mg/kg，これに引き続き，手術中 10 mg/kg/時で持続注入する．

Appendix C ● 麻酔関連薬剤通常使用量

参考文献

1）Adapa RM, Mani V, Murray LJ, et al: Errors during the preparation of drug infusions: a randomized controlled trial. BJA, 109: 729-734, 2012.
2）Phillips MS: Standardizing i.v. infusion concentrations: National survey results. Am J Health-Syst Pharm, 68: 2176-2182, 2011.
3）日本麻酔科学会：X 小児麻酔薬麻酔薬および麻酔関連薬使用ガイドライン 第3版 第4訂，pp.394-457，2016.

APPENDIX

D 気管切開，CTT，RSI，経鼻挿管 産科麻酔，無痛分娩，胎児麻酔

1 ● 気管切開と麻酔

　小児麻酔科医が気管切開に関わる機会は多い．新たに気管切開が行われる場合だけでなく，すでに気管切開が行われた症例での麻酔，そして気管切開患者管理への助言などがある．施設によって気管切開を行う医師の専門はさまざまであるが，多くはその後の長期管理に関わらず，また気道管理の専門家ではない．長期間続く気管切開管理が，あまり十分な情報がないまま，小児科医や現場の看護師，最近では家族によって，いわば手探りで行われている．特に長期気管切開患者での，気管切開チューブの入れ替えや固定は，背景の病態や社会的な事情もあり，医事紛争の対象になる場合は少なくない．

　成人よりチューブ径が細い小児では，容易に閉塞をきたしやすく，また呼吸予備力が少ないため，生じた換気不全の結果の影響が急速である．幸い麻酔患者では，気道分泌物が多い患者は少ないが，以下のような問題が生じる場合がある．1）気管切開チューブの閉塞（加湿と吸引），2）チューブの脱落あるいは呼吸回路からの外れ，そしてそれの問題への，3）気づきの遅れと再挿入に関わる問題である．

1. 気管チューブ自体の屈曲や折れ曲がりは少なく，チューブ内腔閉塞が多い．閉塞防止には，チューブ内の十分な加湿と十分な吸引が重要である．加湿に関しては，チューブ内（気管内ではない）を通る吸入気の37℃ 100%の相対湿度維持が原則である．プラスチック製のチューブを詰まらせないことが目的であり，気道粘膜上皮の線毛運動保護が目的ではない．加温加湿器では，吸気回路（呼気回路ではない）に多少の結露を認める程度の加湿がよい．これは，吸気と呼気の湿度を区別して測定できる応答速度を持った湿度計がないため，その代わりの指標となる．吸気湿度モニターは吸気温度で代用されるが，吸気回路内に組み込まれた熱線温度に惑わされる．回路内水分結露防止が目的であり，温度が高いと結露が少なくなることから，看護の都合上，温度が高めに設定されがちで，分泌物の乾燥閉塞物化が起こりやすいことが看過されている．加温加湿器では，「加湿器水温は高め，回路熱線温は低め，吸気回路内に多少の結露」が原則である．呼気の相対湿度はほぼ100%であるため，呼気回路の結露は意味を持たない．利便性からHMEは広く使われているが，原理的に100%の湿度は得られない．生体組織である気管や気管支粘膜とは違い，プラスチック製の気管チューブ内では，相対湿度低下で分泌物が固まる可能性を忘れてはいけない．小児で多い，カフなし気管切開チューブの使用では，PEEPを適用すると，湿度源である呼気がHMEを通過しないためHMEによる加湿効果はまったくない可能性がある．スピーキングバルブ使用でも同様である．吸入に関しては，太めの吸引カテーテルを用い，先端が，毎回気管切開カテーテル

Appendix D ● 気管切開，CTT, RSI, 経鼻挿管／産科麻酔，無痛分娩，胎児麻酔

の先端より確実に先まで（数cmであっても）出ることを確認する（あらかじめ挿入長を決めておく）．気管分岐部が，カテーテル先端部で損傷されたり肉芽形成されたりすることをおそれるばかりに，吸引カテーテルをチューブ先端からまったく出さない吸引法は，閉塞を防止できず，命取りになりかねない．まずチューブ先端を越えたことを確認し，その後丁寧にカテーテルを進める（二段階法）を用いる．よく誤解されるが，気管内吸引圧は，小児の細いカテーテルでは，高めの吸引圧（吸引容器内圧）設定が必要である．

2. 固定に関しては，結び紐や固定テープで固定する場合，必ず<u>肩枕を背中から外した</u>うえで，頸とテープの間に小指が少し入る程度の余裕を持って固定する．肩枕を入れたままいかにしっかり固定しても，枕が抜けるとゆるゆるになってしまう．回路は必要時（吸引など）には外れなければならないものである．外力のかからない工夫を行う．見た目の優しさから，結び目を美しく緩くしたり，保護パッドを何枚も積み重ねたりする善意が裏目に出ることもある．

3. 回路は外れるものだとの認識で，外れた（外した）らすぐに発見でき，復帰できるようにする．モニター類のアラームは「必ず」設定し，警報が発せられたらただちに対処する．新鮮な（手術後7日以内程）気管切開チューブ部は再挿入が容易でなく生死に関わる．通路が完成し，ほぼ自動的に気管内にチューブが誘導されるそれ以後の状態とは大違いである．小児の気管切開では，チューブを抜去すると，切開孔の閉鎖は急速で，数分の短時間で元と同じサイズのチューブを挿入できない場合がある．

4. 輪状甲状間膜切開（穿刺）術と気管切開術との混同：
困難気道のアルゴリズムの最終段階には記載されているが，麻酔科医はあまり自分自身の問題だと認識しない．このため，多くの手術室で，麻酔科医がジェット換気を迅速，かつ安全に実施できる体制や，必要時に外科的気道確保を行える体制が整っていない．一方，緊急で呼ばれた外科医（あるいは耳鼻科医）は，適切な患者評価と準備を行えないまま，気管切開に突入することになる．両者は異なる適応があり，小児（乳児・幼児）では輪状甲状間膜切開（穿刺）術の実施は困難であり，換気も容易でないことは知っておくべきである．

気管切開患者麻酔の落とし穴

　すでに気管切開された患者に麻酔が必要となる場合がある．すでに入っているチューブで対応可能な場合もあるが，用いられているチューブのタイプ，あるいは手術部位によっては，すでに挿入されている気管切開チューブをそのまま使用できない場合がある．その場合には，通常の（あるいは，らせん入り）気管チューブを代わりに挿入する場合が多い．ここで重要な認識は，新鮮な気管切開（術後7日以内）の場合，いったん気管切開チューブを抜去すると，そのままでは再挿入できない可能性が高い．あらかじめ対応を準備しておくことを忘れてはいけない（チューブ交換ブジーを用いる，気管切開時に気管壁の釣り糸を縫い付けておいてもらうなど）こと．緊急手術などで気管切開の既往が曖昧にされた場合，過去に安易な入れ替えが深刻な問題を引き起こしている．

　「気管切開チューブが気管以外に入ることはない」との思い込みが，誤ってチューブ

先端が胸腔内に挿入された症例で，胸の動き，気道内圧，気管内吸引，カプノメータ，内視鏡所見，そして患児の状況のすべてが気管外迷入の所見を示しながら，どの一つも確定的でないと解釈され，発見が大幅に遅れた事例がある．見慣れた慢性気管切開と急性期の気管切開には大きな違いがある．

CVCI ガイドラインで登場する外科的気道確保
・気管切開，輪状甲状間膜切開（CTT）または穿刺の選択
・硬性気管支鏡（換気機能付き），ジェット換気法，ECMO など

多くのガイドラインが，「外科的気道確保」という記載で終了している．確かに麻酔科医が直接メスを握る必要はないが，その時点での患者の気道状況を一番把握しており，主治医，外科医に重要な助言を与えられる立場である．

▶気管切開：緊急に行うものではなく，気道確保されたうえで選択的に行い，長期管理にも用いる．

▶ CTT：呼吸努力がある患児で，声門部上で完全な気道閉塞がある場合の緊急処置であり，吸痰目的や長期呼吸管で用いる方法ではない．乳幼児でのCTTの成功率はきわめて低い．自発呼吸努力がない場合，高圧酸素，換気手段の適用が必須である．ただし，少しでも自発呼吸努力があれば，救命手段である．

▶緊急外科的気道確保：CVCIで，気管切開もCTTも区別なしに行われるのが現状であろう．頸部を横切開すれば必ず縦走する気管に当たるはずであるが，実際の小児患者にはそう簡単ではない．超音波エコーによる気管（前壁）の同定も可能であるが，実像ではなく干渉波からの推定である．蘇生処置時にリアルタイムで使えるかは未知数である．皮膚と気管の間には甲状腺があり気管の左右には頸動静脈が走り，大出血の可能性がある．下方には過膨脹した肺が突出し，気胸の可能性，そしてあまり上方では舌損傷の出血に加え，喉頭損傷や気管に到達しない可能性がある．乳幼児では，適切な開創部位はきわめて狭く，麻酔科医が添える手の動きや，周囲の処置が手術をさらに困難なものにする．

▶ジェット換気：気道に針（カテーテル）さえ挿入できれば，酸素挿入，あるいは換気が可能となる．穿刺針以外に気道との交通がなければ呼吸排出は制限され，まったく換気できない可能性がある．胸の目視以外，換気量，換気圧のモニターはできないため，きわめて危険な気道高圧が発生する可能性や，気道，肺破裂をもたらす可能性もある．CTTでは唯一の換気の選択肢ではあるがきわめて危険な手段でもある．多くの日本の手術室にその備えはない．

▶硬性気管支鏡（換気機能付き）：究極の気道確保法であるが，日本では小児用のこの装置の普及は一般的でなく，熟練した使用者が限られる．

▶局所麻酔下気管切開：気管が同定しやすい成人では行えるが，小児では気管挿管なしで気管切開が安全に行われる保証はない．

▶ ECMO：究極の救命法であるが，あらかじめ準備が必要であるし，どの施設でも可能ではない．心停止症例で主に用いられるVA法では，肺に少しでも酸素が行かないと，脳へは酸素はいくが，心筋の酸素化が極端に悪化する可能性がある．VV法では

Appendix D ● 気管切開, CTT, RSI, 経鼻挿管／産科麻酔, 無痛分娩, 胎児麻酔

心臓の動きが弱い場合, 全身に酸素が行きわたらない. ECMO では全身ヘパリン化が必要であり, 出血の問題がある.

　▶ CVCI ガイドライン：挿管困難発生から思考が始まるが, 実際は, マスク換気, オーラル・ネーザルエアウェイ挿入, LMA 挿入で換気ができなければ経口気管挿管と流れ, それが困難な場合 (CVCI) は, 「換気機能のついた硬性気管支鏡」挿入であり, 硬性気管支鏡挿入下で気管切開となる. そして CVCI ガイドライン (ASA あるいは日本麻酔科学会) では, 最終ステップは「外科的気道確保」との記述で止まっていて, この後の対策に触れていない.

　▶外科的気道確保：硬性気管支鏡が使えない施設では, 具体的には CTT, 気管切開, ECMO 導入までも含めたものとなる. 気管挿管されていない状態での気管切開の成功率は, 小児（乳幼児）では限りなく低い. 緊急事態での外科的気道確保では, 気管切開より輪状甲状間膜切開あるいは穿刺がより好ましいが, 小児での成功率は決して高くない.

気管切開術

　小児での気管切開は全身麻酔下, 気管挿管下で行うのが患者にとっても術者にとっても, 麻酔科医にとっても好ましい. 気管の同定が容易で, 出血や気胸を防げる. 実際にも, 気管切開前にすでに気管挿管されている患者が大多数であり, 定時手術として行われる.

　小児で緊急事態での外科的気道確保方法としての第一選択は輪状甲状間膜切開（穿刺）であり気管切開ではない. そもそも成人で気管の目印とする甲状軟骨や気管の硬さは, 乳幼児ではまったくあてにならない. それでも輪状甲状間膜切開は, 気管よりも触知しやすい部分であり, 甲状腺や肺, そして頸動脈などから遠いので緊急時の選択肢にはなるが, 実際には机上で述べるほど単純ではない. 小児での成功率は, 高いとされる輪状甲状間膜の穿刺であっても高いとは思えない. そして, 患者に自発呼吸努力がなければ, 換気の役に立たない.

ポイント

- 気管切開を必要とする原病態の把握：長期管理のためか, 上気道病変のためか.
- 気道確保を行うための詳細な準備をする.
- 正しい体位：挿入, 抜去と, 目的で異なる.
- 正しい気管切開法：気管縦切開, 軟骨除去をしない.
- 生じうる合併症の理解とあらかじめの対策を行う.
- 新鮮な気管切開（手術後 1 週間以内）特有の問題：再挿入がきわめて困難である.

術前準備

■ 原疾患の把握

- 患者の呼吸状態, 搬送時の体制の確認（人員, モニター, 酸素ボンベ, チューブサイズなど）
- 前投薬：手術室でアトロピン（0.01 mg/kg 静注）

1 ● 気管切開と麻酔

- 点滴路確保
- 気道確保：経鼻挿管が好ましい．すでにされている場合が多い．

モニター

- 通常の患者モニター一式＋ECG モニター
  片耳胸壁聴診器のチューブは，術野を妨げないように斜め下向きにする．
  血圧カフは左腕（気管前面を横切る無名動脈が圧排され，左腕の拍動が乱れる）．
- パルスオキシメータ
- カプノメータ
- 気管支ファイバースコープ

麻酔方法

　すでに挿管された患者の場合，十分な注意のもとに筋弛緩薬の投与を行ってもよい．
上気道に異常がある患者の場合には吸入麻酔導入とする．気管切開される直前には
100％酸素に上げるが，外科医には電気メスの使用を控えてもらう（気道火災発生防
止）．気管が切開されると空気漏れのために 8 L 以上の大流量が必要になる．気管切開
チューブの挿入に先立って，経鼻挿管チューブの先端が切開孔より半分ほど見えるよう
に慎重に引き上げる（決して完全に抜いてしまわないこと！）．
　気管切開チューブが挿入されたら，ただちに T ピースを付け換気を開始するが，左
肺の呼吸音には十分注意し，片肺換気でないことを確認する（片耳胸壁聴診器で行え
る）．すべてが確認されてから気管切開チューブを固定する．その後，経鼻気管挿管
チューブを吸引しながら抜去する．

■ 体位のとり方

　小児の気管切開術では体位のとり方が手術の成否を左右する．肩の下に枕を入れ，頸
部伸展位とし，気管が最も頸部の前面に出るようにする．次に手術台を，ややヘッド
アップにした後に頭部板のみをやや下げる．左手の人差指と親指で気管チューブおよび
T ピースを保持し，中指，または薬指を下顎の中央に置き下顎を引っぱり，頸部を伸
展させる（顔は正面を向いたままで）．この指は外科医に正中線の位置を認識させるた
めにも重要である．穴空き布を掛けられた小児患者では位置関係を知るのは困難で，そ
の際，正中線の位置はこの指と胸骨切痕を結んだ線上の目安となる．
　したがって，この指（通常，薬指）は絶対に動かしてはいけない．消毒前から指を下
顎先端に置いて，指も一緒に消毒してもらう（消毒後に少しでもこの指を動かすとヌル
ヌルとして滑りやすくなってしまう．こうなったときには滅菌ガーゼを下に敷くと滑り
が止まる．非常に大切であるが，疲れる手技でもある）．
　必要なときには強く頸部を伸展させ，そうでないときには休むといった序破急が大切
である．頸部伸展が本当に必要なのは，皮膚切開を開始してからチューブが入れられる
までであり，初めからあまり伸展させていると，外科医からさらに伸展を求められる場
合があり，困ることがある．

663

Appendix D ● 気管切開，CTT，RSI，経鼻挿管／産科麻酔，無痛分娩，胎児麻酔

麻酔回路など

　Ｔピースと加温加湿器の組み合わせを使う．ヘッドバンドおよび固定用絆創膏はあらかじめ一定程度外しておき，口腔内を吸引した後，持続吸引を入れておく．胃管などもあらかじめ抜いておく．

　通常と同じく，現在挿管されているチューブの前後3サイズを用意するが，2組用意し，1組はnon-cutの長いものとする．これは気管切開チューブがうまく挿入できなかったときに，術野から直接チューブを入れるためである．気管切開チューブのサイズは現在挿管されている気管チューブより2サイズ上のものが標準的であるが，長さには特に気を付ける．片肺挿管になり少し短く切らなければいけないときもあるが，なるべく避けたい．なお，食道聴診器は食道をあたかも気管のように見せかける可能性があるためと，左の呼吸音を判別確認できないために通常は用いない．

手術法

　体位（気管挿管下，頸部を伸展，顔面を正中に向け，下顎正中部皮膚を麻酔科医が正しく適度に牽引）を正しくとり，気管同定をしやすくする．

　小児では皮膚は横切開，切開時皮下の甲状腺を傷つけないように注意する．基本的には皮膚切開以後は，切開ではなく気管前面組織を両側へ拡げながら剥離する．

　気管が出たら縦切開のみで軟骨除去をしない．軟骨切除は気管軟化症の原因となる．

　気管にメスを入れる前に，第3，4軟骨輪の両側に吊り上げ用ナイロン糸を縫い付ける（これは気管切開チューブの挿入にも役立つが，術後数日以内に事故抜去された際の再挿入に有用である）．

　気管軟骨切開に電気メスを使わない（火災防止）．

　慎重に気管チューブを引き上げ，第3あるいは第3，4軟骨輪を縦切開する．

術後

　気胸，気縦隔，皮下気腫，チューブの長さを確認するために胸部Ｘ線写真正側2方向を指示する．可能なら気管支ファイバースコープで内腔を見ておく．直後数日間の入れ替えが行われないようにスタッフに徹底する．

気管切開チューブ選択の原則

　サイズは外径で，入っている気管チューブより1.0〜2.0 mm上のサイズを選択する．人工呼吸が必要ない症例ではカフ付きカニューレを用いる必要はない．スピーキングチューブは，加湿不足による閉塞の可能性があり注意する．乳幼児では，気管切開チューブの開口部が，患児の下顎で閉塞されないように注意する（HMEなどを取り付ける）．

その他

● チューブの固定は，抜けないことを最優先させる（命に関わる）．
● 不用意に固定機材を変えたり，結び方を変えたりしない．

1 ● 気管切開と麻酔

- 不用意にたくさんのガーゼやパッドをフランジの下に入れない（抜去されやすくなる）.
- 頸を伸ばした状態で気管切開の紐を結ばないこと（肩枕を抜いてしっかり結ぶ）.
- 気管切開後数日は，気管切開チューブ固定を緩めない（チューブ抜去しない）こと.

■ 気管切開チューブの閉塞予防（長期気管挿管でもあてはまる）

チューブ閉塞の原因は，通常不適切な加湿と不十分な気管吸引のどちらかが原因である. 加温加湿器が用いられる人工呼吸中を除き，ジェットネブライザー，人工鼻のいずれか（同時使用は不可）で加湿する. 同時使用は危険である.

人工鼻使用患者では，人工鼻と気管切開チューブの間に水滴が少量付着していることを確認する（水滴の存在は加湿が十分であることを示す）. 気管吸引に際しては，そのつど挿入長を参照し，吸引カテーテルの先端が気管切開チューブの先を確実に通過している（つまり閉塞がない）ことを確認する. もし，吸引カテーテルがスムーズに通過しない場合は，ただちに内腔が閉塞してないかどうかを気管支ファイバースコープ検査などで確認する.

加湿と吸引が適切であれば，気管切開チューブの交換は月1回で十分である. 気管切開チューブ自体の交換は，十分な吸引と再挿管の準備のうえで，通常頸部を伸展した状態で行う.

■ 無名動脈破裂（気管動脈瘻）の対策

非常にまれではあるが致死的な合併症である. 通常，気管切開チューブ先端がもたらす機械的な損傷が，気管壁，次いで動脈壁を破綻させて生じる. 長期間の人工呼吸回路の重みと動脈の拍動が関係する. 無名動脈が気管前面を通る解剖学的な位置関係も影響すると思われるが，明確な診断基準は確立されていない. 気管支鏡で，著しい拍動や粘膜損傷が見つかる場合もあるが，それは多くの場合，非特異的な所見でもある. 画像診断で無名動脈と気管切開チューブとの近接性を確認することも行われるが，その診断の確実性は証明されていない.

最初の徴候は，いつもより目立つ拍動性の気管チューブの揺れや，気管吸引物が鮮血性となることであるとされる. 量が多い場合，もしくは出血を繰り返す場合には気管支ファイバースコープ検査を行う. しかし，最初は量が多いとは限らず，量が多いときには即致死的（気道閉塞，失血）でもある. いつもと違う鮮血性の出血が唯一の症状な場合もある. 重い人工呼吸回路が取り付けられている，通常より長めの気管切開チューブが用いられている，痙攣や多動である患者でリスクが高い. また，日頃から気管切開チューブが拍動で揺れるような患者は要注意である.

実際診断を疑った場合には，重大出血，気道閉塞を生じさせる前に即座の対応が必要である. 気管切開孔からカフ付き気管チューブを深く入れ，瘻孔部でカフを膨らませ圧迫止血と気道確保を行えた幸運な症例もある. 多くは突然の発症になす術なく失われている. ハイリスク群の同定と日頃の綿密な観察が重要である.

Appendix D ● 気管切開, CTT, RSI, 経鼻挿管／産科麻酔, 無痛分娩, 胎児麻酔

■ 人工鼻の使用

吸気ガスの加湿は, 気管吸引と並んでチューブ閉塞防止には重要な役割を持っている. 粘膜下に血流があり常に下からの水分供給のある気管粘膜とは違い, 気管切開チューブはプラスチックであり, 下からの水分補給はなく, 乾燥ガス吸入で容易に分泌物が乾燥する. 人工鼻で分泌物が乾燥しチューブが閉塞するのは時間の問題である. にもかかわらず, あまり問題が認識されないのは, チューブが太い（成人）, 使用時間が限られている, 間欠的に吸引に際して生理食塩水が注入される, などのためである. ルーチンの間欠的な生理食塩水の注入は, 感染の機会を増す可能性があり, 避けるべきである. 吸気は37℃ 100%加湿が原則であり, 相対湿度は高い必要性が強調される.

人工鼻は患者の呼気（相対湿度は100%）を最大限再利用しているが, 100%の効果は難しい. しかし80%近い加湿効果を得ることが可能である. しかし, これは患者の呼気が人工鼻を通過する場合に限ってのことであり, 患者の呼気の大半が人工鼻を通過しない場合（患者が話をする場合, 切開口に一方弁を付け呼気を声帯に向かわせている場合, PEEPがかけられ呼気が声帯方面に逃げる場合など）には, 人工鼻の効果は大幅に低下する.

人工鼻に加えて加温加湿器やネブライザーの併用は, 誰しも一度は思いつく方法だが, 吸気抵抗が増加し, きわめて危険な方法のため避けるべきである.

PEEPが必要な人工呼吸の患者の場合には, 人工鼻ではなく加温加湿器の使用が安全である.

人工鼻には製品により細菌濾過フィルター効果が知られているが, 加えて乳幼児では人工鼻を取り付けることで, 患者（特に乳児や頸がすわっていない患児）自身の下顎による気道閉塞をきたしにくいという利点がある.

■ その他に気管切開で一般的なこと

● 気管切開チューブが気管内に位置し, 内腔が閉塞していないことを確認する最も確実な方法は, 聴診器で左右の呼吸音を聞くこと, 吸気に合わせて胸郭が上がることを目で確認すること, 吸引カテーテルが確実にチューブより長く挿入できること, カプノメータで波形が確認できることである.

● ベッドサイドにその患者専用に, 予備の気管切開チューブ, 酸素, 用手加圧器具, 吸引器具を用意し, いつでも使用可能な状態にしておく.

● 気管切開の場合の吸引では, 挿入距離が短いため粘膜に直接強い力がかかり, 粘膜損傷, 肉芽形成の可能性が高い. 吸引圧を低くする必要はないが, カテーテル挿入は, 特に丁寧に行う（p.325参照）.

2 ● 産科麻酔, 無痛分娩, 胎児麻酔

小児麻酔科医の活動の範囲は, 小児の鎮静・鎮痛下の検査や処置, 小児救急, 小児集中治療, 重症患者搬送, 緩和ケア, 在宅酸素・呼吸管理と, その領域は広がってきている. 周産期医療との関わりでは, 出生した新生児の外科疾患手術の麻酔に関わることはあり, また産科医療でも, これまで帝王切開の麻酔に関わることはあるものの, 無痛分

2 ● 産科麻酔，無痛分娩，胎児麻酔

娩や産科医療全般との関わりは希薄であった．

　日本の産科医療の特色は，麻酔科医がいる病院での出生は全体の 40％にとどまることである．すなわち，多くの施設で帝王切開の麻酔が産科医によって行われている現状は，数十年前の虫垂炎手術の場合と同様である．正常分娩に際して静脈路確保がルーチンに行われない場所はいまだに多く，出生児が帰宅までの間に一度も SpO_2 が測定されない場合もあるなど，産科医療の安全向上に，麻酔科医はもっと貢献しなければならない．

　『小児麻酔マニュアル』ではあるものの，無痛分娩を解説することで，麻酔科医の中でも周産期医療に関わる機会が多い小児麻酔科医の，無痛分娩への関心の高まりにつながることを期待したい．

帝王切開回避と麻酔

　際限なく適応が増えているように思える帝王切開であるが，特に緊急の帝王切開は，分娩時だけでなく，出生後の新生児の管理にも十分な医療資源の投入が難しく避けたい．高年齢出産の増加，低出生体重児出産の増加など，帝王切開率増加の要因はあるが，WHO も勧告しているとおり，母体の健康のためにも，産科関係者とともに帝王切開を減らす努力はすべきである．麻酔下で骨盤位を頭位に戻す外回転術，あるいは産婦の疲弊による帝王切開を回避する無痛分娩など，麻酔科医が関与してこそ可能で安全な方法がある．

　避けたいとはいえ，帝王切開でなければ母児の生命を救えない場合はある．やむを得ず帝王切開になった場合には，その結果が最良になるように最大限に努力をする．ぎりぎりまで経腟分娩を試みるが，必要時いつでも帝王切開が行える体制として，「ダブルセットアップ」という言葉が使われる．人的，医療資源的に十分な余裕がなければできない．迅速な，かつ重大な合併症を有しかねない帝王切開のために，ホームグラウンドである中央の手術室で準備をしたい麻酔科医と，器械使用も含めた最大限の産科医療体制の経腟分娩を行いたい産科医とでは，思惑が異なる．独立した産科麻酔陣容を整えられる余裕のある北米とは違い，麻酔科医資源の分散を避けるためにも，日本では，まずは中央手術室で安全に帝王切開ができる体制を作るのが得策である．

　現状で，帝王切開の適応決定は産科医の専決事項である．帝王切開の適応は，純粋に医学的な理由だけでなく社会的な要因も相当に多いことが知られ，それが産科医間，施設間，地域間などで存在する帝王切開率の差の大きな要因である．麻酔科医は病態を理解し，産科医に適切な助言を与えられ，医学的に避けられる可能性のある帝王切開は減らせるようにしたい．

■ 帝王切開の緊急度と手術決定から娩出まで（DDI）の関係〔参考〕

　表 D-1 は，英国 NICE ガイドライン 2005 に沿って，国立成育医療研究センター麻酔科が 2006 年に試用した帝王切開の DDI（Decision Delivery Interval）である．Category 1 に類する言葉として，グレード A，グレード 1，超緊急帝王切開などが使われているが，現在統一されていない．最終判断者は産科医であり，解釈に齟齬がないよう各施設で，産科医，助産師，手術室看護師，麻酔科医が共通の認識を持つ必要がある．

667

Appendix D ● 気管切開，CTT，RSI，経鼻挿管／産科麻酔，無痛分娩，胎児麻酔

表 D-1　帝王切開の緊急度と手術決定から娩出まで（DDI）の関係

緊急度	手術決定から娩出まで（DDI）	定義
Category 1	可及的速やか（30分以内）	母体または胎児が，生命の危機に瀕している状態
Category 2	できるだけ速く（30〜75分以内）	母体または胎児は，生命の危機に瀕してはいないがその危機が切迫した状況
Category 3	早期娩出の不利益要因（母体，胎児・医療者側）を慎重に考慮して決める	母体または胎児に，切迫した状況ではないが，早めの娩出が必要
Category 4	母体，医療者側の事情を汲んで決める	母体または胎児は，安定した状態

（Wee M, Brown H, Reynolds F: The National Institute of Clinical Excellence(NICE)guidelines for caesarean sections: implicationsfor the anaesthetist. Int J Obstet Anesth, 14: 147-158, 2005）

無痛分娩の普及

　無痛分娩は強いられるべきではないが，少なくとも選択肢は与えられるべきである．出産の高年齢化が無痛分娩への関心を高めているが，これまで麻酔科医の関与は少ない．産科医による片手間の無痛分娩の常態化が，安全の問題をもたらす可能性がある．無痛分娩に適した分娩（十分な子宮頸管熟化と良好な子宮収縮）になるためにも，周産期医療を理解する麻酔科医と産科医が，共通認識に立てる適切なシステム作りが必要である．

　無痛分娩は開腹手術の麻酔などと同列に考えられない．硬膜外カテーテルを入れて薬液をセットしたら，それで終わりとはならない．麻酔科医は，少なくとも正常分娩の流れと母体と胎児の生理学，胎児心拍数陣痛図（CTG）の基本を理解し，変化に適切に対応する必要がある．CTG は超音波ドップラー法による胎児心拍数と子宮収縮圧の変化（陣痛）を 3 cm/分の速度で記録したものである．胎児心拍数基線（平均心拍数で110〜160/分），胎児心拍数基線細変動（基線部分の変動幅で6〜25/分），一過性頻脈の有無，一過性徐脈の有無，そして子宮収縮の状態を評価する．胎児心拍数の正常な振れ幅（ゆらぎ）と胎児機能不全（Non Reassuring Fetal Status；NRFS）とされる状態がどのように違うかの概略を理解しておく．

　自然分娩では，子宮口全開大時に最大分泌となるオキシトシンだが，無痛分娩では人為的にそれ以前から高くなることが避けられない．分娩は自然のホルモン分泌の絶妙なバランスの上に成り立っており，陣痛によるストレスもその仕組みの一部に取り込まれている．疑う余地なく激痛を緩和することは母体にとってよいことであるが，完全に人工的な帝王切開には批判はなくとも，無痛分娩によるバランスの変化は，その対極が何も手を加えない自然放置であるだけに，容易に批判に曝される．無痛分娩では，麻酔管理以前に分娩管理がある．自然の流れ，人々の懸念や心情を理解する一方，麻酔的な介入がもたらしうる好ましくない偶発的事象を最大限排除し，懸念払拭に務める必要もある．健全な次世代の社会につながる価値ある挑戦であることは確かである．

2 ● 産科麻酔, 無痛分娩, 胎児麻酔

妊娠・分娩回数の数え方と呼称

2018 年より, 日本産科婦人科学会は国際的な呼称法に変更した. 現在の妊娠を含めて回数に算入する一方, 現在の分娩は回数に含めない. 分娩後に記入する場合でも, このたびの分娩は加えない. また多胎の妊娠でも分娩でも 1 とする, が要点である. 以下に簡単に説明を加えるが, GPAC は日常的に周産期医療に関わらない麻酔科医にはわかりにくい. 基本情報であり, そのつど関係者に意味を確認するとよい.

日本では, 分娩とは妊娠満 22 週以後の娩出であり, それ以前（妊娠満 22 週未満, すなわち 21 週 6 日まで）は流産となり, 分娩回数には含まれない（世界的には 24 週未満あるいは 28 週未満を流産とする国もある）.

妊娠回数（Gravidity）, 分娩回数（Parity）の頭文字を使い GP の順, あるいは流産（Abortion）, 帝王切開（Cesarean）の頭文字を使い, GPAC で表記する場合もある.

○妊△産, あるいは G ○ P △と呼称し, ○△は数字となる. 具体的には, G1P0 であれば初回妊娠であり, 分娩は経験していない. 1 人を正期産した妊婦の場合は, G2P1 となる. 最初の妊娠で妊娠 20 週の流産であれば, 2 人目の妊娠の場合は G2P0 ということになる.

帝王切開の麻酔

帝王切開は, 真に緊急の場合は, 母体の安全を最優先にしつつ, 胎児への時間的負担を最小にする目的で, 気管挿管による全身麻酔が適応となる. しかし医学的にそうした場合は少なく, 圧倒的に多くの場合は, 選択的な帝王切開であり, その場合は, 脊髄くも膜下麻酔単独あるいは硬膜外麻酔を併用した脊髄幹麻酔法（neuraxial anesthesia）が用いられる. その最大の利点は, この時期の妊産婦で特に多い（欧米では通常症例の約 10 倍の頻度とされる）挿管困難に伴う諸偶発症のリスクを避けられるためである. 胃圧迫や胃排出時間遅延による誤嚥性肺炎防止のため迅速導入（Rapid Sequence Induction；RSI）が必要であるが, 上気道浮腫, 毛細血管拡張に加え肥満妊産婦率増加もあり, 喉頭展開困難, 易出血性もあるため気管挿管は難しい. また酸素消費量増加とFRC 低下により, RSI 時の酸素飽和度低下は急速である. また予期せぬ歯牙損傷などへのあらかじめの対応も必須となる.

脊髄幹麻酔では, 手術中意識が保たれ, 出産の瞬間を体験できる満足感の向上, 挿管困難へのとりあえずの対応が不要, 気道閉塞や誤嚥性肺炎の危険性の低減, 薬物の胎児への影響を最小限にできる, などの利点がある. ただ, 穿刺部位の皮膚消毒と麻酔薬効果発現までの時間を入れると, 執刀開始まで最小でも 10 分間, 多くは 15 分以上は必要となる. 実際は, 限られた時間の中での穿刺, カテーテル留置にはさまざまな難しさが伴う. 余儀なく全身麻酔への切り替えが必要な場合は決して少なくない. 特に産婦でのRSI に伴う挿管困難は常に念頭に置くべきである.

全脊椎麻酔（total spinal anesthesia）に伴う突然の呼吸停止や循環虚脱などの急性期合併症への対応は麻酔科医としては当然であるが, 硬膜穿刺に伴う頭痛の問題, 少ないとはいえ血液凝固異常の存在, あるいは最近では決して少なくない抗凝固療法との関連での急性硬膜外血腫, あるいは硬膜外膿瘍がもたらす合併症は深刻かつ長期間にわたる

669

Appendix D ● 気管切開, CTT, RSI, 経鼻挿管／産科麻酔, 無痛分娩, 胎児麻酔

後遺症をもたらす. 昨今, 帝王切開では脊髄幹麻酔の選択が圧倒的多数であり, いわゆるEBM的には, その適応が拡大される方向がみられる. しかし, 薬剤効果の比較研究とは異なり, 人間の手技が関わる臨床研究では, 方法のすべての要素を網羅した研究は難しく, 研究結果の解釈は慎重であるべきである. 例えば, 通常行われる血小板数の検査値の場合, その多寡だけでは機能を十分に把握できないという限界がある. 少しでも血液凝固に懸念があれば, 脊髄幹麻酔は避けるという原則は妥当である.

留置された硬膜外カテーテルの抜去は, 必ず麻酔科医あるいは周麻酔期看護師が行なう. ヘパリン療法や抗血小板薬の投与の影響がないことを確認してからの抜去とし, 抜去されたカテーテルの完全さとともに, カテーテル刺入部の状態, 抜去時の神経症状を診察し記録する. 刺入部局所の痛みの原因が, 深い硬膜外膿瘍の場合もある.

全身麻酔の場合, プロポフォールとフェンタニルによるTIVA（Total Intravenous Anesthesia）が中心である. セボフルランは強力な子宮弛緩作用があり, 病態を考えて使う必要がある. 帝王切開の全身麻酔では, 主には麻酔薬の胎児への移行を考えて娩出まで麻酔を深くできない制約がある. また術後早期に母児接触をさせたい思い, さらには母乳への各種薬剤の移行も考えることから, 術中覚醒の頻度が高い傾向がある. こうした場合, 母体が痛みを感じることはまれだが, 聞こえた会話など, 音声を覚えている確率は残念ながら高くなる. たとえ痛くはなくとも, 全身が金縛り状態であるとしたら, その恐怖感は耐えがたい. あらかじめこうした事情と可能性, そしてそれを防ぐために麻酔科医が準備している対策を説明しておく. 健忘効果に期待して娩出後早期の母体へのミダゾラム投与, あるいは新生児科医の協力を得て, Sleeping Babyを前提として, 全身麻酔導入後は急がずに, 麻酔が安定してから帝王切開を開始することなども考慮する. 麻酔中のBIS/SedLineの使用は, 麻酔科医の気休めにはなるが, 術中覚醒の完全防止には役立たないといわれている. 加えて, 術後の肺塞栓症, 末梢神経損傷など, 通常の小児麻酔の臨床ではあまり経験しない問題が生じうる.

帝王切開の全身麻酔, 脊髄幹麻酔ともに, 実施の具体的な方法は成書を参照とし, 本書では詳細を割愛する. 一般に脊髄幹麻酔が勧められ利点は多いが, 全身麻酔は必ず避けるべきだとはならない. また, 帝王切開は腸管の脱出もなく, 必要時には局所浸潤麻酔下手術も有効であることから, 脊髄幹麻酔の効果が不十分な場合には, 追加投与や再穿刺の選択肢だけでなく, 局所浸潤麻酔の適宜使用を考える柔軟性も必要である.

硬膜外無痛分娩

■背景

無痛分娩の理想は,「痛みは軽減させるが分娩の進行は感じられ, 陣痛の間は平静が保て, なおかつ出生児にも悪影響をもたらさない」である. 無痛分娩の歴史は, 1847年の英国の産科医シンプソン（Simpson J）によるエーテル吸入麻酔に始まり, 1853年, 1857年の2回の麻酔科医スノウ（Snow J）によるビクトリア女王へのクロロホルム吸入麻酔が普及の契機になったとされる. クロロホルムは簡単に適用できる手軽さから一時普及したが, 肝毒性, 不整脈などのため使われなくなった.

N_2Oの無痛分娩への最初の使用は, 1881年ポーランドのクリコビッチ（Klikovich S）

2 ● 産科麻酔, 無痛分娩, 胎児麻酔

であるが, 本格的な普及は20世紀に入ってからである. 強力な鎮痛作用と速やかな調節性は, 産婦自身に陣痛に合わせた吸入と, 陣痛の谷間のマスクの取り外しを可能にさせ, 意識を完全に失うこともなく痛みだけを緩和することが可能となった. 欧州では現在でも広く使われている. 長い歴史から, 麻酔科医が関与せず, 低酸素事故や無秩序な併用薬による問題も少なくないとされる. 北米でも脊髄幹麻酔を補うかたちで, 近年再導入されてきているとされる. 日本でも類似の方法は歯科治療で用いられているが, 十分な患者モニターもなく, 調節を患者任せにする伝統的なやり方の踏襲では, 有効性と安全性に限界があると思われる.

脊髄幹麻酔は, 1909年に分娩での硬膜外麻酔の報告があり (Stoeckel W), 1931年にはカテーテル留置も行われた. 1970年代に入っての合成オキシトシン導入により分娩への医療的介入が身近になり, また自動胎児心拍モニターの導入や帝王切開麻酔の安全性の向上がみられた. この間に一時期, 仙骨麻酔も頻用されたが, 高濃度大量の局所麻酔薬使用のため分娩停止や局所麻酔薬中毒などの合併症も多く, 1990年代には仙骨から腰部硬膜外麻酔へ移行し, 現在のかたちが整った. 2018年のWHOの分娩管理に関する勧告 (Intrapartum care for a positive childbirth experience) でも, 疼痛緩和を希望する女性の意向による硬膜外麻酔の使用が推奨されている.

日本では, まだ多くの産婦には選択の機会すら与えられていない. 助産師が取り扱う正常経腟分娩に麻酔科医が関わってこなかったこともあり,「無痛分娩の利点を最大限に利用した出産」という考え方自体が育ちにくく, いわば従来の方法へ加わった厄介者扱いであろう. オキシトシンはいまだに多くの施設で点滴瓶への混注, 自然落下調整であり, 分娩進行の重要な要素である子宮頸管熟化 (プロスタグランジン経腟投与など) には, 細かな注意が払われていない. 急速な陣痛緩和がもたらす徐脈は, 産婦, 胎児へのストレス急減によるものが主だが, 胎児徐脈, 微弱陣痛発来と解釈され, 分娩中最大の痛みがある第2期の終わりに鎮痛薬投与が中止されたりもする. こうした産科関係者の長年の経験に根ざした思い込みと直感を理解しつつも, 疼痛に悩む産婦のために, 課題を丁寧に説明する根気が必要である.

■ 無痛分娩は基本的に自然分娩

無痛分娩は, 自然経腟分娩を行う母児を支援する分娩であり, 自然分娩がうまくいかない場合の帝王切開とは異なり, 基本的に自然分娩である. 分娩の開始は帝王切開ではまったく人為的, あるいは計画的であるのに対し, 無痛分娩では自然発来と計画発来 (誘発) のいずれを選ぶかは, 本人次第である. どちらを選ぶにしても, 帝王切開の場合よりも自然に近いことに変わりはない.

現代の硬膜外無痛分娩では, 足も動かせず開腹手術も行えるほどの高度のブロックを行うことはないため, 適切に行えば, 母児ともに医学的なマイナス要因はほとんどないといえる. よく指標とされる帝王切開率, 吸引分娩率, 児頭回旋異常, 分娩時間などに関しては, そもそもこうした指標自体がきわめて人為的な数字であり, 医療制度の違いも関わり単純な比較は難しい. そして母親の満足度にいたっては, 社会や文化の違いも大きい. ただ, 長年の歴史のある諸外国の情報では, 低濃度局所麻酔薬を使った場合, 帝王切開率は上昇せず, 分娩時間や吸引分娩率に増加がみられないか, 仮にみられたと

671

Appendix D ● 気管切開, CTT, RSI, 経鼻挿管／産科麻酔, 無痛分娩, 胎児麻酔

しても, 母児への影響はなく, 母体の満足感は高いとされ, 米国産科婦人科学会でも, 帝王切開率の増加をおそれて硬膜外無痛分娩を控えるべきではない, としている.

実際にも, 20代の若い母親が, 出産を経て疲れきっているなか, 無痛分娩で出産した40代の母親が元気に動き回っているような, 好対照の光景はまれではない.

■ 無痛分娩の方法

現在では, 無痛分娩といえば硬膜外無痛分娩を意味する. しかし, 現在の方法が確立されたのは, 欧米でも1990年代に入ってからである. 強力な麻酔鎮痛薬の全身投与による無意識下 (いきみがまったくない), あるいは脊髄くも膜下麻酔のような完全な無痛下でも分娩は進行するが, 多くは鉗子や児頭吸引などの機械的補助を必要とし, 分娩に要する時間も長引くことから用いられず, 産婦のコントロールがまったく及ばない方法が許容されるのは帝王切開の場合だけである. なお, 鎮静薬の全身投与や, 吸入麻酔薬を吸入させて, 意識や鎮痛を鈍麻させる方法が無痛分娩と呼称される場合もある.

今では無痛が当然の外科手術とは違い, 日本の産科医療関係者の中には, 分娩の痛みと苦しみは必要だとの考えが根強く残っている. 変化の兆しはあるが, 疼痛管理専門家である麻酔科医が疼痛に悩む声をしっかり聞き届けなければ, 時代は変らない.

静脈麻酔薬やケタミンなどの強力な麻酔鎮痛薬の全身投与で陣痛を緩和することは可能だが, 母体の意識レベルは低下し, また薬剤も胎児にも移行し, 肝代謝が未熟な新生児では呼吸循環抑制が長続きすることから実際には用いられない. 強力な揮発性吸入麻酔薬のセボフルランは, 麻酔作用に加え子宮弛緩作用, 分娩遅延作用があり無痛分娩には使われない.

吸入麻酔薬でも, N_2Oの強力な鎮痛作用と速やかな調節性はすてがたい. 30〜50%の吸入濃度 (70〜50%酸素) に限定し, 産婦が陣痛に合わせて吸入 (通常開始の30秒ほど前から開始) することで, 意識を完全に失うことなく痛みだけを緩和できる. 制吐薬を併用することで, PONVの発生の問題も軽減でき, 出生児への影響もほぼ皆無である.

無痛分娩の場合のN_2O吸入では, もっぱら産婦自身にマスクを保持させ, 必要に応じて吸入させる方法が長年用いられている. 鎮痛のバランスを産婦自身が決められる利点はあるが, どうしてもいきみたい場合には, 強い痛みがあることになる. 完全な鎮痛を目的とすると意識の鈍麻が避けられない. しかし, それでも産婦の満足度が高いことが知られている.

患者の呼吸に頼る吸入麻酔は, 特殊な器具が必要であり, また確実な鎮痛という面では脊髄幹麻酔の安定した鎮痛には及ばないことから, 近年では硬膜外無痛分娩を補うかたちでの再導入が進められている. 麻酔深度の調節を産婦自身あるいは付き添いの家族に完全に委ねている現状は, 麻酔科医, あるいは周麻酔期看護師が直接関与することで麻酔の安定性を飛躍的に向上させられる可能性がある. N_2Oの鎮痛作用は強力であり, 脊髄幹麻酔を用いられない症例での役割が期待されるが, 患者任せの方法からの脱却が必要に思われる.

硬膜外無痛分娩が現在では一般的である. 意識に影響なく, 長時間にわたり, 一定程度の調節性を持って痛みを軽減でき, また胎児への薬物の移行もほとんどないことが理

由である．加えて，帝王切開に移行する場合，容易だとの理由もある．効果発現まで時間がかかるため，急いで効果をもたらしたい場合には，最初に脊髄くも膜下腔に少量の麻薬を投与することも行われる．また，Walking epidural と呼ばれ，実際に積極的に歩かせるわけではないが，筋弛緩作用がほとんどなく歩ける程度の神経ブロックにとどめる方法が一般的である．このため，和痛分娩と呼称されることもある．

低濃度の局所麻酔薬，あるいは麻薬を併用した脊髄くも膜下硬膜外併用（Combined Spinal Epidural Analgesia；CSEA），連続注入，PCEA（Patient Controlled Epidural Analgesia），あるいは PIEB（Programmed Intermittent Epidural Bolus）など，多様な方法が行われる時代である．いずれの方法でも，硬膜外麻酔の確実で安定した鎮痛効果は比類ないものであるが，手技的な難しさと侵襲性，そして合併症（全脊椎麻酔による呼吸停止や永続神経麻痺）が起きた場合の深刻さが広い臨床普及を妨げている要因でもあり，それが専従の麻酔科医が必須である理由でもある．

その他の方法として，新しい考え方での N_2O 吸入の再導入に加え，調節性のよいレミフェンタニルの PCA も試みられている．一定の中枢神経作用があり，胎児への影響がまだ明確ではない点で，硬膜外麻酔に取って代わる役割は持てないかもしれない．新しくはないものの，陣痛の緩和を最優先に，分娩の進行に産婦の過度の「いきみ」を期待しない（子宮口全開大の前のいきみはむしろ胎児にストレス）方法も試みられている．陣痛促進剤を増やしたり，母親を励ましたり，子宮底を外から圧迫（危険な行為）したりしてでも早く分娩を終わらせようとする，現在の分娩室業務の中では考えられない方法である．しかし，分娩に要する時間は延びても，胎児や母親の苦痛や負担が少なければよいとの考えであり，無痛分娩の導入が普及を促す可能性がある．

■ 呼吸停止と硬膜外血腫への備え

麻酔科医が関与することで絶対に防止すべき硬膜外無痛分娩の合併症として，全脊椎麻酔による呼吸停止に引き続く心停止と急性硬膜外血腫に引き続く脊髄損傷がある．脊髄近傍に物理的にカテーテルを入れて局所麻酔薬，あるいは麻薬類を注入するだけに，どのタイミングで起きても不思議ではなく，また予防策はあっても完全な防止は難しい．しかし早期発見は可能で，重篤な事態への進行は防止できることから，その体制を整えてはじめて硬膜外腔注入の利用は可能である．

呼吸停止は，意図しない，くも膜下腔への局所麻酔薬あるいは麻薬の大量注入が原因であり，穿刺施行直後，あるいはカテーテル留置中，抜去後にも起きる．その間の患者の呼吸状態の観察と迅速な救命措置実施に尽きる．

硬膜外血腫は，カテーテル留置時から抜去後 24 時間ほどの間では，いつ誰に発症してもおかしくない．そして発症から 8 時間以内に対応すべきというタイムリミットがある．問題は硬膜外麻酔による神経麻痺の影響があるなかで発生する，下肢の脊髄神経圧迫症状の発見にある．定時的な神経症状のチェックを含むプロトコルや，報告体制が必要であり，少なくとも終了後 3 時間の時点で，下肢の感覚，運動に異常を発見できれば，以後 MRI あるいは手術への対応がタイムリミット内に可能であるとされる．近年の抗凝固療法を要する患者の増加もあり，頻度はかつてより高くなっているとされる．

Appendix D ● 気管切開，CTT，RSI，経鼻挿管／産科麻酔，無痛分娩，胎児麻酔

■ 無痛分娩の麻酔は誰が行うべきか

　明らかにリスクを持った医療であり，麻酔科医，産科医，助産師，看護師がチームと
なって行うべきであることは言を待たない．日本も妊産婦の高年齢化が進み，分娩中の
胎児リスクや，医療安全意識も高まるなかで，VBAC（帝王切開後の経腟分娩）あるい
は TOLAC（帝王切開後の経腟分娩の試み），ダブルセットアップ（いつでも帝王切開
ができる体制で分娩進行），などの必要度が増え，産科医が片手間で無痛分娩を取り仕
切れない社会情勢になることは必至である．

　日本に先立ち約 30 年前に硬膜外分娩が取り入れられた初期（1981 年）の米国では
30％の無痛分娩が産科医によって行われていた．10 年後 1992 年には 95％が麻酔科医に
よって行われるようになり，1999 年に米国産科婦人科学会は，帝王切開を背景とした
分娩は必要時ただちに麻酔科医が介入できる体制で行うべきとの勧告を出し，現在に
至っている．

　麻酔科医の仕事は，硬膜外カテーテルを安全に入れれば終わるのではない．麻酔科医
はまず，分娩とその進行の生理学を理解し，母体の分娩の進行に沿った管理をすべきで
ある．妊産婦と産科医の理解のうえに，妊産婦に常に付き添うことができる周麻酔期看
護師，助産師の理解と協力を得ながら，麻酔科医資源を最大限に活用できるシステムを
地道に作りあげる必要がある．実際，チームとしての意志疎通のなかで，計画無痛分
娩，そしてその場合の誘発方法，他の鎮痛法の補助的適用など，日本の，あるいは施設
の医療事情に合わせた工夫が可能である．

■ 無痛分娩はいつ開始できるか

　陣痛のあり，なしにかかわらずいつでも開始できるが，子宮頸管が十分に熟化してい
て，かつ胎児が成熟していることが前提条件である．臨月に入った妊婦で，自然に陣痛
が始まり，それが規則的（10 分間隔程度）で徐々に短くなり，分娩の進行が確実であ
ることが見極められると無痛分娩はいつでも開始できる．その時期には，子宮頸管は柔
らかく，出産の準備は整い，子宮口も 2〜3 cm は開口している．実際には本陣痛には
つながらない前駆陣痛の場合があり，また一度開始した陣痛が途中で消退する場合もあ
ることから，通常は子宮口開口 4〜5 cm を待って無痛分娩が開始される．しかしそう
すると，程度はさまざまであるが産婦は必ず痛みを経験することになり，また分娩の進
行によっては無痛分娩が間に合わない場合がある．

　産婦にまったく苦痛を与えないという点では，陣痛開始前から開始できれば理想的で
あるが，実際には自然な陣痛開始は予測できない．そこで，胎児，母体の状況から，い
つ出産しても大丈夫である時期を判断して，分娩を誘発する方法があり，計画無痛分娩
と呼ばれる．胎児の成熟度は，妊娠週数（おおむね妊娠 41 週以後）や超音波計測から
推測することができるが，判断が難しいのは母体の状況（子宮頸管の熟化：softening
と ripening）であり，通常内診によるビショップスコア（満点 13 点）で判断し，8 点
以上であれば誘発可能とされる（**表 D-2**）．

　ビショップスコア 6 点以下でも分娩誘発が行われる場合はあるが，その場合には薬剤
か機械的方法により頸管の熟化を図る必要がある．機械的頸管熟化方法としては，ラミ
ナリア桿あるいはメトロイリンテルの挿入などがある．通常計画分娩予定の前日に行わ

2 ● 産科麻酔, 無痛分娩, 胎児麻酔

表 D-2　ビショップスコア (Bishop Score)

スコア	0	1	2	3
子宮口開大度	閉鎖	1〜2 cm	3〜4 cm	5〜6 cm
展退度	0〜30%	40〜50%	60〜70%	80≦%
児頭下降度	−3	−2	−1〜0	+1, +2
口唇の硬度	硬 (鼻翼状)	中 (弛緩唇状)	軟 (マシュマロ状)	—
子宮口の位置	後方	やや後方	中央	—

れる場合が多いが, その処置自体が苦痛を伴い, またその刺激が契機で分娩される場合もあるため, 本来避けたい深夜の分娩進行になりかねない.

また無痛分娩があまり行われてきていない日本では, 薬剤による効果的な頸管熟化が認められていない. 特に局所で効果を発揮し, 子宮収縮を起こしにくいプロスタグランジン (PGE$_2$) 製剤の経腟投与が認められていない点は, 誘発分娩の適切な施行を困難にしている. 頸管の熟化がないままオキシトシンを増量するのは理にかなわない. 麻酔科医として知っておくべきことは, 子宮誘発に用いられるオキシトシンの動向である. オキシトシンは子宮収縮を促進するが頸管熟化作用はない. オキシトシンは通常分娩第2期終わりで子宮口が全開大した頃に最大限に分泌されるが, 誘発分娩では場合によっては頸管の熟化が十分でないまま, 最初から一気にオキシトシンレベルが増加することになる. 自然分娩の場合にはみられないパターンである.

■ いつ開始するのがよいか

自然な分娩への介入であり, 産婦の心情を最重要に考えるのは当然である. しかし医療資源の量も質も考慮に入れ, 母体を最優先しつつも胎児の安全を考えた総合的な判断ができるのは麻酔科医であろう. もちろん LDR や産科病棟の状況など, 医療側の事情も大きな影響を持つ. 実際には 1) 自然陣痛発来を待つ, 2) 母体の意志表示を待つ, 3) 母体の疲弊の判断を待つなどで, 4) 計画的な開始はまだ一般的ではない.

1) の自然陣痛発来を待って開始するのが, 自然で理想的と考えられがちではあるが, 今の日本の医療体制のなかではこの方針が母児にとって最良とは言い難い. 実際には相当に多いと思われる 3) の「産婦が陣痛に疲弊し耐えられない状態」で開始するのは, 実は理想とはかけ離れた状態である. 麻酔科医にとっては手技自体の難易度の増加と合併症の増加が懸念であり, 分娩を支援し, 生まれた新生児を支援する体制にも影響が大きい. 帝王切開とは違い分娩の進行までは読めないまでも, 無痛分娩の開始を計画化できるだけでも麻酔科医の負担が軽減されることは, 産婦も含めて理解してもらう努力も必要だろう. これからの日本の麻酔科医の人的資源を考えると, 2) と 3) が 4) に収束することが望まれる.

4) の計画的無痛分娩開始は, 子宮頸管が十分に熟化していて, かつ胎児が成熟していることが条件であり, 産科医の全面的な協力が必要である. これまでは, 妊娠 41 週に入ってからというのが通例であったが, 欧米では頸管熟化処置の進歩により, より早

Appendix D ● 気管切開，CTT，RSI，経鼻挿管／産科麻酔，無痛分娩，胎児麻酔

い週数での誘発も行われ，それに伴う利点も知られる時代になっているが，日本の実状に合わせた検討が必要だろう．

■ 硬膜外無痛分娩中の患者管理

　現状で，無痛分娩の情報は独立した産科麻酔部門からの情報に頼らざるを得ない．しかし，発展途上であるうえに，周囲の理解も多様である日本では，ここに記した方法や薬用量がそのままでは各施設の産科患者の実状に合わない可能性が十分にある．成書も参考に，常に母体の安全を最優先にして，手慣れた方法を応用する．

　硬膜外カテーテルが入ってからは PCA ポンプ（注入装置）に接続し，PCEA として産婦には陣痛に合わせて自由にボタンを押して局所麻酔薬をボーラス注入してもらい，痛みを和らげてもらう．用いる局所麻酔薬の種類，濃度，投与速度，ボーラス量，ロックアウト時間の設定には，幅広い選択肢があり，個々の患者に合わせる必要がある．このため，PCEA を設定して少なくとも最初の 30 分間は患者ベッドサイドにとどまり観察する必要があり，以後もベッドサイドの看護師や助産師に観察のポイントを指示して報告を受けるだけでなく，通常 1～2 時間ごとには経過を直接観察する必要がある．麻酔科医として特に大切な観察点は，呼吸の状態，局所麻酔薬の効果範囲，患者の満足度である．

　呼吸の状態と患者の満足度は，産婦と介助者との通常の会話のなかで情報は得られるが，局所麻酔薬の効果範囲同定と評価には，日常的な看護では使われない，麻酔科的皮膚分節知覚帯（dermatome）とコールドテストの知識が必要であり，この部分は麻酔科医あるいは周麻酔期看護師による教育が必要となる．実際には母児の安全のために双方を勘案する必要はあるものの，「痛みのコントロールと子宮収縮のコントロールは別に考える」のが原則である．

　これまで述べてきたように，硬膜外無痛分娩にはさまざまな選択肢があり，個々の産婦の希望に合わせたすべての方法を記載することは不可能である．ここでは，現在の日本で行われる低リスクの硬膜外無痛分娩，誘発無痛分娩の基本的な流れをまとめてみる．

　蛇足ながら，2020 年には脊椎麻酔，硬膜外麻酔に用いられる針や注射器と，従来の静注用針，注射器類との間に相互接続性がなくなる（ISO 80369）．安全性の向上が目的だが，同時に用いる皮下浸潤麻酔では，従来どおりの針や注射器が使われる可能性があり，また局所麻酔薬の硬膜外持続注入と静脈内 PCA でも見かけは類似するが異なった器材が使われるなど，準備する物品が増えることになり，新たな業務の流れが作られることになる．

1. 現状は，帝王切開に移行する可能性の高い産婦が無痛分娩を希望することもあり，基本は食事，固形物摂取は止め，硬膜外穿刺前 2 時間までの水分（清澄水）摂取は自由とする．個々に判断する．
2. 産科医の判断と本人の同意で開始するが，子宮口 4～5 cm 開大が一般的である．
3. 安全な硬膜外穿刺施行のために，すでに陣痛が頻発している状況での穿刺は避けたいことは日頃からスタッフに伝えておく．
4. 硬膜外穿刺予定部位には早目（穿刺 1 時間前には）に，EMLA パッチあるいはクリームを貼付，塗布しておく．

2 ● 産科麻酔, 無痛分娩, 胎児麻酔

5. 硬膜外穿刺は LDR で行う場合が多いと思われるが, LDR は, 設備, 機材, 介助スタッフ, そして体位どりの容易さも含め, 必ずしも硬膜外穿刺に適した場所ではない.

6. その場合, 麻酔科医が最も施行しやすい場所で行うことも考慮する. 施設によっては手術室, あるいは回復室での硬膜外カテーテル挿入も考慮する.

7. 胎児心拍陣痛図（CTG）が把握できる環境が望ましい.

8. 基本的に全身麻酔と変わらない準備と患者モニター装着, 麻酔に準じた記録も行う.

9. 通常右側臥位あるいは坐位で穿刺をする. これは, 仰臥位にしてからは妊娠子宮による下大静脈圧迫を避けるため左半側臥位にする場合が多いためである.

10. 穿刺に都合のよいベッドの高さにし, 足下にケーブルやホース類がないようにする. 穿刺時だけは, 安全で確実な実施のために術者の利便性中心に切り替える.

11. 背中の屈曲を長い間とらせるのは苦しいので, 穿刺直前まで無理強いしない.「エビのように背中を丸めて」などと介助者が先走りしがちであるが制する.

12. 腹部が大きく背中は強く屈曲できないが, 皮膚消毒, 使用針, カテーテル留置も含め硬膜外穿刺の注意点は通常と変わらない.

13. 穿刺方法は, 目的に合わせて選択する. 硬膜外麻酔単独の場合, 穿刺位置が高いと, 分娩第 2 期カバーが不十分となりやすい脊髄くも膜下・硬膜外併用（CSEA）の場合, 急速な効果発現が期待できるが, 開始時に胎児心拍異常が発生することがある.

　【硬膜外麻酔単独の場合】
　　L3-4 を中心に上下椎間で硬膜外腔穿刺. 穿刺は 1 ヵ所.
　【脊髄くも膜下・硬膜外併用（CSE）一本法. L3-4 の 1 ヵ所穿刺】
　　L3-4 穿刺で CSE 針穿刺後脊髄くも膜下穿刺, その後硬膜外カテーテル挿入留置（一本法には硬膜外カテーテル留置後くも膜下穿刺を行う方式もある）.

■ 硬膜外麻酔単独で開始する方法例

　無痛分娩の方法と手順例を示す. 使用薬剤, 用量は産科管理の方針によっても変わるため, 標準的な方法ではなく, あくまで一例である.

1. 抵抗消失法で硬膜外カテーテルを挿入, 固定する.

2. 坐位, あるいは側臥位で行うが, 側臥位の場合は右側臥位が好まれる.
（仰臥位にした際に, 子宮による下大静脈圧迫を避けるために左半側臥位傾向にするが, そうすると通常の高比重液では右側に麻酔領域が拡げにくいため）

3. 仰臥位にして, 右腰下に枕を入れる.

4. 開始時は, 0.2％ロピバカインまたは 0.1％ロピバカインに 2 μg/mL の濃度でフェンタニルが混合された局所麻酔液（以下, PCEA 基本液）を用いる.

5. PCEA 基本液の組成は次のとおり.
（0.2％ロピバカイン 80 mL ＋フェンタニル 4 A（8 mL）＋生理食塩水 112 mL を混合し計 200 mL）

6. 0.2％ロピバカインまたは PCEA 基本液を 5 mL 単位で, 5 分間隔で 3 回の分割投与とする（計 15 mL）.（分割注入の原則）

677

Appendix D ● 気管切開，CTT，RSI，経鼻挿管／産科麻酔，無痛分娩，胎児麻酔

7. 各投与間で，吸引テストにより硬膜外カテーテルから血液や脳脊髄液が吸引されないことを確認しながら，バイタルサインにも注意する．

8. 合計 15 mL 注入されたところでさらに 5 分待ち，硬膜外麻酔の効果発現レベルをチェックする．

9. 麻酔の効果が弱いほうがあれば，そちらを下にする．

10. まったく麻酔域が得られていなければ，さらに基本液を 5 mL 追加投与する（計 20 mL）．

11. 硬膜外麻酔開始後少なくとも 30 分間バイタルサインを 5 分ごとにチェックし，レベルチェックを行う．

■脊髄くも膜下・硬膜外併用（CSEA）で開始する方法例

急速な効果発現が期待できる．1 ヵ所穿刺法で行う場合が多い．手順は以下のとおり．

1. 抵抗消失法で硬膜外腔を同定し，硬膜外針内に脊椎麻酔針を挿入，脳脊髄液の流出によりくも膜下腔を同定する．

2. くも膜下腔に，フェンタニル 20 μg を加えて投与する．その場合は次のとおり．

3. フェンタニル原液 1 A（2 mL＝100 μg）と生理食塩水 8 mL を加え，全量 10 mL とする．1 mL＝フェンタニル 10 μg の希釈液ができ，その 2 mL（20 μg）をくも膜下腔に投与する．

4. フェンタニルに 0.5％等比重ブピバカイン 0.5 mL（2.5 mg）を混合して，くも膜下腔に投与する方法もある．

5. 引き続いて硬膜外カテーテルを留置，固定する．

6. 仰臥位にして，右腰下に枕を入れる．

7. CSEA 開始後少なくとも 30 分間バイタルサインを 5 分ごとにチェックし，レベルチェックを行う．

■PCEA の開始

1. PCEA 基本液（0.1％ロピバカイン＋フェンタニル 2 μg/mL）を用いる．

2. 麻酔効果が発現している場合は，PCEA 6 mL/時で<u>持続注入</u>を開始する．

3. 維持量を間欠投与する<u>PIEB</u>（Programmed Intermittent Epidural Bolus）法もある．持続投与より局所麻酔薬の拡がりがよいとされるが，発展途上の方法である．

4. この場合，例えば毎時投与量（6 mL/時）を 2 分割（3 mL）し，30 分ごとにボーラス投与，あるいは 5 mL を 45 分ごとに投与など，さまざまなパターンが考えられる．

5. 患者による PCEA ボーラス投与との干渉を避け，最大投与量制限の仕組み（プログラム）が必要で，そのため Programmed と呼ばれる．

6. <u>通常 PCEA 初期設定</u>は，持続 6 mL/時，ボーラス量 3 mL，ロックアウト時間 10 分とする．痛みの程度によって持続速度，ボーラス量，ロックアウト時間の調整が必要である．

7. これで痛みが強い場合は，最初は「随時投与モード」でボーラス（基本液 3 mL）を 5 分単位で 4 回まで追加投与する．麻酔域をチェックする．

8. それでも痛みが取れない場合，麻酔域をチェックしT10に達していなければ0.2%ロピバカインを3 mLずつ5分以上間隔をあけて4回まで硬膜外ボーラス投与する．
9. 麻酔域がT10まで達しているが痛みを訴える場合は（まだら効きなど），フェンタニル（10 μg/mLに希釈したもの）を5 mL硬膜外投与する．
10. 硬膜外ボーラス後は30分間，5分ごとに血圧を測定する．
11. 鎮痛対応の落ち着きをみて，母体バイタル（意識状態，血圧，心拍数，SpO_2，呼吸数）の15分ごとのチェックを指示する．
12. SpO_2，CTG（胎児心拍，子宮収縮）の連続モニターは続行する．
13. ブロメージスコア（Bromage score，図 D-1）および麻酔域の1時間ごとのチェックを確認する．麻酔科医あるいは周麻酔期看護師の診察が必要である．
14. 患者体位は特に制限しないが，左右どちらかの側臥位を勧める．
15. 歩行は原則禁止（どうしても歩行する必要がある場合は，原則麻酔科医が付き添う）．
16. トイレはベッドパン，場合によっては間欠的に導尿する．
17. いきませ方は産婦の満足感とも関わる問題であり，個人差，施設差が大きい．
18. 分娩進行に，いきみは必要ではあるが必須ではない．いきむことには充足感があり，わずかながらも分娩促進効果はあるが，胎児の酸素化，母体の体力消耗には悪影響する．
19. 本末転倒であるが，"良い"いきみのために最大の痛みがある子宮口全開大時にPCEAの停止が求められる場合がある．本当に産婦の意向であれば尊重すべきだが，正しい理解に基づかない直感による助言が基にあるとしたら残念である．

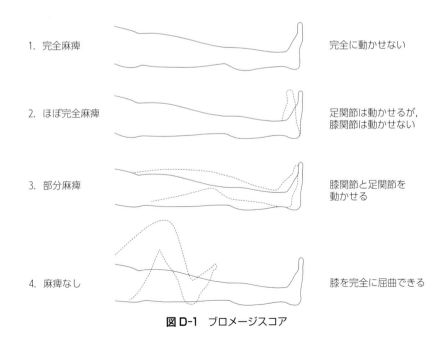

図 D-1　ブロメージスコア

Appendix D ● 気管切開，CTT，RSI，経鼻挿管／産科麻酔，無痛分娩，胎児麻酔

20. 基本的に子宮口全開大までは積極的にいきませず，産婦の体力を温存する．

21. 全開大後，いきみたい場合には子宮収縮に合わせていませられる．

22. いきむタイミングがわかりにくい場合には，陣痛計や腹部触診によりいきむタイミングを産科医師・助産師とともに指導する．

23. いきめなければ出産できないというものではない．分娩時に子宮壁を圧迫して応援するという危険な習慣（クリステレル法）が日本には根強く残っている．心情的には理解できるものの，リスクのあるアプローチであり，安易に実施すべきではない．

24. 出産前後の血圧，全身状態に注意する．出血が多い場合は，輸液，オキシトシン増量，エフェドリン 4 mg ずつの静注などを行う．場合によっては輸血が必要となる．

■ 硬膜外 PCA 開始後の麻酔科コール基準

1. 意識レベルの変化．

2. 収縮期血圧 100～140 mmHg の範囲外．

3. 呼吸困難，SpO_2 95% 以下，足がまったく動かない，手がしびれる，痛みが強い．

4. 内診所見の進捗を麻酔科医にも連絡してもらう．

5. 子宮口全開時，分娩体位をとる時点で麻酔科医に連絡してもらう．

■ 出産後の管理

1. 産科処置が終わるまで硬膜外麻酔続行（通常出産後 1～2 時間でカテーテル抜去）．

2. 出血量，子宮収縮薬の確認．

3. 血圧測定，SpO_2 モニターは通常，硬膜外カテーテル抜去後 1 時間後まで．

4. 神経症状のチェックは硬膜外カテーテル抜去後 3 時間後までは毎時間．異常あるいは疑義所見がある場合には麻酔科医は必ず直接診察すべき．

5. 産科的な問題（出血など）がなければ食事可とする．

6. 足のしびれがなくなれば歩行可（初回歩行は看護スタッフと一緒に行う）．

■ オキシトシン併用時の硬膜外無痛分娩のポイント

1. 痛みが強ければ積極的に PCEA 増量，子宮収縮が弱ければオキシトシンを増量．「痛みのコントロールと子宮収縮のコントロールは別個に考える」のが原則．

2. 母児ともに全身状態良好ならば，分娩第 2 期の延長は許容する．初産婦で 3 時間，経産婦で 2 時間までを許容している．

3. オキシトシン大量投与では抗利尿作用による低ナトリウム血症の可能性に注意する．
   【産婦人科診療ガイドラインによるオキシトシン使用方法】
   オキシトシン 5 U を 500 mL に溶解し，1～2 mU/分（6～12 mL/時）で開始，有効陣痛がつくまで 30 分ごとに 1～2 mU/分（6～12 mL/時）ずつ増量する．最大では 20 mU/分（120 mL/時）まで．

胎児手術の麻酔

小児麻酔は，産科麻酔への関与を経て，今や胎児医療に関わるさまざまな処置に麻酔科医としての知識と技術を応用することが求められる時代になってきている．母親に対

する麻酔管理に加えて，胎児（場合によっては複数の）への直接の医療介入に伴う麻酔管理という新たな挑戦である．胎児への医療介入には，①子宮内への胎児あるいはその付属物への処置（双胎間輸血レーザー凝固），②子宮を開けて胎児を取り出しての直接処置（先天性肺分画症）があり，またそれぞれの処置後に再度妊娠を継続させる場合（先天性横隔膜ヘルニア）と，そのまま分娩へと移行する場合（巨大頸部腫瘤に対するEXITによる挿管）がある．

　手術が行われる時期や目的によっても麻酔のアプローチは大いに異なるが，麻酔についても世界的にいまだ一定のプロトコルを作成できる段階にない．胎児医療自体に十分なエビデンスに基づいた確立されたプロトコルが存在しないうえに，現状で母体のリスクについて深く言及された論文は少なく，用いられる手技や技術もいまだに実験的な段階を越えていない．にもかかわらず，母体がこの時期特有の合併症を持つ場合も少なくなく，生じる偶発症も決して些細でないという大きな問題を有する（妊娠高血圧症候群，Mirror症候群，HELLP症候群，常位胎盤早期剝離，急性肺水腫，羊水塞栓，子宮弛緩大量出血）．このため，子宮全摘に至って将来の妊娠性を失ったり，大量出血により母体の生命が危機にさらされる可能性は決して少なくないと考えられる．

　もっぱら母体の安全に責任を持つ麻酔科医以外に，胎児の安全に関わる麻酔責任者をおいての麻酔管理が求められる．さまざまな専門家によるチーム医療となるが，専門分化されたなかで，母体および胎児双方の安全の確保に関わるのは唯一麻酔科医であるが，胎児・新生児の管理に関して，現状で麻酔科医がすべてに責任を持つだけの人的資源はなく，新生児科医や小児外科医の協力を得るべきである．術中の胎児への輸液路確保，胎児への輸血，薬剤投与，必要に応じたモニターの装着などは産科医よりは新生児科医，小児外科医が手慣れているかもしれない．生まれた新生児の蘇生は新生児科医の手に委ね，麻酔科医は母体の安全に集中する．一方，EXIT下の巨大頸部腫瘤での気道確保は麻酔科医が気道管理の専門家としての役割を持つことになる．胎児医療での麻酔科医は，以下の優先順位をチーム全体に徹底する．①母体の安全確保，②胎児の安全確保，③将来の妊娠性の確保であり，この中で母体の安全確保が他の2つに比較して圧倒的に最優先されるべきである．

■ 胎児への麻酔に関しては，母体を介して間接的に行う医療介入以外に，胎児に直接に行える手段は大幅に限られる

　麻酔管理は母体の呼吸・循環を保つことを最優先に行う．続いて，胎児胎盤循環の維持を念頭に置いた麻酔管理を行う．

　現状で用いられる指標は，胎児心拍数くらいであるが，術中超音波検査による胎児心臓の動きは唯一の重要なモニターであると考えられる．胎児に取り付けるパルスオキシメータもモニターとして機能しうるが，取り付ける時間や得られたデータの信頼性に比較し，治療行為にどの程度反映できるかは不明である．

　胎盤，臍帯の位置，羊水量が手術難易度に影響する．

1. 麻酔方法の選択
   ・シャント症例の場合（例：羊水腔-胎児胸腔シャント，羊水腔-胎児膀胱シャントなど）→局所麻酔のみ（鎮静なし），または気管挿管全身麻酔のどちらか

Appendix D ● 気管切開，CTT，RSI，経鼻挿管／産科麻酔，無痛分娩，胎児麻酔

- ・胎児鏡手術の場合（例：TTTS 吻合血管焼灼術）→全身麻酔または区域麻酔（CSEA など）
- ・直視下胎児手術の場合（例：胎児肺切除）→全身麻酔＋硬膜外麻酔
- ・全身麻酔症例は術後 ICU に入室する．
2. 母体の麻酔管理における注意点
- ・妊娠 12 週以降の妊婦はフルストマックとして扱う．
- ・麻酔は全身麻酔または局所・区域麻酔のみのどちらか．
- ・気道確保（気管挿管）をしない鎮静は行わない．「ちょっと眠らせて」はダメ．
- ・全身麻酔の場合は RSI で導入する．
- ・妊娠時は肺機能（機能的残気量の低下，毛細血管透過性亢進，膠質浸透圧の低下）の低下，心機能，中枢神経機能の抑制がありうる．
- ・MAC，筋弛緩薬に対する感受性は非妊娠時より高い（妊産婦では MAC が 40％減少する）．
3. 子宮-臍帯血流に対する考慮
- ・母体の酸素化（胎児の生命は母体からの酸素によっている）
- ・母体の十分な血圧維持（血圧の変化は，麻酔開始前の 10％以内に抑えることが目標）
- ・過換気は子宮血管を収縮させるので禁忌
4. 胎児に対する考慮
- ・心機能の維持（胎児の心拍出量は心拍数に依存）
- ・神経ミエリンの低形成，シナプス活動が未熟（麻酔薬に対し感受性亢進）

■ 術前評価

　血算，感染症，血液型，不規則抗体，心電図，胸部 X 線写真は必須である．子宮操作のある症例では RBC クロスマッチ 5 単位以上を実施しておく．場合により胎児への輸血も考慮が必要である．

1. 母体の家族歴，麻酔歴，既往歴，アレルギー，投薬歴（特に子宮収縮抑制薬），最終経口摂取，心理状態
2. 母体気道確保の難易度（挿管困難の有無）
3. 母体の身長および体重，BMI
4. 血算，生化学検査データ（Mg 含む），胸部 X 線写真，心電図
5. 胎盤の位置（後壁に位置する胎盤は子宮操作の必要性が高い）
6. 羊水過多の有無（羊水過多症例は麻酔中の仰臥位低血圧症候群を起こしやすい）
7. 胎児の心機能（術前心エコー），胎児水腫の有無
   Mirror syndrome（Maternal hydrops syndrome）：胎児水腫が存在する場合，母体の胸水，腹水，母体浮腫などの水分貯留が急激に悪化すること．術前の急激な Hb 低下，TP 低下に注意する．術後肺水腫のリスクを高める．妊娠高血圧症候群との鑑別が難しい場合もある．
8. 子宮収縮抑制薬投与の計画（リトドリン，硫酸マグネシウム，インドメタシン坐薬）

2 ● 産科麻酔, 無痛分娩, 胎児麻酔

■術中管理の実際 (全身麻酔＋硬膜外麻酔の場合)

1. 前投薬：ファモチジン 1 A (20 mg), メトクロプラミド 1 A (10 mg) を出棟 1 時間前に静注.
2. 早産のリスクがある場合, 産科より前投薬としてインドメタシン坐薬が投与される場合がある. リトドリンは肺水腫のリスクを高め, 術前に中止することが原則.
3. 患者モニター：片耳胸壁聴診器, 心電図, パルスオキシメータ, カプノメータ, 血圧カフ, 動脈ライン, 筋弛緩モニター, 体温, BIS モニター (全麻症例のみ), 胎児心拍数, 肺動脈カテーテル (胎児鏡手術のみ. 羊水塞栓の早期発見のため, ハイリスク母体では必要).
4. 腰部硬膜外カテーテル留置, テストドーズ 1% リドカイン 3 mL.
5. 術中体位は仰臥位, 腰枕を入れて子宮左方転位を行う.
6. 全身麻酔導入：迅速導入. 挿管困難用カート (LMA, 各種喉頭鏡) の準備を忘れずに. アトロピン 0.5 mg, プロポフォール 2 mg/kg, フェンタニル 2 μg/kg, ロクロニウム 0.6 mg/kg. 挿管後に動脈圧ライン, 末梢ライン追加. 胎児鏡手術では肺動脈カテーテル留置を考慮.
7. 麻酔維持：100% 酸素＋セボフルラン 1～2% (0.5～1 MAC). フェンタニル 1 μg/kg, ロクロニウム 10～20 mg を随時追加投与. 麻酔中, 最も注意すべき点は低血圧の予防 (仰臥位低血圧症候群).
   ・目標は収縮期血圧 100 mmHg 以上または麻酔導入前の ±10% 以内.
   ・子宮左方転位, セボフルランの濃度調節で血圧をコントロールできない場合は, 輸液負荷もやむなし.
8. 子宮弛緩必要時には最高 4% (2 MAC) までセボフルランを増量する (術者に子宮弛緩の状態を確認しながら必要最低量を投与する. 血圧低下注意). 原則的には術中の子宮収縮抑制薬はセボフルランのみで行う (調節性がよい).
9. 内視鏡操作が終了して閉腹までにセボフルランの投与は漸減して持続硬膜外麻酔を開始する (0.1% ロピバカイン＋フェンタニル 2 μg/mL を PCEA 6 mL/時).
10. 術後子宮収縮抑制が必要な場合は, セボフルラン終了時に硫酸マグネシウム 4 g を 20 分以上かけて静注し (マグネシウム水和物・ブドウ糖 40 mL を 100 mL/時で投与すると 24 分間で投与できる), 以降 1～2 g/時 (マグネシウム水和物・ブドウ糖 20 mL/時) で持続投与する. マグネシウムは血圧低下, 不整脈, 筋弛緩薬の作用延長など, 麻酔に与える影響が大きいので必要最低限の投与とする. 通常, 硫酸マグネシウム投与は, 直視下胎児手術においてのみ必要である. 胎児鏡手術では術後の硫酸マグネシウム投与は不必要なことも多い. 術後 ICU で血中 Mg 濃度をチェックする (治療域 4～8 mg/dL, **表 D-3**). リトドリンは頻脈・肺水腫などの合併症があるので, 原則として術中は使用しない.

■術後管理——母体の呼吸・循環の安定と早産防止を念頭に

1. 胎児鏡手術, 直視下胎児手術は, 最低一晩 ICU で術後管理を行う.
2. 母体の呼吸・循環が安定すれば抜管する.
3. 母体の呼吸・循環動態の管理：周術期の子宮収縮抑制薬による合併症として肺水腫

683

Appendix D ● 気管切開，CTT，RSI，経鼻挿管／産科麻酔，無痛分娩，胎児麻酔

表 D-3　血中 Mg 濃度と母体副作用

血中 Mg 濃度（mg/dL）	母体副作用
1.5～2.0	正常域
4～6	治療域
5～10	心電図変化
10	深部腱反射消失
18	呼吸筋麻痺
25	心停止

に留意する．

4. 早産の防止：胎児心拍および子宮収縮のモニター →硫酸マグネシウムの血中濃度をモニターしながら投与量を決定する．Mg のみでは子宮収縮をコントロールできない場合は，リトドリン，インドメタシンを使用することもある．

5. 母体の術後鎮痛，早産防止のために → PCEA

《参考》TTTS の重症度（Quintero）

Ⅰ　MVP 8/2 cm　羊水垂直深度（maximum vertical pocket；MVP）

Ⅱ　Donor bladder-non visible

Ⅲ　Abnormal blood flow

Ⅳ　Hydrops fetalis

Ⅴ　One fetus dead

■EXIT（ex utero intrapartum treatment）時の気管挿管の手順

　EXIT では，胎盤循環をいわば ECMO として使用し，患児の呼吸・循環への憂いなく，"確実に"時間をかけて気道確保処置を行ってから娩出させることが可能である．胎児が呼吸を始めたり，胎盤が剥離しない限り，胎盤循環が確保できているので，上手に管理すれば数時間のオーダーの患者管理が可能である．何らかの理由で，子宮収縮，分娩開始，胎盤剥離をきたせば，その時点で EXIT は成立せず，「迅速な」気道確保手段が必要になる．

　したがって，気道確保は気管挿管にきわめて習熟した麻酔科医が行う．究極かつ確実な気管挿管法である直接喉頭鏡ガイド下の気管支ファイバースコープによる経鼻挿管を第一選択とし，次いで気管切開を第二選択とする．その理由は以下のとおりである．

1. 気道確保自体が困難な症例である．

2. 通常の挿管とは違った状況での気管挿管となる．

3. 原則時間がとれるとはいえ，いつ胎盤循環が途絶するかわからない．

EXIT 時の気管挿管に関して，以下に長所，短所を示す．

1. 長 所
   ・挿管に関して時間がゆっくりとれる．30 分以上時間をとることは可能である．
   ・マスク換気をする必要がなく，操作を中断しないでよい．
   ・体動も啼泣もない．
   ・気管挿管に関する各種準備をあらかじめ行える．

2. 短 所
   ・挿管困難，マスク換気困難な症例が多い．
   ・体位が子宮から半身か頭だけ出た状態で，頭頸部操作が限られる．
   ・滅菌手袋を着けての操作で，滑りやすい．
   ・体位が通常のテーブルの上のように固定できないで，宙に浮いた状態となる．
   ・胎脂や血液，羊水で濡れ，かつ滑りやすい．
   ・呼吸をしていないので，声門の同定が通常とは異なる．
   ・肺，口腔内が羊水で満たされている．
   ・挿管後，カプノメータがあてにならない（肺血流量が少ない）．
   ・挿管後，気管支ファイバースコープも羊水のためあてにならない．
   ・周囲や床に羊水や血液が落ち，滑りやすい．

▶準備のポイント

1. 母親の麻酔——体位：載石位，ただし足は高くあげない（処置の妨げになる）．麻酔：吸入麻酔主体（長時間作用子宮弛緩薬を使わない）．
2. 胎児の麻酔——体位：胎児の頸まで出す，あるいは一方の肩まで出す．麻酔：母親への麻酔の間接的な効果（60％といわれる），胎児への直接の麻酔：以下の 4 つの選択肢．①第一選択：麻薬＋筋弛緩薬，②筋注；肩先進部に投与，③娩出前子宮鏡下投与，④娩出後静脈確保投与．麻酔薬は母体麻酔科医があらかじめ準備，術野に用意（26 G 針＋2.5 mL 注射器）．
3. 気管挿管：直接喉頭鏡ガイド下の気管支ファイバースコープによる経鼻挿管．
      麻酔科医 2 人による挿管．
   ・気管挿管の準備は，まとめて 1 つのテーブルに用意する（母体左足部分に置く）．気管切開の器具とはまったく別途のテーブルに準備する．
   ・外科用とは別の，吸引系の準備（フル吸引）．
   ・ファイバー用の光源，スクリーン，ジェットベンチレーション用，ナフィールド（点滴類は新生児科に準備してもらう）．
4. 麻酔用トレー
   ・乾いたガーゼを 4〜5 枚（胎児の顔，頭部を拭き，口腔内を拭う．別に乾いたタオルを数枚用意しておく，挿管時に頭の下に置く）
   ・極細ファイバー 2.3 mm 以下（吸引チャネルは不要）
   ・直型喉頭鏡 2 セット
   ・気管チューブ：2，2.5，3.0 の 3 組（直接口，鼻，予備）
   ・気管吸引チューブ：6.5 Fr，5 Fr

Appendix D ● 気管切開，CTT，RSI，経鼻挿管／産科麻酔，無痛分娩，胎児麻酔

・口腔内吸引チューブ：太いもの，12 Fr
・マギル鉗子，あるいは曲がりペアン（マギルの代わりに使う）
・用手換気器具：マスク
・挿管は母親の両脚開脚部に入って行える．挿管できなかった場合の代案を考えておく（気管切開，針刺し＋ジェット換気）

▶挿管手順

1. 肩が出た段階で麻酔薬を筋注する．
   ロクロニウム：推定体重×1 mg
   フェンタニル：推定体重×2〜5 μg
2. 顔を拭う，口腔内吸引を行う．
3. 頭の下に滅菌乾燥タオルを敷く（体位をとるため）．
4. 右鼻から経鼻挿管チューブを口内まで挿入する．
5. ファイバーをその中に入れる．
6. 喉頭鏡をかける．すぐに口腔内吸引する（助手にやってもらう）．
7. 気管チューブを声門方向に誘導：チューブを軽く挟んでもらう．
8. 基本的にはファイバーが気管に入るように仕向ける．
9. ファイバーが入ったら，気管チューブを左右に少し回転させながら押し込む．
10. 陽圧換気，胸の動き，聴診，ここで指でチューブを保持しながら娩出する．

参考文献

1) Carvalho B, George RB, Cobb B, et al: Implementation of Programmed Intermittent Epidural Bolus for the Maintenance of Labor Analgesia Anesth Analg, 123: 965-971, 2016.
2) Cortes RA, Keller RL, Townsend T, et al: Survival of severe congenital diaphragmatic hernia has morbid consequences. J Pediatr Surg, 40: 36-45; discussion 45-46, 2005.
3) Hirose S, Harrison MR: The ex utero intrapartum treatment(EXIT)procedure. Semin Neonatol, 8: 207-214, 2003.
4) Boutonnet M, Faitot V, Katz A, et al: Mallampati class changes during pregnancy, labour, and after delivery: can these be predicted? Br J Anaesth, 104: 67-70, 2010.
5) Myers LB, Watcha MF: Epidural versus general anesthesia for twin-twin transfusion syndrome requiring fetal surgery. Fetal Diagn Ther, 19: 286-291, 2004.
6) Rezai S, Patel ND, Hughes AC, et al: Cesarean delivery under local anesthesia: A literature review. Obstet Gynecol Int J, 9: 175-178, 2018.
7) Richardson MG, Lopez MB, Baysinger CL: Should Nitrous Oxide Be Used for Laboring Patients? Anesthesiology Clin, 35: 125-143, 2017.
8) Wulf H: Epidural anaesthesia and spinal haematoma. Can J Anaesth, 43: 1260-1271, 1996.
9) 土井克史：硬膜外麻酔—硬膜外血腫を防ぐには—．日本臨床麻酔学会，32：200-206，2012.

APPENDIX E 小児麻酔での筋弛緩薬と神経筋機能（筋弛緩）モニターの使い方

1 基本事項

用いる筋弛緩薬

　2019 年現在，日本の小児麻酔で主に使用されている筋弛緩薬は，単回投与の場合でも持続投与の場合でも，ロクロニウムである．経済性からベクロニウムが使われる場合はあるが他に選択肢はない．脱分極性スキサメトニウムは，速やかな作用発現と短い作用時間が利点であったが深刻な合併症も少なくなかった．スガマデクスの登場と気道確保技術の進歩により，筋注でも迅速な作用をもたらす利点はあるが，その役割を終えつつある．

筋弛緩薬拮抗薬の選択

　筋弛緩薬の拮抗は，実績と経済性を考えればワゴスチグミンである．スガマデクスは，包接によるロクロニウム作用の失効という理論的明解さと使いやすさから，使用は急増している．しかし，FDA が長年認可しなかった要因でもある，人々の注意力が希薄となりがちな麻酔終了期でのアナフィラキシー発症の可能性（高めの報告では 1：2600 ともいわれる発症頻度は，抗菌薬によるアナフィラキシー頻度より高い）に加え，高価であることが問題である．明らかな利点はあるものの，国民の医療費への関心が高まる中で，臨床家の都合だけで判断すべきではなく，現時点では，経済効率と厳密な適応を考えた限定的な使用にとどめるべきだと考える．個々の患者の状況に適した，画一的ではない薬剤投与を行える麻酔科専門医にとって，薬効を評価しながら投与量の調整を行える筋弛緩モニターの使用は不可欠である．

筋弛緩薬使用の目的

　小児麻酔での筋弛緩薬の使用には大きく 2 つの目的がある．1）気管挿管や外科手術を容易にすること，2）過量の麻酔薬使用を避けること．このうち，後者は小児麻酔特有の考えであったが，高齢患者も含め，麻酔薬の影響を最少に保つためにも，調節性のよい筋弛緩薬を，持続投与で速度調整しながら用いる方法が主な時代になると考えられる．筋弛緩モニターは，挿管抜管の判断の補助だけでなく，術中や PICU での筋弛緩レベルの適切な維持，そして筋弛緩薬の残存効果評価のためにも，有用かつ重要な手段となる．

筋弛緩薬の効果評価

現在，臨床での筋弛緩薬の効果判断は，投与量からの推測，体動や自発呼吸運動の出現，用手換気時の麻酔バッグの硬さ，外科医の印象などの感覚的，主観的な判断が中心であり，筋弛緩モニターの使用は広まっていない．特に小児では，筋弛緩モニターを使う場合でも，目視による筋（指）の動きなどに頼る場合が少なくない．小児患者での適用を前提とした筋弛緩モニター開発が進んでいないことはあるが，安全性と経済性をも考慮した筋弛緩薬使用のためにも，客観的な筋弛緩モニター使用の普及が望まれる．

どの筋を評価するか

麻酔薬の効果は血中濃度では評価できない．投与された筋弛緩薬は全身の横紋筋に効果を及ぼすが，投与量だけでなく，投与速度や筋の部位によって効果は異なり，また個人差が大きい．筋弛緩モニターに頼らざるを得ないが，それぞれの筋の，筋弛緩の状態をみるのか，筋弛緩からの回復状態をみるのかによって評価の指標も異なる．

麻酔科医の関心は，麻酔開始時には，主たる呼吸筋である横隔膜，気管挿管時の開口や声門開放に抵抗する咬筋や喉頭筋，舌根沈下に関わる咽頭，舌筋への効果であり，麻酔中は，開腹時に立ちはだかる腹筋類や手足の体動につながる骨格筋類への効果である．しかし最も重要なのは，手術が終了して気管チューブを抜去した後に，気道閉塞や誤嚥のおそれなく深呼吸や自発呼吸を維持できるかであり，そのためには横隔膜機能と上気道保護や嚥下に関わる咽頭，喉頭諸筋の回復の評価が必要である．幸い，筋を個別に評価しなくとも，通常は母指内転筋を評価することで，その目的を達成できる．

横隔膜と，眉間に皺襞を作る皺眉筋は，筋弛緩薬に対して同様に抵抗的（効きにくい）であり，逆に母指内転筋や喉頭諸筋は効果を受けやすい筋である．筋弛緩薬の効果消失を確認する意味では，母指内転筋の 100％の回復は，気道閉塞や誤嚥のおそれなく深呼吸や自発呼吸を維持できる指標となり，実際に最も一般的に用いられている．同じ目的で，尺骨神経刺激が難しい場合，後脛骨神経刺激で下肢の短母趾屈筋をモニターすることもできる．一方，顔面神経を刺激する（頬骨弓の上下に電極を貼る）ことで得られる皺眉筋の応答は，横隔膜と同様の挙動を示すという点で利用されるが，顔面は他にもさまざまなモニター電極が貼られることもあり，小児麻酔では適用が難しく，あまり使われない（**図 E-1**）．

電気的神経刺激による筋応答の評価法

筋弛緩度の評価にはさまざまな客観的指標が取り入れられてきている．しかし，幼小児は筋量が少なく指の動き（信号）も少なく測定は難しい．基準点が不要で適用が容易という利点から加速度センサーが広く用いられているが，センサーの大きさはまだ課題である．また，母指（測定部）が自由に動ける状態である必要があり，体位や覆い布によっては測定が難しくなる．測定原理を理解すれば，客観性に優れた筋弛緩モニターの弱点を，目視による主観的な評価で補完することで，小児での安全な筋弛緩薬使用に役立てられる．ここでは，主にこの考えに沿って話を進める．

688

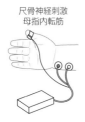
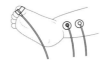

尺骨神経刺激
母指内転筋

後脛骨神経刺激
短母趾屈筋

a. 手を用いる場合
・最も一般的な方法
・動きが大きく観察しやすい
（覆い布が掛けられないようにする）
・刺激電極：前腕尺骨側

b. 足を用いる場合
・上半身がカバーされた場合
・指より動きは少ない
・刺激電極：脛骨内顆とアキレス腱の間

顔面神経刺激　　　　　　　三叉（咬筋）神経刺激
皺眉筋　　　　　眼輪筋　　　　　　咬筋

c. 顔面筋を用いる場合
・上肢が体側に巻き込まれ指が観察しにくい場合
・観察しにくく，センサー位置の固定も微妙
　麻酔操作の影響（咬筋）を受けやすい
　他のモニターのセンサー類と錯綜しやすい

・刺激電極：最大上刺激だと，筋直接刺激になりやすい
　顔面神経：頬骨弓を挟み，上側を（−）
　三叉神経：頬骨弓の下で咬筋上，下側を（−）

図 E-1 筋弛緩モニターの電極とセンサーの取り付け位置例

加速度センサー以外の方法

　母指の動きを目視ではなく，張力や圧力で測定する方法は最初に用いられたが，基準点の得やすさから，加速度センサーが普及している．しかし加速度センサーを用いず，血圧測定用カフに刺激電極（上腕部尺側神経や後脛骨神経）を組み込み，筋肉の動きをカフ内圧の変化として捉える方法（TOF-Cuff）もあり，成人では使われている．指の動きに影響されない測定が可能であり，血圧測定も同時に行えることから，ICU での連続使用にも好都合である．現在，小児用の製品は販売されていないが，今後その可能性はある．その他に有望な方法として，複合筋電図の使用がある．測定に指などの動きが不要であり，体位や覆い布の影響を受けない測定が可能であるが，目視計測はできない．良質な筋電図（信号）取得が課題と思われる．また，日本ではまだ使われていない．

加速度センサーによる母指内転筋運動評価

　筋弛緩モニターは，通常は，支配神経である尺骨神経を電気刺激することで，母指内転筋による母指の内転運動を計測する．尺骨神経への電気刺激（電流）が一定以上であると，神経筋接合部で神経終末からの神経伝達物質（アセチルコリン）の放出を促し，

筋繊維膜にある受容体への結合が筋繊維の収縮をもたらす．神経は無数の神経繊維の集まりであり，単一の繊維のON/OFFが集合して神経全体としての筋収縮の度合いが決まる．このため，全神経が応答する刺激（最大刺激）以上に電流を強くしても，それ以上の筋の動きは得られない．これが，常に最大上刺激を適用して，筋収縮の度合いを一定化（標準化）する理由である．

電気刺激用電極の貼付

やみくもに刺激電流を上げると，神経を介しての刺激ではなく，筋肉への直接刺激となり筋弛緩モニターの目的を果たせない．刺激電極は，神経走行上で筋の直接刺激にならない範囲で目標筋に近づけるが，顔面の皺眉筋など，電極貼付の距離が離せない場合には，最大上刺激以下にとどめる必要がある．麻酔中のアクセスの容易さにより，さまざまな部分の筋が用いられるが，それぞれの特色を理解し目的に沿った解釈をする必要がある．

加速度センサー取り付けでは，筋の動きを最大に捉える指向性も考慮する．目で見て動きがあるのに検出されない場合，動きに対してセンサー方向が垂直になるように貼り付け直す．乳児では，センサーが母指の動きの邪魔にならないように，母指の爪側に取り付けるなどの工夫も必要である．

刺激電流は，皮膚電極を介し（＋）から（－）に流れる．黒色の（－）電極直下が刺激点になることから，尺側神経走行上で母指内転筋に近い場所（肘側ではなく手首側）に（－）電極（黒色）を貼り，それとは少なくとも0.5 cm以上は離して（＋）電極（白色または赤色）を貼る．両電極はある程度は離さないと，電流が深く神経にまで到達しない．

最大上刺激値

経皮電極を使う場合，余分な組織を刺激しないために，特に（－）側の電極面は適度に狭いほうがよい．Twitch刺激は，通常0.2 msec幅でDC 0〜60 mAの範囲のパルス信号が用いられる．皮膚抵抗（2〜5 kΩ）は，皮膚組織の性状や皮膚温の影響を受けて変わるため，電圧も300〜500 V程度までの範囲で変わるが，臨床家がその数値を意識する必要はない．最少の電流から始め，最大の母指の動き（応答）がみられる値まで徐々に電流を増加させた後に，さらに25％ほど高めの電流値に設定（最大上刺激値）する方法が標準である．

麻酔のない状態では不快感が強いので，入眠してから手早く行う．市販製品では，これがCALボタン操作などで自動的に行われる．ただ，特に顔面の筋を使う場合には，直接筋刺激が起きやすく，自動設定は難しいため，最大上刺激設定を目指さないほうがよい．条件設定後に皮膚温が下がると，皮膚抵抗が上昇し刺激電流値が低下する場合がある．また，著しい体温低下は，刺激伝導や筋応答の低下をもたらすため，刺激部位は，観察の容易性の確保とともに保温も大切である．

電気刺激のタイミング

計測時間短縮のため，気管挿管前は通常1 Hzで刺激（Twitch）を行うが，麻酔維持

中以降では 0.1 Hz（10 秒に 1 回）の刺激回数にとどめる．実際には，TOF を間欠的に 15 秒間隔で断続的，あるいは 5〜15 分間隔で適宜観察する場合もある．PTC の場合 は，テタヌス刺激によるアセチルコリンの動員を伴うため，比較可能な再現性確保のた めに 2〜3 分は間隔をあける．しかし，長時間の継続的な評価目的の場合には，テタヌ ス刺激の侵襲も考え，明確な根拠はないが 5〜10 分以内の PTC の反復は避けるように している．6 分間隔での再刺激を設定している製品もある．いずれにしても，経皮電極 の使用の場合，神経近傍に直接針電極を刺して応答をみる神経ブロックの場合の電流 （0.1〜0.3 mA）より大幅に強く，また皮膚抵抗変化の影響も受け，個人差は大きい．

筋弛緩維持のレベル

麻酔維持中の筋弛緩レベルにはさまざまな考えがある．対象手術だけでなく，施設の 環境や外科医の技量や手術の進め方も大きく関係する．拮抗が容易との理由による大量 投与も，麻酔を深くすれば筋弛緩薬は不要とするのも，医療者側の都合だけでの判断も 好ましくない．麻酔科医は，常に患者の最大の利益を考えるべきである．

一般的な手術の場合

小児では，手術には筋弛緩が不要と思われる体表手術であっても，筋弛緩薬を併用し て麻酔深度を適度に保つ場合もある．TOFC 0 でも，併用する麻酔薬の程度によっては 完全に体動や怒責反射性の体動（以下，バッキング）を止められない一方，併用麻酔薬 の効果もあり TOFC 1〜2 でも安定して維持でき，TOFC 3 以上にならないように筋弛 緩薬投与量を増やす（あるいは投与量を追加する）ことで十分な場合も多い．バッキン グを確実に止めたい場合には PTC 0 を指標にするのが確実だが，実際には PTC 5 以下 で十分である．ただ，こうした深い筋弛緩レベルを使用する場合，筋弛緩薬の過量使用 に注意する．そして，麻酔深度が不用意に浅くならないように，併用麻酔薬の効果の適 切な評価が重要である．

PTC を利用した深い筋弛緩

PTC は，TOFC 0 以下の場合の指標である．50 Hz のテタヌス刺激を 5 秒間与えた 後（そのとき指の動きがまったくない場合もある），3 秒間あけて，1 Hz の Twitch 刺 激を 15 回与えて実際の指の動きの回数をみる．このため，PTC をみるために約 30 秒 は必要である．PTC 5 以下であれば，外科刺激や気管内吸引などで体動やバッキング はみられない．脳外科手術の麻酔は，一般に深い筋弛緩は必要なく，TOFC 3〜TOFR 0.2（20%）程度で十分である．しかし，顕微鏡下手術では体動防止のため，また腹腔 鏡手術では視野確保のため PTC 1 以下の，相当に深い筋弛緩状態で維持する場合もあ るが，短時間にとどめるべきである．PTC 0 の場合推測は無理だが，PTC 1 だと 10 分 以内，PTC 5 だと 5 分以内に TOFC 1 への回復が期待できるとされるが，おおよその 目安である．PTC を短時間に繰り返すと，その期間内の TOFC も含め信頼性が低下す る．テタヌス刺激によるアセチルコリンの集積度が一定でないためである．

Appendix E ● 小児麻酔での筋弛緩薬と神経筋機能（筋弛緩）モニターの使い方

TOFR と DBS

TOFR（あるいは％）は抜管に向けた指標であり，0.9（あるいは90％）以上が目標となり，実際は100％が望ましい．4連の刺激すべてに明確な応答がある場合にのみ計算され，100％以上の数値を取る場合もある．

DBS は目視判定が難しい TOFR を補う目的で考えられ，0.2 msec 幅のパルス状信号を 0.2 msec 間隔で3発発射したものを1回の Twitch として，750 msec 間隔で2回繰り返し，比を取る方法である．DBS で，目視判定はより明瞭になり，TOFR とも比例するが，例えば TOFR 0.7 と 0.9 の違いのレベルの判別は容易ではなく，ルーチンには使用されない．

現在の製品では，Twitch，CAL，TOFR，TOFC，PTC，DBS ともに設定があらかじめ組み込まれ，ボタン1つでの適用が可能で数値で表示される．皮膚温低下は，体温（中心温）低下とは別に皮膚抵抗の上昇による刺激電流の低下をもたらす．小児では，加速度センサー位置のずれも生じやすい．初期設定（CAL）後の条件変化は信頼性に影響することから，数値を一人歩きさせないためにも，測定原理をよく理解し，測定状況の保持を確認する．

【用語の説明】

Twitch（T）トゥイッチ：単発パルス刺激．
パルス状の電気刺激に対して応答した筋肉の収縮（応答）．
0.2 msec 幅で 10〜60 mA（〜500 V）の1発の電気刺激への応答（T）．
ボタンを押したとき，または1秒間隔（1 Hz），あるいは10秒間隔（0.1 Hz）で反復した自動刺激時の応答．

CAL 校正ボタン：最大上刺激値に設定．
刺激電流の強さを最大上刺激（最大値の25％増）に設定する．筋の直接刺激でないこと．
低電流から上げて，最大の応答（指の動き）がみられた電流値の約25％増．
ボタンを押したときの応答．

TOF：4連刺激を 0.5 秒間隔（2 Hz）で，刺激応答を T_1，T_2，R_3，T_4 と時系列で呼ぶ．

TOFR（TOF 比）：T_1 と T_4 の高さの比率（T_4/T_1）．
0〜1.0 で表現するが，TOFC との混同を避けるため，0〜100％の表現も用いられる．
原則 T_4 が出ないと計算しない．また T_3 が T_4 より高いときは T_3/T_1 を用いる場合もある．
ボタンを押したとき，あるいは自動的に15秒間隔で反復して刺激．

TOFC（TOF カウント）：TOFR 比が計算できない場合，四連刺激時の T 出現回数．
TOF 刺激時に何回 T が出現するか（0，1，2，3）．
ボタンを押したとき，あるいは自動的に15秒間隔で継続的に TOF 刺激．

PTC（テタヌス刺激後カウント）：テタヌス刺激3秒後のTwitch刺激応答回数．
TOFC 0 より深い筋弛緩レベルの評価．あらかじめTOFC 0 であることを確認．
50 Hz のテタヌス刺激を5秒間．3秒間休止後1 Hz のT刺激15回で何回応答するか．
ボタンを押したときに一連の刺激．3〜5分以内の反復刺激は避ける．
PTC 0 の深い筋弛緩では，TOFC 1 の応答が出るまでには10分以上かかる．
PTC 1 では約10分，PTC 5 では約5分，PTC 7 で数分以内でTOFC 1 が出る．

DBS（ダブルバースト刺激）：重刺激（三連発パルス）を2回連続，ほぼTOFRに比例．
TOFRで目視判定しにくい場合に試みる．（通常は用いることはない）
0.2 msec 間隔パルス信号3発を1回とし，750 msec 間隔で反復し，2回のT高の比．
ボタンを押したときの応答．

2 実際の応用にあたって

　筋弛緩モニターでは，神経刺激が筋繊維に伝わる正常な神経筋機能の存在が前提である．筋ジストロフィー，脳脊髄や末梢神経の損傷や障害が生じた患児，重症筋無力症の患児では，筋弛緩薬の使用とは無関係に応答は低下する．一方，物理的に電極やセンサーの取り付けが難しい低出生体重児も含めた新生児でも，刺激が正しく与えられ，信号が適切に収集できれば使用できる．測定部位の体温低下やセンサーの位置ずれには十分に注意する．

投与量と投与方法

　ロクロニウムの投与量は目的と患児の状態だけでなく，併用麻酔薬の使い方によっても変わる．一般に乳児期以後の体重あたりの使用量は成人より多く，吸入麻酔薬だけでなく静脈麻酔薬使用でも投与量を減らせる．TOFC値を中心に据えることで，状況に応じた調整が可能となる．麻酔科医は，TOFC値と，投与量，追加量の時間的な関係，手術の進行を考えて，投与量と時期を決める．

　間欠投与に比較して持続投与のほうが筋弛緩薬投与量は少なく，好ましくない残存筋弛緩効果も少ない可能性がある．ICUなどでの長時間持続投与では，経時的に投与量の増加が必要になるタキフィラキシーを呈する場合が知られている．そうした場合にもTOFCあるいはTOFRを連続的にモニターし，それを目安に投与すれば，安全な長期投与が可能である．ICUでの筋弛緩薬長期使用に伴う筋力低下（ICU-AW）は，その存在や原因の可能性も含めて別の問題であるが，筋弛緩薬の使用自体を最小限にとどめる意味でも，筋弛緩モニターによる滴定使用が勧められる．

　注意：低出生体重児や新生児は，筋弛緩薬への感受性が高く排泄機能も未熟である．特に生後10日以内では，初回投与量は0.3 mg/kg と半減させ，0.15 mg/kg単位の分割反復投与が好ましい．これでも作用が60分以上となることもある．

小児での間欠的投与法

　ロクロニウムの初回投与量1.0 mg/kg もTOFC 1 を指標にするのも，あくまで目安

Appendix E ● 小児麻酔での筋弛緩薬と神経筋機能（筋弛緩）モニターの使い方

である．添付文書では初回投与量を 0.6 mg/kg（最大 0.9 mg/kg）としているが，計算の容易さと効果発揮時間の速さから 1.0 mg/kg は実践的な値でもある．通常の追加投与は初回量の 1/3 が目安であるが，追加量は手術の進行によっても併用薬剤によっても変わる．筋弛緩モニターを使用することで，柔軟な使用が可能となる．気管挿管に必要な初期投与量は，0.3 mg/kg でもよいとする考えもあるが，効果発現に時間を要し，勧められない．筋弛緩薬や拮抗薬の投与量を少なくできる利点はあるが，作用発現時間が遅延し，不確実なマスク換気時間が長くなる．ロクロニウム使用量を減らすため，あるいは効果発現を早めるために強制的に薬理学的に心拍出量を増やす方法を試みる施設もあるが，患児に身体的な負荷が及びかねず，慎重にすべきである．

間欠投与：1.0 mg/kg 挿管量投与．TOFC モニターを 15 秒間隔で続ける．
追加投与；TOFC 1 の出現を待って，初回量の 1/3～1/2，0.2～0.3 mg/kg．追加投与量への応答をみて，以後の追加量を判断する．

小児での持続投与

持続投与を行う症例では，ロクロニウム 1.0 mg/kg を初回投与量の目安とし，TOFC 1 までの筋弛緩レベルの回復を待ち，それまでの時間を参考に，通常は 0.6 mg/kg/時（10 μg/kg/分）の速度で持続投与（維持量）を開始する．症例によっては 0.8～1.0 mg/kg/時と，成人で使われる 0.3～0.6 mg/kg/時より多めとする場合もある．麻酔中は TOFC 1 あるいは 2 を目安として投与量を調整するため問題ないが，筋弛緩モニターを使わない場合は，持続投与開始は 0.6 mg/kg/時にとどめる．より深いレベルでの維持を考慮する場合は，TOFC 1 までの回復を待たずに，PTC 1～5 を目安に持続注入を開始する．

筋弛緩薬の投与量は吸入麻酔薬の併用では減弱させられ，また経時的に増量が必要になることもあるが，いずれにしても，TOF を連続的にモニターすることで，適正な筋弛緩レベルの維持が可能であり，持続投与により，筋弛緩状態を安定させられ，筋弛緩レベル調節も容易となり，使用する筋弛緩薬量の削減が可能となる．

別途，微量輸液ポンプが必要で，投与終了後ポンプを切り離し，また輸液ラインを確実にフラッシュして予期せぬ投与を防ぐ必要はあるが，長時間手術や ICU 管理時に適する．過量投与防止のためにも，持続注入を行う場合に，筋弛緩モニターの使用は必須である．

ロクロニウムの希釈

ロクロニウムは 1%溶液（10 mg/mL）で供給される．単回投与，間欠投与の場合は原液でもあまり不都合はないが，計算しやすさから 10 倍希釈（1 mg/mL），あるいは 2 倍希釈（5 mg/mL）も使われる．持続投与の場合，カテコラミンほどの迅速な微調整は必要ないものの，小児では原液は微調整が難しい濃度であり，体重に合わせた適度な希釈が必要になる．希釈には生理食塩水または 5%ブドウ糖液のどちらも使用される．

希釈濃度としては，麻酔時のように，手術進行に合わせて筋弛緩深度調整が必要な場合には，1 mL/時の速度設定が 1 μg/kg/分になる希釈〔例えば，体重 10 kg であれば，

2 ● 実際の応用にあたって

1 mL の溶液にロクロニウムが 600 μg（0.6 mg）とし〈50 mL の注射器に原液 3 mL（30 mg）と 47 mL の生理食塩水〉，5〜10 μg/kg/分（5〜10 mL/時；0.3〜0.6 mg/kg/時）〕で用いるのが便利である．例えば，7 μg/kg/分（0.42 mg/kg/時）で開始して，1 μg/kg/分単位で増減する方法はわかりやすいが，投与水分量が多くなるのが難点である．

　これに対し，1 mL/時の速度設定が 1 mg/kg/時（16.6 μg/kg/分）となる希釈を用い，1 mL/時で注入を開始する方法は，わかりやすく，ICU などで長時間使用する場合の水分過剰投与を防ぐ目的ではよい．

　希釈は，用いる輸液ポンプの精度や，施設の薬剤管理体制や治療体制を考慮して決めるが，希釈した場合には必ず内容を記したラベルを貼付する．また，希釈濃度や投与速度にはさまざまな単位（mg，mg/mL，mg/kg，mg/kg/時，μg/kg/分，mL/時）が使われるため，必ず省略せずに単位まで含めてフルネームで呼称し，混同されないように注意する．クローズドループコミュニケーション（情報発信→受信内容復唱→発信者復唱確認→発信者実行）は必須である．

　ベッドサイドでよく使われる換算として，以下を頭に入れておく．

1 μg/kg/分 = 0.06 mg/kg/時
1 mg/kg/時 = 16.6 μg/kg/分
1 mg = 1,000 μg
1 μg = 0.001 mg
1 g = 1,000 mg

　ロクロニウムは代謝産物の問題も蓄積性も少ないが，PICU などでの長時間使用でタキフィラキシーが知られ，投与量増加が必要となる場合がある．一方，24 時間以上の使用は，約 10％の患者で筋収縮力低下をもたらすともいわれる．筋弛緩モニターを用い必要最小限の使用量にとどめると同時に，長時間持続投与を余儀なくされる場合には，連続的に TOF モニターを使うか，1 日に 1 回は投与を中断して，薬剤の効果を評価する．

　持続投与：1.0 mg/kg　挿管量投与．
　　　　　　TOFC 1 出現後 0.6 mg/kg/時（10 μg/kg/分）の速度で開始．
　　　　　　TOFC をみながら，1 μg/kg/分単位で投与量増加（調整）．
　　　　　　あるいは 0.1 mg/kg をボーラスで追加投与．
　　　　　　TOFC を参照せず，直後に少量で持続投与を開始する方法は勧めない．
　　　　　　（初回投与後の TOFC 回復までの時間は，維持量設定に重要な情報である）

手術中の実際の流れ（図 E-2）

■ 筋弛緩薬投与前

1. 黒色電極を手首付近の前腕尺側，そして 0.5 cm 以上離して白（赤）電極を中枢側に貼付する．
2. 加速度センサーを，母指の動き幅とセンサーの指向性を考えて，ずれないように貼付する．

Appendix E ● 小児麻酔での筋弛緩薬と神経筋機能（筋弛緩）モニターの使い方

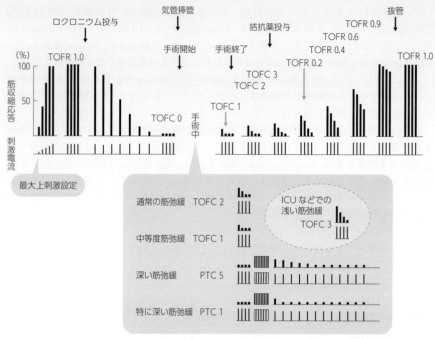

図 E-2 小児麻酔，集中治療での筋弛緩モニター使用の流れ
●は無応答を示す．
患児は神経筋疾患を有せず，センサーが正しく適用されていること．
TOFR は，小数点表示したが，%表示も頻用されている．
筋弛緩の程度と TOF 刺激の関係は主観的，便宜的であり，厳密な定義ではない．

3. 1 秒に 1 回（1 Hz）の Twitch 刺激で，設定最低レベルから徐々に電流値を上げ，最大上刺激値を求め，その値を以後の刺激電流に設定する．

■ 筋弛緩薬（ロクロニウム）投与

1. 1 秒に 1 回（1 Hz）の Twitch 刺激を続けながら筋弛緩薬を投与し，Twitch 消失までを確認する．
2. ロクロニウム 1.0 mg/kg 以上投与の場合，Twitch 消失を確認して挿管操作に入る．それ以下の用量の場合には Twitch 消失後，TOFC 0 を確認するか，15 秒ほど用手換気をしながら待ち，筋弛緩が確実であることを確認してから挿管操作を行うとよい．
   手術中の筋弛緩維持量（ロクロニウム）
   　間欠投与の場合：0.3 mg/kg（初回量の 1/3〜1/2 量）単回反復投与．
   　持続投与の場合：0.6 mg/kg/時で開始．TOFC を継続的にモニター（15 秒から 5 分間隔）．
   　　　　　　　　　0.1 mg/kg/時単位で速度調整，あるいは 0.1 mg/kg 急速静注で調整．

2 ● 実際の応用にあたって

3. TOF，PTC を指標にして，必要な筋弛緩の程度に合わせて追加投与，投与速度変更を行う．

小児麻酔領域で一般に使われる TOF による麻酔の深さの分類を下記したが，筋弛緩レベルの，浅い，通常，深い，特に深い，などに現在統一された定義はない．成人の麻酔では，TOFC 2 までを浅い，PTC 1〜2 を深いと，TOF 評価では，小児領域より一段深めに定義される場合がある（スガマデクス添付文書参照）．筋弛緩薬も，拮抗薬も，より大量に使う傾向となるが，あくまで臨床的な主観であり，これには身体的な特性や薬剤併用の影響に加え，社会的な要因も加わっているものと考えられる．

浅い筋弛緩：ICU などでの鎮静併用時，MEPs 検査時など
TOFC 3 から TOFR 20％で維持

通常の筋弛緩：一般的な体表，四肢手術などの麻酔の場合
TOFC 2 で維持（TOFC3 が出たら追加，または増量）

中等度の筋弛緩：大きな開腹術などの場合
TOFC 0 で維持（1 が出たら追加，または増量）

深い筋弛緩麻酔：体位変換を伴う手術，外科操作で通常以上の筋弛緩が求められた場合
PTC 5〜7 で維持（8 にならない範囲で調節）

特に深い筋弛緩麻酔：微妙な体動も許されない顕微鏡下手術などの場合
PTC 1 以下で維持（2 にならないように調節）
（バッキングの確実な排除目的では PTC 0 確認；短時間使用にとどめる）

ワゴスチグミンでの拮抗を試みられる状態：
TOFC 2〜3 以上

気道確保，嚥下などへの筋弛緩薬の影響がほぼない状態：
TOFR 100％以上（実際の麻酔では TOFR 90％以上が抜管の目安とされる）

4. 筋弛緩の維持を持続投与で行う場合：0.1 Hz の twitch か，断続的な TOFC を目安に速度調節をする．

PTC は，継続的使用では応答の安定化のため，通常 10 分に 1 回程度とする．
（6 分に 1 回施行が設定されている製品もある）

■手術終了後抜管まで

手術中に筋弛緩薬を用いた場合：

抜管前の TOFR 0.9 以上の確認は必須である（目視での 0.7 と 0.9 の差異は判別不可能）．
それ以下では時間を待つのが原則である．
拮抗薬の追加投与も考慮するが，一定時間後の筋弛緩再発に注意する．
筋弛緩薬拮抗に先立ち，体動なり自発呼吸運動の存在を確認する．
体動が明らかでない場合，TOFC 1〜2 以上を示すまで待つ．
無理な拮抗は，筋弛緩再発の原因となる．
注意：筋弛緩モニターは，その時点の筋力の回復を示すが，筋弛緩再発の予知は不可能である．

Appendix E ● 小児麻酔での筋弛緩薬と神経筋機能(筋弛緩)モニターの使い方

拮抗薬投与後,抜管までの間は用手換気を続けて,自発呼吸の発来を待つ.
PetCO$_2$値を参考に,低換気も過換気も避ける.

1. 拮抗薬投与のタイミング:筋弛緩薬からの完全回復は必須だが,原則は時間を待つことであり,拮抗薬投与ではない.
   ・ワゴスチグミン(0.1 mg/kg 最大 3 mg+アトロピン 1/3 量混注)を使用する場合:
     投与は,TOFC 1〜2 以上になるまで待つ(推奨).
     場合により PTC 5 以上でも可能だが,効果発現に時間がかかり推奨しない.
     一時的な頻脈の後に緩やかな徐脈の時期がある.
     喘息患者での使用が薬理学的に危惧され,添付文書上禁忌ではないが慎重投与とされる.
     注意は必要だが,アトロピンを併用するためもあるのか,喘息症状の悪化はきわめてまれのようである.
   ・スガマデクスを使用する場合:
     基本はワゴスチグミンの使用であり,スガマデクスの適応は限定的であるべき.
     使用する場合,用量を増やさないように,投与前 TOFC 1〜2 までの回復を待つ.
     適応は:
     1) 予定,または余儀なく大用量の筋弛緩薬投与が必要で,人工呼吸継続が困難な場合.
     2) アトロピン投与が問題を起こす可能性が高い不整脈患者.
     3) ワゴスチグミンを使いにくい,重症筋無力症患者.
     4) 抜管後すぐに再挿管が予期されない状況であること(再筋弛緩が難しい).
     5) 抜管周辺期のアナフィラキシー発症への対応が十分にとれること.
     6) 経口避妊薬の効果を一時的に阻害することから思春期女子では慎重に使用する.
   ・スガマデクスとアナフィラキシー
     スガマデクス単体だけでなく,ロクロニウム単体,ロクロニウムとスガマデクスの複合体のいずれもがアナフィラキシー発症の原因となる.重症なショックではあるが,麻酔科医の目の前での発症が主であるためか(私見),幸い死亡例は報告されていない.アナフィラキシーの正確な発症の頻度はわかっていないが,自主報告によれば発症は,0.0025〜0.039%とされ,これは 2,600 例に 1 例の発症にも相当する.反復使用は発症頻度を増やさないが,使用量の増加とは明らかな関係があり,大量投与は避けるべきである.アドレナリン投与,輸液蘇生を中心とした通常のアナフィラキシー治療によく反応する.アナフィラキシーは,発症の70%以上がスガマデクス投与開始 5 分以内であり,投与開始から 10 分間ほどは患者から目を離さないようにする.

     スガマデクス使用量
       TOFC 1〜2 以上　　2 mg/kg(推奨)
       PTC 1〜2　　　　　4 mg/kg(なるべく TOFC 1〜2 まで待つ)
       PTC 0　　　　　　　16 mg/kg(緊急再挿管必要時に限る)

スガマデクスの利点は，分子1：1でのロクロニウムの直接包接にあり，それぞれの分子量の比（2178：610）から，スガマデクスの必要量が計算できる．ロクロニウムの腎からの排泄や脂肪組織などへの沈着もあり，投与総量の計算だけでスガマデクス投与量を決めると過量となる可能性がある．しかし，投与ロクロニウムが大量の場合には，スガマデクス投与以後の時間経過で，スガマデクスの包接能力を超えた体内のロクロニウムの再動員のために，再筋弛緩（recurarization）が起こることが知られている．

2. TOFR 0.9 以上：抜管の判断基準（**図 E-3**）
   （母指内転筋のテストにすぎず 1.0 は最低条件だとの考えもある）

TOFR 0.8	嚥下困難の可能性あり
TOFR 0.7	胃内逆流の可能性あり
TOFR 0.6	握手ができる
TOFR 0.5	舌を突き出せる
TOFR 0.4	正常 1 回換気量維持可能
TOFR 0.3	頭を持ち上げ保持できる

3. 筋弛緩モニターは，嚥下筋や呼吸筋の機能を直接評価しているのではなく，代替の筋機能の評価であることを理解して解釈する．

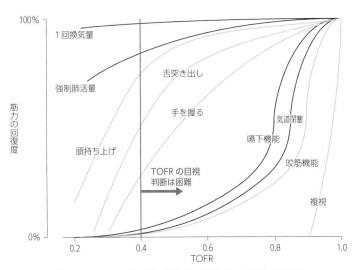

図 E-3 TOFR（X 軸）と筋力の回復度（Y 軸）の関係

気管チューブ抜去に際して，しっかり呼吸できる，頸を持ち上げられる，手を握り返す，舌をしっかり出すなどの臨床評価は重要だが，小児麻酔では応用できない場合も多い．また，それだけで誤嚥や気道閉塞の危険性を除外できず，TOFR 0.9 以上の回復を確認する必要がある．
この図は TOFR と筋力の回復の関係を表したグラフである．1 回換気量が正常であっても，TOFR 0.4 以下の状態のことがあり，TOFR 0.8 まで回復しても，気道閉塞に関わる筋力の回復は 50％程度であることが示されている．

（Donati F: Residual paralysis: a real problem or did we invent a new disease? Can J Anaesth, 60: 714-729, 2013）

Appendix E ● 小児麻酔での筋弛緩薬と神経筋機能（筋弛緩）モニターの使い方

参考文献

1) Brull SJ, Kopman AF: Current Status of Neuromuscular Reversal and Monitoring: Challenges and Opportunities. Anesthesiology, 126: 173-190, 2017.
2) Choi SN, Jang YE, Lee JH, et al: Comparison of rocuronium requirement in children with continuous infusion versus intermittent bolus: A randomised controlled trial. Eur J Anaesthesiol, 36: 194-199, 2019.
3) Murphy GS, Vender JS: Neuromuscular-blocking drugs. Use and misuse in the intensive care unit. Crit Care Clin, 17: 925-942, 2001.
4) Rodiera J, Serradell A, Alvarez-Gómez JA, et al: The cuff method: a pilot study of a new method of monitoring neuromuscular function. Acta Anaesthesiol Scand, 49: 1552-1558, 2005.
5) Takazawa T, Miyasaka K, Sawa T, et al: The current status of sugammadex usage and the occurrence of sugammadex-induced anaphylaxis in Japan. APSF Newsletter, 33: 1, 2018.
6) Young ML, Hanson CW 3rd, Bloom MJ, et al: Localized hypothermia influences assessment of recovery from vecuronium neuromuscular blockade. Can J Anaesth, 41: 1172-1177, 1994.

索 引

日本語索引

あ

アイノフロー……………………54
亜急性壊死性脳脊髄障害……………585
悪性高熱症………47, 213, 289, 578
悪性疾患……………………234
亜酸化窒素（N_2O）……………47
アシドーシス……………………507
アセチルコリン……………………68
　——エステラーゼ……………70
アセトアミノフェン……80, 254, 651, 652
　——中毒……………………81
圧補助換気……………………138
アデノイド摘出術……………………301
アデノシン……………………654
アトラクリウム……………………76
アドリアマイシン……………………236
アドレナリン……………179, 654
　——吸入……………………324
アトロピン………97, 288, 636, 649, 652
アナフィラキシーショック……43, 79
アーノルド・キアリ奇形……270, 276
アミオダロン……………………654
アミノフィリン……………………655
アルファスタット法……………………435
アレン試験……………………142
アンピシリン……………………653

い

意識下開頭術……………………277
意識下気管挿管……………………110
胃十二指腸内視鏡検査……………539
維持輸液……………………39
　——量……………………159
異常無名動脈懸垂固定……………441
胃食道逆流症……………………222
異所性塞栓……………………285

異染性白質萎縮症……………………587
イソフルラン……………………51
イソプロテレノール……………………654
痛みの感受性……………………16
痛みの評価……………………252
1回換気量……………25, 28
1回呼吸導入法……………………49
一次救命処置……………633, 638
一次孔欠損……………………449
一過性新生児筋無力症……………394
一期的閉鎖……………………381
一酸化窒素（NO）……………32, 54
　——吸入療法……………………369
遺伝性血管神経性浮腫……………548
イプシロン-アミノカプロン酸……657
イブプロフェン……………81, 254
医療ガス……………………54
　——の色識別……………………55
陰茎ブロック……………………191
インスリン……………………233
咽頭形成術……………………348
イントラリピッド大量投与……………178

う

ウィルムス腫瘍……………………399
運動失調毛細管拡張症……………550
運動誘発電位……………263, 480

え

エアウェイスコープ……………………126
エアトラック……………………126
腋窩到達法……………………194
エスモロール……………………654
エタクリン酸……………………655
エドロホニウム……………69, 78
エリスロマイシン……………………654
塩化カルシウム……………………654

701

索引

お

横隔膜	21
――破裂	514
オキシコドン	65, 254, 653
オーラルエアウェイ	101, 124, 480
オンダンセトロン	63, 250, 653

か

外頸静脈カニューレ挿入	147
開口障害-偽屈指症	621
開心術	427
外側鎖骨下到達法	194
外側大腿皮神経ブロック	196
ガイドワイヤー	153
外胚葉性形成異常	564
開放隅角緑内障	288
外来麻酔	168
カエデシロップ尿症	589
下顎化骨延長術児	355
下顎顔面異骨症	589, 621
下顎骨折	349
核心温	149
覚醒試験	480
覚醒時興奮	249
確認サイクル	4
化骨性筋炎	596
過剰驚愕症	578
ガストログラフィン	401
家族性黄色腫症	632
家族性黒内障性白痴	546
家族性骨異形成	567
家族性周期性四肢麻痺	568
家族性小脳虫部無形成	581
家族性自律神経失調症	567, 610
滑車上神経ブロック	191
褐色細胞腫	396
褐色脂肪組織	40
活性凝固時間	429
カテコラミン過剰産生・分泌	396
カニューレ針	152
カニューレ類挿入法	142
歌舞伎症候群	581
カプノメータ	137, 140
鎌状赤血球化発作	228
鎌状赤血球病	227
鎌状ヘモグロビン	227

カルシウム代謝	35
カルチノイド腫瘍	555
カルディオバージョン	464
川崎病	583
ガワーズ症候	220
がん	234
肝移植患児	239
眼窩下神経ブロック	192
眼科手術	287
眼窩上神経ブロック	191
換気調節	23
――機能異常	24
眼球胃反射	290
眼球心臓反射	287, 290, 353
換気力学	25
肝血流量	46
眼耳介脊椎症候群	572, 600
眼歯骨異形成	600
環状切開術	490
環状切除	411
関節骨爪異形成	598
間接ビリルビン（非抱合型）	37
関節リウマチ	558
肝臓移植	405
肝損傷	514
眼脳腎症候群	588, 600
肝ホスホリラーゼキナーゼ欠損症	576
肝レンズ核変性	630

き

機械的人工換気	137
気管	21
――の損傷	515
気管支	21
――の損傷	515
気管支鏡検査	312, 317
気管支肺異形成症	26
気管支ファイバースコープ	113, 126
――検査	319
気管食道瘻	372
気管切開	131, 325, 329, 659, 662
気管挿管	107
気管チューブサイズ	107
気管チューブの抜去	132
気管内投与	45
気管軟骨	21

日本語索引

気管無形成⋯⋯⋯⋯⋯⋯⋯⋯⋯315
偽血友病⋯⋯⋯⋯⋯⋯⋯⋯⋯⋯627
偽コリンエステラーゼ⋯⋯⋯⋯70
偽上皮小体機能低下⋯⋯⋯⋯⋯546
　　──症⋯⋯⋯⋯⋯⋯⋯⋯⋯607
基底細胞母斑症候群⋯⋯⋯573, 599
気道感染症⋯⋯⋯⋯⋯⋯⋯⋯⋯321
気道サイズ⋯⋯⋯⋯⋯⋯⋯⋯⋯22
気道抵抗⋯⋯⋯⋯⋯⋯⋯⋯⋯⋯28
気道熱傷⋯⋯⋯⋯⋯⋯⋯⋯⋯⋯518
気道閉塞解除後肺水腫⋯⋯⋯⋯103
機能的残気量⋯⋯⋯⋯⋯22, 28, 137
機能的内視鏡下副鼻腔手術⋯⋯300
逆説的興奮⋯⋯⋯⋯⋯⋯⋯⋯⋯99
逆行性挿管⋯⋯⋯⋯⋯⋯⋯⋯⋯130
球後神経ブロック⋯⋯⋯⋯⋯⋯287
急性感染性クループ⋯⋯⋯⋯⋯324
急性術中正循環血液量性血液希釈⋯166
急性多発神経炎⋯⋯⋯⋯⋯⋯⋯604
　　──（特発性）⋯⋯⋯⋯⋯574
急性等容量性血液希釈法⋯⋯⋯484
急性肺症候群⋯⋯⋯⋯⋯⋯⋯⋯226
急性腹症⋯⋯⋯⋯⋯⋯⋯⋯⋯⋯400
吸入麻酔薬⋯⋯⋯⋯⋯⋯⋯⋯⋯46
　　──濃度上昇速度⋯⋯⋯⋯46
球様細胞性白色異栄養症⋯⋯⋯584
驚愕病⋯⋯⋯⋯⋯⋯⋯⋯⋯⋯⋯618
凝固障害⋯⋯⋯⋯⋯⋯⋯⋯⋯⋯507
胸骨圧迫⋯⋯⋯⋯⋯⋯⋯⋯⋯⋯646
強制温風式加温装置⋯⋯⋯⋯⋯150
胸腺摘出術⋯⋯⋯⋯⋯⋯⋯⋯⋯394
強皮症⋯⋯⋯⋯⋯⋯⋯⋯⋯⋯⋯613
胸部 X 線⋯⋯⋯⋯⋯⋯⋯⋯⋯96
胸腹部外傷⋯⋯⋯⋯⋯⋯⋯⋯⋯511
胸部手術⋯⋯⋯⋯⋯⋯⋯⋯⋯⋯359
胸壁安定作用⋯⋯⋯⋯⋯⋯⋯⋯24
胸壁損傷⋯⋯⋯⋯⋯⋯⋯⋯⋯⋯515
局所浸潤麻酔⋯⋯⋯⋯⋯⋯⋯⋯176
局所麻酔下気管切開⋯⋯⋯⋯⋯661
局所麻酔薬⋯⋯⋯⋯⋯⋯⋯⋯⋯175
　　──投与⋯⋯⋯⋯⋯⋯⋯255
　　──の過量⋯⋯⋯⋯⋯⋯178
虚血性視神経症⋯⋯⋯⋯⋯⋯⋯481
筋萎縮性側索硬化症⋯⋯⋯⋯⋯547
筋・眼・脳病⋯⋯⋯⋯⋯⋯⋯595
緊急外科的気道確保⋯⋯⋯⋯⋯661

筋区画症候群⋯⋯⋯⋯⋯⋯224, 474
筋硬直性筋ジストロフィー⋯⋯597
筋弛緩再発現⋯⋯⋯⋯⋯69, 76, 79
筋弛緩状態⋯⋯⋯⋯⋯⋯⋯⋯⋯77
　　──からの回復⋯⋯⋯⋯76
筋弛緩増強作用⋯⋯⋯⋯⋯⋯⋯47
筋弛緩のメカニズム⋯⋯⋯⋯⋯68
筋弛緩モニター⋯⋯⋯70, 141, 687
筋弛緩薬⋯⋯⋯⋯⋯⋯⋯⋯68, 687
　　──の効果評価⋯⋯⋯⋯688
筋ジストロフィー⋯⋯⋯⋯⋯⋯220
筋中心核病⋯⋯⋯⋯⋯⋯⋯⋯⋯555
筋中心軸病⋯⋯⋯⋯⋯⋯⋯⋯⋯555
筋注投与⋯⋯⋯⋯⋯⋯⋯⋯⋯⋯44
筋ホスホフルクトキナーゼ欠損症⋯595

く

区域麻酔法⋯⋯⋯⋯⋯⋯⋯⋯⋯173
　　──の原則⋯⋯⋯⋯⋯⋯180
　　──，手術後疼痛管理としての⋯257
空間占拠性病変⋯⋯⋯⋯⋯⋯⋯262
空気塞栓⋯⋯⋯⋯⋯⋯⋯⋯⋯⋯269
クエン酸中毒⋯⋯⋯⋯⋯⋯⋯⋯507
クエン酸ナトリウム⋯⋯⋯⋯⋯650
駆血帯⋯⋯⋯⋯⋯⋯⋯⋯⋯⋯⋯473
くも指症⋯⋯⋯⋯⋯⋯⋯⋯549, 589
グライドスコープ⋯⋯⋯⋯⋯⋯126
グラスゴーコーマスケール⋯⋯508
クリオプレシピテート⋯⋯⋯⋯425
グリコピロレート⋯⋯⋯⋯⋯⋯97
クリンダマイシン⋯⋯⋯⋯⋯⋯654
グルコン酸カルシウム⋯⋯⋯⋯654
クレチン病⋯⋯⋯⋯⋯⋯⋯⋯⋯561
クロキサシリン⋯⋯⋯⋯⋯⋯⋯654
クロニジン⋯⋯⋯⋯⋯62, 100, 179
クロロプロカイン⋯⋯⋯⋯⋯⋯177

け

経口投与⋯⋯⋯⋯⋯⋯⋯⋯⋯⋯45
経静脈区域麻酔⋯⋯⋯⋯⋯176, 197
経食道心エコー⋯⋯⋯⋯⋯⋯⋯428
形成外科手術⋯⋯⋯⋯⋯⋯⋯⋯343
頸椎損傷⋯⋯⋯⋯⋯⋯⋯⋯⋯⋯511
軽度外傷⋯⋯⋯⋯⋯⋯⋯⋯⋯⋯522
経鼻気管挿管⋯⋯⋯⋯⋯⋯109, 325
経鼻的胃管⋯⋯⋯⋯⋯⋯⋯⋯⋯20

703

索 引

経鼻的気管チューブ挿入法⋯⋯⋯111
経皮的酸素分圧⋯⋯⋯⋯⋯⋯⋯19
経皮的酸素飽和度⋯⋯⋯⋯⋯⋯19
経皮内視鏡下胃瘻造設術⋯⋯⋯540
頸部奇形腫⋯⋯⋯⋯⋯⋯⋯⋯355
頸部腫瘤⋯⋯⋯⋯⋯⋯⋯⋯⋯355
頸部伸展位⋯⋯⋯⋯⋯⋯⋯⋯347
外科的気道確保⋯⋯⋯⋯⋯⋯662
ケタミン⋯⋯⋯⋯⋯60, 100, 650
血圧⋯⋯⋯⋯⋯⋯⋯⋯⋯⋯⋯140
　――正常値⋯⋯⋯⋯⋯⋯⋯⋯31
血液生化学検査値⋯⋯⋯⋯⋯38
血液量⋯⋯⋯⋯⋯⋯⋯⋯⋯⋯32
血管骨過形成⋯⋯⋯⋯⋯⋯⋯584
血管骨肥大症⋯⋯⋯⋯⋯⋯⋯548
血管作動性腸管ペプチド⋯⋯387
血管性浮腫⋯⋯⋯⋯⋯⋯⋯⋯548
血管輪離断⋯⋯⋯⋯⋯⋯⋯⋯441
欠指⋯⋯⋯⋯⋯⋯⋯⋯⋯⋯⋯564
血漿交換療法⋯⋯⋯⋯⋯⋯⋯395
血小板無力症⋯⋯⋯⋯⋯571, 619
結節性硬化症⋯⋯⋯⋯⋯⋯⋯622
結節性多発動脈炎⋯⋯⋯558, 604
血栓性血小板減少性紫斑病⋯593, 620
血糖⋯⋯⋯⋯⋯⋯⋯⋯⋯⋯⋯148
　――値⋯⋯⋯⋯⋯⋯⋯⋯⋯232
血友病⋯⋯⋯⋯⋯⋯⋯⋯⋯⋯230
ケトアシドーシス⋯⋯⋯⋯⋯232
ケルブム症⋯⋯⋯⋯⋯⋯⋯⋯557
原因不明性組織球増殖症⋯⋯576
限外濾過⋯⋯⋯⋯⋯⋯⋯⋯⋯425
ゲンタマイシン⋯⋯⋯⋯⋯⋯654

こ

コアラ熊症候群⋯⋯⋯⋯⋯⋯560
抗悪性腫瘍薬⋯⋯⋯⋯⋯⋯⋯236
口蓋垂心顔症候群⋯⋯⋯⋯⋯624
口蓋裂⋯⋯⋯⋯⋯⋯⋯⋯343, 564
　――に関連した症候群⋯⋯344
口顔面指症候群⋯⋯⋯⋯⋯⋯601
咬筋攣縮⋯⋯⋯⋯⋯⋯⋯⋯⋯220
口腔粘膜投与⋯⋯⋯⋯⋯⋯⋯45
高血圧⋯⋯⋯⋯⋯⋯⋯⋯⋯⋯492
高血糖⋯⋯⋯⋯⋯⋯⋯⋯⋯⋯35
　――症⋯⋯⋯⋯⋯⋯⋯⋯⋯167
膠原病⋯⋯⋯⋯⋯⋯⋯⋯⋯⋯558

好酸球性肉芽腫⋯⋯⋯⋯566, 576
高浸透圧性高血糖性非ケトン性昏睡⋯519
口唇裂⋯⋯⋯⋯⋯⋯⋯⋯343, 564
硬性気管支鏡⋯⋯⋯⋯⋯⋯⋯661
硬性食道鏡検査⋯⋯⋯⋯⋯⋯319
抗線溶療法⋯⋯⋯⋯⋯⋯⋯⋯459
光束柄スタイレット挿管法⋯⋯127
後側弯症⋯⋯⋯⋯⋯⋯⋯⋯⋯476
　――の病態生理⋯⋯⋯⋯⋯477
硬直⋯⋯⋯⋯⋯⋯⋯⋯⋯⋯⋯249
鋼鉄の顎⋯⋯⋯⋯⋯⋯⋯73, 214
喉頭⋯⋯⋯⋯⋯⋯⋯⋯⋯⋯⋯20
喉頭蓋炎⋯⋯⋯⋯⋯⋯⋯⋯⋯321
後頭蓋窩手術⋯⋯⋯⋯⋯⋯⋯279
喉頭気管気管支炎⋯⋯⋯⋯⋯324
喉頭気管食道裂⋯⋯⋯⋯⋯⋯315
喉頭鏡⋯⋯⋯⋯⋯⋯⋯⋯⋯⋯105
　――検査⋯⋯⋯⋯⋯⋯⋯⋯312
喉頭痙攣⋯⋯⋯⋯⋯⋯28, 102, 248
　――アルゴリズム⋯⋯⋯⋯104
喉頭展開⋯⋯⋯⋯⋯⋯⋯⋯⋯20
喉頭軟化症⋯⋯⋯⋯⋯⋯⋯⋯315
喉頭乳頭腫⋯⋯⋯⋯⋯⋯⋯⋯316
広範外傷⋯⋯⋯⋯⋯⋯⋯⋯⋯501
広範頭蓋顔面再建手術⋯⋯⋯352
後鼻孔閉鎖⋯⋯⋯⋯⋯⋯⋯⋯297
高非抱合ビリルビン血症⋯⋯36
高頻度振動換気法⋯⋯⋯⋯27, 369
後方脊椎固定⋯⋯⋯⋯⋯⋯⋯478
硬膜外血腫⋯⋯⋯⋯⋯⋯⋯⋯673
硬膜外無痛分娩⋯⋯⋯⋯⋯⋯670
高マグネシウム血症⋯⋯⋯⋯36
抗利尿ホルモン不適合分泌症候群⋯⋯279
股関節造影⋯⋯⋯⋯⋯⋯⋯⋯475
呼気終末二酸化炭素分圧⋯140, 418
呼気終末陽圧⋯⋯⋯⋯⋯⋯⋯25
呼吸運動⋯⋯⋯⋯⋯⋯⋯⋯⋯22
呼吸器系⋯⋯⋯⋯⋯⋯⋯⋯⋯19
　――の解剖⋯⋯⋯⋯⋯⋯⋯19
呼吸筋⋯⋯⋯⋯⋯⋯⋯⋯⋯⋯24
呼吸停止⋯⋯⋯⋯⋯⋯⋯633, 673
呼吸モニター⋯⋯⋯⋯⋯⋯⋯634
極低出生体重児⋯⋯⋯⋯15, 643
鼓室形成術⋯⋯⋯⋯⋯⋯⋯⋯310
骨化石症⋯⋯⋯⋯⋯⋯⋯545, 601
骨幹端異形成⋯⋯⋯⋯⋯⋯⋯607

日本語索引

骨形成不全症……………………601
骨消失病…………………………573
骨髄針穿刺ドリル…………………45
骨髄内注射………………………154
骨髄内投与…………………………45
骨脆弱症…………………………601
コデイン……………………………64
鼓膜切開・チューブ留置（M&T）…308
ゴム様皮膚………………………564
コリンエステラーゼ拮抗薬………77
困難気道アルゴリズム……………123
困難気道症………………………121
　　──の抜管…………………133

さ

細菌性気管炎……………………327
再クラーレ化………………69, 76, 79
鰓耳腎症候群……………………553
最小肺胞濃度………………………47
最大許容出血量…………………162
臍帯結紮……………………………33
臍帯早期結紮……………………644
臍帯遅延結紮……………………644
臍帯ヘルニア……………………380
細胞外液……………………………37
細胞内液……………………………37
サークルシステム………………135
鎖骨上到達法……………………195
坐骨神経ブロック………………196
左心低形成症候群………………453
サーミスタ・プローブ…………140
左右短絡病態……………………421
サルブタモール…………………655
酸塩基平衡異常…………………491
三心房心…………………………450
三尖弁閉鎖症……………………456
酸素………………………………53
　　──中毒………………………53
　　──飽和度低下発作…………451
　　──輸送………………………33
酸素化予備能指標………………139
霰粒腫切除………………………292

し

ジアゼパム………………57, 99, 650
　　──シロップ…………………290

ジェット換気……………………661
歯科矯正器具……………………338
視覚誘発電位……………………295
歯科の麻酔………………………333
歯牙保護具………………………106
歯間鋼線除去……………………350
弛緩性皮膚………………………562
色素性腎蕁麻疹…………………591
糸球体濾過率…………………38, 46
仕切り症候群……………………518
死腔量……………………………25
ジクロフェナク……………………81
自己血輸血……………………164, 508
自己調節鎮痛法…………………255
歯式………………………………334
シスアトラクリウム………………76
歯槽骨移植………………………348
持続灌流法………………………435
持続仙骨麻酔……………………186
持続大腿神経ブロック…………195
持続注入硬膜外麻酔……………188
持続的気道内陽圧呼吸……………24
自動体外式除細動器……………642
自発呼吸…………………………312
耳鼻咽喉科手術…………………297
脂肪肉芽腫症…………………568, 587
シメチジン………………………650
ジメンヒドリナート……………653
ジャクソン・リース回路………136
若年性関節リウマチ……………618
若年性重症筋無力症……………394
若年性硝子線維腫症……………580
斜視手術…………………………289
従圧式人工換気…………………138
周期性四肢麻痺…………………602
周期性の呼吸………………………23
周産期……………………………15
周術期の輸液管理………………156
重症筋無力症……………………393
重症大動脈狭窄…………………453
重症地中海貧血…………………619
銃創………………………………521
重炭酸ナトリウム………………216
周麻酔期看護師……………………7
従量式人工換気…………………138
手術前の輸液……………………154

705

索引

出血性毛細管拡張症 601, 619
出血の評価 162
出血量節減 164
術後回復室 245
——からの退室基準 246
——での合併症 248
術後管理 14, 245
術後喘鳴 248
術後早期回復 96
術後疼痛管理 175, 257
術後の嘔気・嘔吐 63, 249
——予防 653
術前経口摂取指示 91
術前経口摂取制限時間 93
術前血液検査 95
術前自己血保存法 480
術前評価 85
術中火災防止 289
術中の急性等容量性血液希釈法 480
術野血液回収装置 166
腫瘍崩壊症候群 236
循環式麻酔回路 135
消化管内視鏡下検査 539
小冠動脈アテローム性動脈硬化症変化 238
笑気鎮痛法 340
上気道炎 28
上気道感染症 201
上室性頻脈 637
静注投与 43
小児グラスゴーコーマスケール 508
小児困難気道症 122
——の標準的管理 122
小児侵襲的神経放射線治療 284
小児二次救命処置法 633
小児麻酔 1
——回路 133
——に関連した解剖学 15
——に関連した生理学 15
——の基礎 9
——の基本 3
——の心構え 1
——の薬理学 43
静脈カニューレの挿入 151
静脈穿刺 151
静脈麻酔薬 56

静脈輸液管理 151
小妖精顔貌症症候群 565, 630
食道鏡検査 312
食道閉鎖 372
——症 372
除細動 639
徐脈 98
腎移植 497
心移植患児 238
腎機能低下 490
心筋抑制 177
神経芽細胞腫 387
神経筋接合部遮断薬 68
神経細胞アポトーシス 263
神経静穏薬 63
神経節細胞腫 387
神経線維腫症 626
神経毒性 45
腎血流量 38
人工心肺離脱前 430
進行性化骨性線維異形成 569, 596
進行性長管骨骨幹形成不全 554
人工内耳埋め込み術 310
人工鼻 136, 666
心室細動 637
心室性頻脈 637
心室中隔欠損 450
侵襲的神経放射線検査 261
心手症候群 577
真正コリンエステラーゼ 70
新生児一過性呼吸窮迫症候群 22
新生児壊死性腸炎 385
新生児黄疸 37
新生児呼吸窮迫症候群 23
新生児腎機能 38
新生児蘇生 643
新生児低血糖症（顕性） 599
新生児の心血管系 30
新生児の腸閉鎖 384
新生児肺の換気血流比 26
振戦 249
新鮮凍結血漿 162, 163
心臓移植 457
心臓 MRI 検査 534
——の麻酔 465
心臓カテーテル検査 460

706

日本語索引

心臓外科手術…417
心臓の損傷…515
迅速導入…114
腎損傷…514
心タンポナーデ…515
心聴覚症候群…555
心電図…140
心毒性…236
心嚢血腫…515
心肺移植…458
心肺症候群…303
心肺蘇生後昏睡…642
心肺蘇生法…633
　　──（小児）…638
腎不全…490
心房中隔欠損…448
心房内側副トンネル…454
心膜の損傷…515
心理的準備…10

す

推定血液量…507
推定循環血液量…166
水頭症…18, 270
水分電解質バランス…34
睡眠検査…302
頭蓋咽頭腫…280
頭蓋骨癒合症…272
頭蓋内圧…17, 261
　　──調節…266
　　──モニター…510
頭蓋内腫瘍…277
頭蓋内生理・病態生理…261
頭蓋内盗血現象…261
スガマデクス…69, 78, 652, 698
スキサメトニウム…69, 72, 220, 651, 652
スコポラミン…97
スリップジョイント…108

せ

整形外科手術…473
正常循環血液量…33
正常心拍数…30
性腺形成不全…573, 622
精巣固定術…411
精巣捻転…402

正中裂顔症候群…592
声門下狭窄…327
声門下血管腫…315
声門下浮腫…248
声門上感染…321
声門上器具…116
生理的黄疸…36
生理的貧血…34
脊髄幹麻酔法…669
脊髄くも膜下・硬膜外併用…678
脊髄くも膜下麻酔…182
脊髄形成異常症…274
脊髄係留…283
脊髄腫瘍…283
脊髄髄膜瘤…274
脊髄損傷…511
脊椎骨切り術…485
赤血球濃厚液…162, 163
舌小帯離断術…409
舌内投与…44
セファゾリン…653
セフロキシム…654
セボフルラン…49, 120, 122, 169, 249
遷延性無呼吸…224
浅頸神経叢ブロック…193
穿孔性眼外傷…293
前行性健忘…99
仙骨硬膜外腔モルヒネ投与…185
仙骨麻酔…183
　　──1回注入法…186
前縦隔腫瘍…391
線状皮脂母斑…613
全静脈麻酔…66
　　──法…169
全身性エリテマトーデス…558
全脊椎麻酔…669
喘息…205
選択的脊髄神経後根切断術…284
先天性異常筋緊張症…601
先天性横隔膜ヘルニア…369, 681
先天性眼顔面麻痺…593, 600
先天性 QT 延長症候群…580
先天性筋硬直症…596
先天性筋無緊張症…546
先天性筋無力症候群…394
先天性甲状腺機能低下症…561

索引

先天性喉頭気管食道裂 377
先天性心疾患 417
　──の診断 417
先天性心ブロック 559
先天性石灰化軟骨異形成 560
先天性嚢胞 315
先天性肺分画症 681
先天性肺葉性肺気腫 366
先天性肥厚性幽門狭窄症 378
先天性膜様狭窄 315
先天性無痛無汗症 559
尖頭合指症 544, 549
尖頭多合指症 544, 555
前投薬 57, 96, 264, 424, 649
前腕骨折 475

そ

造影剤に対する反応 536
挿管困難症 121
臓器移植 237, 402
早期結紮 34
臓器提供者の管理 403
爪・膝蓋骨症候群 598
巣状皮膚形成不全 569
双胎間輸血レーザー凝固 681
総動脈幹症 456
総肺気量 25
総肺静脈還流異常 449
僧帽弁裂 449
早老症 606
足関節部ブロック 197
側頭葉切除術 282
鼠径ヘルニア修復術 410
ソラマメ中毒症 568

た

体液の構成 37
体温調節 510
体温保持 40, 150
体温モニタリング 149
体外式膜型人工肺 369
体外循環中 430
大血管損傷 515
大血管転位 452
大後頭神経ブロック 193
第3・4鰓弓/咽頭嚢症候群 562

胎児アルコール中毒症候群 569
胎児顔面症候群 610
胎児手術 680
胎児循環 28
胎児の心血管系 28
胎児ヘモグロビン 227
代謝 34
代謝性アシドーシス 155
体重増加不良 418
体性感覚誘発電位 263, 480
大腿骨骨折 476
大腿神経ブロック 195
大腿動脈カニューレ挿入 144
大腸内視鏡検査 540
大動脈弓離断 446
大動脈狭窄 453
大動脈縮窄切除 443
　──後症候群 445
体内水分量 37
胎盤補助気道管理 357
胎便性イレウス 207, 384
大理石骨病 545
大量輸血 164, 506
　──プロトコル 164
ダウノマイシン 236
ダウン症候群 210
多形性紅斑 567, 617
多血症 420
脱水 155
脱分極性筋弛緩薬 69, 72
多嚢胞腎 604
多発性関節拘縮症 550
多発性内分泌腫瘍II型 614
多発性内分泌腺腫症 594, 628
　──第II型 614
多発性翼状片症候群 567
ダブルバースト刺激 693
ダブルルーメンチューブ 369, 395
胆汁うっ滞 382
胆道閉鎖症 382
ダントロレン 215
　──静注 213
弾力線維性偽黄色腫 573, 607

ち

チアノーゼ性心疾患 419

日本語索引

遅延結紮……………………………32
チオペンタール………………61, 650
縮れ毛病……………………………592
窒息性胸部ジストロフィー………581
中鎖アシル CoA 脱水素酵素欠損症……592
中心静脈圧……………………142, 520
中心静脈ライン……………………44
虫垂炎………………………………401
中枢神経系…………………………16
中胚葉異形成………………………566
腸骨鼠径・腸骨下腹神経ブロック……190
腸重積………………………………401
調節補助呼吸………………………312
超低出生体重児………………15, 643
超低体温循環停止法………………435
直型ブレード………………………106
直視下頭蓋骨切断術………………273
直接ビリルビン（抱合型）………37
直腸内投与…………………………45
治療的心臓カテーテル法…………462
鎮痛の狭間…………………………252

て

帝王切開……………………………669
低カルシウム血症……………36, 520
低血圧麻酔法………………………268
低血糖………………………………35
――症………………………………167
低酸素血症………………………33, 98
低酸素性肺血管収縮………………28
低出生体重児…………………15, 643
低体温………………………………644
低マグネシウム血症………………36
デキサメタゾン……248, 250, 653, 654
適正喉頭外圧迫操作…………106, 115
デクスメデトミジン……62, 100, 249, 650
デスフルラン………………………52
デスモプレシン………231, 280, 657
テタヌス刺激後カウント………71, 693
テトラカイン………………………655
デュシェンヌ型筋ジストロフィー
………………………………220, 563
てんかんの手術……………………282
電気生理学的検査…………………463
電撃傷………………………………518
点状骨端軟骨異形成………………560

と

トゥイッチ……………………71, 692
――回数………………………71, 692
糖原病………………………………572
――第 I 型……………………………625
――第 II 型……………………………605
――第 III 型……………………………569
――第 IV 型……………………………547
――第 V 型……………………………591
――第 VII 型……………………………595
――第 VIII 型……………………………576
橈骨動脈カニューレ挿入…………143
疼痛閾値……………………………16
疼痛管理………………………245, 251
糖尿病………………………………232
――ケトアシドーシス……………233
――を伴った脂肪萎縮……………587
頭部外傷……………………………508
頭部支持固定装置…………………295
動脈管開存症………………………440
動脈管結紮…………………………438
動脈血酸素分圧……………19, 23, 26
動脈血酸素飽和度…………………19
動脈血二酸化炭素分圧………23, 418
ドキソルビシン……………………236
特異的エステラーゼ………………70
特発性血小板減少性紫斑病………579
突然心肺停止………………………442
ドパミン……………………………654
ドブタミン…………………………654
トラネキサム酸……………………657
トラマドール……………………81, 254
トリソミー…………………………621
――21………………………………210
ドロペリドール……………………63

な

内頸静脈カニューレ挿入…………145
内視鏡下手術………………………361
内視鏡下頭蓋骨切断術……………273
内視鏡検査…………………………312
内臓嚢胞脳奇形……………………591
内反足………………………………475
ナトリウム喪失型…………………491
ナトリウム蓄積型…………………492
ナロキソン…………………67, 283, 653

709

索引

軟骨外胚葉 566
軟骨形成不全症 544

に

二次救命処置 633, 640
二次孔欠損 448
ニトログリセリン 654
ニトロプルシド 268, 655
乳児巨人症 552
乳児性筋萎縮症 546, 628
乳児二本指胸骨圧迫法 639
乳児両手包み込み式胸骨圧迫法 639
乳様突起削開術 310
尿検査 95
尿道下裂嚥下障害症候群 600
尿道下裂修復術 490
尿量 142

ね

ネオスチグミン 69, 77, 652
猫鳴き症候群 561
熱傷 516
　　――後の再建手術 350
　　――ドレッシング交換 520
ネマリン桿ミオパチー 598
年齢区分 15

の

脳肝腎症候群 556
脳外科の麻酔 261
脳血管系の自動調節能 261
脳血流 17
　　――量 265
濃厚血小板浮遊液 162
脳酸素消費量 262
脳死 403
脳室周囲白質軟化症 18
脳室内出血 17
脳性巨人症 616
脳性麻痺 222
脳脊髄液 17
　　――シャント 270
ノーウッド手術 454
脳動脈造影 535
嚢胞性線維症 207
嚢胞性ヒグローマ 355

嚢胞性リンパ管腫 355
脳瘤 274
ノルアドレナリン 654

は

肺移植 458
　　――患児 238
肺うっ血 492
肺界面活性剤（サーファクタント） 27
肺機能検査 27
肺気量 25
肺血管抵抗 417
肺血管閉塞性疾患 450
肺血流 26
　　――量の減少 418
　　――量の増加 418
肺高血圧発作 420
肺循環 32
肺損傷 515
肺動脈絞扼術 447
肺毒性 237
バイトブロック 480
ハイドロコドン 65
肺閉鎖量 26
肺胞換気 26
肺胞気-動脈血酸素分圧較差 26
肺胞気-動脈血窒素分圧較差 26
肺脈管閉塞性病変 32
肺容量維持 23
白質萎縮症 587
白内障手術 291
パークベンチ体位 280
バクロフェン 223
播種状紅斑狼瘡 588
播種性血管内凝固 507
発育遅延 418
抜管後喘鳴 105
パルスオキシメータ 138
ハロタン 52
パンクロニウム 76
バンコマイシン 654
反復再筋弛緩 79
反復麻酔 204
半閉鎖循環式麻酔回路 135

710

日本語索引

ひ

鼻咽頭腫瘍	299
日帰り麻酔	168
皮下投与	44
非可燃性気管チューブ	317
鼻腔内投与	45
腓骨筋萎縮	556
皮質脳波検査	282
皮質盲	363
ビショップスコア	675
非ステロイド性抗炎症薬	80
非脱分極性筋弛緩薬	69, 74
ビタミンK欠乏出血	95
ビーチチェア体位	280
非定型的血漿コリンエステラーゼ	224
ビデオ補助下胸部手術	364
脾摘出術	396
非特異的コリンエステラーゼ	70
ヒドララジン	654
ヒドロコドン	254
ヒドロコルチゾンコハク酸エステル ナトリウム	654
ヒドロモルフォン	254
皮内投与	44
泌尿器科検査	489
泌尿器科手術	489
皮膚局所麻酔薬	97
皮膚筋炎	558, 562
皮膚粘膜硝子変性症	578, 623
皮膚粘膜リンパ腺症候群	583
非閉塞性水頭症	18
肥満細胞症候群	591
肥満児	211
びまん性体幹被角血管腫	567
肥満度	212
表皮水疱症	566
ビリルビン代謝	36
鼻涙管のブジー手術	292
貧血	225

ふ

ファイバー喉頭鏡検査	313
ファロー四徴症	451
ファロー発作	451
フィゾスチグミン	69
フェニトイン	655

フェニルケトン尿症	603
フェニレフリン	654
フェノキシベンザミン	654
フェノバルビタール	655
フェンタニル	66, 651
フェントラミン	654
フォンウィルブラント病	231
フォンタン手術	455
不感水分喪失	155
腹臥位症例	483
副腎性器症候群	544
副腎白質萎縮症	587
副腎白質ジストロフィー	544
腹部手術	359
腹壁破裂	380
服薬ゼリー	92
ブドウ糖代謝	34
ブピバカイン	177, 655
部分肺静脈還流異常	449
プラズマフェレーシス	395
ブラード喉頭鏡	127
フルストマック	264, 360
フルマゼニル	61
フルルビプロフェン	81, 254
ブレオマイシン	53
プロカインアミド	654
プロスタグランジンE₁	654
フロセミド	103, 655
プロタミン	431
プロプラノロール	654
プロポフォール	57, 169, 650, 651
——注入症候群	59
ブロメージスコア	679
分岐鎖ケトン尿症	584, 589

へ

平衡電解質液	39, 157
閉鎖性四肢骨折	475
閉塞隅角緑内障	288
閉塞性水頭症	18
閉塞性睡眠時無呼吸	301, 302, 615
ペインスコア	251
ベクロニウム	75, 651, 652
ペチジン	249
ベツォルト・ヤーリッシュ反射	364
ベックウィズ・ウィーデマン症候群	380

索引

ヘパリン原性血小板減少症⋯⋯⋯145
ヘパリンブリッジング⋯⋯⋯⋯424
ヘモグロビン⋯⋯⋯⋯⋯⋯⋯225
——測定⋯⋯⋯⋯⋯⋯⋯⋯95
ベラパミル⋯⋯⋯⋯⋯⋯⋯655
ヘリウム⋯⋯⋯⋯⋯⋯⋯⋯54
ヘリング・ブロイエル反射⋯⋯⋯23
片耳胸壁聴診器⋯⋯⋯⋯⋯1, 140
ベンジルアルコール⋯⋯⋯⋯168
ベンジルペニシリン⋯⋯⋯⋯654
片側性小顔面⋯⋯⋯⋯⋯⋯572
ベンゾジアゼピン拮抗薬⋯⋯⋯61
ベンチュリーアダプター⋯⋯⋯318
扁桃周囲膿瘍（扁桃膿瘍）⋯⋯307
扁桃摘出後出血⋯⋯⋯⋯⋯305
偏半フォンタン手術⋯⋯⋯⋯454

ほ

防御圧⋯⋯⋯⋯⋯⋯⋯⋯359
房室中隔欠損症⋯⋯⋯⋯⋯451
放射線治療⋯⋯⋯⋯⋯⋯536
ポストテタニックカウント法⋯⋯71
ホスフェニトイン⋯⋯⋯⋯223
ホモシスチン尿症⋯⋯⋯⋯577
ポルフィリン症⋯⋯⋯⋯⋯605

ま

マウスガード⋯⋯⋯⋯⋯⋯106
マグネシウム代謝⋯⋯⋯⋯36
麻酔科医の役割⋯⋯⋯⋯⋯12
麻酔ガスの加湿⋯⋯⋯⋯⋯135
麻酔記録⋯⋯⋯⋯⋯⋯⋯148
麻酔前投薬⋯⋯57, 96, 264, 424, 649
麻酔中の患者モニタリング⋯⋯138
麻酔中の調節呼吸⋯⋯⋯⋯136
麻酔導入⋯⋯⋯⋯⋯⋯⋯264
マスク麻酔⋯⋯⋯⋯⋯⋯101
マッキントッシュ型ブレード⋯⋯106
マックグラース⋯⋯⋯⋯⋯125
麻薬拮抗薬⋯⋯⋯⋯⋯⋯67
麻薬持続注入⋯⋯⋯⋯⋯254
麻薬類⋯⋯⋯⋯⋯⋯⋯63, 100
マルチビュースコープ⋯⋯⋯125
慢性肉芽腫⋯⋯⋯⋯⋯⋯557
慢性非化膿性皮下脂肪層炎⋯⋯628
マンニトール⋯⋯⋯⋯⋯655

マンノース症⋯⋯⋯⋯⋯⋯589

み

未熟児網膜症⋯⋯⋯18, 53, 294
ミダゾラム⋯⋯⋯56, 99, 650, 651
ミダゾラム／ケタミン混合⋯⋯650
ミトコンドリア筋症⋯⋯⋯⋯221
耳の手術⋯⋯⋯⋯⋯⋯⋯308
ミルリノン⋯⋯⋯⋯⋯⋯654

む

無 α-リポタンパク血症⋯⋯547, 619
無アルブミン血症⋯⋯⋯⋯547
無汗性外胚葉性異形成⋯⋯549, 557
無呼吸酸素化⋯⋯⋯⋯⋯317
無呼吸低呼吸指数⋯⋯⋯⋯302
無呼吸発作⋯⋯⋯⋯⋯24, 166
ムコ多糖類症⋯⋯⋯⋯⋯594
——第ⅠＨ型⋯⋯⋯⋯578
——第ⅠＳ型⋯⋯⋯⋯612
——第Ⅱ型⋯⋯⋯⋯⋯577
——第Ⅲ型⋯⋯⋯⋯⋯611
——第Ⅳ型⋯⋯⋯⋯⋯593
——第Ⅵ型⋯⋯⋯⋯⋯590
——第Ⅶ型⋯⋯⋯⋯⋯593
ムコリピド症⋯⋯⋯⋯⋯579
無収縮⋯⋯⋯⋯⋯⋯⋯637
無痛分娩⋯⋯⋯⋯⋯⋯⋯668
——の方法⋯⋯⋯⋯⋯672
無脾症候群⋯⋯⋯⋯⋯⋯550
無脈性電気的活動⋯⋯⋯⋯637

め

迷走神経性遮断薬⋯⋯⋯⋯97
メチルプレドニゾロン⋯⋯⋯654
メチルマロニル補酵素Ａ転位酵素欠損症
⋯⋯⋯⋯⋯⋯⋯⋯592
メッケル憩室⋯⋯⋯⋯⋯401
メディカルコンサルタント⋯⋯403
メトクロプラミド⋯⋯⋯650, 653

も

蒙古症⋯⋯⋯⋯⋯⋯⋯562
網膜芽腫⋯⋯⋯⋯⋯⋯⋯295
網膜血管増殖⋯⋯⋯⋯⋯18
網膜電図検査法⋯⋯⋯⋯295

日本語索引

網膜剝離 ……………………………………18
　——治療 ………………………………291
盲目的経鼻挿管 ………………………128
もやもや病 ……………………………594
モルヒネ ……………64, 254, 651, 652

や

薬物代謝 ………………………………46
薬物分布 ………………………………46
火傷 ……………………………………516

ゆ

輸液 ……………………………………641
　——，手術前の ………………154
　——投与 ………………………………148
　——療法 ………………………………503
輸血 …………………………160, 268
　——療法 ………………………………503
　——の適応 ………………………506

よ

溶血尿毒症症候群 ………………575
用手換気 ………………………………136
葉状魚鱗癬 ……………………………584
妖精症 …………………………………586
腰部胸部硬膜外麻酔 …………187
予防的抗菌薬投与 ………………341
四連刺激 ………………………………71

ら

ラテックスアレルギー ………208
ラニチジン ……………………………650

ラプラスの法則 ……………………419
ラリンジアルマスク …………116, 126

り

リウマチ様関節炎 ………………608
リーク音 ………………………………107
リドカイン ……………176, 654, 655
　——ショック …………………177
両方向性グレン手術 …………454
緑内障手術 ……………………………291
リン脂質蓄積症 ……………………570
輪状甲状間膜切開 …131, 325, 329, 660
輪状軟骨圧迫法 ……………………115
輪状軟骨前方切開術 …………329

れ

レーザー手術 ………………………317
レボブピバカイン ………………177
レミフェンタニル ………………66, 651

ろ

瘻孔挿管防止 ………………………375
ロクロニウム ………74, 651, 652, 694
肋間神経ブロック ………………189
肋骨 ……………………………………21
ロピバカイン ………………177, 655
ロラゼパム …………………100, 650

わ

ワクチン接種が麻酔に及ぼす影響 ……203
ワゴスチグミン ……………………698
腕神経叢ブロック ………………194

索引

● 外国語索引 ●

A

α_2 受容体作動薬 ･･･････････････62
α-マンノシドーシス ････････････546
A-aDN$_2$ ･･･････････････････････26
A-aDO$_2$ ･･･････････････････････26
ACS ････････････････････････････226
ACT（activated clotting time）･･････429
Adrenogenital 症候群 ･･･････････544
AED（automated external defibrillator）
･･････････････････････････････････642
AHI（Apnea Hypopnea Index）･･････302
Aicardi 症候群 ･･･････････････････544
Alagille 症候群 ･･･････････････････545
Albers-Schönberg 病 ･･･････････545
Albright 遺伝性骨形成異常症 ･･･････546
Albright-Butler 症候群 ･･･････････545
Aldrich 症候群 ･･･････････････････546
Alexander 病 ･･････････････546, 587
Alport 症候群 ･･･････････････････546
ALS ････････････････････････････525
Alström 症候群 ･･････････････････546
Analgesic Gap ･･････････････････252
Andersen 症候群 ･･････････････547
Andersen 病（糖原病第Ⅳ型）･････547
Angelman 症候群 ･･･････････････548
Antley-Bixler 症候群 ･･･････････549
Apert 症候群 ･･･････････････････549
Arima 症候群 ･･･････････････････549
ASD ････････････････････････････448
Asplenia 症候群 ･･･････････････550
AVSD（atrioventricular septal defect）
･･････････････････････････････････451

B

β-glucuronidase 欠損症 ･･････593
Bardet-Biedl 症候群 ･･･････････550
Bartter's 症候群 ･･････････････551
Beare-Stevenson 症候群 ･･･････551
Bechwith-Wiedemann 症候群 ･････552
Becker 症候群 ･･･････････････････551
Beckwith 症候群 ･･･････････････552
Behçet 症候群 ･･･････････････････552
Berardinelli-Seip 症候群 ･･･････587
Bier ブロック ･･･････････････････197

Binder 症候群 ･･･････････････････552
BiPAP ･･････････････････････････378
BIS モニター ･･････････････50, 141
Blackfan-Diamond 症候群 ･･･････553
Blalock-Taussig 手術 ･･･････････446
Bland-White-Garland 症候群 ･････553
BLS ････････････････････････････525
BOR（Branchio-Oto-Renal）症候群 ･････553
Bowen 症候群 ･･････････････553, 556
BPD ････････････････････････････26
Brachmann-de Lange 症候群 ･････553
Brugada 症候群 ･･･････････････554

C

Camurati-Engelmann 病 ･････････554
Canavan 病 ･･･････････････554, 587
Cantrell 五徴症 ･･････････････････554
Carcinoid 腫瘍 ･･････････････････555
Cardioauditory 症候群 ･････････555
Cardioversion ･･････････････････464
Carpenter 症候群 ･････････････555
Catch 22 症候群 ･････････････556, 562
CBF ･･･････････････････････17, 265
Central core 病 ･････････････････555
cerebral arteriography ･･･････････535
Cerebrohepatorenal 症候群 ･････556
CF（cystic fibrosis）･･････････････207
Charcot-Marie-Tooth 症候群 ･････556
CHARGE association ･････････298, 556
CHD（congenital heart disease）･･････417
──の診断 ･･････････････････417
Chédiak-Higashi 症候群 ･･･････556
Chotzen 症候群 ･･･････････････557
Christ-Siemens-Touraine 症候群 ･････557
CINCA 症候群 ･･･････････････････558
CMRO$_2$ ･････････････････････････262
CoA ････････････････････････････443
Cockayne 症候群 ･････････････558
compartment syndrome ･･･････474, 518
Conradi 症候群 ･･･････････････560
Cooley 貧血 ･･･････････････････619
Cori 病 ･･････････････････････････560
Cornelia de Lange 症候群 ･･･････560
Costello 症候群 ･･･････････････560
CPAP ･･････････････････････････24
CP（cerebral palsy）･･････････････222

714

外国語索引

CPR（cardiopulmonary resuscitation）
··633
critical AS··453
Crouzon 症候群································561
CSEA··678
CSF··17
CT（computed tomography）···········527
CTT··661
Cutis laxa··562
CV··26
CVCI ガイドライン································662
CVP································142, 520
──ライン································497
CVS··28
CYP2D6································64, 65, 81
CYP3A4································65

D

Dandy-Walker 症候群································562
DBS··693
Deletion 9p 症候群································562
DIC（disseminated intravascular
coagulation）································507
DiGeorge 症候群································36, 562
division of "tongue-tie"································409
Donohue 症候群································562, 586
Dutch-Kentucky 症候群···········563, 621

E

EA··372
EBV································166, 507
ECF··37
ECMO································369, 661
Edwards 症候群································564
EEC 症候群································564
Ehlers-Danlos 症候群································564
Eisenmenger 症候群································565
Elfin facies 症候群································565
Ellis-van Creveld 症候群································566
Emery-Dreifuss 型································220
EMLA（eutectic mixture of local
anesthetics）································97, 650
ERAS（enhanced recovery after
surgery）································96
Escobar 症候群································567
Eulenburg 周期性麻痺································567, 601

EXIT（ex utero intrapartum treatment）
··357, 681, 684

F

Fanconi 症候群································568
FESS··300
Fetal alcohol 症候群································569
fetal face syndrome································610
FFP································162, 163
Forced Oscillometry 法································28
FRC································22, 28, 137
Freeman-Sheldon 症候群································569
Friedreich 失調症································570

G

G 症候群································600
G-6-PD（glucose-6-phosphate
dehydrogenase）欠損症···········568, 571
Galen 静脈瘤································280
GAPO 症候群································570
Gardner 症候群································571
Gaucher 病································571
GERD································222
GFR································38, 46
Glanzmann 病································571
Goldenhar 症候群································572
Goltz 症候群································569, 573
Gorham 症候群································573
Gorlin-Chaudhry-Moss 症候群···········573
Gorlin-Goltz 症候群································573
Gowers 症候································220
Grönblad-Strandberg 症候群···········573
Guillain-Barré 症候群································574

H

Hallervorden-Spatz 病································574
Hand-Schüller-Christian 症候群····574, 576
Harlequin 症候群································574
Hb································225
──測定································95
Head の奇異反射································23
Hecht-Beals 症候群································575
Hemolytic uremic 症候群································575
Herlitz 症候群································566, 576
Hermansky-Pudlak 症候群································576
Hers 病································576

715

索引

HFO·······27, 369
HLHS（hypoplastic left heart syndrome）
·······453
HME·······136
Holt-Oram 症候群·······577
Hunter 症候群·······577
Hurler 症候群·······578
Hurler-Scheie compound 症候群·······578
Hutchinson-Gilford 症候群·······578, 606

I

I 細胞病·······579
ICF·······37
ICP·······17, 261
Ivemark 症候群·······579
IVH·······17
IVRA·······197

J

Jervell-Lange-Nielsen 症候群·······580
Jeune 症候群·······581
Joubert 症候群·······581

K

Kabuki 症候群·······581
Kartagener 症候群·······581
Kasabach-Merritt 症候群·······582
Kawasaki 症候群·······583
Kenny-Caffey 症候群·······583
Klinefelter 症候群·······584
Klippel-Feil 症候群·······584
Klippel-Trénaunay-Weber 症候群·······584
Krabbe 病·······584, 587
KTP レーザー·······298

L

Larsen 症候群·······585
Laurence-Moon-Biedl 症候群·······585
LEOPARD 症候群·······586
Lesch-Nyhan 症候群·······586
Letterer-Siwe 病·······576
LMA·······116
——麻酔·······119
——の種類·······116
——の挿入·······120
——の抜去·······121

Lowe 症候群·······588
LTB（laryngotracheobronchitis）·······324

M

MABL·······162
MAC·······47
Maffucci 症候群·······588
Marfan 症候群·······589
Marfan's 類似疾患·······588
Maroteaux-Lamy 症候群·······590
Marshall-Smith 症候群·······590
Mastocytosis 症候群·······591
MDO（Mandibular Distraction
Osteogenesis）·······355
Meckel 症候群·······591
Median cleft face 症候群·······592
Melnick-Fraser 症候群·······553
Menkes 症候群·······592
MEPs（motor-evoked potentials）···263, 480
MH（malignant hyperthermia）·····213, 289
MHS（MH-susceptible）·······213
MM·······221
Moebius 症候群·······593
Mohr 症候群·······601
——変種·······581
Morquio 症候群·······593
Moschcowitz 病·······593
MRI（magnetic resonance imaging）···528
Munro-Kelly の法則·······262
Myofibrillar myopathy·······595

N

Nager 症候群·······597
Nail-patella 症候群·······598
NCPR の手技·······644
NEC（neonatal necrotizing enterocolitis）
·······385
neuraxial anesthesia·······669
Nevoid basal cell carcinoma 症候群·······599
NGT（nasogastric tube）·······20
Niemann-Pick 病·······599
NMDA 受容体拮抗薬·······263
Noack 症候群·······599
Noonan 症候群·······600
NSAIDs·······80

外国語索引

O

Oculoauriculovertebral 症候群 600
oculocardiac reflex 287, 290, 353
Oculocerebrorenal 症候群 600
oculogastric reflex 290
Ollier 症候群 600
Opitz-Frias 症候群 600
Oral-facial-digital 症候群 601
Osler-Rendu-Weber 症候群 601

P

PA バンディング 447
$PaCO_2$ 23, 418
PACU 245
PALS 525, 633
PAN（Perianesthesia Nurse） 7
PaO_2 19, 23
Patau 症候群 602
PCA 255
PCEA 255
PEEP 25
PEG（percutaneous endoscopic gastrostomy） 540
Pelizaeus-Merzbacher 病 587, 602
Pendred 症候群 602
$PetCO_2$ 418
Pfeiffer 症候群 602
pH スタット法 435
PHACE 症候群 603
Pierre Robin 症候群 604
piggy back 35
Plott 症候群 604
Poland 症候群 604
Pompe 病 605
PONV 63, 249
――予防 653
Potts 手術 446
Prader-Labhart-Willi 症候群 606
PRBC 162, 163
PRIS 59
ProSeal LMA 118
Proteus 症候群 607
Prune-belly 症候群 607
PTC 71, 693
PVL 18
PVOD 450

PVR 417
Pyle 病 607

Q

$\dot{Q}$ 26
QT 延長症候群 588

R

RDS 23
recurarization 69, 76, 79
Rett 症候群 608
Reye 症候群 608
Rieger 症候群 609
Riley-Day 症候群 610
Robin Pierre 症候群 610
Robinow 症候群 610
Romano-Ward 症候群 580, 611
ROP 18, 53, 294
RSI（rapid sequence induction） 114
Rubinstein-Taybi 症候群 611
Russell-Silver 症候群 611

S

Saethre-Chotzen 症候群 611
Sandhoff 病 570, 611
Sanfilippo 症候群 611
Sanjad-Sakati 症候群 612
SaO_2 19
Scheie 症候群 612
Schwartz Jampel 症候群 612
SCIWORA（spinal cord injury without radiographic abnormalities） 502, 511
Seckel 症候群 613
second-gas 効果 48
Seip 症候群 587, 613
Sellick 法 115
SGA（small for gestational age）児 34
Shy-Drager 症候群 614
SIADH 279
Sickledex test 227
Silver-Russell 小人症 614
Sipple 症候群 614
Sleep apnea 症候群 615
Smith-Lemli-Opitz 症候群 615
Sotos 症候群 616
Spinal muscle atrophy 616

717

索引

SpO$_2$ ································· 19
SSEPs（somatosensory-evoked
　potentials）··············· 263, 480
Steinert 病 ····························· 597
Stevens-Johnson 症候群 ········· 617
Stickler 症候群 ······················ 617
Stiff baby 症候群 ··················· 618
Still 病 ································· 618
Sturge-Weber 症候群 ·············· 618

T

T ピース回路 ························ 134
Tangier 病 ···························· 619
TAPVD（total anomalous pulmonary
　venous drainage）··········· 449
Tarui 病 ······························ 595
TAR 症候群 ·························· 620
Tay-Sachs 病 ················· 570, 619
tcPO$_2$ ······························· 19
TEE ·································· 428
TEF ·································· 372
Thomsen 病 ················· 596, 619
TIVA ··············· 58, 66, 169, 482
TLC ·································· 25
TOF（ファロー四徴症）··········· 451
TOF（トゥイッチ）··········· 71, 692
TOFC ························· 71, 692
TOFR ································ 692
total spinal anesthesia ··········· 669
Tourette 症候群 ···················· 620
Treacher Collins 症候群 ·········· 621
trisomy 13 症候群 ·················· 602
Turner 症候群 ······················ 622
Twitch ······························· 692

U

Urbach-Wiethe 病 ·················· 623
URI ·································· 28
URTI ································· 201

V

$\dot{V}$ ···································· 26
V$_A$ ·································· 25
V$_D$ ·································· 25
V$_t$ ······························ 25, 28
VAE ·································· 269
VATER association ··········· 374, 623
VATS ································· 364
　——の麻酔管理 ················· 365
Velocardiofacial 症候群 ··········· 624
Very long-chain acylcoenzyme A
　dehydrogenase 欠損症 ········· 624
VIP ·································· 387
von Gierke 病 Type 1 ············· 625
von Hippel-Lindau 症候群 ········· 625
von Recklinghausen 病 ············ 626
von Willebrand 病 ················· 627
VP シャント ························ 270

W

Waterston 手術 ···················· 446
Weaver 症候群 ····················· 627
Weber-Christian 病 ················ 628
Werdnig-Hoffman 病 ·············· 628
Wermer 症候群 ···················· 628
Werner 症候群 ····················· 629
West 症候群 ························ 629
WHO 手術安全チェックリスト ·······7
Williams 症候群 ···················· 630
Wilson 病 ·························· 630
Wilson-Mikity 症候群 ·············· 631
Wiskott-Aldrich 症候群 ··········· 631
Wolff-Parkinson-White 症候群 ····· 631
Wolman 病 ························· 632
Wong-Baker FACES 疼痛スケール ·······253
Worster-Drought 症候群 ··········· 632

Z

Zellweger 症候群 ·············· 556, 632

● 日本版 著者略歴 ●

宮坂勝之（Katsuyuki MIYASAKA）

1969 年　信州大学医学部卒業
1970 年　国立小児病院麻酔科医員
1973 年　トロント大学医学部トロント小児病院麻酔・ICU レジデント
1974 年　ペンシルバニア大学医学部フィラデルフィア小児病院 ICU フェロー
1975 年　トロント大学医学部麻酔学教室臨床講師
1976 年　米国小児科学会小児科専門医（FAAP）
1977 年　MGH フェロー，国立小児病院麻酔科医員，米国胸部疾患学会専門医（FCCP）
1978 年　米国麻酔科専門医，日本麻酔科学会指導医
1981 年　小児麻酔マニュアル 翻訳本 初版発刊（昭和 56 年）〔医歯薬出版〕
1984 年　国立小児病院小児医療研究所病態生理研究室長
1988 年　国立小児病院麻酔集中治療科医長
1991 年　医学博士号（東邦大学大学院）
1992 年　日本麻酔科学会 山村記念賞受賞，第 14 回井上春成賞 受賞（新技術事業団）
1999 年　トロント大学医学部麻酔学教室 AW Conn 客員教授
2000 年　国立成育医療センター医療情報システム準備室長
2002 年　国立成育医療センター手術集中治療部長
2006 年　長野県立こども病院長
2010 年　聖路加看護大学大学院周麻酔期看護学特任教授
2011 年　聖路加国際病院特別顧問／聖路加国際病院周麻酔期センター長
2012 年　小児麻酔マニュアル 翻訳本 改訂 6 版発刊（平成 24 年）〔克誠堂出版〕
2018 年　聖路加国際大学名誉教授，日本麻酔科学会 松木賞受賞
2019 年　第 46 回日本集中治療医学会 岩月賢一記念講演
　　　　　日本版 小児麻酔マニュアル 改訂 7 版発刊（令和元年）〔南山堂〕

日本小児麻酔学会名誉会員，日本麻酔科学会名誉会員，日本周麻酔期看護学会常務理事，
日本集中治療医学会名誉会員，日本新生児成育医学会功労会員，米国小児麻酔学会（SPA），
米国麻酔科学会（ASA），アメリカ心臓協会 AHA-PALS/BLS ITC プログラムディレクター，など

日本版 小児麻酔マニュアル

2019 年 6 月 9 日　7 版 1 刷　　　　　　　　　©2019

著　者
　宮坂勝之　　Jerrold Lerman　　Charles J. Coté
　David J. Steward

発行者
　株式会社 南山堂　代表者 鈴木幹太
　〒113-0034　東京都文京区湯島 4-1-11
　TEL 代表 03-5689-7850　　www.nanzando.com

　ISBN 978-4-525-30921-3　　定価（本体 10,000 円＋税）

JCOPY ＜出版者著作権管理機構 委託出版物＞
複製を行う場合はそのつど事前に（一社）出版者著作権管理機構（電話03-5244-5088，
FAX 03-5244-5089，e-mail: info@jcopy.or.jp）の許諾を得るようお願いいたします。

本書の内容を無断で複製することは，著作権法上での例外を除き禁じられています．
また，代行業者等の第三者に依頼してスキャニング，デジタルデータ化を行うことは
認められておりません．